알기 쉽게 풀어쓴

황제내경

알기 쉽게 풀어쓴

황제내경

청홍

The Yellow Emperor's Classic of Medicine
: a new translation of the Neijing Suwen with commentary

by
Maoshing Ni

우주원리에 맞게 생활하고
조화를 이루며 살아야 한다는 교훈

서양과 달리 동양에서는 수많은 발명과 발견이 있어 왔음에도 불구하고 '과학혁명'이니 '산업혁명'이니 하는 일이 일어난 적이 결코 없었다. 그 이유 중의 하나는 동양의 과학과 기술이 언제나 인간과 환경 사이의 균형과 조화가 중요하다는 사실을 기초로 했기 때문이다. 실제로 동양인들의 과학적인 사고의 틀과 그리스 철학 사이에는 매우 비슷한 점들이 많다.

《중국의 과학과 문명》이라는 책의 저자인 조셉 니덤(Joseph Needham)은 책에서 "동양의 과학은 윤리와 기술을 따로 떼어 생각한 적이 없다. 하지만, 유럽에서는 과학문명이 일어났을 때 아리스토텔레스의 주장은 철저하게 외면당하고, 윤리는 과학에 의하여 유린되었으며, 과학에 의해 발전한 기술은 보다 이상하고 위협적인 존재로 변했다."고 말한다.

우주원리에 대한 이해와 계획에 대한 날카로운 분별력도 없는 오늘날의 과학과 기술은 지구상의 모든 생물체의 생명을 위협하는 무질서를 야기하고 급기야 끔찍한 종말을 초래할지도 모른다. 오늘날 동양적 가치는 서양 문화에 매우 절실한 문화적 가치로 등장하고 있으며, 또한 인류문명의 생존에 반드시 필요한 조화와 균형의 사고방식을 부여할 것이다.

그것이야말로 모든 지혜의 근본인《황제내경(黃帝內經)》에 나오는 가르침이다.

역사에 길이 남을 고전작품으로 여겨지는 이 책은 기원전 221년 최초로 중국에 통일국가를 세운 진시황제 이전에 존재한 동양 최고의 걸작품으로 인정받고 있다. 저자는 '황제(黃帝)'라고 알려져 있으며, 그는 기원전 3000년 전에 중국을 건국한 왕으로서 그곳을 통치했다. 중국인들은 자신들을 가리켜 '황제'의 후손이라고 일컬으며 또한 '황제'는 중국 문화에 생기 넘치는 생명을 불어넣은 화신으로 후대에 추앙받고 있다.

《황제내경》은 〈소문(素問)〉과 〈영추(靈樞)〉, 두 종류의 책으로 분류되어 있다. 그 중에서 〈소문〉은 '유기체와 그것의 근본적인 특징에 관한 문제'가 주요 내용이고, 〈영추〉는 '침경(鍼經)'이라고 불리며 '침술과 뜸, 인체의 해부 그리고 진맥에 대한 기술적인 내용'들을 담고 있다.

《황제내경》은 도교(道敎)의 가장 중요한 고전 중 하나이다. 우선 인간생활 전체의 모습이 담겨 있다. 또한 인간 생활에 나타나는 외적인 요소들, 이를테면 지형, 기후, 계절 등을 인간의 감정과 정서와도 같은 내면의 변화와 외적변화에 대한 인간을 반응을 따로 구분하지 않는다. 다시 말하면 인간의 생활방식과 주변 환경이 우리의 건강에 어떤 영향을 끼치는가에 대해 상세하고 정확하게 설명해준다.

세부적으로 설명하지 않더라도 《황제내경》은 건강에 대한 자연치료법과 관련하여 고대인의 지식을 소중하게 여기고 있고 그것을 잘 설명하며, 또한 우주 삼라만상의 모든 변화들은 인간의 본래의 생명력에 자극을 주고 활력을 주며 그것을 지배하고 또한 약화시키기도 한다. 고대에 이미 전개되어온 이러한 전체적 삶의 관념들은 인간이 우주원리에 맞게 생활하고 조화를 이루며 살아야 한다는 교훈을 제시하고 있다.

동양적인 발견과 발명을 수반한《황제내경》의 여파는 상당히 광범위하다.《황제내경》은 동양의학에만 머물지 않고 모든 인간의 삶과 죽음, 성장과 번식에 영향을 주는 인간생활의 모든 요소들에 대해서도 잘 설명해주고 있다.

《황제내경》에서 우리는 질병의 원인론, 생리학 진단방법, 치료법, 질병 예방법 등에 관한 지식을 습득하며, 또한 윤리학, 심리학, 천문학, 지질학 그리고 생체 내에서 인지되는 주기적인 현상을 취급하는 '시간생물학' 등 다양한 종류의 학문을 접하게 된다.

모든 학문들이 인간의 삶에 대한 현대의학의 조명처럼 단편적인 것이 아니라 모든 부분들을 연결하여 하나의 완전한 유기적 관계를 가지고 있는 존재임을《황제내경》은 알려주고 있다.

《황제내경》은 우주 원리의 내적인 활동을 밝혀주므로 우리가 균형을 유지하고 살아가도록 많은 실용적인 조언을 제시해 준다. 주변 환경과 생활방식 그리고 사고력은 인간 존재의 높은 질적 가치를 느끼게 해준다.

《황제내경》의 본질은 바로 다음에 언급된 내용으로 요약된다.

"건강과 행복은 늘 정신을 한곳에 모으고 기운을 무절제하게 남용하는 생활을 경계하며 몸속 기혈의 흐름을 꾸준히 증진시킴으로써 음양의 조화를 이루어 얻을 수 있다. 또한 소우주인 인간에게 영향을 주는 계절과 세월의 변화에 적응하여 자신의 몸에 꾸준히 자양분을 공급해 줄 때에만 건강과 행복은 이루어진다."

《황제내경》은 광범위한 개념과 간단명료한 사례들을 제공한다. 우리가《황제내경》을 읽으면 우리에게 건강과 생활에 유익한 오래된 전통을 통하여 전해 내려 온 지식과 지혜를 공유하며, 그럼으로써 열린 미래의 전망을 통해 많은 혜안을 가지게 된다. 한의학을 공부하는 학생이나 한의사는《황제내경》이 저술된 당시의 한의학이나《황제내경》을 공부하는 오늘날의 한의학이나 별반 달라진 내용이 없다는 사실을 알고서 무척 놀랄 것이다.

《황제내경》의 자연요법과 예방치료법은 오늘날과 같이 양약치료법 위주인 상황에서도 효과가 뛰어나며, 어떤 것은 양약보다 효과적이고 타당성이 많다.《황제내경》은 질병의 원인을 알아내고 그 치료법을 가슴으로 느끼고 눈으로 직접 보게 하는 접근법을 시도한다.

특히 만성적이고 퇴행적이며 전염성이 강하고 열악한 의학적 상황에 처할 때 한의학은 효과적인 대체의학으로서 밝은 전망을 가지고 있다.《황제내경》에서 말하고 있는 것은 삶의 질을 한층 더 높게 끌어 올린 사회를 만들어 보자는 것이다.

역설적이게도 사람들은 산업화된 사회에서 살아남기 위해서 미친 듯이 경쟁을 하며 살면서도《황제내경》에서 알려주는 전체적인 삶의 모습에 대해서는 이미 오래 전부터 망각해 왔다. 어떠한 상황에서든지 인간이 살아가는 내적, 혹은 외적 환경에 대한 현대화는 사람들의 건강과 정신의 부조화를 야기한다. 우리가 살아가는 행성인 지구가 생태학적인 위험에 처한 것과 더불어《황제내경》에서 알려주는 교훈은 그 중요성을 잘 말해준다.

《황제내경》은 분명하고 확실하게 우리에게 경종을 울린다. 다시 말하면 인간 생활환경을 파괴하면 우리가 사는 지구에는 돌이킬 수 없는 심각한 재난을 초래할 것이라는 점을 강력하게 전달하고 있는 것이다.

조셉 니덤은 "과학은 종교, 사상, 역사, 미적인 경험과 함께 공존해야 한다. 그렇게 하지 않으면 과학은 인간생활에 심각한 위험을 초래할 수 있다."고 강력하게 경고하고 있다. 《황제내경》은 현대과학과 기술 및 의술은 전체 한의학이 가진 본래의 원칙과 더불어 하나로 통합할 수 있는 가능성을 넌지시 알려준다. 이것이 전체적인 생활방식이다. 그리고 이러한 통합이 머지않은 장래에 이루어지고, 그 결과로서 보다 나은 건강을 누리며 우주와 인간이 조화를 이루기를 바란다. 이러한 관점에서 보자면 《황제내경》은 우주 속에서 소우주로 존재하는 인간이 '자신과 대우주'에 있는 심오하고 광대한 현실이 무엇인가를 알 수 있도록 도움을 베풀어준다.

저자 **마오싱 니**

목차

13

素 問

01

보편적 진리

원문의 제목은 〈상고천진론上古天眞論〉이다. 옛사람들의 섭생법을 통해 올바른
생활을 하도록 권하고 있다.

오랜 옛날에 황제(黃帝)¹라는 매우 영민한 왕이 있었다. 그는 어린 시절부터 비범
했는데, 성장함에 따라 더욱 믿음직하고 지혜가 풍부하고 정직하고 인정 많은 사람
이 되었다. 더구나 그는 학식이 풍부하고 사물을 관찰하는 데 예지가 있었으므로
백성들은 그를 지도자로 받아들여 왕으로 섬겼다.

그는 나라를 다스리는 동안 신하인 기백(岐伯)², 귀유구(鬼臾區), 뇌공(雷公) 등
과 의술, 생활 습관, 영양 섭취 그리고 우주론에 대해서 많은 대화를 나누었다.

황제의 대화는 이렇게 시작됐다.

"옛날에는 모든 사람들이 늙는 조짐이 없이 백 년을 살았다고 들었습니다. 하지
만 오늘날에는 사람들이 일찍 늙을 뿐만 아니라 겨우 오십 살밖에 살지 못합니다.
이것은 환경의 변화 때문입니까, 아니면 사람들이 올바른 생활 습관을 갖지 않았기
때문입니까?"

기백이 대답했다.

"옛사람들은 섭생법(攝生法)³을 잘 지켰고, 우주의 원리인 음양(陰陽)조화의 이
치를 잘 이해했기 때문입니다. 몸을 펴서 부드럽게 풀어주는 도인체조(道引體操)⁴
를 했고, 호흡 조절로 몸의 기운을 늘렸으며, 우주 변화에 잘 적응하기 위해 마음
공부도 했습니다."

이어서 기백의 자세한 설명이다.

정해진 시간에 영양이 풍부한 식사를 하고, 규칙적으로 잠자리에 들고 일어났다. 몸과 마음에 부담을 주는 활동을 비롯한 온갖 종류의 지나친 방임(放任) 생활을 피했다.

이렇듯 몸과 마음을 잘 관리했던 옛사람들이 백 살이 넘게 살았다는 것은 그리 놀랄 일이 아니다.

그러나 요즘 사람들은 생활 습관이 바뀌어서 술을 물처럼 마시고, 파멸적인 활동에 탐닉해서 신장(腎臟)에 축적된 몸의 진액(津液)인 정(精)[5]을 고갈시키고, 기(氣)[6]를 소모한다. 또 사람들은 자신들의 정기(精氣)와 생명력이 보존되는 이유를 모르고 있다. 감정적인 흥분과 일시적인 쾌락을 추구하면서 자연의 순환과 우주의 질서를 하찮게 여긴다. 규칙적인 생활 습관을 가지지 않으며, 식사를 제때 하지 않고, 잠을 편안히 자지 않는다.

따라서 오십만 넘으면 늙어 보이고, 그러다가 죽는 일이 다반사인 것이 그리 놀랄 일도 아니다.

옛날에 깨달음을 얻은 이들은 질병(疾病)의 원인이 되는 사풍(邪風)[7]을 조심하라고 했다. 정신적인 면에서는 말을 적게 하고, 지나친 욕심과 허황된 꿈을 버리며, 늘 정결함과 마음의 평정을 갖도록 해야 한다. 그래야만 오장(五臟)의 활동이 부드럽고 편안하며, 마음의 정기가 흐트러지지 않고 한곳에 모이며 온갖 질병을 피할 수 있다.

옛사람들은 끊임없이 생기는 욕심과 야망을 버리고 묵묵히 정직한 생활을 했다. 다시 말하면 때 묻지 않고 두려움 없는 양심으로 살았다. 또한 활동적이면서도 결코 자신을 혹사하지 않았다. 그들은 스스로 만족하면서 소박하게 살았다.

식사는 간단하지만 영양이 풍부했고, 옷은 호화롭지는 않지만 계절에 알맞게 입었다.

이렇게 옛날 사람들은 자신의 처지에 맞는 생활에 만족했으므로 남을 시기하거나 탐욕을 부리지 않았다. 서로에게 정직하고 남에 대한 애정을 갖고서 도왔으며,

해로운 습관을 멀리했다.

어떤 유혹에도 흔들리거나 말려들지 않았으며, 어려운 일이 생기면 마음을 모아 헤치고 나갔다. 또한 학식의 많고 적음, 사회적 신분의 높고 낮음에 상관없이 사람들을 공평하게 대했다.

황제가 이어서 물었다.

"사람이 나이가 들면 아기를 갖지 못하는 것은 유전적인 요인입니까, 아니면 생식 능력을 잃어서 그런 것입니까?"

"일반적으로 여성의 생식(生殖) 능력은 다음과 같습니다."

기백의 설명으로 이어진다.

여성의 나이 일곱 살이면 신장(腎臟)의 기운이 충만해져서 영구치(永久齒)가 나오고 머리카락이 길게 자란다.

열네 살에는 천계(天癸)[8]에 생리혈이 풍부해지면서 임신을 담당하는 임맥(任脈)[9]과 생명 현상을 주관하며 혈해(血海)[10]라 불리는 충맥(衝脈)[11]이 열려서 생리를 시작하므로 임신이 가능해진다.

스물한 살에는 신장의 기운이 튼튼해지면서 사랑니가 나고, 신체에 힘이 붙고, 키가 가장 많이 자란다.

스물여덟 살에는 뼈와 근육이 잘 발달하고 머리카락이 풍부해지는데, 이때야말로 가장 여성스러운 모습이 나타난다.

서른다섯 살에는 얼굴 근육을 담당하며 양명(陽明)의 기운이 위치한 위장과 대장의 경락(經絡)[12]이 시들기 시작한다. 이에 따라 얼굴 근육이 위축되어 주름살이 생기고, 머리카락이 빠지기 시작한다.

마흔두 살에는 세 개의 양경락(陽經絡)인 태양(太陽), 양명(陽明), 소양(少陽)의 기운이 소진되어 얼굴 전체에 주름살이 생기고 머리카락은 흰색으로 변한다.

마흔아홉 살에는 임맥과 충맥의 기운이 완전히 끊겨서 생리혈은 말라 없어진다. 그러므로 생리가 끊겨서 더 이상 여성으로서의 기능을 하지 못한다.

남자의 경우, 여덟 살에는 신장의 기운이 충만해져서 영구치가 나오고 머리카락이 길게 자란다.

열여섯 살에는 신장의 기운이 넘치고 몸속의 정자(精子)가 성숙해져서 생식 능력이 생긴다.

스물네 살에는 신장의 기가 넘쳐서 뼈와 근육이 단단해지고 사랑니가 난다.

서른두 살에는 신체의 힘이 가장 넘치고 남성의 기능이 최고조에 이른다.

마흔 정도에 이르면 신장의 기운이 시들기 시작해서 치아가 흔들거리고 머리카락이 빠지기 시작한다.

마흔여덟 살에는 머리의 양기(陽氣)가 고갈되기 시작해서 얼굴색은 누르스름해지고 머리카락은 하얘지며, 치아는 급격히 약해진다.

쉰여섯 살에는 간(肝)의 기운이 약해져서 근육이 굳어지기 시작한다.

예순 네 살에는 정액(精液)이 말라 더 이상 정자가 생기지 않고, 신장은 쇠잔해져 말라비틀어진다. 오장육부(五臟六腑)의 기운이 가득 차면, 남아도는 기운은 신장에 저장되고, 이것은 임신하고자 할 때 배출된다. 하지만 이제 오장육부가 노쇠하고 신장의 기운이 빠져나갔으므로 뼈와 근육은 물러지고 경직되어 움직임이 둔해진다. 신장의 축적물은 고갈되어 결국 생식 능력이 없어진다.

황제는 "하지만 어떤 사람들은 나이가 많이 들어도 여전히 아기를 낳을 수 있다고 들었습니다."하고 다시 물었다.

기백이 대답했다.

"이유는 이렇습니다. 그 사람들은 천부적으로 많은 정액을 담을 수 있는 기능이 뛰어난 신장을 가지고 태어났고, 자신의 생활을 적절하게 유지하고 생명력을 보호하는 법을 알았기 때문입니다. 그렇기에 여자 나이 마흔아홉 살이 되고, 남자 나이 예순네 살이 되더라도 기혈(氣血)과 신장의 기운이 여전히 충만하여 자식을 낳을 수 있었던 것입니다. 하지만 대개 남자는 예순네 살, 여자는 마흔아홉 살이 넘으면 그러한 능력을 잃게 됩니다."

황제는 또 물었다.

"어떤 가르침을 따르는 지혜로운 사람이 일백 년을 넘게 산다면, 그 사람은 출산할 수 있겠습니까?"

이에 기백이 대답했다.

"예. 분명히 그럴 수 있습니다. 올바른 섭생법을 알고 자신의 기운을 잘 유지하며, 가르침을 잘 따른다면 충분히 가능합니다. 그러한 사람은 일백 살이 넘어도 자식을 낳을 수 있습니다."

황제가 물었다.

"옛날에 우주의 이치를 알고 음양의 원리를 훤히 알았던 사람들은 죽지 않았다고 들었습니다. 그들은 자연물에서 영양분을 섭취하고 도인체조와 기공 등으로 몸을 튼튼히 했으며, 몸과 마음과 정신을 하나로 모으기 위해 호흡운동과 정신집중훈련을 했다고 합니다. 또한 항상 평안한 생활을 유지하여 대단한 경지에 이르렀다고 합니다. 그것에 대해 설명을 해 주겠습니까?"

기백이 대답했다.

"그들은 정신을 집중하고 수양하면서 주어진 환경에 조화를 잘 이루어 생활했기에 오래도록 살 수 있었습니다."

계속해서 자세한 설명으로 이어진다.

늙는 기미도 보이지 않은 채 생물학적인 수명의 한계를 극복했던 것이다. 그들이 참된 미덕과 올바른 생활태도를 가지고 우주의 순환과 계절의 변화에 맞추어 살아가는 방법을 깨달은 것은 얼마 되지 않는다. 또한 그들은 온갖 노력을 기울였기에 정신의 기를 유지할 수 있었다.

이처럼 우주의 이치와 생활의 섭생법을 깨달은 사람들은 생활할 때 몸을 함부로 부리지 않았다. 또한 시간과 공간에 대한 전통적인 관념에 얽매이지 않고, 시공을 초월하여 자유롭게 생활했다.

그들의 사물에 대한 통찰력은 보통사람과는 비교가 안될 만큼 뛰어났다. 그들은 주어진 수명의 한계를 잘 유지했고, 불멸의 생명을 가진 사람들처럼 매우 건강하게 살았다.

깨달음을 얻은 현인 중에는 세 번째 유형에 속하는 사람들이 있다.

그들은 별의 운행과 우주의 이치에 순응하며 평화롭게 살았다.

문화적인 변화에 방황하지 않고 자신이 속한 사회에 잘 적응했다. 감정을 과격하게 드러내지 않고 주변 상황에 조화를 잘 이루며 만족한 마음으로 살았다.

그들의 외모와 행동거지 그리고 생각은 당시의 혼란스러운 사회적 규범과는 전혀 달랐다.

그들은 분주해 보이면서도 문란하지 않았고, 내면적으로는 부담스러운 일을 하지 않았다.

인간이란 현상학적으로 허무한 존재라는 것을 깨닫고 묵묵히 생활했다. 그들은 생명력을 함부로 낭비하거나 흐트러뜨리지 않음으로써 백 년도 넘게 살았다.

네 번째 유형은 깨달음을 얻고 자연의 순리에 따라 생활한 자연주의자들이다. 그들은 우주의 조화로운 순환, 다시 말하면 하늘과 땅, 달, 해, 별의 움직임에 잘 순응하며 살았다.

현재의 생활 습관에 얽매이지 않고 옛날의 생활 방식에 맞추어 살고자 노력했다. 지극히 평범하면서도 즐겁게 오래도록 살았다.

주석註釋 01 보편적 진리 _____

01-1) 황제(黃帝): 사마천의 《사기史記》에 의하면 황제의 이름은 헌원(軒轅)이라고 하며, 오제(五帝) 중의 한 사람이다. '번쩍번쩍 빛나는 천제(天帝)'를 의미하는 황제(皇帝)와 같다고 하며, 황제(黃帝)라고 쓴 것은 오행(五行)의 중앙인 '토(土)'에 해당하고, 중국 문명의 개조(開祖)라고도 부른다.

01-2) 기백(岐伯): 황제(黃帝)와 더불어 의학의 창시자인 명의로서 양생을 발판으로 하는 신선술과 의학을 연결시켰다.

01-3) 섭생법(攝生法): 심호흡과 함께 생각을 의식으로 생각을 억제 또는 조절하여 정신을 안정시킴으로써 건강을 관리하고 병을 치료하는 방법을 말한다.

01-4) 도인체조(導引體操): 당나라 때 《황제내경》을 정리하고 교정하여 주해를 단 왕빙(王冰)은 '도인(導引), 위요근골(謂搖筋骨) 동지절(動支節) 즉, 도인이란, 근육과 뼈를 움직이는 것'이라 풀이한다.

01-5) 정(精): 몸을 구성하는 선천적인 정인 생식지정(生殖之精)과 생명 활동을 유지하는 후천적인 정인 수곡지정(水穀之精)이 있다. 선천적인 정은 장부의 정기가 충만하면 신장에 저장되었다가 생식 기능이 발육·성숙되었을 때 생식지정으로 변한다. 정기는 끊임없이 소모되지만 섭취되는 음식물로부터 후천적인 정의 자양과 보충을 얻는다.

01-6) 기(氣): 장부 조직의 활동 능력, 즉 육장육부와 경맥(經脈)의 기를 말한다.

01-7) 사풍(邪風): 병을 일으키는 6가지 원인, 즉 육음(六淫)인 풍(風), 한(寒), 서(暑), 습(濕), 조(燥), 화(火) 가운데 풍위백병지장(風爲白病之長)이라 하여 풍을 첫 번째로 꼽았다.

01-8) 천계(天癸): 신장 자체에 저장되어 있는 선천적인 정기(精氣)로 남녀 간의 섹스에 필요한 기본 물질을 뜻한다. 천(天)은 사람의 몸이며, 계(癸)는 십간(十干) 중 하나로 오행(五行)에서는 수(水)에 해당한다. 수는 장부상으로 신장(腎臟)을 가리킨다.

01-9) 임맥(任脈): 《영추靈樞》〈오음오미五音五味〉편과 《소문素問》〈육십골공론六十骨空論〉편에는 하복부에서 시작하여 척추 내부를 따라 위로 오르고, 동시에 회음부(會陰部)로 나가 전음(前陰)으로 올라가서 복부의 중앙선을 따라 배꼽, 흉부, 목의 중앙에 이르고 아랫입술의 중앙에 이른다고 한다.

01-10) 혈해(血海): 충맥은 12경맥의 요충지로, 기와 혈이 한데 모인다 하여 혈해라 일컫는다.

01-11) 충맥(衝脈): 《영추靈樞》〈오음오미五音五味〉편과 《소문素問》〈육십골공론六十骨空論〉편에는 하복부에서 시작하여 척추뼈 내부를 따라 위로 오르고, 동시에 음부의 양측에서 시작하여 배꼽의 양옆을 끼고 흉부에 이른다고 한다.

01-12) 경락(經絡): 아래위로 곧게 뻗은 경맥(經脈)과 좌우로 이어진 낙맥(絡脈) 모두를 일컬으며, 온몸에 그물처럼 퍼져 있다.

02

사계절을 통한 섭생법

원문의 제목은 〈사기조신대론四氣調神大論〉이다. 여기에서 '사기(四氣)'란 춘하
추동 사계절을 말하고, '조신(調神)'이란 몸을 위한 고른 영양 방법을 말한다.

본 편은 제1편의 〈상고천진론〉을 구체적으로 황제가 설명한 것이다.

봄

봄의 석 달은 자연 만물이 되살아나는 계절이다. 생명이 싹트는 시기이기도 하
고, 땅과 하늘이 다시 열리는 때이기도 하다. 이를 발진(發陳)¹이라고 한다.

이 계절에는 일찍 자고 일찍 일어나서 신선한 공기를 마시고, 몸에 활력을 불어
넣기 위해 산책을 하는 것이 바람직하다. 우주의 기운이 새로워지고 생명력이 넘치
는 때이므로 사람은 계절에 맞추어 육체적으로나 정서적으로 활기차게 생활하되
마음에 억눌리는 일이 없어야 한다.

육체적으로는 운동을 자주 하고, 느슨하면서도 몸에 잘 맞는 옷을 입는 게 좋다.
근육과 힘줄을 부드럽게 풀어주는 운동이 바람직하고, 정서적으로는 마음을 편히
갖는 일이 중요하다. 봄은 간(肝)이 활발하게 움직이는 계절이므로 분노, 절망, 의
기소침, 슬픔 등에 빠지거나 어떤 극단적인 감정을 가지면 간이 쉽게 손상을 입기
때문이다. 만일 봄의 자연스런 질서를 깨뜨리면, 질병을 일으키는 차가운 공기가
몸에 침입하여 여름에 감기를 앓게 된다.

여름

여름의 석 달은 햇볕과 비가 풍부한 계절이다. 이를 번수(蕃秀)[2]라고 한다.

이때는 하늘의 기운은 땅으로 내려오고 땅의 기운은 하늘로 올라가는 시기이다. 이렇듯 하늘과 땅의 기가 서로 영향을 주고받으면 나무, 동물, 꽃, 과일 등이 번창하고 열매를 맺게 된다.

사람들은 약간 늦게 잠자리에 들고, 아침 일찍 일어나야 한다. 또한 화내지 말고 육체적인 활동을 하여, 땀구멍이 막혀서 기운이 몸속에서 정체(停滯)되지 않도록 해야 한다.

여름에는 다른 때보다 성생활을 더 즐길 수 있지만, 그렇다고 지나치게 탐닉해서는 안 된다. 정서적으로는 항상 행복하고 편안하게 지내야 하고, 매사에 불평하지 말아야 한다. 그래야만 몸속의 기운이 자유롭게 순환하고, 외부의 환경과 몸속의 오장육부가 편안하게 교류할 수 있다. 만일 불평을 늘어놓는다면 열기가 머리로 올라 더위에 손상을 당하기 쉽다. 여름을 잘 지내면 가을에 병이 생기지 않는다.

불(火)과 심장(心臟)의 활동이 활발한 시기는 한여름까지 이어지는데, 이는 토(土)[3]의 기운과 일치한다. 여름에 문제가 생기면 심장이 상해서 가을에 그 병으로 인한 증상이 겉으로 드러나게 된다.

가을

가을의 석 달은 자연 만물이 성숙하고 곡식이 여물어 추수하는 시기이며, 이를 용평(容平)[4]이라고 한다.

날씨가 서늘하고 신선한 바람이 불기 시작하는데, 이때는 활동적인 양기(陽氣)가 수동(受動)적인 음기(陰氣)로 바뀌는 시기이다.

사람들은 일찍 잠자리에 들고 동틀 녘에 일어나야 한다. 가을에는 따뜻한 바람이 모질고 차갑게 바뀌듯이 사람들의 정서와 감정도 모진 성격으로 변한다. 그러므로 온화하고 평온한 상태를 유지하고, 마음속에 억눌린 일이 없어야만 겨울을 무난히 맞이할 수 있다. 마음을 가다듬고 몸을 잘 간수해야 하며, 함부로 바람을 쐬는 일을 피해야 한다. 또한 폐(肺)에 무리가 가지 않도록 온전하고 깨끗함을 유지해야 한다.

폐를 강하게 하려면 단전호흡을 하고, 담배를 피우거나 폐의 병든 정서인 슬픔에 잠기는 일을 피해야 한다. 이렇게 해야만 겨울에 신장(腎臟)이나 다른 소화기관에 질병이 침범하지 않는다. 이러한 자연스런 질서가 깨진다면 폐에 무리가 생겨 겨울에 음식물을 소화하지 못하고 설사를 일으키게 된다. 그리되면 겨울 동안 몸 안에 축적된 기운이 손상된다.

겨울

겨울의 석 달은 모든 만물이 시들어 원래 있던 곳으로 돌아가 편안히 휴식을 취하고, 또한 호수와 강이 얼고 눈이 내리는 기간이다. 이를 폐장(閉藏)[5]이라고 한다.

이때야말로 음기가 양기를 지배하는 시기이므로 사람들은 양기를 지나치게 사용하지 말고, 일찍 잠자리에 들고 해가 늦게 뜨므로 느지막하게 일어나야 한다. 사사로운 욕심을 버리고, 정신적인 활동과 긴장을 풀고 마음을 편안하게 가져야 한다. 특히 성적(性的) 욕망을 억제하여 소중한 비밀을 혼자만이 간직한 듯해야 한다. 추위를 피하고 땀구멍이 차가운 기운에 노출되지 않도록 피부를 따뜻하게 잘 감싸며, 특히 땀 흘리는 일을 피해야 한다.

겨울의 특징은 보존하고 저장하는 성질에 있다. 보존하고 저장하려는 노력이 없다면 신장(腎臟)이 손상을 입어 위궐(痿厥)[6]에 걸리게 된다.

이 병은 근육이 약해져 위축되는 것으로, 봄이 되면 몸이 차가워져서 중풍, 무기력증, 천식을 앓게 되고 뼈와 근육이 퇴행성(退行性)으로 변한다. 그 이유는 몸에 잠복했던 겨울의 찬 기운이 봄이 되어 몸이 따뜻해짐에 따라 자유롭게 움직이는 활동 능력을 상실하기 때문이다.

★

이렇듯 일 년 사시사철의 움직임은 눈에 선하다. 즉, 봄은 만물이 생동하는 시기라 기운이 활짝 펼쳐져서 부드럽게 흘러가며, 여름에는 몸속의 기능과 외부의 변화 기능이 확장된다. 또 가을에는 그 기능을 통한 활동이 열매를 맺고, 겨울에는 사계절의 기운을 저장한다.

천기(天氣)[7]는 맑고 밝으면서도 어김없이 제자리를 순환하는 뛰어난 미덕을 가지고 있다. 이는 맑고 밝은 빛을 지녔으면서도 그 빛을 반사하지 않기 때문이다. 만일 천기가 빛을 반사한다면 태양이나 달은 사람의 눈에 보이지 않을 것이다. 그러므로 천기의 관대한 움직임을 잘 받아들이고, 몸속의 기운을 함부로 드러내서는 안 된다. 그래야만 사람들은 기력을 잃거나 신체에 자주 병을 유발하는 사기(邪氣)[8]에 노출되지 않는다. 만약 신체에 나쁜 기운이 침범하면 검은 구름이 하늘을 덮어 해와 달을 가리고 세상을 어둡게 하듯이 나쁜 기운으로 인해 몸이 병든다.

천기(天氣)는 스스로 순환하면서 지기(地氣)와 교류한다. 천기는 땅으로 내려오고 지기는 하늘로 올라가는 성질이 있다. 이러한 과정이 이루어지면 또 다른 기운이 생기므로 햇볕이 나고, 비가 내리고, 바람이 불고, 서리가 내리는 등의 현상과 함께 사계절의 순환이 이루어진다. 만일 천기의 활동이 순탄치 않으면 햇볕이 나지 않고 비가 내리지 않으므로 지상(地上)의 생물들이 영양을 공급받지 못하여 생기를 잃고 만다. 그렇게 되면 폭우가 쏟아지고 폭풍이 불어오는 등의 혹독하고 거친 날씨로 인하여 자연의 질서는 파괴되고 큰 혼란과 파멸이 생겨난다.

그렇다면 옛날 사람들이 어떻게 오래 살 수 있었을까?

옛날에 깨달음을 얻은 자들은 자연 현상으로 나타나는 징조들을 살펴서 거기에 잘 적응했다. 그리하여 외부로부터의 나쁜 영향, 즉 사풍(邪風)을 피하여 오래도록 살았다. 만일 계절의 변화에 따른 신체의 기본적인 움직임에 적응하지 못하면, 간(肝)의 기운이 고갈되어 봄에 간이 병드는 결과를 초래한다. 또 여름에는 심장(心臟)의 기운이 다하여 양기(陽氣)가 없어지며, 가을에는 폐(肺)의 기운이 울체(鬱滯)된다. 그리고 겨울에는 신장(腎臟)에 저장된 정(精)이 말라 없어진다.

사계절의 변화를 통하여 음양이 변하는 모양은 생명의 성장과 소멸로 잘 나타나고 있다.

당시 사람들이 말하기를 봄·여름에는 양기가 번창하고, 가을·겨울에는 음기가 보존된다고 했다. 생명체는 우주의 질서에 순응함으로써 성장이 자연적으로 이루어진다. 만일 자연의 질서가 흔들린다면 생명의 근본이 피해를 당하고, 인간의 진기(眞氣)⁹조차 사그라진다. 그러므로 사계절에 따른 음양의 변화는 생명의 발생, 성장, 번식, 노화, 소멸의 기본이라 할 수 있다. 이러한 자연의 이치를 깨달아야 인간이 질병으로부터 자유로워질 수 있다. 깨달음을 얻은 사람들은 이러한 사실을 알고 그대로 실천했으므로 건강하게 오래도록 살았고, 어리석은 사람들은 그렇지 못한 것이다.

옛날에 훌륭한 왕이나 통치자가 전쟁이 일어나기 전에 그것을 피할 방도를 강구하여 필요한 조처를 취했듯이 깨달음을 얻은 사람들도 질병이 발생하기 전에 그것을 예방함으로써 질병을 물리쳤다.

병이 생기고 난 다음에 그것을 치료하려는 행위는 전쟁이나 폭동이 일어난 다음에 그것을 진압하려는 것과 같다. 만일 목이 말라야 우물을 파거나 전쟁이 난 다음에 무기공장을 세운다면, 우리는 이렇게 묻지 않을 수 없다. '그런 행동은 너무 늦은 게 아닙니까?'라고 말이다.

주석 註釋 02 사계절을 통한 섭생법 _____

02-1) 발진(發陳): 생기가 일어서 묵은 것을 밀어내고 새로운 생명을 일으킨다는 뜻이다. 봄이란 양기가 상승하여 만물이 새롭게 태어나는 계절이므로 발진(發陳)이라고 한다.

02-2) 번수(蕃秀): 번(蕃)이란 '무성하다'는 뜻이고, 수(秀)는 '열매를 맺다'는 뜻이다. 즉 번수란 만물이 번창하여 많은 열매를 맺는다는 의미이다.

02-3) 토(土): 음양오행 중에서 한여름을 나타내는 장하(長夏)를 뜻한다.

02-4) 용평(容平): 용(容)이란 '가득 채운다'는 뜻이고, 평(平)이란 '풍성히 거둔다'는 뜻이다. 즉 풍성하게 농작물을 거두어들이는 계절을 일컫는다.

02-5) 폐장(閉藏): 봉장(封藏)이라고도 하며, 봄부터 가을까지의 활동적인 생기가 숨어들고 양기가 수그러드는 것을 말한다. 봉장(封藏)이란 '문을 닫고서 자물쇠로 잠근다'는 뜻으로, 겨울에는

만물이 속으로 숨어들어 양기를 보존하는 계절임을 의미한다.

02-6) 위궐(痿厥): 신체가 오그라들고 몸이 차가워지는 병. 팔다리가 물러져서 무기력해지는 것을 '위(痿)'라 하고, 손발이 차가워지는 것을 '궐(厥)'이라 한다.

02-7) 천기(天氣): 날씨의 변화, 별의 움직임 등의 기상 현상을 말한다.

02-8) 사기(邪氣): 육음(六淫)으로서 '풍(風), 한(寒), 서(暑), 습(濕), 조(燥), 화(火)'와 전염병(역려疫癘)의 기운을 말한다.

02-9) 진기(眞氣): '정기(正氣)'라고도 한다. 《영추靈樞》의 〈자절진사刺節眞邪〉편에는 '진기자(眞氣者), 소수어천(所受於天), 여곡기병이충신자야(與穀氣幷而充身者也)' 즉 '진기라는 것은 선천적인 원기(元氣)와 후천적인 곡기(穀氣)가 합쳐져 이루어진 것이며 이것은 전신을 충만하게 한다'고 했다.

03

자연과 인간

원문의 제목은 〈생기통천론生氣通天論〉이다. 지상에서 인간의 생명활동은 자연의 원리와 관련이 있음을 알려주는 내용이다.

인간과 자연의 연관성에 대한 황제의 설명이다.

예로부터 인간과 자연 환경의 생명 활동 사이에는 밀접한 연관이 있었다. 모든 생명의 근원은 음양(陰陽)으로, 이것은 우주의 모든 것을 포함한다.

위로는 하늘, 아래로는 땅을 필두로 하여 동서남북 네 방향과 아홉 개 주(州)를 포괄한다. 몸에는 두 눈, 두 귀, 두 콧구멍, 입 등 일곱 구멍이 있고, 여기에 요도와 항문을 합하면 모두 아홉 구멍인 구규(九竅)가 있다. 또한 간, 심장, 폐, 신장, 비장의 오장(五臟)과 각각 두 개로 이루어진 팔꿈치, 손목, 무릎, 발목, 어깨, 골반의 고 관절을 합하면 모두 열두 관절이 있다. 이 모두 자연계와 연결되어 있다.

자연계의 음양은 나무(목木), 불(화火), 흙(토土), 쇠(금金), 물(수水)로 이루어진 오행(五行)이라는 다섯 가지 지상의 변형체로 바뀌어 있다.

이들 오행은 자연계에 존재하는 세 개의 음(陰)인 태음(太陰), 소음(少陰), 궐음(厥陰)과 세 개의 양(陽)인 태양(太陽), 소양(少陽), 양명(陽明)이 서로 일치한다. 세 개의 음과 양이란 우리가 사는 생태계의 변화에 영향을 받는 날씨의 형태를 결정하는 여섯 가지 대기의 영향력(육기六氣)을 일컫는다. 이러한 자연계의 질서를 거스르거나 깨뜨린다면 질병이 생겨서 몸은 손상을 입을 것이다.

몸의 양기(陽氣)는 태양과도 같아 태양이 빛을 잃거나 사물을 비추는 힘을 잃는다면 이 땅의 모든 생명체도 활동을 멈추게 된다. 이렇듯 태양의 양기는 양(陽) 중에서도 가장 높은 위치에 자리하며, 지구를 덮고 있다. 마찬가지로 몸속의 양기는 그 가장 중심부를 감싸면서 병으로부터 몸을 방어하는 기능을 한다.

추운 날씨에 생활하는 모든 사람은 늘 자신의 활동에 주의해야 한다. 실내에서 생활하면 모진 날씨로부터 보호받는 것과 마찬가지로 양기는 몸을 보호하는 바람막이와도 같다. 따라서 그것을 잘 관리하고 함부로 방출하지 말아야 한다. 그러면 몸은 마치 굳게 닫힌 성문과 같아서 병이 침범하지 못한다.

겨울에 정상적으로 생활하지 않고 충동적인 욕정(欲情)과 분노에 사로잡히거나 마음을 졸인다면 정신이 몽롱해져 양기는 몸의 겉으로 흩어진다. 이렇게 되면 양기는 몸의 아홉 구멍과 땀구멍을 통제하지 못하고 한꺼번에 빠져나가므로 병이 쉽게 침범하게 된다.

여름에 지나치게 많은 땀을 흘리면 양기가 빠져나가 호흡이 거칠고 가빠져서 신경과민이 된다. 이는 더위가 몸의 겉 부분을 침범했기 때문이다. 더위가 몸속으로 침범하면 마음과 정신이 해를 입어 정신착란에 빠져서 말을 주절주절 지껄이고, 열이 심하게 나서 몸은 불덩이처럼 된다. 이럴 때 환자는 땀을 흘려서 몸속의 열을 흩뜨려야 한다. 습기가 몸속으로 침범하면, 머리가 묵직하고 답답한 것이 마치 붕대로 단단히 처맨 듯하다. 그렇게 되면 큰 근육과 힘줄은 오그라들고, 작은 근육은 맥 없이 축 늘어진다. 그러한 근육은 이미 유연성을 잃었기 때문에 오그라든 것은 펴지지 않고, 늘어진 것은 오그라들지 않아 경련을 일으키고 위축된다. 양기가 막히면 영양 결핍으로 손발이 부어 움직임에 제약을 받는다. 이는 양기가 몸에서 완전히 빠져나갔기 때문이다.

과로하거나 정신적 압박을 심하게 받으면, 양기(陽氣)[1]가 지나치게 열을 발산하여 음기(陰氣)[2]와 정(精)[3]이 메말라 버린다. 이러한 일이 여름에도 지속되면 몸은 균형을 잃고 음기의 수분은 완전히 말라버린다. 이것을 전궐증(煎厥症)이라 하는데, 음기가 지나치게 메말라서 기절을 잘하고, 사물이 흐릿하거나 침침하게 보이고, 귀가 멍멍하여 소리가 안 들리거나 귓구멍이 막히는 증상이 나타난다. 게다가 화를 몹시 내면 몸의 기운이 제멋대로 흘러 머리 쪽으로 피가 순환하지 않아 툭하면 졸도한다.

몸이 굳는 박궐(薄厥)[4] 증상이 나타나면 기와 혈이 갈등을 일으켜 인사불성(人事不省)에 이른다. 만약 힘줄이 손상을 입으면 신축성과 유연성을 잃어 탄력성에 손상을 입는다.

몸의 한 부분에서만 땀이 나면, 이는 편고(偏枯)[5] 증상으로 반신불수가 된다. 땀구멍이 열려서 이를 통해 습기가 몸속으로 들어오면 좌비(痤痱)라고 하는 뾰루지, 피부염, 부스럼 등이 생긴다. 기름진 음식을 지나치게 섭취하면 고름이 있는 커다란 염증이 생기는데 이것을 정창(疔瘡−악성 종기)이라고 한다.

힘든 일을 하여 땀을 많이 흘리면 바람과 냉기가 쉽게 피부를 침범한다. 그러면 코에는 빨간 점이 여러 개 생기는데 이것을 사(齄)[6]라고 한다. 바람과 냉기가 몸속에 오랫동안 머물러 가슴이 꽉 막히면 주창이 엉덩이와 직장(直腸) 주변에 생겨서 종기와 부스럼이 된다.

양기는 몸속에서 정(精)을 바꾸어 신(神)[7]을 영양하고, 힘줄과 근육이 부드러워지도록 영기(營氣)[8]와 조화를 이룬다. 피부가 땀구멍을 여닫는 기능을 상실하면 병을 일으키는 냉기가 몸속으로 들어와 양기는 심한 손상을 입는다. 그리 되면 힘줄과 근육은 영양분을 공급받지 못한 채 딱딱하게 굳어져 대루(大僂)[9]라는 병이 생겨서 심한 통증으로 움직이기조차 힘들어진다. 병을 일으키는 냉기가 혈관 깊숙이 침입하여 경락을 손상시키면 피부의 좌상(挫傷) 혹은 누창(漏瘡)[10]으로 목 주위에 연주창(連珠瘡)[11]이 생긴다. 근육은 축 늘어지고 그 조직에 장애가 일어나 상처는 아물지 않아 제대로 치료가 되지 않는다.

냉기가 수혈(輸穴)[12]을 통해서 몸속에 들어와 혈액 순환을 거쳐 오장(五臟)에 침입하면 두려워하고 잘 놀라며 악몽에 시달리는 증상이 나타난다. 영양(營養)을 관리하는 영기는 경락을 통해 흐른다. 하지만 병을 일으키는 냉기가 아직 몸속에 머물러 영기의 흐름이 근육 속에서 막혀버리면 옹종(癰腫)이라는, 수포(水疱)가 있는 화농성 종기와 고름이 생긴다. 신체가 허약한 사람이 땀을 심하게 흘리면 바람과 냉기가 땀구멍을 막아 땀의 분비물이 근육 조직에 쌓인다. 기를 운반하는 수혈(輸穴)이 막히면 한열이 번갈아 오르내리고, 몸이 뜨거워지면서 두통이 생기고, 마음이 초조·불안해지는 풍학(風瘧)의 원인이 된다. 병을 일으키는 바람은 만병의 근원이지만 생각을 한군데 모으고, 마음을 맑고 평온하게 유지한다면 몸에 기운이 넘쳐서 병에 대한 저항력이 강해질 것이다. 아무리 모질고 혹독한 바람이 닥친다 해도 아무런 해를 입지 않는다. 그러나 그 바람이 몸속에 오랫동안 머물면, 그로 인해 생긴 병으로 음양의 틈바구니에서 기의 흐름이 손상을 입고, 일그러지고 오그라져 결국에는 썩게 된다. 여기까지 이르면 아무리 명의(名醫)라 할지라도 치료하기가 여간 까다롭지 않다.

따라서 양기가 막히면 약초로 기를 잘 통하게 한 다음에 즉시 침으로 진정시켜야 한다. 그렇게 하지 않으면 죽을지도 모른다. 양기가 막히면 이렇듯 심각한 결과를 초래함에도 불구하고 2류급 수준의 의사는 이를 알지 못한다.

양기는 마치 태양처럼 움직인다. 몸의 양기는 동틀 녘이나 한낮에 몸 바깥에서 활동을 하고 땀구멍이 열린다. 양기의 활동이 가장 왕성한 때는 정오(正午)인데, 이때는 조용히 머무르면서 휴식을 취하는 것이 바람직하다. 그래야만 몸 밖에서 활동하는 양기가 빠져나가지 않는다. 그러나 해가 지면 양기는 다시 몸속으로 들어오고 땀구멍도 닫힌다.

이때 계속해서 육체적인 활동을 하거나 신체를 냉기, 습기, 안개 등에 노출시키면 몹시 해롭다. 만일 새벽녘이나 한낮 그리고 해질 녘에 양기의 자연스런 질서를 거스르면 몸은 병원성 인자에 의해 약해져서 쉽게 질병에 걸려 수척해진다.

★

기백이 말을 덧붙였다.

음기(陰氣)는 오장육부(五臟六腑)의 본질이고 기의 원천이다. 양기는 병원균으로부터 몸의 바깥 부분을 보호하고 근육의 기능을 활성화한다. 이러한 음과 양이 서로 견제하고 조화를 이루지 못하면 맥박의 흐름이 급격히 빨라지고 양기가 급격히 증가하여 마치 미친 사람처럼 된다. 하지만 양기가 부족하여 음기와 균형을 이루지 못하면 오장육부 사이의 상생관계(相生關係)[13]가 깨져서 몸의 아홉 구멍인 구규의 기능이 멈춘다.

깨달음을 얻은 현인(賢人)들은 몸속의 오장육부를 음양의 조화에 맞춰 운용했다. 음양의 균형을 잘 이루면, 오장은 무리 없이 각각의 기능을 행한다.

즉 힘줄과 근육, 인대, 혈관, 경맥(經脈)[14] 등 부속물들이 모두 부드럽게 유통된다. 또한 근육, 뼈, 골수 등이 충실하고 단단하면 기와 혈은 올바른 경로를 따라 흐른다. 그리 되면 몸의 내부와 외부 조직이 조화를 이루어 사물이 명확하게 보이고 소리가 분명하게 들린다. 이처럼 진기(眞氣)[15]가 흔들리지 않기에 병이 들어오지 못한다. 사기(邪氣)가 몸속에 들어오면 슬슬 열이 나면서 몸의 원기(元氣)와 혈을 소모시킨다. 혈이 몸에서 고갈되면 간장이 영양을 공급받지 못하므로 기능을 상실한다. 음식을 지나치게 많이 먹으면 위장과 소장, 대장의 근육과 혈관이 급격히 팽창하여 음식물이 내려가지 못하고 한 군데 머무르므로 사람은 죽을 고생을 한다. 또 이로 인해 이질(痢疾)과 치질(痔疾)이 생긴다. 술을 지나치게 많이 마시면 기가 머리를 향해 거꾸로 올라간다. 섹스를 지나치게 하면 다량의 정액이 빠져나가서 신장의 기운이 고갈되므로 등 아래쪽에 있는 고골(高骨)¹⁶이 손상을 입는다. 섹스를 하는 동안에 신장의 정액이 모자라면 신체는 뼈와 골수에서 정액의 원료를 뽑아내기 때문이다.

건강을 온전히 유지하려면 신체의 음기와 양기를 잘 조화시켜야 한다. 만약 음양의 균형이 깨진다면, 그것은 겨울을 나지 않고 봄을 맞이하거나 여름을 나지 않고 겨울을 맞이하는 것과 같다. 양기가 지나치게 많으면 스스로를 견제하지 못하여 음기가 끊어진다. 음기가 순조로우면 양기를 견제하므로 정신이 올바르고 마음이 밝아진다. 그런데 음과 양이 갈라지면, 신장의 정(精)¹⁷과 심장의 신(神)¹⁸도 서로 갈라선다. 바람을 맞고 안개에 몸을 드러내면 몸이 추웠다 더웠다 하는 한열왕래(寒熱往來)가 생긴다.

봄에 차가운 기운이 채 가시지 않은 상태에서 바람을 맞으면, 그 바람은 비장을 침범하여 설사와 소화불량 그리고 음식물이 정체되는 증상을 나타낸다.

여름에 혹심한 더위를 먹으면 가을에 말라리아, 즉 학질이 생긴다.

가을에 신체를 습기에 노출한 채 축축한 생활을 하면 습기가 폐에 누적되어 위궐(痿厥)이 발생하고 팔다리에 힘이 빠지고 냉해져 기침이 나고 몸이 야윈다.

겨울에 몸속에 들어온 냉기는 겨우내 잠복하다가 봄에 열병으로 나타난다. 봄은 만물이 소생하는 시기이기 때문이다. 그러므로 계절이 바뀔 때, 그 변화에 조심하지 않고 몸을 튼튼히 하지 않으면 병에 걸리기 십상이다.

기백은 음식의 섭취에 대해서도 설명했다.

음기(陰氣)는 음식의 다섯 가지 맛인 단맛, 신맛, 매운맛, 쓴맛, 짠맛에서 우러나고 오장에 저장된다. 하지만 다섯 가지 맛을 바르게 이용하지 않으면 오장이 해를 입는다.

신맛의 음식을 많이 먹으면 간장의 기운이 넘쳐서 비장의 기능을 해친다.

짠맛의 음식을 많이 먹으면 뼈가 약해지고 근육이 오그라들어 근위축증(筋痿縮

症)이 생길 뿐만 아니라, 심장의 기운이 활동을 못한다.

단맛의 음식을 많이 먹으면 심장의 기운이 어지럽고 들떠서 혈액순환이 되지 않는다. 또한 신장에 심한 불균형을 초래하여 이로 인해 얼굴이 검어진다.

쓴맛의 음식을 많이 먹으면 음식물을 다른 화학성분으로 바꾸어 공급하는 비장의 기능을 저해하고, 소화불량을 일으켜 위장이 부어오른다.

매운맛을 많이 먹으면 근육과 힘줄이 축 늘어져 힘을 쓸 수 없고, 신경이 날카로워져 짜증을 잘 낸다. 그러므로 신체의 뼈, 근육, 힘줄, 혈관 기타 부속물들이 올바르게 성장·번식하고 발달하려면 무엇을 먹을 것인가에 대해 주의해야 한다. 그래야만 기와 혈의 움직임이 부드러워져서 장수할 수 있다.

주석 註釋 03 자연과 인간 _____

03-1) 양기(陽氣): 심장이 주관하는 신체 내의 열을 말한다.

03-2) 음기(陰氣): 신장이 주관하는 신체 내의 영양물, 적혈구, 오줌 등의 수분을 말한다.

03-3) 정(精): 뼛속의 골수와 남성의 정액 또는 여성의 생리혈을 말한다.

03-4) 박궐(薄厥): '박(薄)'이란 기와 혈의 싸움을 말하고, '궐(厥)'이란 기가 거꾸로 올라오는 것을 말한다.

03-5) 편고(偏枯): 반신불수를 가리킨다. '편(偏)'이란 신체의 반쪽을 말하고 '고(枯)'란 메마르다는 뜻이다.

03-6) 사(齄): 비사증. 술을 많이 마셨거나 기름진 음식을 많이 먹어서 몸이 차가워졌을 때 코끝에 생기는 붉은 반점으로, 일명 '코주부'라고도 한다.

03-7) 신(神): 생각하고 판단하고 행동하는 기능을 말한다. 활동력, 생명력이라고도 한다.

03-8) 영기(營氣): 정, 형, 수, 경, 합의 오수혈 중 한 혈을 말한다. 체내의 기를 번창, 증가시키는 기능을 담당한다.

03-9) 대루(大僂): '누(僂)'는 등과 허리가 구부러진다는 뜻이다.

03-10) 누창(漏瘡): 부스럼으로 곪아 생긴 구멍의 고름이 누관을 통해 피부 밖으로 흘러나오는 증상을 말한다.

03-11) 연주창(連珠瘡): 연주 나력이 곪아터져 생긴 부스럼을 말한다.

03-12) 수혈(輸穴): 기를 운반하는 기능을 담당하는 경락의 혈자리를 말한다.

03-13) 상생관계(相生關係): 몸속에서 상대 장부를 지원·촉진·조장하고 양분을 공급하는 관계

를 뜻한다.

03-14) 경맥(經脈): 기혈을 운행하고 몸속의 각 부분을 연결하며, 정경과 기경으로 나뉜다.

03-15) 진기(眞氣): 음기와 양기가 조화를 이룬 건강한 상태를 말한다.

03-16) 고골(高骨): 목뼈인 경추와 꼬리뼈인 미추 사이의 13번째 마디와 16번째 마디 사이의 척추뼈를 말한다.

03-17) 정(精): 생명의 진수 혹은 본질이라고 한다. 콩팥에서는 정액, 뼈, 골수, 적혈구 등을 만들어 내기 때문이다.

03-18) 신(神): 표정, 태도, 지각, 운동 등 생명 활동의 현상을 총칭한다. 따라서 신장의 정(精)과 심장의 신(神)이 합쳐져 몸은 기능을 발휘하고 유지할 수 있다.

04

황금궤짝에 들어 있는 진리

원문의 제목은 〈금궤진언론金匱眞言論〉이다. 본래 '금궤(金匱)'란 고대에 귀중한 서적을 넣어 보관하던 궤짝이다. 또한 '진리'란 진귀하고 중요한 이야기란 의미이다.

황제가 물었다.

"본래 바람에는 여덟 가지¹가 있는데, 인체의 경락과 경맥(經脈)에도 다섯 가지가 있다고 들었습니다. 그것이 무엇입니까?"

기백이 대답했다.

"자연계에서 발생하는 여덟 가지 바람은 질병을 유발하는 비정상적인 바람입니다. 이것이 우리 몸의 경락과 경맥을 통하여 그와 연관된 내장에 다섯 가지 바람을 일으켜 질병을 발생시킵니다. 몸속에서 일어나는 바람은 간풍(肝風), 심풍(心風),

비풍(脾風), 폐풍(肺風), 신풍(腎風)입니다. 이처럼 병을 일으키는 바람은 계절이 정상적으로 순환하지 않을 때 불어옵니다."

기백의 자세한 설명으로 이어진다.

봄은 한여름(장하長夏)을, 한여름은 겨울을, 겨울은 여름을, 여름은 가을을, 가을은 봄을 억누른다. 이것은 자연계에서 오행의 상호작용에 의한 상극(相克) 관계를 잘 나타낸다.

여기에 오행을 적용하면 봄은 나무(목木), 여름은 불(화火), 한여름은 흙(토土), 가을은 쇠(금金), 겨울은 물(수水)에 해당한다. 이것을 다시 내장에 연결하면 목은 간, 화는 심장, 토는 비장, 금은 폐, 수는 신장에 해당한다.

봄 날씨, 즉 봄바람과 그 환경은 간에 영향을 미친다. 반면에 여름에는 더위로 인해 심장이 영향을 받고, 한여름에는 비장이 습기의 영향을 받고, 가을에는 폐가 건조한 날씨의 영향을 받고, 겨울에는 신장이 추위의 영향을 받는다. 만일 봄이 한여름을 억누르면 한여름의 날씨는 봄날처럼 된다. 그러면 인체의 목기(木氣)에 속하는 간이 토기(土氣)인 비장을 억누른다. 한여름이 겨울을 억누르면 겨울의 날씨는 한여름처럼 된다. 그러면 토기가 강한 비장이 수기(水氣)인 신장을 억누른다. 겨울이 여름을 억누르면 여름의 날씨는 겨울날처럼 추워진다. 그러면 수기에 속하는 신장의 힘이 넘쳐 심장의 화기(火氣)를 없앤다. 여름이 가을을 억누르면 가을의 날씨는 무더워진다. 그러면 화기인 심장이 불타올라 금기(金氣)인 폐를 공격한다. 가을이 봄을 억누르면 봄 날씨는 매우 건조해지고 바람이 많이 분다. 그러면 금기인 폐가 목기인 간을 공격하여 혜살을 놓는다.

계절이 원래의 순서, 즉 봄-여름-한여름-가을-겨울의 순서대로 순환하지 않으면 비정상적인 날씨가 나타난다. 그리되면 결과적으로 일반 감기뿐만 아니라 유행성 감기를 비롯한 여러 가지 질병이 발생한다.

봄에는 바람이 동쪽에서 불어온다. 이때는 간경락과 간에 연결된 부위에 질병이 발생한다. 그 병이 머리 쪽으로 올라가면 코피가 난다. 치료점은 목에 있는 침(針)

자리로서 담경락의 수혈(腧穴)인 경항부(頸項部)이다.

여름에는 바람이 남쪽에서 불어오는데, 심장에 영향을 끼쳐 그곳에 질병이 발생한다. 이를 치료하려면 가슴과 갈빗대 근처에서 침자리를 찾아야 한다.

가을에는 서쪽에서 바람이 불어오고 폐에 영향을 미친다. 그러면 몸이 번갈아 뜨거웠다 추웠다 하는 말라리아 증상이 생기는데, 이때는 어깨와 그 너머에서 침자리를 찾아야 한다.

겨울에는 북쪽에서 바람이 불어오고 신장과 팔다리에 영향을 미친다. 그러면 기혈(氣血)이 막히는 증상이 나타나 몸이 굳어 차가워지고, 팔다리를 못 쓰며, 관절에 통증이 생긴다. 이러한 증상이 나타나면 허리 아래쪽과 엉덩이에서 침자리를 찾아야 한다.

한여름은 더운 계절과 추운 계절의 이음새 역할을 하며, 음과 양의 연결점이기도 하다. 이처럼 계절이 불안정할 때에는 주로 비장에 영향을 끼쳐 뱃속이 차가워지고 설사 증세를 일으킨다. 이를 치료하기 위한 침자리는 등의 한가운데이다.

겨울을 건강하게 나려면 무리하게 활동해서는 안 된다. 그러한 생활을 하면 양기가 몸속으로 들어가는 게 아니라 몸 밖으로 나와서 머리 쪽으로 몰린다. 그러다가 봄이 되면 구뉵(衄衄)이라는 증상이 나타나 코피를 흘리고, 목이 아프고, 두통이 발생한다. 여름에는 가슴팍과 갈빗대 부근에 탈이 날 수 있다. 늦여름에는 내장이 차가워져서 통설(洞泄)이라는 설사가 나오고, 겨울에는 관절통이 생겨 비(痺)[2]라는 증상이 나타난다. 그러나 기후 변화에 잘 순응하여 양기가 제자리에 있으면 계절에 생기는 이 모든 질병들은 사라진다.

옛 어른들은 인체에서 가장 중요한 것이 신장의 정수(精髓)라고 했다. 정수는 도적질 당하지 않도록 마치 나무뿌리처럼 깊숙한 곳에 숨겨서 보호해야 한다. 그래야 봄이 되어도 열병이 생기지 않는다. 뿐만 아니라 무더운 여름에 땀을 흘리지 않은 채 몸을 차갑게 하면 가을에 학질 같은 질병이 들끓게 된다. 그러므로 계절의 흐름과 변화에 잘 따르고 적응해야 정수를 제대로 간수할 수 있다. 양기 안에 음기가 있고, 음기 안에 양기가 있다는 말이 있다. 낮은 양이고 밤은 음이 된다.

이것은 다음과 같이 분류된다.

해뜰 녘부터 정오까지는 양 중의 양이고, 낮부터 해질 녘까지는 양 중의 음이고, 초저녁부터 한밤중까지는 음 중의 음이고, 한밤중부터 동틀 녘까지는 음 중의 양이다. 이는 인체에도 적용된다.

몸 바깥쪽은 양이고 안쪽은 음이다. 몸의 뒤쪽은 양이고 앞쪽은 음이다. 몸의 상체는 양이고 하체는 음이다. 내장도 마찬가지이다. 이를 오장(五臟)이라 일컫는데 간장, 심장, 비장, 폐장, 신장이 그것이다.

오장을 음이라고 하는 이유는 그 기능이 음식물을 몸에 필요한 물질로 바꾸어 늘 담고 있기 때문이며, 이를 장(臟)이라고 부른다. 담낭, 소장, 위장, 대장, 방광 그리고 눈에 보이지는 않지만 기의 흐름을 관장하는 세 개의 복강(腹腔)으로 이루어진 삼초(三焦)를 육부(六腑)라고 한다.

이들 내장은 속이 텅 비어 있는데 양으로 간주한다. 육부는 음식물을 받아들여 그것을 운반하는 역할을 한다. 음 중의 음이라거나 양 중의 양이라고 하는 개념은 질병이 발생하는 시간과 장소에 따라 적용된다.

예를 들면 겨울철 질병은 인체의 음에서 생기고, 여름철 질병은 인체의 양에서 생긴다. 봄의 질병은 음에서 생기고, 가을의 질병은 양에서 생긴다. 이때는 질병이 발생한 위치에 따라서 침으로 치료해야 한다.

좀 더 상세히 분류해 보면 가슴 쪽은 양이고 아랫배 쪽은 음이다. 따라서 심장과 폐는 오장 중에서 양의 부분이라고 할 수 있다. 즉 심장은 양 중의 양이 되고, 폐는 음 중의 양이 된다. 아랫배 쪽에 있는 간, 비장, 신장은 음의 내장이라고 할 수 있다. 신장은 음 중의 음, 간은 음 중의 양, 비장은 음 중에서 지음(至陰)[3]이라고 부른다. 이렇게 분류하는 이유는 각 내장의 위치, 기능, 성질 등을 용어로 나타냄으로써 인체와 내장의 상대적인 관계를 잘 이해할 수 있도록 한 것이다.

오행분류표

	목	화	토	금	수
방위	동쪽	남쪽	한가운데	서쪽	북쪽
계절	봄	여름	늦여름(長夏)	가을	겨울
기후	바람	더위	습기	건조	추위
별자리	목성	화성	토성	금성	수성
숫자	3+5=8	2+5=7	5	4+5=9	1+5=6
자연물	나무·풀	불	흙·티끌	쇠	물
동물	닭·개	염소	소	말	돼지
음률	각(角) (류트)	치(徵) (파이프 오르간)	궁(宮) (북)	상(商) (울림소리)	우(羽) (줄소리)
색깔	파란색	빨간색	노란색	흰색	검은색
맛	신맛	쓴맛	단맛	매운맛	짠맛
냄새	누린내	탄내	향긋한내	비린내	썩은내
오장	간장	심장	비장	폐장	신장
구멍	눈구멍	귓구멍	입구멍	콧구멍	항문·오줌구멍
인체	근육·인대	혈관	살·비계	피부·머리카락	뼈·골수
소리	고함소리	웃음소리	노랫소리	우는소리	앓는소리
감정	화냄	즐거움	침울.고민	슬픔	두려움
병든 행동	주먹을 쥠	걱정스런 표정	침을 뱉음	기침	몸을 떪
아픈 부위	목·머리	가슴·갈빗대	등 가운데	어깨·등 위쪽	엉덩이·팔다리
정신	영혼	정신	논리	용기	의지

황제가 물었다.

"그렇다면 오장은 각 계절과 일치하는가 봅니다. 이들은 이외에 어떤 일치점이 있으며, 또 기의 흐름에는 어떤 영향을 미치고 있습니까?"

"동쪽은 청색과 연결되며 간장의 기운이 일치합니다. 간장의 기운은 눈을 지배하는데 간장이 병들면 깜짝깜짝 놀라고, 두려움에 겁을 잘 먹고, 충격을 받으면 입이 굳어버립니다. 간장과 연결된 오행의 자연물은 풀과 나무(목木), 맛은 신맛, 동물은 닭, 곡식은 보리, 별은 목성, 숫자는 8, 냄새는 누린내입니다. 계절은 봄이고, 음률은 각음(角音-류트)에 속하며, 기운은 위로 올라가는 성질이 있어서 머리가 영향을 받습니다. 간은 근육을 관리합니다. 남쪽은 적색과 연결되는데 심장의 기운과 일치하며 혀를 지배합니다. 맛은 쓴맛, 오행은 불(화火), 동물은 염소, 곡식은 수수, 계절은 여름, 별은 화성, 숫자는 7, 음률은 치음(徵音-파이프오르간), 냄새는 탄내입니다. 심장은 얼굴을 주관합니다."

기백은 오행과 그에 일치하는 내용들을 목록으로 만들어 황제에게 바치며 이렇게 말했다.

"병을 잘 고치는 의사와 전문의는 오장육부의 변화와 형질(形質)을 잘 관찰할 줄 압니다. 그들은 표면적인 요인과 오행의 변화무쌍한 움직임의 일치점, 따뜻함, 추위, 축축함, 메마름, 무더위 등의 여섯 가지 기후의 영향을 잘 아는 사람입니다. 지혜로운 의사는 인체의 외부와 내부의 상태를 잘 살펴서 병이 생긴 부분과 진행 방향을 잘 압니다. 이런 모든 일치점들은 의사가 환자의 병을 효과적으로 진단하고 치료하는 데 도움이 됩니다. 이것이야말로 올바른 깨달음입니다. 깨달음은 소중한 것입니다. 그러므로 믿음직하지 못하고, 고통 받는 환자에게 애정이 없는 사람들이 이것을 배우면 안 됩니다. 이렇게 해야만 위대한 의술이 때 묻지 않고 고매한 상태를 유지할 수 있습니다."

주석註釋   04 황금궤짝에 들어 있는 진리 _____

04-1) 여덟가지 바람: 남풍-대약풍(大弱風), 서남풍-모풍(謀風), 서풍-강풍(剛風), 서북풍-절풍(折風), 북풍-대강풍(大剛風), 동북풍-흉풍(凶風), 동풍-영아풍(嬰兒風), 동남풍-약풍(弱風)을 말한다.

04-2) 비(痺): 몸을 차게 하여 팔다리와 몸이 쑤시고 아픈 증상을 의미한다.

04-3) 지음(至陰): 등 쪽은 양이고 배 쪽은 음이라고 할 때, 비장은 복부의 한가운데 있어 지음이라고 부른다.

05

대우주와 소우주의 음양

원문의 제목은 〈음양응상대론陰陽應象大論〉이다. 우주상의 음양이 인간에게 미치는 영향과 음양의 개념에 대해 설명하고 있다.

"음양 법칙은 우주의 자연법칙이고 만물의 기초이며, 변화의 모체이고 삶과 죽음의 근본입니다. 병을 치료할 때는 언제나 음양의 법칙에 따라서 신체 부조화의 원인이 무엇인지를 잘 파악해야 합니다."

본 편은 황제의 설명으로 시작되며, 대화체로 이루어져 있으나 읽기 편하게 산문체로 바꿨다.

우주에서는 순수한 양기가 땅에서 올라가 하늘에서 모이고, 반면에 혼탁한 음기는 하늘에서 내려와 땅을 이룬다. 음기는 성질이 소극적이고 조용하지만, 양기는 적극적이고 소란하다. 양은 바깥으로 퍼지는 성질이 있고, 음은 안으로 수그러들어서 수렴(收斂)하고 결합하는 성질이 강하다. 양은 활동력과 생명력이며 그런 잠재력을 가진 반면, 음은 그런 잠재력을 발생시키는 모체이고 근본이며 본질이다.

몹시 춥거나 몹시 더운 날씨는 서로 극단적인 반대 성질로 바뀌는 성향이 있다. 예를 들면 어떤 더운 날에 뜨거운 열이 발생하면, 그것이 한군데로 모여 비를 생성한다. 그렇게 비가 내리면 나중에는 추위가 생기게 된다.

추위는 혼탁한 음기를 만들고 더위는 맑은 양기를 만들어 낸다. 만일 인체 내에서 맑은 양기가 위로 오르지 않고 아래에서 머물면 설사를 동반한 여러 문제들이 생긴다. 또 탁한 음기가 상체에 머물러서 하체 쪽으로 내려가지 않는다면 머리가 터질 듯하고 무언가 꽉 찬 느낌이 든다. 이것은 바로 음양의 조화가 이루어지지 않아서 생긴 증상이다.

자연의 원리에 따르면 맑은 양기는 위로 올라가 하늘을 이루고 탁한 음기는 아래로 내려와 땅을 이룬다. 땅의 기(氣)가 증발하여 구름이 되면 구름은 하늘의 기(氣)를 만나 비가 된다. 이처럼 인체에서도 맑은 양기가 보고, 듣고, 냄새 맡고, 맛을 보고, 감정적으로 느끼며, 모든 정보를 알아내는 감각기관을 만나면 우리의 정신은 분명한 활동 중심지가 된다.

탁한 음기는 아래쪽 항문과 오줌 구멍으로 내려오고, 맑은 양기는 인체 바깥 표면으로 퍼지게 된다. 다시 말하면, 탁한 음기는 온몸을 흘러 다녀서 오장에 영양을 공급한다. 맑은 양기는 온몸에 퍼져 팔다리를 튼튼하게 해주고, 탁한 음기는 육부를 채워준다.

오행의 화기와 수기는 양(陽)과 음(陰)으로 요약할 수 있다. 즉, 불은 양을 대표하고 물은 음을 대표한다. 인체의 기능적인 면은 양이 담당하고, 영양을 공급하며 물질을 만드는 면은 음이 담당한다. 음식물이 인체를 튼튼하게 하고 영양공급을 위해 사용되는 반면, 그것을 우리 몸에 필요한 영양물질로 변형시키는 인체의 능력은 전적으로 기(氣)에 의존한다. 기의 기능적인 면은 정수(精髓)에서 비롯된다. 음식물은 정수로 잘 만들어지고, 정수는 기를 보강하는 데 사용된다. 기는 이렇듯 음식물을 변형시키거나 인체의 기능을 담당하는 데 필요한 부분이다. 그러므로 사람이 음식을 제대로 섭취하지 못하면 인체는 심한 손상을 입게 되고, 혹은 과도하게 육체적 활동을 하면 정수가 고갈된다.

음식의 맛은 음의 성질이고 밑[1]으로 내려가는 본성이 있다. 반면에 기는 양의 성질이고 위쪽 구멍[2]으로 올라가는 특성이 있다. 음식의 맛이 진하게 느껴지면[3] 순수한 음이고, 순하게 느껴지면[4] 음 중의 양으로 간주한다. 기 중에서 무거운 것[5]은 성질이 순수한 양이고, 보다 가볍게 느껴지면[6] 양 중의 음이다.

맛이나 음식물이 탁하고 진할 때 설사를 일으키기는 하지만, 순하고 잘 다듬어진 음식은 몸 전체 부분에 잘 순환된다. 따라서 음식이란 질과 양이 많은 것보다는 간단하고 맛이 순한 것을 먹는 게 바람직하다.

부드럽고 순한 기는 몸속에 잘 퍼져 나가서, 땀구멍과 아홉 개의 구멍을 통해 인체 밖으로 잘 배출된다. 보다 무겁고 농도가 짙은 기는 인체 속에서 양을 도와 불을 지피도록 도와준다. 만약 인체 속에 양기 혹은 화기가 지나치게 넘친다면 인체 속의 원기(元氣)[7]에 손상이 생기므로 인체 안에서 지나치게 화기를 만들어 내지 않도록 주의해야 한다.

음식의 맛은 힘을 주는 특성과 깊은 관련이 있다. 퍼지는 성질이 있는 매콤하고 달콤한 맛은 양이라 하고, 대변이 잘 나오게 하고 노폐물을 없애는 등의 배설작용을 돕는 시고 쓴맛의 음식은 음이라 한다.

인체의 음양은 서로 조화와 균형을 잘 이루어야 한다. 만약 양기가 지나치게 넘치면 음기가 손상을 입고, 반대로 음기가 지나치게 강하면 양기가 손상을 입는다. 양기가 지나치면 열병이 생기기 마련이고, 음기가 지나치면 냉병이 생기기 마련이다. 하지만 양기가 극도로 넘쳐도 냉병이 생기고, 반대로 음기가 극도로 강해도 열병이 생긴다.

냉기는 신체를 상하게 할 수 있고, 열은 신체의 기나 활동력을 해칠 수 있다. 신체에 손상이 생기면 그곳이 부어오르고, 기가 손상을 당하면 기가 막혀 버려서 통증이 생긴다. 음의 특질인 붓는 증상이나 양의 특질인 통증이 몸에 생기면 부은 것은 매운 맛의 약초로 다스려서 부은 것을 발산시키고, 통증은 찬 맛의 약초로 다스려서 통증을 억제시켜야 한다.

만일 환자가 처음에는 통증을 말하고서 나중에 부은 것을 호소한다면 이것은 처음에는 기가 손상을 입었기 때문이다. 하지만 환자가 처음부터 아프다 하면서 동시에 부은 것을 호소하면 그 증상이 처음부터 신체에서 발생했기 때문이다.

황제의 설명은 계속 이어진다.

병인성(病因性) 바람이 폭풍처럼 몰려오면, 추워서 몸을 덜덜 떠는 학질(瘧疾)이 발생한다. 날씨가 지나치게 더우면 몸이 빨갛게 붓고, 날씨가 건조하면 몸이 생기를 잃어 피부가 거칠어지고, 냉기가 심하면 몸이 붓는다. 습기가 많으면 오줌이 잘 안 나오거나 설사가 생긴다.

자연계에는 사계절이 있고 목, 화, 토, 금, 수와 같은 만물을 변화시키는 오행이 있다. 오행은 봄의 바람, 여름의 더위, 한여름의 습기, 가을의 메마름, 겨울의 추위를 발생시키며, 날씨는 자연계의 모든 생물에게 영향을 끼쳐 출생, 성장, 성숙, 죽음의 과정을 이루고 있다.

인체의 오행에는 간, 심장, 비장, 폐, 신장이 있다. 이것을 오장이라 하며, 오장은 다섯 가지의 영(靈)과 감정을 만들어 낸다. 간의 영(靈)은 혼(魂)이다. 이것은 신경계를 다스리고 초감각적인 지각력이 생기게 한다.

심장의 영(靈)은 신(神)이라 한다. 이것은 정신(精神)을 다스리며 창조력을 만들어 낸다.

비장의 영(靈)은 의(意)라 하고 이것은 논리를 관리하고 이성적 기능을 담당한다.

폐의 영(靈)은 백(魄)이라 한다. 이것은 동물적 본능과 용기를 다스리고 육체적인 힘과 웅예(雄蕊)[8]를 관리한다.

신장의 영(靈)은 지(志)라 하며 이것은 의지, 정력, 야망 그리고 보존 본능과 생식력을 관장한다.

다섯 가지의 감정, 즉, 행복, 분노, 슬픔, 걱정 혹은 근심이나 두려움에 지나치게 빠지면 우리 몸에 불균형한 상태를 유발한다. 이런 감정들은 기를 다치게 하고, 계절적 요소들은 인체를 해친다. 화를 급격하게 내면 음기가 다치고, 쉽게 흥분하거나 지나치게 즐거워하면 양기가 다칠 수 있다. 이런 상태는 기가 거꾸로 뒤집혀 머리 위쪽으로 올라가는 바람에 심장의 신(神)이 짓눌려 그것이 심장에서 삐뚤어져 나간 것이다. 자신의 감정을 여름이나 겨울에 잘 적응하여 조절하지 못하면 생명 자체가 힘을 잃게 된다.

음이 극단에 이르면 양이 발생하고 양이 극단에 도달하면 음이 생기는 법인데, 만일 겨울의 냉기에 몸이 손상을 당하면 봄에 열병이 생긴다. 또 여름에는 소화불량이 생기거나 음식이 잘 체하고 설사를 한다. 여름에 더위에 시달려 몸이 상하면 가을에 말라리아나 학질에 걸린다. 가을의 습기에 몸이 상하면 겨울에 해소와 천식으로 고생한다.

설명을 마친 황제가 물었다.

"내가 듣기로 옛날에 의술을 배운 사람들은 오장육부(五臟六腑)의 성질과 위치를 잘 구별하고 나열하여 인체를 설명했다고 합니다. 그리고 경락과 부속기관(손경락, 낙맥, 모세혈관 등을 말함)의 기능과 분포 상태를 자세하게 살펴서 경락이 있는 침자리에 이름을 붙였습니다. 힘줄과 관절 사이에 있는 근육과 그 틈 속에 연결점들이 만나는데, 그 연결점들은 음양의 한 쌍을 이룹니다. 이를 육합(六合)[9]이라고 합니다. 모든 것이 완벽하게 분포되어 있고 인체 내의 음과 양이 우주의 움직임과 조화를 이루는 사계절과 일치하고 있습니다. 이렇게 옛날 사람들이 설명한 것이 정확한 사실인지요?"

기백이 상세하게 대답한 내용을 정리한다.

봄이 오면 날씨가 따뜻해진다. 모든 초목들이 싹이 트고 푸른 이파리가 생겨난다. 그러므로 봄은 초록색과 관련이 있다. 대부분의 나무와 과일은 이때는 아직 여물지도 않고 충분히 자라지도 않아서 그 맛이 시큼하다. 시큼한 맛은 간을 영양하고, 간은 근육과 근육에 연결된 힘줄을 영양한다. 간의 목기는 심장의 화기를 생성한다. 왜냐하면 심장은 근육으로 이루어졌기 때문이다.[10]

간은 그 경락과 신경을 통해 눈과 연결된다. 따라서 간에서 위쪽으로 난 구멍은 눈이다.

봄에 속하는 것들에는 우주의 정교함과 광대함, 인간의 지성과 직관, 수많은 생물들을 창출하는 흙의 능력, 자연현상에 따른 바람의 이동, 모든 식물의 성장, 근육의 움직임, 초록색, 소리로 질러대는 함성, 근육 경련과 소아(小兒)의 경기(驚氣), 눈, 시큼한 맛, 화나는 감정 등이 있다. 이것은 간과 관련이 있다. 왜냐하면, 간은 활력(活力)을 담당하고 그 본성이 바로 팽창하고 성장하는 것이기 때문이다.

화를 내면 간이 다칠 수 있다. 그러나 슬픔은 분노를 가라앉게 한다. 습한 바람이 몸에 침투하면 건조한 성질이 습기와 바람을 제거한다 해도 근육이 손상을 입는다. 신맛이 나는 음식을 너무 많이 먹으면 근육이 흐늘흐늘해지는데, 이럴 땐 매운맛이 나는 음식을 먹어서 근육을 탱탱하게 만들 수 있다.

여름에는 날씨가 대개 덥다. 몹시 열이 나면 불이 생기는데, 불은 물질을 태워서 숯을 만들므로 이때 쓴맛이 생긴다. 쓴맛의 성질은 심장을 맑게 해준다. 화(火)는 피를 관리하고 화(火)의 열은 흙을 생산한다.[11]

심장은 혀와 연결되어 있고, 심장의 섬세한 변화는 혀의 움직임에 반영되어 심장이 발달한 사람은 말을 무척 잘한다.

더운 날씨, 화성(火星), 혈관, 붉은색, 웃는 행위, 마음의 즐거움과 기쁨 등은 심장과 관련이 있다. 심장 혹은 오행의 화는 감정적으로는 기쁨과 즐거움을 나타내지만, 지나치게 즐거워하면 심장의 기가 빠져나간다.[12] 이럴 때는 무서움을 주어서 웃음을 그치게 하면 된다.

병든 기운이 심낭(心囊)을 통해 들어오면 심장이 다친다. 이럴 때는 쓴맛이 나면서 차갑고 서늘한 약초로 병든 심장병을 다스려야 한다. 쓴 음식을 지나치게 섭취하면 심장에 무리를 주어 해치게 된다. 이럴 때는 짠맛이 나는 음식을 먹어서 쓴맛을 조절하면 된다.[13]

중앙은 눅눅한 습기와 축축한 물기가 있다. 이것은 땅을 찰지고 비옥하게 하여 농사짓기 좋게 한다. 여름과 가을 사이에 장하(長夏)라는 한여름이 있는데, 이때 과일이 여물면서 나무 이파리가 누렇게 변하기 시작한다. 과일이 여물어 단맛을 내면 이것은 비장을 건강하게 한다. 비장은 살과 비계를 만들고 우리 몸에 영양분을 공급한다. 나긋나긋한 살과 비계에서 폐가 생성된다. 비장은 입과 연결되어 있으므로 비장이 병들면 그 병이 입 전체와 입술까지 퍼진다.

토기(土氣)의 날씨는 눅눅하고 축축하다. 비장은 살과 비계를 통해 기운이 나타난다. 노란색이나 노래를 부르고 말할 때 침울한 음색은 비장과 관련이 있다. 지나치게 걱정을 많이 하면 비장을 다친다. 그럴 때는 화를 내어서 걱정을 달랠 수 있다. 습기가 많으면 살과 비계가 안 좋아져서 살이 찌고 몸이 무겁지만, 열을 내어 몸을 건조하게 하면 된다. 단 것을 많이 먹으면 살이나 비계를 약하게 만들어 살이 빠질 수 있다. 이와는 반대로 살이 말랐다면 신 것을 먹고 단맛을 억제하여 빠진 살을 다시 찌울 수 있다.

서쪽 지방의 사막은 쇠(금金)가 풍부한 곳이다. 메마른 사막은 모래가 희고, 이 메마름은 폐, 피부, 체모(體毛), 몸의 땀구멍에 영향을 끼친다. 우는 소리, 슬픈 감정과 비통함은 폐와 관련이 있다. 매운 음식을 먹으면 폐가 좋아져서 숨쉬기가 편하고 땀구멍에 공기가 잘 드나든다. 몹시 슬퍼하거나 비통해 하면 폐가 망가진다. 이럴 때는 즐거움으로 슬픔을 달랜다.[14] 몸의 열이 지나치게 강하면 피부, 체모, 머리카락, 폐 등을 망친다. 차가운 맛의 음식이나 약초가 그런 증상을 없앨 수 있다. 매운 음식을 지나치게 많이 먹으면 땀구멍이 오그라들고 피부는 닭살이 된다. 이럴 때는 쓴 음식을 먹으면 좋아진다.

북쪽 지방에는 눈으로 덮인 산이 많고, 그 너머에 넓디넓은 물을 지닌 검고 차가운 바다는 짠맛을 지니고 있다. 이 모든 것은 신장과 관련이 있어서 신장을 튼튼하게 하면 뼈가 강해지고 골수가 많아진다. 신장은 귀를 관리하고 검은색, 공포, 두려움, 그리고 곡(哭)소리와 관련이 있다. 무서워하거나 두려워하면 신장이 다치며, 이런 경우에 이해하고 논리적으로 따지고 이치를 따져 생각함으로써 무섭고 두려운 것을 극복할 수 있다. 냉기가 몸 아래로 내려가면 피가 썩는다. 이때 몸을 건조하게 해주면 단단하게 굳은 몸이 한결 부드러워진다.

"하늘과 땅, 남성과 여성, 기와 혈 이 모든 것은 음양의 교류를 나타냅니다. 예를 들면 물은 차가운 성질을 가졌고, 불은 뜨거운 성질을 가지고 있습니다. 음과 양의 상호의존관계는 우주의 만물 가운데 잘 나타나 있어서 절대로 나뉘지 않습니다."

기백은 대답을 마쳤다.

황제가 또 질문을 하면서 기백과 이야기는 이어진다.

"그러면 음양의 법칙이 어떻게 치료법에 사용됩니까?"

"양기가 지나치게 강하고 넘치면 인체는 열병에 걸려 숨쉬기가 힘들고 호흡이 가빠져서 몸이 오싹해지고 몸을 덜덜 떨게 됩니다. 또 입과 목이 마르고 불안초조하며 음식물이 소화되지 않습니다. 이런 증상은 사망의 전조(前兆)가 됩니다. 겨울에 양기가 지나치게 넘치는 것은 여름처럼 그다지 위험하지는 않습니다. 왜냐하면 여름에는 환경적 요인으로 열이 급격하게 올라 몸을 악화시키기 때문입니다. 음기가 지나치게 넘치면 인체는 차가워져서 끈적끈적한 땀이 나고 추워서 덜덜 떨며 손발이 경련을 일으킵니다. 이런 증상이 극에 달하면 발작이 일어나고 복부는 개구리 배처럼 부어오르는데, 이것은 죽음의 징조입니다. 이런 증상이 여름에 나타나면 회복하기가 쉽지만 겨울에 나타나면 고칠 방도가 없습니다. 그러므로 질병의 진행을 통해 음양기운이 두드러지게 나타나는 상태를 알 수가 있습니다."

"음양의 균형을 바로 잡아주는 방법은 무엇입니까?"

"사람들이 건강을 유지하는 방법과 기력을 잃는 원인을 안다면, 음양의 균형을 이루는 법과 건강을 유지하는 방법을 아는 것입니다. 보통 사십 세가 되면 사람들은 음기의 55퍼센트 정도를 잃습니다. 그러면 그들의 생명력이 약해집니다. 오십 세가 되면 몸이 무거워지고 시력과 청력이 급격히 나빠집니다. 육십 세가 되면 음기가 더더욱 약해져서 신장이 말라버립니다. 그러므로 감각중추기관과 배설기관을 포함해 아홉 구멍이 모두 손상을 입고 하초(下焦)[15]에서는 전립선염, 시력상실, 영양결핍 등의 증상이 나타나고, 상초에서는 눈물과 콧물이 정신없이 나오는 증상이 나타납니다. 그러므로 이런 이치를 이해하는 사람은 건강하고 튼튼하게 생활하지만, 그렇지 않은 사람은 그저 늙어갈 뿐입니다. 어리석은 사람은 몸이 부실함을 느끼겠지만, 지혜로운 사람은 몸에 기운이 남아돌 것입니다. 지각력이 있는 사람은 아홉 구멍이 깨끗하여 보고, 듣고, 냄새 맡고, 맛보고, 분별하는 기능이 섬세하고 뛰어납니다. 심지어 그들의 몸이 늙어갈지라도 육체적으로 건강하게 생활합니다. 일반적으로 생활 원칙을 잘 아는 사람들은 자신들의 마음을 잘 다스려서 올바른 원칙에서 벗어나지 않습니다. 그들은 어떤 일을 마지못해 하거나 다른 사람들을 억지로 시키거나 하지도 않고, 늘 즐겁고 만족하며 조용하고 평온하기 때문에 아주 오랫동안 살아갑니다."

기백이 말을 계속했다.

"북쪽 지방은 산이 높고 날씨가 추워서 음으로 간주되고, 남쪽 지방은 지대가 낮고 날씨가 더우므로 양으로 간주됩니다. 자연과 인간 사이에는 일치하는 점들이 있습니다. 자연계에 추위와 더위, 높고 낮음이 있듯이 사람에게도 그런 것들이 존재합니다. 인체에서는 오른쪽 귀가 왼쪽 귀만큼 밝지 않고, 오른쪽 눈은 왼쪽 눈만큼 사물이 밝게 보이지 않습니다. 하지만 왼손과 왼발은 대개 오른손, 오른발만큼 힘이 세거나 활동이 부드럽지 않습니다."

황제가 "그게 무슨 뜻입니까?"라고 물었다.

이에 기백의 자세한 설명이다.

동쪽은 양에 속한다. 양의 성질은 왼쪽에서 순환하고, 왼쪽에서 일어나며 왼쪽 위는 양기가 가득하고 왼쪽 아래는 양기가 늘 빈약하다. 서쪽은 음에 속한다. 음의 성질은 오른쪽 아래로 내려간다. 오른쪽 아래는 음기가 가득하고 오른쪽 위는 음기가 부족하다. 그래서 사람들이 말하기를 오른쪽 눈과 귀는 왼쪽만큼 밝지 않고 왼쪽 손과 다리는 오른쪽만큼 강하지 못하다.

병균은 언제나 몸이 빈약한 부분을 침입한다는 사실을 알아둘 필요가 있다. 사람의 오른쪽 위와 왼쪽 아래는 항상 허약하므로 늘 병균이 침투할 우려가 있다. 이것이 인간 사회에 존재해온 자연의 해악(害惡)이다.

하늘에서는 기(원문에는 '천유정天有精'이라고 되어 있다. '정精'은 맑고 가벼운 기를 말하며, 기란 맑고 가벼운 정을 말한다)가 만들어지고, 땅에서는 형체가 만들어진다. 지상에서 오행이 변하여 음과 양으로 번갈아 나타난다. 즉, 맑은 양기는 하늘을 이루기 위해 위로 올라가고, 탁한 음기는 땅을 이루기 위해 아래로 내려간다. 이런 움직임으로 사계절이 올바르게 순환하고, 날씨가 바뀐다. 따라서 지상의 생물은 봄에 싹이 나고 여름에 성장하며 가을에 성숙하여 여물고 겨울에 추수한 것을 저장한다. 자연의 이러한 움직임을 이해하는 사람은 자신의 생활 습관을 자연계의 순환에 잘 맞추고 그로부터 이익을 얻는다. 왜냐하면 인간의 생활이란 주변 환경, 하늘과 땅의 변화와 밀접하게 연결되어 있기 때문이다.

하늘의 맑은 공기는 폐를 통해 몸으로 들어오고, 땅의 기운이 가득 찬 곡식과 물은 목구멍을 통해 몸으로 들어온다. 바람과 나무의 성질은 간과 연결된다. 번갯불은 심장의 성질과 통하고, 땅에서 거두는 오곡의 기는 비장과 연결되고, 빗물은 신장과 연결된다. 여섯 가지 경락 속의 기와 혈의 움직임과 순환은 강물이 굽이쳐 흐르는 것과 같다. 다시 말하면, 물과 음식을 담고 있는 위장과 대장은 큰 바다와 같다. 아홉 구멍은 물이 솟아오르는 샘과 같다.

이처럼 인체 내에서 음양의 움직임은 자연계의 여러 현상들과 관계가 깊다. 인체에 양기가 지나치게 넘치면 땀이 빗물처럼 흐르고, 사람의 활동성인 양기는 돌개바람이 휘몰아치는 듯하다. 사람이 화를 내면 마치 천둥이 내려치는 것과 같다. 기가 원래의 흐름을 역행하여 위쪽으로 치고 올라가면, 그것은 활활 타오르는 불과 같다. 자연계와 인간 사이에 일어나는 상징적인 의미들을 이해하지 못하면 사람들은 병을 피하거나 치료하지 못한다. 병을 치료하는 경우 대부분의 사람들은 계절의 변화를 우습게 생각하고 지리적, 환경적 요인, 오행의 변화를 대수롭지 않게 여긴다. 그들은 인체에 일어나는 정확한 상황을 파악하지 못해서 결국 병을 치료하지 못한다. 그러므로 각 지방의 음식, 시간의 차이, 날씨, 지리적 환경, 개인의 체질, 나이, 성별의 차이 등을 잘 고려하여 치료해야 한다.

해로운 질병이 바람을 타고 사람 몸속에 들어오면 마치 폭풍우가 몰아치듯 몸 전체로 급속히 퍼진다. 이때 의사는 땀구멍과 피부에서 시작하여 근육조직, 힘줄을 거쳐 혈관 속, 그리고 오장육부에 이르기까지 질병의 이동 경로를 철저하게 파악해야 한다. 뛰어난 의사는 피부에 질병이 머무를 때 그것을 치료하고 몸속으로 퍼지기 전에 제거한다. 그보다 떨어지는 의사는 질병이 기육(肌肉-비계)에 이미 퍼지고 난 다음에 치료한다. 질병이 피부의 표면에서 치료되지 않으면 그것은 근육으로 들어가 근육조직 전체로 퍼진다. 질병이 퍼지는 속도가 빨라서 오장(五臟) 깊숙이 파고들었다면 치료될 확률은 절반 정도밖에 되지 않는다.

여섯 가지 외인성(外因性-감염성이나 유행성) 질병은 인체의 외부에서 내부로 퍼지고 피부의 얕은 곳에서 오장으로 깊게 파고들므로 사람들에게 부조화를 유발한다. 식사를 올바로 하지 않으면 육부(六腑)의 기능이 나빠진다. 예를 들어 병적으로 몸에 습기가 많으면 피부, 살, 근육, 힘줄, 혈관 등이 제 기능을 상실하고 관절 부위의 힘이 없어진다. 침을 잘 놓는 사람은 인체의 외부와 내부관계를 잘 이해한 다음, 바깥쪽에서 안쪽으로 침투한 질병은 무엇인지, 안쪽에서 바깥쪽으로 들어간 질병은 무엇인지를 잘 파악한다. 그리고 음양 관계, 기와 혈, 경락과 낙맥(洛脈) 등의 관계를 잘 이해한다.

이런 이해력과 지식을 바탕으로 의사는 몸 안에 들어있는 질병을 바깥쪽으로 유인하여 몸 바깥에서 치료하거나 바깥에 머문 병은 안쪽으로 끌어들여 몸 안에서 제거하거나 몰아낼 수가 있다. 질병이 오른쪽에서 생기면 왼쪽에서 치료하고, 왼쪽에서 생기면 오른쪽에서 치료한다. 의사는 자신의 정상적인 상태로 비정상적인 사람을 진단하여 그런 결과 환자의 바깥에 나타난 증상을 통하여 몸 안에 발생한 상태를 이해한다. 이런 진단 과정은 대단히 세밀하고 뛰어난 예지력으로 이루어지기 때문에 매우 정확하게 사실을 파악하고 있어야 한다.

잘 숙련된 의사는 환자의 안색과 얼굴 표정, 맥박 등을 면밀히 살펴본 후에 그를 진단한다. 우선 환자가 음의 병인지 양의 병인지를 살피고 다음에 얼굴 색깔을 살펴 병이 있는 곳을 찾아내며, 마지막으로 목소리와 숨 쉬는 모양을 보고서 병의 원인이 무엇인지를 알아낸다.

맥박이 정상적인 것과 다를 때는 병이 지금 몸에 있다고 판단한다. 정상적인 사람의 맥박이 뛰는 모양은 계절에 따라 다르며, 이를 오계맥(五季脈)[16]이라 한다. 맥에 따라 몸의 균형이 깨진 상태임을 알 수가 있다. 이런 방법을 잘 따르면 병을 잘

못 진단하는 실수를 피할 수 있다.

병이 발생한 초기, 아직 질병이 몸의 겉면에 있을 때는 침술을 사용하여 질병을 몰아낼 수 있다. 병이 창궐(猖獗)하여 사납게 날뛰면 그 병이 사그라들기를 기다렸다가 침으로 다스리면 병을 성공적으로 치료할 수 있다. 질병이 바깥에 머물고 기세가 등등하면 침을 오래 꽂아 두고 강하게 자극을 주어야 한다. 이렇게 하면 병세(病勢)가 약해지고 몸에서는 병을 이기려는 반작용이 강하게 생겨 병을 몰아낸다.

병이 아직 겉에 머물러 있으면 뜨겁고 땀을 내는 약초나 식품을 사용하여 병의 기운을 발산시키거나 흐트러뜨리면 된다. 이런 상태가 몸 안에 생겨서 병세가 심하면 하제(下劑)[17]를 사용하여 몸을 맑게 하여 병을 몰아낸다. 병에 대한 저항력이 약화된다면 강장제(强壯劑)를 사용하여 저항력을 강화시켜 주면 된다. 또한 질병의 종류가 음기가 부족해서 생긴 것인지, 혹은 양기가 약해서 생긴 것인지를 잘 살펴보는 일도 필요하다. 양기가 부족해서 생긴 병이면 따뜻한 맛이 나는 약초와 강장제를 적당하게 섞어서 처방하고, 음기가 부족해서 생긴 병은 음기를 보강하는 진하고 영양분이 많은 것과 앞에서 말한 바처럼 피를 만들어 주는 강장제를 만들어 먹으면 된다.

병이 생긴 위치와 치료 방법과는 밀접한 관련이 있다. 병이 횡격막과 갈빗대 위에 발생했으면 구토제를 먹여서 음식물을 토하게 하여 치료하고, 병이 횡격막 아래와 대장이나 소장에 생겼으면 설사를 시킴으로써 속을 비워서 치료하면 된다. 병이 위장을 포함한 가운데 부분에 생겨 배가 불룩하게 나왔으면 구풍제(驅風劑)[18]를 먹여 방귀나 트림으로 병을 낫게 하면 된다. 병이 피부에 머물러 있으면 땀을 흘리게 해서 치료하고, 병에 대한 저항력이 약할 때는 설사를 시키거나 떫은맛이 나는 약초를 사용해야 한다. 속에 생긴 병이 한군데 들러붙어서 요지부동으로 낫지 않는다면 구풍제를 사용해서 조금씩 차도가 있도록 유도해야 한다. 다시 말해서 질병이 심각하게 침체되어 낫는 증상이 없을 때는 보다 강한 약초를 사용하여 그 증상을 조금씩 누그러뜨려야 한다.

질병은 음과 양, 내적 요인과 외적 요인, 영양이 많고 적음, 그리고 몸이 추운가 더운가를 기준으로 여덟 가지 원칙(이것을 내인內因, 외인外因, 음양陰陽, 허실虛實, 한열寒熱이라 한다)을 통해 질병을 치료하는 올바른 치료법을 만들어야 하며, 그리하여 항상성(恒常性)[19]을 회복해야 한다.

침술은 기와 혈의 무모하고 지나친 기운을 억제하여 그 기운이 원래대로 부드럽게 흐르도록 하는 데 효력이 있다. 질병이 기와 혈에 침투하면 그곳에서는 엉뚱하게 기운이 넘친다. 이 경우 침자리를 침으로 찔러 피를 내면 질병을 물리칠 수 있다. 어떤 부분이나 경락에 기가 허하다면 다른 경락에 침을 놓아 약한 기를 끌어올리도록 유도해야 한다.

주석 註釋 ___ 05 대우주와 소우주의 음양 _____

05-1) 항문이나 오줌구멍을 통해 물질이 배출되는 것을 말한다.

05-2) 눈, 코, 귀, 입의 7개 구멍을 말한다.

05-3) 신맛, 쓴맛, 단맛, 매운맛, 짠맛, 떫은맛을 말한다.

05-4) 누린내, 탄내, 향내, 비린내, 지린내, 담백한 맛을 말한다.

05-5) 열, 땀, 콧물, 기침, 눈물, 침 등의 분비물—이것은 양의 도움을 받아 위로 배출된다.

05-6) 설사, 오줌, 똥, 방귀 등. 본래는 양이나 차가운 성질이 있어서 아래로 배설된다.

05-7) 원기(元氣): 이것을 기의 근원지라 한다.

05-8) 웅예(雄蕊): 꽃이나 식물에게 있는 수술을 말한다. 암술은 자예(雌蕊)라 하며 이는 사람이나 동물의 생식기에 해당한다.

05-9) 육합(六合): 육합이란 12경락의 표리관계를 말한다. 다시 말하면 족태양방광경과 족소음신경이 일합(一合)이고, 족소양담경과 족궐음간경이 이합(二合), 족양명위경과 족태음비경이 삼합(三合), 수태양소장경과 수소음심경이 사합(四合), 수소양삼초경과 수궐음심포경이 오합(五合), 그리고 수양명대장경과 수태음폐경이 육합(六合)이다.

05-10) 간이 관리하는 근육은 심장이 피를 관리할 수 있도록 심장을 둘러싼다. 근육의 움직임으로 피가 들락날락하는데, 이것을 박동(博動)이라 한다. 심장의 근육이 굳어서 그 기능이 저하되는 증상을 '심근경색증'이라고 한다. 간의 근육은 심장의 기능을 도와주므로 이를 목생화(木生火)라고 한다.

05-11) 물질을 태우면 까맣게 재가 된다. 타고 남은 재가 쌓이고 쌓이면 흙이 되므로 이를 화생

토(火生土)라고 한다.

05-12) 지나치게 웃는 사람을 두고 '허파에 바람이 들어갔다'고 하는데 이는 심장의 기운이 폐로 가기 때문에 나온 말이다.

05-13) 술은 쓴맛이 나는 음식 중에서 가장 강하다. 술을 많이 먹으면 심장을 차갑게 하여 심장이 급하게 뛰고 가슴이 벌렁거린다. 이럴 때 맵고 짜고 뜨거운 음식으로 뒷받침해 주면 심장이 식지 않아 숙취로 고생하거나 술에 취하는 일이 없다.

05-14) 마음이 슬프거나 우울할 때 초콜릿을 먹으면 마음이 가라앉고 편안해지는데, 이는 쓴맛인 화의 기운으로 금을 달래는 것이다.

05-15) 하초(下焦): 삼초를 상초, 중초, 하초 세 부분으로 구분했을 때 상초는 목의 윗부분을 관리하고, 중초는 목에서 배꼽 윗부분을, 하초는 배꼽 아랫부분을 관리한다.

05-16) 오계맥(五季脈): 봄에는 현맥, 여름에는 구맥, 늦여름에는 홍맥, 가을에는 모맥, 겨울에는 석맥이 뛴다.

05-17) 하제(下劑): 설사를 시키거나 몸 안을 깨끗이 청소하는 약이다.

05-18) 구풍제(驅風劑): 뱃속에서 트림이나 방귀가 나게 하는 약제이다.

05-19) 항상성(恒常性): 생물체들이 어떤 일정한 상태를 유지하려는 경향을 말한다.

06

음양의 상호작용

원문의 제목은 〈음양이합론陰陽離合論〉이다. 음양의 상호관계에 대해 설명하고 있다. 음과 양은 상호 대립되는 개념이기는 하지만, 때론 결합하고 서로 보조하기도 한다. 여기서는 인체 내에서 음양의 대립과 결합하는 과정을 설명하고 있다.

황제가 말했다.

"하늘과 태양은 양에 속하고, 땅과 달은 음에 속한다고 들었습니다. 하늘과 땅과 해와 달의 움직임으로 날수가 많은 달과 날수가 적은 달이 서로 바뀌며, 365일이 1년을 이루고 있습니다. 경락을 통해 인체 내에서 흐르는 기운은 이것과 일치합니다. 이를 보다 더 상세하게 설명해 주십시오."

기백이 대답했다.

"하늘과 땅, 음과 양이 이르는 곳은 너무 광대해서 우주에 존재하는 모든 사물들은 음양이 태극으로 분류됩니다."

기백의 자세한 설명이 다음처럼 이어진다.

음과 양은 절대적 가치를 지니지는 않으나 원리는 변하지 않는다. 주변의 모든 상황이 관련된 바에 따라 변화는 되겠지만, 지배법칙은 흔들림이 없다. 예를 들면, 모든 만물이 지상에 나타나기 전에 잠재적인 생명이 이미 음의 장소에 존재하고 있었다. 이것을 음 중의 음이라고 한다. 일단 생명이 움터서 지면 위로 나오면 이런 현상을 음 중의 양이라고 부른다. 양기로 인해 생물이 자라는 시기는 생명이 움튼 이후이다.

음은 만물의 모양을 만들고, 양은 만물이 자라도록 해준다. 봄날의 따뜻함으로 생물이 자라고, 여름의 뜨거운 날씨로 급속히 성장하여 열매를 맺는다. 가을에 서늘한 날씨는 열매를 여물게 하여 추수(秋收)를 한다. 겨울에는 냉기로 활동을 멈추고 저장한다. 이런 현상이 자연의 조화로운 변화이다. 만약 사계절의 변화가 일정하지 않으면 날씨는 예기치 않은 이상 현상을 초래하고 우주의 기운은 정상 상태를 잃게 된다. 이런 원칙은 인체에도 적용이 된다.

황제가 물었다.

"3개의 양인 소양(少陽), 태양(太陽), 양명(陽明)이 나뉘고 결합하는 현상을 설명해 주십시오."

"네, 알겠습니다."

기백은 대답과 함께 황제의 질문에 대해 설명한다.

어떤 사람이 남쪽을 향해 서있다고 생각해 보라. 그의 앞쪽은 광명(廣明)[1] 혹은

'크게 번창한다'라 하며, 뒤쪽은 태충(太衝)² 혹은 '크게 몰락한다'라고도 한다. 태충의 아랫부분을 지나면 소음(少陰)³경락이 있다. 이 경락 위쪽에는 태양(太陽)경락이 흐르는데, 이것은 방광과 연결된다. 방광경락인 태양은 새끼발가락의 바깥쪽 발톱 바로 밑에서 시작하여 위로 올라가 얼굴의 명문(命門)이라고도 불리는 눈 근처의 정명(睛明)에 이른다.

방광경락인 태양은 신장경락인 소음과 한 쌍을 이룬다. 방광경락은 인체 옆쪽으로 흘러가 태양에 노출되어 인체의 가장 바깥쪽에 있다. 소음인 신장경락은 인체의 안쪽에서 한가운데 부분으로 흘러가므로 인체 중에서 가장 안쪽에 있다. 이것을 음 중의 양이라 한다.

인체의 위쪽으로 올라가 보면 다음과 같다.

인체의 윗부분은 양이고 광명(廣明)이라 불린다. 그 아래로는 음인데 태음(太陰)이라 부른다. 태음의 앞쪽 정면에는 양명(陽明)이 있는데, 위경락인 양명(陽明)의 끝 부분은 둘째 발가락인 여태(厲兌)에서 끝난다. 위경락, 양명은 인체의 바깥에 있어 태양에 노출되고 태음(太陰)인 비장(脾臟)과 연결되며, 이를 또한 음 중의 양이라고 한다.

인체의 안쪽은 음이다. 그 바깥으로는 마치 사물이 태양에 차츰 노출되는 것처럼 작은 양(陽)이 일어나는데, 이것을 소양(少陽)이라 하며 인체 바깥쪽과 안쪽의 중심점이다. 담경락인 소양은 동자료(瞳子髎)에서 시작하여, 넷째 발가락 발톱 바로 아래인 규음(竅陰)에서 끝난다. 궐음(厥陰)은 음 중에서 가장 바깥에 있으며 음의 말단 부분으로 양이 시작하는 자리에서 생겨난다. 이것을 음 중의 소양이라 한다. 따라서 이제 세 개의 양경락을 구별하고 이렇게 마무리할 수 있다.

태양은 인체의 표면에 있고 문을 열어 양기를 발산하여 팽창하는 성질이 있다. 따라서 가장 바깥에 있다. 양명은 태양에 비해 안쪽에 있고 물질을 저장하는 성질이 있다. 이것은 물건을 저장하는 집과도 같다. 소양은 태양과 양명 사이에 있어 태양과 양명을 이어주는 다리 역할을 하고 바깥과 안을 이어주는 돌쩌귀 역할을 한다.

하지만 세 개의 양은 각각 분리되어 있는 게 아니라, 오히려 결합하여 활동한다. 그러므로 이것 전체를 하나의 양이라고 부른다.

"그렇다면, 세 음경락의 결합과 분리는 어떻게 설명이 될 수 있습니까?"

황제의 질문에 기백이 대답했다.

"바깥에 있는 경락은 양이고 안에 있는 경락은 음입니다. 안쪽은 세 개의 음으로 이루어져 있습니다. 태음인 비경락은 중간 부분에 있고, 음기가 가장 많습니다. 이 경락은 엄지발가락 발톱의 안쪽 밑에 있는 은백(隱白)[4]에서 시작합니다. 이것을 음 중의 음이라 합니다. 태음 뒤쪽으로는 신경락인 소음이 있습니다. 이 경락은 발바닥 정중앙의 움푹 들어간 부분인 용천(湧泉)[5]에서 시작하는데, 이것을 음 중의 소음이라 합니다. 소음 앞에는 음의 지음(至陰)[6]인 궐음(厥陰)경락이 있습니다. 간(肝)경락인 궐음은 엄지발가락 발톱 아래 바깥쪽의 대돈(大敦)[7]에서 시작합니다. 두 개의 음경락에 둘러싸이기도 하고 뒤로 처지기도 한 궐음은 음 중의 절음(絶陰)[8]이라고도 합니다. 요약해서 말하면 태음경락은 세 개의 음 중에서 가장 겉에 있고, 그것은 음기를 발산하여 팽창하는 성질이 있습니다. 궐음은 음 중에서 가장 안쪽에 있으며 물질을 저장하는 성질이 있어서 일종의 저장소 기능을 합니다. 태음과 궐음 사이에는 소음이 있어 궐음과 태음을 연결해 주는 이음매 혹은 돌쩌귀 역할을 합니다. 이로써 세 개의 음은 서로 연합하여 기능을 발휘하므로 하나의 음이라고 말할 수 있습니다. 사람에게는 하나의 양과 하나의 음이 있다고 말할 수 있는데, 음과 양의 기는 몸 전체에서 서로 방해받지 않고 방해하지도 않으면서 끊임없이 돌아다닙니다. 이것은 음과 양의 조화라고도 하고 안팎의 상호관계라고 할 수 있습니다."

주석 註釋 06 음양의 상호작용 _____

06-1) 광명(廣明): 양기가 번창한다는 뜻으로 양에 속하는 부위를 가리킨다. 인체를 앞뒤로 구분할 때 앞쪽을 광명(廣明)이라 하며, 인체를 위아래로 구분할 때 상체도 광명(廣明)이라 부른다.

06-2) 태충(太衝): 생명현상이 크게 활동한다는 뜻이고 인체의 뒤쪽과 하반신을 가리키는 말이다. 간경락의 침자리로 하체에 피가 지나치게 몰려서 큰 병이 생겼을 때 침을 놓는 침자리이기도

하다.

06-3) 소음(少陰): 양기는 전혀 없고 음기가 3/3을 차지한다. 인체에서는 심장과 신장과 연결된 경락이다.

06-4) 은백(隱白): 몰래 감춘다는 뜻이다.

06-5) 용천(湧泉): 힘이 샘솟는 곳이라는 뜻이다.

06-6) 지음(至陰): 음기가 끊기고 양이 시작되는 자리라는 뜻이다.

06-7) 대돈(大敦): 비장경락인 은백의 옆을 말한다.

06-8) 절음(絶陰): 음이 끝나는 곳이라는 뜻이다.

07

음양대론

원문의 제목은 〈음양별론陰陽別論〉이다. 맥의 모양과 음양에 따른 질병을 분류하여 '양의 맥을 살펴 질병이 생기는 부위를 알고, 음의 맥을 살펴 죽고 사는 시기를 안다'는 내용을 다루고 있다.

황제가 물었다.

"사람에게는 사계절에 따른 맥이 있고 열두 정경(正經)의 맥이 있다고 들었습니다. 이것은 무엇을 의미합니까?"

기백은 이렇게 아뢰었다.

"네 개의 맥은 사계절에 따른 맥과 일치하며, 십이 운행이며, 이를 십이지(十二支)[1]라고 합니다. 이는 열두 경락과 일치합니다. 이를 다른 말로 하면 일 년 열두 달과 연결되어 있습니다."

기백의 자세한 설명이다.

봄에는 맥이 철사처럼 팽팽하게 뛴다. 여름에는 맥이 물이 콸콸 흘러넘치는 듯한 느낌이 들고, 가을에는 맥이 둥둥 떠다니는 느낌이고, 겨울에는 맥이 가라앉는 느낌이 든다. 뿐만 아니라 한여름(장하長夏)의 맥은 보다 느슨하고 부드럽다. 이를 홍맥(洪脈)²이라고 한다.

이들은 광대한 우주의 변화를 맥을 통해 나타내므로 양의 맥이라고 한다. 12운행이란 일 년 내내 여러 경락을 통하는 기의 흐름을 말한다.

예를 들면 수태음폐경은 음력 정월인 2월에 기가 흐르기 시작하고, 수양명대장경은 양력 3월에 흐르고, 족양명위경은 4월에, 족태음비경은 5월에, 수소음심경은 6월에, 수태양소장경은 7월에, 족태양방광경은 8월에, 족소음신경은 9월에, 수궐음심포경은 10월에, 수소음삼초경은 11월에, 족소양담경은 12월에, 족궐음간경은 양력 1월에 기가 흘러다닌다. 이를 정리하면 기의 흐름은 임맥(任脈)→독맥(督脈)으로 시작하여, 폐→대장→위장→비장→심장→소장→방광→신장→심포→담→간의 순서를 따른다.

다섯 가지 다양한 모양을 지닌 양의 맥은 계절에 따른 것이고, 오장(五臟)의 맥은 개별적인 음의 맥과 연결되어 있으며 사실상 맥에는 스물다섯 개가 있다. 양의 맥은 위장과 건강 상태를 알려준다.

위장의 상태를 나타내지 않는 경우에 뛰는 음의 맥은 진장맥(眞臟脈)³이라 한다. 진장맥은 위장의 기운이 고갈되고 완전히 말라 비틀어져서 생기며, 그 증후는 사망에 이르는 심각한 상태임을 알려준다. 왜냐하면 양의 맥이 뛰지 않는 음의 맥은 양기가 없는 상태여서 생명력이 완전히 고갈되었기 때문이다. 따라서 위장맥이 뛰는지 안 뛰는지를 살핀다면 질병이 현재 어디에 있고 차후에 그 사람이 죽을지 혹은 살지를 분간할 수 있다. 심지어는 사람이 언제 죽을지도 알 수 있다.

세 개의 양의 맥은 경동맥(頸動脈)⁴에 있는 목젖 부근의 인영(人迎)⁵에서 측정한다. 세 개의 음의 맥은 손목 근처의 요골동맥(橈骨動脈)⁶에 있는 촌구(寸口)⁷에서 맥을 짚는다. 건강한 상태라면 인영과 촌구의 맥은 모양과 뛰는 박동이 같고 항상 일치한다.

따라서 각각의 맥을 이렇게 정리할 수 있다. 양의 맥이 커지면 음의 맥은 작아진다. 맥이 활발하게 움직이면 양이고, 조용하게 있으면 음이다. 맥이 급하게 뛰는 것은 양의 맥인데, 사람이 숨을 한 번 쉬는데 맥박은 다섯 번 이상씩 뛰는 경우를 말한다. 맥이 느리게 뛰는 것은 음인데, 맥이 사람이 숨을 한 번 쉬는데 네 번 이하인 경우를 말한다. 심장이 오므라들면 양이고 심장이 이완되면 음이다. 맥의 파동이 위쪽으로 올라가면 양이고 아래쪽으로 내려가면 음이다.

양의 맥이 환자에게 나타나지 않는 것은 음의 맥이나 간(肝)의 진장맥(眞臟脈), 즉 사맥(死脈)으로, 그것은 가느다란 실이 끊어지거나 꽁꽁 묶은 밧줄이 갑자기 툭하고 끊어지는 상태와 같다. 그렇게 되면 그 환자는 18일 이내에 죽는다.

만일 심장의 맥이 가늘고 힘없이 늘어져서 곧 끊어질 듯 말 듯한 맥이라면 그것은 사맥(死脈)으로서 그 맥이 나타나면 환자는 9일 만에 죽는다. 어떤 환자에게서 발견된 이와 똑같은 맥이 폐의 맥이라면 환자는 12일 만에 죽고, 신장맥으로 나타난다면, 환자는 7일 만에 죽는다. 또 비장맥으로 나타나면 환자는 4일 만에 죽는다.

대개 위장과 소장, 대장의 기능이 망가지면 비장과 심장도 나빠진다. 이런 증상으로 고통 받는 사람들은 자신들의 병을 호소하는 데 애를 먹는다. 여자의 경우는 월경불순이나 무월경(無月經)이 되고 이런 병이 오래 지속되면 몸이 몹시 마른다. 이런 병을 풍소병(風消病)[8]이라 하는데 몸에 열이 나면서 바람에 의해 몸의 수분이 말라 몸이 극도로 쇠약해진다.

숨이 가쁘고 얕아지며 숨을 가다듬기가 어려운 식분병(息賁病)[9]이 생겨 치료가 불가능해진다.

태양경락의 질병은 열과 오한(惡寒)이 나고 피부 손상, 종기(腫氣), 뾰루지가 생기고 손발이 붓고 무력해지는 증상으로 나타난다. 이 질병은 또한 무릎이 약해지고 시리며 종아리에 경련이 일어나 움직이지 못하고 허벅지가 욱신욱신 쑤시고 장딴지가 시큰거리는 증상을 나타낸다.

이 병이 진행되어 만성병이 되면 피부가 건조해지면서 탄력이 없어진다. 그 결과 고환(睾丸)이 부어서 땅기며 난소(卵巢)에 통증이 생기는 증상이 나타난다.

이 병이 소양경락으로 옮겨가면 쉽게 감기에 걸려 기침을 자주 하고 설사를 하고 몸에 기운이 빠진다. 이 병이 만성(慢性)이 되면 가슴이 땅겨서 아프고, 식욕도 없어지고 음식물이 소화가 되지 않는다.

양명과 궐음에 병이 생기면 종종 놀라고 무서워하고 불안해하고 혹은 등이 아프고, 트림이 나며, 딸꾹질이나 하품을 한다. 이런 증상을 풍궐(風厥)[10]이라 하는데, 바람으로 인해 실신까지 하는 병이다.

소음과 소양에 병이 생기면 배꼽 부근의 복부와 배꼽 위쪽 복부가 항상 답답해서 음식이 소화되지 않은 상태가 된다. 배가 늘 그득해서 속이 메스껍고, 토하기도 하며 트림이 나고 딸꾹질도 한다.

태음과 태양의 병이 동시에 생기면 편고(偏枯), 즉 반신불수가 되거나 근육이 흐물흐물하게 늘어져 몸에 힘이 빠져버린다.

맥을 짚어 맥박이 힘 있게 뛰면 양이고, 느슨하게 뛰면 음이다. 맥박이 처음에는 세게 뛰다가 나중에 힘이 쭉 빠진 느낌이 들고 또한 물이 콸콸 솟구쳐 오르는 느낌이 들면 석맥(石脈)이다. 맥박이 가볍게 뛰다가 완만하게 퍼지는 느낌이 들다가 아주 힘이 없어지며 부드럽게 물이 퍼지는 듯한 맥을 유맥(溜脈) 혹은 홍맥(洪脈)이라고 한다.

긴장감 있고 마치 거문고 줄을 만질 때처럼 가늘고 길고 팽팽한 느낌을 주는 맥을 현맥(弦脈)이라고 한다. 맥을 짚으면 깊고 가벼워서 표면에 손가락을 대면 느낌이 거의 없지만 세게 눌러보면 가만히 약하게 뛰고 무기력한 느낌을 주는 맥을 모맥(毛脈)이라고 한다.

맥을 짚으면 강하지도 약하지도 않으면서 말랑말랑하고 들쭉날쭉하며, 마치 시냇물이 흘러가듯이 울퉁불퉁하면서도 연한 느낌을 주는 맥을 구맥(鉤脈)이라고 한다.

음기가 인체 내에서 지나치게 넘쳐서는 정체되어 있고, 양기가 몸 바깥에서 함부로 돌아다니면 땀을 지나치게 흘려 독감에 걸리게 된다. 그러면 손발은 차가워지고 해수, 천식에 걸려 숨을 헐떡거린다. 즉, 음과 양의 조화가 깨진 것이다. 이렇듯 음과 양의 조화가 완전히 깨지면 위험한 상태가 된다.

음기의 변화는 음과 양의 균형이 정상적일 때에만 가능하다. 이럴 때는 몸을 부드럽고 따뜻하게 덥혀주는 것이 바람직한 방법이다. 만약 급격하게 몸을 뜨겁게 하면 음양의 조화가 깨지고 양기는 몸에서 죄다 빠져나가며, 음기는 흔적도 없이 사라진다. 만일 인체에 음기가 남아돌아 넘치면 몸이 냉해지고 습기가 많아진다. 그렇게 되면 피와 기가 침체되어 썩어서 결국 죽는다.

환자가 치명적인 음의 병에 걸리면 3일을 넘기지 못한다. 이 병은 심장병이 폐로 전이(轉移)될 때 발생한다.

오행의 순환과정을 보자면 화(火)는 금(金)을 지배하기 때문이며, 결국 폐의 기능장애로 인해 죽음을 초래한다. 이 때 양기가 되살아나면 환자는 4일 이내에 회복된다. 양기의 회복은 간의 병이 심장으로 전이되면, 다시 말해서 간의 기운인 목기(木氣)가 심장의 화기(火氣)로 옮아가면 심장이 살아난다. 이것을 생양(生陽)이라 하며, 오행의 순환 원리에 따르면 '나무(목木)를 태워서 불(화火)을 발생시키는 이치'다. 이것을 목생화(木生火)라고 한다. 하지만 심장의 병(화기火氣)이 폐(금기金氣)로 전이되는 현상은 '사음(死陰)'이라 하는데 이것을 화극금(火克金)이라 한다.

이외에도 다른 두 가지 상황이 있다. 그 중 하나는 폐의 병이 신장으로 옮겨 가는 경우로, 이를 중음(重陰)[11]이라고 한다. 또한 신장의 병이 비장으로 전이되는 경우가 있는데, 이것을 벽음(辟陰)[12]이라고 한다. 따라서 이 두 가지 병은 치료가 불가능하다. 중음(重陰)에서 쇠(금金)는 순환 과정을 통해 물을 만들어낸다.[13]

하지만 양기가 부족하여 쇠가 물을 만들어 내지 못하면 결국 우러나오는 게 없어서 중음(重陰)의 병이 되고 만다. 벽음(辟陰)의 경우 본래는 흙이 물을 담고 있지만

물이 지나치게 많으면 흙이 물러져서 물속으로 흩어져 가라앉듯이, 물의 기운(水氣)이 지나치면 흙이 물을 통제하지 못하므로 결국 벽음이라는 병이 생긴다.

질병이 양경락 안에서 어떤 탈이 생기면 몸이 붓는 증상이 생긴다. 음경락에 탈이 생기면 피똥을 싼다. 음경락과 양경락에 탈이 생길 경우 음경락이 더 큰 피해를 입는데, 아랫배가 부어오른다. 이것을 석수병(石水病)[14]이라 한다. 더욱이 위장경락과 대장경락이 심하게 탈이 생기면 몸이 붓고, 음식물이 소화되지 않는다. 간경락과 담낭경락에 병이 생기면 목구멍이 막혀서 후비(喉痺)[15]가 생긴다.

맥을 짚어서 음의 맥(촌구에서 잡히는 맥)이 양의 맥(인영에서 잡히는 맥)과 두드러지게 차이가 나는 것은 임신맥이다. 음과 양의 맥이 힘이 없고 환자가 설사를 하는 것은 심각한 질병의 증후이다. 만일 양의 맥이 음의 맥보다 2배나 강하게 뛴다면 환자의 몸은 스스로 땀을 낸다. 음의 맥이 힘이 없고 양의 맥이 지나치게 크다면 몸에 지나치게 열이 올라서 피가 머리 쪽으로 몰린다. 이것이 여자에게 발생하면 자궁에서 피가 나오지 않는 생리불순이 된다.

병의 증상을 검진할 때, 비장과 폐의 맥박이 비정상적으로 크게 뛴다면 환자는 20일째 날 한밤중에 죽는다. 심장과 신장의 맥이 비정상적으로 크게 뛴다면 환자는 30일째 되는 날 저녁을 넘기지 못한다. 만일 심포와 간의 맥이 비정상적으로 크게 뛴다면 환자는 3일 이내에 죽는다. 위장과 대장의 맥박이 지나치게 크다면, 특히 열에 의해서 생긴 병일 경우에는 열흘도 되지 않아 죽는다. 결과적으로 맥박이 지나치게 비정상적으로 커지면서 간질병과 복부 팽만증, 혹은 소화불량, 기타 내장 장애와 소변불통 등의 증상을 동반할 때 음과 양의 기운이 전부 고갈되었음을 알 수 있다. 결국 환자는 5일 이내에 죽는다.

주석 註釋　07 음양대론_____

07-1) 십이지(十二支): 이것은 일을 직접 지시하지 않고 네 개의 맥에 복종한다. 이를 다른 말로 하면 열두 정경, 또는 12경락이라고 한다.

07-2) 홍맥(洪脈): 물이 넓게 퍼지는 느낌이 든다는 뜻이다.

07-3) 진장맥(眞臟脈): 죽는 맥, 즉 사맥(死脈)을 말한다.

07-4) 경동맥(頸動脈): 척추동물의 대동맥에서 갈리어 목 부분을 지나 머리로 피를 보내는 굵은 동맥. 목의 좌우에 있다.

07-5) 인영(人迎): 사람이 죽어서 숨이 넘어갈 때까지 맥이 뛴다는 뜻이다.

07-6) 요골동맥(橈骨動脈): 위팔 동맥에서 나뉘어 아래팔의 바깥쪽을 내려가 손바닥에 이르는 동맥. 손바닥에서 척골(尺骨-자뼈)동맥의 말초(末梢) 부분과 만나 깊고 얕은 활 모양의 동맥을 만든다. 손목 위에서 요골과 피부 사이를 지나므로 이곳의 맥을 짚는다.

07-7) 촌구(寸口): 손목 부근의 폐경락과 태연이 있는 자리를 말한다.

07-8) 풍소병(風消病): 살이 마르는 질병으로, 위장과 소장 및 대장의 병이다. 또한 심장이 병들면 혈액순환이 원활하지 않아 피가 손상되어 그 영향으로 허열이 생기고 몸에 바람이 생기며 몸이 삐쩍 마른다. 이를 두고 바람이 수분을 말리듯이 바람으로 인해 몸이 메마른다 하여 '풍소병(風消炳)'이라 부른다.

07-9) 식분병(息賁病): 기가 역상하여 호흡이 차고 가빠지는 증상을 의미한다. 위와 대장이 병들어 오래되면 비장이 폐를 영양하지 못한다. 또 숙강기능(肅降機能)이 원활하지 못하여 숨이 차게 된다.

07-10) 풍궐(風厥): 간의 목기(木氣)가 위를 치면 간의 기운이 역상하여 생기는 병을 말한다.

07-11) 중음(重陰): 본래 금은 수를 살리고 도와주는 관계이므로 금생수 관계이고 이를 생양(生陽)이라 하지만, 폐와 신장은 둘 다 오장에 속하므로 음이 거듭 중복됐다는 뜻으로 중음(重陰)이라 한다.

07-12) 벽음(辟陰): '벽(辟)'은 반극(反克)의 뜻이다. 다시 말해 오행의 원리대로라면 비장(토土)이 신장(수水)을 극해야 하지만, 신장의 기운이 너무 강하거나 넘쳐서 비장이 신장을 이기지 못하면 도리어 비장이 손상당하므로 '반극'이라고 하며 불치의 병이다.

07-13) 이런 과정은 실제로 실험이 가능하다. 여기서 쇠라고 하는 것은 금속만을 말하는 게 아니라 성질이 단단하고 딱딱하게 뭉친 물질을 통틀어 일컫는다. 예를 들어 모든 물질은 수분을 함유하고 있어서 일정한 정도의 압력을 가하면 물이 나온다. 바위틈에서 물이 솟아나는 원리는, 바위는 비록 단단한 성질을 가지고 있지만, 수분을 함유하고 있어서 그 수분이 넘치면 물이 바위틈에서 솟아나는 것이다. 만약에 물질에 수분이 없다면 그 물질은 그대로 분해되고 만다.

07-14) 석수병(石水病): 수종병(水腫病)의 일종으로 냉하고 습기가 많은 질병이 아랫배에 몰려 울결되어 생긴 병으로 아랫배가 부어올라 팽팽해진다.

07-15) 후비(喉痺): 목구멍이 붓고 통증이 생기며 숨쉬기가 불편하여 말을 하지 못하는 증세를 말한다.

08

거룩한 가르침

원문의 제목은 〈영란비전론靈蘭秘傳論〉이다. '영란(靈蘭)'이란 고대 왕들이 서적을 보관하던 장소이고, '비전(秘傳)'이란 소중하게 보관한 책이란 뜻이다.

황제가 물었다.

"12장부[1]의 기능과 상관관계에 대해서 말해주겠습니까?"

기백이 대답했다.

"그것에는 매우 상세한 내용이 들어 있습니다."

그러고 나서 기백은 자세하게 설명한다.

심장은 군주지관(君主之官)[2]으로서 모든 신체 기관을 다스리는 왕의 역할을 하며, 사람이 생각하고 판단하는 정신적인 기능을 담당한다.

폐는 상부지관(相傅之官)[3]으로서 조언자 역할을 한다. 폐는 인체의 기를 총관리하며 심장을 보좌(補佐)한다.

간은 장군지관(將軍之官)[4]이라 하여 용맹하고 지조가 있으며 부드럽고 강하고 그리고 결단력이 있는 장군과 같다.

담낭은 중정지관(中正之官)[5]의 성질이 있어서 사물의 옳고 그름을 판단함에 마치 재판관과도 같다.

심포(心包)는 신사지관(臣使之官)[6]으로서 왕을 즐겁고 기쁘게 해주는 궁정의 익살꾼, 어릿광대 역할을 한다.

위장과 비장은 창름지관(倉廩之官)[7]이라 하며 모든 물질과 영양물질을 저장하는 창고 역할을 한다. 비와 위는 음식물을 소화시키고 흡수하고 영양분을 추출해낸다.

대장은 모든 찌꺼기들을 운반하고 버리는 기능을 한다. 대장은 전도지관(傳導之官)[8]이라고 말하는 이유는 모든 찌꺼기들은 대장을 통해서 밖으로 배출되기 때문이다.

소장은 비장과 위장에서 소화된 물질을 받아들이고 흡수하고 영양분을 추출해내고 그것을 몸 전체에 보낸다. 그리고 탁한 물질과 맑은 것을 구분해낸다. 그러므로 수성지관(受盛之官)[9]이라고 한다.

신장은 힘을 저장하고 팔다리를 움직이는 기능을 한다. 신장은 또한 의지력과 기억력을 결합시키는 능력을 가지고 있어서 작강지관(作强之官)[10]이라고 한다.

삼초는 결독지관(決瀆之官)[11]이라 하여 물을 화학적으로 변화시키고, 그것을 운송하여 인체 내 곳곳으로 흐르게 한다.

방광은 주도지관(州都之官)[12]으로서 체내의 물을 모으고, 그로 인해 모인 찌꺼기를 배설하는 기능을 맡는다. 그러므로 12장부의 기능은 서로 간의 균형과 조화를 이루어야 몸이 건강하며, 그것은 하나의 국가를 움직이는 것과 같다.

하지만 모든 결정권은 왕에게 있다. 정신이 맑으면 인체의 모든 기능이 정상적으로 이루어진다. 사람의 건강이 유지되고 오래도록 살 가망성이 있는 것은 국민들이 자신들의 의무를 충실히 이행해 나갈 때 나라가 번영하고 오래도록 존속하는 이치와 같다.

정신에 장애가 생겨 올바른 작용을 하지 못하면 다른 장부들도 제 기능을 발휘하지 못한다. 따라서 몸에 이상이 생기면 이러한 경로를 따라 질병이 생겨 건강이 심각하게 나빠진다. 한 국가의 기강이 흔들리면 국민들의 고통을 받고 재난을 당하듯이 국가와 인체는 이렇게 비슷한 양상을 보인다.

기백이 계속 말을 이었다.

"대개 치료법과 치료제는 병과 증상마다 달라서 적재적소에 맞는 약을 만들기가 어렵고, 치료 과정도 다르므로 정확하게 치료하기가 매우 어렵습니다. 또한 병의 근원이 무엇인지 알아내기란 모래밭에서 바늘을 찾아내기만큼 어렵고 힘이 듭니다. 왜냐하면 병의 근원은 털끝처럼 잘 보이지 않고, 그것이 병의 원인인지 아닌지를 확인할 수도 없기 때문입니다. 기름을 움켜쥐면 쥘수록 기름이 빠져나가듯이 병의 원인은 요리조리 잘 빠져나갑니다. 하지만 시간이 지나감에 따라 병은 실제적인 모습이 되어 몸에 자리를 잡습니다.”

기백이 질병이 불확실하게 존재하며 치료제와 치료법의 어려움을 말하자 황제가 말했다.

“오호! 이제야 나는 치료법이 어렵고 치료제 만들기가 힘이 드는 줄을 알게 되었습니다. 이처럼 소중한 가르침을 소홀하게 여기면 안 될 것입니다. 이것을 비밀상자인 영란실(靈蘭室)에 넣어서 잘 보존하여 후세에 전해주겠습니다.”

주석 註釋 08 거룩한 가르침 _____

08-1) 심포장과 삼초부를 포함하여 간과 담낭, 심장과 소장, 비장과 위장, 폐와 대장, 신장과 방광을 가리킨다.

08-2) 군주지관(君主之官): 심장은 신명출언(神明出焉)이라 하여 신명, 즉 정신적인 기능과 판단의 기능이 여기에서 나온다. 사유, 의식, 기타 정신적인 기능이 여기에서 나온다.

08-3) 상부지관(相傅之官): 상과 전은 모두 재상(宰相)을 가리킨다. 폐는 심장과 횡격막 위에 있고 군주인 가까운 곳에서 심장을 보좌하므로 마치 재상과 같다 하여 이렇게 부른다. 또한 치절출언(治節出焉)이라 하여 폐가 심장을 도와 인체의 기혈 순환을 도와주고, 폐는 기를 주관하므로 기가 우리 몸에 골고루 순환하면 인체의 내장이 편안하고, 그 기능이 안정되므로 다스리는 기능이 강하다고 본다.

08-4) 장군지관(將軍之官): 간은 인체에서 밖에서 들어온 모든 나쁜 노폐물을 청소해주고 몸의 피를 맑게 해서 몸을 건강한 상태로 지켜준다. 또한 간에서 모려출언(謀慮出焉)이라 하여 꾀를 내고 계략을 만들어 지모(智謀)가 뛰어나고 사려가 깊다하여 이렇게 부른다.

08-5) 중정지관(中正之官): 쓸개는 우리 몸을 깨끗하게 해주고, 항상 깨끗한 상태를 유지한다. 따라서 청렴결백한 생각을 가지게 하므로 어느 쪽에도 생각이 치우치지 않고 공명정대하다. 따라서 모든 결단이 쓸개에서 이루어지므로 결단출언(決斷出焉)이라고 부른다.

08-6) 신사지관(臣使之官): 심포는 다른 말로는 전중(膻中)이라고도 하며, 심장에서 가까운 곳에 있고, 심장의 명령을 대행하여 시행하므로 국무총리의 성질을 가진다. 또한 희락출언(喜樂出焉)이라 하여 기쁨과 슬픔, 화나고 즐겁고 울고 웃고 하는 기능이 이곳에서 나온다.

08-7) 창름지관(倉廩之官): 이는 곡식을 저장하는 창고를 말하는데, 비위장은 음식을 받아들여 소화를 시켜서 그것을 온몸에 운행시키므로 그런 명칭이 붙었다. 또한 오미출언(五味出焉)이라

하여 비위장에서는 음식물들을 시고, 쓰고, 달고, 맵고, 짜고 하는 등의 맛을 가진 물질로 화학 변화시킨다.

08-8) 전도지관(傳導之官): 대장은 소장에서 소화 흡수한 음식물을 받아들여 다시 소화시켜서 그 안에 든 수분과 나머지 영양분을 흡수한다. 그리고 나머지 찌꺼기는 항문을 통해 배설한다.

08-9) 수성지관(受盛之官): 위에서 전달된 음식물을 소화시키고, 물과 찌꺼기를 구분하여 액체 성분은 방광으로, 고체 성분은 대장으로 내보내므로 화물출언(化物出焉)이라고도 한다.

08-10) 작강지관(作強之官): '작'은 동작을 말하고 '강'은 힘쓰는 능력을 말한다. 또한 기교출언 (伎巧出焉)이라고 하는데, 이는 재주가 많고 영리하다는 뜻이다. 신장의 기운이 강해서 정기(精氣)와 정수(精髓)가 넘치면 정신이 맑고 동작이 날쌔고 민첩하며 뼈가 튼튼하여 힘이 강하다.

08-11) 결독지관(決瀆之官): 결독이란 물을 소통시킨다는 의미이다. 삼초는 액체를 유통시키는 기능이 있다.

08-12) 주도지관(州都之官): 주도란 물이 모인다는 뜻이다. 주(州)란 취(聚)라고도 하며, 이것은 둘 다 모은다는 의미이다. 도(都)는 물이 모이는 곳을 말한다. 따라서 방광을 진액장언(津液藏焉) 이라고도 하며, 방광에 오줌이 모이는 것을 말한다.

09

우주의 활동적인 운행과 인간에 주는 영향

원문의 제목은 〈육절장상론六節藏象論〉이다. 여기에서 '절(節)'이란 60일로, 육
절이란 360일을 의미한다. 즉, 절은 시간의 단위이다. '장상(藏象)'이란 12장부
의 활동과 병든 증상이 겉으로 나타난 상태를 말한다. 다시 말하면 1년 동안
인체의 건강 상태가 어떻게 진행되는가를 논의한 내용이다.

황제가 물었다.

"하늘에서는 우주의 활동 시간이 360[1]이 있고 이것은 곧 1년이라는 말을 들었습

니다. 지상에서는 아홉의 규칙으로 언급된 아홉 대륙과 아홉 골짜기를 구구제회(九九制會)[2]라 하고 이것은 1년이 되는 365일을 구성하고 있습니다. 이는 거대한 우주에 있는 소우주인 인간에게 잘 들어맞는 이론으로서 인체에 있는 365개 침자리(경혈經穴)의 숫자와 일치합니다. 우주의 법칙을 인체에 적용하는 추정 이론이 오랫동안 사용되어 온 걸로 아는데, 나는 왜 그런 이론이 사용되었는지를 모르겠습니다."

기백이 대답했다.

"매우 현명한 질문입니다. 제가 이 모든 것을 상세하게 말씀드리겠습니다. 육육지절(六六之節)과 구구제회(九九制會)는 1년이란 기간의 흐름과 지구에 관련한 해와 달의 운행을 측정하도록 사용된 규칙입니다. 하늘의 일기와 날씨와 시간의 변화는 지상 생물의 생활에 영향을 끼칩니다."

기백의 구체적인 설명이다.

하늘에는 양이 있고 땅에는 음이 있다. 해는 하늘에서 낮을 주관하므로 양이라 한다. 달은 저녁에 활동하므로 음이라고 부른다.

하늘에는 해와 달이 움직이는 규칙적인 주기(週期)와 궤도(軌道)가 아주 오랜 옛날부터 천체도(天體圖)에 자세하게 그려져 있다.

지구는 태양을 정확하게 1년간 돌며 하루에 한 바퀴씩 자전한다. 달은 하루를 기준으로 약 13도(度)씩 지구 주위를 돈다. 옛날부터 달은 차기도 하고 기울기도 해서 음력으로 치면 큰 달과 작은 달이 생기기는 것이다. 따라서 사람이 어떤 일을 하고자 할 때는 새해의 첫 번째 절기에 정확하게 시작해야 한다.

이를 위해서 땅바닥에 막대기를 똑바로 세워서 1년간 해가 비치는 낮 동안에 해 그림자를 측정하고, 각 계절을 통해 24절기를 정확하고 상세하게 그려낼 수 있다.

이때 황제가 다시 물었다.

"천체의 움직임에 대해서는 잘 이해할 수 있습니다. 그런데 천체의 움직임과 인간 생활을 주관하는 절기의 변화와 어떤 상호관계가 있는지 더 알고 싶습니다."

기백이 대답했다.

"하늘은 육육(六六)으로 절기를 계산하고 땅과 인간은 구주(九州), 구야(九野)에 좌우됩니다."

그리고 자세한 설명으로 이어진다.

고대 사람들은 주의 깊게 하늘을 관찰하고 주변 환경을 살펴서 기상예보를 통해 우주에서 일어날 수 있는 여러 가지 가능성들을 알려주는 복잡한 체계, 특히 날씨와 인간 생활에 영향을 끼치는 일들에 관해 알려주는 체계를 만들어냈다.

이런 복잡한 체계를 이루는 기본 공식은 10개의 천간(天干)과 12개의 지지(地支)로 대표되는 상징물이다. 각각의 상징물은 우주에 이루어지는 자연의 순환과정을 표시하는 것이기도 하다. 이것을 간지(干支)라고 하는데, 이들이 결합하여 시간의 영속적인 흐름에 사용되는 60개의 절(節)을 만들어낸다.

음력으로 1년은 2주일마다 한 가지씩 서로 다른 시간 단위인 24가지 절기(節氣)로 나뉜다. 네 개의 절기는 60일과 같아서 이를 폭(幅)이라고 한다. 그것이 6폭이 되면 24절기와 같아서 1년이 된다. 60년을 한 주기로 잡으면 거기에는 1,440번의 절기가 있다.[3]

옛날부터 이런 체계를 잘 이해할 줄 아는 사람은 세상에 일어나는 모든 일들에 대해 해박한 지식을 가졌다. 왜냐하면 살아있는 모든 물체는 우주의 운행에 따른 절기의 변화에 잘 순응하기 때문이다. 이러한 현상들은 하늘의 양과 땅의 음과 생물이 출생하여 자라고 성숙하고 소멸하는 과정에서 상호작용으로 인해 생긴다.

자연현상 속에 나타난 오행과 그 현상들은 어느 해의 다른 계절에 두드러진 특징을 나타낸다. 한해가 끝나갈 무렵이면 이런 현상들은 다시 시작한다. 이런 현상들은 영원히 반복되고, 끝없이 이어진다. 그러므로 남의 병을 고치고자 하면서도 1년이란 세월의 흐름, 몸에 기운이 넘치고 모자랄 때의 차이점, 인체의 영양이 많고 적음, 몸에 병이 있는지 없는지를 이해하지도 못하고 깨닫지도 못하는 사람은 의사가 될 자격이 없다.

계속 황제의 질문이 이어졌다.

"사계절과 오행의 원리와 현상들을 통해서 역동적인 생활주기가 있음을 이제 알겠습니다. 하지만 계절과 오행의 기운이 변화하는 과정 중에 생기는 기운이 넘치고 모자라다는 것이 무엇인지를 아직도 잘 모르겠습니다."

기백이 대답했다.

"기운이 넘치고 모자람이란, 태과(太過)와 불급(不及)을 말합니다. 태과란 목화토금수(木火土金水) 오행 중에서 한 기운이 지나치게 넘쳐서 다른 기운을 치는 것을 말합니다. 예를 들어 목극토(木克土), 토극수(土克水), 수극화(水克火), 화극금(火克金), 금극목(金克木)의 원리가 정상이나, 목의 기운이 지나치게 강하면 극을 당하는 토가 병들기도 하지만, 금기운이 목기운을 이기지 못해서 금에 해당되는 부분도 병이 듭니다. 이와 반대로 불급(不及)이란 기운이 미치지 못해서 극을 시키지 못하고 극을 당해서 병드는 현상입니다. 예를 들면 토(土)의 기운이 약하면 토극수(土克水)를 하지 못해 늘 목극토(木克土) 당하기만 해서 항상 토에 병이 생기는 결과가 나옵니다. 따라서 건강이란 태과와 불급이 생기지 않아야 가능합니다. 1년의 다섯 계절인 봄, 여름, 한여름, 가을, 겨울을 통해서 변화하는 모든 사물 중에는 넘치고 모자라는 게 있습니다. 이는 극히 정상적인 모습들입니다."

"그렇다면 선생은 어떻게 각 계절간의 균형을 이루고 계절의 흐름이 이어지는지를 알게 되었습니까?"

"계절의 이음새에는 극단적인 성질이 없고, 따라서 사람들의 생활에도 별 차이를 느끼지 못합니다."

그리고 기백의 설명이다.

계절과 계절 사이에는 환절기라는 기간이 있다. 예를 들면 봄에서 여름이 시작되는 기간이 9일, 여름에서 본격적인 여름이 되는 기간이 9일이 되는데, 이 기간을 환절기라고 한다.

가을이 시작되는 추분(秋分)을 기준으로 한다면 추분 아흐레 후의 18일은 환절기가 된다. 그러므로 계절이 바뀌어도 사람들이 별다른 지장 없이 생활하는 이유는 환절기를 통해서 이전 계절의 체질에서 다음 계절의 체질로 적응하기 때문이다.

황제가 물었다.

"그렇다면 계절의 주기는 어떻게 흘러가는지 알려주겠습니까?"

"이는 옛날 책에 기록된 바와 같습니다."

신하인 기백은 그의 스승인 추대계(僦貸季)에게서 우주 원리의 전반적인 교육을 전수 받았다. 옛날 책에 기록되었다는 것은 바로 기백의 스승인 추대계의 가르침을 말한다.

황제가 물었다.

"기운이 지나치게 많아서 통제 받고 지배당한다는 게 무슨 뜻인지요?"

기백이 대답했다.

"이는 어떤 계절이 다른 계절을 비정상적으로 지배한다는 뜻입니다. 예를 들면 봄은 늦여름을 주관합니다. 한여름은 겨울을 주관하고 겨울은 여름을 주관합니다. 또한 여름은 가을을 주관하고 가을은 봄을 주관합니다. 이런 이상 현상이 자연계에서 발생하면 인체와 오행에 해당되는 오장(五臟)의 기능에 탈이 생깁니다. 봄에 해당되는 목기(木氣)는 간과 일치하고, 여름의 화기(火氣)는 심장, 늦여름의 토기(土氣)는 비장, 가을의 금기(金氣)는 폐, 겨울의 수기(水氣)는 신장에 해당합니다."

황제가 물었다.

"그렇다면 한 장부가 혹은 한 계절이 다른 장부나 다른 계절을 주관하는지, 하지 않는지를 어떻게 알 수 있겠습니까? 그리고 그런 일로부터 무엇을 배울 수가 있겠습니까?"

기백이 대답했다.

"우선 오행의 원리를 알기 위해서는 계절이 언제, 어떻게 오는지를 계산할 줄 알아야 하고, 계절의 정상적인 현상과 이상(異常) 현상들을 잘 분별해야 합니다. 일반적으로 우리는 음력으로 시작하는 봄의 첫날을 기준으로 계산합니다."

그리고 기백의 자세한 설명이다.

봄의 첫날(입춘立春)이 아직 이르지 않았음에도 불구하고 날씨와 기온이 따뜻한 것은 화의 기운이 너무 넘쳐서 그렇다고 간주한다. 이 넘치는 화기(火氣)는 거꾸로 수기(水氣)를 억누르고 계절의 정상적인 순환을 거스른다. 그렇게 되면 금기(金氣)를 화기(火氣)가 지나치게 누르는 결과를 초래한다. 이를 기가 넘쳐흐른다고 해서 기음(氣淫)[4]이라고도 하고, 제멋대로 까부는 기운이라고도 한다. 이런 경우에 신장과 폐에 병이 든다.

반면에 여름이 이르렀음에도 불구하고 날씨가 덥지도 않고, 그럴 기미도 안 보이는 것은 화기(火氣)가 부족해서다. 화기가 부족하면 원래의 날씨 현상이 나타나지도 않고 정상적이던 날씨의 현상들이 제멋대로 변해버린다. 게다가 수기(水氣)가 힘을 더욱 얻어 화기(火氣)를 완전히 죽이는 결과를 초래한다. 그러므로 화기가 약해지면 토기(土氣)가 기운을 얻지 못해 그 결과 질병이 생긴다. 인체에 화기가 모자라면 병이 드는 이유가 여기에 있다. 이것을 기박(氣迫)[5]이라 하며, 기운이 모자라거나 억눌렸다고 한다.

황제가 물었다.

"계절을 통해서 오행의 원리가 이루어진다 해도 정상적인 변화와 운행이 이루어지지 않을 수도 있지 않습니까?"

기백이 대답했다.

"본래 오계절인 봄, 여름, 한여름, 가을, 겨울을 통한 오행의 순환은 그 흐름의 순서가 무너지지 않습니다. 왜냐하면 그런 질서가 무너진다면 사람들이 다치고 죽고 하는 일들이 다반사로 일어나기 때문입니다."

황제가 물었다.

"만약에 오행이 비정상적으로 된다면 어떤 일들이 생깁니까?"

기백이 대답했다.

"오행이 비정상적으로 운행되면 사람들에게 질병이 생깁니다."

그리고 기백의 자세한 설명이다.

봄 날씨가 한여름 같다거나 습기가 많은 것은 목기(木氣)가 토기(土氣)와 같아지는 현상이다. 이럴 때 생기는 질병은 가벼워서 금방 치료할 수 있다. 왜냐하면 목기(木氣)는 토기(土氣)를 이기기 때문이다.

또 봄이 건조한 것은 금기의 기운으로 금기가 목기를 치는 경우이다. 이럴 때 생기는 병은 심각하며, 결국 불치의 병이 되고 만다. 동시에 다른 질병이 몸에 발생한다면 그럴 경우에 죽을 가능성이 있다. 날씨가 비정상적으로 변하더라도 상극(相克)하는 병이라면 병의 정도가 가볍지만, 상극이 되지 않고 역(逆)으로 상극이 되면 심각하면서 못 고치는 병이다.

봄에 한여름의 날씨가 나타나서 위장병이 생긴다면 쉽게 고친다. 왜냐하면 봄의 기운은 한여름의 기운을 이길 수가 있어서 위장에 좋은 음식을 먹으면 대번에 좋아진다. 하지만 봄에 폐병이나 대장에 병이 생기면 심각하게 발전하며 고치지 못한다.

봄의 기운은 가을의 기운을 이기지 못한다. 고로 가을의 기운이 넘쳐서 봄의 기운을 완전히 죽이기 때문이다.

폐병 환자가 유난히 봄만 되면 고생을 하고 자칫 죽기도 하는 일은 이 같은 현상 때문이고, 알레르기 환자나 비염, 피부병 환자들이 봄에 꽃가루나 봄바람 등으로 그토록 고생하는 이유도 봄의 날씨는 가을의 성질을 이기지 못하기 때문이다.

황제가 물었다.

"자연의 모든 현상들은 하늘과 땅의 기운을 받아서 생겨났다고 들었습니다. 하늘과 땅의 기운은 다양한 모습으로 바뀌고 변하기 때문에 생물의 형체와 자연물의 생김새가 그토록 여러 가지 모양이라고 합니다. 그렇다면 선생은 이러한 현상과 음양의 변화, 천지의 변화, 환경의 활기가 넘치는 모습뿐만 아니라 이러한 현상들이 어떻게 생겨나고 어떻게 사그라지는지에 대해서 상세하게 설명해 줄 수 있습니까?"

기백이 대답했다.

"매우 구체적이고 현명하신 질문입니다. 우주는 광대하므로 측정하기 어렵습니다. 폐하의 질문은 대단히 심오한 것입니다. 저로서는 자세하게 답할 길이 없을 듯하오나 정성껏 대답을 올리겠습니다."

기백의 자세한 설명이다.

식물계에는 다섯 가지 색이 있으며, 이 색깔 안에는 여러 가지의 색조(色調)가 있다. 또 식물에는 다섯 가지 맛이 있다. 별개이긴 하지만, 그 맛도 여러 가지로 나뉜다. 다섯 가지 색깔과 맛은 인체의 오장과 일치한다. 하늘은 인간에게 양기와 다섯 가지 색깔을 부여하고 땅은 음기와 다섯 가지 맛을 제공한다.

다섯 가지 색깔은 다섯 가지 향기를 통해 코로 흡입된다. 이것은 심장과 폐에 저장된다. 심장은 얼굴 색깔을 관리하고 폐는 말소리를 내는 일을 관장한다. 심장은 피를 관리하고 폐는 공기를 관리하므로 심폐기능이 좋으면 얼굴이 늘 밝고 환하며 목소리는 맑고 또렷해진다.

다섯 가지 맛은 입을 통해 몸 안으로 들어가면 위장과 대장에 저장된다. 소화와 영양 흡수가 이루어지면 이들 맛은 각각 오장(五臟)의 기능을 북돋기 위해 사용된다.

간은 신맛, 심장은 쓴맛, 비장은 단맛, 폐는 매운맛, 신장은 짠맛 그리고 심포는 떫은맛으로 영양한다.

따라서 오장의 기운은 다섯 가지 맛과 결합하여 진액(津液)[6]을 만들고 이렇게 되면 신체가 강건해지고 골수(骨髓)와 정수(精髓)가 가득 차서 신장에 기운이 넘치고 기능이 좋아진다.

황제가 물었다.

"오장의 기능을 몸 밖에서 알 수 있단 말입니까?"

기백이 대답했다.

"네 그렇습니다."

그리고 기백의 자세한 설명이다.

심장은 생명의 근원이고 정신과 지성이 머무는 곳이다. 심장의 건강은 얼굴을 통해 나타나는데, 이는 심장의 혈관이 얼굴 가득히 퍼져 심장의 기능을 늘 유지해 주기 때문이다. 심장은 횡격막 위쪽에 있고, 인체 내에서는 양으로 간주되며, 오행 중의 화(火)에 해당한다. 그러므로 양 중 태양(太陽)이라고도 하며, 계절의 흐름상 여름에 해당한다.

폐는 인체 내에서 공기를 관리하므로 기의 근본이라고 한다. 폐는 백(魄), 즉 용기를 지니고 있다. 폐의 건강은 몸의 털이 풍부함으로 잘 나타나고 그 기능은 피부를 매끈하고 탄탄하며 건강하게 유지시키는 일이다. 폐는 인체 내에서 가장 높은 위치에 있으며 오행 상으로는 금(金)이다. 폐는 양 중에서 태음(太陰)으로 간주되고 계절로는 가을에 해당한다.

신장은 진기(眞氣)7를 담고 있고 모든 것을 감추고 저장하는 성질이 있다. 또한 오장육부에 필요한 물질들을 저장하고 있다. 신장의 건강 상태는 머리카락으로 알 수 있고, 머리카락은 뼈와 골수의 건강을 잘 말해준다. 아래 몸통 쪽에 수기(水氣)가 머물러 있으므로 신장은 인체의 음을 관장하고 음 중의 소음(少陰)으로 간주되며 계절로는 겨울에 해당한다.

간은 정력(精力)을 저장하는 곳으로서 혼(魂), 즉 직관(直觀)을 담당한다. 간의 건강은 손톱과 발톱을 보면 알 수 있고, 그 기능은 근육의 건강 상태를 알려준다. 간은 혈액을 저장하고 있으며 아랫배의 복부에 위치해 있어서 음이라고는 하지만, 목기 중에서 양의 기운을 담고 있다. 그래서 간은 음 중의 (소양)이라고 부른다. 계절로는 봄에 해당한다.

비장은 음식의 창고로서 기(器)라고 불리어서 음식을 저장하는 기능을 하며 소화된 음식을 다섯 가지 맛으로 바꾸어 그 맛을 필요로 하는 장소에 맛대로 보낸다. 비장의 건강 상태는 입술을 통해 알 수 있고, 입술은 살과 비계의 건강 상태를 알려준다. 비장은 복부 중에서 가장 높은 곳에 위치하므로 지음(至陰)이라고 불리며 해당하는 계절은 한여름이다.

위장과 소장, 대장, 방광, 쓸개 그리고 삼초는 감각기관이기도 하고 물과 음식을 저장하는 저장고이기도 하다. 그 중에서 위장은 영양물질을 만들고 물과 음식을 통해 영양분을 흡수하여 그것을 몸 전체에 골고루 보내고 걸러진 물과 찌꺼기를 배설한다.

위장은 음식을 다섯 가지 맛으로 바꾸어주며, 입과 입술을 통해 육부(六腑)의 건강상태를 알려준다. 그것은 살과 근육을 건강하게 유지하는 기능을 하고 복부에 위치해 있으며 영양소와 맛을 받아들여 그것을 물질로 저장하는 기능을 수행한다. 위장은 전체적으로 비장의 기능을 보조하고 도와준다. 따라서 그들은 지음(至陰)으로 간주되고 토기(土氣)인 한여름에 해당한다. 따라서 비장을 음 중의 지음(至陰)으로 간주한다.

앞서 언급했듯이 사람들은 쓸개(膽)를 통하여 결단을 내린다. 쓸개는 계절로는 봄이고, 감정은 직관(直觀)이며 결단력과 연결된다. 쓸개의 기운이 적절하게 몸으로 나와서 골고루 퍼지면 다른 나머지 열한 개 장부(臟腑)가 건강해지고 힘이 넘친다.

경동맥(頸動脈)의 맥이 평상시보다 두 배가 크면 열이 초기 단계에 머물러 있고 병은 소양에 있다. 맥의 크기가 세 배이면 열이 몸의 중간 단계에 머물러 있고 병은 태양에 있다. 맥의 크기가 네 배이면 열은 중간보다 위 단계에 있으며 질병은 양명에 있다. 맥의 크기가 다섯 배가 넘으면 열의 위치는 단계를 벗어나 바깥으로 열이 발산되고 기경과 사해에 병이 생긴다.

경맥(經脈)에서 맥이 평소보다 두 배가 크면 냉기가 초기 단계에 머물러 있고 병은 궐음에 있다. 맥이 세 배가 크면 냉기가 중기 단계에 있고 질병은 태음에 있다. 맥의 크기가 다섯 배가 넘으면 음기가 완전히 붕괴되어서 심각한 질병이 발생한다.

만일 촌구와 인영의 맥이 평상시보다 커져서 4~5배가 되는 상태를 관격(關格 – 음양의 기운이 모두 항진되어 음양의 조화가 완전히 깨진 상태)이라 하며 음양의 기운이 완전히 망가진 것으로, 치료가 불가능하여 죽는 병이다. 이런 경우는 선천적인 기운과 후천적인 기운이 모두 소진되어 결국 죽게 되는 병이다.

주석 註釋 **09 우주의 활동적인 운행과 인간에 주는 영향**

09–1) 고대에는 1년과 하루 시간에 대한 계산을 60갑자(甲子)로 했다. 이를 천간지지(天干地支)라고 하는데, 천간(天干)은 갑을병정무기경신임계(甲乙丙丁戊己庚辛壬癸)이고, 지지(地支)는 자축인묘진사오미신유술해(子丑寅卯辰巳午未申酉戌亥)이다. 천간지지는 60일을 한 주기로 하는

데 갑자의 한 주기를 일절(一節)이라 하고, 갑자의 육주(六週)를 육절(六節)이라 한다. 이 육절이 여섯 번 반복되면 60×60=360이 되어 1년이 되는데, 이를 육육지절(六六之節)이라 한다. 영어 원문에는 이를 six sixty-day cycles라고 표기한다.

09-2) 구구제회(九九制會): 앞의 9(九)란 9주(九州)를 가리키고, 뒤의 9(九)는 9야(九野), 즉 깊은 골짜기를 가리킨다. 여기서 제(制)는 '따르다'의 뜻이고, 회(會)는 '통한다'와 상응하는 뜻을 가지고 있다.

09-3) 천간(天干)과 지지(地支)를 대응하여 갑(甲)-자(子), 을(乙)-축(丑), 병(丙)-인(寅) 식으로 진행시키는 것을 간지(干支)라고 하는데, 이 간지가 서로 대응하여 맨 처음의 갑자(甲子)로 돌아오는 데 60년이 걸린다. 이것을 60갑자라고 하며, 1년에는 24절기가 있으므로, 이를 60×24하면 1,440절기가 나온다. 따라서 인간 나이가 60살이 되면 다시 갑자로 돌아왔다고 해서 환갑(還甲)이라 한다.

09-4) 기음(氣淫): 여기에서 음(淫)이란 엉큼하고 음란하다는 뜻이 아니라 넘친다는 뜻이다. 즉 기음(氣淫)은 태과(太過)라는 말의 다른 표현이다.

09-5) 기박(氣迫): 여기서 박(迫)은 머문다는 뜻이 아니라 부족하다는 뜻이다. 즉 불급(不及)의 의미이다.

09-6) 진액(津液): 생물체 내에 생기는 액으로 수액(髓液), 혹은 체액(體液)이라고도 한다.

09-7) 진기(眞氣): 생명의 요체가 되는 적혈구, 골수, 정액, 뼈, 힘줄을 가리킨다.

10

오장의 기능 장애

원문의 제목은 〈오장생성五藏生成〉이다. 오장(五臟)과 유기적 관계를 가지고 있는 사물에 대한 설명을 하고 있다.

본 편은 기백의 설명만으로 이루어져 있다.

혈관은 심장과 일치하고, 복잡하고 다양한 얼굴 표정에 그 본질이 나타난다. 심장은 신장의 통제를 받는다.

폐는 피부를 관리하며 몸에 난 털이 건강을 말해준다. 폐는 심장의 통제를 받고, 근육은 간의 관리를 받는다.

간은 손발톱에 그 건강의 정도를 나타내고 폐는 간을 통제한다.

살과 비계는 비장이 관리한다. 비장은 입술에 건강 정도가 나타나고, 간의 통제를 받는다.

신장은 뼈와 골수를 만들어낸다. 머리카락을 통해 건강의 정도를 알 수 있고, 비장의 지배를 받는다.

짠 음식을 과도하게 많이 먹으면 혈액이 응고되어 혈액순환이 방해받고 피(혈액血液)의 색깔이 변한다. 쓴 음식을 과도하게 많이 먹으면 피부가 거칠고 메마르며 체모(體毛)가 쉽게 빠진다. 매운 음식을 과도하게 많이 먹으면 근육 경련이 나고 다리에 쥐가 나며 손발톱에 이상이 생겨 찌그러진다.

단맛이 나는 음식을 과도하게 많이 먹으면 뼈가 약해져서 뼈마디가 쑤시고 아프며 머리카락이 빠진다. 이 모든 증상들과 나빠진 상태는 다섯 가지 맛을 과도하게 많이 먹으면 생기는 결과이다.

쓴 음식을 먹으면 심장이 좋아지고, 매운 음식은 폐가 좋아지게 하며, 단 음식을 먹으면 비장이 좋아지고, 짠 음식을 먹으면 신장이 좋아진다. 이는 어떤 한 가지 음식만을 지나치게 먹어서는 안 된다는 것을 암시한다.

오장의 건강 상태는 얼굴에 잘 나타난다. 얼굴색이 푸르지만 말라죽은 나뭇잎 같은 색이거나, 얼굴색이 노랗지만 말라버린 귤껍질 색깔이거나, 얼굴이 검지만 타고 남은 시커먼 그을음 같거나 피가 끈적거리면서 멍든 색깔이 나고 그러면서 피가 응고된 느낌이 들거나, 얼굴색이 희지만 말라버린 뼈 같거나 하는 색깔은 환자가 곧 죽게 되는 상태임을 알려준다.

만일 얼굴색이 푸르면서 비취 같은 녹색이거나, 붉지만 수탉의 붉은 벼슬 같은 색이면 살 수 있다. 또한 누렇지만 게의 배때기처럼 누런색이거나, 하양지만 돼지 비계처럼 하얗거나, 검지만 까마귀 깃털처럼 까맣다면 역시 살 수 있다.

심장이 건강할 때의 얼굴 색깔은 하얀 비단으로 주홍색 상자를 싼 듯하고, 간이 건강할 때의 색깔은 하얀 비단으로 녹색 상자를 싼 듯하고, 비장이 건강할 때의 색깔은 하얀 비단으로 조롱박을 싼 듯하며, 신장이 건강하면 하얀 비단으로 진홍색을 싼 듯하다. 이것은 오장(五臟)이 건강할 때의 색깔이다.

다섯 가지 색깔과 맛은 오장과 일치한다. 그래서 흰색과 매운맛은 폐와 일치하고, 붉은색과 쓴맛은 심장에 연결되며, 푸른색과 신맛은 간, 노란색과 단맛은 비장, 검은색과 짠맛은 신장과 연결된다.

뿐만 아니라 흰색은 피부, 붉은색은 혈관, 푸른색은 근육, 노란색은 살, 검은색은 뼈와 일치한다.

오장육부의 십이경락은 눈에 집중되며 골수는 뇌에 이어진다. 모든 근육은 뼈와 관절에 모이고, 피와 체액(體液-땀)은 심장에서 관리하고, 기는 폐에서 관리한다. 사지(四肢-팔다리)와 열두 개의 관절[1]은 온몸의 경락, 골수, 근육, 혈관 그리고 기 등이 들락날락하는 고속도로와 같다.

간은 피를 저장하지만, 낮에 사람이 움직이고 활동하도록 피를 내보내어서 십이경락과 온몸을 순환한다. 사람이 잠을 자는 밤에는 피가 다시 간으로 돌아온다. 간에서 피를 공급해야 사람은 눈으로 사물을 볼 수 있다. 발은 간에서 피를 보내야 걸을 수 있다. 손은 간에서 피의 공급을 받아야 물건을 잡을 수 있고, 손가락은 물건을 쥐고 옮길 수 있다.

우리 몸에서 기혈(氣血)이 제대로 흐르지 않고 모이거나, 흘러들지 않으면 12경락의 모든 활동은 망가진다. 우리가 몸에 해로운 바람을 쐬어 바람이 우리 몸에 침투하면 비증(痺症)을 일으켜서 근육경련을 유발한다.

인체에서 기혈이 흐르는 근육 사이사이의 12개 공간을 대곡(大谷)[2]이라고 한다. 이 근육 관절 사이에는 12개 수혈(腧穴)[3] 이외에도 354개의 소계(小谿)가 있다. 이들은 모두 인체를 보호하기 위해 위기(衛氣)가 자리 잡고 있어서 병이나 사기(邪氣)

를 몰아낸다.

어떤 사람의 머리 위쪽 정수리에 두통이 있는 것은 위가 실(實)한 반면 아래가 허(虛)하기 때문이다. 이 병의 뿌리는 족소음신경과 족태양방광경에 있다. 병이 악화되면 증상이 간으로 넘어가서 골이 흔들리고 어지러우며 눈앞이 가물거리고 귀가 먹어 소리가 들리지 않는다. 이 증상이 뒤바뀌면 위는 허하고 아래는 실해진다. 이 증상의 원인은 족소양담경과 족궐음간경이 영향을 받았기 때문이다. 병이 심해지면 비장으로 넘어가기도 하는데, 이때의 증상은 아랫배가 더부룩한 것이다. 이것은 기가 정체되어 족태음비경과 족양명위경이 병들었기 때문이다.

사람들이 기침과 천식, 호흡곤란과 가슴팽만 및 장이 꼬인 듯한 느낌을 갖는 것은 수태음폐경과 수양명대장경이 병들어서 그런 것이다. 사람들이 불안해하고 머리가 지끈지끈 아프고 횡격막이 막혀 가슴이 답답한 것은 수태양소장경과 수소음심경에 병이 생겼기 때문이다.

맥박이 크고, 작고, 미끌거리고, 꺼끌거리고, 뜨거나 가라앉는 느낌을 알아내기 위해서는 손가락 세 개로 감을 잡아서 그 차이를 알아내야 한다. 따라서 오장의 상태를 정확하게 알아내기 위해서는 맥의 미묘한 박동을 잘 감지해내야 한다.

오장은 다섯 가지 소리와도 관련이 있으므로 소리를 통해서 몸의 상태를 진단한다. 다섯 가지 색깔을 관찰하면 그것과 관련이 있는 오장의 상태를 알게 되고, 따라서 색과 소리와 맥의 상태를 잘 조합하여 구분하면 완전하게 몸의 상태에 대한 윤곽이 잡힌다.

얼굴이 빨갛고 맥이 저절로 급하고 철사처럼 빳빳한 모양으로 뛰는 것은 그 맥과 연결된 중완(中脘)[4], 즉 상복부(上腹部-중초中焦)가 막혔기 때문이다. 이럴 때의 증상은 음식물이 소화가 안 되고 심비(心痺), 즉 심장 장애가 생기는 것이다.

심비는 심장의 문제로만 한정되지 않고 외부의 질병으로 인해 생기기도 한다. 따라서 지나치게 생각을 많이 하고 고민을 함으로써 심장병이 악화되고 신체의 저항력이 약해지면 질병이 상복부(上腹部)에 침투하여 심장으로 흐르는 기가 막혀버린다.

얼굴에 흰색이 나타나고 동시에 맥박이 빠르면서 뜬 듯하고 공허한 느낌이 들 때가 있다. 그러면서 위가 실하고 아래가 허할 뿐 아니라 환자의 근육이 땅겨서 한숨을 잘 쉬는 것은 가슴이 막혀서 그런 것이다. 이런 경우는 천식이 생기며 폐가 허해진다. 이처럼 폐가 허한 경우를 폐비(肺痺)라고 하는데, 이는 술을 마시고 나서 지나친 성관계를 하여 생기는 증상이다.

만일 얼굴이 푸른색이고 맥이 길죽하면서 뻣뻣한 것은 상복부, 즉 갈빗대와 심장 아래가 막혀서 생긴 증상이다. 이것을 간비(肝痺)라고 하며 원인은 냉기와 습기가 들어온 것이다. 증상은 탈장(脫腸)의 증세와 유사하며, 요통(腰痛), 두통(頭痛) 그리고 발이 차가운 것이다.

얼굴에 누런색이 보이고 맥이 넓으면서 허한 느낌이 드는 것은 신장의 기운이 넘쳐서 비장을 치기 위해 위쪽으로 역상(逆上)하여 비장이 허해져 복부에 기가 막혀서 생긴 증상이다. 이는 기를 정체시키므로 나중에 음문탈장(陰門脫腸)[5]이 된다.

얼굴에 검은색이 보이고 맥이 마치 단단하고 크고 걸쭉한 느낌이 드는 것은 복부 아래와 생식기 위쪽에 기가 막혀서 생긴 증상이다. 이것은 신비(腎痺)라고 하며, 잠자기 전에 찬물로 몸을 씻으면 생기는 증상으로, 냉기와 습기가 몸 안으로 들어가서 그렇다.

이처럼 다섯 가지 색깔을 통해 적절하게 진단할 수 있다.

얼굴은 누르스름하면서 눈은 푸르거나, 얼굴은 누리끼리하면서 눈은 충혈이 되었거나, 얼굴이 누렇게 됐으면서 눈이 허옇거나, 얼굴이 누르스름하면서 눈이 검거나 한 것은 그다지 치명적인 병이 아니라서 죽지는 않는다.

하지만 얼굴 색깔이 푸르면서 눈은 빨간색이거나, 얼굴은 붉은데 눈이 하얀색이거나, 얼굴은 푸른데 눈이 검은색이거나, 얼굴은 검은데 눈이 하얀색이거나, 얼굴은 붉은데 눈이 푸르거나 하는 증상들은 모두 죽는 병이다.

왜냐하면 얼굴이 누런색을 띠는 것은 비장이 우리 몸에 계속 영양분을 공급하기 때문이며, 만약 얼굴이 다른 색으로 변하면 우리 몸은 영양을 공급받지 않으므로 곧 죽게 된다.

따라서 오장(五臟)의 영양 공급원은 비장이라서 얼굴에 누런색이 보이지 않으면 죽는다고 한다.

주석 註釋 ── 10 오장의 기능 장애 _____

10-1) 열두 개의 관절: 목, 허리, 손목 2, 어깨 2, 무릎 2, 발목 2 등의 관절을 말한다.

10-2) 대곡(大谷): 지체의 기육이 이어지는 곳에 생기는 함몰 부위 중 큰 틈을 곡이라 한다.

10-3) 수혈(腧穴): 등 뒤의 가운데 척추 양쪽으로 흘러가는 방광경락을 따라 있는 12개의 침자리로서 수혈이라고도 부르는데 간, 담, 심장, 소장, 비, 위장, 폐, 대장, 신장, 방광, 심포, 삼초 등이 있으며, 심포는 다른 말로 궐음이라 이름이 붙어 있다.

10-4) 중완(中脘): 위장 경락의 침자리로서 위장의 모혈(募穴)이며 급체(急滯)나 기타의 위장병에 놓는다.

10-5) 음문탈장(陰門脫腸): 여성의 성기가 힘없이 밀가루 반죽을 늘어뜨린 것처럼 축 늘어지는 증상. 남자에게도 이런 증상이 생기며 고환이 마치 명주고름처럼 밑으로 길게 늘어난 증상을 말한다.

11

오장에 대한 부가적인 대화

원문의 제목은 〈오장별론五藏別論〉이다. 오장의 기능과 육부의 기능을 구별하여 설명하고 있다.

황제가 물었다.

"내가 듣기에 학자들마다 오장육부에 대한 설명과 분류가 다르다고 합니다. 어떤 사람은 뇌와 골수(骨髓)를 장(臟)이라 하고, 어떤 사람은 대장과 소장이 장(臟)이라 하고, 다른 이들은 뇌와 골수를 부(腑) 혹은 대장과 소장을 부(腑)라고 하고 있습니다. 사람마다 이렇게 말하는 내용이 일치하지 않으니 나는 선생에게 장부(臟腑)에 대한 올바른 분류와 명확한 설명을 듣고 싶습니다."

기백이 대답했다.

"뇌, 골수, 뼈, 혈관, 쓸개, 자궁은 모두 땅의 기운을 받아서 만들어졌습니다. 땅이 물질을 저장하는 성질과 비슷하게 이들도 저장하는 기능이 있습니다. 이것은 사물의 핵심물을 저장합니다. 따라서 이것을 특별한 부(腑)[1]라고 간주됩니다."

기백의 상세한 설명이다.

특별한 부(腑)란 필수 물질을 저장하는 속이 텅 빈 주머니를 말한다. 다른 말로 위장, 대장, 소장, 삼초, 방광을 가리키며 하늘의 기운을 받아서 생성되었다. 하늘에서 기상, 날씨, 기후의 변화가 끊임없이 이루어지듯이, 그것들은 물질을 저장만 하는 게 아니라 오히려 꾸준하게 전달하는 기능을 가지고 있다. 이들은 오장(五臟)에서 탁한 물질을 받아들인다. 그러므로 이들을 음식물을 전달하는 곳이라고 한다.

오부(五腑)는 음식물과 수분 그리고 찌꺼기를 받아들인 후 오랫동안 담아두지 않고 후천적인 정(精)을 오장으로 보내고 나머지 찌꺼기는 배설한다. 직장은 음식물 찌꺼기를 배출하는 역할을 하여 몸에 남아 있지 않게 한다. 이들이 배설되지 않고 남아있다면 육부(六腑)의 기능을 거역하는 것으로 질병이 생긴다.

오장(五臟)은 영양물질을 저장할 뿐이지 전달하지는 않는다. 반면에 육부(六腑)는 가득 차기는 하지만 오랜 동안 저장하지는 않는다.

음식물은 입을 통해 위장으로 넘어간다. 위장은 음식물로 차 있기는 하지만, 소장과 대장이 비어 있으므로 음식물이 내려가 그곳으로 흘러간다. 따라서 위장은 비게 된다.

황제는 계속해서 물었다.

"촌구의 위치에서 맥의 박동을 느끼면서 어떻게 오장이 뛰는 미묘한 상태를 알 수가 있습니까?"

기백이 대답했다.

"위장은 음식의 바다이며 육부(六腑)의 근본입니다. 모든 음식이 입으로 들어가 위장에 다다릅니다. 여기부터 비장은 음식물을 순수한 영양 물질로 만들어 오장(五 臟)에 영양을 공급합니다. 족태음 비장은 진액(津液)을 공급하는 역할을 하는데, 이 는 폐가 공기를 온몸에 공급하는 기능과 흡사합니다. 수태음폐경에는 태연(太淵)[2]이 있고 이곳에서 맥을 짚어 오장육부의 상태를 파악합니다. 오장육부는 영양분을 모 두 위장에서 공급받으며, 그때의 기운이 태연에서 뛰는 맥박에 잘 나타나 있습니다."

그리고 기백의 상세한 설명이다.

다섯 가지 냄새는 코로 들어가서 심장과 폐에 저장된다. 이것은 사람들이 숨을 들이쉴 때 그들의 주변 환경에서 얻어내는 기(氣)이다. 만일 심장이나 폐에 병이 생 긴다면, 그 증상이 코에 나타난다.

병을 치료할 때 의사는 환자의 배설물 상태를 잘 살피고, 맥박의 모양을 잘 구별 하고, 환자의 심리와 정신적인 상태를 정확하게 관찰해야 한다. 또한 다른 신체적 인 증상도 잘 알아야 한다. 환자가 귀신에 씌었다거나, 의술과 약을 불신한다거나, 침을 맞으려 하지 않고 다른 치료법도 거절한다면, 아무리 시술을 한다 해도 환자 는 결코 회복되지 않는다. 이를 보아 병의 치료란 마음에서 비롯된다는 것을 알 수 있다.

주석 註釋 ──11 오장에 대한 부가적인 대화 _____

11-1) 특별한 부(腑): 기항지부(奇恒之腑)라고 한다. 기(奇)는 '같지 않다, 별다르다'는 의미이고, 항(恒)은 '일반적이다'란 뜻으로, '일반적인 부(腑)와는 다르다'는 뜻을 가지고 있다. 즉 특별한 부 라는 뜻이다.

11-2) 태연(太淵): 이곳을 촌구(寸口) 또는 기구(氣口)라고도 한다. 기구(氣口)라 함은 공기를 흡 입하는 입구라는 뜻으로 폐를 의미하며, 손목에서 이곳의 위치는 손목이 구부러지는 요골(橈骨) 안쪽의 동맥 부위이다.

12

질병의 치료법

원문의 제목은 〈이법방의론異法方宜論〉이다. 질병과 증상에 따라서 서로 다른
치료방법을 사용해야 한다는 점을 말하고 있다.

황제가 물었다.

"의사가 환자를 치료할 때 같은 성질의 질병임에도 각기 다른 치료법을 사용하여
모두 고치는 것은 무엇 때문입니까?"

기백이 대답했다.

"그 이유는 지리적 차이, 날씨, 생활 습관, 음식 등이 지방마다 다르기 때문입니
다."

기백의 자세한 설명이다.

동쪽 지방은 하늘과 땅이 생겨난 곳이다. 그곳의 날씨는 온화하고 바다에 인접해
있어서 많은 종류의 생선과 소금이 풍부하다. 따라서 그곳 사람들은 생선을 많이
먹고 짠 음식을 좋아한다. 생선은 열이 많은 음식으로, 지나치게 많이 먹으면 몸속
에 열이 쌓여 울체된다. 또한 짠 음식을 많이 먹으면 피가 마르고 걸쭉해지며 급기
야는 고갈된다.

이 때문에 동쪽 사람들은 모두 피부가 까맣고, 흔히 부스럼이나 종기, 뾰루지 등
으로 고생한다. 이러한 질병을 치료하는 데는 돌로 만든 침이 좋다. 돌침은 두껍기
도 하지만, 이것으로 피를 내면 염증이 난 부위의 열이 식어서 병이 낫는다. 이로
인해 침술은 동쪽에서 발달되었다.

서쪽 지방은 산과 들이 많을 뿐 아니라 드넓은 사막으로 다양한 종류의 철광석이

매장되어 있다. 이러한 자연 환경은 계절에 비유하면 가을과 유사하다. 가을은 거두고 결실하고 마무리 짓는 성질이 있다.

그곳 사람들은 성격이 꾸밈이 없고 단순하며, 주로 산 주변에서 생활하고, 양털로 짠 옷을 걸치고, 짚이나 풀 더미 위에서 생활한다. 또한 질긴 고기를 먹고 기름이 많은 우유나 치즈 등 유제품(乳製品)을 먹는다. 이런 식생활로 인해서 체격은 대개 뚱뚱하다. 체력이 워낙 강건하기에 쉽게 병들지 않는다. 하지만 인체 내부에서는 병이 잘 발생한다. 이러한 경우에는 약물로 치료해야 하므로, 약물 치료법은 서쪽 지방에서 비롯되었다.

북쪽 지방에는 높은 산이 많다. 엄숙하면서 황량함을 지닌 높은 산의 웅장한 힘은 겨울의 특성이기도 하다. 겨울은 평온하면서도 봄을 준비하는 계절로, 날씨는 춥고 눈이 내린다.

그곳 사람들은 가끔 유목생활을 하고, 추운 겨울 날씨에 노출된 환경 속에서 생활한다. 성질이 찬 음식인 육류와 유제품을 먹는데, 추운 환경 속에서 차게 먹으면 내장에 병이 생기므로 잘 체하고 복부가 항상 불룩하다. 이런 질병을 치료하기 위해 발달된 것이 뜸이다. 이로 인해 뜸은 북쪽에서 유래했다고 한다.

남쪽 지방은 날씨가 무덥고 양기가 매우 왕성한 곳이다. 낮은 산과 깊은 계곡이 있으며 짙은 안개와 이슬이 많이 발생한다.

그곳 사람들은 과일로 시큼하게 발효시킨 음식을 좋아한다. 피부는 대개 붉은색을 띠며, 주로 근육 경련, 저림증, 중풍, 혹은 뇌성마비, 관절염, 근육 무기력증 등의 질병이 발생한다. 이러한 증상을 치료하기 위해서는 쇠로 만든 미침(微鍼)[1]을 사용하기에 구침술(九鍼術)은 남쪽 지방에서 유래되었다.

중부 지방은 지역이 평탄하며 습기가 많은 곳이다. 먹을거리가 풍부하여 평화롭게 살 수 있는 곳이다.

그곳의 대표적인 질병은 감기, 유행성 감기, 몸이 추웠다 더웠다 하는 오한(惡寒), 팔다리가 무기력해지고 손발이 차가워지는 위축병(萎縮病) 등이다. 이러한 질병을 치료하는 방법으로는 도인체조와 지압, 체형 교정, 추나요법(推拿療法)과 안마 등이 있다. 따라서 도인체조와 안마는 중국의 중앙지역에서 유래되었다.

뛰어난 의사는 구사할 수 있는 모든 치료 방법을 터득하여 그것을 각기 다른 환경, 생활 습관, 지방에 따라 적절하게 사용하는 사람이다. 치료 방법이 다르다 할지라도 모든 병이 낫는 현상은 누구라도 충분히 이해를 할 수가 있다. 왜냐하면 뛰어난 의사는 여러 가지 질병의 성격을 잘 파악하고 그에 따른 치료법이 무엇인지를 잘 알고 있기 때문이다.

주석 註釋 12 질병의 치료법_____

12-1) 미침(微針): 돌침에 비해 작고 가늘기에 미침이라 한다.

13

몸과 마음의 치료법

원문의 제목은 〈이정변기론移精變氣論〉이다. 이는 여러 가지 치료법을 사용하여 환자의 마음을 안정시키고 몸속에 생긴 질병의 상태를 잘 치료함을 말한다. 환자는 여러 가지 다른 상황에서 병이 생겼으므로 치료방법도 질병의 종류와 환자의 상태에 알맞게 사용해야 함을 알려준다.

황제가 물었다.

"의사들이 병을 고칠 때는 환자의 정신적, 감정적인 상태를 잘 돌보아 올바른 상태로 해주고 그들의 몸속에서 기가 잘 흐르도록 방향을 이끌어 주는 것이라고 들었습니다. 따라서 그들은 주유(呪由)[1], 기도행위, 굿, 제사의식이라고 불리는 치료법을 이용했다고 합니다. 하지만 오늘날에는 의사들이 환자를 치료할 때 뱃속의 병은 약물로, 겉의 병은 침으로 치료하고 있습니다. 그럼에도 불구하고 어떤 병은 치료가 되지 않는 이유는 도대체 무엇입니까?"

기백이 대답했다.

"옛날 사람들의 생활은 단순했습니다. 사냥과 낚시 등을 하면서 하루 종일 자연 속에서 지냈습니다. 날씨가 추우면 추위를 피했고, 날씨가 무더운 여름에는 시원한 곳에서 더위를 피했습니다. 내면적으로 그들의 성격은 평온하고 온화했고, 지나치게 욕심을 부리는 일이 없이 생활했습니다. 외부적으로는 하루하루를 별로 정신적인 압박감 없이 살았습니다. 그들은 탐욕을 부리지도 않고 주제넘은 욕망도 갖지 않고 자연을 벗 삼아 지냈습니다. 따라서 그들은 정신적인 평화를 통해 마음과 영혼을 잘 조화시켜 질병이 몸에 침입하지 못했습니다. 인체 내의 질병을 치료하려고 약물을 먹거나 외부의 병을 치료하기 위해 침을 맞을 필요가 없었습니다. 그들은 질병에 걸렸을 때 적절하게 마음과 정신을 잘 조절하고 관리했습니다. 질병을 치료할 때는 주유(呪由)를 사용하여 몸 안의 기운을 좋게 바꾸었습니다. 하지만 오늘날의 사람들은 다릅니다. 내면적으로 사람들은 안 좋은 감정과 걱정에 사로잡혀 생활합니다. 그들은 힘든 노동으로 과로를 합니다. 그들은 사계절의 변화에 잘 순응하거나 날씨에 맞는 생활을 하지 않아서 결국 도둑이 몰래 들어오듯 바람이 모르는 사이에 그들의 몸을 침범하면 금방 병에 걸려버립니다. 따라서 병에 대한 저항력이 약해지면 병원균이 오장뿐만 아니라, 뼈와 골수까지 침투합니다. 외부적으로 질병은 땀구멍과 피부 그리고 근육을 통해 몸으로 침투하여 별탈이 없던 몸의 병세가 심각해지고 나중에는 치명적인 병으로 발전해 죽게 됩니다. 이런 점에서 본다면 단순히 주유를 하는 정도로는 결코 병을 고치지 못합니다."

황제가 물었다.

"아주 명쾌한 설명입니다. 그렇지만 나라면 나의 진단 실력을 다듬고 더 나은 쪽으로 발전하도록 환자들을 통해 임상을 많이 해보겠습니다. 그렇게 하여 해와 달이 지구를 밝게 비추듯 질병의 발생 징후에 대해 정확하게 진단하여 질병치료에 일조(一助)하고 싶습니다. 기백 선생이 내 마음의 심중을 헤아려 나에게 좀 더 많은 것을 일러주시기를 바랍니다."

기백이 대답했다.

"진단을 할 때 환자의 마음을 헤아리고, 얼굴 색깔과 생김새 그리고 맥박의 뛰는 모양을 살피는 일은 고대 통치자와 존경받는 학자들이 강조하던 바입니다. 그보다 더 먼 옛날에는 추대계(僦貸季)²라는 분이 바로 얼굴 색깔을 살피고 맥박의 뛰는 모양으로 병의 유무를 알아내는 법을 발견하셨습니다. 바로 그분이 오행의 활동적인 움직임과 변화, 사계절, 팔풍(八風)과 육합(六合) 등을 결합하고, 그렇게 함으로써 자신의 내부에서 깨달음을 얻어 이러한 현상들을 분석했습니다. 우리가 이러한 원리를 이해한다면 우리도 사람의 질병을 진단하는 기술을 터득하여 잘 활용할 수 있습니다."

그리고 기백의 구체적인 설명이다.

색깔과 마음은 해와도 같다. 해가 비추더라도 흐린 날이 있고 맑은 날이 있기 때문이다.

맥은 달과 유사한데, 그 이유는 달은 차기도 하고 이지러지기도 하기 때문이다. 맥을 잘 짚고 얼굴 색깔을 잘 살피는 일은 정확한 진단을 하는 첩경(捷徑)이다.

얼굴 색깔의 변화와 정신은 사계절의 변화와 밀접한 관련이 있다. 옛날 인격이 고매하고 인자한 왕들은 이런 원칙과 원리를 잘 이해하여 그들의 생활에서 흐린 날들, 즉 몸에 해로운 날씨와 기후를 피하여 수명을 오랫동안 유지했다. 고대의 왕들은 오래도록 살았고 건강하게 생활했으며 후대 사람들에게 천왕폐하(天王陛下)라는 칭호를 들었다.

황제(黃帝) 시대 이전인 고대 중반기에 의사들은 그 후대 사람들의 치료법과 전혀 다르게 치료했다.

병이 발생하면 그들은 팔풍(八風)과 오비(五痺)³의 질병을 없애기 위해 처음 열흘 동안은 탕액(湯液)⁴을 사용했다. 열흘이 지났는데도 그 병의 상태가 나아지지 않고 여전하면 그땐 약초와 약초 뿌리 등을 사용했다. 그렇게 해서 병의 원인과 질병의 상태를 알아내고 꾸준히 치료를 지속하면 그 병은 치료되었다.

하지만 오늘날의 의사들은 이런 방법을 사용하지 않는다. 그들은 심지어 계절이 바뀔 때마다 기후와 날씨와 환경의 변화를 고려하지도 않고, 다양한 얼굴 색깔과 여러 가지로 맥이 뛰는 모양이 병의 원인과 치료법을 알아내는 데 얼마나 중요한지 알려고 하지 않는다. 뿐만 아니라, 병이 어떤 방향으로 진행되는지와 어떻게 진행될 것인지에 대해서조차 구별하지 못한다.

그들은 병이 확실하게 겉으로 드러날 때까지 기다렸다가 그때 가서야 겉에 나타난 병은 침을 쓰고, 뱃속의 병은 탕약을 쓰기로 결정한다. 그들은 하도 서투른 사람들이라 질병이 이미 몸에 퍼졌음에도 불구하고, 경솔히 앞뒤 생각이 없이 서둘러 하제(下劑)나 진통제를 사용한다.

단순히 하제를 쓴다고 해서 병이 치료되는 것은 아니다. 근본적인 원인이 제거되지 않았기에 그들의 치료법은 미봉책(彌縫策)에 지나지 않는다. 그런 경솔하고 어설픈 치료로 말미암아 새롭고 골치 아픈 질병이 발생하기까지 한다.

황제가 물었다.

"임상사례에 대한 중요한 내용을 들었으면 합니다."

기백이 대답했다.

"질병의 상태를 정확하게 진단하는 주요 방법은 환자의 얼굴 색깔과 모양, 그리고 맥이 뛰는 모양을 잘 살피고 관찰하는 것입니다. 이 두 가지가 진단하는 데 필수적인 방법입니다. 만약 한 가지라도 제대로 알지 못하거나 깨닫지 못하면 그것을 사용하지 못함은 자명한 일이고, 그럼에도 불구하고 질병을 치료한다면 잘못된 처방으로 인해 환자의 질병이 더 심각해집니다. 폐하께서도 아시다시피 이런 상황과 똑같은 일이 우리나라에서 생긴다면 어떻게 되겠습니까? 오늘날의 의사들은 환자를 무시하고 소홀히 여기고 논 벌 궁리만을 생각하는 나쁜 습관을 버리고 마음을 넓게 열어서 겸허한 마음으로 진맥을 하고, 얼굴의 색깔과 생김새를 살피는 진단법을 배워야 합니다. 그렇게 해야만 고대의 성인(聖人)이 도달했던 경지에 오를 수가 있습니다."

황제가 물었다.

"기백 선생의 가르침을 잘 들었습니다. 선생의 말씀처럼 환자를 진단할 때 맥을 올바로 잡고 얼굴 색깔과 생김새를 제대로 살피는 일의 중요성을 결코 소홀히 하면 안 된다는 사실을 알겠습니다. 하지만, 의사들이 사용할 만한 또 다른 진단법이 혹시 있지는 않습니까?"

기백이 대답했다.

"그렇습니다. 또 다른 아주 중요한 진단법이 있습니다. 그것은 환자에게 병의 상태를 물어 보는 것입니다."

"그것은 어떻게 하는 것인지요?"

"우선은 환자에게 편안하고 안락한 분위기를 만들어 주기 위해 창문과 들창을 모두 닫아야 합니다. 또한 환자가 의사를 의지하도록 신뢰심을 주어서 환자가 겪는 질병의 모든 상태를 진솔하게 말하도록 도와야 합니다. 환자가 또렷한 정신을 가지고 이야기하면 그 병은 낫지만, 정신이 없이 횡설수설하면 환자는 죽습니다."

주석 註釋 ── 13 몸과 마음의 치료법 _____

13-1) 주유(呪由): 옛날에는 주문을 외워서 환자의 병을 치료했으므로 오늘날 굿을 해서 환자의 병을 치료하는 행위와 같다. 따라서 당시의 주유, 즉 주문을 외우고 굿을 행해서 환자의 병을 치료하려는 시도는 약물요법이나 침술이 개발되기 이전의 치료행위이다.

13-2) 추대계(僦貸季): 상고시대의 유명한 의학자이면서, 기백의 스승이다.

13-3) 오비(五痺): 폐가 관리하는 피부, 비장이 관리하는 살, 간이 관리하는 근육, 신장이 관리하는 뼈, 심장을 관리하는 혈관에 생기는 병을 말한다.

13-4) 탕액(湯液): 탕약(湯藥)과는 다르다. 약초로 만든 약을 탕약이라 하지만, 여기서 말하는 탕액이란 약초로 만든 것이 아니라 오곡(五穀)인 팥, 수수, 기장, 현미, 콩 등으로 만든 치료제이다. 이때는 아직 약초로 탕을 만드는 기술이 발달하지 않았고, 곡식으로 몸의 병을 다스렸다.

14

치료방법(治療方法)

원문의 제목은 〈탕액요례론(湯液醪醴論)〉이다. 이것은 모두 액체로 된 치료제로, '탕액(湯液)'이란 곡식으로 만든 맛이 없고 농도가 약한 죽이나 미음을 말하고, '례(醴)'는 곡식으로 만들었으되 농도가 짙고 맛이 강한 술을 말한다. 또한 '탕액'이란 곡식을 끓여서 국물만 우려내어 만든 죽 혹은 미음이고, '요(醪)'는 막걸리의 일종이고, '례'는 감주(甘酒)를 말한다. 이들은 모두 곡식을 사용하여 끓이거나 발효시킨 식품이며, 오랜 옛날에는 곡식을 물에 넣어 끓여서 죽을 쑤어서 환자에게 먹이거나 발효시켜 만든 술로 질병을 치료했고, 오늘날에도 죽이나 미음으로 환자에게 먹이고 과일이나 곡식을 술로 담가서 속병을 치료할 때 사용하는 경우가 종종 있다.

황제가 물었다.

"오곡(五穀)인 팥, 수수, 기장, 현미, 콩 등의 곡식으로 미음과 술을 어떻게 만들 수 있습니까?"

기백이 대답했다.

"미음과 술은 원래부터 멥쌀로 만들고, 연료로는 볏짚을 사용합니다. 이리하여 끓인 미음은 먹기도 하고 술을 담그기 위해 발효시키기도 합니다. 이것이 미음과 술을 만드는 과정입니다. 쌀, 보리, 콩, 기장, 수수 등의 곡식은 하늘의 기운과 땅의 기운을 흡수하여 영글었으며, 사계절의 변화와 흐름에 조화를 이루어 결실을 맺습니다."

기백의 자세한 설명이다.

곡식은 이처럼 완벽한 환경에서 자라고 성장하고 재배되었으므로 성질이 지나치게 뜨겁지도 않고 지나치게 차갑지도 않다. 곡식은 가장 잘 여무는 계절인 가을에 수확되어 미음을 만들거나 술을 담그기에 가상 적절한 성질을 가지고 있다.

아주 오랜 옛날에는 사람들은 이처럼 곡식으로 만든 죽이나 술을 질병을 치료하거나 예방하는 데 사용했다. 사람들은 우주의 법칙에 거스르지 않으므로 늘 건강했고, 병에 걸리는 사람이 별로 없었다. 그들은 곡식으로 만든 미음이나 술을 거의 사용하지 않고, 단지 만일의 경우에 대비해 만들었을 뿐이다.

고대 중반기에 사람들은 생활 방식이 임의대로 흘러서 더 이상 올바른 섭생법을 지키지 않았다. 따라서 외부에서 몸 안으로 질병이 쉽게 침투했고, 그럴 때는 자신이 비록 건강하다 해도 미음과 곡주(穀酒)를 마셔 병을 치료했다. 하지만 오늘날에는 사람들이 병들었을 때 곡주(穀酒)를 마셔서 병을 치료하고자 하나, 잘 낫지 않는 이유는 그들이 건강하게 사는 원리를 무시했기 때문이다.

그래서 그들의 몸은 더욱더 약해지고 질병은 쉽게 몸으로 침투하며 질병의 성격도 더더욱 복잡한 형태로 변해간다. 따라서 인체의 외부와 내부의 질병을 치료하기 위해서 다양하고 복잡한 치료술이 있어야 한다.

이런 치료방법이 침술, 뜸, 지압 등이다. 뿐만 아니라 경우에 따라서는 독약을 치료의 한 방법으로 사용해야 하는 경우도 있는데, 이는 질병이 하도 복잡하여 웬만한 치료법으로는 효과가 없기 때문이다.

황제가 물었다.

"모든 치료법을 동원하여 시술했음에도 불구하고 여전히 몸이 허약하고 기혈이 부족하여 환자가 회복되지 않는 이유는 도대체 무엇입니까?"

기백이 대답했다.

"환자의 병을 온전하게 치료하기 위한 침술, 약초, 기타 다른 치료법들은 치료술의 한 단면에 지나지 않습니다. 의사들이 병을 치료하려면 환자에게 다른 많은 치료법을 동시에 사용해야 합니다. 예를 들면, 환자가 병을 나아야겠다는 결심이 약할 때 그들의 마음과 정신은 흩어지고 기울어져서 감정이 생명을 조절하지 못합니다. 그렇게 되면 환자는 끊임없는 욕망과 걱정, 근심 속에서 생활하고 정(精) 기(氣) 신(神)을 잃게 됩니다.[1] 물론 그렇게 된다면 다른 모든 치료법을 강구하고 사용한다

하더라도 그 환자의 병은 결코 낫지 않습니다."

황제가 물었다.

"병이 들면 그 기운이 몸의 겉에 머물러 그다지 심각하지 않습니다. 겉의 질병(疾病)은 피부에 침투하여 거기에 머물게 됩니다. 이런 단계에서는 치료가 아주 쉽습니다. 하지만 오늘날의 모든 질병은 심각하고 진행 과정이 초기 단계에만 머무는 게 아니라 최종 단계까지 이어지고 있습니다. 병의 치료 이론과 원리에 정통한 의사들이, 심지어는 의사가 환자의 친척이어서 매일 환자의 목소리를 듣고 얼굴 색깔을 관찰했는데도 질병이 발생하기 전까지도 그걸 모릅니다. 이렇듯 질병이 발생하여 그 원인을 알게 되기 전까지는 치료법을 알지도 못하고 있으니 대체 그 이유가 무엇입니까?"

기백이 대답했다.

"이것이야말로 오늘날 의사들의 현주소를 우리에게 알려주는 지표(指標)입니다. 훌륭한 의사는 병의 치료를 한 가지 방법에만 의존하지 않습니다. 또한 환자와 질병상태에 대한 정확한 지식, 환자에 대한 성실성, 병을 고치고자 하는 열정, 그리고 의사로서의 책임감을 가지고 있습니다. 환자는 자기 몸을 잘 알아서 몸에 나타난 병의 증세, 증상, 불균형한 상태 등을 잘 이해해야 합니다. 그런 환자는 가능한 빨리 몸이 치료되고 호전되며 의사와 환자가 마음이 일치될 때 질병이 오래가게 되거나 최악의 상태까지 악화되지 않습니다."

황제의 질문은 이어진다.

"어떤 질병은 피부에만 침투하는 게 아니라 오장의 양기가 허해서, 즉 오장에 냉기가 들어가서 생기기도 합니다. 그렇게 되면 질병이 몸속의 수분을 잘 흘러가게 하지 못하고, 피부에까지 머물러 결국 부종(浮腫)[2]이 됩니다. 오장의 양기가 고갈되면 음기가 기회를 얻어 몸 안에서 설치고 다녀 몸속에 냉기가 가득하게 됩니다. 이렇게 되면 음기가 바깥으로 흘러 넘쳐서 몸이 더더욱 붓고 옷도 너무 꽉 끼어서 못 입게 됩니다. 그렇게 되면 팔다리가 붓고 환자의 몸은 온통 물로 가득 차는데, 이런 문제를 해결할 방안은 없습니까?"

이에 기백이 대답했다.

"수분이 불균형하게 변형된 상태를 치료하려면 질병의 영향을 받은 부분의 심하고 덜한 정도와 질병 발생 장소를 잘 고려해야 합니다. 대체로 질병의 치료 원칙은 기의 흐름을 활성화하고 울체된 기를 제거하며 지나치게 많은 수분을 없애기 위해 이뇨제(利尿劑)를 쓰는 것입니다. 우선 팔다리를 움직여 운동을 하면 양기가 다시 흘러 몸이 따뜻해집니다. 그 다음에 환자는 몸을 보호하기 위해서 양기가 바깥으로 흘러나가지 않게 몸을 따뜻하게 해야 합니다. 침을 놓으면 경락을 자극하여 양기가 흘러서 몸이 따뜻해집니다. 이처럼 몸 안의 수분은 조절되고 변형되어 몸은 점차 원래의 건강한 상태로 회복됩니다. 이 단계에 들어서면 의사는 환자로 하여금 소변을 잘 보게 하고 땀을 내게 합니다. 동시에 몸 안이 따뜻하고 강해지도록 탕액(湯液)을 사용합니다. 이런 방법을 사용해야만 오장의 기운이 따뜻해지고 원상태로 회복되며 혈액순환과 수분의 공급이 원래대로 회복되어 질병이 깨끗이 낫습니다. 이렇게 되면 음기와 양기가 몸 안에서 다시 균형을 이룹니다."

황제가 "기백 선생의 대답을 잘 들었습니다. 대단히 고맙습니다"라고 감사를 표했다.

주석 註釋 — **14 치료 방법** _____

14-1) 정기신(精氣神): 여기서 말하는 정(精)은 마음을 가리키고, 기(氣)는 육체를 가리키며, 신(神)은 정신을 말한다. 동양에서는 마음과 육체와 정신을 잘 관리하고 다스리는 사람을 도인(道人), 즉 깨달음을 얻은 자라고 지칭하는데, 기(氣)만 가지고 있으면 힘쓰는 사람에 불과하고, 정(精)만 가지고 있으면 사람의 마음을 읽기만 해서 그걸 이용하고, 신(神)만 있으면 머리로만 생각하고 말로만 앞세우는 이론가에 지나지 않는다. 따라서 육체의 건강과 정신과 마음의 건전함으로 작의(作意)하고자 하는 바를 실제 행동으로 나타내는 사람이야말로 '지행합일(知行合一)'의 실천자요, 뭇사람들의 지도자가 된다.

14-2) 부종(浮腫): 몸이나 손발이 붓는 증상을 말한다.

15

옥판(玉版)에 새겨 적은 교훈들

원문의 제목은 〈옥판론요玉版論要〉이다. 고대인들은 중요한 책이나 서적의 내용을 돌판이나 옥판에 새겨 보존했던 바 이를 '옥판'이라고 통상 말한다.

황제가 물었다.

"내가 듣기에 규탁기항(揆度奇恒), 다시 말하면 병을 구별하는 방법에는 많은 규칙이 있다고 알고 있습니다. 규탁기항을 어떻게 사용하면 됩니까?"

기백이 대답했다.

"일반적으로 규탁(揆度)[1]은 질병의 깊이와 심각한 정도를 알기 위해 사용했습니다. 기항(奇恒)[2]은 질병의 성격을 구분하기 위해 사용하던 말입니다. 따라서 임상의 규칙에 대해 설명하겠습니다."

그리고 기백은 자세하게 설명했다.

우선 환자의 상태를 진단하려면 얼굴색이 좋은지 안 좋은지, 정신이 정상인지 비정상인지 그리고 맥이 어떤지를 살피기 시작한다.

의사가 환자의 얼굴에 나타난 다섯 가지 색깔을 구분하고, 맥의 변화를 잘 살피면 그들이 알고자 하는 환자의 정신과 음양의 정도를 알 수가 있다.

인체 내부에 흐르는 기혈(氣血)은 사계절의 흐름과 비슷하다. 사계절이 한쪽으로 흐르듯 기혈도 계속 흐르고 한쪽으로 움직인다. 기혈이 거꾸로 흐른다면 생명을 잃는다.

어떤 면에서는 맥을 측정하고 얼굴 색깔을 살피는 일은 극히 피상적이고 별로 대단치 않은 일일 수도 있다. 하지만 의사들이 알아야 할 문제는 환자의 정신과 기혈의 흐름이 과연 정상인가 아닌가를 살피는 것이다.

다섯 가지 색깔은 얼굴의 여러 다른 부분에서 그 중요함이 잘 나타나 있다. 색깔의 짙고 옅은 정도에 따라 의사들은 질병의 특징과 정도와 그 깊이를 파악한다.

환자의 얼굴이 창백하면서 옅은 색깔을 띤다면 이 병은 초기 단계이고, 그리 깊지도 않다. 이럴 때 음식과 곡식으로 만든 미음이나 죽을 먹으면 환자는 열흘 이내에 몸이 좋아진다.

얼굴 색깔이 진하다면 이 병은 심각하고 깊다. 이럴 때는 약초로 처방해야 하며, 병이 호전되는 데 21일 정도 걸린다.

얼굴색이 매우 짙어서 질병의 정도가 매우 심각하다면 이때는 요주(醪酒)[3]로 처방해야 하며, 이 경우에 몸이 좋아지는 데 백일 정도 걸린다.

얼굴이 바짝 마르고 초췌하면 몸의 기혈이 소진되었으므로 백일이 지나면 환자는 죽는다.

맥이 짧고 급하게 뛰며 양기가 소진되었다면 그 환자도 죽는다.

열병인 경우라면 정기(精氣) 혹은 병에 대한 저항력이 극히 약해지고 허해져서 그 환자도 죽는다.

얼굴 색깔의 다양한 변화에 대한 설명으로 이어진다.

얼굴에 나타나는 변화에 주의를 기울여야 하는데, 얼굴 색깔이 위쪽으로 이동하면 이는 심각할 정도로 병이 깊은 것이다. 얼굴 색깔이 아래쪽으로 움직이는 것은 몸의 병이 치료 중임을 알려주는 표시이다.

여자의 경우 비정상적인 병색(病色)이 얼굴의 오른쪽에 나타나면 이는 심각한 질병이고, 왼쪽에 나타나면 병이 호전되는 중이다.

남자는 여자와는 정반대다. 남자에게 얼굴색이 오른쪽에서 왼쪽으로 이동한다면, 여자와는 반대로 음양의 조화가 깨진 것으로 심각한 징후(徵候)이다. 이런 경우에 병의 심각한 정도를 진단하고 증상의 차이를 알기 위해서는 규탁기항(揆度奇恒)법을 사용해야 한다. 그렇게 해야만 환자에게 알맞은 치료법을 찾을 수 있으며, 그렇게 하지 않으면 환자는 죽는다.

기백의 설명은 계속 이어졌다.

맥(脈)이란 인체의 저항력과 질병과의 싸움을 알려주는 척도이다. 맥이 불규칙하게 뛰면 질병의 성질이 강하고, 인체의 저항력은 약하다는 뜻이다. 이때 관절염으로 인해 비벽(痺躄)[4], 즉 관절염의 증상이 나타나서 잘 걷지 못한다. 이는 사람의 몸에 한열(寒熱)이 오르내리기 때문이다.

맥을 살필 때 고맥(孤脈)[5]과의 관계를 잘 분별해야 한다.

봄에 가을의 맥인 철사처럼 빳빳한 현맥이 아니라 흐물흐물하고 힘이 없는 모맥이 잡힌다거나, 여름의 맥인 물이 출렁출렁 흘러넘치는 구맥이 아니라 물이 가라앉는 맥이 잡힌다거나 하는 것은 우리 몸에서 오행의 흐름이 깨졌음을 알려준다.

이는 기가 역상(逆上)했다고 하는 것이며, 곧 죽는 증상임을 알려준다.

맥의 뛰는 모양에 그 계절의 다음 계절의 맥이 나타난다면, 그 맥은 치료가 가능한 맥이다.

팔풍(八風)과 사계절과의 관계, 한 계절에서 다음 계절로의 흐름 등은 우리 몸에 맥이 정상적으로 움직이는 데 영향을 끼친다.

사계절의 흐름이 깨진다면 의사는 환자의 질병을 진단하지 못할 수 있다. 이 말의 의미를 깨닫는 사람이라면 규탁기항(揆度奇恒)의 원리를 잘 이해하고 그것을 올바로 사용해야 한다.

주석 註釋 15 옥판(玉版)에 새겨 적은 교훈들 _____

15-1) 규탁(揆度): 헤아려 구별한다는 의미이다.

15-2) 기항(奇恒): '기이한 것과 정상적인 것'이라는 뜻이다.

15-3) 요주(醪酒): 곡식이나 약초로 담근 탁하고 농도가 진하고 성질이 강한 술을 말한다.

15-4) 비벽(痺躄): '비(痺)'는 류머티즘성 관절염을 말하는데, '풍한습숭각기(風寒濕祟脚氣)', 즉 바람, 냉기, 습기 등으로 인해서 다리가 오그라드는 증상이다. 또한 '벽(躄)'이란 걷지 못하는 증상을 말한다.

15-5) 고맥(孤脈): 몸 전체에 영양을 공급하는 위기(胃氣)가 완전히 상실되어 양기가 허해졌음을 나타나는 맥으로 십시리 회복되지 않는 질병이다.

16

경락(經絡)의 질병과 진단의 중요성

원문의 제목은 〈진요경종론診要經終論〉이다. '진요(診要)'란 진단하는 방법을 말하고 '경종(經終)'은 우리 몸의 12경락의 기가 끊어짐을 말한다. 따라서 경락의 기가 허해서 병이 생기면 침을 놓아 그 질병을 고치는 방법의 중요성에 대해 논하고 있다.

황제가 물었다.

"임상을 통한 진단은 어떻게 합니까?"

기백이 대답했다.

"임상 진단에서 가장 중요한 요소는 하늘과 땅 그리고 인간의 관계입니다."

기백의 상세한 설명이다.

음력으로 정월과 2월은 하늘의 기(천기天氣), 즉 양기가 피어나고 땅의 기(지기地氣), 즉 음기가 만물의 생명을 싹틔우는 계절이다. 인체에서 생명의 태동이 시작되는 곳이 바로 간이다.

음력 삼사월에는 하늘의 기가 부드럽게 우주에 충만하기 시작하고, 땅의 기는 단단하게 굳기 시작한다. 이때는 인체의 기가 비장에 가장 충만한 때이다.

음력 오뉴월에는 하늘의 기가 지극히 우주에 가득 차고, 땅의 기는 하늘로 올라간다. 인체에서는 기가 머리로 올라간다.

음력 칠팔월은 계절의 전환기이다. 하늘의 기는 땅으로 내려오고, 땅의 기는 더욱 견고해진다. 인체에 해당하는 기는 폐이다.

음력 구시월이면 하늘의 기는 활동을 멈추고 땅의 기는 충만해져서 기운이 더욱 깊어진다. 인체에 해당하는 기는 심장이다.

십일 십이월에 하늘의 기는 활동이 정지되어 겨울잠을 자고, 땅의 기는 완전히 단단하게 굳어서 얼음이 어는 계절이 된다. 인체에 해당하는 기는 신장이다. 인체 내에서 기의 흐름은 천지(天地)의 변화와 일치한다.

봄에 침을 놓으려는 사람은 수혈(腧穴)[1]에 침을 놓아야 한다. 뿐만 아니라 사혈(瀉血)이 더 많이 사용된다. 어떤 환자가 중병이라면 의사는 그에게 침을 놓고서 몸 안에 기가 골고루 소통(疏通)되도록 오랫동안 꽂아 두어야 한다.

병이 피부에 머물러 있거나 약하다면 의사는 침을 꽂은 후 잠시 동안 기가 환자의 몸에 골고루 돌아다니도록 해야 한다. 이렇게 하는 데 약 30분 정도 걸린다.

여름에는 사혈을 하는 게 낫지만, 침자리를 연결해 주는 경락을 사용해서 침을 놓는 게 바람직하다. 침을 놓고서 피가 나오면 그대로 두어 병이 쉽게 제거되도록 하면 된다. 그런 다음에 피가 나온 침자리를 손가락으로 눌러서 몸 안에서 기가 인체 내부를 한 바퀴 돌도록 하면 병이 낫는다. 이와 같이 하면 통증이 완화된다.

가을에는 환자에게 병이 있으면 피부에 침을 얕게 놓되, 근육이 갈라지는 곳에 놔야 한다. 인체의 손으로 흐르는 경락과 다리로 흐르는 경락에 침을 놓고서 환자의 정신이 맑아지고 안색이 건강하게 돌아오면 침을 빼야 한다.

겨울에는 침을 깊숙이 찔러야 한다. 심각한 질병에는 침을 찌를 경우, 침을 수직으로 꽂되 거의 뼈에 닿을 정도로 깊숙이 찔러야 한다. 덜 심각한 병이라면 침을 꽂고 상하좌우로 흔들어 주거나, 이미 놓은 주요한 침자리의 근처 침자리에 침을 하나 더 놓아준다. 이처럼 계절이 다를 때마다 침놓는 방법도 여러 가지다.

인체의 기는 천지의 기와 조화를 이루어 흐르기 때문에 의사는 환자의 몸 어디에 기가 있는가를 잘 알고 시술해야 한다.

만일 봄에 의사가 실수를 해서 여름에 놓아야 할 침자리에 침을 놓았다면 심장이 손상을 입는다. 이는 질병에 잘 걸리는 원인이 되고, 질병이 인체에 깊숙이 들어와서 뼈와 골수까지 그리고 불의 성질을 가진 화기(火氣)가 심장까지 침투한다. 불은 흙을 낳는 화생토(火生土)로, 식욕이 떨어지거나 무기력증이 발생한다.

봄에 사람이 실수로 가을에 놓아야 할 곳에 침을 놓았다면 환자는 폐를 손상당한다. 그 결과 근육경련이 생기고 기침이나 호흡곤란증 등의 증상이 생긴다. 그러다가 질병이 곧바로 폐로 들어가면 만성적인 천식(喘息)이 되어 고치지 못한다. 반대로 또한 금은 목을 누르므로 금극목(金克木)하여 간이 손상을 입으면 깜짝깜짝 놀란다. 일단 환자의 폐가 나빠지면 그 사람은 늘 슬프고 비탄에 잠긴다.

봄에 실수로 의사가 겨울에 놓아야 할 자리에 침을 놓았다면 신장이 손상을 입어서 질병이 곧장 신장으로 침투한다. 이렇게 되면 몸에서 썩은 내가 나고 몸이 붓고 복부가 팽창하며 심각하게 나빠진다. 또한 수는 물을 내어 나무에 공급하므로 신장이 병들면 간이 손상을 당하는 수생목(水生木)을 하여 환자는 끝없이 같은 말을 반복하는 떠벌이가 된다.

여름에 실수로 봄에 놓아야 할 자리에 침을 놓는다면 간이 심하게 나빠져서 근육과 힘줄이 나빠진다.

여름에 실수로 가을에 놓아야 할 자리에 침을 놓으면 폐(肺)가 손상을 입어 기가 막혀서 말을 못하는 증상이 나타난다. 또한 쇠는 물을 만들지 못하면 금생수(金生水)가 되지 않아 신장이 병들어서 환자는 누가 자기를 잡으러 오는 것처럼 겁쟁이가 된다.

여름에 겨울에 놓아야 할 자리에 침을 놓으면, 신장이 손상을 입어서 신장에 저장해 놓은 물질이 고갈된다. 따라서 물이 나무에 공급되지 않아 수생목(水生木)을 못해 간이 약해져서 사람이 화를 잘 내고 쉽게 분노한다.

가을에 의사가 실수로 봄에 놓아야 할 자리에 침을 놓으면 간이 손상을 입어서 피가 머리로 올라가므로 불안, 초조하고 정서적으로 안절부절 못한다.

봄에 실수로 여름에 놓아야 할 자리에 침을 놓으면 심장이 손상을 입는다. 그렇게 되면 불의 타고 남은 재가 흙을 만들지 못한 결과가 되어 지나치게 잠을 많이 자면서 꿈을 많이 꾼다.

가을에 겨울에 꽂아야 할 자리에 침을 놓으면 신장의 기운이 고갈된다. 따라서 신장은 더 이상 물질을 저장하지 못하고 기혈이 바깥으로 흩어진다. 그렇게 되면 환자는 추위를 잘 타고 이를 덜덜 떤다.

봄에 놓아야 할 자리에 겨울에 놓으면 간이 손상을 입는다. 간이 허해져서 혼(魂)이 몸에서 자리 잡지 못하므로 환자는 쉽게 피로를 느끼고 혼수상태에 잘 빠지며 잠을 못 잔다. 잠을 잔다 하더라도 꿈을 실감나게 꾼다.

겨울에 여름에 놓아야 할 자리에 침을 놓으면 심장이 손상을 입는다. 그렇게 되면 맥박과 혈관에 힘이 빠져 무기력해지고, 질병이 침투하여 관절염이 생긴다.

겨울에 실수로 가을에 놓아야 할 자리에 침을 놓으면 폐가 손상을 입는다. 따라서 수분이 마르게 되어 끝없이 갈증을 느낀다.

이러한 일련의 과정과 증상들을 통해서 우주에 흐르는 기의 변화와 계절의 흐름에 맞게 환자를 치료하는 것의 중요성을 잘 알 수가 있다. 올바른 치료가 있어야 몸이 악화되는 일이 안 생기며, 몸을 정상으로 회복시킬 수가 있다.

침을 가슴과 복부에 놓을 때 의사는 오장에 침을 놓지 않도록 조심해야 한다.

침을 심장에 곧바로 놓으면 환자는 30분도 되지 않아 죽는다.

침을 비장에 놓으면 환자는 5일 후에 죽는다.

신장에 침을 놓으면 일주일 후에 죽는다.

침을 폐에 직접 놓으면 환자는 5일 후에 죽는다.

침을 횡격막에 놓으면 환자는 즉시 죽지는 않지만, 심한 통증을 느끼며 일 년 내에 죽는다.

따라서 내장, 즉 오장의 위치를 잘 알아야 그곳에 침을 직접 놓지 않는다.

가슴과 복부에 침을 놓을 경우에 그 주위를 두꺼운 솜옷으로 잘 감싸는 게 좋다. 그렇게 해야 솜옷을 통해 침을 찌를 수 있다. 오장에 침을 깊게 찌를 때는 항상 조심하고 신중해야 한다. 마음을 가라앉히고 침을 놓을 곳에 온 정신을 기울이며 환자를 위하여 조용하고 편안한 장소를 마련해야 한다.

침 시술자의 기운이 환자의 기운과 잘 들어맞아서 서로의 마음이 일치해야 한다. 이렇게 해야 부작용이 없고 사고가 나지 않는다.

종기와 고름이 있는 곳에 침을 놓을 때, 외상(外傷)을 치료하는 방법으로 침을 꽂고 상하좌우로 흔들어주면 고름이 빠져 나온다. 하지만 침을 경락에 놓을 때는 침을 흔들면 안 된다. 이것이 침술의 전반적인 규칙이다.

황제가 "12경락에서 기가 끊어지면 사람이 죽는데, 기가 끊어질 때의 증상에 대해서 말해 주겠습니까?"하고 묻자, 이에 기백이 자세히 설명한다.

태양경락인 방광과 소장경락이 끊어지면 환자는 고개를 뒤로 젖히면서 두 눈동자가 뒤집어져 눈을 움직이지 못하고 팔다리를 떨며 발작을 일으키며 얼굴이 창백해지면서 땀을 숱하게 흘린다. 이런 환자는 흘리던 땀이 멈추면 죽는다.

소양경락인 담경락과 삼초경락이 끊어져 죽으려고 하면 환자는 귀 먹고 모든 관절과 뼈가 풀어져서 몸에서 빠진다. 눈으로 앞쪽을 똑바로 노려보다가 눈동자를 돌리지 못한다. 그렇게 되면 하루 반 만에 죽는다. 이런 환자는 죽을 때 얼굴이 파랗다가 하얗게 변한다.

양명경락인 위경락과 대장경락이 끊어져 죽을 때 환자는 얼굴이 일그러진다. 헛소리를 잘하고 얼굴이 노랗게 변한다. 양명경락이 흐르는 부분인 팔다리가 붓고, 근육경력이 일어나며 근육이 무뎌지고 뻣뻣해져서 나중에는 죽는다.

소음경락인 신장경락과 심장경락이 끊어지면 환자의 얼굴은 검어진다. 잇몸이 내려앉고 치아가 꺼멓게 썩으며, 복부가 답답하고 음식이 소화되지 않다가 죽는다.

태음경락인 비장경락과 폐경락이 끊어지면 음식이 소화되지 않아 복부가 그득하고 팽창하며 숨쉬기가 어려워 한숨을 쉬고 트림을 잘하며, 또한 토하기도 잘한다. 음식을 토하면 기가 얼굴로 올라가 얼굴이 붉어진다. 기가 머리로 올라가지 않으면 기가 얼굴에 정체(停滯)되어 얼굴이 검게 변한다. 이런 증상이 생기면 얼굴 근육이 일그러지면서 주름이 생기며 환자는 금방 죽는다.

궐음경락인 간경락과 심포경락이 끊어지면 환자는 가슴에 열이 생기고 목구멍이 막히고 오줌을 자주 누며 가슴이 막혀서 답답해하고 초조 불안해한다. 차차 혀가 뻣뻣해지면서 나중에는 움직이지 못한다. 남자는 고환(睾丸)이 오그라들고 그 다음에 죽는다. 이런 증상들은 우리 몸의 12경락의 기가 끊어질 때 생기는 현상들이다.

주석註釋 16 경락(經絡)의 질병과 진단의 중요성 _____

16-1) 수혈(腧穴): 등 쪽에 척추 양쪽으로 흐르는 방광경락의 침자리를 말한다. 이곳에 12개의 혈(穴)이 있으며, 이와는 상대적으로 몸 앞쪽에 있는 침자리를 모혈(募穴)이라 하여 12개의 침자리가 있다.

17

진맥(診脈)하는 방법

원문의 제목은 〈맥요정미론脈要精微論〉이다. '맥요(脈要)'란 진맥하는 요령이고, 진맥이란 '보고 살핀다'는 뜻이다. 또 '정미(精微)'란 진맥이 뛰는 모양이나 생긴 형태가 섬세하고 미묘한 만큼, 환자를 진맥할 때는 환자에 대한 자세한 상황을 묻거나 알아보고 병세(病勢)를 파악해야 한다는 의미이다.

황제가 기백에게 물었다.

"진맥하는 방법을 설명해 주겠습니까?"

기백이 자세하게 대답했다.

"진맥을 하는 가장 좋은 시간은 음기가 미동(微動)하지 않고 양기가 발산(發散)되지 않는 중간 시기인 한밤중입니다. 이를 평단(平旦)¹이라 합니다. 하지만 맥을 짚기에 가장 좋은 시간은 이른 아침입니다. 왜냐하면 이 시간은 사람들이 잠자리에서 일어나는 때이고 기초 체온이 최적상태일 뿐만 아니라 일을 하지 않아서 음기가 흐트러지지 않았고 양기는 바깥으로 새어나가지 않았기 때문입니다. 또한 음식을 먹고 소화하지 않았으므로 경락과 연결된 부분의 기운이 충만하지 않은 상태여서 기가 평탄하게 흐르기 때문입니다. 기와 혈이 이 시간대에는 아무렇게나 교란되어 흐르지 않습니다."

그리고 기백의 자세한 설명으로 이어진다.

진맥을 할 때 의사는 눈을 통해서 환자의 정신을 관찰해야 하고 얼굴색을 통해서 오장육부 중의 어디가 나쁘고 병이 들었는지 판단해야 한다. 이러한 다양한 진단 방법을 종합하여 의사는 환자가 죽을지 살지를 알아내야 한다.

맥은 피가 흐르고 모이는 곳에 있다. 피는 기에 의해 움직인다.

맥이 길게 뛰는 것은 기가 부드럽게 흐르고 있음을 알려준다.

맥이 짧게 움직이는 것은 기가 흐르는 곳에 질병이 침투했음을 말해준다.

맥이 급하게 뛰는 것은 질병이 심장에 침투했음을 알려주며, 맥이 크게 뛰는 것은 인체에 들어온 질병이 번져나가고 있음을 알려준다.

맥이 인체의 가장 바깥에서 강하고 힘차게 뛰는 것은 기가 위쪽으로 역상하고 있음을 알려준다.

맥이 몸속 깊은 곳에서 강하고 힘차게 뛰는 것은 기가 인체 내부에서 흐르지 못해 정체되어 있음을 알려준다.

맥이 울퉁불퉁하게 뛰면서 크고 작게 뛰는 것은 기가 끊어지고 있음을 알려준다.

맥이 불규칙하게 뛰는 모양을 대맥(代脈)[2]이라고 한다. 이런 맥이 뛰면 환자에게 심장이 오그라들고 죄어드는 느낌이 있지만 심장이 확장되지는 않는다. 맥이 실낱같이 가늘고 작게 뛰는 것은 기가 부족하고 허하다는 뜻이고, 맥이 불규칙하게 뛰는 것은 심장에 통증이 있다는 뜻이며, 맥이 샘물이 솟구쳐 오르듯이 뛰는 것은 병이 악화되고 있음을 알려준다. 맥이 처음에는 힘없이 축 늘어진 느낌이 들다가 갑자기 철사처럼 빳빳하게 뛰는 것은 죽을병임을 알려준다.

얼굴이 붉어지면 윤기가 나는 붉은색인지 윤기가 없는 붉은색인지를 구별해야 한다. 정상적인 붉은색은 하얀색 비단으로 주홍색 상자를 싼 듯한 색깔이다. 그리고 얼굴이 하얗다면 마치 백조의 깃털처럼 윤기가 넘쳐야지 소금색깔처럼 하얀색이면 안 된다. 얼굴이 푸른색이라면 마치 벽옥(碧玉)처럼 윤택이 있어야지 어두운 색깔이 강한 남색(藍色)이어서는 안 된다.

얼굴이 누런색이라면 마치 하얀 비단으로 웅황(雄黃)을 싼 듯한 색깔을 띠어야지 황하(黃河)의 색깔처럼 더러운 황색이면 안 된다.

얼굴색이 검다면 옻칠을 한 그릇처럼 윤택이 있어야지 무덤에 쌓인 물질이 썩어서 생긴 찌꺼기 같아서는 안 된다.

이렇듯 얼굴에 나타난 다섯 가지 색깔이 비정상적으로 나타난 환자는 오래 살지 못한다. 오장이 건강하다면 건강한 색깔이 얼굴에 나타난다. 건강한 다섯 가지 색깔이 얼굴에 나타나지 않는다면 오장의 기운이 죽어서 겉에 나타난 것이다.

얼굴의 색깔은 의사가 환자의 건강을 살피는 데 도움이 되며 얼굴에 윤기가 있는 색깔이 나타나는 것은 생기가 없는 것보다는 건강하다는 의미이다. 하지만 건강한 색깔이라고 해서 절대적으로 몸이 건강한 것은 아니다. 윤기가 있는 색깔이 얼굴에 나타난다 할지라도 환자는 몸이 극히 나쁠 수도 있다.

기백은 계속해서 얼굴 색깔 이외에 몸의 증상을 관찰하는 방법에 대해서 말했다.

눈은 몸에 기운이 넘치는 증상을 관찰한다. 그 능력을 상실하면 몸에 필요한 기운이 고갈되었음을 알려준다.

오장은 몸에서 각기 나름대로의 임무를 수행하고 있다.

배가 불룩하다면 그곳을 담당하는 부분이 소화불량 상태로 호흡 곤란을 겪으며, 이는 보통 겁을 잘 먹어서 야기된 증상이다.

목소리가 갈라지는 듯하면서 명확하게 소리가 나지 않는 것은 중초(中焦)의 기운이 사그라져서 그런 것이다.

목소리가 너무 약하면서 반복해서 같은 말을 되풀이하는 것은 실은 자기도 모르게 하는 무의식적인 행동인데, 이는 몸속에서 습기가 말라버려서 그렇다.

환자가 마음을 제대로 잡지 못하고 분별력 없이 말참견을 잘하며 과대망상적인 말을 하는 것은 섬어(譫語-헛소리 혹은 잠꼬대)로, 끝도 없이 헛소리를 나불거리는 증상이다. 이 같은 증상의 원인은 정신이 나간 것이거나 정신분열이다.

대장과 위장이 음식을 저장하지도 못하고 내보내지도 못하면서 설사가 계속 나오는 것은 집의 문이 제대로 열고 닫히는 기능을 상실한 것과 같다.

방광이 오줌을 저장하는 기능이 떨어져 오줌이 찔끔찔끔 나오게 되는 것은 무절제한 성생활로 인해 방광이 근육을 조이는 힘이 약해졌기 때문이다.

앞서 말한 증상(症狀)들은 오장(五臟)의 기능이 정상으로 회복된다면 원래대로 좋아진다. 정상으로 회복되지 않는다면 모든 증상들은 더욱 악화되어 죽음에 이르게 된다.

건강한 몸을 유지하기 위해서는 필수적인 신체구조인 다섯 개의 특별한 장소가 튼튼해야 한다.

머리는 정명지부(精明之府)라고 한다. 따라서 사람이 머리를 아래로 수그리고 다시는 들지 못하며 눈이 움푹 들어가서 눈에 광채가 없는 것은 정신이 끊어졌음을 알려준다.

등(背)은 흉중지부(胸中之府)이다. 등이 곱사등이처럼 굽어지고 양어깨가 수그러지는 것은 가슴의 기운이 끊어질 지경임을 알려준다.

신지부(腎之府)라고 불리는 허리 아래가 유연하게 움직이지 않는 것은 신장의 기능이 약화되거나 악화되었음을 의미한다.

무릎은 근지부(筋之府)이다. 무릎을 굽히거나 펴지를 못하고, 움직이기 위해서 다른 보조 기구를 사용한다면, 이는 무릎 근육이 쇠약하여 생긴 증상이다.

뼈는 골수지부(骨髓之府)이다. 오랜 동안 서있지 못하거나, 안정되게 걷지 못하고 삐딱하게 걷는 것은 뼈가 극도로 약해져서 그런 것이다.

따라서 오장의 부(府)가 정상이 되면 건강해진다. 하지만 오장의 부(府)가 정상적인 기능을 회복하지 못하면 병은 더욱더 깊어져 결국 죽는다.

기백의 맥에 대한 설명으로 이어진다.

대저 사계절에 따른 맥이 있다.

봄에 잡히는 맥은 본래 긴장감이 있다.

여름에 잡히는 맥은 느낌이 울퉁불퉁하거나 올록볼록하다.

가을에 잡히는 맥은 마치 기름이 물 위에 둥둥 떠 있는 느낌이 든다.

겨울에 잡히는 맥은 무엇인가 가라앉은 느낌이 든다. 그렇지 않은 경우 맥이 크다면, 그건 몸에 질병의 기운이 넘쳐서 그런 것이다.

맥이 작게 잡힌다면 그것은 병에 대한 저항력이 약해서이다. 양기가 넘치는 상태라면 맥은 크고 둥둥 떠다니는 느낌이다. 양기가 넘치면서 맥이 작고 실낱같다면 질병의 기운이 지나치게 넘쳐서 그런 것이다.

반대로 음기가 몸에 넘친다면 맥은 작고 실낱같은 느낌이 든다. 음기가 넘치면서 맥이 크고 물에 기름이 흐르는 듯한 느낌이 드는 것은 저항력이 급격히 무너지고 있음을 의미한다. 이를 관격(關格)[3]이라고 한다. 음과 양의 기운이 막혀 서로가 도와주지 못하고 모자라는 부분을 보충해 주지도 못함으로 생긴 증상을 말한다.

황제가 물었다.

"사계절에 따른 맥의 변화와 움직임에 대해 설명해 주겠습니까? 진맥을 통해서 어떻게 그 증상을 알아내며, 질병의 발생장소와 질병의 진행과정 그리고 질병이 인체 안에 있는지 바깥에 있는지를 어떻게 알아낸단 말입니까? 맥으로 그런 상황을 알아내는 방도를 구체적으로 말해주시지요."

기백이 대답했다.

"하늘과 땅의 순환은 자연계의 영속적인 변화를 반영합니다. 계절에 따른 날씨의 변화는 이렇습니다."

기백의 자세한 설명이다.

봄에는 따뜻한 기온이 생기고, 이는 여름의 뜨겁고 푹푹 찌는 더위를 만들며, 더위는 갑자기 가을의 서늘한 바람으로 변하고, 나중에는 살을 에는 듯한 바람으로 바뀐다.

　자연계의 모든 부분들은 봄에는 생명이 싹트고 여름에는 사물이 자라서 성숙하고 가을에는 여물어서 거두어들이며 겨울에는 저장하여 추운 겨울을 나는 계절에 따른 일련의 순환이 이루어진다.

　사람의 맥도 계절의 변화에 따른 여러 가지 현상들과 일치한다. 봄에는 맥이 자연계를 반영하듯 가늘고 긴장감이 약간 있거나 둥그렇고, 여름에는 맥의 모양이 커져서 가을에는 둥둥 떠다니는 느낌이 들고, 겨울에는 밑으로 가라앉은 느낌을 준다.

　겨울의 동지(冬至)부터 봄이 시작하는 입춘(立春)까지의 45일 동안은 자연계의 양기가 차차 증가하는 반면 음기는 차차 줄어든다. 여름의 하지(夏至)부터 가을이 시작하는 입추(立秋)까지의 45일간은 음기가 번성하기 시작하며 양기는 움츠러들기 시작한다. 이런 자연현상이 음과 양이 서로를 보조하고 보충하면서 이루어지는 음양의 법칙이다. 즉, 한쪽이 번성하면 다른 쪽이 움츠러드는 방식으로 음양은 계절에 따라 서로의 기운을 맞추어 간다.

　맥의 경우도 음양의 변화에 맞게 자연계의 법칙을 잘 따르고 있다. 맥이 계절의 변화를 따르지 못하는 것은 몸에 병이 들었기 때문이다.

　따라서 맥의 모양과 증상들을 면밀히 분석함으로써 병이 어느 위치에서 발생하고 번성하는가를 알아낼 수 있다. 오장의 기가 허(虛)하고 실(實)한 정도를 구체적으로 알아냄으로써 우리는 병이 어떻게 진행될 것인가를 예상한다.

　그 과정을 정확하게 꼬집어 내려면 맥상(脈象)의 섬세한 변화와 미묘한 차이를 잘 감지해야 한다. 음양의 변화 원리에 대한 깨달음, 오행의 순환인 상생 상극 관계의 원리에 대한 올바른 이해, 사계절이 지닌 특성에 대한 지식, 정확한 시간에 적절한 힘으로 맥을 조절하는 재간(才幹)을 갖추고, 계절마다 적절한 기회를 사용할 수 있어야 질병을 올바르게 치료하는 의사가 되는 것이다.

　인간과 자연은 하나의 연합체가 되어야 한다. 이를 요약하면, 다섯 가지 소리와

17
진맥(診脈)하는 방법

얼굴 색깔 그리고 다섯 가지 맥이 사람 몸의 음양의 조화, 오행의 순환 그리고 사계절에 따른 자연계의 변화를 잘 반영한다.

맥을 측정할 때 반드시 따라야 할 방법이 있다.

우선, 의사는 우선 자신의 마음을 다스리고 정신을 예리하게 해야 한다. 또한 맥이 사계절에 따라 다르게 뛴다는 사실을 잘 알고 있어야만 한다.

봄에는 맥이 시냇물에서 물고기가 물살을 일으키며 헤엄칠 때 생기는 약간 구부러진 물살, 혹은 잔물결처럼 뻣뻣하지만 약간 구부러진 철사 모양으로 생겼다.

여름에 뛰는 맥은 들쭉날쭉 움직여 피부 겉에서 보면 튀어나오는 부분이 커 보인다. 이것은 큰 바다에서 몰려오는 파도가 솟구쳐 오를 때 보이는 물마루와도 같다.

가을에 뛰는 맥은 피부 아래 숨어서 뛰는데, 이는 마치 개미가 겨울 채비를 하기 위해 땅 속으로 기어 들어가려는 모습과 같다.

겨울에 뛰는 맥은 아주 깊고 뼈가 있는 부분에서 잡히는데, 이는 마치 곰이나 뱀 등과 같은 짐승이 굴속에 들어앉아 겨울을 나는 듯한 모양이다.

인체 내부의 음양조화가 깨지거나 오행이 제대로 순환하지 않으면 아주 깊게 눌러서 맥을 잡아야 한다. 하지만 겨울에 뛰는 정상 맥과는 구분해야 한다. 만약 피부나 겉에 병이 머물러 있다면 깊은 곳에 잡히는 맥과 겉에서 잡히는 맥을 잘 비교해 보아야 한다. 또한 봄에 정상적으로 뛰는 맥과도 구분해야 한다. 이것이 바로 사계절의 맥과 몸의 안과 밖에서 뛰는 맥을 짚어내는 여섯 가지 원칙이다.

기백은 또 다른 진단을 하는 데 도움이 되도록 여담(餘談)을 했다.

"꿈의 내용도 병을 진단하는 데 도움이 됩니다. 커다란 호수를 무서워하면서 건너는 꿈을 꾸는 것은 음기가 지나치게 강해서 그런 것입니다. 불이 나거나 불꽃이 타오르는 꿈을 꾸는 것은 양기가 지나치게 강한 탓입니다. 공중으로 날아다니는 꿈을 꾸는 것은 상체에 기가 넘쳐서 그런 것입니다. 아래로 추락하는 꿈을 꾸는 것은 하체에 기가 넘쳐서입니다. 다른 사람에게 음식을 주는 꿈을 꾸는 것은 음식물이 소화가 안되기 때문입니다. 먹을 것을 찾는 꿈을 꾸는 것은 중초가 비어서입니다.

지나치게 화를 내는 꿈을 꾸는 것은 간이 실해서 그런 것입니다. 우는 꿈을 꾸는 것은 폐가 실해서입니다. 사람들이 모인 곳에 가는 꿈을 꾸는 것은 몸속에 짧은 회충이 있기 때문이며, 여러 사람들과 싸우는 꿈을 꾸는 것은 뱃속에 긴 회충이 있기 때문입니다. 이런 경우 대개 이를 갈고 자며, 직장(直腸) 부근, 즉 항문이 가려운 증상이 늘 생깁니다."

기백의 자세한 설명으로 이어졌다.

심장의 맥이 급하고 울퉁불퉁하게 뛰는 것은 심장의 열이 지나치게 많아 몸의 진액(津液)이 고갈된 것이다. 그러면 심장은 혀와 연결되어 있으므로 혀가 입안으로 말려 들어가 말을 제대로 할 수 없다.

심장의 맥이 느리고 약한 것은 질병이 차차 줄어들어서 그런 것이다. 하지만 진액은 아직 충분히 채워지지 않은 상태이다. 일단 진액이 채워지면 몸이 정상으로 회복되는 일은 아주 수월하다.

폐의 맥이 빠르고 들쭉날쭉하게 뛰는 것은 심장의 열이 지나치게 넘쳐서 폐경락을 손상했기 때문이다. 따라서 피가 바깥으로 넘쳐 기침을 할 때마다 피를 토하게 된다. 폐의 맥이 약하고 느리게 뛰는 것은 폐가 진액을 담을 수가 없기 때문이다. 그렇게 되면 자기도 모르게 땀이 줄줄 흐르는데, 이때 땀구멍을 막아서 땀이 나지 않게 해야 하며, 그렇게 하지 않으면 몸의 진액이 전부 빠져나가 결코 몸이 좋아지지 않는다.

간의 맥이 급하고 울퉁불퉁하게 뛰면 얼굴이 종종 푸른색을 띤다. 얼굴이 푸른색을 띠지 않더라도 간맥이 급하게 뛰는 것은 몸을 다쳐서 외상(外傷)이 생긴 결과로, 갈빗대 아래에 피가 울체되기 때문이다. 이는 또한 폐의 기능을 방해하여 호흡곤란증을 유발한다. 간의 맥이 약하고 느리게 뛰면서 얼굴에 습기처럼 끈적거리고 개기름처럼 기름이 줄줄 흐르면 의사는 환자의 몸속에 수분이 정체되어 있는지 의심해 봐야 한다. 이는 목마르다고 해서 차가운 물을 지나치게 많이 마시는 습관으로 인해 생긴 증상이고, 물이 위장과 대장에 넘쳐흘러 다른 곳으로 흐르는 증상을 유발한다.

위장의 맥이 급하고 울퉁불퉁하게 뛰고 얼굴이 붉은 것은 위장에 열이 끓어올랐기 때문이다. 위장의 경락은 허벅지를 통해 내려가므로 환자는 마치 대퇴골이 부러진 듯한 통증을 느낀다. 위장맥이 느리고 약하다면 위장은 허한 상태가 되어 음식물을 분해해서 소화시키지 못한다. 그렇게 되면 소화불량이 되어 위에 통증이 생긴다.

비장의 맥이 급하고 울퉁불퉁하고 얼굴이 누렇게 뜬 상태라면 비장에 습기가 지나치게 많고 열이 생긴 것이다. 그러면 비장의 기능인 맛을 전달해주는 기능이 상실된다. 비장의 맥이 느리고 약하면 얼굴이 누르스름해지는데, 이는 비장의 양기가 허해져서 생긴 증상으로, 몸속의 수분을 조절하지 못하게 된다. 수분이 아래로 흘러내려 다리와 발에 모이면 부종(浮腫)이 생겨 다리와 발이 붓는다.

신장의 맥이 급하고 울퉁불퉁하면서 얼굴이 불그죽죽하면서 누렇다면, 허리가 끊어질 듯이 아프고 힘을 못 쓸 정도가 된다. 이는 신장이 손상을 당했기 때문이다. 등허리 아래는 신지부(腎之府)⁴가 있어서 그곳이 병들면 마치 허리가 부러진 듯이 아프고 고통스럽다. 신장의 맥이 느리면서 약한 것은 몸에서 정(精)과 혈(血)이 고갈되어서 그런 것이다. 신장은 여자가 아기를 배면 태아에게 영양을 공급하는 곳이므로 정과 혈이 고갈되면 회복되기가 대단히 어렵다.

황제가 말했다.

"심장 부근에서 급하고 긴장감 있는 맥이 느껴지는 것은 무슨 증상입니까?"

기백이 대답했다.

"이를 심산(心疝)⁵ 혹은 심탈장(心奪腸)이라고 합니다. 이런 증상이 생기면 배 아래쪽이 팽만하면서 불룩해지며 딱딱한 응어리가 생깁니다."

황제는 "이런 증상의 원인은 무엇입니까?"하고 물었다.

기백은 대답했다. "심장은 열을 발생하고 소장(小腸)과 연결되어 있습니다. 이런 경우 냉기가 심장에 들어가면 그 통증이 아래로 내려가서 소장에 이릅니다. 그곳에서 응어리가 생겨서 딱딱하게 굳습니다."

황제의 질문과 기백의 대답이 계속되었다.

"위장의 맥을 짚을 때 병의 증세가 있으면 어떤 증상이 있습니까?"

"위장의 맥이 강하고 기운이 실하면 소화불량(消化不良)으로 위가 더부룩하고 상복부에 늘 그득한 느낌이 있습니다. 위장맥이 약하게 느껴지면 위가 허한 상태이고 음식을 소화시켜서 흡수하고 몸에 영양분을 공급하지 못합니다. 그렇게 되면 늘 설사를 합니다."

"질병이 인체 안으로 들어오면 어떤 증상이 생기는지 구체적으로 설명해 주겠습니까?"

"병원균이 바람과 함께 들어오면 우선 피부로 침투합니다. 그러면 몸에서 열이 나면서 동시에 추워집니다. 그것이 열병이라면 중초(中焦)[6]에 기운이 빠지면서 몸이 늘어집니다. 그렇게 되면 양명경락으로 병이 침투하여 맥이 커지고 몸에 열이 심하고 몹시 땀이 많이 나며 갈증도 심해집니다. 기가 역상(逆上)하여 머리로 급격히 몰리면 환자는 졸도하거나 실신하게 됩니다. 항상 위장을 차게 하면 설사가 만성적으로 생깁니다. 또한 찬바람이 경락의 흐름을 정체시키면 여풍(癘風)[7]의 상태가 되어 냉기가 경락에 계속 머물러서 다른 곳으로 이동합니다. 이것이 바로 문둥병입니다. 결과적으로 질병의 두드러진 현상들이란 오랜 동안 계속 반복적으로 변화하기 때문입니다. 여기서 모든 것을 논하기란 실로 불가능합니다."

"가령 근육과 뼈에 생기는 질병, 근육과 뼈에 종기나 부스럼이 생기고 근육이 붓고 뼈가 시리고 아프고 하는 등의 많은 증상들은 왜 생기는지요?"

"그것은 질병을 옮기는 찬바람에 몸을 지나치게 노출시켜서 그렇습니다."

"그러면 어떻게 그런 증상들을 치료할 수 있겠습니까?"

기백이 대답했다.

"그런 질병들은 대개 날씨의 기상이변으로 생깁니다. 사람들은 이런 문제들을 해결하기 위해서는 음양의 이치에 맞게 생활해야 합니다. 그 원리란 날씨가 추우면 몸을 따뜻하게 하고, 더우면 몸을 시원하게 하고, 습기가 많으면 건조하게, 날이 너무 건조하면 주변을 약간 습하게 하는 것입니다."

"어떤 병은 오장의 기능이 망가져서 생깁니다. 그런 경우엔 그 병의 증세가 만성인지 아니면 급성인지 어떻게 구별할 수 있습니까?"

"현명하신 질문입니다. 환자에게 병이 생기면 의사는 환자의 얼굴색을 살피고 맥을 짚어서 병을 알아냅니다."

그리고 기백의 구체적인 설명으로 이어진다.

맥은 허하면서 작지만 안색이 정상인 것은 환자의 질병이 급성이거나 새로운 병이 생긴 것이다. 하지만 맥이 정상이면서 안색이 바뀌었다면 환자의 병은 만성병이다. 맥과 안색이 비정상인 것도 만성병이다. 맥과 안색이 둘 다 정상인 것은 새로운 병이 막 생겼음을 알려준다.

신장과 간의 맥이 깊으면서 철사처럼 빳빳한 느낌이고 안색이 어두운 붉은색이라면 이는 급성병으로 경락과 혈관에 손상을 주어 그 흐름을 정체시키는 심각한 질병의 시작을 알려준다. 이런 증상이 생기기 시작하면 어혈(瘀血)[8] 이외에도 부종(浮腫)에 걸린 듯이 붓는다.

의사가 환자에게서 미세하고 복잡하고 미묘한 모양의 맥을 감지하려면 둘째와 가운데 그리고 넷째 손가락을 양쪽 손목 위에 놓는다. 이를 촌관척(寸關尺)맥이라고 부르는데, 촌구(寸口)맥은 손목에 있고, 관상(關上)맥은 손목의 요골(橈骨)[9]의 경상돌기(莖狀突起)[10] 위에 있고, 척맥(尺脈)은 관상맥 바로 옆에 있다. 이 모든 위치가 요골 동맥에 있다.

척맥의 두 위치(오른쪽과 왼쪽)는 갈빗대 아래쪽을 나타낸다. 이곳은 가장 안쪽에 자리를 잡은 신장과 몸의 가장 바깥에 있는 복부를 가리킨다.

왼쪽 손목의 관상맥에서 맥이 속에서 잡히면 간의 맥이고, 겉에서 잡히면 횡격막이다. 왼쪽 손목의 촌구는 맥이 속에서 잡히면 심장의 맥이고, 겉에서 잡히면 심포의 맥이다.

오른쪽 손목의 촌구는 속에서 맥이 잡히면 폐의 맥, 겉에서 잡히면 가슴을 나타낸다. 오른쪽 관상맥에서 맥이 깊이 잡히면 위장맥, 얕게 잡히면 비장맥이다. 그러므로 촌구맥의 위치는 가슴 위쪽을 말하고, 관상맥은 상복부, 즉 갈빗대 아래에서 배꼽 부근을 말하고, 척맥의 위치는 배꼽에서 발까지 총망라되어 있음을 알 수 있다.

맥이 강하고 실하면 음기의 흐름이 허하고 양기가 지나치게 실한 상태이다. 이는 몸속에 열이 지나치게 많음을 알려준다. 맥이 박동할 때 느낌은 금방 와 닿았다가 아주 느리게 멀어지는 느낌이 든다. 또 맥이 수축하는 느낌은 급하지만 이완될 때 느리게 느껴지는 것은 상초(上焦)의 기(氣)가 지나치게 넘치고 하초(下焦)의 기가 지나치게 부족한 것이다. 이렇게 되면 기가 역상(逆上)하여 환자는 의식을 잃게 된다.

반대로 맥이 아주 느리게 수축되면서 급하게 이완되는 것은 상초의 기운이 부족하고 하초의 기운이 넘치는 증상이다. 이렇게 되면 바람이 몸에 침투하여 그 결과 문둥병이 생긴다. 따라서 양기가 가장 먼저 손상을 입는다.

맥이 속에서 뛰면서 실낱처럼 가늘고 급하게 뛰는 것은 양기가 증가하면서 음기인 신장의 기운이 부족하다는 뜻이다.

맥이 속에서 뛰면서 실낱같이 가늘고 급하면서 흩어지는 듯한 느낌이 들면 이는 음기가 부족하여 밖에서 질병이 침투하며 이는 열과 오한을 일으키는 원인이 된다.

맥이 겉에서 뛰면서 퍼지는 느낌이 들면 이는 음기가 완전히 고갈되고, 양기가 표면에 드러나 있음을 알려준다. 이런 경우에 환자는 현기증과 졸도 및 의식불명 상태에 빠지기도 한다.

맥이 겉에 나타나면서 활발하지 않으면 이는 환자에게 열이 있음을 알려준다. 그렇게 되면 병원균이 다리로 흘러가는 양경락 중의 한 곳에 머물러 있다.

맥이 겉에서 뛰면서 느낌이 꺼칠꺼칠하면 이는 병균이 손의 양경락에 머물러 있음을 알려준다.

맥이 실낱처럼 가늘면서 속에서 뛰면 질병이 몸속에 있으며, 환자는 관절통을 앓는다. 이때 병균은 손의 세 군데 음경락에 머물러 있다.

맥이 실낱처럼 가늘면서 속에서 뛰고 활발하지 않으면 이때 병균은 다리로 흘러

가는 세 음경락에 머물러 있다.

맥이 급하게 뛰기는 하지만 일정하게 멈추곤 하는 것은 양경락의 한 곳이 불규칙하게 뛰는 부정맥(不整脈)이다. 그렇게 되면 환자는 설사를 하거나 변을 보면 피고름이 나온다.

꺼끌꺼끌한 느낌을 주면서 기가 지나치게 넘치는 여러 가지 맥이 나타나는 것은 병균이 양의 영역을 침투했지만 여전히 양기가 넘치는 상태이다.

반대로 맥의 느낌이 미끌미끌하면 병균이 음의 영역에 침투했지만 여전히 음기가 넘치는 상태이다. 양기가 여전히 넘치면 몸은 땀이 나지 않아 뜨겁고 열이 난다. 음기가 넘치면 오한과 함께 땀이 난다.

환자가 음기이든 양기이든 모두 심각하게 손상을 받지 않았다면 땀이 안 나면서 오한이 심하게 난다. 병균이 환자의 몸 겉에 머물러 있으면서 맥이 속에서만 잡히는 것은 질병이 몸속에 있으며 복부 위쪽에 정체되어 있음을 알려준다.

이와는 반대로 몸에 나타난 모든 증상과 상태를 보면 질병이 몸속에 나타난 듯하면서도 맥은 겉에서는 잡히나 속에서 뛰는 느낌이 아니라면, 이는 열병으로 실제로 병이 겉에 머물러 있는 것이다.

환자의 몸의 상태가 병이 복부 위쪽(촌구寸口)에 있으나 맥은 아래쪽의 것(척맥尺脈)이 약하게 잡힌다면, 이는 몸의 상체에서는 기운이 넘치지만 하체는 기운이 부족함을 말한다. 그렇게 되면 환자는 등허리와 다리가 냉하고 허약해진다.

환자의 상태가 몸 아래쪽이 안 좋으면서 아래쪽의 맥인 척맥의 기운이 강하고, 반면에 위쪽의 맥인 촌구의 기운이 약하면 환자의 몸에서 양기가 지나치게 강해서 몸을 일으키지 못하며 두통과 목 주변의 통증으로 고생한다.

맥이 속에서 뛰는 깊은 맥이란 무엇인가.

의사는 환자의 맥을 잡을 때 맥이 뛰는 부위에서 뼈가 닿는 부분까지 눌러야 깊은 맥을 잡을 수 있다.

맥이 깊은 곳에서 뛰는 이유는 환자의 맥이 힘이 없어서 혈액의 흐름이 약해졌기 때문이다. 이런 경우 맥은 느낌이 꺼끌꺼끌하다.

맥이 꺼끌꺼끌하면서 속에서 잡히면 이는 맥의 기운이 약해져서 혈액순환이 자유롭게 일어나지 않음을 알려준다. 그렇게 되면 환자는 등이 아프고 전신(全身)이 뻣뻣하게 굳으며, 그래서 걸어 다니거나 몸을 움직이는 데 애를 먹는다.

주석 註釋 17 진맥(診脈)하는 방법 _____

17-1) 평단(平旦): 새벽녘, 혹은 동틀녘을 말한다.

17-2) 대맥(代脈): 맥박의 뛰는 모양이 급하게 뛰다가 느리게 뛰고, 크게 뛰다가 갑자기 작고 힘없이 뛰다가는 멈추기도 한다. 이를 빈맥(頻脈)이라고도 하며 보통 협심증(狹心症)이라는 증상으로 나타난다. 보통 대맥, 혹은 협심증은 부정맥(不整脈)과 같이 나타나는 경우가 흔하며 부정맥은 맥박이 뛰다가 깜빡 멈추는 증상이다. 하지만 부정맥도 증상이 심하면 사맥(死脈)이 되기도 하므로 부정맥을 반드시 고쳐야 병이 호전된다.

17-3) 관격(關格): 일종의 병명(病名)으로, 위로 토하는 증상을 '격(格)', 아래로 대소변을 제대로 못 보는 증상을 '관(關)'이라 한다. 이는 심장의 기능이 쇠약해져 열이 위로 치고 올라가 심장 부위가 막혀서 구토증이 일어나고 아래로는 하초, 즉 방광, 삼초, 소장 부위에 냉기가 울체되어 수분과 습기가 고갈되는 통에 대소변에 수분이 없어서 생기는 증상이다.

17-4) 신지부(腎之府): 영어 원문에서는 'the palace of kidneys'라고 하는데, 직역하면 '신장(腎臟)의 궁전'이란 뜻으로 신장의 기운이 가장 왕성하게 움직이고 우리 몸에 필요한 물질을 만들어내는 곳이라서 붙여진 이름이다.

17-5) 심산(心疝): 냉기가 심장에 침투하여 생기는 산증(疝症). 여기서 산증이란 고환(睾丸), 부고환(副睾丸), 음낭(陰囊) 등에 생기는 질병으로 신경통과 요통 및 아랫배와 사타구니가 붓고 오줌이 잘 나오지 않는 증상의 총칭한다.

17-6) 중초(中焦): 목 부근에서 배꼽 사이의 인체로, 주로 가슴과 복부가 이에 해당한다.

17-7) 여풍(癘風): '려(癘)'란 '염병'의 의미를 가진다. 이를 마풍병(麻風病)이라고도 한다. 《소문》의 〈풍론風論〉편에 보면 "여풍은 바람에 의한 냉기가 혈관, 혹은 경락에 침투하여 속은 냉하고 겉은 열이 나는 증상을 유발하는데, 그로 인해 열이 나는 부분의 살이 썩고 코가 헐어 뭉그러지며 색깔이 변하는 피부궤창증(皮膚潰瘡症)이 발생한다. 이처럼 찬바람의 냉기가 혈관과 경락에 침투하여 생긴 증상과 냉기가 가시지 않은 상태를 여풍(癘風)이라 한다."고 했다.

17-8) 어혈(瘀血): 타박상 등을 입어 그곳에 피가 돌지 못하여 한 곳에 맺혀있는 증상. 적혈(積血) 혹은 축혈(蓄血)이라고도 한다.

17-9) 요골(橈骨): 앞 팔뼈의 바깥에 나타나 있는 차축(車軸)모양의 뼈. 위쪽은 윗팔뼈와 자뼈(척

골尺骨)에 닿고 아래쪽은 손목뼈에 닿아 있는데, 두 개의 동맥궁(動脈弓)을 만든다.

17–10) 경상돌기(莖狀突起): 봉상(棒狀)이라고도 하며 모양이 가늘고 긴 막대기처럼 생기고 끝이 우둘투둘하게 생긴 혈관을 말한다.

18

맥(脈)의 분석

원문의 제목은 〈평인기상론平人氣象論〉이다. '평인(平人)'이란 병으로 고생하는 환자가 아니라 건강하고 병이 없는 사람들을 가리킨다. '기상(氣象)'은 맥의 활동과 움직임 그리고 맥이 뛰는 모양, 즉 맥상(脈象)을 말한다. 이 편은 일반인들의 건강상태를 알아보려 할 때는 맥의 중심을 보며, 맥은 위장의 움직임을 중심으로 판단한다는 내용을 담고 있다.

황제가 물었다.

"일반인들에게서 보이는 맥의 종류는 어떠한 것들이 있습니까?"

기백이 대답했다.

"일반인의 맥은 숨을 들이쉴 때 두 번, 내쉴 때 두 번 뜁니다. 따라서 들숨과 날숨의 호흡(呼吸)을 한 번 하면 맥박이 네 번 뜁니다. 종종 호흡을 한 번 할 때 맥박 수가 다섯 번 잡히는데, 이는 당사자의 폐의 기능이 좋고 나쁨에 따라 다르기 때문입니다. 즉 들숨에서 날숨으로 바뀌는 순간에 맥박이 한 번 더 뛰는 경우가 있다는 말입니다."

기백의 자세한 설명이다.

맥박의 뛰는 모양이 느껴질 때 환자의 건강이 정상이라면 의사는 맥박의 박동(博

動)이 그의 호흡과 관련되어 있다는 사실을 명심해야 한다. 하지만 환자가 한 번 호흡할 때의 맥박의 수가 다섯 번 이상이라면 건강이 정상은 아니다. 이런 경우에 의사는 환자의 호흡과 관련하여 맥박을 잘 조사해야 한다.

한 번 들이쉬고 내쉬는데 맥박이 딱 두 번 뛴다면 이는 몸에 기(氣)가 부족해서 그렇다.[1]

호흡하는 데 들이쉴 때 맥이 세 번 뛰고 내쉴 때 세 번 뛰면서 맥이 급하면 환자는 신경과민으로 늘 초조하고 불안한 상태이다. 이런 경우 척부(尺膚)에 있는 피부에 열이 있으면 이는 열병이다.[2]

척부에 열은 나지 않으면서 맥의 느낌이 미끌미끌하면 활맥(滑脈)이라고 한다. 이는 풍병(風病)[3]이다.

맥이 꺼끌꺼끌하면 삽맥(澁脈)이라고 한다. 이는 비병(痺病)[4]이다.

맥박 수가 들이쉴 때 네 번, 내쉴 때 네 번, 혹은 그 이상을 뛰는 것은 치명적인 질병으로, 사맥(死脈)이라 하며, 맥이 끊어져서 아무런 느낌이 없을 때도 사맥이라고 한다. 맥이 간헐적으로 끊어졌다가 이어졌다 하면서 갑자기 급하게 뛰다가 갑자기 느리게 뛰는 것도 사맥이다.[5]

건강한 맥의 근원지는 위장이다. 즉, 모든 맥은 위장의 기운을 반영한다. 왜냐하면 위장은 음식물을 모으는 창고로, 인체의 각 부분에 영양을 공급하기 때문이다. 사람이 자기의 맥을 만져보아서 위장의 기운이 느껴지지 않는 것을 역(逆)이라 하며, 역이 생기면 죽는다.

봄에는 보통 철사처럼 팽팽하고 길쭉한 현맥(弦脈)이 나온다. 이때 현맥의 모양은 위장의 완만한 힘과 부드러운 성질을 나타내야 한다. 팽팽한 느낌이 지나치게 강해서 빳빳한 느낌이 들면, 간이 비정상으로 병이 든 것이다.

맥이 팽팽한 느낌이 있으면서 위장의 기운이 없는 것을 진장맥(眞臟脈)[6]이라고 하며 환자는 위험한 상태에 이른다. 위장의 기운이 맥박의 박동에 나타나면서 공중에 떠다니는 듯한 맥, 즉 모맥(毛脈)이 나타나면 환자는 가을에 병이 든다.

모맥이 두드러지게 나타나면 질병은 심각해져 병든 증상이 금세 뚜렷하게 나타난다. 봄에 간은 오장의 기운을 골고루 퍼뜨려야 한다. 간은 근육을 영양하는 물질을 모으는 역할을 한다.

여름의 맥은 물이 흘러넘치는 듯한 느낌이 드는 구맥(鉤脈)이면서 위장의 부드럽고 완만한 성질을 띠어야 한다. 흘러넘치는 듯한 구맥의 성질이 지나치게 강하면 심장에 문제가 생겼음을 알려준다. 위장의 성질을 느끼지 못하면서 구맥만 잡히면 환자는 죽는다.

여름 기간 중에 환자의 맥이 마치 돌멩이가 물에 가라앉은 듯한 느낌이 드는 석맥(石脈)이라면 이는 환자가 겨울에 죽는다는 의미이다. 그러므로 석맥이 강하게 잡히면 환자의 상태는 심각하다.

한여름에 대개의 사람들은 완만하고 부드러운 성질이 있는 위장의 맥인 홍맥(洪脈)이 잡혀야 한다. 위장이 허약하면서 그 맥의 기운이 지나치게 약하고 물렁한 느낌이 들면 비장이 병들게 된다. 홍맥의 기운이 약하면서 간헐적으로 위장의 기운이 나타나지 않는다면 진장맥이 되므로 이는 죽는 병이다.

맥이 깊게 잡히면서 가라앉는 느낌이 드는 석맥으로 맥에 힘이 없다면, 병의 증상은 금방 나타난다. 한여름에 오장의 모든 기운은 비장에 모여든다. 이렇게 되면 비장에서는 살과 비계를 만들어낸다.

가을에 위장의 맥이 거의 느껴지지 않으면서 마치 머리카락 같은 모맥(毛脈)이 잡히면 폐가 병든 증세이다. 이때 위장의 홍맥이 전혀 느껴지지 않는다면 환자는 죽는다. 모맥이 기다랗고 팽팽한 현맥과 같이 느껴지면 사람은 봄에 병이 든다. 그런데 팽팽하고 기다란 현맥이 지나치게 강하면 환자는 금방 병이 든다.

가을에는 오장의 기운이 폐에 모여든다. 이렇게 되면 폐는 몸 전체에 몸을 영양하고 보호하는 영위음양(榮衛陰陽)을 통해 기운을 보내고 공급한다.

겨울에 가라앉는 듯한 석맥(石脈)이 나타날 때 위장의 기운이 나타나지 않으면 신장이 병든다. 신장의 맥에 위장의 기운이 전혀 없다면 죽는 병이고 석맥과 구맥이 같이 나타나면 다음해 여름에 병이 생긴다. 구맥의 기운이 지나치게 넘치면 환자는 금방 병이 든다.

겨울에는 오장의 기운이 신장에 모인다. 신장은 뼈와 골수(骨髓)를 만드는 물질을 만든다.

위장에는 허리(虛里)[7]라고 불리는 큰 경락이 있다. 이 경락은 위장에서 출발하여 횡격막을 지나 폐로 이어지고 왼쪽 젖가슴 아래에서 그 맥박이 뛴다. 이를 맥기(脈氣)의 근원이라 하며 모든 맥의 근원지라 해서 종기(宗氣)라고도 부른다.

허리맥(虛里脈)이 급하고 강하게 뛰면서 부정맥(不整脈)이 있는 것은 흉중(胸中), 즉 가슴에 병이 있다는 증거이다.

허리맥이 거칠면서 길쭉한 모양이고 간간이 박동이 끊어지는 것은 기가 흉중에 울체되어 적(積)이 있기 때문이다. 허리맥이 끊어져서 의사가 전혀 맥박을 느끼지 못하면 환자는 죽게 되며 젖가슴 아래에서 허리맥이 뛰는 모습이 옷을 입은 상태에서도 보이면 이는 종기(宗氣)가 몸에서 빠져나간 상태이다.

손목의 맥을 만져볼 때 의사는 촌구(寸口)에 손을 적절하게 놓는 법을 알아서 맥의 태과(太過)와 불급(不及)을 잘 이해해야 한다. 손목을 짚어서 맥의 길이가 짧게 느껴지는 것은 양기가 모자라 허해진 것이므로 환자는 두통을 앓는다. 맥의 모양이 길게 느껴지는 것은 음기가 모자라 허해진 것이므로 환자는 발이나 뒤꿈치에 통증이 생긴다.

촌구맥이 급하면서 부풀어 오르는 느낌이 들면 양기가 넘쳐흐름으로 인해 어깨뼈에 통증이 생긴다. 맥이 단단하면서 부풀어 오르는 느낌이 들면 이는 음기가 넘쳐흘러서 내장에 병이 생긴 것이고, 맥이 떠있으면서 부풀어 오르는 느낌이면 이는 양기가 넘치고 병은 겉에 있음을 알려준다. 맥이 가라앉으면서 약하고 깊게 눌러야만 맥을 느끼면 내장에 병이 있으며, 대개 아랫배가 차거나 지나치게 뜨겁고 혹은 아랫배에 단단하게 뭉친 적(積)이 생기거나 산가(疝瘕)[8]의 원인이 된다.

촌구맥이 가라앉은 듯한 석맥이면서 손목 전체에 맥박의 박동이 크게 느껴지면,

음기가 응고(凝固)되어 갈빗대 아랫부분에 정체(停滯)된 적(積)이 나타난다. 그렇게 되면 복부에 통증이 생긴다. 맥이 가라앉은 듯한 석맥이면서 급하게 뛰면 몸이 추웠다 더웠다 하는 한열(寒熱) 증상이 있다.

일반적으로 말해서, 맥이 뛰는 특별한 위치에 대해 잘 알지 못하는 상태에서 맥을 보았을 때 맥이 작고 힘이 없고 꺼끌꺼끌한 느낌이 들면 몸에 기가 부족하여 만성적인 병이 되며, 이를 구병(久病)이라고 한다.

맥이 힘이 크면서 미끌미끌하고 단단한 느낌이 들면 양기에 병이 든 상태로서 몸 겉에 병이 있으며, 이를 신병(新病)이라고 한다.

맥이 작으면서 힘이 있고 단단한 느낌이 들면 음의 병이고 내장에 병이 있다. 맥이 뜬 듯하면서 미끌미끌하고 급하게 뛰면 질병의 기운이 넘쳐흐르고 심각한 상태이다.

맥이 팽팽한 현맥이면서 급하게 뛰면 이는 간에 병이 든 것이다. 그렇게 되면 아랫배 부근에 산가(疝瘕) 혹은 탈장(脫腸)이 생기거나 아랫배가 단단하게 뭉치면서 배가 땅기고 통증이 심한 적(積)이 생긴다.

맥이 매우 미끌미끌하면 이는 양의 병으로서 몸에 바람이 침투했기 때문이며, 이를 풍병(風病)이라고 한다. 맥이 꺼끌꺼끌하면 이는 음의 병이며 비병(痺病)[9] 혹은 관절염이다.

맥박이 느리면서 미끌미끌하면 이는 비장(脾臟)이 병들어서 그렇다. 이것은 열이 중초(中焦)에 침투했음을 알려주는데, 이를 열중(熱中)[10]이라고 한다.

맥이 커지면서 긴박한 느낌이 들면 몸에서 음기와 양기가 갈등을 빚어 싸우는 중이며 환자는 복부가 팽창하는 통증을 느낀다.

맥을 짚어서 대번에 병든 증상이라고 느껴지면 이는 쉽게 치유된다. 만일 그런 느낌이 와 닿지 않으면서 환자에게 병이 생겼다면 이는 치유하기가 상당히 어렵다.

맥을 짚어서 뛰는 모양이 사계절의 맥과 일치한다면 그다지 위험스런 병은 아니다. 하지만 맥의 모양이 계절의 흐름에 역행하여 뛴다면 그 질병은 상당히 위험한 상태이다.

팔에 파란 혈관이 여러 개 보이는 것은 우리 몸에 피가 모자라거나 많은 피를 상실했음을 알려주는데, 이를 탈혈(脫血)이라고 한다. 손목의 동맥 부근에 있는 척맥(尺脈)이 느리면서 전체적으로는 꺼끌꺼끌한 삽맥(澁脈)이라면 기혈(氣血)이 모자라서 환자는 권태로움과 무기력증으로 지나치게 잠을 자려고 한다.

척맥이 크면서 몸 안에 열이 있으면 지나치게 피를 흘렸을 가능성이 있다. 척맥의 위치에서 삽맥(澁脈)이 잡히면서 전체적으로는 맥이 미끌미끌하게 잡히는 것을 활맥(滑脈)이라고 한다.

몸속의 양기가 지나치게 많아 땀이 끊임없이 흐르는 것을 다한증(多汗症)이라고 한다. 척맥 부위의 피부가 차갑고 맥이 실낱처럼 가늘면 환자의 몸속은 차가워서 설사를 하는데, 이를 후설(後泄)이라고 한다.

맥이 넓으면서 굵고 척맥의 부위에 열이 있는 것은 복부 한가운데에 열이 있는 것으로, 이를 열중(熱中)이라고 한다.

진장맥(眞臟脈), 즉 내장의 기운이 끊어져 감을 나타내는 맥으로서, 이로 인해 간(肝)의 현맥(弦脈)이 끊어지는 기미가 나타나면 환자는 천간(天干)에 따르면 경신(庚申)일에 죽는다.

심장의 진장맥이 나타나면 그 환자는 임계(壬癸)일에 죽는다.

비장의 진장맥이 나타나면 그 환자는 갑을(甲乙)일에 죽는다.

폐의 진장맥이 나타나면 그 환자는 병정(丙丁)일에 죽는다.

신장의 진장맥이 나타나면 그 환자는 무기(戊己)일에 죽는다.

따라서 이러한 천간(天干)의 움직임에 따라 진장맥이 나타나면 환자는 누구든지 죽는다. 별들의 움직임, 즉 천문(天文)의 원리와 오장육부에 생기는 증상들이 일치하는 날들은 서로 영향을 미치므로 주의깊이 관찰해야 한다.

목에 있는 경동맥(頸動脈), 즉 인영(人迎)맥이 급하게 뛰면서 호흡곤란증과 기침이 나는 것은 수(水)의 균형이 깨져서 병이 생긴 것으로, 이를 수병(水病)이라고 한다.

눈이 부어올라서 눈알이 튀어나온 듯한 것 또한 수병(水病)이다. 소변색깔이 황적색이고 자꾸 잠을 자려고 하면 황달일 가능성이 높다. 눈의 공막(鞏膜)[11]이 누런색이면 황달이고, 음식을 먹고 나서도 항상 헛헛하고 허기를 느끼는 것도 또한 위달(胃疸)[12]이라는 일종의 황달(黃疸)이다. 얼굴이 부으면 이를 풍수병(風水病)[13]이라고 한다. 발과 발목이 부으면 수종병(水腫病)[14]이라고 한다.

여자에게서 수소음심장인 구맥(鉤脈)이 크게, 그리고 분명하게 잡히는 것은 임신맥이다. 해당 계절에 일치하게 맥이 뛰지 않으면 자연의 원리를 역행하는 것이다. 즉, 풍열병(風熱病)으로 생긴 맥이면 콕콕 찌르고, 급하고 터질 듯한 구맥이어야 하는데, 맥이 가라앉고 단단하고 묵직한 느낌을 주는 석맥이라면, 그 맥은 계절을 역행하는 맥이다.

설사가 나고 하혈할 경우의 맥은 공허하고 약하디 약한 모맥이 나와야 하는데, 맥이 크고 강한 느낌을 주는 것도 역행하는 맥이다.

질병이 몸의 겉에 있음에도 불구하고 맥이 단단하고 꺼끌꺼끌한 느낌인 것도 계절을 역행하는 맥이다.

몸에 나타난 질병의 상태와 맥의 모양이 서로 다른 것은 역행하는 맥이고, 환자를 치료하기 어렵다.

생명의 근본은 음식이다. 만일 사람이 음식을 먹거나 마시지 않으면 죽는다. 음식이나 물이 없다면 위장의 기운이 맥박에 나타나지 않는다. 그렇게 되면 사람은 죽는다.

위장의 기운이 나타나지 않는다는 게 무슨 뜻일까?

환자의 맥에 위장의 부드러운 기운이 나타나지 않으면 의사는 그 사람의 맥이 끊어진 진장맥(眞臟脈)임을 알게 된다.

예를 들어서 간의 맥이 팽팽한 느낌이 없고 늘어진 현맥이라면 간의 맥이 끊어지고 있는 것이다. 또 신장의 맥이 단단하고 걸쭉한 석맥이 아니라 풀어지고 힘이 빠진 석맥이면 신장의 맥이 끊어졌다는 뜻이다.

수태양소장과 족태양방광인 태양의 병은 맥이 길고 말랑말랑한 느낌이 있다.

수소양삼초와 족소양담낭인 소양의 병은 맥이 불규칙하고 간헐적으로 급하게 뛰다가 느리게 뛰다가 혹은 갑자기 길게 뛰다가 짧게 뛰다가 한다.

수양명대장과 족양명위장인 양명의 병은 맥이 짧고 넓고 굵고 완만하다.

정상적인 심장의 맥은 구슬을 일렬로 여러 개 꿴 듯한 느낌이 든다. 즉, 심장의 구맥은 손가락 끝으로 느껴보면 여러 개의 구슬이 구르는 듯한 느낌이 든다. 구슬이 구르는 느낌이 급해지고 불규칙하면서 누에의 허리가 휘듯이 휘어진 느낌이 드는 것은 심장에 병이 생긴 것이다. 만일 맥의 박동이 처음에는 휘어진 듯하다가 나중에는 허리띠처럼 팽팽해지는데, 부드러운 느낌이 없으면 이는 심장의 사맥(死脈)이라고 할 수 있다.

정상적인 폐의 맥은 넓고 솜털 같고 부드러우며 급하지도 않고 느리지도 않는다. 이는 마치 나무에서 나뭇잎이 떨어지는 듯한 느낌이 든다. 폐의 맥이 나무에서 나뭇잎이 살랑살랑 떨어지는 느낌이 없다면 이는 폐에 병이 생긴 징조이다. 맥의 박동이 마치 어떤 물체가 물 표면에 둥둥 떠다니는 느낌이고 닭의 깃털 같은 느낌이면, 이는 폐에 진장맥이 있다는 의미이고 폐의 사맥이다.

정상적인 간의 맥은 기다란 대나무를 들어 올릴 때처럼 끝이 유연하고 부드러우면서 팽팽한 느낌이 든다. 하지만 맥이 크고 미끌미끌하면서 단단한 대나무 끄트머리 같은 느낌이 들면 병든 맥이다. 마치 긴장감 있고 팽팽하며 새로 만든 활시위 같은 맥은 사맥이다.

정상적인 비장의 맥은 부드럽고 순하며 마치 닭이 걸어갈 때 발을 사뿐히 땅에 내딛듯이 완만한 느낌이 든다. 만일 맥이 닭이 발을 급하게 치달릴 때처럼 급하고 크게 뛰면 이는 비장에 병이 있는 것이다. 맥의 박동이 단단하고 날카로워서 새의 부리처럼 쪼거나 발톱으로 할퀴는 느낌이 들거나, 지붕에 물이 새어 후두둑후두둑 떨어지는 느낌이거나, 물이 흘러내려서 다시는 돌아오지 않는 듯한 느낌이 들면 이는 사맥이다.

정상적인 신장의 맥은 동글동글하고 말랑말랑하고 미끌미끌한 성질이 있어서 살짝 물밑으로 가라앉는 듯한 느낌이 든다. 신장맥의 박동이 단단하면서도 동글동글하거나 말랑말랑한 성질도 없이 포도넝쿨이 휘감아 올라가는 듯한 느낌이 들면, 이는 신장의 균형이 무너진 것이다. 신장의 석맥이 줄다리기를 하듯이 무엇인가를 서로 차지하려고 싸우듯 하면서 바둑돌처럼 단단하고 걸쭉하고 돌발적이면서 변덕스럽게 뛰면 이는 사맥이다.

주석 註釋 18 맥(脈)의 분석 _____

18-1) 이럴 때의 맥박을 소기(少氣)라고 한다. 만일 한 번 호흡하는데 각각 맥박이 두 번씩 뛴다면 이는 몸에 기혈(氣血)이 정상적으로 공급되어 몸도 건강하고 신체의 신진대사가 정상적으로 이루어지고 있다는 의미이다. 하지만 각기 한 번만 뛰면 기혈이 부족한 것이므로 소기(少氣)라고 한다.

18-2) 이를 척열(尺熱)이라고 한다. 척부(尺膚)란 팔꿈치 아래에서 손목까지를 가리키며 병을 진단할 때 사용하는 촌관척맥의 기준이 되기도 한다.

18-3) 풍병(風病): 신경계통의 장애로 생기는 모든 종류의 질병이다.

18-4) 비병(痺病): 배꼽 언저리에 단단히 뭉친 게 있어서 딴딴하고 누르면 아픈 병. 헛배가 부르고 얼굴이 핼쑥하며 신경과민으로 쓸데없는 걱정을 많이 하고, 식욕이 당겨도 소화가 되지 않는다. 또한 뼈마디가 쑤시고 아픈 관절염도 생기고 팔다리가 저리고 나른하며 잠이 계속 오는 등 여러 가지 증상이 나타난다.

18-5) 원문에 따르면 '인일호흡사동이상왈사(人一呼吸四動以上曰死)'라고 되어 있다. 이를 해석하면, "만일 사람이 한 번 들이쉬는데 맥박이 네 번 혹은 그 이상, 한 번 내쉬는데 맥박이 네 번 혹은 그 이상 뛰면 이는 죽는 병이다"라는 의미이다.

18-6) 진장맥(眞臟脈): 오장의 맥이 두드러지게 나타난 상태를 말한다. 오장이 심각한 지경에 이르면 해당 장기(臟器)가 약해져서 위장의 기운이 완전히 끊어진 상태가 된다. 따라서 위장맥이 나타나지 않는 맥을 진장맥이라 한다.

18-7) 허리(虛里): 왼쪽 젖가슴 아래의 심장의 박동이 뛰는 부근으로, 이곳에서 뛰는 맥을 허리맥(虛里脈)이라 부른다. 위장은 곡식의 바다로서 몸의 각 부분에 필요한 영양물질을 공급하는 인체의 근본이 된다. 따라서 위장의 모든 기운은 허리(虛里)에 모여 있으므로 이 경락은 12경락의 가장 핵심적인 부분이 된다. 따라서 허리맥의 박동을 통해 위장의 기운과 그 흐름의 상태를 잘 파악할 수 있다

18-8) 산가(疝瘕): 산(疝)이라고도 하는데, 찬바람이 몸속에 들어오면 뜨거운 열로 변해 아랫배

에 내려와 습기와 결합하여 생기는 증상으로, 하복부가 지나치게 뜨겁고 요도에 흰색 물질이 흘러나오는 증상이 있다. 또 다른 증상으로는 찬바람이 몸 안에 들어오면 기혈을 마비시켜 아랫배가 불룩하게 나오고 단단하게 뭉치면서 배가 아프고 그로 인해 등과 허리가 땅겨서 통증이 수반되는 증상도 있다.

18-9) 비병(痺病): 류머티즘 관절염으로, 관절 부위가 냉하거나 습(濕)해지면 쑤시고 아픈 통증이 생겨서 잘 걷지 못한다.

18-10) 열중(熱中): 뜨거운 기운이 한창 생겨난다는 뜻이다.

18-11) 공막(鞏膜): 눈알의 바깥벽을 둘러싼 희고 튼튼한 섬유조직의 막. 주로 탄력성의 섬유를 포함한 결체 조직으로 이루어져 있다. 강막(剛膜), 혹은 백막(白膜)이라고도 한다. 또한 결핵, 매독, 문둥병, 류머티즘, 관절염 등의 질환으로 인한 공막염이 생기기도 하고 각막 가까운 부근에 푸른빛을 띤 붉은 얼룩무늬가 생긴다.

18-12) 위달(胃疸): 위장에 황달이 생겼다는 뜻이다. 중소병(中消病)이라는 항상 허기가 지고 갈증이 심하며 오줌이 자주 마려운 병으로, 일종의 당뇨병과 같다.

18-13) 풍수병(風水病): 신장이나 심장의 탈로 인해 얼굴이나 팔다리가 붓는 병을 말한다.

18-14) 수종병(水腫病): 심장성, 혹은 신장성 그리고 영양 장애성 질환으로 몸의 조직 간격이나 체강(體腔) 사이에 임파액, 장액(漿液)등이 생겨 몸이 붓는 병을 말한다. 물종기라고도 하며, 부병(浮病)이라고도 한다.

19

계절상의 맥과 비정상적인 맥

원문의 제목은 〈옥기진장론玉機眞臟論〉이다. '옥기(玉機)'란 소중하다는 뜻이고, '진장(眞臟)'은 장부에 기가 끊어진 맥을 말한다.

황제가 물었다.

"각 계절에 따라 나타나는 정상적인 맥과 비정상적인 맥을 구분할 수 있습니까?"

기백이 대답했다.

"봄에는 현맥이 나옵니다. 그것은 느낌이 부드럽고 가볍고 속이 빈 듯하면서 가늘고 길고 미끌미끌합니다. 여름에는 구맥이 나오는데, 이는 심장의 맥입니다. 구맥은 올라올 때 크게 뛰는 느낌이 있으면서 가라앉을 때는 가볍게 느껴집니다. 가을에는 닭털이 바람에 날리는 듯한 모맥이 뜁니다. 아주 약하고 가볍게 느껴지지만 가라앉을 때는 빠르면서 퍼지는 느낌이 듭니다. 겨울에는 맥이 돌멩이처럼 무거운 석맥이 뜁니다. 석맥은 무엇인가가 묵직하게 물에 가라앉으면서 손을 움켜쥐는 듯한 느낌이 듭니다."

이어서 기백의 자세한 설명이다.

사계절 중에 계절에 해당하는 맥이 잡히지 않는 것은 질병이 몸에 침투했다는 증거이다.

봄의 현맥이 강하면서 크게 뛴다거나, 여름에 구맥이 힘이 넘치면서 뛰는 느낌이 강하거나, 가을에 모맥이 가벼운 털 같으면서 부드럽긴 하지만 가운데 부분이 단단하고 겉과 속은 텅 빈 듯한 느낌이 들거나, 겨울의 석맥이 단단하면서 고무줄 새총처럼 유연한 느낌이 드는 맥의 상태를 태과(太過-지나침)라고 하며, 질병은 몸의 겉에 있다.

봄에 현맥이 약하면서 작게 뛰고, 여름의 구맥이 올 때는 약하다가 갈 때는 강해지고, 가을의 모맥이 부드럽고 털처럼 가볍고 그러면서 아주 약하게 뛰고, 겨울의 석맥이 급하면서 단단하고 걸쭉한 느낌이 없으면, 이를 불급(不及)이라 하며 몸속에 질병이 있다.

봄에 사람의 맥이 태과(太過)라면 기억을 잘 못하고 정신이 몽롱하며 머리가 어지러우며 눈앞이 아찔거리는 증상이 생긴다. 사람의 맥이 봄에 불급(不及)이 되면 가슴에 통증이 생겨 마치 가슴과 등을 뚫고 나가는 듯이 혹심하게 아프다. 또한 심장 부근이 그득하며 무엇인가가 매달린 듯한 느낌이 있다. 여름의 구맥이 태과라면 피부 겉면에 열이 나고 통증이 생긴다. 또한 부스럼과 뾰루지 그리고 침음창(浸淫

瘡)[1]이 생긴다.

구맥이 불급이라면 사람은 초조하고 불안하며 걱정이 생기고 가슴이 떨리는 심계항진(心悸亢進)[2]이 생기고, 지나치게 침을 많이 흘려 하체의 양기가 고갈되는 결과가 생긴다. 이렇게 되면 결국 기설(氣泄)[3]과 유정(遺精)[4] 등 증상이 나타난다.

가을에 모맥이 태과가 되면 사람은 가슴이 답답하여 호흡곤란을 겪고 등이 땅기고 아프며 몸통이 그득하고 뱃속이 울렁거리는 증상이 나타난다. 모맥이 불급이라면 숨을 가쁘게 쉬고 천식과 기침이 있으며 기침을 하면 피를 토하기도 한다. 따라서 목구멍에서 가래 끓는 듯한 숨소리를 낸다.

겨울에 석맥이 태과이면 기운이 떨어져서 무기력하고 집중력이 없어져서 부산하고 산만하며 몸통과 팔다리에 힘이 빠지고 뼛골이 쑤시고 척추가 땅겨서 아프며 숨을 야트막하게 쉬고 말을 해도 힘이 없어 목소리가 약하여 말하기를 싫어한다.

석맥이 불급이면 사람은 심장이 텅 빈 듯 공허하고 구멍이 난 듯한 느낌이 들고, 또한 배가 고프면 참지를 못해 고통스럽고, 아랫배에 꿀렁꿀렁거리는 소리가 들리고, 물속으로 무언가가 가라앉듯이 갈빗대 아래가 얼음처럼 차고, 등이 땅겨서 아프며 아랫배에 단단한 적(積)이 생기고, 소변곤란 증상이 나타난다.

토 기운에 해당하는 한여름의 정상적인 맥은 느낌이 분명하지 않다. 이 맥이 태과이면 맥의 모양이 사방으로 퍼지는 듯한 느낌을 준다. 이것은 질병이 몸의 겉면에 있음을 알려주는데, 이렇게 되면 환자는 몸을 거의 움직이지 못한다. 이 맥이 불급이면 느낌이 바늘 끝으로 찌르듯 날카롭고 마치 모이를 쪼아 먹는 새의 부리처럼 단단하다. 그렇게 되면 질병은 몸의 겉이나 안쪽도 아닌 중간에 있다. 그렇게 되면 환자는 아홉 개의 구멍이 막혀서 여러 가지 장애(障礙)를 겪는다. 이럴 때는 몸이 굳고 혀가 얼어붙는다.

비정상적으로 병을 옮기는 전염병 매개체가 있다. 이것을 역태과(逆太過)라고 부른다. 이러한 비정상적인 경우의 질병은 상생(相生)을 하는 장부(臟腑)가 상생(相生)을 받는 장부에게서 질병이 옮겨와서 생긴 결과이다.

화기(火氣)의 심장이 자신이 상생하는 토기(土氣)인 비장에게서 질병이 옮겨와 화(火), 즉 심장이 병드는 경우를 말한다. 그렇게 되면 병든 심장은 태과(太過)가 되어 자신이 힘들고 고통스러우므로 스스로를 통제하고 견디기가 힘들어 자신의 나쁜 기운을 금(金)에 해당하는 폐로 보낸다.

폐가 병들게 되면 고통을 받다가 그 질병을 이기지 못하게 되어 자신이 이기는 목(木)인 간으로 나쁜 기운을 보낸다. 그러면 간은 나쁜 기운을 이기지 못해 그것을 토(土)에 속하는 비장으로 보내고, 비장은 다시 수(水)에 속하는 신장으로 보낸다.

이러한 일련의 과정들이 순환되어 오장이 전부 병들면 결국 환자는 즉시 죽는다.

이런 형태로 전염병을 옮기는 매개체는 오장육부(五臟六腑)가 전부 해당된다. 그러므로 비장이 병이든 장부이면 그 병의 원인은 폐에서 온 것이다. 비장은 또 그 병을 신장으로 전이(轉移)시켜 신장이 병들게 된다. 그러면 신장은 심장으로 병을 옮긴다. 심장이 그 병을 폐로 보내지 못하고 도리어 간으로 보내면 결국 간이 병들어 죽는다.

만일 폐가 병든 장부라면 그 병은 신장에서 옮아온 것으로, 폐에서 생긴 질병은 간으로 간다. 간이 그 병을 비장으로 보내는데, 그렇게 되면 신장으로 병이 가지 못하고 도리어 심장으로 보내지면 환자는 죽는다.

신장이 병든다면 그 병은 간에서 옮아온 것이다. 신장은 병을 심장으로 보내고 심장은 그것을 다시 폐로 보낸다. 폐는 그것을 간으로 보내지 않고 도리어 비장으로 보내어 최종적으로 비장도 병들어 환자는 죽는다. 그러므로 이러한 일련의 과정으로 병이 생겨서 환자가 죽는 경우가 너무도 많다.

간단히 요약해서 오장 중 하나가 심각한 질병이 발생하면, 그 장부(臟腑)의 자식에 해당하는 부분이 이미 병들어서 그것이 도리어 자신의 어미에게로 옮겨졌다고 생각하면 된다. 우리는 이러한 비정상적인 질병의 전이과정을 역태과, 혹은 사기(邪氣)역행이라고 일컬으며 이러한 심각한 질병에는 실제로 명확한 치료법이 있다. 뿐만 아니라 인체의 바이오리듬(생체주기활동)을 정확히 판단하여 환자의 죽는 시기를 알 수 있다.

하루 중의 새벽은 목기인 간에 해당한다. 아침은 화기인 심장에 해당하고, 오후는 토인 비장에 해당한다. 저녁은 금기인 폐에 해당하고, 밤은 수기인 신장에 해당한다. 이러한 일련의 오장과 시간과의 순환과정을 이해하면 어떤 질병이 어느 시간에 어느 곳을 침범하여 질병을 발생시키는가를 예상하고, 환자의 죽는 시간을 예측하거나 혹은 미리 질병의 발생을 예방하거나 치료할 수도 있다.

황제가 말했다.

"오장은 서로 연락되고 상호 연관을 맺으면서 각기 독자적으로 움직입니다. 또한 질병요인이 발전하고 다른 모양으로 변형되는 경우도 나름대로 특별한 순서가 있습니다. 따라서 오장의 각 부분이 따로 병들면 사기(邪氣), 즉 나쁜 기운이 다른 곳을 침범하여 그곳을 병들게 합니다. 그런 경우 적절한 시간에 치료하지 않으면 환자는 3개월에서 6개월을 살든가 아니면 최소한 3일에서 6일 밖에 살지 못합니다. 이렇게 비정상적으로 질병이 전체를 돌아 오장 전체가 다 병들면 환자는 곧 죽게 됩니다. 의사가 세 개의 양경락을 잘 구별할 수 있다면 그는 병이 어떤 경락에서 발생했는가를 알 수가 있고, 세 개의 음경락을 구별할 줄 안다면 그는 음의 병이 어디에서 생겼나를 알아낼 수가 있습니다. 그렇게 되면 병의 진행과정과 병들어 죽는 시기를 알 수 있습니다."

기백이 말했다.

"그렇습니다. 병인성(病因性) 바람은 만병의 근원이고 반역자의 우두머리라고 불립니다. 찬바람이 몸을 침투하면 머리카락이 곤두서고 땀구멍이 막혀버립니다. 이렇게 되면 몸에서는 열이 나고 뱃속은 춥고 차가워지므로 사람은 땀을 내고 질병을 몰아내기 위해 발한요법(發汗療法)[5]을 써야 합니다."

기백의 자세한 설명이다.

찬바람 혹은 냉기가 경락을 침범하면 전신마비, 중풍, 근육경련 등을 유발한다. 의사는 환자의 몸에 냉기를 없애기 위해서 탕위(湯熨)[6]로 몸을 덥게 하거나 혹은 침을 놓거나 뜸을 떠주면 된다. 질병을 제때에 치료하지 않으면 그것은 폐를 침범하여 폐비(肺痺)[7]를 유발하여 해소(咳嗽), 천식 그리고 호흡곤란증을 유발한다.

폐를 올바르게 치료하지 못하거나 제때 치료하지 않으면 폐에 생긴 질병이 간으로 전이된다. 이리하여 간비(肝痺) 혹은 간의 이상이 생긴다. 그렇게 되면 심각한 우울증과 구토증을 겪는다. 그럴 경우 안마나 침술을 사용한다. 그래도 효과가 없다면 질병은 간에서 비장으로 전이된다. 이렇게 되면 비풍(脾風)[8]을 비롯하여 황달, 복부가 뜨거움, 불면증, 심번(心煩)[9]이 나타나고 누런색 오줌을 누게 된다. 그래도 이 환자가 안마를 하고 약을 달여 먹고 목욕요법을 쓰면 낫는다. 또한 그럼에도 효과가 없으면 질병은 비장에서 신장으로 전이된다. 그렇게 되면 오줌이 하얗고 탁하게 나오는데, 이것을 산가(疝瘕)[10]라고 하며, 증상은 아랫배가 빵빵하게 붓고 뜨겁고 끊어질듯 아픈 것이다. 그러면서 오줌은 하얗고 탁하다. 이것을 고장(蠱臟)[11]이라 한다. 이는 기생충의 전염으로, 복부 고창증(鼓脹症)[12]이라 하며 이런 경우에 의사는 환자를 안마하고 약물을 사용해야 한다. 그래도 신장의 병이 낫지 않으면 질병이 신장에서 심장으로 전이되는데, 이런 경우에 심장의 근육이 땅기고 갈빗대가 오그라드는 증상이 나타난다. 이런 증상을 계(瘈)[13] 혹은 근육경련에 의한 심근경색이라 한다. 이런 경우에는 뜸을 뜨거나 약물을 사용하여 치료해야 한다. 이렇게 치료했음에도 불구하고 병이 낫지 않으면 환자는 열흘 만에 죽는다.

질병이 신장에서 심장으로 전이되고, 그러다가 다시 폐로 되돌아오면 오한(惡寒)으로 열이 나는 한열왕래(寒熱往來)가 생기고 환자는 3일 이내에 죽는다. 이것이 오행의 순서에 의해서 질병이 발생하고 전이되는 일반적인 순서이다.

이렇게 해서 생긴 병의 예를 들면 감기의 경우 처음에는 기관지염이 되었다가 폐렴으로 변하여 나중에는 폐에 물이 차는 원인이 된다. 그렇게 되면 간에 고여 있던 피가 거꾸로 비장과 위장으로 역류한다. 따라서 비위장의 기능이 약해지고 몸에 물이 차며, 심장의 열이 식고 약해져서 결국 원래 병이 발생했던 부위가 차게 된다.

갑작스럽게 질병이 몸을 침범하면 원래의 순서대로 병이 치료되지 않는 경우가 있는데, 특히 감정적인 병이 그렇다. 걱정, 근심, 슬픔, 두려움, 공포, 지나친 흥분, 분노 등은 질병 발생 순서대로 생기지 않으므로 결국에는 다스리기 힘든 질병으로 발전한다.

지나치게 기뻐서 흥분하면 심장이 다친다. 심장의 기운이 약해지면 신장이 심장을 억압한다. 화를 지나치게 내면 간이 약해지고, 그렇게 되면 폐의 기운이 간을 다치게 한다. 간의 기운이 넘치면 비장이 손상을 입는다. 그러면 지나치게 고민하고 걱정을 많이 한다. 지나치게 두려워하면 신장이 약해진다. 신장이 약해지면 비장이 신장에 공격을 가한다. 지나치게 슬퍼하면 폐의 기운이 약해진다. 그렇게 되면 폐는 심장의 기운에 눌리게 된다.

이런 질병들은 지나친 감정의 결과로 생긴 것으로, 전형적인 질병의 순환이 아니라 만만한 상대방을 억압하는 형식으로 순환된다. 오랜 옛날에는 오행에 의한 질병이 있으면 스물다섯 가지의 서로 다른 변종이 생긴다는 말이 있다.

인체의 주요 골격이 야위고 말라서 쉽게 부스러지거나 주요 근육이 쇠퇴하여 발육부진이 되고, 가슴이 무언가 막힌 듯이 답답하여 숨쉬기가 곤란하면 의사는 환자가 6개월 이내에 죽으리라는 사실을 예상할 수 있다. 이럴 때 의사는 환자에게 진기(眞氣)가 남아있는지 어떤지를 확인하려면 폐(肺)의 진장맥(眞臟脈)을 잘 살펴보면 된다.

이렇게 하면 환자의 죽는 날을 예상할 수 있다. 앞에 언급된 경우 외에도 환자가 가슴이 아프고 답답하면서 어깨와 목 쪽으로 근육이 땅기는 증상을 느끼면 환자는 1개월 이내에 죽는다. 이 경우에 심장의 진장맥을 살피면 죽을 날을 예상할 수 있다. 뿐만 아니라 환자가 몸 전체에 열이 있고 갑자기 살이 빠지면 의사는 환자의 비장을 만져보아 비장의 진장맥을 살펴서 그가 죽을 날을 예상할 수 있는데, 이런 경우의 환자는 열흘 이내에 죽는다.

이외에도 환자의 견갑골, 척추, 환도뼈 등이 물러서 무기력해지고, 허리, 엉덩이, 종아리, 장딴지 등의 살이 빠지면 몸에서 골수가 빠져나가고 몸의 동작이 노인과 같이 된다. 신장의 진장맥이 잡히지 않는다면 일 년 정도는 살 수 있지만, 신장의 진장맥이 잡히면 금방 죽는다. 복부에 통증이 있고 가슴팍이 그득하여 답답하거나 어깨 전신이 아프면서 열이 나거나 눈이 쏙 들어가고 눈이 침침해서 사물이 잘 안 보이거나 아예 안 보이면 환자의 간이 서서히 죽어가고 있으며, 이때 진장맥이 나타나면 환자는 갑자기 죽는다. 하지만 시력이 괜찮은 환자는 눈이 완전히 안 보일 때까지는 살아있다.

외부에 질병이 생긴 경우, 오장 기운의 흐름이 갑자기 딱 끊겨서 영구히 막혀버렸을 때, 마치 사람이 아주 높은 곳에서 갑자기 떨어지거나 깊은 물에 빠진 듯한 정신적 충격을 받으면 그 사람은 죽을 날을 예측할 수가 없다. 하지만 맥박이 희미하게 뛰거나 맥박의 박동을 잘 잡을 수 없거나 혹은 숨을 한번 들이쉬는 짧은 시간 동안에 맥이 급하게 5~6번 뛰면 금방 몸이 망가지거나 험한 몰골이 되지 않는다 하더라도 결과적으로는 죽는다.

따라서 진장맥에 대해서 명확하게 구분을 지어야만 한다.

간의 진장맥은 바이올린 같은 팽팽한 줄이 달린 현악기(絃樂器)처럼 마치 칼의 날을 누르는 듯 날카롭고 팽팽한 느낌이 있다. 또한 얼굴색은 푸르거나 창백하고 핏기가 없으며 몸의 털은 말라서 끊어지거나 몸에서 잘 빠진다. 이때의 맥은 사맥(死脈)이다.

심장의 진장맥은 짧고 동글동글하면서 진주를 만지는 듯한 느낌처럼 단단하다. 이 맥이 생길 때 얼굴색이 검붉은 색에 핏기가 전혀 없으며, 체모(體毛)에 윤기가 없어 끊어지고 잘 빠지면 사맥이다.

폐의 진장맥은 마치 깃털로 사람의 피부를 갖다 대는 듯이 아주 약하고 가볍게 느껴진다. 이때 얼굴색은 창백하면서 붉고 윤기가 없다. 또한 체모는 힘이 없어 잘 부러지거나 뽑히며, 이 또한 사맥이다.

신장의 진장맥은 바둑돌처럼 단단하긴 해도 마치 밧줄이 순간적으로 끊어지려고 하는 듯이 부서질 듯 약하다. 얼굴색은 누렇고 검으면서 윤기가 전혀 없고, 체모는 잘 부러지고 쉽게 빠진다. 이 맥도 사맥이다.

비장의 진장맥은 빠르다가 느리다가 크다가 작다가 하는 등 불규칙하고 약하게 뛴다. 얼굴색은 윤기가 없는 청황색이고 체모가 잘 부러지거나 빠진다. 이것도 사맥이다.

따라서 다섯 가지 진장맥이 나타나면 이는 전부 사맥이다.

황제가 물었다.

"결국 죽을 수밖에 없는 진장맥의 나타나는 원인은 바로 무엇 때문입니까?"

기백이 대답했다.

"오장(五臟)의 영양분은 모두 위장에서 공급받습니다. 위장은 오장의 근본이라고 여겨집니다. 오장의 기운은 위장에서 영양을 공급해주지 않으면 맥이 뛰는 위치까지 전달되지 않아 맥이 제대로 뛰지 못합니다. 심각한 병이 생기면 그 질병은 위장에 손상을 입히며, 따라서 정상적인 다른 오장의 기운 뿐 아니라 위장의 기운도 손목 근처의 촌구에 도달하지 못합니다. 기운이 촌구에 도달하는 맥이란 질병의 기운을 이긴 맥입니다. 하지만 이 맥은 진장맥에 불과하며, 그것이 사맥임이 밝혀지면 환자는 곧 죽습니다."

황제가 물었다.

"병을 치료할 때 환자의 기운이 넘치고 모자람, 즉 허와 실, 건강의 정도, 얼굴색의 종류와 윤기의 정도, 맥의 힘이 넘치고 모자람 등을 살펴야 합니다. 이런 식으로 하면 우리는 심각한 질병으로부터 질병의 정도를 어느 정도인지를 구별할 수 있습니다. 몸과 기운이 잘 일치하면 병은 쉽게 치유되고 얼굴색이 밝고 윤기 있으면 이 또한 치료가 가능한 질병입니까?"

기백이 대답했다.

"맥이 사계절에 맞게 뛰면 이는 쉽게 고쳐지는 병이고 맥이 비록 약하긴 하지만 부드럽고 규칙적으로 뛰면서 위장의 기운이 온전하고 병에 침범을 당하지 않았으면 병은 금방 치유됩니다. 하지만 신체의 생리적 기능과 기운이 상응하지 않으면 병은 치료되기가 어렵고, 맥이 너무 힘이 넘치고 단단하면 병은 악화되기 십상입니다. 뿐만 아니라 맥이 사계절의 변화에 따르지 않고 반대의 맥이 나타난다면 그 병은 치료가 불가능합니다. 이런 경우 환자와 그의 가족들에게 이 사실을 알려 주어야 합니다."

그리고 기백의 자세한 설명이다.

맥이 사계절과 반대가 된다는 것은 무엇을 의미하겠는가.

봄에 폐의 맥이 뛰고, 여름에 신장의 맥이 뛰고, 가을에 심장의 맥이 뛰고, 겨울에 비장의 맥이 뛰는 것이다.

맥이 떠있으면서 뿌리는 없고 깊으면서 위로 올라오지 않고 꺼끌꺼끌한 맥은 사계절과 반대되는 맥이다.

봄 여름에 맥이 깊고, 가을 겨울에 맥이 얕게 뛰면 이것 또한 계절에 역행하는 맥이다.

열병(熱病)이 있다면 맥은 넓고 힘이 넘친다. 하지만 맥이 작고 제자리에서 작게 뛴다면 이는 계절에 역행하는 맥이다. 이질이나 설사가 날 경우 맥은 작고 실낱처럼 가느다랗다. 만일 맥이 크면 계절에 역행하는 맥이다.

피를 지나치게 많이 흘린 결과 충격을 받아 탈수증(脫水症)이나 혈액 누출(漏出)이 생기면 환자의 맥은 기운이 잃고 허해진다. 그럼에도 맥의 기운이 넘쳐 실(實)하면 이 또한 계절에 역행하는 것이다.

질병이 몸속에 있지만, 맥의 기운이 넘쳐 단단하거나 질병이 몸밖에 있으면서 맥이 떠있지도 않고 단단하게 잡히지도 않으면 치료하기가 여간 어렵지 않다.

황제가 물었다.

"맥의 허실(虛實)을 잘 측정함으로써 의사가 환자의 질병을 정확하게 진단한다고 들었습니다."

기백이 대답했다.

"맥이 허해야 할 때 지나치게 실하고 실해야 할 때 지나치게 허한 등 극단적인 맥의 변화가 생기면 환자는 죽을 수도 있습니다. 예를 들어 심장은 혈관을 관리합니다. 맥이 지나치게 실한 것은 심장이 기운이 센 질병의 침범을 당한 겁니다. 폐는 피부를 관리합니다. 피부가 뜨거운 것은 질병의 강한 기운이 폐에 침투한 탓입니다. 비장은 복부를 관리합니다. 만일 복부가 팽만하여 불룩하게 나오는 것은 기운이 강한 질병의 침범을 당해서 그런 것입니다. 신장은 생식기를 관리합니다. 따라서 생식기를 통해 몸속의 오줌과 노폐물이 제거됩니다. 이것이 막힌 것은 신장이 기운이 강한 질병에 침범을 당한 것입니다. 간은 눈을 뜨고 감게 합니다. 눈이 침침하거나 사물이 잘 안 보이는 것은 간이 질병의 기운에 억눌린 탓입니다. 이상의 내용들은 모두 다섯 가지 맥이 실해서 나타난 증상입니다. 맥이 실처럼 가느다란 것은 심장의 기운이 허한 것입니다. 피부에 오한을 느끼는 것은 폐의 기운이 허한 탓입니다. 또한 몸에 힘이 쭉 빠져서 손가락 하나 움직이기 어렵고 무기력해지는 것은 간이 허한 탓입니다. 항문과 방광에 힘이 없어서 요실금(尿失禁)이 되는 것은 신장이 허한 것이며, 사람이 음식이나 물을 먹지도 마시지도 못하는 것은 비장이 허해서 비롯된 것입니다. 이상의 내용들도 모두 다섯 가지 맥이 허해서 나타난 증상입니다."

황제가 물었다.

"다섯 가지 허한 맥과 실한 맥이 있음에도 불구하고 회복된 환자가 있는데, 어떤 이유에서 그렇습니까?"

기백이 대답했다.

"환자가 미음이나 죽을 먹을 수 있다면 위장이 기운을 완전히 잃은 것은 아닙니다. 심하게 땀을 흘리다가 땀이 멈추면 환자는 회복됩니다. 몸에 열이 많아서 땀을 흘리다가 열은 있으나 땀이 안 나거나 소변이나 대변이 잘 안 나오다가 나오거나 하면 비록 병세가 강해도 환자는 회복이 됩니다. 다시 말하면 몸이 허한 상태라 할지라도 위장이 병들거나 상하지만 않았다면 환자는 회복됩니다. 또한 몸이 지나치게 실한 상태라도 눈, 코, 귀, 입, 항문, 요도(尿道) 등이 막히지 않고 대소변 등을 잘 보면 질병은 치료되며, 환자는 병이 낫습니다. 이것이 바로 다섯 가지 허한 맥과 다섯 가지 실한 맥으로 인해 일반적인 예상과는 달리 환자가 병에서 회복되는 신비롭고 놀라운 신체의 기능이며 구조입니다."

주석 註釋 19 계절상의 맥과 비정상적인 맥_____

19-1) 침음창(浸淫瘡): 급성 피부병과 습진의 일종. 심장에 열이 나고 바람이 들어 비계와 살에 그 증상이 나타나는데 처음에는 가렵다가 통증이 생기고 염증이 생기며 진물이 나오고 기육(飢肉), 즉 비계와 살이 짓물러서 점차 형태가 커진다. 이것이 점차 크게 자라면 침음(浸淫)이 되는데, 이것의 의미는 자기도 모르게 어떤 습관에 젖어드는 행위라는 뜻이다.

19-2) 심계항진(心悸亢進): 심계(心悸)란 사람의 왼쪽 가슴의 다섯 번째 갈비뼈에서 감지되는 심장의 고동을 말하고, 심계항진은 심장의 박동이 정상보다 빠르게 뛰는 증세이다. 병약하고 육체적으로 과로를 했거나 심장병 등에 의해서 심장의 두근거리는 증상이 강하면서 빠르게 나타나는 증상. 생리적인 현상에 의한 것과 병에 의한 것이 있다.

19-3) 기설(氣泄): 방귀를 뀌면 동시에 설사가 나오는 증상을 말한다.

19-4) 유정(遺精): 몸이 허약하거나 몹시 피로하고 신경쇠약이나 몽정(夢精) 등으로 성행위를 하지 않고 자기도 모르게 정액이 흐르는 증상. 또는 설정(泄精)이라고도 한다.

19-5) 발한요법(發汗療法): 더운 약이나 더운 음식을 먹고 주변 환경을 덥게 만들고 몸을 따뜻하게 해서 땀을 내어 몸속의 냉기를 몰아내는 치료요법을 말한다.

19-6) 탕위(湯熨): '탕(湯)'이란 뜨거운 열로 몸을 뜨겁게 하는 요법이고, '위(熨)'는 천이나 기타의 물건으로 뜨거운 물로 적셔서 병이 있는 부분을 덥혀주는 행위를 말한다.

19-7) 폐비(肺痺): '비(痺)'란 기운이 막혀서 통하지 않는 상태를 말한다. 따라서 폐비는 폐의 기능이 마비되어서 폐가 제대로 활동하지 못하는 상태를 가리킨다.

19-8) 비풍(脾風): 비장에 바람이 들어가는 현상을 일컫는다.

19-9) 심번(心煩): 마음이 불안하고 쓸데없는 걱정을 많이 하며 고민하고 공상·망상하는 증상을 일컫는다.

19-10) 산가(疝瘕): 산증(疝症)이라고도 하며 고환(睾丸), 부고환(副睾丸), 음낭(陰囊) 등에 생기는 질병으로 인한 신경통과 요통의 및 아랫배와 불알이 붓고 오줌이 제대로 나오지 않는 질병의 총칭이다.

19-11) 고장(蠱臟): 기생충에 의한 질병을 말한다. 여기서 '고(蠱)'란 기생충을 말하고, '장(臟)'은 신장을 가리킨다. 따라서 병에 의한 열이 한군데 모여 울체되어 계속 신장을 손상시켜 몸이 야위고 마르고 정신이 혼미해지고 기력이 쇠약해지는 현상을 말한다. 따라서 이는 벌레가 과일이나

채소를 갉아먹어 들어가듯이 질병이 신장을 갉아 먹는다고 해서 붙여졌다.

19-12) 고창증(鼓脹症): 창자 안에 가스가 가득차서 아랫배가 불룩하게 부르는 증상.

19-13) 계(瘈): 심장 근육이 당겨져 오그라드는 증상을 말한다.

20

삶과 죽음의 결정

원문의 제목은 〈삼부구후론三部九候論〉이다. '삼부(三部)'란 인체를 세 부분으로, 즉 머리부터 목부분까지를 상부, 목부터 배꼽부분을 중부, 배꼽 아래에서 하체를 하부로 나눈 것을 말한다. '구후(九候)'란 각 상부, 중부, 하부에 있는 세 군데의 맥이 뛰는 자리로서, 이곳을 짚어서 인체의 음양 허실 한열을 판단하며 병의 유무와 정도를 알아낸다.

황제가 말했다.

"과거에 내가 구침법(九針法)에 대해 물은 적이 있습니다. 기백 선생이 구침에 대한 자세한 내용을 나에게 알려준 후에 나는 그것을 더 잘 이해하게 되었습니다. 그러고 나서 자식들에게 잘 가르치고 그것을 결코 잊지 말라고 했으며 잘 깨닫고 유념하고 소중히 간직하고 그 비밀을 함부로 말하지 않도록 했습니다. 그런데 이제 구침과 우주와의 관계, 사계절과의 일치성, 그리고 인간이 어떻게 자연의 원리와 변화에 적응할 수 있는지를 알고 싶습니다."

기백이 대답했다.

"좋은 질문을 하셨습니다. 이 질문에는 우주의 원리와 기능에 대한 뛰어난 이해력을 잘 나타나 있습니다."

황제가 물었다.

"우주의 원리에 관한 지식으로 사람이 죽고 사는 문제와 시기를 결정할 때 어떻게 사용하는지를 알고 싶습니다."

기백이 대답했다.

"우주학자들이 개발한 우주론은 숫자 1을 시작으로 9로 마치는 산술학(算術學)으로 설명합니다. 홀수 1은 양이고 하늘이며, 짝수 2는 양이고 땅을 나타냅니다. 인간은 하늘과 땅 사이에 존재하므로 숫자 3으로 나타냅니다. 하늘, 땅, 사람을 천, 지, 인으로 삼태극이라 합니다. 삼의 제곱이 바로 아홉, 즉 '구(九)'입니다. 이것을 인간의 몸에 적용하고, 인간의 몸을 세 부분으로 구분하며, 각 부분에는 세 개의 맥이 뛰는 세 장소가 있습니다. 따라서 이곳에 뛰는 맥을 보고 나서 사람의 살고 죽음을 결정합니다."

황제가 물었다.

"그러면 각 부분에서 맥이 뛰는 장소를 일러주십시오."

기백이 대답했다.

"인간의 몸은 상부, 중부, 하부 세 부분으로 되어 있습니다. 각 부분에는 세 개의 맥이 뛰는 곳이 있는데 이를 하늘, 땅, 사람으로 표시합니다. 이곳의 맥을 제대로 잘 짚으려면 제대로 된 스승에게서 정확하게 맥을 짚는 법을 배워야 합니다. 상부에서 하늘(천天)은 양쪽 눈썹 끝 부분에 있는 동맥(動脈)의 족태양방광경락(足太陽膀胱經絡)인 태양혈(太陽穴)이고, 땅(지地)은 얼굴의 양쪽의 뺨에 있는 동맥의 족양명위경락(足陽明胃經絡)의 거료혈(巨髎穴)과 대영혈(大迎穴)이고, 사람(인人)은 양쪽 귀의 앞쪽에 있는 동맥인 수소양삼초경락(手少陽三焦經絡)인 이문혈(耳門穴) 부근입니다. 중부에서 하늘은 수태음폐경락(手太陰肺經絡)의 경거혈(經渠穴)이고, 땅은 수양명대장경락(手陽明大腸經絡)의 합곡혈(合谷穴)이고, 사람은 수소음심경락(手少陰心經絡)의 신문혈(神門穴)입니다. 하부에서 하늘은 족궐음간경락(足厥陰肝經絡)인 오리혈(五里穴 남자)과 태충혈(太衝穴-여자)이고, 땅은 족소음신경락(足少陰腎經絡)의 태계혈(太谿穴)이고, 사람은 족태음비경락(足太陰脾經絡)의 기문혈(箕門穴)입니다. 따라서 하부에서 하늘의 위치는 간의 기운을 느끼는 부분이고, 땅의 위치는 신장의 기운을 느끼는 부분이며, 사람의 위치는 비장과 위장의 기운을 느끼는 곳입니다."

황제가 물었다.

"중부의 위치에 대해서 설명해 주겠습니까?"

기백이 대답했다.

"중부에도 천, 지, 인의 세 곳이 있습니다. 하늘의 위치에서는 폐의 기운을 느끼고 땅의 위치에서는 가슴의 기운(흉중지기胸中之氣), 즉 종기(宗氣)를 느끼고 사람의 위치에서는 심장의 기운을 느낄 수가 있습니다."

황제는 물었다.

"그렇다면 상부에 대해서도 설명해 주겠습니까?"

기백이 대답했다.

"상부에서 하늘의 위치는 머리의 기운(두각지기頭角之氣)을 느끼고, 땅의 위치에서는 입과 치아의 기운(구치지기口齒之氣)을, 사람의 위치에서는 귀와 눈의 기운(이목지기耳目之氣)을 느낍니다. 사람의 위치에는 폐, 간, 심장, 비장, 신장의 오장(五臟)과 담낭, 위장, 대장, 소장의 사부(四腑)가 있으니, 정신을 담고 있는 오장과 형체를 저장하는 네 개의 주머니를 합쳐서 구장(九臟)이라 부르는 바, 이는 사람의 몸에 있는 아홉 개의 맥과 아홉 개의 대륙과 일치하는 숫자입니다. 오장이 병들면 오장의 정신이 손상을 당해서 환자는 죽습니다."

황제가 물었다.

"3부 9후 맥에 의거한 진찰과정과 진찰방법은 어떻습니까?"

기백이 대답했다.

"의사는 질병과 정기(正氣)[1]의 상대적인 힘을 제대로 이해하려면 환자의 신체적인 형체를 눈에 보이는 그대로 올바르게 평가해야 합니다. 질병의 기운이 몸에서 넘치면 그것을 덜어내야 하고(사瀉), 질병의 기운이 부족하면 몸을 강화시켜야(보補)합니다. 기운을 덜어낼 때 맨 처음 해야 할 일은 혈관 속에 울체된 어혈(瘀血)²을 제거하는 것입니다. 그 다음에 할 일은 기와 혈의 기운이 부족하면 그것을 강화하고 잘 조절하는 것입니다. 질병의 종류에 상관없이 의사는 환자의 몸에 기혈(氣血)의 흐름이 원활히 이루어지고 조화를 이루도록 해야 합니다."

황제가 물었다.

"사람이 죽고 사는 일을 어떻게 알 수 있습니까?"

기백이 대답했다.

"신체적으로는 건장하고 힘이 넘치지만, 맥에 힘이 없고 호흡이 급박하며 숨이 짧게 이어지고 숨 쉬는 데 어려움을 겪으면 환자의 병은 심각한 상태입니다. 환자의 기운이 부족하고 외면상으로 뼈만 앙상하게 남은 모습이면서, 맥의 힘이 넘치고 강하면 곧 죽습니다. 일반적으로 환자의 외면상의 모습과 맥의 뛰는 모양이 일치하면 대개 치료될 가능성은 있습니다. 하지만 환자의 외면상의 모습과 3부 9후 맥의 뛰는 모양이 일치하지 않으면 곧 죽습니다. 만일 맥이 위에서 아래로, 오른쪽에서 왼쪽에서 마치 절구질하듯이 뛰면서 고르게 뛰지 않으면 심각한 병입니다. 만일 맥이 몸의 중부에서는 조화를 이루어 고르게 뛰지만, 다른 부분에서는 서로 다른 모양으로 뛰면 이는 죽는 맥입니다. 맥이 몸의 중부에서는 기운이 없어 허하고 또한 상부와 하부와의 맥과 전혀 다르게 뛴다면 이 역시 죽는 맥입니다. 만일 눈이 안쪽 구멍으로 쑥 들어가면서 기가 끊어지면 환자는 죽습니다."

황제가 물었다.

"병이 어디에 있는지는 어떻게 알 수 있습니까?"

기백이 대답했다.

"사람이 3부 9후맥을 잘 잡아보면 기운이 부족하거나 넘치는 맥이 어디서 잡히는지, 크고 작은 맥은 어디에서 잡히는지, 급하면서 느리게 뛰는 맥은 어디에서 잡히는지, 뜨거나 가라앉은 듯한 맥은 어디서 잡히는지를 알게 됩니다. 이들 모두 병든 상태를 가리킵니다. 이를 통해서 환자의 질병 내력과 병이 생긴 위치를 알 수 있습니다. 예를 들면 왼손으로 환자의 왼쪽 다리의 발목 안쪽 복사뼈 위쪽으로 5촌(寸)가량 되는 부위를 누른 다음에 오른손으로 환자의 발목 안쪽 복사뼈를 가만히 두드리면 부르르 떨리는 느낌, 혹은 벌레가 스멀스멀 기어가는 듯한 느낌이 왼손에 전해집니다. 왼손에 와 닿는 느낌이 규칙적으로 전달되면 이 병은 그리 대단치 않습니다. 하지만 떨리는 느낌이 불규칙하고 혼란스러우면 병은 심각합니다. 전달되는 느낌이 느리고 부드러우면 몸에 병이 있다는 의미이며, 강하게 두드리는데 떨리는 느낌이나 벌레가 기어가는 느낌이 없다면 곧 죽는 병입니다. 몸 전체의 근육이 마르면서 걸을 수 없을 정도가 되면 이 역시 죽는 병입니다. 중부에서 맥박이 간헐적으로 급하게 뛰다가 갑자기 느리게 뛰다가 하면 이 역시 죽는 병입니다. 맥박이 꺼끌꺼끌하면서 연이어 꾸불꾸불거리는 구맥(鉤脈)이 나타나면 질병은 낙맥(絡脈)에 있습니다. 이 병은 표면에 나타납니다. 3부 9후맥은 모두 뛰는 모양이 일치해야 건강을 알려주는 척도가 됩니다. 만일 두 개의 맥이 어긋나면 병이 심각함을 알려줍니다. 세 개의 맥이 서로 틀리면 그 병은 매우 위험한 상태에 있습니다. 의사는 환자가 죽고 사는 시기를 알기 위하여 오장의 질병을 진단고자 할 때 먼저 건강한 정상맥이 무엇인가를 알아야 합니다. 그러고 나서 진장맥(眞臟脈)을 구분하여 환자의 죽고 사는 시기를 판단합니다. 예를 들면 족태양방광경락의 기운이 끊어지면 다리를 구부릴 수가 없고, 환자는 목을 뒤로 젖히고 눈을 뜬 상태로 죽습니다."

황제가 물었다.

"겨울은 음이고 여름은 양인데, 이것이 어떻게 맥과 일치한단 말입니까?"

기백이 말했다.

"3부 9후맥이 모두 깊고, 실낱처럼 가느다랗고, 힘이 없어 끊어질 듯한 느낌이면 음입니다. 이는 겨울의 성격과 비슷합니다. 이때 환자는 한밤중에 죽습니다. 맥의 기운이 넘치고 급하게 뛰며 불안정하면 양의 맥입니다. 이는 여름과 비슷하며 환자는 여름의 한낮에 죽습니다. 몸에 한열(寒熱)이 뒤섞여서 오르락내리락 하면 환자는 음과 양이 바뀌는 시간인 새벽 한 시경에 죽습니다. 병세가 열병(熱病)일 때 환자는 양기가 가장 왕성한 정오쯤에 죽고, 풍병(風病)에 걸린 환자는 양이 고갈되는 시간인 늦은 오후에 죽으며, 수병(水病)에 걸린 사람은 음의 기운이 가장 활발한 한밤중에 죽습니다. 맥이 간헐적으로 잠시 빠르면서 잠시 느리고 잠시 급하면서 잠시 느긋하게 뛰는 것은 비장이 기운이 죽어가고 있는 것입니다. 그렇게 되면 하루 중에 한밤중, 정오, 해뜨기 전과 해질 녁 시간인 진(辰)시, 술(戌)시, 축(丑)시, 미(未)시에 죽습니다. 비장의 기운이 극도로 약해져서 환자가 중풍에 걸리거나 신체 마비가 되면 비록 3부 9후맥이 서로 같은 모양으로 뛴다고 해도 심각한 질병이 되어 거의 치료가 되지 않습니다. 9후맥이 실낱같거나 굵거나 넓고, 급하거나 느리고 뜨거나 가라앉거나 해서 비록 환자가 건강하지 않더라도 맥의 모양이 일치하면 환자는 죽지 않습니다. 바람에 의해서 생겼거나 월경불순으로 생긴 것 혹은 만성적인 질병 등은 맥의 모양이 비슷하지만, 당장 죽는 병은 아닙니다. 이와 비슷하게, 9후맥이 서로 뛰는 모양이 일치하기는 하지만 배후에는 뛰는 힘이 약해 마치 끊어질 듯한 경우가 있는데, 이는 위장의 기운이 소진(消盡)되어 생긴 것으로 환자는 죽습니다. 이때 환자는 심하게 구토하면서 죽게 되는데, 의사는 과거의 임상기록을 잘 조사하고 연구하여 현재 환자의 증상을 잘 살펴야 하며, 환자의 맥을 잘 짚어보고 면밀히 관찰해야 합니다. 환자의 맥이 가볍고 편안하게 뛰면 환자의 병은 그다지 위험하지 않으나, 환자의 맥이 꺼끌꺼끌하면서 느리거나(지遲) 전혀 미동(微動)이 없으면 병이 있음을 알려줍니다. 그러다가 맥이 끊어지면 죽습니다. 근육이 메말라 살갗이 뼈에 달라붙고 온몸이 마비되면 환자는 곧 죽습니다."

황제가 물었다.

"그런 병들을 치료하는 데에는 무슨 방법이 있습니까?"

기백이 대답했다.

"경락에 질병이 침투했다면 그 경락에 침을 놓습니다. 질병이 손락맥(孫絡脈)[3]에 병이 있으면 손경락을 사혈(瀉血)해서 병을 고칩니다. 질병이 혈액에 있고 몸에 통증이 있으면 경락을 치료해야 합니다. 질병이 오른쪽 대락(大絡)에 있으면 왼쪽 대락에 침을 놓고, 왼쪽 대락에 병이 있으면 오른쪽 대락에 침을 놓아 병을 고칩니다. 질병이 끈질기게 오래도록 머물러 있어서 증상이 낫지 않으면 손과 발의 질병이 있는 관절 부위에 침을 놓아 치료합니다. 맥을 모두 자세히 관찰한 후에 상부맥의 기운이 넘치고 하부맥의 기운이 부족하면 의사는 질병이 머무는 위치를 찾아내야 합니다. 그런 다음에 병의 원인을 찾아내어 사혈(瀉血)을 시켜 기가 잘 통하도록 해야 합니다. 환자의 목이 뒤로 젖혀지면서 눈을 위로 치켜뜨면 태양경락인 방광과 소장의 기운이 끊어진 겁니다. 비록 눈을 뜬 상태이지만, 눈 떨림이 없으면 태양경락의 기운이 완전히 소진된 것이므로 곧 죽습니다. 이것이 바로 환자의 죽고 사는 시기를 아는 방법입니다."

주석 註釋　20 삶과 죽음의 결정 _____

20-1) 정기(正氣): 생명의 원기, 혹은 질병에 대한 몸의 저항력을 말한다.

20-2) 어혈(瘀血): 타박상, 상처나 부상 혹은 질병 등으로 피가 제대로 돌지를 않고 한 곳에 울체되어 있는 증상을 말한다.

20-3) 손락맥(孫絡脈): 낙맥에서 갈라져간 경락. 경락이란 경맥과 낙맥이 결합된 말로, 굳이 구분한다면 3차 경락이라고도 할 수 있다.

21

경맥의 질병과 맥상(脈象)

원문의 제목은 〈경맥별론經脈別論〉이다. 이는 질병의 발생 부위에 따라 질병과 맥이 어떻게 일치하는가를 다루고 있다. 특히 소양, 태양, 양명, 궐음, 소음, 태음의 맥이 어떤 부위에 따라 어떤 모양으로 나타나는가를 잘 설명하고 있다.

황제가 물었다.

"경락을 따라 흐르는 기혈이 사람의 활동, 건강, 성격 등에 따라서 맥의 변화에 영향을 끼치는지 말해 주겠습니까?"

"네, 알겠습니다."

기백의 상세한 설명으로 이어진다.

인체 내의 기혈은 일상생활의 여러 가지 활동에 영향을 받고 그에 따라 맥의 모양도 변한다. 그 영향에는 분노, 무서움, 지나친 고민, 슬픔, 즐거움 등이 있다.

사람이 일과 활동을 많이 하느라 밤을 새운다면 신장의 기운이 고갈된다. 그러면 신장의 기운이 부족해서 숨이 가쁘고 호흡이 곤란해진다.

사람들은 차가운 밤공기를 마셔서 그렇다고들 하지만, 실제로는 밤새도록 신장의 기운이 전부 사용되었기 때문이다. 이 시간에 외부로부터 나쁜 기운이 침범하면 폐가 손상당한다.

사람이 매우 높은 곳에서 떨어져서 놀라면 숨이 가빠지고 호흡이 곤란하여 결과적으로 간이 영향을 받는다. 특히 발목을 삐어서 근육과 힘줄이 어긋나거나 늘어나면 어혈(瘀血)이 생긴다.

간이 놀라서 기운이 흩어지면 그것이 비장으로 간다. 그렇게 되면 비장이 손상을 당한다.

이와 유사하게 사람이 무엇에 놀라면 정신이 없고 산란해지며, 폐는 공기가 드나드는 곳이므로 숨이 가빠지고 호흡곤란증이 생겨서 그 음기(淫氣)가 도리어 역상(逆上)하여 심장을 공격하여 손상을 입히기도 한다.

사람이 개울을 건너다가 넘어져서 물에 빠지면 수기(水氣)가 신장을 공격해서 약해지므로 숨이 가쁘고 호흡곤란증이 생긴다. 이런 경우에 생긴 병이더라도 환자가 건강하다면 금방 회복되지만, 몸이 강하지 못한 사람은 기와 혈이 울체되어 쉽게 낫지 않으며, 이것이 원인이 되어 병에 걸린다. 따라서 의사가 환자의 건강상태를 정확하게 진단하기 위해서는 환자의 체질적인 경향 혹은 체질상의 문제점과 그의 피부, 뼈, 살, 그리고 근육 등의 신체적인 현재 상태 등을 면밀히 관찰해야 한다.

사람은 보통 음식을 배부르게 먹고 나면 위장에서 땀을 낸다. 심하게 놀랐을 때에는 심장에서 땀을 낸다. 육체적으로 힘든 일을 하거나 무거운 짐을 지고서 먼 길을 걸으면 신장이 힘들어서 땀을 낸다. 팔다리를 사용하여 근육에 무리를 가하면 비장에서 땀을 낸다. 무시무시한 속도로 과도하게 달리면 간에 열이 생겨서 땀을 낸다. 따라서 춘하추동 사계절의 음양이 변하는 이치로 보면 질병의 발생 원인은 종종 사람의 체질적 성향, 정신적인 과로, 식사습관, 육체적인 활동 그리고 감정의 상태에 의해 생긴다.

사람이 음식을 먹으면 그것은 소화되어 다른 물질로 변한다. 그 중에서 덜 흡수된 물질은 간으로 운반되어 온몸에 퍼져있는 근육을 영양하기 위한 물질로 바뀐다. 위장에서 좀 더 세분화되어 영양분이 풍부해진 물질은 혈관과 경락을 통하여 심장으로 운반되며, 심장에 운반된 물질은 기화(氣化)되어 폐로 모여든다. 폐에서는 기화된 물질을 몸 전역에 퍼져있는 경락과 혈관, 피부, 심지어는 체모에까지 골고루 분배한다. 이리하여 전신을 순환한 물질은 폐에서 정맥(靜脈)과 합쳐져 심장의 주관으로 네 개의 장(臟─간, 비장, 폐, 신장)으로 운반된다. 그런 다음에 네 개의 장 곳곳에 영양물질이 저장된다.

이처럼 영양물질은 공평무사하게 효율적으로 전신에 공급된다. 이러한 현상들을 통하여 영양분이 풍족하게 공급되고 저장된 상태를 알기 위해서는 촌구맥을 짚어 보면 되고, 이것이 환자의 건강상태를 진단하는 방법이 된다.

입에서 씹혀 액체가 된 음식물은 위장으로 흘러 들어간다. 그런 다음에 액체 상태에서 영양분이 추출되면 그 물질은 비장으로 간다. 비장에서는 탁한 물질과 맑은 물질이 걸러지고, 맑은 물질에는 진액(津液)[1]이 있어서 이것은 폐로 운반된다. 폐는 물길(수도水道)을 조절하는 기능을 하면서 맑은 물질을 경맥과 낙맥, 즉 경락을 통해서 몸 전체로 보내고 나중에는 오장(五臟)에도 보내고, 탁한 물질 혹은 노폐물은 방광으로 모여든다.

음식의 소화과정과 영양 물질의 공급 및 흡수 그리고 노폐물의 배설작용은 사계절의 순환 과정대로 이루어지며 음양조화, 오장육부의 상생(相生), 상극(相克) 및 상화(相和)에 의해서도 이루어진다.

족태양방광경락의 기운이 넘치면 호흡곤란증, 궐역두통(厥逆頭痛)[2], 종아리가 땅기고 다리의 힘줄이 오그라드는 근육 위축 등의 증세가 나타난다. 이것은 몸에서 음기가 부족하고 양기가 지나치게 강해서 생기는 증상이므로 의사는 환자의 족태양방광경락에 있는 속골(束骨)과 족소음신경락의 태계(太谿)에 침을 놓아 태양경락의 표리(表裏)[3]관계를 잘 조절해주어야 한다.

양명경락의 기운이 강하면 태양경락과 소양경락의 기운도 넘친다. 이것은 양기가 지나치게 넘쳐서 생긴 병으로, 이때 의사는 족양명위경락의 함곡(陷谷)에 침을 놓아 사(瀉)하고, 족태음비경락의 태백(太白)에 침을 놓아 보(補)한다.

소양경락의 기운이 넘치면 환자는 죽을지도 모른다. 따라서 소양경락이 뛰는 자리에서 맥을 관찰하여 병을 진단하고 족소양담경락의 임읍(臨泣)에 침을 놓는다.

태음경락이 교란되어 어지럽고 태음의 맥이 비정상적으로 뛰면 의사는 환자에게 비장의 진장맥(眞臟脈)이 뛰지나 않는지 면밀히 살펴보아야 한다. 오장의 기운이 끊어지고 위장의 기운이 다른 오장의 맥과 조화를 이루어 나타나지 않는 것은 태음의 기운, 즉 비장의 기운이 끊어지고 있음을 알려주는 상황이다. 이때 의사는 환자의 몸에서 족태음비경락의 태백(太白)에 침을 놓아 사하고, 족양명위경락의 함곡(陷谷)에 침을 놓아 보해야 한다.

족소음신경락에서 열이 지나치게 발생하면 음기가 부족하여 양기가 상층부로 올라온다. 그러면 간, 심장, 비장, 폐의 경락에 질병이 침투하는데, 그 질병의 원인은 신장에 있다. 이런 경우, 신장 및 신장과 표리관계에 있는 방광에 침을 놓아 치료한다. 즉, 방광경락의 비양(飛揚)에 침을 놓아 양기를 사하고 족소음신경락의 대종(大鐘)과 부류(復溜)에 침을 놓아 보한다.

궐음(厥陰)에 병든 기운이 넘치는 경우 간 기운이 약해서 따끔따끔한 통증이 오고 심장이 답답하여 터질 듯한 느낌이 온다. 이렇게 되면 병든 기운이 넘쳐서 간경락에 병이 머물고 땀이 난다. 이때 의사는 음식으로 환자의 기력을 회복시키고 약초를 사용하여 병을 보해준다. 침을 사용하려면 간경락의 태충(太衝)에 침을 놓아 치료한다.

황제가 물었다.

"태양맥은 느낌이 어떻습니까?"

기백은 "태양은 세 개의 양, 즉 소양, 태양, 양명에서 나오는 기운을 대표합니다. 그 중에서 태양은 양기가 가장 많으므로 전체 양을 대표하며 맥은 겉에 뜬 모습으로 나타납니다. 태양은 양기가 가장 많습니다."라고 대답했다.

"그렇다면 소양맥은 느낌이 어떠합니까?"

"소양이란 양기가 좀 적다는 뜻입니다. 따라서 소양은 양기가 형성된다는 뜻이기도 합니다. 소양맥은 가늘고 길고 연합니다."

"마지막으로 양명의 맥은 느낌이 어떠합니까?"

"양명의 맥은 굵고 넓고 마치 물에 뜬 느낌입니다. 태음맥은 깊고 가라앉은 느낌이지만 손가락 아래에 강한 진동이 있습니다. 다른 두 가지의 맥, 즉 궐음과 소음맥은 가라앉은 느낌이어서 뜬 느낌이 없습니다."

21-1) **진액(津液):** 생물체 안에서 생기는 액체로 수액(髓液)이라고도 한다.

21-2) **궐역두통(厥逆頭痛):** 찬바람이나 찬 기운이 머리로 스며들어 머리가 쪼개지듯 아프고 눈알이 튀어나올 것 같으며 뼈마디가 쑤시고 이가 덜덜 떨리는 증상을 말한다.

21-3) **표리(表裏):** 인체의 겉과 속. 여기서는 신경과 방광경을 가리킨다.

22

사계절에 생기는 오장의 질병

원문의 제목은 〈장기법시론藏氣法時論〉이다. '장기(藏氣)'는 '오장육부'의 기운을 말하고 '법(法)'이란 '따르다 혹은 본받다'의 의미이다. '시(時)'는 '춘하추동' 사계절을 말한다. 다시 말하면 인체 내 오장육부의 상태를 사시사철의 움직임에 따라 판단하고 치료한다는 뜻이다.

황제가 물었다.

"오장을 다스리는 법칙을 받아들이고 질병을 진단하고 치료할 뿐만 아니라, 그것을 계절의 변화와 오행의 원리에 적용하는 원칙이 있습니다. 이 원칙을 적용하여 효과를 보거나 그렇지 못하는 원인이 있다면 그것은 무엇 때문입니까?"

기백이 대답했다.

"보통 오행(五行)에 대해 말할 때 사람들은 역동적이고 창조적인 활동과 순환, 조절, 허실 등을 논합니다. 오행의 원리 내면에 깔린 원칙을 이해함으로써 그들은 그 이론을 질병치료에 사용합니다. 그러므로 사람들은 오행을 기본으로 하여 질병의 가볍고 심각함, 사람이 병으로 죽고 사는 시기를 예측하고 결정하며 그것으로 병을 치료하는 방법이 성공하는지 혹은 그렇지 않은지를 분석하기도 합니다."

기백의 구체적인 설명이다.

간은 나무(목木)와 봄에 일치하며 담낭과 같은 부위에 속한다. 따라서 족궐음간경과 족소양담경에 병이 생기면 봄에 치료하는 것이 가장 효과적이다.

간과 담낭은 계절과 절기로 보면 갑일(甲日)과 을일(乙日)에 활동이 가장 활발하다. 이 절기(節氣) 또한 목기(木氣)에 속하고 절기상으로 육십갑자(六十甲子)일 중에서 갑일과 을일은 간의 기운이 가장 활발한 시기이다.

간은 급한 것을 싫어하는 부드럽고 완만한 기운이다. 따라서 완만한 기운으로 만들려면 단맛이 나는 식품을 먹으면 된다.

심장은 화(火)에 속한다. 심장은 여름에 가장 활발하게 움직이고, 소장과 같은 부위에서 거의 같은 기능을 한다. 여름은 수소음심경과 수태양소장경을 치료하기에 가장 좋은 계절이다.

우주학 이론에 의하면 심장과 소장은 병일(丙日)과 정일(丁日)에 해당한다. 다시 말해서 병일과 정일은 심장과 소장의 활동이 가장 활발한 날이다.

심장은 흩어지는 것을 싫어하므로 신맛이 나는 식품을 먹어서 흩어지는 기운을 억제해야 한다.

비장은 토(土)에 속하며 한여름일 때 활동이 가장 왕성하고 위장과 한 쌍을 이룬다. 늦여름은 족태음비경과 족양명위경을 치료하기에 가장 좋은 계절이다. 우주의 이론(운기학)에 의하면 비장과 위장은 무일(戊日)과 기일(己日)과 일치하고, 이 두 날은 육십갑자(六十甲子)일 중에서 토기(土氣)의 활동과 기운이 가장 왕성한 날이다. 비장은 습기를 싫어하지만, 지나칠 정도로 건조하면 짠맛이 나는 식품을 먹어서 몸을 축축하게 해야 한다.

폐의 기운은 쇠, 즉 금(金)이다. 이는 가을의 성질과 같고 대장과 한 쌍을 이룬다. 가을은 수태음폐경과 수양명대장경의 병을 치료하기에 가장 좋은 계절이다. 우주학 이론에 의하면 경일(庚日)과 신일(申日)에 폐와 대장의 기운이 가장 강하고, 이 날은 폐와 대장의 병을 고치기에 가장 좋은 날이다. 폐는 위를 치고 올라가는 역상(逆上)하는 기운을 싫어한다. 따라서 쓴맛 나는 음식을 먹어서 설사가 나게 하고 역상하는 기운을 흩뜨리면 된다.

신장은 겨울의 수(水)의 기운과 일치하며 겨울만 되면 생생하게 기운이 넘친다. 신장은 방광과 한 쌍을 이룬다. 겨울은 족태음신경과 족태양방광경을 치료하기에 가장 좋은 시기이다. 임일(壬日)과 계일(癸日)은 천문학상으로 신장과 방광의 기운이 가장 왕성한 시기이다. 신장은 메마름을 싫어하므로 얼얼하거나 맵고 비린내 나는 음식을 먹어서 건조한 상태를 없애야 한다. 맵고 비린내 나는 식품은 우리 몸에 힘이 나게 하고 체액(體液)을 온몸에 골고루 퍼지게 하여 몸이 탄력 있고 윤기가 나게 한다.[1]

간이 병들어도 여름이면 저절로 낫는다. 만약 여름에 낫지 않으면 가을에는 질병이 더욱 악화된다. 환자가 가을에 죽지 않더라도 그 병은 겨울이라 해도 낫지 않는다. 하지만, 다음해 봄이 되어 치료하면 낫는다. 특히 바람을 맞으면 안 된다.

간에 병이 난 사람은 전형적으로 병정일(丙丁日)까지는 회복이 된다. 그때까지 회복이 안 된다면 병은 무기일(戊己日)을 지나 경신일(庚辛日)쯤에는 악화된다. 만일 간병(肝病)으로 죽지 않는다면 그 병은 지속되다가 임계일(壬癸日)까지 이어지다가 목기(木氣)의 날인 갑을일(甲乙日)로 되돌아온다. 그때쯤엔 병이 낫는다.

간에 병을 앓고 있는 환자들의 경우, 간의 기운이 가장 활발한 동틀 녘에는 마음과 정신이 멀쩡하다가 금극목이 되는 저녁 무렵에는 상태가 악화되고 한밤중에는 수생목이 되어 진정된다.

간의 병으로 고생을 하던 사람들은 간에 엉킨 성질이 흩어지기를 바라므로 이를 위해서는 매운 음식을 먹어야 한다. 따라서 간 기운이 넘칠 때(실實)는 매운 음식을 먹어서 기운을 덜어주고(사瀉) 간 기운이 부족할 때(허虛)는 신맛의 음식을 먹어서 기운을 보충해 주어야 한다.

심장이 병들면 화생토를 하여 한여름이면 낫는다. 만약 한여름에 낫지 않으면 겨울에 악화된다. 이때 죽지 않는다면 심장의 병은 다음해 봄까지 존재하다가 그 다음 여름에 회복된다. 따라서 심장병이 있는 사람은 뜨거운 음식을 피해야 하고, 몸이 뜨거워지지 않도록 옷을 많이 껴입지 말아야 한다.

심장병 환자는 비장, 위장에 해당하는 날인 무기일(戊己日)이면 낫는데, 그때 낫지 않으면 임계일(壬癸日)쯤에 상태가 악화되고, 그때 죽지 않는다면 갑을일(甲乙日)이 지나도록 고통을 겪다가 병정일(丙丁日)이 되면 회복될 수도 있다.

심장병 환자는 정오쯤 심장의 기능과 활동이 가장 왕성한 정오쯤에 가장 건강해지며 한밤중에는 수극화가 되어 병이 악화된다. 새벽녘에는 목생화가 되어 편안해진다. 심장병 환자들은 심장에 엉킨 기운을 풀기 위해서는 조심스럽게 심장의 기운을 부드럽게 해주어야 한다. 그렇게 하려면 짠맛이 나는 음식을 먹고(보補), 심장의 기운을 덜어주고 싶으면 단맛이 나는 음식을 먹으면(사瀉) 된다.

비장의 질병은 토생금을 하여 전형적으로 가을에 회복된다. 환자가 목극토를 하여 봄에 죽지 않으면 비장의 병은 여름까지 지속된다. 그러다가 한여름에 병이 회복되며 이때 뜨거운 음식과 과식, 그리고 습기가 있는 환경을 피해야 한다.

비장의 병이 있는 환자들은 토생금을 하여 폐, 대장에 해당하는 날인 경신일(庚申日) 쯤에 병이 낫지만, 그때 낫지 않으면 목극토를 하여 갑을일(甲乙日)에 병이 악화되어 병정일(丙丁日)까지 지속된다. 이는 화생토를 하기 때문이며, 그러다가 무기일(戊己日)에 회복된다.

비장에 병이 있는 사람들은 비장과 위장의 기운이 가장 활발한 오후에 가장 건강 상태가 좋으며, 목극토가 되는 동틀 녘에 가장 나쁘다. 다시 토생금을 하는 저녁때가 되면 악화된 상태가 가라앉는다. 비장의 병을 고치려면 비장의 기운이 넘치면(실實) 쓴 음식을 먹어서 덜어주고(사瀉), 부족하면(허虛) 단 맛이 나는 음식을 먹어서 채워(보補) 준다.

폐에 병이 있는 사람은 금생수(金生水)를 하여 겨울에 회복된다. 그 때 회복이 되지 않으면, 화극금(火克金)을 하여 다음해 여름에 악화된다. 그때 죽지 않는다면 가을에 회복된다. 이때 폐에 병이 있는 환자는 차가운 음식을 먹지 말고 옷을 헐겁게 입어서는 안 된다.

폐병 환자는 임계일(壬癸日)에 회복된다. 병이 이때 낫지 않으면 폐병은 병정일(丙丁日)에 상태가 악화되고 무기일(戊己日)까지 악화된 상태가 지속되다가 경신일(庚申日)에 회복된다.

폐병 환자들은 대개 금 기운이 넘치는 초저녁에 몸 상태가 가장 양호하며 화극금을 당하는 오후에 가장 몸 상태가 나쁘다. 또 금생수를 하는 밤중에 몸의 상태가 진정된다.

폐에 엉킨 기운을 풀기 위해서는 기운이 넘치면 금극목을 하지 못하도록 신맛나는 음식을 먹어서 기운을 덜어주고 부족하면 화극금을 당하지 못하도록 매운 음식을 먹어서 기운을 보충해주어야 한다.

신장에 병이 생기면 환자는 수생목을 하는 봄에 회복이 된다. 그때 회복되지 않으면, 토극수가 되어 한여름에 신장의 병이 악화되고, 이때 죽지 않는다면 질병은 금생수가 되어 가을에 안정을 되찾고, 수의 기운이 가장 활발한 겨울에 낫는다.

따라서 환자는 지나치게 뜨거운 물과 음식을 먹지 말아야 하고, 옷을 뜨거운 불에 말리지 말아야 한다.

신장병 환자들은 수생목을 하는 갑을일(甲乙日)까지는 회복되어야 하는데, 만일 그렇지 못하다면 비, 위장의 기운이 왕성한 무기일(戊己日)에 토극수가 되어 상태가 악화되며 폐, 대장의 기운이 활발한 경신일(庚申日)까지 생존한다면 금생수가 되어 병이 안정된다. 결과적으로 신장, 방광의 기운이 활발한 임계일(壬癸日)에 병이 회복된다.

신장, 방광의 기운이 가장 활발한 시간은 자정이며, 가장 위축되는 시간은 진시(辰時), 술시(戌時), 축시(丑時), 미시(未時)이다. 초저녁에는 금생수가 되어 신장병의 상태가 안정된다. 신장을 든든하고 강하게 하기 위해서 허할 때에는 쓴 약을 먹어서 기운을 보충하고, 기운이 넘칠 땐 짠맛의 식품을 먹어서 덜어내야 한다.

질병이 인체에 침투하면 오행의 원리와 활동을 기초로 병에 대한 저항력과 질병 사이에 싸움이 벌어져 서로 이기고 지는 일이 있음을 예견할 수 있다.

이를 통해 질병이 우리 몸에서 어떻게 발생하고 어떤 반응을 나타내는지를 이해하게 된다. 이것이 질병과 신체의 건강상태를 진단하는 목적이다.

간 기운이 지나치게 넘쳐서 간이 병들면 양쪽 가슴팍 아래가 아랫배로 땅기듯 아프고 화를 잘 낸다. 간 기운이 부족하여 허하면 눈앞이 가물가물하고 소리도 잘 안 들리며 마치 누군가에게 쫓기듯이 무서움을 탄다.

이럴 경우에는 족궐음간경과 족소양담경에 침을 놓아 치료한다. 만약 간의 기운이 머리로 올라가 뇌충혈(腦充血)[2], 두통, 이롱, 얼굴이 부어오르는 증상이 나타나면 의사는 환자의 족궐음간경과 수소양담경에 침을 놓아서 피를 흘리도록 한다.

심장의 기운이 지나치게 넘치면 환자는 가슴과 갈빗대에 통증이 있고 견갑골(肩胛骨)과 팔 안쪽에도 통증이 있다. 심장의 기운이 약해서 병이 생기면 가슴과 상복부에 무엇인가가 그득하게 고이는 느낌이 든다. 뿐만 아니라, 몸통과 등허리 아래에 통증이 생기는데 움직일 때마다 통증이 느껴진다. 따라서 수소음심경과 수태양소장경에 침을 놓아서 고친다.

따라서 의사는 환자의 심장병을 고치기 위해서는 혀 아래쪽에 있는 염천(廉泉)[3]과 옥예(玉翳)[4]을 찔러서 피를 내면 된다. 상태가 변하면 음극(陰郄)[5]에 침을 놓아 피를 흘리게 한다.

비장의 기운이 지나치게 강하면 몸이 무겁고 허기를 참지 못하고 근육이 풀어져서 무기력(無氣力)하고 무릎이 약해져 걷기가 힘들고 근육이 잘 뭉치고 다리에 통증이 생긴다.

비장의 기운이 약하면 소화가 안되고 배가 더부룩하며 배에서 꾸륵꾸륵거리면서 트림이 나오거나 출렁거리는 소리가 들리고 또한 음식이 소화되지 않아 설사를 한다. 이때는 족태음비경과 족양명위경, 족소음신경에 침을 찔러서 피를 낸다.

22
사계절에 생기는 오장의 질병

폐의 기운이 지나치게 강하면 천식, 호흡곤란, 등허리 위쪽의 통증이 발생하며, 다리가 쑤시고 결리며 생식기가 부어오른다. 폐의 기가 약하면 호흡이 짧아지며 호흡이 이어졌다 끊어졌다 하고 귀가 어두워지고 목이 마르는 증상이 나타난다. 이때는 수태음폐경과 족태양방광경에 침을 놓고 족소음신경에 침을 놓아 피를 내야 한다.

신장의 기운이 넘쳐서 병이 생기면 아랫배가 불룩하고 천식, 호흡곤란증이 생기고, 몸이 무겁고 움직이지 못하며 잠잘 때 식은땀을 흘리고 바람을 싫어한다. 신장의 기운이 약해서 병이 생기면 가슴과 복부에 통증이 있고, 멀건 오줌이 나오며 항상 우울증에 사로잡힌다. 이때는 족소음신경과 족태양방광경에 침을 놓아 피를 낸다.

식이요법(食餌療法)은 오장의 불균형을 바로잡고 교정하는 데 매우 효과적인 방법이다.

간의 질병은 얼굴에 푸른색으로 나타난다. 이 경우에 간의 성질을 부드럽게 해주려면 단맛이 나는 식품을 먹으면 된다. 단맛이 나는 식품에는 멥쌀, 쇠고기, 대추, 아욱[冬葵] 등이 있다.

심장병은 얼굴에 붉은 색깔로 나타나며, 신맛이 나는 음식을 먹으면 심장이 좋아진다. 따라서 개고기, 자두, 부추, 팥 등의 식품은 신맛이 나는 것들이다.

폐의 질병은 얼굴에 창백한 색으로 나타난다. 이때 환자는 폐의 병을 흩뜨리기 위해서 쓴맛이 나는 음식을 먹어야 한다. 보리, 양고기, 해바라기씨, 호박씨, 복숭아 등이 쓴맛의 음식들이다.

비장의 병은 얼굴에 나타난 누렇게 뜬 색으로 알 수 있다. 따라서 비장의 습기를 건조하게 하려면 짠맛 나는 음식을 먹어야 하며 검은콩, 돼지고기, 콩나물 콩, 밤, 콩잎 등이 좋다.

신장의 질병은 얼굴에 검은 색으로 나타난다. 따라서 신장의 병을 흩어지게 하려면 매운 음식인 복숭아, 닭고기, 파 등이 좋다.

매운 맛은 열을 발산하고, 신맛은 흐트러진 물질을 끌어 모으고, 단맛은 급한 성질을 완만하게 하고, 쓴맛은 한곳에 엉킨 성질을 퍼뜨려서 선소하게 하고, 짠맛은 단단하게 굳은 물질을 말랑말랑하게 풀어주는 성질이 있다.

질병의 기운이 강하면 의사는 질병을 치료하고 몸에서 제거하기 위해 약초를 사용한다.

몸이 허약하면 영양을 공급하고 튼튼하게 만들기 위해 식이요법을 사용한다. 오곡(五穀)은 몸에 영양을 주기 위해 사용하며, 다섯 가지 과일은 곡식을 보충하고 몸을 강하게 하고 힘을 내기 위해서 사용한다. 또 다섯 가지 동물의 고기를 먹고 나머지 부족한 기운을 다섯 가지 채소로 채워준다. 따라서 사람이 식사를 할 때에 이러한 음식들을 골고루 섞어서 먹으면 기운이 강해지고 정(精)이 튼튼해진다. 이러한 다섯 가지 유형의 음식은 사람의 몸에 구체적인 효과를 끼치고, 나름대로의 성질이나 효능이 각각 다르다.

다섯 가지 시고, 쓰고, 달고, 맵고, 짠맛의 성질은 각기 기능이 달라서 오장육부의 질병은 어느 것이든지 오행의 원리에 따른 계절의 변화에 조화를 이뤄 식이요법을 이용하면 치료가 된다. 음식은 몸을 영양하고 튼튼하게 하며 병든 몸을 회복시키는 데 대단한 효과가 있다.

주석 註釋 22 사계절에 생기는 오장의 질병 _____

22-1) 여기서 말하는 오장육부와 십간에 대한 설명은 오늘날에도 그대로 적용되지만, 오장의 육체적 증상과 그에 따른 음식의 적용은 우리가 앞에서 알던 바와 차이가 있다. 이미 언급했듯이 간이 나쁘면 바람을 싫어하고 근육이 긴장하므로 화를 잘 내고 한숨을 잘 쉰다. 이럴 때는 신맛 나는 음식이 좋다. 심장이 병들면 열을 싫어하고 성질이 급하고 불같아 잘 웃고 딸꾹질을 한다. 이럴 때는 쓴맛 나는 음식이 좋다. 비장이 병들면 습기를 싫어하고 생각을 많이 하고 의심을 잘하며 트림을 잘한다. 이럴 때는 단맛이 나는 음식이 좋다. 폐가 병들면 건조한 것을 싫어하고 비관적인 성격이 되고 눈물을 잘 흘리며 재채기를 잘한다. 이럴 때는 매운 음식을 먹어 증상을 좋게 한다. 신장이 병들면 추위를 잘 타고 냉기를 싫어하며 무서움을 잘 타고 침을 잘 흘리며 하품을 잘한다. 이럴 때는 짠맛이 나는 음식이 좋다.

22-2) 뇌충혈(腦充血): 정신적인 충격, 폭음, 폭식, 심장병, 변비 등으로 뇌수(腦髓)의 혈관이 충혈되어 생긴 증상을 말한다. 귀가 울리고 두통이 생기며 때로는 인사불성이 되는 경우도 있다.

22-3) 염천(廉泉): 맑은 침이 나온다는 뜻이다. 임맥(任脈)의 23번째 침자리. 아랫입술에서 밑으

로 내려와 턱 끝에 있다.

22-4) 옥예(玉翳): 위경의 15번째 침자리를 말한다. 건물이 빽빽이 들어선 곳과 같다는 뜻으로 젖꼭지 위에 위치한다.

22-5) 음극(陰郄): 음기의 틈새라는 뜻으로 심경의 6번째 침자리이고 각종 급성 심장질환에 사용하며 침은 3푼을 찌르고, 뜸은 7장을 놓는다.

23

오행(五行)의 틀

원문의 제목은 〈선명오기宣明五氣〉이다. '선(宣)'이란 '펼치다 또는 밝히다'이며, '명(明)'은 '명확하게 또는 확실하게'라는 뜻으로, 선명(宣明)이라 함은 '확실하고 분명하게 밝힌다'는 의미이다. '오기(五氣)'란 오장육부의 기운을 가리키는 말로, '오장육부의 여러 가지 기능에 대해서 확실하고 분명하게 밝힌다'는 의미를 가지고 있다.

본 편은 기백의 설명으로만 구성되어 있다.

다섯 가지 맛은 위장을 통해 각기 오장으로 들어간다. 신맛은 간으로 들어가고 매운 맛은 폐, 쓴맛은 심장, 단맛은 비장, 짠맛은 신장으로 들어간다.

오장의 각 부분은 병이 들면 각자의 증후군이 있다. 심장이 병들면 딸꾹질을 하고, 폐가 병들면 기침을 하며, 간이 병들면 잔소리를 많이 하고, 비장이 병들면 트림을 하면서 신물이 넘어오고, 신장이 약하면 하품을 하고 재채기를 한다. 위장이 병들면 토하기를 잘하고, 대장과 소장이 병들면 설사를 하며 몸이 잘 붓고, 방광이 병들면 소변빈삭(小便頻數)[1], 혹은 소변불통(小便不通)[2]이 생긴다. 또한 담낭이 병들면 화를 잘 낸다.

오장의 정기(精氣)가 지나치게 한곳으로 몰려 있으면 각 장부(臟腑)에 기운이 저장되지 않아 불균형한 상태를 초래한다.

심장에 기운이 지나치게 몰리면 신경과민이 되거나 킥킥거리며 잘 웃고 폐에 기운이 지나치게 몰리면 쉽게 슬픔에 잠기고 울기도 잘한다. 간에 기운이 지나치게 몰리면 화를 잘 내다가 그것이 곧바로 비장으로 흘러넘치면 걱정을 지나치게 한다. 또한 비장의 기운이 넘쳐서 신장으로 흐르면 겁이 많고 무서움을 잘 탄다.

오장이 병들면 싫어하는 것이 있다. 심장이 병들면 열과 더위를 싫어한다. 폐가 병들면 추위를 싫어하고, 비장이 병들면 습기를 싫어하며, 간이 병들면 바람을 싫어하고, 신장이 병들면 메마름, 즉 건조한 것을 싫어한다.[3]

인체는 흐르는 체액(體液)과도 관련이 있다. 심장이 병들면 땀이 잘 나고, 폐가 병들면 콧물이 잘 흐르며, 간이 병들면 눈물이 잘 나고, 비장이 병들면 개기름이 잘 흐르며, 신장이 병들면 질긴 침이 자주 나온다.

다섯 가지 맛은 원래의 성질로 인해 사람의 몸에 영향을 끼친다. 따라서 각각의 맛은 지나치게 먹지 않도록 해야 한다.

매운 맛은 기(氣)를 흩뜨리는 성질이 있다. 기병(氣病)[4]이 있는 사람은 매운맛을 지나치게 많이 먹지 않도록 해야 한다.

짠맛은 피를 맑게 해 준다. 하지만 지나치게 짜게 먹으면 피가 묽어지므로 혈액의 병을 앓고 있는 사람은 지나치게 짠 음식을 먹지 않도록 해야 한다.

쓴맛을 지나치게 섭취하면 뼈가 약해지므로 뼈의 병이 있는 사람은 쓴 음식을 지나치게 많이 먹지 않도록 해야 한다.

단맛은 살을 만든다. 하지만 살에 병이 있는 사람은 지나치게 단 것을 먹지 않도록 해야 한다.

신맛은 근육을 영양한다. 하지만 근육에 병이 있는 사람은 지나치게 신 것을 먹으면 안 된다.

오장에 생기는 병이 있고 병이 발생하는 시간이 있다. 음의 병은 일반적으로 뼈나 살에 나타난다. 양의 병은 대개 피에 나타난다. 양의 병은 겨울에 나타나고, 음의 병은 여름에 나타난다.

오장의 병은 질병의 침투로 발생하며, 몸에 나타나는 병의 종류에는 크게 다섯 가지가 있다.

질병이 양의 맥에 침투하면 환자는 미쳐버린다. 음의 맥에 질병이 침투하면 환자는 비(痺)[5]가 생기거나 몸이 수척하게 마른다.

질병이 양의 맥에 침범하면 환자는 빈혈, 어지럼증 그리고 뇌이상이 생기고 질병이 음의 맥에 침투하면 목소리가 쉬거나 벙어리가 되어 말을 못한다.

질병이 양의 맥에서 음의 맥으로 돌아다니면 몸의 증상이 속으로 들어가 질병의 증상은 가라앉고 환자는 이전보다 수줍음을 잘 탄다.

질병이 음의 맥에서 양의 맥으로 돌아다니면 사소한 일에도 화를 벌컥 낸다. 이것이 오장에 생기는 질병의 증상이다.

병든 맥에는 다섯 가지가 있다.

봄에 보통 잡히는 가늘고 기다란 현맥(弦脈)이 아니라, 가을의 맥인 약하고 뜨는 듯한 모맥(毛脈)이 잡힌다.

여름에는 흘러넘치면서 콕콕 찌르는 구맥(鉤脈)이 아니라, 겨울의 가라앉으면서 단단한 석맥(石脈)이 잡힌다.

한여름에는 미끄럽고 완만한 홍맥(洪脈)이 아니라, 봄의 가늘고 기다란 현맥이 잡힌다.

가을에는 약하고 뜨는 듯한 모맥이 아니라, 흘러넘치면서 콕콕 찌르는 구맥이 잡힌다.

겨울에는 가라앉으면서 단단한 석맥이 아니라, 미끄러우면서 완만한 한여름의 홍맥이 잡힌다.

오장(五臟)은 사람의 정신적인 성격과 일치한다.

심장은 사람의 정신(精神)을 관리하는 신(神)[6]을 저장한다. 폐는 용기와 과감성을 나타내는 백(魄)을 저장한다. 간은 직관 혹은 깨달음을 얻는 혼(魂)을 담고 있다. 비장은 지혜와 분별력을 나타내는 의(意)를 담고 있다. 신장은 의지력과 의욕을 나타내는 지(志)를 담고 있다.

이들은 각기 한 영역에서 한 가지 성질을 관리한다. 심장은 혈관을 지배하고, 폐는 피부와 체모(體毛)를 지배한다. 간은 근육과 손톱, 발톱을 지배하고, 비장은 살과 비계를 지배한다. 신장은 뼈와 골수를 지배한다.

우리 몸에는 피해야 할 다섯 가지 과로가 있다.

지나치게 오래 보면 피가 상한다. 지나치게 오래 누워 있으면 기가 상한다. 지나치게 오래 앉아 있으면 살과 근육이 상한다. 지나치게 오래 서있으면 뼈가 상한다. 지나치게 오래 걸으면 근육이 상한다.

정상적인 상황과 일반적인 환경에서는 오장의 맥이 사계절의 맥과 일치되어 나타나야 한다. 봄에는 현맥이 나와야 하고 여름에는 구맥, 한여름에는 홍맥, 가을에는 모맥, 겨울에는 석맥이 나와야 사람은 정상적인 건강을 유지하게 된다.

주석 註釋 23 오행의 틀 _____

23-1) 소변빈삭(小便頻數): 소변이 자주 마렵고 자주 보아도 시원치 않은 증상으로, 기혈(氣血)이 허(虛)하거나 몸이 냉하거나 과식했거나 혹은 전자파 등으로 방광이 오그라들어서 방광에 수분이 충분히 담겨지지 않아 생기는 증상을 말한다.

23-2) 소변불통(小便不通): 오줌이 마려워도 막상 보려고 하면 오줌이 나오지 않는 증상(症狀)을 말한다.

23-3) 본래 폐(肺)는 건조함을 싫어하고 신장은 차가움이나 추위를 싫어한다. 한문본에는 '폐오한(肺惡寒) 신오조(腎惡燥)'라고 쓰여 있다. 이를 좀 더 깊이 생각해 본다면 원문의 오류가 아니라, 폐의 계절인 가을과 신장의 계절인 겨울을 연관하여 비슷한 성질을 바꾸어 쓴 것이다. 물론 잘못 기록한 내용이라고 말하는 학자도 있으나 폐와 신장은 상생관계에 있으므로 늦가을과 초겨울은 비슷한 성질을 가진 데서 생긴 판단이 아닌가 싶다.

23-4) 기병(氣病): 지나친 근심, 걱정, 불안, 고민, 우울증 등 정신적인 과로로 인해 몸이 수척해지고 마르는 증상을 말한다.

23-5) 비(痺): 몸이 마르고 하복부가 차갑고 냉이 생기거나 혹은 단단하게 물질이 뭉친 적 등이

생기는 병을 가리킨다.

23-6) 신(神): 사람의 생각, 판단력, 분별력 등의 이치와 사리를 따지고 옳고 그름을 가릴 줄 아는 작용을 가리킨다.

24

경락의 종류와 침술법

원문의 제목은 〈혈기형지血氣形志〉이다. '혈(血)'이란 음의 성질을 가리키고, '기(氣)'란 양의 성질을 가리킨다. '형(形)'은 경락의 생김새이고, '지(志)'는 경락을 통해 나타나는 성격이나 정신적 특성을 가리킨다. 다시 말하면 음양 경락의 흐름을 통해 나타나는 정신적인 특성들을 해설한 내용이다.

본 편은 기백의 설명만으로 구성되어 있다.

인체 안에는 기혈(氣血)의 종류가 경락마다 다르게 퍼져 있다.

태양경락에는 혈은 많고 기가 적다. 소양경락에는 혈이 적고 기가 많다. 양명경락에는 기가 많고 혈도 가장 많다.

소음경락에는 기가 많고 혈은 적다. 궐음경락에는 혈이 많고 기가 적다. 태음경락에는 기가 많고 혈은 적다.

족태양방광경과 족소음신경은 내부적으로 서로 연결되어 있다. 다른 쌍으로는 족궐음간경과 족소양담경, 족양명위경, 족태음비경 등이 있으며, 이들은 다리로 흘러가는 음양경락이다.

빈면에 손에도 음양 한 쌍으로 흘러가는 경락이 있다.

수소음심경과 수태양소장경, 수궐음심포경과 수소양삼초경, 수태음폐경과 수양 명대장경이 있다. 이 같은 음양경락을 통해서 질병의 원인을 추적할 수 있다.

일반적으로 혈관이 울체되어 혈액순환이 되지 않으면 증상을 완화하고 통증을 덜기 위해서 침을 놓아 울체한 피를 밖으로 나오게 해야 한다. 그리고 환자의 질병 을 보(補)하거나 사(瀉)하기 전에 환자의 건강 상태와 성격을 잘 살펴야 한다.

등에 있는 오장(五臟)의 수혈(兪穴)[1]을 정확하게 찾기 위해서 옛날에는 볏짚을 사 용했다. 지푸라기로 양쪽 젖꼭지 사이의 거리를 잰 다음 이것을 반으로 접는다. 그 리고 다른 지푸라기로 또 다른 반쪽을 만들어 반을 접은 지푸라기와 합하여 정삼각 형을 만든다.

삼각형의 한쪽 끝을 척추의 대추혈(大椎穴)에 놓으면 다른 두 개의 삼각형 끝은 아래쪽 폐수혈[2]에 닿는다. 삼각형 모형을 가지고 아래쪽으로 척추 두 마디를 내려 오면 심수혈[3]에 닿는다. 그곳에서 밑으로 척추 네 마디를 내려가면 간수혈[4], 다시 거기에서 척추 두 마디 아래로 내려가면 비수혈[5]이 있다. 거기에서 세 마디를 더 내 려가면 신수혈[6]이 있다.

육체적으로는 건강해 보이나 정신적으로 괴롭고 우울한 사람은 경락에서 병이 발생한다. 이를 치료하려면 병든 부위에 침을 놓거나 뜸을 뜨는 게 좋다.

신체적으로나 정신적으로 건강해 보이지만 지나치게 즐거워하면 근육과 살에 질 병이 생기는데, 이럴 때는 침으로 치료한다. 겉으로는 즐겁게 사는 듯하지만 신체 적으로 건강하지 않은 사람은 종종 근육과 뼈에 이상이 생긴다. 이런 경우에는 몸 을 전체적으로 따뜻하게 해주어야 하는데, 목욕요법과 도인(導引)체조가 좋다.

육체적으로도 힘들고 정신적으로도 괴롭고 고통스러운 사람은 목에 병이 생겨서 침을 삼키거나 음식물을 씹고 넘기기가 어렵다. 이럴 때는 약초를 사용하여 치료한 다. 또 무리한 활동을 하고 자주 놀라며 마음의 충격을 받은 사람은 경락의 기혈(氣 血)순환이 제대로 이루어지지 않는다. 이때 팔다리가 마비되거나 굳어버리는 수가 있다. 이럴 때는 지압, 안마 등으로 팔다리를 주물러 주거나 약초로 담근 술을 사용하면 된다.

양명경락에 침을 놓을 때는 기가 지나치게 넘치면 피를 내어 기를 덜어내면 된다. 그러나 태양경락에 침을 놓을 때는 피를 내도 되지만, 몸에서 기가 빠져나가지 않도록 해야 한다.

그와 반대로 소양경락에 침을 놓을 때는 기가 빠져나가게 해도 되지만, 피를 내지 않도록 조심해야 한다. 태음경락에 침을 놓을 때는 기가 빠져나가게 해도 되지만, 피를 흘리면 안 된다. 소음경락에 침을 놓을 때도 기를 내보내되 피를 흘리지 말아야 한다. 궐음경락에 침을 놓을 때는 피를 내어도 되지만, 기가 빠져나가게 하면 안 된다.

주석 24 경락의 종류와 침술법 _____

24-1) 수혈(兪穴): 등의 척추 양쪽 방향으로 방광경을 따라 이어진 12개의 십이장부의 침자리를 말한다.

24-2) 흉추(胸椎) 3번과 4번 자리의 중간을 가리킨다.

24-3) 흉추 5번과 6번 가운데 자리를 가리킨다.

24-4) 흉추 9번과 10번 가운데 자리를 가리킨다.

24-5) 흉추 11번과 12번 가운데 자리를 가리킨다.

24-6) 요추(腰椎) 2번과 3번의 가운데 자리를 가리킨다.

25

건강 보존법

원문의 제목은 〈보명전형론寶命全形論〉이다. 다시 말하면 '보배로운 생명을 온 전하게 형체를 유지해야 한다'는 뜻이다. 인간이란 보배로운 생명을 가지고 태 어났으므로 생명과 건강을 소중하게 다루어서 몸이 병들거나 다치게 하지 말 아야 한다는 의미이다.

황제가 물었다.

"하늘 아래의 만물 중에서 인간만큼 소중한 존재는 없습니다. 인간은 하늘과 땅, 물과 음식, 계절의 변화하는 순리에 따라 자라고 번창하고 성숙하고 열매가 맺는 물질에서 나오는 영양분 등에 의존하여 살아가고 있습니다. 이것은 왕은 물론 일반 백성들에 이르기까지 모두가 잘 알고 있는 사실이며, 우리 모두는 각기 건강하게 살기를 간절히 바라고 있습니다. 하지만, 평생을 살아가면서 대부분의 사람들은 이 러저러한 병에 걸려 고생하며 매번 언제 침투했는지도 모르게 사람들은 병이 듭니 다. 질병은 우리 몸에 침투하여 숨어 있다가 겉으로 나와 몸을 망가뜨린 다음 급기 야 뼈와 골수까지 파고 들어가 철저하게 파괴할 정도로 발전합니다. 이런 단계에서 병을 치료하려고 하지만, 이미 때는 늦어버려서 아무런 소용이 없습니다. 그리하여 백성들의 병을 고치는 것이 나의 소망이니, 병으로 고통 받는 백성들을 위하여 할 수 있는 일이 무엇인지를 알려 주었으면 합니다."

기백이 대답했다.

"몇 가지 예를 들어서 말씀드리겠습니다. 그릇 안에 들어있는 소금은 오래 두면 점차 스며 나옵니다. 이는 소금의 중요한 성분이 새고 있는 증거이기도 합니다. 악기의 줄은 그것이 끊어지는 순간에 날카롭고 귀에 거슬리는 센 소리를 내면서 맥없이 끊어집니다. 뿌리가 얕은 나무는 가지와 나뭇잎이 무성하여도 결국에는 속이 비고 뿌리가 온전하지 못해 시들어버립니다. 사람도 이와 같이 병든 증상이 보이면 그 사람의 내장에 병이 든 것입니다. 피부, 살, 기와 혈이 손상을 입고 몸에서 전부 빠져나가면 그 사람은 다시 건강을 찾아 생기 있게 살아가는 것이 어려우며, 침을 놓고 뜸을 뜨거나 탕약을 달여 먹는다 해도 아무런 소용이 없습니다."

황제의 질문은 계속되었고, 기백은 성심껏 대답했다.

"나는 병으로 고통 받는 백성들이 무척 측은하고 불쌍하게 생각됩니다. 때로는 그들에게 무슨 일을 어떻게 해주어야 하는지에 대해 갈피를 잡지 못할 때가 많습니다. 내가 환자들을 치료해도 나아지기는커녕 더욱 악화되기만 하고 그들을 낫게 할 좋은 방도가 없어서 사람들이 나를 보면 병을 고치려는 열성이 없다고 말할 터이니, 이제 어찌하면 좋겠습니까?"

"개인의 모든 생활은 자연현상과 밀접한 관련이 있습니다. 그러므로 사람들이 계절과 자연의 원리에 따라서 생활하는 방법을 알아야 합니다. 간이 나빠질 경우 봄에 어떻게 생활해야 할지를 알아야 합니다. 또한 우주에는 몸의 건강을 지키는 방법이 수만 가지가 있다는 사실을 알게 되면 건강을 보호기 위해 그 방법들을 효과적으로 사용할 수 있습니다. 우주는 음과 양으로 이루어져 있고, 인간에게는 12경락이 있습니다. 자연에는 무덥고 추운 계절이 있으며, 인간에게는 기운의 넘치고 모자라는 허실(虛實)이 있습니다. 사람이 우주에 존재하는 양극, 즉 태극(太極)[1]을 잘 이용하고 12경락에 대한 지식을 섭렵하고 봄, 여름 ,가을, 겨울의 사계절에 잘 순응하여 생활하면 사람은 명료한 사고를 가지며, 어떤 무질서한 현상이 나타나도 절대로 당황하거나 혼란에 빠지지 않습니다. 또 여덟 가지 바람인 팔풍(八風)[2]이 부는 방향과 오행의 변화를 깨닫고 환자의 건강상태와 팔풍과 오행(五行)의 관계를 잘 이해하면 환자의 질병의 원인과 치료법이 무엇인가를 알게 되며 큰 효과를 볼 수 있습니다. 그렇게 되면 폐하께서는 앞에서 제가 말씀드린 내용을 근거로 하여 환자의 정신과 몸의 상태를 꿰뚫어 보는 눈을 가지게 되어 환자의 겉에 나타난 증상을 보지 않고도 훌륭하게 치료할 수 있습니다."

"인간의 육체적인 상태는 음과 양의 영향으로부터 벗어날 수 없습니다. 우주에 존재하는 많은 종류의 기운과 관련하여 옛날 서적에는 지구의 상태를 아홉 개의 대륙과 사계절로 구분지어 요약했습니다. 달이 차면 이지러지고, 날도 짧은 날이 있고 긴 날도 있습니다. 하늘 아래 존재하는 무수한 사물들이 다양한 모양과 다양한 변화가 이루어지는데, 이를 어떻게 뭉뚱그려 한눈에 알아보게끔 정확하게 측정하고 일목요연하게 묘사하겠습니까? 인체 안에서는 무수하게 많은 변화가 생기고 있습니다. 인체 내에서 생기는 많은 증상과 변화를 알고자 한다면 알 수 있는 방법은 무엇이고, 무엇을 근거로 증상과 인체의 원리를 알 수 있겠습니까?"

"폐하께서 오행의 원리를 아시면 우주의 변화과정을 이해하는 데 많은 도움이 됩니다. 오행을 비유하면 이렇습니다. 쇠는 나무를 자르고, 물은 불을 끕니다. 나무는 흙을 통해 뿌리를 내고, 불은 쇠를 녹입니다. 흙은 또한 물을 담고 있습니다. 이러한 변화과정은 우주의 변화와 비슷합니다. 따라서 침을 사용할 때 이러한 원리를 이용하는 것은 사람들에게 아주 커다란 자비를 베푸는 일이 됩니다. 유능한 의사가 되려면 필히 갖추어야 할 다섯 가지 요소가 있습니다. 대부분의 의사들이 이 다섯 가지 지침을 소홀히 여기고 있습니다. 우선 마음과 정신을 분산시키지 말고 한곳에 집중시켜야 합니다. 둘째, 자기에 대한 깨달음을 얻고 마음의 교양을 쌓아야 합니다. 셋째, 약초의 성질을 잘 살펴서 그것을 올바로 처방하고 사용하는 법을 배워야 합니다. 넷째, 침술을 사용하기 위해서는 실력을 갖추어야 합니다. 다섯째, 환자를 정확하게 진단하는 법을 배워야 합니다. 만일 의사가 위에 언급한 다섯 가지 지침을 지키고 행한다면 그는 유능하고 실력이 뛰어난 의사가 될 수 있습니다. 여기에 우주의 음양의 법칙을 잘 관찰하여 그것으로 환자를 치료하는 데 응용한다면 그는 더욱 더 훌륭한 의사가 될 수 있습니다. 훌륭한 의사로서 명성을 얻는 일은 형체를 따라다니는 그림자와도 같습니다. 병을 잘 고치고 뛰어난 의사가 되는 것은 어떤 비결이 있는 것이 아니라 이렇듯 아주 간단한 것입니다."

황제는 침술에 대해서 물었고, 기백은 이를 설명했다.

침을 잘 놓으려면 우선 정신을 한군데 모아 집중하는 법을 배워야 하고, 둘째로는 세 부분으로 나누어 3부 9후맥을 사용하여 오장육부의 음양(陰陽) 허실(虛實) 한열(寒熱)을 찾아낸 다음에 침을 놓아야 한다.

의사가 침을 놓을 때는 오장(五臟)의 맥이 어디에서 뛰는지를 제대로 간파해야 한다. 그리고 오장의 진장맥이 뛰는지 여부와 함께 몸의 내부 상태와 외부 상태가 일치하는지도 알아야 한다. 의사는 환자의 겉에 나타난 증상만으로 병을 진단하거나 판단하면 안 되고, 올바르게 치료하기 위해서 환자의 경락과 기혈의 흐름 등에 대해서 신중히 생각하고 자세하게 알아봐야 한다.

환자들에 대해서는 그들의 몸속 어디에 허실(虛實)이 있는지를 파악하여 다섯 군데의 허(虛)한 부분이 나타나면 조심스럽게 치료를 해야 한다. 몸이 허한 곳에 침을 놓은 경우에는 침을 꽂았다가 몸이 실해지면 재빨리 빼야 하는데, 환자가 눈을 깜빡거리는 속도보다 더 빨라야 한다.

침을 놓아 치료를 할 때 의사의 동작은 신속하고 일사불란해야 한다. 즉, 침은 부드럽고 편안하게 놓아야 하며, 마음은 차분하고 심장은 들떠서 두근거리지 말아야 한다. 꽂았던 침을 뺄 때는 몸의 기운이 좋아지는 상태를 잘 살펴 언제가 가장 좋을 때인가를 결정한다.

비록 눈에는 보이지 않지만, 몸에 기운이 살아나면 마치 새의 무리가 한곳에 날아드는 느낌이 든다. 기운이 빠져나가면 마치 한곳에 모였던 새들이 사방으로 퍼져 날아가는 느낌이 든다. 하지만 의사는 날아가는 새를 쫓아갈 수는 없는 노릇이다. 이처럼 침을 놓을 때 의사는 이미 준비된 곳에 화살을 쏘기 위해 활을 잡아당기듯이 침을 놓아야 한다. 적당한 정도로 기운이 몸에 생기면 활시위에서 화살이 목표물을 향해 날아가듯이 침을 재빨리 빼야 한다.

황제의 질문은 계속 이어졌다.

"기운이 허하거나 실하면 환자를 어떻게 치료하면 됩니까?"

이에 기백이 대답했다.

"기운이 허한 질병을 치료할 때는 보법(補法)³을 사용하여 몸을 좋게 합니다. 또 환자의 기운이 넘쳐서 병이 생긴 경우에는 사법(瀉法)⁴을 실시합니다. 보다 중요한 일은 기운이 경락에 퍼지도록 하는 일이며, 제대로 침을 놓기 위해서는 기회를 잘 포착해야 합니다. 침자리가 깊든 얕든 혹은 침자리가 오장에서 멀리 떨어진 몸의 말단(末端)⁵이든 가깝든 침을 놓을 때는 천 길이나 되는 깊은 수렁 앞에 있는 것처럼 조심스럽게, 정신을 바짝 차려서 기와 정신을 한군데에 집중시켜야 합니다. 따라서 침은 아주 신경을 곤두세우고 온 정신을 집중하여 놓아야 하고 손끝으로 침을 조작할 때는 마치 사나운 호랑이를 다루듯이 극히 조심스럽게 해야 합니다. 침을 꽂아 조작하고, 그러고 나서 침을 뺄 때에도 온 정신을 집중하여 조심스럽게 해야 합니다."

주석 註釋 25 건강 보존법 _____

25-1) 태극(太極): 우주가 형성되고 난 후에 우주의 질서를 이루며 존재하는 음과 양의 큰 기운. 극(極)이란 가득 찼다는 뜻이며 우주가 태동하던 때를 무극(無極), 그 이전의 상태를 황극(皇極)이라 한다. 우주의 상태가 안정을 이루지 못하고 혼돈과 무질서의 상태로 있었음을 나타내는 말이다.

25-2) 팔풍(八風): 영아풍(嬰兒風−동풍), 강풍(剛風−서풍), 대약풍(大弱風−남풍), 대강풍(大剛風−북풍), 약풍(弱風−동남풍), 흉풍(凶風−동북풍), 모풍(謀風−서남풍), 절풍(折風−서북풍) 등을 가리키며, 이는 모두 병을 유발하는 바람이다.

25-3) 보법(補法): 몸에 기운이 없거나 영양분이 없거나 힘이 없거나 해서 육체적, 정신적 활동이 위축된 경우에 몸에 기를 통하게 하면 힘이 생긴다. 경락과 기혈의 순환을 활성화함으로써 몸을 회복시키는 방법으로는 침, 뜸, 지압, 안마, 몸에 부족한 음식물의 섭취 등이 있다.

25-4) 사법(瀉法): 몸에 기운이 넘치거나 영양이 과다하거나, 힘이 넘치거나 해서 다른 부분을 상하게 한다. 기운이 넘치는 부분에 병이 들면 침, 뜸, 지압, 안마, 운동, 필요한 음식물의 섭취를 통해 기운을 덜어내어 몸을 고친다.

25-5) 몸의 말단(末端): 손가락 끝이나 발가락 부위를 가리킨다.

26

우주의 원리에 따른 침술

원문의 제목은 〈팔정신명론八正神明論〉이다. '팔정(八正)'이란 하늘과 땅 그리고 시간의 여덟 방위를 가리키는데, 땅의 여덟 방위는 '동, 서, 남, 북, 동남, 동북, 서남, 서북'을 가리키고, 하늘의 여덟 방위는 '목, 화, 토, 금, 수, 일, 월, 북극성(北極星)'을 가리키고, 시간의 여덟 방위는 '동지, 하지, 춘분, 추분, 입춘, 입하, 입동, 입추'를 가리킨다.

황제가 물었다.

"침술에 특별히 주의할 점과 법칙이 있는 줄 압니다. 나에게 침술의 주의점과 법칙에 대해 알려 주십시오."

기백이 대답했다.

"자연의 변화하는 원리와 일치하게 침을 놓고자 하는 사람은 치료방법을 잘 알고 이것을 실습해 보아야 합니다."

황제가 "그렇다면 그 내용을 나에게 설명해 주십시오."하고 말했다.

이에 기백이 공손한 자세로 상세하게 아뢰었다.

모든 종류의 침은 사계절의 순환, 달과 해 그리고 별의 운행과 일치하게 놓아야 한다. 이들 우주의 구성 원리는 인체의 기능에도 영향을 끼친다.

날씨가 따뜻하고 화창하고 구름이 없는 날엔 몸에서는 피가 부드럽게 흐른다. 또한 몸을 보호하는 위기(衛氣)[1]가 몸의 겉면에서 활동한다. 날씨가 춥고 구름이 끼고 햇빛이 조금 밖에 나지 않으면 피의 흐름이 탁해지고 거칠어진다. 그렇게 되면 위기(衛氣)가 피부 면에 나타나지 않고 속으로 숨어든다.

달이 새로 뜨면 기와 혈은 쉽게 흘러간다. 보름달이 뜨면 사람의 몸에도 기혈이 충만하고 근육도 튼튼해진다. 하지만 달이 이지러지면 경락에는 피가 흐르지 않아 공허해진다. 이 시기에 위기가 줄어들면 근육에 영양 공급이 이루어지지 않는다. 따라서 사람은 기혈의 흐름을 적절하게 조절하기 위해서 침을 놓을 때는 자연의 변화에 맞추어야 한다.

겨울에는 침을 자주 놓으면 안 되고, 날씨가 따뜻해지면 반대로 침을 자주 놓아도 된다. 초승달이 뜰 때 사법(瀉法)을 쓰면 안 되고, 보름달이 떴을 때는 보법(補法)을 쓰면 안 된다.

달이 안 뜨는 날에는 침을 이전보다 덜 놔야 한다. 만약 초승달이 뜰 때 사법을 쓰면 오장육부의 기능이 떨어진다. 또한 보름달이 뜰 때 보법을 쓰면 기혈이 지나치게 넘쳐서 몸에 장애를 일으키는데, 그렇게 되면 경락의 흐름이 막혀버린다. 하현달이 뜰 때 침을 놓으면 기의 흐름이 정체되어 버린다. 이렇게 침을 놓아서 몸이 안 좋아지는 상태는 우주의 기운이 인간의 몸과 건강에 끼치는 영향을 주의 깊이 살피지 않고 잘못 이해한 경우이다. 이렇게 되면 사람의 몸에 여러 가지 부작용이 발생한다. 따라서 시기를 잘 살피지 않고 침을 놓으면 몸 안에 생긴 병을 더욱 더 악화시키는 결과를 초래한다.

황제와 기백의 대화는 절기와 별자리로 옮겨진다.

"사계절의 여러 절기 가운데에서 별자리의 위치를 어떻게 찾을 수 있습니까?"

"별자리와 별무리를 관찰하고 살피는 이유 중 하나는 해와 달이 뜨고 지는 현상과 움직이는 방향을 알기 위해서입니다. 팔정(八正), 즉 여덟 가지 병인성(病因性) 바람이 불어올 경우 사람들은 그것이 불어오는 방향을 예견하고 탐지합니다. 그리고 사계절의 기운이 어디에 분포해 있는지를 살핍니다. 만일 그렇게 하지 않아 몸에 기운이 없는 환자가 자연계에서 발생하는 질병에 감염될 경우 합병증을 유발하여 나중에는 심각한 지경으로 악화됩니다. 별자리의 움직임과 여덟 가지 병인성 바람과 사계절의 기운에 대해서 잘 아는 의사들은 질병이 생기기 전에 그것을 미연에 방지하고, 몸에 있던 병이 악화되지 못하게 하며, 심지어는 죽어가는 환자를 살릴 수도 있습니다. 따라서 의사들은 별자리, 여덟 바람, 사계절의 움직임 등에 정통해야 합니다."

"선생의 말이 옳습니다. 이제야 나는 사계절과 별자리의 움직임과 24절기의 원리에 대해서 잘 알겠습니다. 이제 우리가 알고 있는 지식으로 옛날의 뛰어난 지혜를 가진 어른들과 실력을 견주어도 되는지 모르겠습니다."

자신감에 찬 황제에게 기백은 다음을 덧붙였다.

"옛날 뛰어난 자질을 가졌던 어른들만큼의 실력과 지혜를 가지기 위해서는 침경(針經)[2]을 배워야 합니다."

옛 사람들의 경지에 도달하기 위해서는 날씨의 변화, 달이 차고 이지러지는 현상, 사계절의 변화와 속성 그리고 우리 몸에 흐르는 기의 성질 등을 공부하여 정통해야 한다.

의사들이 이런 지식을 갖추면 환자들을 진료하고 치료하는 데 많은 도움이 된다. 그러므로 주의 깊이 이것을 공부하고 터득한 의사는 질병에 대한 뛰어난 통찰력을 갖추고, 질병의 발전 상태에 따른 치료법을 깨우치게 된다. 이런 류의 의사들은 평범한 의사들에 비교할 바 아니며, 평범한 의사들이 감히 도달하지 못하는 경지에 오를 수 있다. 뛰어난 의사들은 눈으로 직접 들여다보지 못하는 인체 내부의 깊은 곳을 환하게 들여다보는 통찰력을 가지고 있다.

허사(虛邪)[3], 즉 정도가 약한 질병은 자연계에서 발생한다. 이는 종종 날씨가 조화롭지 못하고 일기가 불순하면 생기는 경우가 있다. 정사(正邪)[4], 즉 정도가 깊은 질병은 환자가 피곤하고 몸이 약하고 그래서 땀구멍이 열려 있으면 몸에 침투하여 발생한다.

정사(正邪)로 생긴 중병(重病)은 처음에는 대부분의 의사들은 그 정도가 너무 미약해서 잘 모르다가 나중에 심각하게 발전한 다음에야 알게 된다. 하지만 교육을 제대로 받고 비교적 실력이 우수한 의사들은 정사에 의한 병의 증상을 대번에 알기 때문에 발생 원인을 올바로 추적하여 병을 고친다.

이 경우에 3부 9후맥은 맥상이 전혀 변동이 없다. 하지만 가장 뛰어나고 출중한 실력을 겸비한 의사는 병이 발병하자마자 곧 바로 치료한다.

그런 의사는 '도둑이 물건을 훔쳐가기 위하여 문을 열고 몰래 집안으로 들어오는 지'를 아는 사람처럼, 질병이 우리 몸에 어떻게 침투하는지를 올바로 알고 있다. 그리하여 올바른 치료법을 구사할 기회를 엿보다가 질병의 정도가 확실하게 파악되면 그때 가서 득달같이 달려들어 병을 치료한다.

황제가 물었다.

"침술에도 사법(瀉法)과 보법(補法)이 있다는 말을 들은 적이 있습니다. 그것이 무엇인지를 설명해 주겠습니까?"

"사법을 사용할 때 의사는 반드시 방(方)인 충만원리(充滿原理)를 잘 알고 있어야 합니다. 방이란 환자의 몸에 기가 가득 차서 기운이 넘치고, 달이 차고, 날씨에 기운이 가득 차서 날씨가 따뜻하다는 뜻입니다. 다시 말해서 환자는 편안하고 안정된 상태를 가져야 하며, 그런 상태에서 환자가 숨을 들이쉴 때 침을 놓으면 됩니다. 그런 후에 환자가 숨을 내쉬고 나서 다시 숨을 들이쉬기를 기다리다가 꽂은 침을 돌리든지, 기를 불어 넣든지, 혹은 튕기거나 긁거나 해서 조절하기 시작합니다. 그다음에 환자가 숨을 내쉴 때 침을 뺍니다. 이것이 방의 원리입니다. 따라서 사법을 사용할 때 의사는 '충만(充滿)의 원리(原理)', 즉 방의 원리를 잘 이해하여야 몸의 질병을 제거하고 기운을 회복시킬 수 있습니다. 보법을 사용할 때, 의사는 '원형상태(圓形狀態)'가 무엇인지를 이해해야 합니다. 원형(圓形), 즉 '둥글다'는 건 무슨 의미이겠습니까? 그것은 몸에서 혹은 우주에서 기운이 흐르는 모습을 표현한 말입니다. 즉, 기운이 흘러서 그것이 모자라는 곳으로 들어간다는 말이기도 합니다. 따라서 의사는 환자의 기운이 모자라거나 영양과 피가 모자라는 곳을 찾아 정확하고 확실하게 침을 꽂고, 환자가 숨을 들이쉴 때 침을 빼야 합니다. 잘 숙련된 의사는 자신이 의도한 목적인 효과적인 치료를 하기 위해서 환자의 신체적인 외모, 체격, 신장, 영기(營氣)와 위기(衛氣)의 상대적인 관계, 영양 상태, 병에 대한 저항력 그리고 기혈의 상태 등을 잘 알고 있어야 합니다. 인간이란 만물의 영장이고 우주에서 가장 뛰어난 존재이므로 의사는 환자의 건강상태와 신체적 특징 등에 특별한 관심을 기울여야 합니다.”

황제는 기백의 대답에 감탄하면서 말했다.

“대단한 설명이오. 선생이 음양의 변화, 계절의 순환 그리고 우주의 움직임 등에 대해 이해하기 쉽게 설명해 주어서 내가 우주의 원리와 침놓는 기술에 대한 눈이 떠진 듯합니다. 선생은 나에게 신체의 외형과 신(神)에 대해서 설명을 했는데, 그렇다면 신체와 정신이란 정확히 무엇을 뜻합니까?”

기백이 말했다.

“우선 신체에 대해서 말씀을 드리겠습니다. 우선 몸의 변화를 잘 관찰하고 조사한 다음에 진단을 합니다. 그리고 나서 맥을 잘 짚어 보십시오. 잘 모르거나 이해를 못하는 내용이 있으면 의술에 정통한 사람에게 물어봐야 합니다. 이렇게 해서 인체의 병든 곳이나 불균형한 부분을 알게 됩니다.”

“그렇다면 정신(精神)의 신(神)이란 무엇입니까?”

“신(神)이란 사물을 바라볼 때 그것을 인식하고 깨닫는 판단력입니다. 따라서 신이란 환자의 눈을 통해서도 관찰됩니다. 하지만, 진정한 관찰은 의사의 눈으로 직접 보는 것입니다. 그로 인해서 전달되는 환자의 상태는 마음으로 깨닫게 됩니다. 의사는 마음으로 환자의 질병 상태를 알며, 직관적으로 환자의 질병이 무엇인가를 알 수 있습니다. 따라서 굳이 의사는 환자의 말을 듣고서 병명을 알 필요가 없습니다. 왜냐하면 환자의 말이란 백일몽과 같아서 백일몽을 꾸는 사람들은 아무 것도 안 보았다고 말하지만, 실제로는 무엇인가를 보았는데 이는 마치 바람이 불어와 안개를 거두어 간 듯하기 때문입니다. 이것이 신에 대한 저의 대답이고 설명입니다. 따라서 3부 9후맥을 짚어서 몸에 존재하는 신의 상태를 감지할 수 있습니다. 그러나 항상 3부 9후맥으로만 환자의 질병을 진단할 것이 아니라 진단하는 기술이 나아지면 신체적인 상태뿐만 아니라 환자의 마음도 읽을 줄 알고 환자의 질병원인을 근본적으로 캐낼 줄 알아야 합니다."

26 우주의 원리에 따른 침술 _____

26-1) 위기(衛氣): 외부에서 질병이 몸에 침투하지 못하도록 몸을 지켜주는 기운. 다시 말하면 사람이 음식물을 섭취하면 음식의 영양분이 피부와 주리(奏理─살가죽 겉에 거미줄처럼 얼기설기 엮인 부분)를 영양하여 몸을 보호하는 기운을 말한다.

26-2) 침경(針經): 침술에 대해서 설명하고 침놓는 방법을 설명한 침술서적. 여기서는 《영추(靈樞)》를 가리킨다. 영추란 말은 본디 '해부학적인 사람의 몸'이란 뜻으로, 영(靈)은 '사람의 몸이 소중한 존재'라는 뜻이고 추(樞)란 '해부학적인 몸의 구조'란 뜻이다.

26-3) 허사(虛邪): 기운이 모자라거나 부족해서 혹은 날씨나 찬바람, 부적절한 생활 등으로 생긴 질병을 말한다.

26-4) 정사(正邪): 사계절에 부는 정상적인 바람. 봄에 부는 동풍, 여름의 남풍, 가을의 서풍, 겨울의 북풍이 이에 해당된다. 사풍(邪風)은 아니더라도 인체에 침투하여 땀구멍과 경락을 통해 인체에 질병을 퍼뜨리면 인체에 질병이 발생하므로 정사(正邪)라고 부른다.

27

질병의 종류와 치료법

원문의 제목은 〈이합진사론離合眞邪論〉이다. '진(眞)'이란 몸의 건강을 이루고 생명을 유지하는 기운을 말하고 '사(邪)'란 몸에 질병을 불러일으키는 바람, 냉기, 날씨, 기타의 기운을 말한다. 또한 '이합(離合)'은 질병이 몸에 들어오기도 하고 몸에서 떠나기도 하는 상태를 말한다. 따라서 본문은 몸에 질병이 생기는 원인과 대책, 치료법에 대해 설명하고 있다.

황제가 말했다.

"내가 구침(九針)에 대해서 듣기를 치료방법이 9가지로서 각기 다르다고 들었습니다. 하지만 선생은 9가지 치료법을 전부 구사했고, 그것을 나에게 설명했는데, 구침(九針)에 대한 설명이 81편(編)이나 됩니다. 나는 구침의 내용을 전부 이해하기는 했지만 아직도 모르는 게 있습니다. 침경(針經)에서는 여러 가지 침술법에 대해서 설명하는데, 그 책을 보면 우선 우리 몸에서 허하고 실한 부분을 찾아낸 다음에 오른쪽과 왼쪽, 위쪽과 아래쪽을 취하여 치료하라고 되어 있습니다. 즉, 오른쪽에 병이 들면 왼쪽에 침을 놓고, 위쪽에 병이 있으면 아래쪽에 침을 놓아 침을 놓아 병을 치료하라고 되어 있습니다. 나는 이것이 몸 안에서의 영양상태와 신체방어 기능의 부조화 혹은 기와 혈의 허실에 의해서 생긴 것이라고 생각하지만, 전체적으로는 경맥을 통해서 몸 안에 들어오는 질병 때문이라고는 생각하지는 않습니다. 따라서 나는 경맥에 침투한 질병을 치료하는 방법을 배우고 싶습니다."

기백이 대답했다.

"재능이 뛰어난 의사라면 의술 원리에 대한 기준을 가지고 있어야 하고, 자연계의 변화 따른 인체의 반응도 유심히 살펴야 합니다. 예를 들면 하늘에서는 태양의 이동, 달이 차고 이지러지는 현상 그리고 별자리의 움직임이 있습니다. 땅에서는 강과 강줄기 물의 흐름, 바닷물의 이동 등의 현상이 나타납니다."

인간에게는 12경락의 흐름이 있다. 이들은 모두 서로에게 영향을 끼친다.

날씨가 따뜻하면 강물은 조용하고 잔잔하게 흐르지만, 날씨가 추워지면 강물은 꽁꽁 얼어서 흐르지 않는다. 날씨가 지나치게 더우면 폭우가 쏟아지고 홍수가 나고 결국 강물이 넘쳐흐른다. 그러다가 폭풍우라도 불어오는 날엔 재난(災難)이 생기기도 한다.

이와 유사하게 몸 밖의 질병은 반드시 몸 안으로 침투한다. 날씨가 추우면 12경락의 기와 혈이 울체되고 날씨가 더우면 몸 안의 피가 지나치게 빠르게, 그리고 제멋대로 흐른다. 지나치게 몸에 열이 많으면 경락이 부풀어 올라 촌구맥을 짚어 보면 촌구맥이 크게 부어오른 것을 알 수가 있다.

인영·촌구맥을 짚어 보면 맥이 큰 쪽에 병이 몰려 있고, 병세(病勢)가 강하다는 걸 느낀다. 인영·촌구맥을 짚어 보아서 맥이 작은 쪽을 잡아보면 그곳의 병세는 약하고 병의 기운이 물러가고 있음을 알게 된다.

촌구맥(寸口脈)에서 의사가 환자의 맥을 짚어 보고서 음의 병인지 양의 병인지를 판단하지 못하면 다음 단계로 넘어가서 3부 9후맥으로 진단해야 한다. 따라서 일단 몸에 질병이 생겼음을 알았으면 더 이상 진전되지 않도록 의사는 즉각 조치를 취해야 한다.

침으로 병을 고칠 때는 환자가 숨을 들이쉴 때 침을 꽂는다. 꽂을 때는 환자의 몸에서 기가 흘러 나가거나 역상하지 않도록 주의를 해야 하고, 일단 침을 꽂은 후에는 몸에서 기가 흐르도록 조용히, 그리고 세심하게 기다린다. 그런 다음에 질병이 더 이상 진전되지 않도록 하고, 몸에 기운이 생기도록 침을 돌리거나 튕기거나 긁어 주거나 하는 식으로 침을 조작하고, 환자가 숨을 들이쉴 때 실시한다.

몸에 기가 제대로 흐르면서 좋아지면 침을 빼도 되는데, 그때 환자더러 숨을 내쉬라고 말한다. 숨을 끝까지 내쉬면 완전히 뺀다. 이렇게 하면 몸속의 질병은 완전히 사라진다. 이것을 사법이라고 한다.

이번에는 황제가 보법(補法)에 대해 묻자, 기백이 대답했다.

보법을 쓸 때는 우선 침자리를 잘 찾은 다음에 피부를 부드럽게 문지른다. 그리고 경락 속의 기가 흩어지도록 손가락으로 침자리를 꾹꾹 누른다. 그렇게 한 다음에 두드리면 기운이 생겨난다.

환자에게 정신을 집중하라고 한 후에 손가락으로 누르던 곳에 침을 꽂는다. 그렇게 한 후 침자리에서 기가 흐르기를 기다리다가 기가 경락을 통해 자유로이 흘러나오면 침을 빼도 된다.

침을 뺄 때에는 반드시 오른손으로 빼되, 침을 꽂았던 자리는 기가 새어 나가지 않도록 왼손으로 지그시 눌러 주어야 한다.

침을 꽂을 때는 환자가 숨을 내쉴 때 해야 한다. 따라서 숨을 끝까지 내쉬었을 때 완전히 꽂는다. 그 다음에 기가 우러나오기를 기다리다가 기감(氣感)[1]이 느껴지면 환자에게 숨을 들이쉬라고 한 다음에 침을 뺀다. 이렇게 하면 몸에서 기가 손실되지 않는다.

침을 뺀 다음에 침놓은 부위를 손으로 부드럽게 살살 문질러서 기의 활동을 도와준다. 이렇게 하면 몸속에서 진기(眞氣)가 보존되는데, 이것을 보법이라고 한다.

"질병의 상태를 살핀 다음에 그것을 없애려면 어떻게 해야 하오?"하고 황제가 묻자 기백이 상세하게 설명했다.

질병이 낙맥(絡脈)을 벗어나서 경락으로 들어가 혈관 속에 오래도록 머물면 질병과 위기(衛氣) 사이에서 치열한 싸움이 벌어진다.

질병과 위기의 싸움 상태에 따라 환자는 몸에 열이 생기기도 하고 추워지기도 하고, 혈관 속의 기가 오르락내리락하고 질병은 몸속에서 한군데 있지 않고 여기저기로 분산된다.

질병을 추적하려면 의사는 원래 있던 부분을 잘 살핀 다음에 퍼지는 것을 막아야 한다. 이때는 침을 사법으로 구사하기는 하지만, 질병의 기운이 강할 때는 절대로 사법을 쓰면 안 된다. 그 까닭은 질병이 한창 번성할 때는 신체의 기력, 즉 진기(眞氣)가 쇠약해 있기 때문이다. 이때 강력하게 사법을 쓰는 것은 경락에 있는 질병의 기운이 훨씬 시들해진 다음에 해야 한다. 질병의 기운이 경락에서 물러가기를 기다리다가 다른 곳으로 지나간 다음에 사법을 쓰면 아무런 효과가 없다. 그리하면 병을 이기려는 기운, 즉 진기(眞氣)가 몸에서 빠져나가고 몸을 보호하는 기운도 빠져나가며, 다른 곳으로 흘러간 질병이 다시 몸으로 침투한다.

따라서 어느 방향에서든 질병을 물리치려면 그것이 겉으로 드러나기를 참을성 있게 기다리고 잘 관찰해야 한다. 이렇게 하면 몸에서 적절하게 물리칠 수가 있다. 이렇게 하기가 여간 복잡하고 까다로운 일이 아니다. 만일 병이 이르렀을 때 침을 너무 빨리 찌르거나 너무 늦게 찌르면 질병은 이미 경락을 지나간 후이며 자칫하면 몸에 상처를 남길 수 있다.

침술을 완전히 익히기란 마치 활과 화살을 사용하는 법과 같다. 다시 말하면 활을 쏠 때는 화살을 정확한 시간에 목표물을 향해 날아가도록 해야 한다. 하지만 엉터리 침 시술자들은 나무방망이로 쇠못을 박으려는 것처럼 어설프면서 제대로 침을 놓지도 못한다. 그러므로 침을 놓을 때는 정확한 시간을 잘 알고, 일단 침자리를 확인했으면 망설이지 말고 정확하고 가뿐하게 꽂아야 한다. 이것이 쇠망치로 쇠못을 정확하게 때려 박는 방법이고 질병을 퇴치하는 방법이다.

이어서 황제가 물었다.

"그러면 침술의 보사법(補瀉法)에 대해서 좀 더 나에게 설명해 주겠습니까?"

기백이 대답했다.

"질병(疾病)에 걸렸을 때 침을 놓아 적절하게 피가 나오도록 사(瀉)하게 한다고 말씀드렸습니다. 이렇게 하면 우리 몸에서 질병이 물러가고 위기(衛氣)도 회복됩니다. 질병이 사람의 몸을 침투할 때 그것이 나타나거나 흐르는 방향이 일정하지 않습니다. 따라서 침을 찔러서 보(補)하기 위해 질병이 있는 쪽으로 밀면 앞으로 흐르고, 사(瀉)하기 위해 질병이 진행되는 쪽에서 잡아당기면 더 이상 번지지 않습니다. 또한 침을 놓아서 질병이 흘러가는 쪽의 정면에서 피를 흘리게 하므로 고칠 수가 있습니다."

황제가 물었다.

"잘 알겠습니다. 하지만 질병이 몸의 진기를 억누르고 있는 상태라도 맥은 바뀌지 않지 않습니까? 그것을 어떻게 알 수가 있습니까?"

기백이 대답했다.

"그런 경우에는 3부 9후맥을 조심스럽게 살펴보아야 합니다. 왼쪽과 오른쪽, 위쪽과 아래쪽을 특히 잘 살피고 맥이 뛰는 힘의 강약을 유심히 살펴 병든 부분을 찾아내고 질병이 드러나기를 기다렸다가 확실하게 그 증후가 나타나면 그때 침을 놓습니다. 만일 3부 9후맥법을 아직도 확실하게 알지 못한다면 그때는 질병이 윗부분, 중간부분 그리고 아랫부분 중에 어느 부위를 침투했는지를 알지 못합니다."

그리고 기백의 자세한 설명이 이어진다.

27
질병의 종류와 치료법

3부 9후맥법을 아직 섭렵(涉獵)하지 못했다면 환자의 몸에서 어느 곳에 위장의 기운이 남아있는지조차 알지 못한다. 그러므로 의사는 3부 9후맥법에 대해서 전혀 알지 않고는 어느 환자의 질병도 미연에 방지하거나 치료하지 못하는 것을 탓할 수는 없다.

3부 9후맥법을 알지 못하는 의사가 기운이 모자라는 부위를 사(瀉)한다면 12경락과 몸 전체에 심각한 문제를 야기하여 환자의 상태는 더욱 위중해지고 진기(眞氣)를 회복하지 못한다.

기술이 미숙한 의사가 기운을 덜어내야 할 부위에 기운을 보충한다면 질병의 기운이 무섭게 설치고, 신체 방어 기제(機制)인 위기는 완전히 제 기능을 상실해 버린다. 이런 상황은 별로 대단치 않은 질병의 기운을 심각한 상태로 바꾸어 놓아 비극적인 죽음으로 이어진다. 이런 현상을 이해하지 못하는 의사가 있다면, 그는 더 이상 의사로서의 역할을 하지 못하므로 그만두어야 한다.

뿐만 아니라 자연의 이치와 인간의 생명이 얼마나 밀접한 관계로 맺어져 있는지를 깨닫지 못하고 환자의 질병을 고치는 게 아니라 오히려 그의 몸에서 진기와 위기를 손상시키는 의사가 있다면, 그는 쓸모없는 의사에 지나지 않는다.

질병이 사람의 몸을 침투하면 어느 일정한 부분에 머무르지 않으므로 의사는 그것을 자극하여 침으로 보사(補瀉)를 실시하거나 피를 흘려 병이 낫게 할 수 있다. 어떤 방법이든지 상황에 맞춰 적절하게 사용함으로 질병을 즉시 치료해야 한다.

주석 註釋 27 질병의 종류와 치료법 _____

27-1) 기감(氣感): 몸에서 기가 흐르거나 몸 밖으로 흘러나오는 현상을 손이나 마음이나 다른 수단으로 느끼는 감각을 말한다.

28

허(虛)와 실(實)의 본질

원문의 제목은 〈통평허실론通評虛實論〉이다. '허실을 설명한다'는 뜻이다. 여기서 말하는 '허(虛)'란 건강한 기운과 영양이 부족하고 기의 흐름이 약하다는 말이다. '실(實)'하다는 말은 병든 기운이 넘치고 영양이 많고 기의 흐름이 강하다는 뜻이다. 질병의 원인 중의 하나가 허와 실에 의한 것이므로 '허실론'에 대해 잘 알아둘 필요가 있다.

황제가 물었다.

"허실이란 무엇을 말합니까?"

기백이 대답했다.

"허실은 질병의 기운과 그것을 이기려는 저항력을 말합니다. 질병의 기운이 넘치면 우리는 이를 두고 실하다고 말합니다. 병을 이기려는 저항력이 약하면 이를 허하다고 말합니다."

황제는 계속하여 "그러면 기운의 허와 실에 대해서 더 구체적으로 설명해 주시겠습니까?"하고 말했다.

그러자 기백이 대답했다.

"폐를 예로 들어서 말씀드리겠습니다. 폐는 우리 몸에서 공기, 즉 기를 지배하고 관리합니다. 기가 부족하다면 그것은 폐의 기운이 허하기 때문입니다. 기가 역상하는 것은 몸의 상체는 기가 넘치고 하체는 기가 부족해서 생기는 현상입니다. 이때 발이 차갑습니다. 폐의 질병이 여름이 아닌 계절에 생기면 병은 고쳐지지만, 화기(火氣)가 강한 여름에 병이 들면 환자는 죽습니다."

"그렇다면 중실(重實)이란 무엇입니까?"

기백이 "중실이란 질병의 기운이 지나치게 넘치며 고열(高熱)이 나고 맥박이 극히 빠르고 강한 질병의 증상을 가리킵니다."라고 대답했다.

황제는 "그러면 12경락에 모두 기운이 그런 식으로 넘치면 어떻게 치료해야 합니까?"하고 물었다.

"12경락에 기운이 넘친다는 말은 촌구의 맥이 급하게 뛰고 척중의 맥은 느리게 뛴다는 뜻입니다. 이런 상태를 치료하려면 낙맥과 경맥의 기운을 집중적으로 좋게 해야 합니다. 맥이 미끄러우면 질병이 보통 상태로 진행되는 것이며, 맥이 꺼끌꺼끌한 느낌이면 비정상적으로 진행되는 것입니다. 기가 넉넉해서 질병에 대한 저항력이 강하면 맥은 미끄럽거나 부드럽게 뜁니다. 하지만 곧 죽게 되는 맥은 기운이 끊어지거나 느낌이 꺼끌꺼끌합니다. 따라서 오장육부와 뼈와 근육과 살 등을 건강하게 유지하면 몸의 정기(精氣)가 풍부해집니다. 그렇게 되면 사람은 자신의 건강을 유지할 수 있습니다."

"낙맥에서 기가 부족할 때의 상태와 경락에서 기가 넘칠 때의 상태를 설명해 주시겠습니까?"

"양기가 강한 낙맥에서 기가 부족하거나 음기가 강한 경락에서 기가 넘칠 때는 촌구맥이 미끄럽게 뜁니다. 이러한 맥이 척중에서 잡히면 피부가 차갑습니다. 이 같은 맥이 가을과 겨울에 뛴다면 비정상적인 것이어서 환자는 죽습니다. 하지만 봄과 여름에는 정상이어서 환자는 치료가 됩니다. 이런 질병을 치료할 때는 계절에 따른 허실을 잘 판단해야 합니다."

"그 반대의 경우, 다시 말하면 낙맥의 기운은 실하고 경락의 기운은 허할 때 질병의 상태는 어떠합니까?"

"양기가 강한 낙맥의 기운이 실할 때의 맥은 척중 부위에서 강하고 미끄러운 느낌이 들고, 음기가 강한 경맥이 허할 때의 맥은 촌구에서 끊어질 듯하고 꺼끌꺼끌한 느낌입니다. 그러므로 이런 질병이 양기가 많은 봄과 여름에 발생하면 매우 위험하여서 환자가 죽을 수도 있지만, 음기가 강한 가을과 겨울에 발생하면 환자가 낫습니다.”

“그렇다면 위의 두 가지 경우는 어떻게 치료해야 합니까?”하고 황제가 물었다.

“낙맥은 양기가 강한 곳이고 경맥은 음기가 강한 곳입니다. 따라서 낙맥의 기운이 넘치고 경맥의 기운이 부족해서 병이 생기면 음의 경맥에는 뜸을 뜨고, 양의 낙맥에는 침을 놓습니다. 또한 경맥의 기운이 넘치고 낙맥의 기운이 부족하면 음의 경맥에 침을 놓고, 양의 낙맥에 뜸을 뜹니다.”

“그러면 중허(重虛)란 무엇입니까?”

“중허란 촌구에서 뛰는 맥과 기가 허하며, 척중의 맥도 허한 것입니다.”

“그렇다면 그 차이는 각각 무엇입니까?”라고 황제가 물었다.

“기가 부족하면 환자는 피죽도 못 얻어먹은 사람처럼 말하는 게 힘이 없으며, 이는 정기(精氣)가 부족한 탓입니다. 척중맥의 기운이 부족한 것은 몸에서 영양분과 피가 고갈되어서 생긴 증상입니다. 병든 촌구맥이 미끄럽게 뛰면 고쳐지는 병입니다. 하지만 맥이 꺼끌꺼끌한 병든 맥으로 바뀌면 죽는 병입니다.”

“냉기가 갑자기 위로 치솟으면서 촌구(寸口)의 맥이 실해지면 질병은 어떻게 진전됩니까?”

“그런 경우 맥이 강하게 뛰면서 기운이 넘치고 미끄러운 느낌이면 살아나는 병입니다. 기운은 넘치지만 맥이 꺼끌꺼끌하면 죽는 병입니다.”

“환자의 맥이 강하게 뛰면서 기운이 넘치고 손발이 차면서 또한 머리에 열이 있는 것은 어떤 증상입니까?”

“그 증상이 환자에게 봄이나 가을에 나타나면 환자는 살아납니다. 하지만 여름이나 겨울에 발생하면 환자는 죽습니다. 여기서 언급한 맥 외에도 콕콕 찌르면서 꺼끌꺼끌하며 열이 있다면 이 또한 죽는 병입니다.”

“몸이 부어오르면서 기운이 넘치는 사람은 증상이 어떠합니까?”

“이런 질병은 촌구맥이 급하고 단단한 느낌을 줍니다. 하지만 척중에서는 기가 울체된 느낌이 있습니다. 촌구맥과 척중맥이 일치하지 않더라도 때로는 병이 치료되기도 하지만, 죽는 병이 될 수도 있습니다. 병이 낫는 경우에는 손과 발이 따뜻하지만, 죽는 병이면 손발이 차갑습니다."

"아기에게 젖을 물리는 산모가 몸에 열이 있으면서 맥이 작게 뛰는 것은 어떤 증상입니까?"

"만일 산모의 손과 발이 따뜻하면 위장의 기운이 아직 남아 있는 것이므로 병은 고쳐집니다. 하지만 손발이 차면 위장의 기운이 고갈되어서 산모는 죽습니다."

"산모가 열이 있고, 숨을 가쁘게 쉬며 호흡이 곤란하면서 입을 헤벌린 채 어깨가 오그라든 증상이면 맥은 어떻습니까?"

"그런 경우에 맥은 크고 넓습니다. 만일 맥이 부드럽고 완만하면 위장은 아직 건강한 상태이고, 맥이 급하면서 가늘고 길쭉한 느낌이면 죽습니다."

"설사를 하는 중에 피를 흘린다면 어떤 증상입니까?"

"열이 있으면서 피똥 설사를 하면 불길한 증상이고, 몸이 차면서 피똥 설사를 하면 낫는 병입니다."

"고름이 섞인 대변을 보면 어떤 증상입니까?"

"그런 경우에 맥이 가라앉으면서 단단하면 환자는 살아나지만, 맥이 콕콕 찌르는 느낌이면 죽습니다."

"피와 고름이 섞인 설사를 하면 어떤 증상입니까?"

"맥이 끊어질 듯하고 힘이 없으면 병의 증상은 불길하고 맥이 크면서 미끌거리면 낫는 병입니다."

"설사를 할 경우에 맥이 끊어질 듯한 느낌도 아니고 몸에 열도 없으면 어떤 증상입니까?"

"대개 맥이 미끌거리고 크면 환자는 충분히 병이 낫습니다. 하지만 맥이 꺼끌꺼끌하면서 콕콕 찌르면 환자는 죽습니다. 죽는 시기는 오장(五臟)의 상태에 따라 다릅니다.[1]

"간질병에 대해 설명해 주겠습니까?"

"맥이 미끌거리고 크게 뛰면 간질은 낫지만, 맥이 단단하면서 작고 급하게 뛰면 그 병은 고치지 못합니다."

"간질병의 경우 기운이 실하고 허할 때의 상태는 어떻습니까?"

"맥의 기운이 허하면 고칠 수 있는 병이지만 실하면 고치지 못합니다."

"당뇨병의 경우 어떻게 맥과 증상을 구분합니까?"

"당뇨병은 맥이 지나치게 실하고 병이 오래 머물면 고쳐지지만, 콕콕 찌르면서 작고 단단한 맥이 병을 견디는 시기보다 더 오래 머물면 고치지 못합니다."

다음은 황제의 설명으로만 이어진다.

봄에 침으로 환자를 치료할 때는 12경맥에 연결된 낙맥에 침을 놓아야 하고, 여름에는 수혈(兪穴)을 사용한다. 또 가을에는 육합혈(六合穴)[2]을 사용하고, 겨울에는 몸의 혈이 막히므로 침을 덜 놓아야 한다. 그 대신에 탕약이나 음식으로 치료해야 한다.

그렇다고 해서 여러 가지 농양(膿瘍)이나 즉각적인 치료를 요하는 종양(腫瘍)[3]에 외과수술이나 침술 치료를 배제해야 한다는 말은 아니다. 이런 병들은 통증이 있기도 하고 없기도 하며, 때때로 그 질병은 찾을 수도 있고 찾지 못하는 경우도 있다.

이런 병들은 수태음폐경락을 따라서 세 번 침을 놓고, 목의 양쪽에 있는 족양명위경락의 영맥(纓脈)[4]에 침을 놓아야 한다.

만일 겨드랑이에서 농양이나 종양이 발견되고 몸에 열이 나면 족소양담경락에 다섯 번 침을 놓아야 하고, 그래도 열이 가라앉지 않으면 수궐음심포경락에 세 번 침을 놓아야 한다. 뿐만 아니라 수태음폐경락의 낙맥인 열결(列缺)에 세 번, 또한 어깨에 있는 수양명대장경락에 세 번 침을 놓아야 한다.

갈빗대의 경련을 일으키며 날카로운 통증이 있고 땀이 나오는 악성 농양은 족태양방광경락의 상태가 좋지 않아서 생긴 것이다. 따라서 족태양방광경락의 방광수혈에 침을 놓아야 한다.

복부가 갑자기 땅기고 그득하면 수태양소장경락의 낙맥인 지정(支正)과 신수에 침을 놓고 위장의 모혈(募穴)인 중완(中脘)에 침을 놓아야 한다.

곽란(癨亂)의 경우엔 신수와 지실(志室)의 양쪽 옆으로 침을 다섯 번 놓고 또한 위수(胃兪)과 위창(胃倉)에도 침을 놓아야 한다.

놀라거나 근심이 있는 병을 치료하려면 다섯 개 경락의 침자리에 침을 놓아야 한다. 수태음폐경락과 수태양소장경락에 다섯 번 침을 놓고 지정에 한 번, 족양명위경락의 해계(解谿)에 한 번 침을 놓고 족소양담경락의 광명(光明)이나 족소음신경락의 축빈(築賓)에 세 번 침을 놓아야 한다.

소갈증(消渴症)[5], 부격(仆擊)[6], 편고(偏枯)[7], 위궐(痿厥)[8], 호흡곤란 증상 등이 뚱뚱한 환자에게 발생하는 것은 기름지고 영양가 많은 음식을 지나치게 많이 먹은 탓이다.

가슴이 답답하고 복부 위쪽이 그득하며 음식을 먹어도 소화가 안 되는 것은 대개 감정적인 문제와 걱정, 근심으로 생긴 증상이다. 이와는 달리 환자가 어떤 질병에 갑자기 걸렸을 경우에 귀가 멀고 방광에 장애가 생겨서 오줌이 나오지 않으면 이는 인체 내의 기와 혈이 거꾸로 돌아서 생긴 증상이다. 하지만 어떤 증상들은 인체 내에서 생기지 않은 것도 있다. 오히려 외부에서 병인성(病因性) 바람으로 인해 병이 생기고 몸에 정체하여 오래 머물고 몸에 허열(虛熱)을 발생시키며 몸이 쇠약해지기도 한다. 다른 질병들은 오한이 나서 몸을 덜덜 떨고 잘 걷지도 못하는데, 이런 증상들은 바람과 추위 그리고 습기가 많은 환경에서 생겨난다.

황달(黃疸), 갑작스런 통증, 간질(癎疾−지랄병), 미친병 등은 모두 기의 흐름이 거꾸로 바꿔 흐르며, 오장의 기능이 서로 연락이 되지 않아 부조화를 이루어 결국 육부에 필요한 기운을 보내주지 못해 생긴 결과라 할 수 있다.

두통이나 이명, 구규(九竅)가 막히는 증상들도 위장과 다른 내장의 기능이 서로서로 잘 조화를 이루지 못하여 생긴 것이다.

28-1) 오장(五臟)이 병들어 죽게 되면 상극을 당하는 시간에 죽게 된다. 예를 들면 간이 병들면 금의 기운이 강한 경신일(庚申日)에 죽고, 심장이 병들면 임계일(壬癸日)에, 비장이 병들면 갑을일(甲乙日)에, 폐가 병들면 병정일(丙丁日)에, 신장이 병들면 무기일(戊己日)에 죽는다.

28-2) 육합혈(六合穴): 다리로 흐르는 위장, 대장, 방광 경락의 육부의 침자리로 위중-방광, 위양-삼초, 양릉천-담낭, 족삼리-위장, 상거허-대장, 하거허-소장이 바로 그것이다. 육합혈은 침자리 외에도 진맥으로 맥의 모양과 증상을 정확하게 알기 위하여 눌러서 아픈 곳을 찾아 병의 종류를 판단하는 데 사용되기도 한다.

28-3) 종양(腫瘍): 본래 종기(腫氣)라는 뜻이나, 세포가 병적으로 증식하여 생리적으로 아무런 효과가 없는 조직덩어리로 변하는 병증(病症)을 말한다. 비교적 낫기 쉬운 것을 양성 혹은 근종(根腫)이라고 하며, 낫기 힘든 것은 악성 혹은 암이라고 부른다.

28-4) 영맥(纓脈): '영(纓)'은 '갓끈을 매다'는 뜻이다. 따라서 영맥은 갓끈을 매는 부분에 뛰는 맥이란 뜻이다. 인영 위쪽에 있는 대영(大迎)을 가리킨다.

28-5) 소갈증(消渴症): 목이 말라서 물을 많이 마시는 증상으로, 당뇨병(糖尿病)의 전조(前兆)로 간주한다.

28-6) 부격(仆擊): 갑자기 중풍으로 쓰러지는 증상을 말한다.

28-7) 편고(偏枯): 탄탄(癱瘓)이라고도 하며 뇌졸중이나 중풍의 원인으로 몸이 마르고 굳어서 몸의 일부가 마비되어 사용하지 못하는 증상을 가리킨다.

28-9) 위궐(痿厥): 손발이 차고 무기력하여 잘 걷지도 못하고 활동이 부자연스러운 증상을 가리킨다.

29

태음(太陰)과 양명(陽明)경락에 관한 대화

원문의 제목은 〈태음양명론太陰陽明論〉이다. 태음에는 '족태음비경락과 수태음 폐경락'이 있다. 또 양명에는 '족양명위경락과 수양명대장경락'이 있다. 태음과 양명은 서로 같은 부위의 다른 음양 관계를 유지하고 있다. 따라서 서로가 따로 분리된 경락과 장부가 아니라 아내와 남편처럼 밀접하고 서로에게 영향을 끼치는 기운을 가지고 있다. 여기서는 이러한 관계를 잘 설명하고 있다.

황제가 말했다.

"족태음경락과 족양명경락은 한 쌍이고, 비장과 위장으로 이어져 있습니다. 이들은 몸 내부와 표면, 음과 양을 대표하고 있으며 서로 다른 증상과 질병을 가지고 있습니다. 이렇게 각각 역할과 성격이 다른 이유가 무엇입니까?"

기백이 대답했다.

"태음은 음의 경락이고, 양명은 양의 경락입니다. 이들의 운행과 활동은 서로 다른 곳에서 이루어집니다. 이들은 또한 계절의 변화에 따라 서로 다른 반응이 나타나며, 서로 다른 변화를 보입니다. 또한 질병이 외부와 내부의 서로 다른 곳에서 발생하며, 그 병명과 증세도 각기 다릅니다."

"그러면 그 차이가 무엇입니까?"

"양기는 하늘의 기운을 대표합니다. 그것은 몸의 겉면을 보호하고 관리합니다. 양기는 넘치고 강하고 풍부합니다. 음은 땅의 기운을 대표합니다. 그것은 몸 내부를 영양하고 관리합니다. 음기는 부드럽지만 부족한 경우가 있습니다."

기백의 자세한 설명이다.

적풍(賊風), 즉 몸에 해로운 바람이 불면 그 바람은 양기와 맞닥뜨린다. 사람이 생활이 문란해지고 음식을 무절제하게 먹으면 음기가 손상을 입는다. 질병이 몸의 바깥에서 침투해 오면 그것은 양의 경락이나 신경, 혹은 혈관을 거쳐서 양의 장부(臟腑)인 육부(六腑)로 침투한다. 질병이 내부로 침투하면 음의 경락과 신경과 혈관을 거쳐서 음의 장부인 오장(五臟)으로 들어간다.

육부가 손상을 당하면 사람은 몸에서 열이 나고 무기력증, 불면증 및 호흡곤란증이 생긴다. 오장이 손상을 당하면 환자는 복부팽만, 소화불량, 위장장애, 이질에 걸린다.

병리학상으로 볼 때 목구멍은 하늘의 기에 해당하고, 목구멍을 통해 호흡을 하는 행위는 외부적인 활동에 해당한다. 침은 땅의 기운에 해당하며, 침을 이용해 물질을 씹는 행위는 내부의 활동에 해당한다.

양의 경락은 바람에 공격에 약하고, 음의 경락은 습기에 약하다.

세 음경락인 궐음, 소음, 태음의 기운은 땅의 기운을 받아 발에서 머리로 흘러가고 팔을 거쳐 손끝까지 흘러간다.

세 양경락인 소양, 태양, 양명의 기운은 손에서 하늘에서 양기의 기운을 받으므로 손에서 출발하여 머리를 거쳐 발로 흘러간다.

이처럼 여섯 개의 양경락인 족소양담경락, 수소양삼초경락, 족태양방광경락, 수소양소장경락, 족양명위경락, 수양명대장경락에 질병이 침투하면 처음에는 신체의 윗부분, 즉 손에서 시작하여 머리를 거쳐 다리 쪽으로 내려간다.

여섯 개의 음경락인 족궐음간경락, 수궐음심포경락, 족소음신경락, 수소음심경락, 족태음비경락, 수소음폐경락에 침투하는 질병은 처음에는 다리 쪽에서 발생하여 머리 쪽으로 올라간다.

이것이 사람의 몸에 바람으로 병이 생기면 신체의 윗부분에 병이 시작되는 이유이다. 하지만 습기에 의해서 병이 생기면 아랫부분이 먼저 병이 발생한다.

황제의 계속 이어지는 질문에 기백은 대답했다.

"비장의 기능이 망가지면 팔다리를 제대로 쓰지를 못하는 경우가 있는데, 그 이

29
태음(太陰)과 양명(陽明)경락에 관한 대화

유는 무엇입니까?"

"팔다리의 경우 그 기능을 수행하려면 위장에서 영양분을 공급해주어야 합니다. 하지만 진액(津液), 즉 몸에 흐르는 영양 물질은 위장에서 직접적으로 팔다리로 이동하지 못하고 비장에 의해 다른 화학적 형태로 바뀐 다음에야 영양물질이 골고루 공급됩니다. 이것이 정상적인 신진대사 기능입니다. 비장이 병들면 진액을 화학물질로 만들어주지 못하므로 몸에 적절하게 공급하지도 못합니다. 그렇게 되면 팔다리는 영양결핍(營養缺乏)으로 장애를 일으키고, 점차 근육위축이나 근육마비 증상이 생깁니다."

"그렇다면 비장에 해당하는 계절이 없는 이유는 무엇입니까? 물론 종종 한여름으로 여겨지지만 말입니다."

"비장은 몸 한가운데에 위치해 있습니다. 그곳이 곧 음양오행의 '토'에 해당하는 자리이지요. 사계절을 각각 나누어 보면 비장이 관리하는 시기는 각 계절의 맨 끝인 18일의 기간이 됩니다. 하지만 그렇게 해서는 비장의 성질을 나타내는 분명한 계절이 되지 않습니다. 비장의 기능은 음식의 본질을 화학물질로 바꾸어서 위장으로 보내는 것입니다. 이는 토양이 모든 식물의 생명에 필요한 영양물질을 제공하는 현상과 비슷합니다. 따라서 비장은 땅의 기능과 잘 어울립니다. 비장은 인체의 모든 부분을 영양해야 하는 의무가 있으며, 토의 성질도 어느 특별한 계절로 구분 짓지 못합니다. 따라서 토양(土壤)과 비장은 어느 부분에나 도움을 베풉니다."

"비장과 위장을 연결하는 데에 얇은 막이 있을 뿐인데, 어떻게 비장에서 만들어진 화학물질이 위장으로 전달된다는 말입니까?"

"족태음비경락은 세 개의 음경락 중 주음(主陰)이어서 세 개의 음경락을 둘러싸고 있습니다. 비장은 또한 위경락과 연결되어 있고, 식도를 통하여 온몸을 순환합니다. 이것이 족태음비경락이 위장으로부터 영양물질을 공급받아 그것을 화학물질로 바꾼 다음 손과 발에 있는 나머지 세 개의 음경락에 영양물질을 수송하는 방법입니다. 족양명위경락은 비경락의 상대적인 경락입니다. 위장은 비장에서 만들어진 영양분을 다시 공급받아 그것을 손과 발로 이어지는 세 개의 양경락으로 공급합니다. 오장육부를 포함한 인체 내에 있는 모든 유기체들은 위장에서 만들어진 영양물질을 각 부분에 필요한 화학물질로 바꾸어 공급하는 비장에 의존합니다. 이것이 비장이 화학적 변형과 수송의 기능을 담당하는 이유입니다. 따라서 팔다리에 영양공급이 되지 않으면 몸은 영양 장애와 발육부진이 생깁니다."

30

양명경락의 질병

원문의 제목은 〈양명맥해陽明脈解〉이다. 족양명위경락과 수양명대장경락의 질병의 발생, 증상, 그리고 치료법에 대해서 기록하고 있다.

황제가 말했다.

"족양명경락에 생긴 질병으로 고생하는 사람은 대인기피증이 있고 열을 싫어하며 나무를 딱딱 두드리는 소리만 들어도 깜짝깜짝 놀라는 경향이 있습니다. 하지만 쇠가 부딪치는 소리는 듣기 좋아하니, 그런 사람들이 나무가 딱딱거리는 소리를 듣기 싫어하는 이유는 무엇입니까?"

기백이 대답했다.

"족양명은 위경락으로 오행(五行)의 토와 일치합니다. 나무 두드리는 소리를 싫어하는 이유는 목기가 토기를 누르기 때문입니다."

"그렇다면 열과 불을 싫어하는 이유는 무엇인지요?"

"족양명경락은 인체의 주요 근육조직 대부분을 관통하여 지나갑니다. 그 경락은 기와 혈이 풍부하고, 질병이 외부에서 침입해 들어오면 열병(熱病)이 생기고, 따라서 열을 싫어하는 요인이 됩니다."

"그렇다면 대인기피증의 원인은 무엇입니까?"

"족양명의 기가 막혀서 아랫부분으로 내려가지 못하면 호흡이 빨라지고 가슴이 답답해집니다. 이렇게 가슴이 팽만하고 그득하면 초조하고 불안한 증상이 나타나는데, 그로 인해 성격이 사람들을 싫어하는 증상으로 나타납니다."

황제의 질문은 계속되었다.

"기가 정체되어서 숨이 가빠지면 나타나는 어떤 증상은 죽음으로 이어지기도 합니다. 하지만 어떤 사람은 그러한 증상이 있어도 죽지 않으니, 그 이유는 무엇 때문입니까?"

"족양명의 기가 정체하여 그것이 오장(五臟)과 연결되면 죽을 수도 있지만, 오장이 아닌 다른 경락과 연결되면 단지 병든 증상으로만 나타나고 죽지는 않습니다."

"족양명이 심각하게 병든 경우에 사람이 미쳐버려서 벌거벗고 이리저리 뛰어 다니고, 말을 큰소리로 횡설수설하고 그러면서 여러 날 동안 음식을 먹지 않는 경우를 여러 번 보았습니다. 뿐만 아니라 이런 사람은 높다란 곳에 올라가기도 하고 담도 뛰어넘기도 하고 아무튼 정상적인 상태에서는 상상도 못하는 행동을 서슴없이 하고 있는데, 이런 이유는 무엇 때문인지요?"

"팔다리에는 우리 몸의 모든 양기가 가득 몰려 있습니다. 족양명과 수양명에 양기가 넘치면 팔다리에 대단한 힘과 기운이 나옵니다. 따라서 이런 사람들은 평소 신체적으로는 도저히 해내지 못할 행동을 너끈히 해낼 수가 있습니다."

"그렇다면 그들이 벌거벗고 돌아다니는 이유는 무엇 때문입니까?"

"그것은 그들이 벌거벗고 돌아다니기를 좋아해서가 아니라 몸이 뜨겁고 열이 나서 도저히 참지 못하기 때문입니다. 따라서 그들은 몸에 옷을 걸쳐 입기를 싫어하고 무엇이든지 벗어서 몸에서 나는 열을 식히고자 하는 것입니다."

"그렇다면 사람들에게 욕설을 퍼붓고, 노래를 부르고, 큰소리로 횡설수설하며 떠

드는 이유는 무엇입니까?"

"양명의 병의 기운이 넘치면 그로 인해 정신의 기능이 손상을 입어 분별력이 없어지고 판단력이 흐려지기 때문입니다. 따라서 이 사람들은 미친 것처럼 보이고 정신이 나갔으며 지능이 마비되고 식욕이 저하되어서 욕을 하고 노래를 부르고 고함을 지르게 됩니다."

31

열병론(熱病論)

원문의 제목은 〈열론熱論〉이라고 했다. 열이 우리 몸에 끼치는 영향과 열의 치료법, 우리 몸에 열이 생기는 원인 등을 논하고 있다. 여기에서 말하는 '열병'은 몸 안에 냉기가 침입하여 뱃속은 차가워지는데 몸의 겉면은 열이 나서 뜨거워지는 증상으로, '허열(虛熱)'을 말한다. 허열이란 속은 얼음장처럼 차갑고 추우며 혈액순환과 기의 운행이 이루어지지 않아 손발도 차가우면서 몸과 얼굴에 열이 끓어오르는 증상을 가리킨다. 이와는 반대로 '실열(實熱)'이란 겉은 열이 별로 없으면서 뱃속은 물이 끓는 듯이 뜨거운 증상으로, 심하면 오줌을 누지 못할 정도가 된다.

황제가 말했다.

"열병(熱病)의 한 종류에는 상한(傷寒)이 있는 듯합니다. 어떤 이는 열병이 치료가 되지만, 어떤 사람은 죽기도 합니다. 죽는 경우는 발단 초기부터 죽는 날까지의 기간이 약 6～7일 정도입니다. 하지만 낫는 사람은 열흘이 지나면 치료가 되니 열병으로 죽고 사는 이유가 무엇인지요?"

기백이 대답했다.

"족태양방광경은 몸 바깥쪽에 있는 양경락을 관리합니다. 그 경락은 독맥(督脈)[1]의 풍부(風府)[2]와 연결되어 있고 독맥은 인체의 양기를 관리합니다. 따라서 태양경락은 인체의 모든 양기를 관리합니다. 예를 들어 찬바람을 쐬면 양기와 질병 사이에 싸움이 벌어져서 몸에 열이 납니다. 이로 인해 몸이 몹시 괴로워지는데, 이런 증상은 다른 질병이 생길 때에도 마찬가지입니다. 비록 열이 심하게 나지는 않더라도 병에 대한 저항력이 강하고 몸에 기운이 있다면 열은 쉽게 제거됩니다. 그때 환자는 살아납니다. 하지만 양기도 부족하고 신체적으로 약하면 병인성(病因性) 찬바람은 몸 외부를 뚫고 내부로까지 들어와서 인체의 모든 기관들을 손상시킵니다. 그러면 인체의 안쪽, 바깥쪽이 모두 병이 들므로 저항력을 잃고 질병의 강한 전염성으로 인해 죽음에 이릅니다."

"상한의 증상에 대해서 자세히 듣고 싶습니다."

"상한의 이동 경로에 대해 말씀드리겠습니다."

황제의 물음에 기백은 상세하게 설명을 한다.

몸이 추워지는 첫날은 족태양방광경이 냉기의 공격을 받는다. 왜냐하면 태양경락은 피부와 머리카락을 관리하므로 이곳으로 맨 처음 냉기가 침입하기 때문이다.

방광경락은 양쪽 눈 위쪽인 정명(睛明)에서 시작하여 이마를 지나 머리 위 두개골을 거쳐 뒷목으로 내려간다. 그곳에서 척추 양쪽으로 다시 두 갈래로 내려가다가 엉덩이를 거쳐 오금, 종아리를 지나 바깥 발목 복사뼈를 한 바퀴를 돌아 새끼발가락 끝인 지음(至陰)에 이른다.

방광경락의 낙맥인 비양(飛揚)[3]은 신장과 연결되어 있다. 비양은 허벅지 아래로 내려가 다리를 지나 새끼발가락에 이른다. 찬바람이 태양방광경락에 침투하면 이곳에 흐르던 기가 막혀서 사람은 후두통이 생기고 뒷목이 뻣뻣해지며 등이 땅기고 아프다.

냉기가 침입한 지 이틀째가 되면 질병은 족양명위경락으로 옮겨간다. 이 경락은 기육(肌肉)[4]을 관리하며 위장이 병들면 위경락을 따라 증상이 나타난다. 위장경락은 눈 아래의 승읍(承泣)에서 시작하여 밑으로 뺨을 타고 내려가 목을 지나 유방과 젖꼭지를 경유하여 복부와 허벅지를 타고 무릎 앞을 지나 둘째 발가락의 여태(厲兌)에 다다른다.

이때 나타나는 증상은 코가 건조하고 눈이 아프고 어디서든 눕지 못하는 것이며, 몸 전체에 열이 나고 각 침자리에 잘 나타난다.

냉기가 침입한 지 3일째 되는 날, 질병이 족소양담경락으로 넘어간다. 담경락은 눈꼬리의 옆의 동자(瞳子)에서 시작하여 머리 양쪽을 세 번 엇갈려 돌아 어깨를 거쳐서 모혈인 일월(日月)과 첩근(輒筋)을 지나 이곳에서 간의 낙맥인 여구(蠡溝)[5]로 이어진다. 담경락은 귀 주변을 지나가므로 이때에는 귀가 아프고 귀가 먹고, 모혈(日月)이 있는 갈빗대에 통증이 있다. 이 부분은 세 개의 양경락을 침투하는 냉기와 관련이 있다.

이곳에 생기는 질병(疾病)은 아직은 그리 깊이 들어가지 않아서 치료하기가 어려운 병은 아니다. 따라서 냉기가 겉에 머물러 있을 때 몸에 땀을 내면 병은 쉽게 치유된다.

냉기가 침입한 지 4일째 되는 날, 질병은 족태음비경락에서 시작하며, 비장경락은 엄지발가락 발톱 안쪽의 은백(隱白)에서 시작하여 안쪽 무릎을 따라 올라와 안쪽 허벅지를 거쳐서 복부 바깥쪽으로 올라간 다음, 갈빗대 부근의 대포(大包)까지 이어진다.

비장은 이제 위장의 영역에 포함되고 위장에 들어온 음식을 화학물질로 변형하고 그것을 다른 기관으로 수송한다. 비장에 병이 들면 배가 그득하게 불러오고 소화가 안 되며 음식을 삼키기가 힘들고 갈증이 생긴다.

냉기가 몸에 침투한 지 5일째 되는 날은 병이 비장에서 족소음신장경락으로 넘어간다.

신장경락은 발바닥의 용천(湧泉)혈에서 시작하여 연곡을 지나서 발목 안쪽 복사뼈를 한 바퀴 돌아 안쪽 다리 한가운데와 복부 한가운데를 지나 위로 올라가서는 쇄골(鎖骨)[6]이 있는 가슴 부분까지 이어진다.

신장에 질병이 들면 인체의 진액이 고갈되므로 입이 마르고 갈증이 생긴다.

냉기가 침입한 지 6일째 되는 날은 질병이 족궐음간경락으로 침투한다. 간경락은 엄지발가락 안쪽의 대돈(大敦)에서 시작하여 발등 위를 지나며 다리 안쪽과 안쪽 허벅지를 통과하여 서혜부(鼠蹊部)[7]에 이른다.

간경락에 침투한 질병은 간의 활동에 지장을 주고, 초조·불안한 정신적 증상과 더불어 음낭수축(陰囊收縮)[8]과 음부소양(陰部搔痒)[9]이 생긴다. 그러므로 냉기가 침투한 지 6일째 되는 날은 세 개의 음경락과 세 개의 양경락이 전부 냉기에 손상을 입어서 오장육부가 모두 병들어 버린다.

병에 대한 저항력이 없어져서 영양을 공급하고 몸을 보호하는 기능이 마비되어 사람은 냉기가 몸 안에 침투한 지 6일 만에 죽게 된다.

냉기가 침투했더라도 인체의 저항력이 병을 이기기만 한다면 7일째가 되어 사람의 몸은 차차 회복된다. 그러다가 사흘이 더 지나면 완전히 냉기의 침입에서 벗어나고 몸이 원상태로 돌아간다.

양경락과 음경락이 찬바람에 손상 받지 않는다면 7일째 되는 날 태양경락의 병이 나아서 두통이 사라진다. 8일째 되는 날엔 양명경락의 질병이 낫고, 9일째 되는 날은 소양경락의 질병과 잘 들리지 않던 증상이 호전된다. 10일째가 되는 날은 태음경락의 병이 사라지고, 소화불량과 복부팽만상태도 정상으로 돌아오며, 입맛도 살아난다. 11일째 되는 날은 소음경락의 병이 좋아져서 재채기를 하면서 코가 건조하고 목이 말라서 고생하지 않는다. 12일째 되는 날은 궐음경락의 병이 물러가면서 수축되고 오그라든 근육이 다시 풀어지고 늘어나며 음낭수축이 없어지고 하복부가 편안해진다. 따라서 질병이 이젠 몸에서 완전히 사라진 것이다.

이어서 황제가 묻고 기백이 대답했다.

"그러면 치료법에 대해서 설명해 주시겠습니까?"

"각기 경락의 병에 따라 치료하되 환자가 냉기의 침투를 받은 지 사흘 정도가 되면 땀을 내는 게 바람직합니다. 왜냐하면 이때쯤에는 질병이 아직 몸의 겉면에 머물러 있기 때문이며, 사흘이 지나서 질병이 음경락으로 뚫고 들어가면 그 기운을 약하게 하고 밖으로 몰아내려면 하제(下劑-설사약)를 사용하여 설사를 시키고 변을 잘 통하게 해야 합니다. 물론 이런 원칙들은 잘 적용하도록 해야 합니다."

"몸에 열병이 있을 경우에 치료된다 하더라도 열이 몸에 남아 있던데, 그 이유는 무엇입니까?"

"환자들이 몸에 열이 심하게 날 때 음식을 억지로 먹었기 때문입니다. 그 열이 나은 뒤에도 남아 있는 것이며, 음식이 소화되기 전에 질병이 나아야 하는데 아직 몸에 머물러 있으니 음식을 먹으면 소화가 되지 않고, 설령 몸이 낫더라도 소화되지 않은 음식이 더 많은 열을 내기 때문입니다."

"그렇다면 열을 제거하려면 어떻게 하면 됩니까?"

"환자의 기운이 넘치고 모자라는 정도와 건강상태에 따라 적절한 치료를 해주면 낫습니다."

"몸에 열병이 있으면 어떤 음식을 피하는 게 좋겠습니까?"

"그런 환자들에게는 육류(肉類)는 소화가 잘 안되고 더욱이 몸에 더 많은 열이 축적되므로, 열병이 있으면 절대로 육류를 섭취해서도 안 되지만 과식을 해서는 더욱 안 됩니다."

"선생은 나에게 상한(傷寒), 즉 몸에 냉기가 침투하면 음경락과 양경락에 질병이 들어 나중에는 사망한다고 했습니다. 이런 현상이 일어나는 배후에 대해 설명해 주십시오."

"위의 경우 환자는 음·양경락 모두 동시에 병인성(病因性) 바람에 의해 병이 듭니다. 첫날에는 태양경락과 소음경락에 병이 듭니다. 그러면 환자는 두통을 겪고, 갈증이 나며 불안 초조하고 가슴이 두근거립니다. 둘째 날에는 양명경락과 태음경락에 병이 들어 환자는 복부가 그득하고, 열이 나며 식욕이 없어지고 헛소리를 합니다. 셋째 날에는 소양경락과 궐음경락에 병이 들어 환자는 귀가 먹어 소리가 안 들리고 음낭이 수축되며 손발이 차가워집니다. 이렇게 하다가 끝에 가서 환자는 물을 마시지 못하고 횡설수설 헛소리를 하다가 결국 죽습니다."

"나는 질병이 오장을 상하게 하고 육부의 기운을 막아버리고 기와 혈이 흐르지 않게 하는 지경에 이르게 하는 현상을 늘 보아왔습니다. 그러다가 사흘이 지나면 죽던데, 그 이유는 무엇입니까?"

"양명경락은 기와 혈이 가장 많고 다른 경락을 지배합니다. 따라서 양명경락의 기운이 소진되고 말라비틀어지면 환자는 죽습니다."

"추운 증상으로 시작하는 몸의 열병은 여름, 즉 하지(夏至) 이전에 발생하는 경우 온병(溫病)[10]이라 하고, 하지가 지나서 생기면 서병(暑病)[11]이라 합니다. 여름의 질병은 전형적으로 발한요법(發汗療法)[12]으로 치료하는 게 좋으므로 여름에 땀을 흘리지 않으면 큰 손상을 입습니다."

주석 註釋 31 열병론(熱病論) _____

31-1) 독맥(督脈): 기경팔맥 경락 가운데 하나. 명령, 지시, 의지, 의도 재촉, 감시의 뜻을 가지고 있다.

31-2) 풍부(風府): 바람이 드나드는 곳. 독맥의 16번째 침자리. 침은 3푼을 찌르나 뜸은 뜨지 않는다. 치료하는 병은 정신병이나 자율신경계 질환이다.

31-3) 비양(飛揚): 15낙맥의 침자리. 이곳이 병들어 실하면 코가 막히고 뒷머리가 아프고 허하면 코피가 난다.

31-4) 기육(肌肉): 근육에 비계가 붙어서 만들어진 살을 뜻한다.

31-5) 여구(蠡溝): 간경락이며 15낙맥의 병이 생기는 자리. 이곳이 실하면 남자의 음경(陰莖)이 늘어나고 허하면 생식기가 가렵고 고환이 부어 토산 불알이 된다. 또한 이곳에 뜸을 뜨면 남자의 음경이 명주 고름처럼 늘어나서 정력이 급격하게 떨어진다.

31-6) 쇄골(鎖骨): 빗장뼈라고도 하며 가슴 앞면의 위쪽에 있는 기다란 뼈. 약간 'S'형으로 굽었으며 한쪽 끝은 흉골(胸骨)과 관절(關節)을 이루며 다른 한쪽은 견갑골(肩胛骨)과 관절의 견봉(肩峯) 돌기(突起)의 관절로 이어져 상지골(上脂骨)과 이어진다. 사람의 경우 견갑골과 함께 어깨를 형성하나 포유류(哺乳類)의 경우, 말, 소, 개 등은 퇴화되어 없어졌거나 인대상(靭帶狀)을 이루고 있다. —역자 주

31-7) 시혜부(鼠蹊部): 샅이라고도 하며 두 다리가 갈라진 곳으로, 흔히 사타구니라고 한다.

31-8) 음낭수축(陰囊收縮): 생식기가 땅겨져서 오그라드는 증상. 남자의 경우는 생식기의 근육이 갑자기 수축되어 귀두가 안쪽으로 땅겨지며 여성의 경우는 생식기의 거죽이 질 안으로 말려 버린다.

31-9) 음부소양(陰部搔痒): 생식기가 가렵고 따끔거리는 증상. 회음에 이상이 생기면 생식기가 가려운 증상이 생긴다.

31-10) 온병(溫病): 봄의 따뜻한 기운으로 인해 생기는 병을 말한다.

31-11) 서병(暑病): 더위로 인해 생기는 병을 말한다.

31-12) 발한요법(發汗療法): 땀을 내어서 병을 치료하는 방법이다.

32

열병(熱病)의 침술 치료법

원문의 제목은 〈자열刺熱〉이다. 즉, 몸에 열(熱)이 날 때 침을 놓는 방법이란 의미이다.

본 편은 몸속에 침입한 열이 장기로 들어갔을 때의 증상과 치료 방법에 대한 기백의 설명이다.

간에 열이 생기면 환자는 대개 황갈색 오줌을 누고 아랫배가 아프며 몸에 열이 나고 몽유병이 생긴다. 그 열이 간경락을 타고 머리 쪽으로 올라가기 때문에 환자는 머리가 멍해지고 기가 울체되어 두통에 시달리고 현기증과 빈혈로 고생한다.

인체 저항력과 열병과의 싸움 도중에 환자는 미친 행동을 하고 헛소리로 떠들며 복부가 부풀어 오르고 그득하며, 배가 끊어지게 아프고 팔다리가 풀어져서 무기력하고 밤에는 불면증으로 시달린다. 그러다가 금기가 넘치는 경신(庚申)일에는 병의 상태가 악화되다가 목기가 넘치는 갑을(甲乙)일에는 환자가 땀을 내면 몸이 좋아져서 열이 몸에서 이내 사라진다.

질병의 기운이 강해서 간을 완전히 억압하면 상태가 악화되어 환자는 경신(庚申)일에 죽는다.

간을 침으로 치료하고자 할 때는 족궐음간경과 족소음신경에 침을 놓아서 치료한다.

심장에 열이 나면 환자는 며칠 동안 불안하고 초조하며 심번(心煩)[1]으로 고생한다. 그러면 열병이 생긴다.

환자의 인체 저항력과 열병이 몸에서 싸우면 환자는 갑작스런 가슴통증으로 시달리고 초조·불안하고 욕지기가 나서 구역질을 하고 얼굴이 붉어지며 몸에서 땀이 나지를 않는다.

심장의 열병은 수기가 넘치는 임계(壬癸)일에 악화되다가 화기가 넘치는 병정(丙丁)일에 땀을 쭉 내면 이내 물러간다. 만일 열병이 심장의 기운을 억압하면 환자는 임계(壬癸)일에 죽는다. 침으로 심장병을 치료하려면 수소음심경과 수태양소장경에 침을 놓는다.

비장에 열이 나면 머리가 무겁고 얼굴에 통증이 있으며 안절부절못하고 이마가 청록색이 되고 욕지기가 올라오고 몸 전체에 열이 난다.

인체 저항력과 열병이 싸우면 환자는 옆구리가 날카로운 송곳으로 찌르듯이 아프고 몸통을 앞으로 구부리지 못하며 아랫배가 부풀어 올라 그득하며 설사가 난다.

목기가 넘치는 갑을(甲乙)일에는 상태가 악화되다가 열병이 비장을 억압하면 환자는 갑을일에 죽는다. 그렇지 않으면 토기가 넘치는 무기(戊己)일에 땀을 쭉 내면 몸이 좋아지고 열도 없어진다. 침이나 뜸 혹은 지압으로 치료할 때는 족태음비경과 족양명위경에 침을 놓거나 뜸을 뜨면 된다.

폐에 열이 나면 환자는 갑자기 오한(惡寒)을 느끼고 소름이 끼쳐서 피부가 돋아오르며 바람과 추위를 싫어하고 혀에 누런 백태가 끼고 열이 난다.

병이 급격하게 번져서 인체의 저항력이 반응을 나타내면 환자는 기침, 천식, 호흡곤란증이 나타나며, 등에서부터 앞가슴 쪽으로 통증이 돌아다니고, 숨이 막히며 머리가 뼈개질 듯한 두통이 생기며 땀을 많이 흘리고는 추워서 덜덜 떤다.

화기가 넘치는 병정(丙丁)일에는 증상이 심해지다가 폐가 열병에 억압당하면 환자는 그날 죽기도 한다. 하지만 죽지 않으면 금기가 강한 경신(庚申)일에 회복된다.

폐의 병을 치료하려면 수태음폐경과 수양명대장경에 침을 놓거나 뜸을 뜨거나 혹은 지압을 하면 된다. 뿐만 아니라 이 경락에 침을 꽂아서 콩알만큼 피를 내면 몸은 회복된다.

신장에 열이 나면 환자는 등허리가 아프고 장딴지나 종아리가 붓고 목이 말라 물을 자주 마시며 몸에 열이 난다.

열병이 급격하게 번져서 인체의 저항력이 반응을 나타내면 환자는 뒷목이 뻣뻣하고 뒷골이 땅기고 아프며 장딴지와 종아리가 시리고 쑤시며 몸에 열이 나고 발은 부어올라 말하기조차 극히 귀찮아한다.

신장의 기운이 역상하면 환자는 뒷목이 아프고 어지러우며 뒷골이 흔들린다. 토기가 강한 무기(戊己)일이 되면 증상이 더욱 심해지다가 증상이 더더욱 악화되어 신장의 기운이 억압받으면 그날 환자는 죽는다. 그렇지 않으면 수기가 강한 날인 임계(壬癸)일에 회복된다. 신장의 열병을 치료하려면 침이나 뜸 등을 신장경락이나 방광경락에 놓으면 낫는다.

위에 언급한 모든 질병들의 경우, 땀을 흠뻑 내어 열병이 없어지는 날은 회복되는 해당 장부의 기운이 왕성해지는 날이다. 이러한 날들은 전쟁에서 쫓기고 위험에 처한 군인들을 구조하러 온 군대와도 같다. 그렇게 되면 질병은 몸에서 사라지고 환자는 몸이 회복된다.

간에 열이 나면 우선 왼쪽 뺨에 붉은색깔이 나타나고, 심장에 열이 있으면 입술이 붉어진다. 비장에 열이 있으면 코가 붉어지며, 폐에 열이 있으면 오른쪽 뺨이 붉어진다. 신장에 열이 있으면 뺨 아래 부분이 붉어지므로 얼굴에 나타난 색깔로 질병의 징후를 알 수 있다. 따라서 위와 같은 증상이 나타나면 침으로 즉시 치료를 해야 열병이 확산되기 전에 효과를 본다.

얼굴에 질병의 징후가 나타나면 해당 장부에도 질병이 발생했음을 알 수 있다. 질병이 우리 몸의 얕은 곳에 생겼으면 다른 증상은 별로 없으므로 간단히 침을 놓아도 치료된다. 혹은 질병이 생긴 부위의 기운과 일치하는 날에 침을 놓아도 병은 낫는다.

침을 잘못 놓아 사(瀉)할 곳을 보(補)하고 보할 곳을 사하면 질병의 기운이 즉시 나타나지 않고 조금 연장된다. 그런 경우에 몸이 회복되려면 3주일 이상은 걸리며 같은 실수를 또 저지르면 환자는 죽는다. 대개 열병이 생기면 몸에 땀을 내는 게 상책이고, 땀을 내게 할 때는 병든 장부의 성격을 잘 파악하고 그곳의 기운이 왕성한 날과 왕성한 시간에 해야 한다. 땀이 비 오듯 쏟아지고 그러고 나면 병이 나아서 몸이 좋아진다.

열병을 치료할 때 우선 몸속의 열을 다스리기 위해서 환자에게 찬물을 먹인 다음에 침을 놓아야 한다. 환자의 몸을 차게 유지하도록 하되 옷을 입혀서는 안 된다.

몸에 열이 있으면서 가슴이나 갈빗대 아래에 통증이 있든지 혹은 팔다리에 힘이 없는 것은 족소양담경에 병이 생긴 것이다. 양경락의 열을 없애거나 사(瀉)하기 위해서는 족소양담경에 침을 놓아 질병을 물리치고, 몸을 보(補)하기 위해서는 족태음비경에 침을 놓아야 한다. 병이 심각해지면 59침법을 사용해야 한다(*59침법은 제61편 참조).

위에 언급한 침자리는 인체의 상층부에 발생하는 열을 제거하는 데 도움이 된다. 열병이 생겨서 환자가 팔에 통증을 느끼면 그 병은 몸의 상체에 있고, 양경락에 병이 머물러 있으므로 수양명대장경과 수태음폐경에 침을 놓고 땀을 내면 낫는다. 열이 머리에 있으면 태양의 병이므로 족태양방광경에 침을 놓고 땀을 내면 된다. 열이 허벅지에 있는 것은 양명의 병으로, 복부에 병이 있으며 족양명위경에 침을 놓고 땀을 내면 된디.

열 때문에 몸이 무겁고 소리가 잘 안 들리며 기운이 빠지면서 수면과잉 등이 생기는 것은 음의 병이다. 우선 족소음신경에 침을 놓되 증상이 심하면 59침법을 사용한다. 열병으로 어지럼증과 현기증(眩氣症)이 생기고 열이 나며 가슴과 늑골(갈빗대) 부근이 답답하고 뼈근하면 족소양방광경에 병이 생긴 것으로, 이것은 병이 절반은 바깥에, 절반은 몸 안에 머물러 있는 증상으로 점차 안으로 진입한다. 따라서 몸 안에 들어온 질병을 바깥으로 몰아내려면 족소음신경과 족소양담경에 침을 놓는다.

열병이 족태양방광경에 생기면 얼굴이 붉어진다. 붉은색이 그리 짙은 색깔이 아니라면 증상은 미약하여 겉에 나타난다. 그 병을 치료하려면 적절하게 땀을 내면 된다.

병이 낫지 않고 족소음신경으로 옮겨가면 환자는 3일 후에 죽는데, 이는 방광에 생긴 열이 신장을 손상시켰기 때문이다.

족소음신경에만 병이 생기면 얼굴의 붉은색은 뺨 아래에 생긴다. 그 색깔이 옅고 약하면 그냥 땀을 내기만 해도 몸은 낫는다. 하지만, 병이 낫지 않고 족궐음간경으로 전이되면 간이 손상을 입어서 환자는 3일 내에 죽는다.

열병을 치료할 경우라면 몇 가지 중요한 침자리가 있다. 가슴에 생긴 열 치료는 흉추(胸椎) 3번 아래(폐수)에 침을 놓고, 횡격막(橫膈膜)[2]에 생긴 열을 없애는 데 흉추 4번 아래(궐음수)에 놓고, 간에 생긴 열을 없애려면 흉추 5번 아래(심수)에 침을 놓으며, 비장의 열은 흉추 6번 아래(독수), 신장의 열은 흉추 7번 아래(격수)에 놓는다.

열병을 치료할 경우 의사는 양의 병을 없애기 위해서는 인체의 상층부인 윗몸 쪽에 침을 놓는다. 음의 병을 치료하려면 몸의 아래쪽에 침을 놓으면 된다. 몸 아랫부분에서는 꼬리뼈가 있는 독맥의 장강(長强)에 침을 놓는다. 내장(內臟)의 병을 알기 위해서는 얼굴 색깔을 잘 살펴야 하는데, 만일 얼굴의 붉은색이 아래 광대뼈에서 귀밑 뺨으로 올라가면서 나타나면 이질(痢疾)과 같은 대가설(大瘕泄)[3]이 있다.

32
열병(熱病)의 침술 치료법

붉은색이 뺨 아래쪽으로 내려오면 복부가 팽만(膨滿)하고 가득 찬 느낌이 있다. 붉은색이 광대뼈 뒤쪽에 나타나면 늑골(肋骨)에 통증이 나타난다. 또한 뺨 위쪽으로 붉은색이 나타나면 이는 횡격막 위쪽에 질병이 있음을 알려준다.

주석 註釋 32 열병(熱病)의 침술 치료법 _____

32-1) 심번(心煩): 가슴이 두근거리면서 심장이 벌렁벌렁하고 불안하고 쓸데없는 걱정을 하며 가슴을 쥐어짜듯 통증도 수반되는 증상을 말한다.

32-2) 횡격막(橫膈膜): 복강(腹腔)과 흉강(胸腔)을 가로막는 막상근성(膜狀筋性)의 격벽. 흔히 가로막이라고도 한다.

32-3) 대가설(大痕泄): 설사가 나오면서 이급후중(裏急後重), 즉 대변이 마려우면서 변이 나오지 않는 증상이 있고, 음경에 통증이 있다.

33

온병(溫病)에 관한 대화

원문의 제목은 〈평열병론評熱病論〉이다. 온병(溫病)이란 열병(熱病)을 말하고, 여기에서 말하는 '평(評)'이란 '자세하게 설명하다'는 뜻을 담고 있다. 따라서 열병의 종류와 증상 그리고 치료법에 대해 묻고 자세하게 대답하는 내용이 담겨 있다.

황제가 물었다.

"온병 혹은 열병은 땀을 쭉 내고 나면 열이 가라앉고 맥은 편안하게 뛰며 몸은 따뜻합니다. 하지만 어떤 경우에 땀을 흘린 후에 열이 다시 오르고 맥박의 속도가 빠르며 헛소리를 하며 음식을 통 먹지 못합니다. 이런 증상을 무엇이라 합니까?"

기백이 대답했다.

"음양교(陰陽交)¹라 합니다. 이는 양의 병이 음의 경락을 침범하여 양과 음이 서로 뒤집히는 것으로, 이런 증상이 나타나면 환자는 죽습니다."

"음양교가 나타나는 이유는 무엇입니까?"

"인체의 모든 기능은 땀을 내어야 그 활동이 이루어집니다. 땀은 몸속에 들어온 음식에서 비롯되며, 음식은 오장육부의 활동으로 소화되고 화학물질로 바뀌어 인체의 구석구석으로 보내집니다. 질병과 몸의 기운이 싸우면서 땀이 나면 질병은 땀과 더불어 사라집니다. 이런 경우 비, 위장은 음식을 소화시켜 필요한 물질로 바꾸고, 환자는 입맛이 살아나므로 열이 다시는 생기지 않습니다. 하지만 열이 다시 발생하면 질병이 완전히 없어진 게 아닙니다. 저항력이 질병으로 약화되었으면 저항력을 키우기 위해서는 음식을 먹어야 합니다. 그러나 식욕이 없으면 음식을 먹지 못하므로 그런 상태에서 땀을 많이 흘리면 몸은 더욱 악화됩니다. 결국 환자는 죽습니다. 뿐만 아니라 땀이 나더라도 맥박이 여전히 빠르고 급하면 죽습니다. 왜냐하면 저항력과 기력(氣力)이 완전히 고갈된 상태이기 때문입니다. 일례로 환자가 헛소리를 계속하며 정신이 혼미하고 심장이 제대로 기능을 발휘하지 못하는 것은 대단히 심각한 증상입니다. 음식을 먹지 못하면 위장의 기운이 완전히 고갈되므로 매우 심각합니다. 이 세 가지는 모두 위중(危重)한 상태이며, 심지어 일시적으로 호전되는 것처럼 보여도 이내 죽습니다."

"사람이 열이 나서 몸이 아프면 신경과민이 되거나 가슴이 답답한 증상이 생기는데, 이때 땀을 흘려도 회복되지 않습니다. 이것은 어떤 경우의 병입니까?"

"열과 땀이 나는 것은 태양경락에 이상이 있기 때문입니다. 땀을 흘린 후에 신경과민이 되는 증상은 소음경락에 냉기가 위로 올라오기 때문입니다. 이를 풍궐(風厥)이라 하는데, 바람에 의해서 생긴 증상입니다."

"좀 더 구체적으로 설명해 주시지요."

33
온병(溫病)에 관한 대화

"태양경락은 몸 겉을 감싸는 양기를 주관합니다. 그래서 질병이 침투하면 먼저 태양경락을 공격합니다. 족소음경락과 족태양경락은 같은 한 쌍의 장부로 표리관계(表裏關係)를 이루고 있어서 태양경락이 바람의 공격을 받으면 몸에 열과 땀이 나고 몸의 표면은 기운이 약해집니다. 이때 소음경락에 침투한 냉기가 역상하여 태양경락으로 흘러 들어가면 가슴이 답답하고 그득한 증상이 나타납니다."

"이를 치료하려면 어떻게 해야 합니까?"

"우선 족태양방광경과 족소음신경에 침을 놓고, 다음에 탕액(湯液−곡식으로 만든 죽이나 미음)을 복용해야 합니다."

황제의 질문은 이어졌다.

"노풍(勞風)²의 증상에 대해서 말해 주겠습니까?"

"노풍은 육체적으로 극히 피로한 상태이거나 몸이 차가워지거나 바람이 들어올 때 나타나는 증상으로, 폐의 아랫부분에 발생합니다. 환자는 심한 기침을 하고 마치 눈알이 빠져 나올 듯한 통증도 느낍니다. 사물이 흐릿하게 보이고 가슴이 뻐근하게 아프며, 묽으면서 끈끈한 진액(津液)이 나오고 등을 대고 눕지를 못하며 불면증, 오한(惡寒)이 나고 바람과 열을 극히 싫어합니다. 그 이유는 몸을 혹사시킨 결과 병에 대한 저항력이 약해졌기 때문입니다. 이렇게 하여 냉기가 폐 아랫부분의 체온을 빼앗아 그곳에 머무르고 그득하게 찹니다."

"노풍은 어떻게 치료합니까?"

"우선 의사는 환자가 숨을 편하게 쉬도록 해주어야 합니다. 그런 후에 환자의 태양경락에서 냉기를 몰아내야 하는데, 침술이 효과적입니다. 젊은 사람들의 경우에 3일이면 치료가 되고, 중년은 5일 걸리며, 노인들은 7일이 걸립니다. 그들의 몸이 나아질 때 입에서 가래와 고름을 토합니다. 하지만 사람들은 나이를 먹음에 따라 저항력이 약해지므로 입에서 가래와 고름이 나오지 않으면 폐에 계속 머물러 있다가 폐의 지엽(枝葉)³부분이 썩어서 죽습니다."

"신풍(腎風)⁴으로 고생하는 사람들은 얼굴이 붓고, 혀에 종창(腫脹)⁵이 생겨 혀가 굳고 말을 하지 못합니다. 이런 증상을 침으로 치료할 수 있습니까?"

"이것은 신장의 기운이 허약해서 생겼으므로 침술은 절대로 금해야 합니다. 침을 놓으면 신장의 기운이 더욱 약해지기 때문입니다. 환자가 침을 맞는다면 5일 이내에 냉기가 신장에 침투합니다."

"냉기가 신장에 침투하면 어떤 증상이 나타납니까?"

"환자의 호흡이 가빠지고 몸에서 열이 나며 가슴에서부터 등 위쪽과 머리까지 뜨겁고 땀이 납니다. 또한 손바닥에서 열이 나며, 입은 말라 갈증이 심해집니다. 오줌이 누렇게 나오고 눈두덩이 붓고, 아랫배에서 꿀럭꿀럭 소리가 납니다. 몸 전체가 붓고 몸이 무거우므로 움직이기가 힘들고 성격도 급하고 초조해집니다. 입맛이 없어 음식을 먹지 못하고, 등을 바닥에 대고 눕지를 못하며 기침이 나고, 여자들의 경우 월경을 못합니다. 이런 증상을 풍수(風水)[6]라고 합니다."

"증상에 대해 상세히 설명해 주겠습니까?"

"인체의 저항력이 약해졌기 때문에 냉기가 그곳으로 들어간 것이 아니라, 신장의 음기가 약하여 병든 양기가 침투한 것입니다. 처음에는 피부에 열이 나고 뜨거우며 땀이 나고 숨을 가쁘게 쉽니다. 태양경락에 냉기가 들어가면 누런 오줌이 나오고 위장에 물이 들어 있으므로 바로 엎드려 눕지도 못합니다. 이렇게 되면 폐가 압력을 받아 기침이 심하게 나고, 신장과 방광에 머물러야 할 물이 몸에 머무르면 몸 상체가 붓는데, 특히 눈 밑이 붓습니다."

"그건 왜 그렇습니까?"

"물의 성질이 음기인데다 눈 밑과 흉곽과 골반 사이에 위치한 복부도 음기에 속하기 때문입니다. 눈이 안으로 쑥 들어가고 눈두덩이 부으면 복부도 영향을 받습니다. 그렇게 되면 냉기의 영향으로 악화된 신장은 심장의 열을 조절하기 위해 수기(水氣)를 공급하지 못합니다. 수기가 심장의 열을 다스리지 못하면, 심장은 수기를 조절하기 위해 열을 아래로 내려 보내지 못합니다. 따라서 수기의 병으로 고생하는 환자는 입이 마르고, 입맛이 써서 음식을 못 먹으며 심한 갈증이 생깁니다. 수기의 병이 위로 올라가 폐에 영향을 끼치면 기침이 심해지고, 맑고 묽은 가래가 나옵니다. 또한 등을 바닥에 대고 눕지 못합니다. 대장에 남아 있는 물로 인해 방귀가 나오고 꾸르륵거리는 소리가 납니다. 또한 이 물이 비장으로 들어가면 음식물을 먹지 못하고, 먹어도 밑으로 내려가지 않아 몸에 필요한 화학물질로 바뀌지 않습니다. 그렇게 되면 가슴이 답답하고 음식을 전혀 먹지 못합니다. 이는 위장이 물로 가득 차 있어서 음식물을 받아들이지 못하기 때문입니다. 위경락은 허벅지를 지나 앞쪽 무릎을 거쳐서 다리를 지나갑니다. 물이 위경락을 따라서 내려가면 몸이 무겁고 다리에 힘이 빠져서 움직이지 못하여 자꾸만 누우려고 합니다. 심장의 경락은 자궁과 연결되어 있고, 자궁에는 포맥(胞脈)[7]이 있어서 심장에 이상이 생기면 여자가 월경을 하지 못합니다. 병든 수기가 폐의 기능을 마비시키면 화극금하지 못해 심장과 폐의 기운이 경락을 따라 흐르지 못합니다. 그렇게 되면 심장에서 공급하는 피가 정상적으로 자궁으로 흘러가지 못하고 혈액순환이 되지 않습니다. 그렇게 되면 심장의 피와 신장의 물이 제대로 섞이지 않아서 결과적으로 월경불순이 됩니다.”

주석 註釋 33 온병(溫病)에 관한 대화 _____

33-1) 음양교(陰陽交): 허열이 몸속으로 깊이 들어가면 몸속에 음양의 교란(交亂)이 생기는데 허열이 실열보다 많으면 몸의 기운이 모두 고갈되어 몸속이 얼음처럼 차가워지는 증상을 말한다.

33-2) 노풍(勞風): 과로하거나 몸이 피로한 상태에서 몸이 냉해져서 생긴 증상이다. 여기서 말하는 풍(風)이란 바람을 말하기보다는 몸이 춥거나 차가워진 상태를 가리킨다.

33-3) 지엽(枝葉): 어떤 장기(臟器), 특히 뇌, 폐, 선 등 윤곽이 확실한 부분을 엽(葉)이라고 하며, 엽은 열(裂), 구(溝) 혹은 결합조직으로 나뉜다.

33-4) 신풍(腎風): 신장에 냉기가 들어가서 생기는 증상을 말한다.

33-5) 종창(腫脹): 신체의 일부가 감염성 질환에 의해 일시적이지만 비정상적으로 붓고 팽창하는 증상을 말한다.

33-6) 풍수(風水): 신장에 냉기가 침투하여 생긴 병을 말한다.

33-7) 포맥(胞脈): 자궁과 심장을 연결해주는 경락을 말한다.

34

부조화론(不調和論)

원문의 제목은 〈역조론逆調論〉이다. 여기서 말하는 역조(逆調)란 인체의 오장 육부의 음양, 허실, 한열이 조화를 이루지 못하여 생기는 병적인 증상을 말한다.

황제는 묻고, 기백은 대답했다.

"외부에서 바람이나 냉기가 들어오지 않았는데도 열병이 발생하는 수가 있습니다. 그 병이 여전히 생겨나는 이유가 무엇입니까?"

"몸에서 음의 기운이 약해지고 양의 기운이 넘치면서 생긴 결과이며, 그로 인해 열병과 정신 불안정, 불면증 등이 생깁니다."

"어떤 때는 괜히 오한(惡寒)이 나고 감기에 걸리는데, 추운 곳에서 생활한 적도 없고 옷을 얇게 입지 않았으며 그렇다고 몸속이 차가워서 그런 것도 아닌데, 왜 이 같은 증상이 생겨나는지요?"

"비(痺)[1]병이 생겨서 기가 울체된 환자들은 몸에 양기가 부족하고 음이 상대적으로 많아서 몸이 춥고 오한이 납니다."

"하지만 팔다리에만 열이 나는 사람들도 있지 않습니까? 사람이 냉기에 노출되거나 찬바람을 쐬면 마치 몸이 불타오르듯이 화끈화끈한 느낌을 받는데, 그 원인은 무엇이라고 생각합니까?"

"그런 경우 환자는 음기가 부족하고 양기가 지나치게 넘칩니다. 우리 몸의 팔다리는 양에 해당합니다. 따라서 팔다리를 찬바람에 쐬거나 냉기에 노출시키면 음기는 적어지면서 양기가 급증합니다. 음양의 기운이 균형을 이루지 못하고 양기가 지나치게 증가하면 음기가 성장하지 못하므로 몸이 야위고 위축됩니다."

"사람들이 뜨거운 물로 목욕하고 열이 확확 나는 난롯가에 앉아도 오한이 나는 사람들을 여러 명 보았소. 두꺼운 옷을 여러 겹 껴입는데 추워서 덜덜 떨지는 않아도 속으로 오한을 느끼는 사람도 있었습니다. 이것은 무슨 병이기에 그렇습니까?"

"그것은 환자의 신장이 외부적 자극에 매우 약하고 쉽게 병들기 때문입니다. 예를 들면 그런 환자는 대개 물속에서 오랜 동안 일을 하거나, 비를 오랫동안 맞았거나, 습기가 많은 환경에서 생활하거나, 지나치게 섹스를 하거나, 술을 지나치게 많이 마시거나, 또 다소(茶素)² 가 들어있는 자극성 음료를 많이 마셔서 그렇습니다. 이러한 물질은 신장에 들어오면 수분이 고갈되고 열이 발생하여 골수와 정기(精氣)가 메말라 버립니다. 신장에 골수가 부족하면 뼈에 구멍이 생기므로 마치 뼈 속에 냉기가 들어온 듯이 느껴지며 신장에 발생된 열로 인해 몸은 덜덜 떨지는 않지만 춥다고 느껴집니다. 이러한 증상을 골비(骨痺)³라고 하며 뼈가 굳어 버리고 심하면 뒤틀려서 불구자가 되는데, 지나치면 반신불수가 됩니다."

"어떤 사람들은 몸이 마비되어 고통을 겪기도 하는데, 그 이유는 무엇입니까?"

"영기(營氣)와 위기(衛氣)가 부족하여 생긴 증상으로, 몸의 영양상태가 부실하고 병을 방어하는 능력이 없어지기 때문입니다. 영양과 피가 모자라면 피부와 살을 영양하지 못하여 무감각해집니다. 위기가 부족하여 신체 방어능력이 약하면 팔다리가 차갑고 몸을 움직이기가 불편합니다. 이러한 증상이 한데 합쳐져서 나타나는 증상이 마비증상이고, 그나마 간신히 팔다리를 움쩍거리는 정도 밖에 안 됩니다."

"환자가 서 있거나 앉아 있거나 하면 괜찮다가도 등을 대고 누우면 숨을 헐떡거리는 사람이 있다고 들었습니다. 일을 하면 숨을 거칠고 가쁘게 쉬고 옆에 있는 다른 사람들은 그가 잠잘 때 숨을 거칠게 쉬는 통에 잠도 못 잔다고 합니다. 우리 몸의 오장 중에서 어느 부위가 안 좋으면 그런 증상이 나타나는지 설명해주시지요."

"그런 경우 환자의 몸에서 양명경락, 혹은 위장의 기운이 거꾸로 흘러서 그렇습니다. 보통은 세 개의 양경락은 다리 쪽으로 내려갑니다. 위장은 음식물과 음료 및 기타 액체를 받아들이는 부분입니다. 위장에서 소화된 음식의 기운은 아래로 흘러가 다른 부분에 영양분을 공급합니다. 따라서 위장의 본래 기능은 음식물을 저장하는 게 아니라, 다른 곳으로 운반하는 일입니다. 위장의 기운이 거꾸로 흐르면 소화된 물질은 내려가지 않고 정체되며 시간이 흘러감에 따라 썩어서 고름이나 가래 등 이물질로 변합니다. 이것은 위장의 기운을 타고 심장이나 폐로 흘러 들어가 그곳에서 머무릅니다. 그렇게 되면 환자는 반듯하게 눕지 못하고 누워도 숨을 거칠고 가쁘게 쉽니다. 위장에 생긴 고름으로 폐가 아니라 심장이 손상당하면 잠을 제대로 못 자기는 하지만, 숨이 거칠거나 가쁘게 쉬지는 않습니다. 고대 의서(醫書)인 하경(下經)[4]에 따르면 '위장이 불편하고 고르지 못하면 밤에 편하게 잠들기가 어렵다'고 했습니다. 일상생활을 하는 가운데 숨을 거칠게 쉬는 것은 폐와 연결된 낙맥(絡脈)이 거꾸로 흐르기 때문입니다. 낙맥은 경맥(經脈)[5]보다 작은 신경조직으로 몸을 관통하여 신체와 경맥을 이어주는 역할을 합니다. 낙맥은 병이 드는 경우가 극히 드물어서 일상생활을 하는 가운데 호흡이 거칠고 가쁘더라도 잠을 못 자거나 하지는 않습니다. 천식이 없는데도 불구하고 반듯하게 누워서 잠을 못 자는 것은 몸의 물이 빠져나가지 못하기 때문입니다. 물은 보통 진액(津液)을 따라 흐르고, 몸 전체를 순환하여 신장을 거쳐서 배설됩니다. 하지만 신장이 병들어 방광이 수분을 배설하지 못하면 물은 몸 안에 머무르게 됩니다. 그렇게 되면 물은 거꾸로 몸 쪽으로 흘러가서는 폐와 세기관지(細氣管支)[6]를 압박합니다. 그래서 환자가 누우면 물이 세기관지를 막아 버리므로 천식이 생깁니다. 신장에 양기가 부족하면 수분을 운반하지 못합니다. 그 결과 육체적 활동으로 양기가 고갈되면 소변을 볼 때 호흡곤란증이 일어납니다. 폐는 호흡을 주관하고, 신장은 호흡 중에서 들숨을 주관하며, 들숨은 또한 양기와 관련됩니다. 신장에서 양기가 부족하면 들숨 쉬기가 힘들고, 기가 역상하며, 그 결과로 천식이 생깁니다. 잠을 자거나 몸을 움직일 때 숨이 거칠거나 가쁘게 쉬는 사람은 신장의 양기가 부족하고 수분이 정체되어서 그렇습니다. 결론적으로 천식이 없는데도 등을 대고 눕지 못하거나 이리저리 움직이기 힘들어하는 사람은 둘 다 신장에 양기가 부족한데다 수분이 빠져나가지 못해서 그렇습니다."

34-1) 비(痺): 손, 발이 마르고 쑤시고 저린 증상으로, 몸이 차면 아픈 것이 심해지고 따뜻하게 하면 덜하다. 이것은 몸 안의 기운이 잘 통하지 않고 정체되어 생기는 증상이다.

34-2) 다소(茶素): 커피, 코코아, 녹차, 홍차 등에 들어 있는 자극성 있는 식물성 알칼로이드 일종이다. 카페인으로 알려진 이 물질은 무색, 무취의 주상결정(柱狀結晶)으로서 물이나 알코올에는 조금 녹고, 벤진이나 클로로포름에는 잘 녹는다. 흥분제, 이뇨제, 강심제의 성질을 가지고 있으며 심장쇠약, 신장병, 수종, 신경통, 천식 등에 좋다. 하지만 극약 성질이 있어서 지나치게 많이 사용하면 중독 증세를 일으키기도 한다.

34-3) 골비(骨痺): 신장의 골수와 진액(津液) 등 정기가 고갈되어 뼈가 메마르고 시리며, 통증이 생기고 몸이 붓는 증상이다. 심하면 뼈마디가 휘기도 한다.

34-4) 하경(下經): 아주 오랜 옛날의 의학서적을 말한다.

34-5) 경맥(經脈): 피부 겉에 흐르는 12정경의 신경조직을 말한다. 이는 보통 진맥으로 측정되고 이곳에 경혈, 즉 침자리가 있으며 이곳을 통해 해당 장부의 기운이 흐르거나 들락날락한다.

34-6) 세기관지(細氣管支): 기관지계의 크기가 작은 가지로, 직경이 1mm 이하로 연골판이 없고 입방형 상피세포로 덮인 모양으로서 기관지와는 다르다.

35

학질(瘧疾)류의 질병

원문의 원제목은 〈학론瘧論〉이다. 학질의 원인, 증상, 치료법 등을 망라하고 설명했다.

황제가 물었다.

"일반적으로 학질(瘧疾)류의 질병은 병인성(病因性) 바람에 의해서 생긴다고 들었습니다. 그 병은 일단 우리 몸에 침입하여 잠복해 있다가 시간이 흐름에 따라 급격하게 번지고, 그러다가 누그러지기도 하는데, 그 이유는 무엇입니까?"

기백이 대답했다.

"학질이 침입하면 우선 피부에 좁쌀 같은 입자가 생기고 털끝이 빳빳하게 곤두서며 사지(四肢)가 뒤틀립니다. 기지개를 켜면 하품이 자주 나오고 오한이 생겨서 몸이 덜덜 떨리고 아래턱이 딱딱 부딪힙니다. 뿐만 아니라 머리가 쪼개지듯이 아프고 갈증이 심하게 나서 냉수를 벌컥벌컥 마십니다."

"어떤 병이기에 그렇게 심한 증상이 나타나는 것입니까?"

이에 기백은 상세히 설명했다.

학질은 신체의 저항력과 질병이 머리부터 발끝까지 서로 이기려고 싸우는 상태이다.

음양, 허실, 한열이 서로 교차하여 몸의 양기가 질병의 기운을 꺾으면 양기가 소진되어 음기가 강해지는 원인이 된다. 양명경락에서 양기가 부족하면 몸이 춥고 떨려서 심지어는 아래턱이 딱딱 부딪히는 소리를 낸다. 태양경락의 양기가 부족하면 등이 땅기는 통증과 머리가 반으로 쪼개지듯이 아픈 두통이 생긴다.

세 개의 양경락에 기운이 부족해지면 음기가 기승을 부린다. 음기가 양기를 지배하여 온몸에 가득하면 몸이 추워지고 뼈와 골수에 냉기가 스며들어 뼛골이 쑤시고 아프다. 하지만 질병이 음기를 지배하여 기운을 누르면 이때 양기에 의한 질병이 기승을 부린다. 따라서 양기가 넘치면 사람의 몸에 열이 생기며, 그 열이 너무 강렬하여 호흡 곤란증과 심한 갈증이 생겨 뱃속이 얼음장처럼 차가운데도 불구하고 차가운 물을 벌컥벌컥 마시게 된다.

이런 증상은 여름의 더위로 인해 생기는데, 여름에는 열병이 활동을 중단하고 피부 밑에 잠복해있고, 영양분을 공급하는 위장과 대장의 표면에 머물러 있다. 따라서 사람의 몸속은 주변이 둘러싸이고 물질이 썩어서 고인 늪지대와 같다. 그러다가 가을이 되면 환자는 찬바람에 노출되어 졸지에 냉기의 습격을 받는다. 특히 목욕을 한 후에 땀구멍이 열린 상태에서 찬바람을 갑자기 쐬면 냉기가 피부 속으로 들어간다. 바람과 습기가 인체로 들어오면 몸을 방어하는 위기(衛氣)가 다니는 피부에 잠복하게 된다.

낮에는 위기(衛氣)가 양경락에서 활동하고, 밤에는 음경락에서 활동한다. 질병의 기운이 양기를 띤다면 몸의 바깥에서 활동하고, 음기를 띠면 몸 안에서 활동한다. 따라서 몸의 안과 밖에서 음양이 서로 싸우면 부조화를 나타내는 질병이 일시적으로 나타난다.

설명을 듣고 난 후에 황제가 물었다.

"때로는 학질이 급작스레 기승을 부리다가 며칠이 지나면 가라앉았다가 또 다시 기승을 부리곤 하는데, 그 이유는 무엇입니까?"

"질병은 대개 음기가 머물러 있는 몸속에 깊이 잠복해 있습니다. 몸속에서는 음기와 양기가 서로 지배하고자 싸움을 하는데, 몸의 겉에서는 그 증상이 나타나지 않습니다. 환자는 하루걸러 몸에 발작 증세를 느끼는데, 이는 질병이 몸 속 깊이, 그리고 오장(五臟)의 위치에 가까이 있기 때문입니다. 오장은 복강(腹腔) 사이에 있는 얇은 막으로 분리되어 있습니다. 이곳에 위기(衛氣)가 머물러 있어서 질병이 침입하지 못합니다. 또 하루걸러 몸이 아픈 이유는 그 활동으로 몸이 질병의 침입을 이기기 위해서입니다."

"어떤 경우에 학질 증상은 매일 연속적으로 조금씩 빨라지기도 하고 느려지기도 하는데, 그 이유는 무엇입니까?"

"질병이 몸의 풍부(風府)[1]를 통해 들어오면, 그것은 순식간 척추(脊椎)뼈를 통해 밑으로 내려갑니다. 하지만 위기(衛氣)가 매일 한 번씩 온몸을 순환하여 풍부로 모여서 냉기의 침입을 막아줍니다. 일단 풍부를 통해 몸에 들어온 질병은 차근차근하게 척추를 타고 아래로 내려오는데, 매일같이 몸의 아픈 증상이 서서히 나타납니다. 질병이 풍부를 통해 몸 안으로 침입한 지 25일이 지나면 그것이 꼬리뼈에 이르며, 26일이 되면 질병은 척추 속으로 침입합니다. 그런 다음에 질병은 충맥(衝脈)[2]으로 들어가 충맥의 경락을 따라 9일 동안 위쪽으로 올라가서는 결분(缺分)에 이릅니다. 풍부로 들어온 질병이 충맥을 따라 위쪽으로 올라가면서부터 연속적인 증상 발현이 생겨 시간이 지날수록 빨리 나타납니다."

"선생은 위기(衛氣)가 풍부를 지나 몸을 순환할 때마다 풍부가 열려서 질병이 안으로 들어와서는 몸에 병을 유발한다고 말했습니다. 또한 선생은 위기(衛氣)와 사기(邪氣)가 척추 아래 있는 풍부에서 만나면 두 기운이 싸워 질병이 발생한다고도 말했습니다. 하지만 위기와 사기가 풍부에서 싸운다고 하면서도 질병이 다른 곳에서 발생하는 까닭은 무엇입니까?"

"사기(邪氣)가 머리와 목 주변을 통해 몸 안으로 들어와서는 척추 아래로 내려가는 일과 관련이 있습니다. 사람마다 병에 대한 저항력이 다르듯이 몸에서도 병에 대해 저항하는 부분이 다르기 때문에 사기가 풍부(風府)로만 들어가는 게 아닙니다. 사기(邪氣)가 머리를 타고 몸으로 들어오면 위기도 머리를 따라 몸으로 들어오므로 머리가 아파 그곳에 병이 생기고, 질병이 목을 통해 몸으로 들어오면 위기도 목으로 들어오므로 목이 아파 병이 생깁니다. 하지만 등 위쪽으로 들어온다고 해도 위기가 그 쪽으로 순환할 때까지는 질병이 발생하지는 않고 잠복해 있습니다. 사기가 등 아래로 들어왔는지, 손이나 발에 침투했는지는 몸을 지켜주는 위기가 사기가 잠복한 곳에 이르렀을 때라야 증상이 나타나므로 알 수 있습니다. 물론 병인성(病因性)바람이 어느 부분으로 들어오는지는 알 도리가 없지만, 몸에서 땀구멍이 열리면 바람이 그곳으로 재빨리 침투하여 잠복해 있다가 위기와 맞닥뜨리면 위기(衛氣)와 사기는 서로를 지배하기 위해 싸움을 합니다. 그래서 통증이 생기고 질병이 발생하게 됩니다."

"학질과 풍병(風病)은 서로 유사한 성질을 가진 듯합니다. 하지만 풍병은 지속적으로 몸속에 잠복하지만, 학질은 유행성 질병으로서 간헐적으로 몸에 나타나는 이유는 무엇입니까?"

"풍병(風病)은 항상 병이 드나드는 곳에 머물러 있으므로 증상으로 나타나는 데 비해서 학질은 경락을 따라 나타납니다. 그러므로 위기가 학질의 이동 경로를 따라 반응할 때에만 병으로 나타납니다."

"어떤 학질은 병으로 발생하면 오한이 심하게 난 다음에 열이 심하게 나는데, 그 이유는 무엇입니까?"

"여름에 사람들은 극심한 더위를 겪기도 하고 땀을 비 오듯이 흘리기도 합니다. 땀을 흘려서 땀구멍이 열린 상태로 갑자기 냉기에 몸을 노출시키거나 습기가 많은 곳에 있으면 냉기와 습기가 피부 아래로 스며들어 잠복해 있다가 가을이 되면 쉽게 풍병이 되는데, 이것이 학질로 발전하는 초기 단계입니다. 따라서 냉기와 물은 음의 사기(邪氣)이고 바람은 양의 사기입니다. 냉기와 물이 몸 안에 들어오면 오한(惡寒)의 원인이 되고, 바람이 몸 안에 들어오면 열병의 원인이 됩니다. 이것을 풍학(風瘧)[3]이라고 합니다."

"그렇다면 열이 먼저 나고 다음에 오한(惡寒)이 생기는 학질에 대해서 설명해 주십시오."

"바람이 몸에 침입한 다음에 물이나 냉기에 노출되어 생긴 학질을 온학(溫瘧)[4]이라 합니다."

"열은 있지만 오한이 없는 학질에 대해서 설명해 주시겠습니까?"

"그러한 학질의 환자는 그 병을 앓기 이전에 음기가 부족한 상태였습니다. 양기가 지나치게 넘치는 까닭에 학질에 걸리면 호흡이 약하고 가슴이 답답하여 불이 난 듯하며 안절부절못하고 팔다리에 열이 나면서 속에 욕지기가 나면서 구역질을 합니다. 이것은 단학(癉瘧)[5]이라 하며 학질 중에서 극히 열이 심하게 나는 병입니다."

황제의 질문은 계속 이어졌다.

"옛날 문헌의 치료법에 따르면 극심한 병은 기운을 덜어내고 기운이 부족해서 생긴 병은 보충하라고 쓰여 있습니다. 따라서 몸에서 열이 나면 몹시 아픈 상태를 나타내고, 오한이 나면 기운이 부족함을 알 수 있습니다. 오한이 심하게 나는 학질은 뜨거운 물에 목욕을 해도 그렇고 뜨거운 난로 옆에 앉아 있어도 전혀 따뜻함을 느끼지 못하는 법입니다. 열이 극심하게 나는 학질이라면 목욕을 하거나 얼음에 몸을 담가도 전혀 차가움을 느끼지 못하는데, 이는 몸에서 양기나 음기가 지나치게 흘러 넘치거나 혹은 지나치게 모자라서 나타나는 증상 같습니다. 아무리 재능이 뛰어나고 병을 잘 고치는 의사라고 해도 이렇게 심각한 증상이 나타나면 한 번에 치료하지 못합니다. 침으로 학질을 치료하려면 기운이 다소 수그러들 때까지 기다려야 하는데 왜 그런지에 대해서 상세하게 설명해 주십시오."

황제의 질문을 듣고 난 기백은 상세하게 설명했다.

고대 의서에 따르면 환자가 열이 지나치게 높으면 침을 놓지 말라고 했고, 맥이 교란되거나, 땀이 물 흐르듯이 흐를 때 침을 놓으면 안 된다고 한다.

왜냐하면 질병이 가장 기승을 부릴 때 인체의 기운이 거꾸로 흐르기 때문이다. 이는 전쟁터의 전술(戰術)과도 유사하다.

다시 말해 적군이 철저하게 전쟁준비를 하고 사기가 충천한 상태일 때 그들과 전투를 벌여서는 안 되는 상황과 같다. 그러므로 질병의 기운이 저절로 사그라들 때까지 기다리는 수밖에 없다.

학질이 발병할 초기에는 음기가 드나드는 길목으로 양기가 들어가면 음기는 기운이 넘치고 양기는 부족하여 음기의 지배를 받는다. 양기가 음기의 기운에 눌리게 되면 사기(邪氣)를 막아주던 위기(衛氣)가 약해져서 몸은 춥고 떨리며 오한(惡寒)이 난다. 그러다가 음기가 소진되어 극에 달하면 이번에는 양기가 등장하고 음기가 양기의 길목으로 들어가 양기의 지배를 받는다. 그러면 음기가 소진되므로 양기가 넘쳐흘러 몸에 열이 나고 갈증이 심해진다. 이런 식으로 음기와 양기는 서로를 이겨서 지배하려고 엎치락뒤치락 싸움을 벌이게 된다.

학질은 바람과 냉기에 의해서 생기며 음기와 양기 중의 한쪽이 극에 달하면 증상이 서로 바뀐다. 즉, 어느 한쪽의 기운이 다른 쪽보다 강하면 병이 생기다가 말다가 한다. 한쪽의 기운이 극단적으로 강해서 힘이 넘치면 환자의 몸은 때로는 불에 타오르는 듯하고 강한 폭풍우가 몰려오는 듯한 증상을 나타낸다.

옛날 의학서는 '병이 한창 강할 때에는 절대로 고치려 하지 마라. 그렇지 않으면 환자의 저항력이 약해지고 손상을 입어서 더욱 상태가 악화된다. 병의 기운이 꺾일 때를 기다렸다가 치료를 해야 한다. 이것이 병을 제대로 치료하는 방법이다'라고 말하고 있다.

이 충고는 학질을 치료하는 경우에도 똑같이 적용된다. 어느 한쪽의 기운이 극단적으로 몰리지 않았을 때에는 아직 병이 발생하지 않았으므로 의사가 적절하게 치료할 수 있지만, 일단 발병하여 한쪽의 기운이 극단적으로 강한 경우는 오히려 몸에 위기(危機)가 닥칠 수 있으므로 병세가 약해질 때를 기다려야 한다.

황제는 기백의 설명을 듣고 난 후에 극찬을 하고 또 질문을 했다. 이에 기백의 대답도 이어졌다.

"아주 훌륭하고 자세한 설명입니다. 그렇다면 학질을 어떻게 치료하는지를 말해주겠습니까? 뿐만 아니라 음기가 강해서 생긴 학질과 양기가 강해서 생긴 학질을 치료하는 시기는 각각 다를 텐데, 그것에 대해 구체적으로 설명해주기 바랍니다."

"학질이 불이 타오르듯 강하게 발병할 경우에는 팔다리부터 시작합니다. 양기가 이미 손상을 입었다면 음기도 손상을 입기 마련이므로 음기와 양기의 기운이 바뀌어서 학질이 심한 증상으로 나타나기 전에 환자의 열 손가락과 열 발가락 끝을 모두 끈으로 묶어서 학질이 몸속 깊이 들어가지 못하게 해야 하고 음기도 밖으로 나오지 못하게 해야 합니다. 열 손가락과 발가락을 묶은 다음에 손락맥(孫絡脈)⁶을 잘 살펴보면 그곳의 모세혈관이 붉게 울체되는데, 그곳을 침으로 찔러 피를 뺍니다. 이것을 '전장에서 적을 숨어 기다린다'고 하는데, 인체가 질병의 공격을 받기 전에 미리 인체가 질병을 이기는 것을 의미합니다."

"학질이 발병하지 않을 때의 증상은 어떻습니까?"

"인체 내의 질병은 결국 음기와 양기의 기운이 고갈되면 나타납니다. 질병이 양의 경락에 머물러 있으면 몸은 열이 나고 맥이 빠르고 들뜨는 느낌이 있고, 음의 경락에 있으면 오한이 나면서 맥은 느리고 차분하게 가라앉은 느낌이 듭니다. 또한 음기와 양기가 모두 극에 달해서 기운이 고갈된 상태라면 위기와 사기가 나뉘어 병이 가라앉습니다. 하지만 위기가 사기를 이기려고 할 때 다시 학질 증상이 나타납니다."

"학질은 이틀 간격으로 발병하기도 하고 며칠 후에 생기기도 하는데, 그럴 경우 어떤 사람은 갈증을 느끼기도 하고 또 어떤 사람은 전혀 갈증을 느끼지 않습니다. 왜 그런지 설명을 해주시겠습니까?"

"시간적 간격을 두고 발병하는 것은 사기와 위기(衛氣)가 비껴가지 않고 대개 풍부(風府)에서 종종 마주치기 때문에 이틀 간격으로 발병하는 것입니다. 서로를 공격하고 이기려 하므로 병이 심각한 상태, 혹은 음기와 양기의 힘이 넘치고 모자람에 따라 갈증이 심하기도 하고 안 그렇기도 합니다."

"옛 의서에 따르면 여름에 더위에 손상을 당하면 가을에 학질에 걸려 고생한다고 했습니다. 하지만 어떤 학질은 이런 원인으로 생기지 않는 듯한데, 그 이유는 무엇인지요."

"학질은 상황에 따라서 그리고 거의가 고르지 않은 날씨로 인해 돌발적으로 발생합니다. 예를 들면 학질이 가을에 생기면 오한이 심하게 나고, 겨울에 발생하면 그다지 심하지는 않습니다. 봄에 발생하면 바람을 몹시 싫어하고, 여름에 발생하면 땀이 비 오듯 흐릅니다."

"열학(熱瘧)에 대해서 설명해 주십시오."

"열학은 겨울에 사람이 독감에 걸리면 냉기가 골수(骨髓)에 머물러 있으므로 생깁니다. 봄이면 양기가 활동하게 되지만, 몸속의 냉기는 여름이 될 때까지는 인체 내에 머물러 있습니다. 이때 더위가 기승을 부리면 골수에 이상이 생겨 근육이 야위고, 땀구멍이 열리면서 땀이 나오며, 지나치게 신체적으로 무리를 하면 몸속에 머물러 있던 사기가 몸 밖으로 나옵니다. 또한 사기가 신장에 잠복해 있다가 몸에 병이 생기면 땀과 함께 밖으로 나옵니다. 이때 생기는 학질은 음기가 약하고 양기가 지나치게 넘쳐서 생긴 증상으로서 열이 심하게 나고 그러다가 열이 소모되면 질병이 다시 음기의 길목으로 들어가고 몸에서 오한이 심하게 납니다. 이것이 열학

(熱瘧)의 특징입니다."

"그렇다면 단학(癉瘧)의 증상은 어떻습니까?"

"단학은 폐에 열이 지나치게 축적되어 생깁니다. 이 열이 폐에 정체되어 몸이 힘들면 땀구멍이 열려서 찬바람이 피부로 스며듭니다. 이렇게 하여 학질이 발생하고 양기가 지나치게 넘쳐흐르므로 환자는 열은 나지만, 춥고 떨리는 일은 없습니다. 오한이 없는 이유는 질병이 음경락의 길목으로 들어와서는 심장에 잠복하기 때문입니다. 그것이 학질로 발병하여 근육과 살, 비계로 돌아다니며 심장에 오래도록 머물면 근육이 메마르게 되므로 단학(癉瘧)이라 하며, 열이 극히 높은 학질을 가리킵니다."

주석 註釋 35 학질(瘧疾)류의 질병 _____

35-1) 풍부(風府): 독맥(督脈)의 침자리이며 뒷목 한가운데에 머리털이 나기 시작한 곳에서 위쪽으로 1치 위에 있다.. '풍(風)'이란 '찬바람의 병인성 냉기'를 가리키고 '부(府)'란 '머무는 곳, 드나드는 곳'이란 뜻이다. 따라서 이곳으로 찬바람이 드나들면 심한 두통과 오한이 나고 식은땀이 흐르며, 심하면 어지럼증으로 쓰러지기도 한다. 이곳은 각종 중한 질병의 치료자리이고 침은 3푼~5푼을 찌른다.

35-2) 충맥(衝脈): 기경팔맥의 하나. 생명의 맥이 크게 뛴다는 뜻으로 여자의 생리와 관계가 있다. 또한 비만과 당뇨에 관련이 있는 곳으로 이곳이 병들면 당뇨병, 비만, 의처증, 자폐증 등이 생긴다. 이곳을 치료하는 침자리는 비경락의 공손(公孫)이고 5~8푼을 찌른다.

35-3) 풍학(風瘧): 바람에 의한 학질을 말한다.

35-4) 온학(溫瘧): 열에 의해 생기는 학질을 말한다.

35-5) 단학(癉瘧): 괴로워하다. '몹시 앓다'는 뜻으로 열학(熱瘧)이라고도 하며 더위를 먹거나 피로가 쌓여서 열이 극심하게 나는 증상을 가리킨다.

35-6) 손락맥(孫絡脈): 낙맥에서 갈라져 나간 경락의 일부를 말한다.

36

학질(虐疾)과 침술치료

원문의 제목은 〈자학刺瘧〉이다. 즉 침으로 학질을 다스리는 법을 설명하고 있다. 따라서 학질의 종류에 따른 침술법에 대한 내용이 주류를 이루고 있다.

본 편은 기백의 설명으로만 이루어져 있다.

족태양방광경에 학질이 생기면 등이 땅겨 아프고 머리가 무거우며 등에 찬물을 끼얹은 것처럼 추워서 떨다가 심한 열이 난다. 열이 멈추면 땀이 나는데, 이러한 학질은 낫기 어렵고 방광경락의 위중(委中)[1]에 침을 꽂아 피를 흘려 치료한다.

족태양방광경의 학질은 피로가 극심해서 생기는데, 오한과 열이 심하지는 않지만, 대인기피증이 생기며 사람을 보면 소스라치게 놀란다. 열이 나면 오한이 발생하는 기간보다 오래 지속되고 땀을 많이 흘리며 이런 경우는 족소양담경에 침을 놓아야 한다.

족양명위경에 학질이 발생하면 처음에는 심하게 춥고 떨리다가 나중에는 냉기를 몹시 싫어한다. 오한이 오래도록 지속되다가 몸에 열이 나다가 물러가면 땀이 난다. 환자는 밝은 빛과 따뜻한 기온을 좋아하며, 마음이 편안하다.

족양명위경의 학질은 충양(衝陽)[2]에 침을 놓아 치료한다.

족태음비경에 학질이 발생하면 환자는 가슴이 답답하고 우울증에 걸리고 한숨을 잘 쉬고 입맛이 떨어지며 한열왕래가 심하고 땀을 흘린다. 학질이 발생하는 중에 환자는 구토를 하는데, 구토를 하고 나면 증상이 멎는다. 침을 족태음비경에 놓아 병을 치료한다.

족소음신경에 학질이 발생하면 환자는 구토를 심하게 하고 한열왕래가 심하다.

이때 추워서 덜덜 떠는 증상보다 열이 더 심하게 나타나며 바람을 싫어하므로 창문과 출입문을 닫고서는 밖에 나가기를 싫어한다. 이런 병은 치료하기가 상당히 어려우며, 침을 족소음신경에 놓아 치료한다.

족궐음간경에 학질이 생기면 환자는 등허리가 땅겨서 아프고 아랫배가 그득하고 뻐근하며 배뇨곤란증이 있어서 소변을 자주 보게 되나 잘 안 나오고 잘 놀라며 무서움도 잘 탄다. 이럴 때는 족궐음간경에 침을 놓아 치료한다.

폐에 학질이 생기면 환자는 몹시 두려워하고 걱정이 많으며 몸이 냉해서 지나치게 떨리며, 나중에는 그 반작용으로 몸에서 열이 난다. 침으로는 수태음폐경의 열결(列缺)[3]과 수양명대장경의 합곡(合谷)[4]에 침을 놓아 치료한다.

심장에 학질이 생기면 환자는 가슴이 답답하고 불이 나는 듯하여 차가운 물을 간절히 찾고, 춥고 떨리는 증세가 열이 나는 증세보다 심하다. 침을 수소음심경의 신문(神門)[5]에 놓아 치료한다.

간에 학질이 생기면 환자의 얼굴은 푸르스름하고, 증상이 심한 환자는 마치 죽은 것 같다. 침을 족궐음간경의 중봉(中封)[6]에 놓아 치료한다.

비장에 학질이 생기면 환자는 오한이 나고 하복부에 통증이 생긴다. 위장에 물이 출렁거리는 소리가 나고 땀이 심하게 흐른다. 족태음비경의 상구(商丘)[7]혈에 침을 놓아 고친다.

신장에 학질이 생기면 환자는 몸이 얼어붙어서 온몸에 냉기가 돌고 등허리가 땅겨서 아프고 움직이지 못하며 변비(便秘), 현기증, 눈앞이 캄캄하고 손발이 차가운 증상이 있다. 침을 족소음신경의 대종(大鐘)[8]과 족태양방광경의 위중(委中)에 놓아 치료한다.

위장에 학질이 생기면 환자는 질병이 생기기 전부터 배고픔을 느끼지만 잘 먹지 못하고 음식을 먹어도 소화되거나 내려가지 않는다. 침을 놓을 때는 족양명위경의 여태(厲兌)[9]와 해계(解谿)[10] 그리고 족태음비경의 횡맥(橫脈), 즉 상구(商丘)혈에 침을 놓고, 특히 피를 내어 병을 치료한다.

학질을 치료할 때 유념할 일은 학질에 걸렸더라도 반드시 몸에 열이 나기 전에 치료해야 한다는 점이다. 환자의 발등 동맥에 침을 놓아서 피를 내면 효과가 있고 즉시 열이 사라지며, 학질이 발생하더라도 오한이 나기 전에 수양명대장경, 수태음폐경, 족양명위경, 족태음비경에 침을 놓으면 학질이 낫는다.

환자의 맥이 크고 넓고 급하게 뛰면 등 뒤에 있는 오장(五臟)의 수혈에 침을 놓는데, 백호(魄戶), 신당(神堂), 혼문(魂門), 의사(意舍), 지실(志室)에 침을 놓아 피를 내어 치료한다.

맥이 강하면서 작고, 급하게 뛰면 족소음신경의 부류(復溜) 혹은 태계(太谿)혈에 뜸을 뜨고 발가락 끝에 있는 방광경락의 지정(指井)에 침을 놓는다.

또한 맥(脈)이 크고 느리면서 기운이 허(虛)하면 침을 놓지 말고 탕약(湯藥)으로 치료한다.

일반적으로 학질을 치료할 때에는 발병하기 30분 전에 치료하는 것이 좋고, 그렇지 않으면 치료할 기회를 잃게 된다. 학질에 걸렸음에도 불구하고 맥으로 잡히지 않으면 손가락 끝에 있는 정혈(井穴)을 모두 찔러서 즉시 피를 내어 치료해야 한다. 그리하면 환자는 몸이 회복되는데, 찌르기 전에 손가락 끝에 붉은 반점이 있는지를 잘 살펴서 그곳에 침을 찔러 피를 내어도 병은 낫는다.

지금까지 열두 가지 학질에 대해 말했다. 학질의 종류는 다양하고 증상과 발생하는 시간 그리고 치료방법도 각기 다르다. 따라서 의사가 환자의 학질을 치료하려면 그 유형과 증상을 면밀히 살핀 다음에 치료할 시기를 잘 선택해야 한다.

침으로 치료하려면 학질이 발병하기 전에 일단 침을 놓고 그 결과를 잘 살펴보고, 두 번째 침을 놓고서는 학질의 증상이 어떻게 진전되는지를 관찰하며, 그런 다음 세 번째 놓을 때쯤이면 병은 낫는다. 그래도 낫지 않으면 혀 아래에 있는 염천(廉泉)[11]에 침을 놓아 피를 내면 효과를 볼 수 있고, 그래도 낫지 않으면 방광경락의 위중에 놓으면 된다. 뿐만 아니라 등 뒤로 흘러가는 독맥(督脈)의 대추(大椎)[12]와 방광경락의 풍문(風門)[13]에 침을 놓으면 확실한 효과를 보게 된다.

학질이 발생하면 맨 처음 증상이 나타나는 곳을 정확하게 찾아내어 그곳을 치료해야 한다.

예를 들어서 머리가 아프면서 무거운 증상이 나타나는 학질은 머리 윗부분과 얼굴 그리고 눈썹 한가운데에 침을 찔러 피를 낸다.

학질의 증상이 나타나는 부위가 목 주변과 허리 윗부분이면 통증이 있는 부분을 찾아내어 침을 놓고 등 아래쪽이면 위중(委中)에 침을 놓아 피를 낸다. 증상이 팔에 나타나면 수소음심경의 소충(少衝)[14]과 수양명대장경의 상양(商陽)[15]에 침을 놓아 치료한다. 발에 학질이 생기면 족양명위경이 흐르는 셋째 발가락의 여태(厲兌)에 침을 놓는다.

학질의 종류 중에서 땀을 많이 흘리고 바람이 불거나 실내에도 바람이 들어오는 것을 싫어하는 증상을 풍학(風瘧)이라 한다. 이럴 때에는 족태양방광경의 수혈에 침을 놓아 피를 내어 치료한다.

장딴지가 부어올라 만지기만 하여도 통증이 극심한 것을 부수병(胕髓病)[16]이라 하는데, 족소양담경의 양보(陽輔)[17]에 침을 놓으면 통증이 없어진다.

환자가 몸에 약간의 통증을 느끼면 비경락의 정혈(井穴)에 침을 놓으나 주의해야 한다. 음경락의 정혈에 침을 놓기는 하나 피를 내어서는 안 되고 하루걸러 침을 놓아야 한다.

학질이 하루걸러 발생하면서 갈증이 생기지 않으면 족태양방광경에 침을 놓고, 갈증이 생기면 족소양담경에 침을 놓는다. 만일 땀이 나지 않는 학질인 경우라면 59침법을 사용하면 된다.

주석 註解來釋 ─ 36 학질과 침술치료 _____

36-1) 위중(委中): 방광경락의 40번째 침자리로, 무릎의 오금 한가운데에 있다. 극중(郄中)이라고도 하며 좌골신경통, 중풍, 학질, 등에 적용한다.

36-2) 충양(衝陽): 발등에 맥이 크게 뛴다는 뜻으로, 위장의 42번째 침자리이다. 침은 3푼을 찌르고 위장 계통의 질환에 사용한다.

36-3) 열결(列缺): 폐경락의 7번째 침자리이며 낙혈(絡穴)로서 본래의 줄기에서 갈라져 나갔다. 이곳은 기경팔맥의 하나인 임맥의 침자리이기도 하고 침으로 치료할 때에는 3푼~7푼을 찌른다.

36-4) 합곡(合谷): 대장경락의 4번째 침자리로서 손등뼈가 만나는 곳이란 뜻으로, 풍을 치료하는 자리로 유효하다. 특히 사관(四關)침의 중요한 자리로서 상체 좌우의 신경과 경락이 모인 곳으로 인영에 기혈이 지나치게 많이 몰려서 여러 가지 질병이 생기면 치료하는 자리이다. 이곳과 간경락의 태충을 잘 다스리면 모든 병의 치료가 가능하다고 한다.

36-5) 신문(神門): 정신질환에 잘 듣는다는 뜻으로, 심경락의 일곱 번째 침자리로서 침은 3푼을 놓는다.

36-6) 중봉(中封): 간경락의 4번째 침자리이고 봉(封)이란 떼어주는 땅이란 뜻으로서 높은 곳의 가장자리에 있다는 의미이다. 침은 3푼 내지 4푼을 찌른다.

36-7) 상구(商丘): 상이란 '궁, 상, 각, 치, 우'의 쇳소리를 말하고 오행의 금에 해당하는 자리라는 뜻이다. 비경락의 5번째 침자리이고 침은 3푼을 찌른다.

36-8) 대종(大鐘): 대(大)는 중요하다는 뜻이고 종(鐘)은 발뒤꿈치 뼈의 비어있는 곳을 말한다. 신경락의 4번째 침자리로서 15낙맥의 하나이고 침은 3푼 내지 5푼을 찌른다.

36-9) 여태(厲兌): 여(厲)는 모서리, 태(兌)는 오행의 금(金)을 나타내고 서쪽이라는 의미이다. 침은 1푼을 찌른다.

36-10) 해계(解谿): 신발끈을 푸는 곳이라는 뜻으로, 위경락의 45번째 침자리이며, 침은 5푼 내지 8푼을 찌른다.

36-11) 염천(廉泉): 목구멍 바깥쪽에 있는 자리란 뜻으로, 음유맥과 임맥이 만나는 곳이기도 하며 이곳에 침을 5푼 찌른다.

36-12) 대추(大椎): 목뼈 아래의 중요한 침자리란 뜻으로, 독맥의 14번째 경혈이며 목뼈의 일곱 번째 뼈마디이다. 이곳에 침을 5푼 찌른다.

36-13) 풍문(風門): 바람에 의한 질병을 고치는 자리란 뜻으로, 방광경락의 12번째 침자리이고 침은 5푼을 찌른다.

36-14) 소충(少衝): 소(少)는 피가 적은 소음(少陰)이란 뜻이고, 충(衝)은 박동을 느낀다는 뜻이다. 심경락의 9번째 침자리이고 침은 1푼을 찌른다.

36-15) 상양(商陽): 상(商)은 폐의 오행인 금(金)을 나타내며 폐경락과 연결되는 양경락의 침자리라는 뜻이다. 대장경락의 첫 번째 침자리이고 침은 1푼을 찌른다.

36-16) 부수병(腑髓病): 골수가 깊이 부어 생기는 병을 말한다.

36-17) 양보(陽輔): 가느다란 정강이뼈를 보골(輔骨) 혹은 골(骨)이라 하며, 가는 정강이 뼈 위에 있는 침자리란 뜻이다. 담경락의 38번째 침자리이고 침은 3푼 내지 5푼을 찌른다.

37

한열왕래에 의한 질병

원문의 제목은 〈기궐론氣厥論〉이다. 여기서 말하는 기(氣)란 '열병과 냉기'를 말하고, 궐(厥)은 열과 냉기로 인해 생기는 병을 말한다. 따라서 우리 몸에 열과 냉기가 침입하면 생기는 증상과 치료 방법에 대해 설명해주고 있다.

황제가 "열과 냉기는 오장 육부에서 어떻게 이동합니까?"하고 묻자, 기백이 대답한 내용이다.

냉기는 신장에서 비장으로 이동한다. 이 경우에 환자에게는 부종(浮腫)[1]과 종창(腫脹)[2] 그리고 기운이 부족한 증상이 나타난다. 그런 다음에 냉기는 비장에서 간으로 옮겨가므로 근육이 붓고 경련이 생긴다.

간으로 옮겨진 냉기가 심장으로 가면 심장이 뒤집어져 미친 듯이 뛰고, 가슴이 답답해진다. 심장의 냉기가 폐로 옮겨가고, 그렇게 되면 몸이 탈진(脫盡)하고 한없이 목이 말라 물을 마신다. 이는 폐소(肺消)[3]로서 폐에 이상이 생기면 갈증을 느끼는 증상을 말하고, 매번 물을 마실 때마다 마신 물의 두 배가 소변으로 나오며 지나친 탈수(脫水)현상으로 인해 환자는 죽는다. 냉기가 폐에서 다시 신장으로 옮겨지면 배에 복수(腹水)가 찬 것처럼 꾸르륵꾸르륵 소리가 난다.

열이 비장에서 간으로 가면 환자는 근심이 많고 무서움을 잘 타며 코피를 흘린다. 열이 간에서 심장으로 가면 환자는 죽는다.

열이 심장에서 폐로 가면 격소(膈消)[4]가 생겨 횡격막에 심한 건조(乾燥)현상이 생기는데, 이것은 몸의 수분이 지나치게 메마르기 때문이다. 폐의 열이 신장으로 가면 유치(柔瘛)[5]로 인혜 몸이 굳고 활동이 불편해진다.

신장의 열이 비장으로 가면 비장의 물질이 고갈되어 말라버린다. 만약 설사병이 나면 환자는 죽는다.

심포의 열이 방광으로 가면 환자는 소변불통을 겪고 오줌에 피가 섞여 나온다. 방광의 열이 소장으로 가면 변비가 생기고, 이 열이 몸 위로 올라가면 입안이 헐고 염증이 난다. 소장의 열이 대장으로 가면 복가(虙瘕)라는 단단한 적(積)덩어리가 생기며 치질이 발생한다.

대장의 열이 위장으로 가면 식욕이 갑자기 왕성해져 음식을 많이 먹지만 체중은 줄고 몸에 힘이 없어진다. 위장의 열이 담낭으로 가면 위장에 열이 나는 증상과 비슷하여 음식을 먹어도 살이 안 찌고 마르기만 한다. 담낭의 열이 뇌로 가면 콧구멍에 뜨거운 열이 나면서 맑은 콧물이 계속 흐르는 비연(鼻淵)이 생기다가 코피가 나면서 눈이 흐려지고 눈물이 난다.

이상과 같은 증상은 오장육부 전체에 병인성 인자가 생기고 냉기와 열병이 비정상적으로 퍼져서 생긴 결과이다.

주석 註釋   37 한열왕래에 의한 질병

37-1) 부종(浮腫): 세포 외액이 비정상적으로 다량 축적되는 증상으로, 수종(水腫)이라고도 한다. 부종은 정맥이나 림프의 폐색 혹은 혈관 투과성의 항진 등 국한성으로 나타나기도 하고, 심장쇠약이나 신장병 등 전신성으로 나타나기도 한다.

37-2) 종창(腫脹): 세포의 증식에 의하지 않고서 신체의 일부분이 일시적으로 붓는 증상을 가리킨다.

37-3) 폐소(肺消): 일종의 소갈병으로서 상소(上消)라고도 하는데, 심장과 폐에 이상이 생기면 가슴에 열이 있어서 갈증이 생겨 물을 많이 마시며 맑은 소변을 자주 본다. 하지만 음식을 많이 못 먹게 되는 증상으로 격소(膈消)라고도 한다.

37-4) 격소(膈消): 폐에 열이 생겨 수분이 마르고 심한 갈증을 느끼는 증상. 폐의 본성은 건조함인데, 심장의 열이 폐를 더욱 건조하게 하므로 몹시 갈증이 나고 물을 자주 마시게 된다.

37-5) 유치(柔痓): 근육이 마비되고 척추가 굳어서 몸을 움직이지 못하는 증상을 가리킨다.

38

기침의 원인, 진단법 및 치료

원문의 제목은 〈해론咳論〉이다. 이 장에서는 기침의 원인과 증상, 진단법 그리고 치료법에 대해서 설명하고 있다.

황제가 물었다.

"폐가 병들면 기침을 하는데, 그 이유가 무엇입니까?"

기백이 대답했다.

"오장육부(五臟六腑)가 각기 균형이 깨지면 비단 폐에 국한되지 않고 누구나 기침을 합니다."

그러자 황제는 기백에게 기침의 종류와 장애를 일으키는 생리현상에 대한 설명을 부탁했다. 이에 기백의 자세한 설명이다.

피부와 몸의 털은 폐가 관리하는 인체 외부 기관이다. 이것은 질병의 침입을 막는 첫 번째 경계선으로서, 질병이 침투하여 피부 아래쪽으로 흐르는 위기(衛氣)의 흐름을 정체시키면 우리 몸에 기를 공급하는 폐의 기능을 억제시킨다. 따라서 폐의 기능이 저하될 때 나타나는 증상이 바로 기침이다.

차가운 음식을 먹거나 그것을 익히지 않고 그대로 먹으면 위장이 차가워지므로 기침이 난다. 이때 영양을 공급하는 영기(營氣)와 비장의 차가워진 기운이 경락을 타고 폐로 가면 감기와 소화불량이 생기고 기침이 난다.

오장(五臟)의 상생, 상극 및 상화(相和)의 균형이 깨져서 생기는 기침은 일 년 중 특정한 기간에 나타난다. 하지만 이런 경우 기침은 외부에서 세균이 폐를 침입하여 유발하는 기침과 아무런 관련이 없다.

사람은 주변 환경의 영향을 받고 살아가므로 만일 냉기로 인한 세균에 감염되면 질병에 걸린다. 그 병이 가벼우면 그냥 기침이 나고 말지만, 증상이 깊거나 내장으로 깊이 병균이 침투하면 복통과 설사가 생긴다.

가을에 냉기는 폐로 먼저 침입하고, 봄에는 간으로 들어가며, 여름에는 심장, 한여름에는 비장, 그리고 겨울에는 신장으로 들어간다. 이 모든 경우에도 냉기는 폐로 들어가며 기침이 나온다.

폐에 이상이 생겨서 발생하는 기침(폐해肺咳)은 호흡곤란증과 심하면 각혈(咯血)까지 유발하며 숨을 쉬면 콧구멍이 막혀서 '쉭 쉭!'하는 소리가 난다.

심장에 이상이 생겨 기침(심해心咳)이 나면 가슴이 답답하고 통증이 있으며 목구멍이 좁아져서 무엇인가 막힌 느낌이 든다.

간에 이상이 생겨서 기침(간해肝咳)이 나면 옆구리가 결리고 아파서 몸을 움직이지 못하며 옆구리 부근이 땅기고 그득한 느낌이 든다.

비장에 이상이 생겨서 기침(비해脾咳)을 하면 오른쪽 갈빗대 아래부터 어깨관절 부위까지 땅기고 아프다. 이런 상태에서는 간신히 움직이지만, 움직일 때마다 기침이 나온다.

신장에 이상이 생겨서 기침(신해腎咳)을 하면 허리와 등이 땅기고 아프며 기침을 할 때마다 가래침이나 질긴 침이 나온다.

오장이 병들어서 기침을 하는 증상이 만성적이면 마침내 육부로 옮겨진다.

비장에 침투한 냉기로 인해 생긴 기침이 비장에 오래 머무르면 나중에 위장으로 옮겨간다. 위장으로 냉기가 옮겨간 기침을 위해(胃咳)라고 하며, 구역질을 하고 심지어는 토할 때 회충이 넘어오기도 한다.

간에 생긴 냉기가 만성적이다가 담낭으로 가서 생긴 기침을 담해(膽咳)라고 하며, 기침을 하면 쓸개즙이 넘어온다.

폐의 냉기가 만성적이다가 대장으로 간 기침을 대장해(大腸咳)라고 하며, 기침을 할 때마다 똥물이 나온다.

심장의 냉기가 만성적이다가 소장으로 간 기침을 소장해(小腸咳)라고 하며, 기침을 할 때마다 위장에 있던 공기가 방귀로 나간다.

신장의 냉기가 만성이 되다가 방광으로 간 기침을 방광해(膀胱咳)라고 하며, 기침을 할 때마다 오줌을 찔끔찔끔 싼다.

이러한 육부의 기침이 낫지 않고 계속 나오면, 이것은 삼초(三焦)로 몰려간다. 그렇게 되면 복부가 가득 차고 땅기며 입맛이 없어진다.

오장육부와 상관없이 모든 종류의 기침을 유발하는 질병은 위장 속에 머물면서 차차 굳어진 상태로 있다가 폐경락을 통해 몸 전체를 돌며, 그렇게 되면 기가 역상(逆上)하거나 얼굴이 붓고, 가래가 들끓으며 콧물이 흐른다.

황제가 물었다.

"그렇다면 치료법은 무엇입니까?"

기백이 대답했다.

"오장이 교란되거나 이상이 생겨서 기침이 나올 경우에는 각 경락의 수혈(輸穴)과 등에 있는 수혈(兪穴)에 침을 놓아야 하고, 육부에 생긴 기침을 치료하려면 다리에 있는 육합혈(六合穴)에 침을 놓아야 합니다. 얼굴과 몸이 부으면 원인이 어디에 있는가를 잘 알아서 관련 부위의 경락에 침을 놓아야 합니다."

39

통증의 구별법

원문의 제목은 〈거통론擧痛論〉이다. 이는 몸에 나타나는 여러 가지 통증의 증상과 원인 및 치료법을 논하고 있다.

　황제가 말했다.

　"우주의 자연법칙에 능통한 사람들은 인체 내에서 벌어지는 내장의 활동에 대해 대단한 통찰력을 지녔다는 말을 들었습니다. 뿐만 아니라 옛날 방식의 치료법에 뛰어난 사람은 자신의 의학 지식을 현대 의학과 잘 결합하여 발전시켜서 오장육부와 그 외의 인체의 기능에 대해 정확하고 완벽한 지식과 이해력을 가졌다고 들었습니다. 그런 사람이라면 우주에 존재하는 모든 만물을 제대로 이해하고 사실 여부를 확인하기 위해 조사하고 연구하여 진실여부를 밝혀내리라고 믿습니다. 그렇다면 내가 선생이 가진 지식과 통찰력을 얻을 수 있게, 또한 나의 무지를 없애기 위해 선생이 알고 있는 바를 나에게 설명해 주겠습니까?"

　"폐하께서 무엇을 정확하게 알고 싶으신지 궁금합니다."

　"나는 사람의 몸에 생기는 통증이란 게 무엇이며 또한 그 원인이 무엇인지 알고 싶습니다."

　"경락 내에서 인체를 따라 흐르는 기와 혈이 병인성 냉기로부터 침해를 받으면 기와 혈의 흐름이 정지됩니다. 그 냉기가 말초신경에 이어진 경락으로 침입하면 이는 단순히 피의 흐름을 둔화시키지만, 경락 내부로 침입하면 실질적으로 기의 흐름이 차단되어 통증이 생깁니다."

　기백의 대답을 듣고 황제는 또 물었다.

"때로 사람은 복부에 통증이 없는 듯하다가 생기고 때로는 그 통증이 오래 지속되기도 합니다. 어떤 통증은 만지기만 해도 심하게 아프고, 어떤 것은 만지면 멎기도 합니다. 반면 어떤 것은 아무리 만져도 느낌이 없는 경우도 있습니다. 어떤 통증은 만지면 복부에서 팔까지 아프고, 어떤 것은 가슴에서 등까지 끊어지듯이 땅기고 아프며, 어떤 것은 양 옆구리에서 시작하여 아랫배까지 전달되기도 합니다. 복부에 생긴 통증이 골반, 생식기와 엉덩이로 전달되고, 어떤 경우에는 계속 생기다가 나중에는 몸속에서 혹으로 남아 적취(積聚)가 되기도 하고, 때로는 하도 심해서 그로 인해 인사불성이 되기도 합니다. 어떤 통증은 심하면 토하기도 하고 설사를 하기도 하고, 또한 복부에 통증이 생기면 변비가 되는 경우도 있습니다. 이처럼 통증을 유발하는 원인들을 어떻게 구별할 수 있겠습니까?"

이에 대한 기백의 자세한 설명이다.

병인성 냉기가 경락의 말단부인 말초신경으로 들어오면 경락이 오그라든다. 그렇게 되면 경락과 연결된 낙맥이나 손락맥 등도 연쇄작용으로 인해 수축된다. 경락과 다른 낙맥의 수축으로 인해 통증이 생기고, 몸에서 열이 나거나 인체의 양기가 발생하면 오그라든 경락과 낙맥들이 이완되어 사라진다. 그렇지만 계속해서 냉기의 침해를 받으면 재발하고 통증이 몸에 오래 남아 나중에는 만성질병이 된다.

병인성 냉기가 경락에 침입하여 인체의 양기와 다툼을 벌이면 경락이 팽창하여 늘어나므로 만지기만 하여도 몸이 아픈 증상이 나타난다.

냉기가 대장과 위장 사이로 들어오면 기와 혈이 흐르지 않은 채 정체되고, 낙맥과 손락맥은 오그라들어 기력이 없으므로 통증이 생긴다. 이런 경우에 지압 등으로 몸을 따뜻하게 하면 기와 혈이 다시 흐르고, 몸이 편안해지며 통증이 없어진다. 지압을 하면 손을 통해 열이 몸으로 번져나가고 양기(陽氣)가 통증이 있는 부분으로 모여든다. 따라서 열과 양기로 몸을 따뜻하게 해주면 몸에 정체된 냉기는 금방 흩어져 없어진다.

냉기가 등을 통해 경락을 침입하면 지압이나 추나요법을 써노 별로 효과가 없다.

냉기가 충맥(衝脈)[1]에 침입하면 아랫배에서 통증이 생겨 위로 올라가며 나중에는 팔까지 전달된다. 충맥은 아랫배에 있는 관원(關元)[2]에서 시작하여 위쪽으로 올라가 아랫입술까지 올라와서는 다시 내려가며, 소장의 경락이 팔과 연결되어 있기 때문이다. 따라서 충맥을 흐르는 피가 정체되면 팔 전체로 통증이 퍼져나간다.

냉기가 등에 있는 경락으로 들어오면 피의 흐름이 정체되어 빈혈과 함께 통증이 생긴다. 또한 척추 한가운데의 흉추(胸椎)는 갈빗대와 연결되어 있으므로 피가 흐르지 않아 생긴 통증이 흉추와 갈빗대로 퍼져나가 두 곳이 땅기고 쑤시고 아프다.

냉기가 궐음경락, 즉 간경락을 침입하면 양 옆구리와 아랫배가 땅기고 아파진다. 간경락은 엄지발가락의 대돈에서 시작하여 다리 안쪽으로 흘러서 안쪽 허벅지와 생식기와 옆구리를 지나 양쪽 갈빗대의 기문(期門)까지 이어지기 때문이다. 따라서 간경락에 생긴 통증은 경락을 따라 이어지므로 양쪽 옆구리와 아랫배에 통증이 생긴다.

냉기가 복막(腹膜)과 소장에 오래 머무르면 모세혈관과 낙맥을 흐르는 피가 정체되고 정체된 피는 경락으로 흐르지 않게 된다. 그렇게 되면 흐르지 않는 피가 쌓이고 쌓여서 적취(積聚)[3]가 된다.

냉기가 오장을 침입하면 오장에 흐르는 기가 막혀버리고 오장 간의 연락 혹은 상생관계가 단절되거나 각각 나뉘어 상생이 이루어지지 않는다. 또한 오장 각각의 부위에 흐르는 음기는 오장을 영양하는 영양분이 공급되지 않으므로 단단하게 응고되어 기운이 고갈된다. 그렇게 되면 양기가 오장의 내부로 들어가지 못하여 결국 음기와 양기는 따로 분리되고 통증이 극심해져서 나중에는 무의식상태에 빠져 사경을 헤맨다. 만일 양기가 단단하게 굳은 오장의 음기를 뚫고 들어가서 음기와 합쳐지면 양기와 음기가 몸의 막힌 부분을 뚫어주고 혈액순환과 기의 활동을 도와주므로 환자는 무의식상태에서 깨어나 건강을 회복한다.

냉기가 위장에 들어오면 아래로 흐르던 위장의 기운이 위쪽으로 흐른다. 그러면 통증이 생기면서 구역질을 한다. 냉기가 소장을 침입하면 소장의 기운이 제대로 모이지 않아 대번에 설사를 하면서 아랫배가 아프고 설사가 계속 이어진다.

통증 때문에 소장에 열이 쌓이면 몸에 열이 나고 갈증과 함께 식욕이 생기다가 말다가 하며, 대변은 단단하고 건조해져 잘 나오지 않아 변비가 된다.

황제가 말했다.

"그런 차이점은 환자에게 물어 보아도 알 수가 있는 것이라 그리 대단한 설명은 아닌 것 같습니다. 환자를 그저 관찰하기만 해도 알 수 있는 비결은 없습니까?"

"말씀드리겠습니다. 오장육부 및 기타 다른 내장의 변화는 얼굴의 서로 다른 모습과 형태로 나타납니다. 일단 얼굴의 색깔과 오장의 관계를 알고 나면 얼굴의 색깔에 따라 어느 장부가 시원치 않고 무슨 병에 걸렸는지를 알게 됩니다. 예를 들면 눈의 망막에 노란색이 나타나고 이마가 붉으면 간과 쓸개에 열이 있다는 증거이며, 입술이 하얀색을 띠면 비장과 위장이 냉하다는 증거입니다. 또한 얼굴에 검푸른 색이 있으면 몸에 통증이 있고 혈액순환이 되지 않음을 나타냅니다."

"몸을 만져 보아서 병을 알아내는 방법은 어떻습니까?"

"그런 경우에는 몸의 아픈 부위를 찾아낸 다음에 맥을 짚어서 무슨 맥이 뛰는지를 판단해야 합니다. 뛰는 맥은 기혈이 울체되어 단단하거나 가라앉아서 움푹 들어간 느낌이 듭니다. 만일 맥이 강하고 솟구쳐 오르면서 요동을 치는 느낌이면 바깥에서 병인성 냉기가 침투하여 피가 순환되지 않고 멈춘 상태입니다. 이런 것은 양의 병이고 기가 넘쳐서 생긴 증상입니다. 하지만 맥이 가라앉으면서 푹 꺼진 느낌이 드는 것은 기혈이 모자라서 생긴 증상이며 음의 병입니다. 이런 증상들은 모두 손으로 만져 보아서 진단할 수 있습니다."

"내가 듣기로는 기의 흐름이 조화롭지 못하면 많은 질병이 유발된다고 합니다. 또한 종종 감정적인 부조화로 인해서 생기기도 합니다. 예를 들어 화가 나면 기가 역상하여 기가 머리로 올라가고, 지나치게 기뻐하면 기가 흩어져 없어집니다. 또 지나치게 슬퍼하면 기가 쇠약해지고, 지나치게 근심을 하면 기가 흩어져 어수선해지며, 지나치게 긴장하면 기가 고갈됩니다. 이밖에 지나치게 걱정을 하면 기는 정체됩니다. 이렇게 아홉 가지 모양으로 기의 균형이 깨지면 어떠한 종류의 병이 생기는지 알 수 있습니까?"

"지나치게 화를 내면 피를 토하고 설사를 하며, 지나치게 기뻐하면 기가 제멋대로 흘러 다녀서 몸을 영양하는 영기(營氣)와 몸을 지켜주는 위기(衛氣)가 몸 밖으로 새어나갑니다. 지나치게 슬퍼하고 비통해 하면 폐가 지나치게 넓어져서 위쪽으로 부풀어 오릅니다. 그렇게 되면 상초(上焦)가 막혀버려 영기와 위기가 제대로 퍼지지 못해 가슴에 열이 발생하므로 열이 전신으로 퍼지지 못해 그대로 가슴에 열이 갇혀 버립니다. 일반적으로 열이 몸에서 흘러넘치면 수분이 말라서 갈증이 나고 식욕이 생겨나는데, 이는 기가 많이 소모되어 쉽게 배가 고파지기 때문입니다. 지나치게 두려워하면 신장의 정기(精氣)가 줄어들고 하초(下焦)가 막혀 아랫배가 부어오릅니다. 지나치게 몸이 차가우면 기의 흐름이 차단되고 영기와 위기가 막혀서 몸에서 순환하지 못합니다. 지나치게 몸이 뜨거우면 기의 흐름이 빨라져서 땀구멍이 열리고 영기와 위기가 땀과 함께 밖으로 흩어져 버립니다. 지나치고 걱정을 하고 잘 놀라면 정신이 나가고 기운이 제멋대로 흘러서 행동이 문란해지고 정신적 혼돈을 일으킵니다. 지나치게 긴장을 하면 숨이 콱 막혀서 호흡을 잘 못하고 몸의 기운이 빠져나가 약해지고 땀을 많이 흘려 체력이 소진됩니다. 이런저런 일들에 지나치게 걱정을 하거나 한 가지 일에 지나치게 몰두하면 몸의 기운이 정신으로 몰려들어 몸 전체로 기운이 돌지 않아 다른 신체 부분이 손상을 입어 약해집니다. 그 결과 몸에서 기운의 흐름이 막히거나 단단하게 굳어서 울체됩니다."

주석 註釋　39 통증의 구별법 _____

39-1) 충맥(衝脈): 기경팔맥의 하나이다. 생명의 박동이 뛴다는 뜻이다. 양쪽 배꼽을 돌아 아랫입술을 한 바퀴 돈다. 여자들의 생리와 관련이 있다.

39-2) 관원(關元): 소장의 모혈이며 배꼽 아래쪽의 침자리를 말한다. 원기가 모이는 곳이란 뜻으로 단전호흡을 하면 열이 모이는 곳이다. 사람의 정력을 강화시키는 강장(强壯)작용을 한다.

39-3) 적취(積聚): 여기에서 적(積)이란 '오래도록 모여 쌓인 물질'이고, 취(聚)는 '단순히 물질이 쌓여 모인 것'을 말한다. 따라서 적취는 뱃속에서 혹처럼 커지고 자란다.

40

복부(腹部) 질병론

원문의 제목은 〈복중론腹中論〉이다. 이는 복부 특히 아랫배에서 생기는 질병의
종류와 원인, 그리고 치료법 등에 대해서 설명하고 있다.

황제가 묻고, 기백이 대답한다.

"환자가 복부가 더부룩하여 아침에는 음식을 먹지만, 저녁에는 전혀 식사를 하지
못하는 경우가 있습니다. 왜 그런 증상이 나타나는지, 그리고 그것이 병이라면 어
떻게 치료하는지 알고 싶습니다."

"그런 병을 고창증(鼓脹症)[1] 혹은 기생충에 의한 감염으로 생기는 복부팽만(腹部
膨滿)이라 합니다. 고창증에는 효능이 좋은 약초로 담근 술을 한 번 복용하면 효과
가 좋으며, 두어 번 정도 먹으면 바로 낫습니다."

"고창증은 재발한다고 하는데, 그 이유는 무엇입니까?"

"그 이유는 환자가 음식물을 섭취하는 데 절제하지 않고 과식하거나 폭식하기 때
문입니다. 겉보기에는 치료가 완전히 된 듯하지만, 병의 뿌리는 아직도 남아있기
때문입니다. 따라서 올바른 식사를 하지 않고 무절제하면 다시 복부가 딱딱하게 굳
어버립니다."

"가슴과 옆구리에 무엇인가가 그득하게 고이면서 음기(陰氣)의 흐름을 방해하는
증상이 있습니다. 이 증상이 심해지면 피를 토하고 비릿하고 젖비린내가 나면서 맑
은 액체가 넘어오기도 합니다. 그러다가 차차 손발이 차가워지면서 현기증과 어지
럼증이 생기고 대변과 소변에는 피가 섞여 나오는데, 이러한 질병의 원인은 무엇입
니까?"

"혈고(血枯)라고 합니다. 이는 피가 썩어서 생긴 것으로, 그 원인은 환자가 젊은 시절에 피를 많이 흘렸거나 피가 곪아서 덩어리가 형성되었기 때문입니다. 또한 젊은 시절에 술을 많이 마시고 나서 지나치게 섹스를 했기 때문에 신장의 정액과 골수가 고갈되고 간이 상해서 그렇습니다. 여성들의 경우에는 종종 생리불순으로 나타나기도 합니다."

"그렇다면 이 병은 치료가 되고 완치가 가능합니까?"

"그런 경우는 오징어 뼈 4푼과 꼭두서니[2] 0.375g(1/10전)을 섞어서 그것을 참새알로 조그맣고 동그란 알갱이를 만듭니다. 이 알갱이를 콩알만하게 만들어서 다섯알을 식사 전에 생선국물과 함께 먹습니다. 그러면 손상된 간이 회복되고 내장이 따뜻해집니다."

"아랫배에 단단하고 팽만한 증상이 있고 실제로 적취(積聚)라는 뱃속의 혹이 손으로 잡히는 경우가 있습니다. 이런 증상은 무엇이며 치료법은 있습니까?"

"그런 병을 복량(伏梁)[3]이라 하며, 원인은 소장과 위장을 둘러싸고 있던 피고름이 아랫배에 뭉쳐있기 때문입니다. 이러한 증상은 치료할 수 없으며 진단을 할 때 손으로 세게 만지거나 누르지 말아야 합니다. 손으로 세게 누르거나 만지면 고름덩어리가 터져서 환자가 금방 죽기 때문입니다."

"그 이유는 무엇입니까?"

"세게 누르거나 만지면 피고름이 요도(尿道)와 항문으로 흘러나오거나 윗배와 횡격막 사이에 있는 내용물이 위쪽으로 넘쳐흘러서 종기가 됩니다. 이러한 증상이 배꼽 위쪽에서 나타나면 고치기가 어렵고, 배꼽 아래에서 생기면 진단하기가 좀 수월합니다. 하지만 어떤 경우이든 간에 너무 거칠게 손으로 만지거나 눌러서 진단하면 안 되고 이것을 치료하는 방법은 제가 이미 말씀드린 바 있는 '침술법'에 있습니다."

"주요 관절이 부어올라 고생을 하고 배꼽 주위에 통증이 생겨서 고통스러워하는 것의 원인은 무엇입니까?"

"그것 또한 복량(伏梁)이라 하며, 환자가 잠잘 때 찬바람이 몸속으로 들어온 것이 원인이 되어 생긴 증상입니다. 우선 대장에 찬바람이 침투해서는 배꼽 주변에 둘러싸여 있는 내장에 병을 일으킵니다. 그렇게 되면 배꼽 주변이 참기 어려울 만큼 통증이 심하지만, 설사약이나 변비약을 사용하면 안 됩니다. 이런 약을 잘못 사용하면 소변불통(小便不通)으로 오줌이 나오지 않기 때문입니다."

"이전에 말하기를 열병이나 소갈병(消渴病)이 생겼을 경우에 환자는 기름기가 있고 단맛이 나는 음식을 먹거나 과식하면 안 된다고 했습니다. 또한 의사들은 환자에게 방향성(芳香性) 약초나 광물성(鑛物性) 약제를 사용하면 안 된다고 했습니다. 방향성 약초는 미친병을 유발하고 광물성 약제는 간질병을 유발한다고 했습니다. 그러나 이러한 두 가지 질병을 앓는 사람들은 부유한 사람들이 많은데, 그들더러 기름지고 영양가 많은 음식을 먹지 말라고 하면 귀담아 듣지 않을 것입니다. 그렇다고 의사들은 값비싼 방향성 약초도, 광물성 약제도 사용하지 않을 터이고, 그러면 병도 낫지 않을 터인데, 그럴 때는 어떻게 하는 것이 바람직합니까?"

"방향성 약초는 지나치게 잘 퍼지는 성질이 있고, 이 성질이 땀구멍을 통해 몸 안으로 들어가면 질병을 유발합니다. 광물성 약제는 성분이 강하고 효과가 빠르며 성질이 사납고 거칠므로 환자의 성격이 차분하고 유순하지 않으면 이런 약을 사용해서는 안 됩니다."

"지금 설명한 내용 이외의 것에 대해서도 말씀해주시오."

"열병은 사납고 거친 성질이 있으므로 사납고 거친 약을 사용하면 비장의 기운이 상합니다. 비장은 토기(土氣)의 성질을 가지고 있어서 목기(木氣)의 지배를 아주 싫어합니다. 따라서 이들 약을 목기가 강한 갑을(甲乙)일에 사용하면 비장의 상태가 더욱 악화됩니다."

"목이 아프고 부으면서 동시에 가슴이 답답하고 아랫배가 그득한 느낌이 있는 증상이 있습니다. 이런 질병을 무엇이라 하며 치료는 어떻게 합니까?"

"그러한 증상은 궐역(厥逆)[4]이라 하며 찬바람이나 다른 질환에 의해 유발됩니다. 이럴 때 뜸을 뜨면 실어증(失語症)에 걸릴 수 있고, 침을 놓으면 환자가 미쳐버리기도 합니다. 따라서 서두르지 말고 몸속의 음기와 양기가 제대로 합치고 조화를 이루기를 기다렸다가 치료해야 합니다."

"그것은 왜 그렇지요?"

"이러한 증상은 양기가 몸 위쪽으로 지나치게 몰리는 통에 상초(上焦)가 막혀서 생긴 것입니다. 뜸을 뜨면 그 기운이 양기를 강하게 공격하므로 반작용으로 양기가 음기를 지배하게 되어 말을 못하는 증상이 발생합니다. 침을 놓으면 양기가 몸 밖으로 빠져나가고, 그렇게 되면 정신의 판단력을 관리하는 신(神), 즉 정신이 없어지면서 환자는 미쳐버립니다. 따라서 음기와 양기가 적당한 조화를 이루고 두 기운의 세력이 비슷할 때까지 기다렸다가 양기가 밑으로 내려가고 음기가 위로 올라가면 그때 치료해야 몸이 낫습니다."

"그렇다면 여자가 임신했는지 혹은 복통으로 고생하는 건지는 어떻게 알 수 있습니까?"

"우선 여자의 몸에 나타나는 증상들을 면밀히 살펴보아야 합니다. 만일 임신했다면 몸은 아픈 듯하나 병든 맥이 아닙니다."

"몸에 열이 심하게 나면서 통증이 있는 질병도 있는데, 어떤 것인지요?"

"모든 종류의 열병은 양의 병이라서 소양, 태양, 양명 등의 맥이 잡힙니다. 따라서 인영에 흐르는 세 가지 맥을 잘 살펴보아서 인영맥이 촌구맥보다 1배가 크면 소양의 병이고, 인영맥이 촌구보다 2배 크면 태양의 병이며, 인영이 촌구보다 3배가 크면 양명의 병이라고 진단하면 됩니다. 양의 병이 음기의 갈래로 들어감에 따라 머리 부분과 복부에 병이 생기고, 그로 인해 두통과 복통이 있으며 뱃속이 더부룩합니다."

주석 註釋 40 복부(腹部) 질병론 _____

40-1) 고창증(鼓脹症): 복부가 장구처럼 불룩하게 나오는 증상을 말한다.

40-2) 꼭두서니: 천초(茜草). 줄기는 모가 나고 속은 비었으며 거꾸로 선 잔가시가 있다. 잎은 갸름한 염통 모양이고 4개씩 둘러붙어 있으며 가을에 자질구레한 노란 꽃이 피고 열매는 여물면 검

은색을 띤다. 뿌리는 물감원료와 진통제로 쓰이고 어린잎은 식용으로 사용한다.

40-3) 복량(伏梁): 뱃속에 단단하고 그득한 느낌을 주는 혹으로서 만지면 아프고 끊어질 듯한 느낌이 온다. 복(伏)이란 숨어있다는 뜻이고, 량(梁)은 막대기나 기둥처럼 생겼다는 뜻이니 심하게 움직이거나 활동(活動)을 하면 마치 막대기가 들어있는 듯한 느낌이 들면서 끊어질 듯이 심한 통증이 온다.

40-4) 궐역(厥逆): 찬바람이 몸속에 들어와서 생기는 증상을 말한다.

41

요통(腰痛)의 침술요법

원문의 제목은 〈자요통刺腰痛〉이다. 각 경락별로 발생되는 허리통증의 증상과
침술 치료법을 자세하게 설명하고 있다.

본 편은 기백의 설명으로만 구성되어 있다.

족태양방광경이 연결된 허리에 통증이 있으면 그것이 뒷목에서부터 시작하여 척추 아래로 내려오며, 환자는 마치 무거운 등짐을 지고 가는 느낌을 갖는다. 위중(委中)[1]에 침을 놓아 피를 내면 좋아지지만, 봄에 피를 내면 안 된다.

족소양담경과 연결된 허리에 통증이 생기면 마치 바늘로 콕콕 찌르듯이 허리가 아프게 느껴진다. 그러면 움직이기도 힘들어서 등을 앞으로 구부리지도 못하고 머리를 돌리거나 고개를 뒤로 굽히지 못하며, 허리를 뒤로 젖히지도 못한다. 이럴 때는 담경의 양릉천(陽陵泉)에 침을 찔러 피를 낸다. 하지만 여름에는 피를 내지 말아야 한다.

족양명위경과 연결된 허리 통증은 무척 고통스러워서 고개를 돌려 뒤를 돌아보

지도 못하고, 돌아보더라도 어지럼증과 현기증이 생기며 곧잘 슬픔에 잠긴다. 이 병을 치료하려면 위경의 족삼리(足三里)에 몸 아래 부분과 윗부분의 기운이 잘 소통하도록 침을 세 번 찌른다. 그리고 아래쪽의 상거허와 하거허를 같이 침을 놓으면 좋고 피를 내면 병이 낫는다. 하지만 가을에 침을 놓아 피를 내면 몸의 증상이 더욱 악화된다.

족소음신경과 통하는 허리에 통증이 생기면 허리 전체로 퍼진다. 신장성 허리통증을 고치려면 발목 안쪽으로 흐르는 신경의 부류(復留)에 침을 놓는다. 하지만 봄에 그 경락에 피를 흘리면 안 되며 환자의 상태는 더욱 더 악화된다.

족궐음간경과 연결된 허리가 아프면 허리 아래가 굳고, 근육이 경직되며 활을 구부린 듯이 구부정해지고 엉덩이가 오리처럼 튀어나온다. 이것을 치료하려면 발목 안쪽 윗부분에 있는 장딴지 근육에 있는 여구(蠡溝)를 손으로 만져 보아서 울퉁불퉁한 마디가 잡히는 곳에 침을 놓는다. 환자가 지나치게 말을 많이 하는 사람임에도 불구하고 전과는 달리 주눅이 들어서 말수가 적다면 이는 간이 약해서 생긴 것이므로 침자리에 세 번 침을 놓는다.

족태양방광경의 이상으로 허리에 통증이 생기면 그것이 종종 어깨까지 퍼지는 경우가 있다. 그렇게 되면 어지러워서 앞이 안 보이고 잠을 자다가 오줌을 싼다. 이 증상을 치료하려면 무릎 뒤쪽에 있는 위중에 있는 검붉은 핏줄에 침을 찔러 피를 내는데, 피가 진홍색에서 연홍색으로 나올 때까지 낸다.

허리 아래에 있는 족태양방광경의 통증이 생기면 마치 허리가 끊어질 듯하다. 그렇게 되면 무서움도 잘 타고 깜짝깜짝 잘 놀란다. 위중(委中)의 바깥쪽으로 흐르는 위양(委陽)을 만지면 마치 옥수수 알갱이처럼 오톨도톨한 느낌을 주는데, 그곳에 침을 놓아 피를 낸다. 그러면 검붉은 피가 솟아나오며, 붉은색으로 바뀔 때까지 피를 낸다.

허리통증을 유발하는 족소양담경과 연결된 낙맥의 병을 동음지맥(同陰之脈)이라 부른다. 마치 환자가 허리에 쇠망치라도 맞은 듯한 통증이 있는데, 이는 근육의 섬유조직이 갑자기 부어올라 생기는 증상이다. 족소양담경의 양보(陽輔)에 침을 놓되 세 번 찌른다.

양유맥(陽維脈)[2]이 병들어 허리가 아픈 이유는 허리 부위가 갑자기 부어올랐기 때문이다. 이 경락을 치료할 시에는 양유맥의 경락이 지나가는 자리와 장딴지 부근에 흐르는 족태양방광경과 만나는 침자리를 찾아서 침을 놓되, 그 자리는 승산(承山)이 된다.

대맥(帶脈)[3]에 병이 생겨서 허리가 아프면 환자는 허리를 구부리거나 뒤로 젖히지 못한다. 허리를 구부리거나 뒤로 젖히려 하다가는 넘어지기가 십상이다. 이 증상은 무거운 물건을 들어 올리다가 허리를 삐끗해서 생긴 것으로, 허리 옆으로 이어진 대맥이 마비되면서 피가 그리로 몰려 생긴 병이다. 이런 경우에 방광경의 위양(委陽)과 이곳에서 약간 위쪽에 있는 은문(殷門)에 침을 놓고 피를 두 번 내어 치료한다.

임맥에 허리병이 생기면 등허리가 아프면서 땀이 난다. 이 증상이 없어지면 심한 갈증으로 물을 많이 마시며, 환자는 초조하고 불안해진다. 방광경의 승근(承筋)에 침을 세 번 놓아 치료한다.

족태양방광경에 병이 나서 허리통증이 생기면 갑자기 몸이 붓고, 힘줄과 인대에 염증이 생기며 또한 무서움을 타거나 심히 슬퍼하는 증상이 함께 나타난다. 이것을 치료하려면 방광경의 비양(飛揚)[4]과 족소음신경의 축빈(築賓)에 침을 놓는다.

족소음신경에 병이 생겨 허리가 아프면 통증이 가슴까지 이어지고, 또한 현기증이 생겨 눈앞이 캄캄해지기도 한다. 증상이 심한 경우에는 허리를 똑바로 펴지도 못하며 혀가 얼어붙어서 말을 제대로 못한다. 이런 경우에 침을 교신(交信)에 놓는다. 이 침자리는 기경팔맥의 하나이며 복사뼈 안쪽에 있는 음교맥(陰交脈)과 연결되어 있다.

족태음비경의 낙맥(絡脈-공손公孫)병이 생겨서 허리가 아프면 몸에 열이 나며 심해지면 초조 불안하고 헛소리도 한다. 또한 허리 아래쪽의 감각이 마치 그곳을 콕콕 찌르면서 마치 부러진 나무 조각이 들어있는 듯하다. 이런 증상을 치료할 시에는 비경의 지기(地機)에 침을 찌르되 몇 가닥 근육이 보이는 뼈와 살 가운데 있는 무릎 안쪽에 놓는다.

족소양담경에 병이 생기면 허리가 아프되, 심하면 기침을 심하게 할 때처럼 몸 전체의 근육이 경련을 일으킨다. 이 증상을 치료하려면 침을 담경의 양보(陽輔)에 두 번 찌른다.

허리 통증이 척추를 따라 목까지 올라가면 목이 뻣뻣하게 굳으며 눈이 어질어질하고 현기증이 난다. 치료는 족태양방광경의 위중에 침을 찔러 피를 낸다.

허리에 통증이 있으면서 몸이 추워 떨리면 환자는 족태양방광경과 족양명위경에 침을 맞아야 한다.

몸에 열이 나면서 허리가 아프면 환자는 족궐음간경에 침을 맞아야 한다. 환자가 허리에 통증이 있으면서 반듯하게 눕지 못하면 족소양담경에 침을 맞아야 하며, 허리가 아프면서 몸에 열이 나고 언어장애로 말을 못하면 족소음신경에 침을 놓아야 한다. 뿐만 아니라 위중을 침으로 찔러 피를 낸다. 목이 뻣뻣하게 굳어서 머리가 아프고 또한 머리를 좌우로 돌리지 못하면서 상체가 추워서 떨리며 허리가 아픈 병은 족양명위경에 침을 놓는다.

상체(上體)에 열이 있다면 족태음비경에 놓으며, 열이 나면서 숨쉬기가 곤란하고 허리가 아프면 족소음신경에 놓는다.

변비(便秘)가 있을 경우에도 족소음신경에 놓고 복부가 부어오르면서 그득한 느낌이 들면 족궐음간경에 침을 놓는다. 허리가 끊어질 듯 아프면서 환자가 허리를 구부리지도 못하고 움직이지도 못하면 족태양방광경에 침을 놓고, 허리통증이 척추를 따라 생기면 족소음신경에 놓는다. 통증이 아랫배에 나타나면서 등허리를 구부리지 못하면 천골(薦骨)[5]을 지나는 족태양방광경을 잇는 8개의 침자리에 놓으면 된다.

침으로 허리통증을 치료할 때는 횟수를 음력의 날짜에 맞추어야 한다. 일반적으로 달이 차기 시작하는 기간에는 횟수를 늘리는 반면, 달이 기울기 시작하는 기간에는 줄여야 한다.

예를 들면 초생달이 생기기 시작한 지 네 번째 되는 날에는 네 번 침을 놓고, 보름달이 된 15일째 되는 날에는 침을 15번 놓아야 한다. 16일째 되는 날에는 14번을 놓고, 20일째 되는 날에는 침을 열 번만 놓아야 한다.

이외에도 오른쪽에 통증이 있으면 왼쪽에 침을 놓고, 왼쪽에 통증이 있으면 오른쪽에 침을 놓아야 한다.

이 같은 침법을 잘 구사하면 통증이 즉시 가라앉는다.

주석 註釋　41 요통(腰痛)의 침술요법 _____

41-1) 위중(委中): 무릎의 오금 한가운데 있는 혈이란 뜻으로 육합혈의 하나이다.

41-2) 양유맥(陽維脈): 기경팔맥의 하나이며, 삼초와 연결되어 이곳이 병들면 구삼맥 4~5성이 되므로 침자리는 삼초경의 외관이다.

41-3) 대맥(帶脈): 기경팔맥의 하나로 배꼽을 중심으로 좌우로 허리를 한 바퀴 도는 자리이다. 몸의 좌우를 연결하는 허리띠 기능을 하며, 이곳이 병들면 담낭에 이상이 생겨 현맥 4~5이라는 중병으로 발전한다. 침자리는 담경의 임읍이다.

41-4) 비양(飛揚): 낙맥이 나오는 곳의 침자리라는 뜻이고 15낙맥의 하나이다.

41-5) 천골(薦骨): 엉치등뼈. 허리뼈 바로 아래에 있는 삼각형의 뼈. 대개 5개의 천추가 결합되어 있고, 2개의 관골 사이에서 쐐기 모양을 하고 있다.

42

풍병론(風病論)

원문의 제목은 〈풍론風論〉이다. 본문의 내용은 바람이 인체에 침입하여 생기는
여러 가지 병의 종류와 증상, 그리고 진단방법에 대해 설명하고 있다.

황제가 말했다.

"바람이 인체에 침입하면 몸이 추웠다 더웠다 하기도 하고 열만 생기거나 몸이
춥기만 한 경우가 있습니다. 어떤 경우에는 여풍(癘風)인 문둥병이 되기도 하고, 편
고(偏枯)[1]가 되기도 하며, 또는 풍병(風病)[2]으로 나타나기도 합니다. 이런 병들의 원
인은 똑같지만, 증상이 각각 달라서 어떤 때는 바람이 인체 내부에 깊숙이 침투하
여 오장(五臟)과 육부(六腑)를 심각하게 병들게 합니다. 바람으로 인해 생긴 질병
들이 이렇듯 서로 다르게 나타나는 까닭을 나는 모르겠습니다. 알아듣기 쉽게 설명
을 부탁합니다."

이에 기백이 자세하게 설명했다.

바람이 피부의 겉면에 침투하여 인체 내부에 흐르는 영기(營氣)와 인체 겉에 흐
르는 위기(衛氣)가 서로 통하지 않게 차단하거나 땀구멍을 통해 인체에 급속히 들
어오면 땀구멍이 열린 상태가 되어 버려서 몸은 으슬으슬 추워진다. 이와는 반대로
땀구멍이 막혀버리면 사람은 숨이 막히고 가슴이 답답해진다. 이렇게 해서 몸이 추
워지면 식욕이 없어지고, 몸에 열이 나면 몸이 마르기 시작한다.

바람이 족양명위경을 통해 위장으로 들어온 후에 눈으로 들어간다. 몸이 뚱뚱한
사람이면 몸속에서 나가지 않고 머무른다. 열이 몸속에 쌓이면 열이 생겨 뜨거워지
면서 눈이 노랗게 변한다. 몸이 야윈 사람이라면 양기(陽氣)가 밖으로 빠져나가서

몸이 으슬으슬 추워지며 결국 냉기가 쌓여 눈물이 계속 나온다.

바람이 족태양방광경으로 들어와서 살 속으로 흩어지면 위기(衛氣)와 바람의 싸움이 벌어진다. 그렇게 되면 위기에 장애가 생겨 기육(飢肉)이 붓고 땀이 나며 열이 나면서 뾰루지가 생기고 또한 몸이 쑤시고 아프고 뻣뻣하게 마비되는 증상이 종종 생긴다. 여풍(癘風), 즉 문둥병은 바람이 경락을 타고 침투하면 영기(營氣)가 열로 변하여 생기는 증상으로, 영기는 피를 혼탁하고 썩게 하여 전신에 독소를 발생시킴으로써 격벽 혹은 격막(膈膜)[3]에 염증이 생겨서 코가 썩어서 헐고, 피부가 짓무르기 시작한다. 이러한 모든 증상은 냉기가 몸속으로 침입하여 경락에 머무름으로써 나타난 결과이다.

봄철의 갑을(甲乙)일은 나무의 성질인 목기(木氣)에 해당한다. 이때 사람이 건강에 부주의하면 바람이 몸속에 침투하는데, 이것을 간풍(肝風)이라 한다.

여름철의 병정(丙丁)일은 불의 성질인 화기(火氣)에 해당하는데, 이때 바람이 사람의 몸에 침투하면 이를 심풍(心風)이라 한다.

한여름의 무기(戊己)일은 흙의 성질인 토기(土氣)에 해당하며, 이때 바람이 몸속에 침투하면 이를 비풍(脾風)이라 부른다.

가을철의 경신(庚申)일은 쇠의 성질인 금기(金氣)에 해당하는데, 이때 몸속에 바람이 드는 것을 폐풍(肺風)이라 한다.

겨울의 임계(壬癸)일은 물의 성질인 수기(水氣)를 나타내며, 이때 몸속에 바람이 침투하는 것을 신풍(腎風)이라 한다.

바람이 오장육부의 내장과 연결된 수혈(腧穴)에 침투하여 골수(骨髓)까지 파고들면 오장육부(五臟六腑)에 풍병(風病)을 일으킨다. 이는 병에 대한 인체의 저항력이 약해져서 생긴 결과다. 따라서 몸의 한쪽이 약해진다든가 혹은 한쪽 방향의 수혈(腧穴)이 병들면 편풍(偏風)을 일으킨다.

바람이 몸속에 침투하여 풍부(風府)[4], 풍사(風邪)[5]로 들어가면 그것이 독맥의 경락을 따라 위로 올라가 뇌에 도달한다. 이것을 뇌풍(腦風)이라 하며, 뇌를 관통하여 눈으로 가면 목풍(目風)이 생겨서 바람이 불면 눈을 뜨지 못하는 증상이 나타난다.

술에 취한 상태에서 바람이 침투하면 누풍(漏風)[6]에 걸리고, 머리를 감고 나서 찬 바람을 쐬면 두풍(頭風) 혹은 수풍(首風)에 걸린다. 바람이 피부에 머물다가 내장 속으로 들어가면 설사를 유발하는데, 이를 장풍(腸風)이라 하고, 몸속과 겉에 머무르면 저절로 땀이 나오는데, 이것을 설풍(泄風)이라 한다.

이처럼 바람은 냉기는 만병(萬病)의 근원이 된다. 일단 몸 안에 들어오면 그 본성이 활동적이고 변화무쌍하기 때문에 많은 질병을 몸 안에 퍼뜨린다. 원인은 항상 바람의 냉기이다.

기백의 대답이 끝나자 황제가 또 물었다.

"그렇다면 각 오장(五臟)에 찬바람이 들어갈 때 인체에 나타나는 증상과 증세는 어떠합니까? 그 각각의 차이점과 진단할 수 있는 방법을 알고 싶습니다."

이에 기백은 상세히 설명했다.

폐풍(肺風)이 생기면 저절로 땀이 흐르면서 바람을 싫어하고 얼굴은 창백하고 기침이 나면서 호흡이 거칠고 가빠진다. 낮에는 몸의 상태가 누그러지다가 밤이 되면 악화되며 눈썹 위를 진단해보면 그곳이 창백하고 핏기가 없다.

심풍(心風)이 생기면 바람을 싫어하면서 땀이 비 오듯 흐른다. 혀가 바짝바짝 타면서 입술이 갈라지는데, 그 원인은 체액(體液)이 고갈되었기 때문이다. 따라서 환자는 얼굴이 붉어지고 팍! 하고 화를 쉽게 잘 내며 심풍(心風)이 심해지면 말을 하더라도 발음이 분명치를 않고 더듬거린다. 진찰 부위는 입이나 입술이며, 그것에 나타난 색깔로 심장의 상태를 알 수가 있다.

간풍(肝風)이 생기면 땀이 지나치게 흐르고 바람을 싫어하며 또한 슬퍼하거나 지나치게 침통(沈痛)해한다. 얼굴은 엷고 푸른 색깔이며 목구멍이 잘 마르고 화를 쉽게 낸다. 자극적으로 행동하거나 선정적(煽情的)인 사람들을 몹시 싫어하며, 눈 아래쪽의 검푸른 색깔로 간풍의 상태를 진찰한다.

비풍(脾風)이 생기면 땀을 많이 흘리고 바람을 싫어하며 만사가 귀찮고 팔다리가 무거워서 손가락 하나 까딱하려 하지 않고 얼굴은 누렇게 뜬 색깔이고 식욕이 없다. 또한 전체적으로 누렇지만, 특히 코가 누런 색깔을 띠면 비풍(脾風)임을 알 수가 있다.

신풍(腎風)이 생기면 지나치게 땀이 많이 나고 바람을 싫어하며 짙은 회색의 진흙을 얼굴에 바른 듯하고 눈이 퉁퉁 붓고 심지어 얼굴 색깔이 숯처럼 까맣게 변하기도 한다. 늘 허리가 아파서 똑바로 허리를 펴고 걸어 다니지 못하며 오줌을 제대로 누지 못한다. 이런 경우에는 몸이나 얼굴, 귀밑 등에 나타난 검은 색깔로 신풍(腎風)의 증세를 진단한다.

위풍(胃風)이 생기면 목 부위에 땀이 많이 나고 바람을 싫어하며 밥맛이 없고 윗배가 음식을 먹고 얹힌 듯이 더부룩하고 가슴이 답답하고 음식물이 내려가지를 않아 아랫배가 불룩하다. 찬 음식을 먹으면 설사를 하고 복부가 늘어나서 불룩하게 나온 것 빼고는 몸이 메마르는 증상이 나타난다.

머리에 바람이 들어가서 두풍(頭風)이 생기면 머리와 얼굴에 땀이 나며 바깥바람을 싫어한다. 날씨가 바뀌기 하루 전날에 극심한 두통으로 고생하며 환자는 바깥을 나가지 못할 정도가 된다. 그러다가 막상 바람이 불면 증세가 덜하다.

누풍(漏風)이 생기면 지나치게 땀이 나면서 바깥바람을 몹시 싫어하며 음식을 먹으면 비 오듯 땀이 흐른다. 누풍(漏風)이 심해지면 환자는 항상 몸이 땀으로 뒤범벅이 되고 입이 말라서 항상 갈증이 생기고 정력이 약해지며 몸에 힘이 없어서 힘든 일을 하지 못한다.

설풍(泄風)이 생기면 땀이 심하게 나고 입이 마르고 몸에 땀이 많이 나서 옷이 축축하게 젖는다. 또한 몸에 기운이 떨어져서 힘든 일은 하지도 못하며 전신이 춥고 떨리고 온통 쑤시고 아파서 여간 고통스러운 게 아니다.

설명을 끝까지 듣고 난 다음 황제가 말했다.

"자세한 설명에 감사드립니다."

42-1) 편고(偏枯): 뇌졸중이나 중풍으로 인해 신체의 일부가 마비되는 증상이며 탄탄(癱瘓), 편탄(偏癱), 반고(半枯)라고도 불리며 반신불수(半身不隨)가 되는 질병이다.

42-2) 풍병(風病): 바람이 몸에 침입하여 생기는 여러 가지 증상으로, 종류에는 감기, 전염병, 풍토병 등이 있다.

42-3) 격막(膈膜): 어떤 구조의 내부를 분리시키는 가로막으로, 여기에서는 사람이나 동물의 체강(體腔)을 분리시키는 막을 말한다.

42-4) 풍사(風邪): 냉기가 모이는 곳에 있는 침자리란 뜻으로, 침을 3푼 내지 5푼을 찌른다.

42-5) 누풍(漏風): 주풍(酒風)이라고도 하며 술에 취한 상태에서 바람이 몸에 들어오면 땀이 쉴 새 없이 흐르는 증상을 말한다.

43

비(痺) 증상론(症狀論)

원문의 제목은 〈비론痺論〉이다. 비(痺)란 바람, 추위, 습기 등이 몸에 침투하여 그것이 어느 한 곳에 모이면 나타나는, 팔다리의 관절이 마르고 마비되거나 오그라들거나 혹은 뒤틀리는 등의 일체의 증상을 일컫는 말이다. 흔히 관절통(關節痛)이라고도 한다. 본래 비증(痺症)은 주로 풍한습(風寒濕)의 세 가지가 원인으로 생기는 증상으로 세 가지 기운이 번성할 때 몸에 이상 증세가 나타난다. 여기서는 이러한 세 가지 원인으로 생기는 비증(痺症)의 발생시기, 증상, 치료법 등을 설명하고 있다.

황제가 물었다.

"비증(痺症)의 원인이 무엇인지 알 수 있습니까?"

기백이 대답했다.

"비증은 바람, 냉기, 습기 세 가지 기운이 결합하여 몸속에 침투하여 여러 장애를 일으키는 증상입니다. 바람이 다른 기운보다 강한 것을 행비(行痺)라고 합니다. 행비는 팔다리에 발생하는 통증을 말하며, 몸속에 바람이 돌아다니면 쑤시고 아픈 증상이 이곳저곳에서 나타나며, 바람에 의한 것이므로 '풍비(風痺)'라고도 합니다. 냉기가 다른 것들보다 우세한 것을 통비(痛痺)라고 합니다. 통비는 통증이 심하고 '행비'와는 달리 주로 한 곳에 증상이 나타납니다. 냉기가 침투하여 발생한 통증이므로 '한비(寒痺)'라고도 하며, 습기가 다른 기운보다 강한 것을 착비(着痺)라고 합니다. 착비는 다른 증상과는 달리 통증이 비교적 심하지 않고 몸이 둔하거나 팔다리가 마비되어 느낌이 없습니다. 몸에 습기가 많아서 생긴 증상으로, '습비(濕痺)'라고도 합니다."

"그렇다면 다섯 가지의 비증(痺症)은 어떤 점에서 성격이 각각 구별됩니까?"

"구별하려면 우선 위치와 장소에 따른 차이를 알아볼 필요가 있습니다. 겨울에 나타나는 비증(痺症)을 골비(骨痺)[1]라 하며, 봄에 나타나는 것을 근비(筋痺)[2], 여름에 나타나는 경우를 맥비(脈痺)[3], 한여름에 나타나는 것을 기비(肌痺)[4], 가을에 나타나는 것을 피비(皮痺)[5]라고 합니다."

황제가 물었다.

"나는 비증(痺症)은 병원균이 오장육부(五臟六腑)에 침투하여 그곳에서 머물러 생긴다고 들었습니다. 그 원인은 무엇입니까?"

이에 대해 기백이 자세히 설명했다.

오장(五臟)에는 그것과 연결된 경락(經絡)이 몸 겉면에 퍼져 있다. 병균이 몸 겉면에 머물면 경락을 타고 내장(內臟)으로 점차 들어온다.

골비(骨痺)에 시달리는 환자에게 신장경락을 통해 다시 병균이 침투하면 곧바로 신장으로 들어간다.

근비(筋痺)를 앓고 있는 환자에게 몸 겉면에 있는 간경락으로 병균이 들어가면 곧바로 경락을 타고 간으로 침투한다.

맥비(脈痺)를 앓고 있는 환자에게 병균이 심경락에 병균이 침투하면 그 경락을 타고 심장으로 침투한다.

기비(肌痺)를 앓고 있는 환자에게 비경락으로 병균이 들어오면 그 경락을 타고 비장으로 침투한다.

피비(皮痺)를 앓고 있는 환자에게 병균이 폐경락으로 들어오면 그 경락을 타고 폐를 침투한다.

이처럼 각 계절마다 해당하는 비증(痺症)이 각각에 상응하는 경락에 침투하여 인체의 특정 부위를 병들게 하면서 내장(內臟), 즉 오장(五臟)에 다시 침투한다.

오장(五臟)이 병균에 침투를 당하면 각기 다른 증상이 나타난다.

폐비(肺痺)가 생기면 불안, 초조 그리고 가슴이 답답한 증상이 있으며, 호흡이 곤란하고 구토를 한다.

심비(心痺)가 생기면 혈액순환이 안 되고 안절부절못하며 명치뼈 밑이 불룩불룩하는 맥박이 뛰며 열이 위로 올라 가슴이 답답하고 목이 말라서 갈증이 나며 한숨을 잘 쉬고 잘 놀라기도 한다.

간비(肝痺)가 생기면 잠을 자면서 근심을 하고 자다가 놀라서 깨며 갈증이 자주 나서 물을 많이 마시고 오줌을 자주 싸며 갈빗대에서 아랫배 부분으로 통증이 전이(轉移)된다. 뿐만 아니라 아랫배가 부어올라서 마치 임신한 것처럼 된다.

신비(腎痺)가 생기면 아랫배가 불룩하게 나오고 뼈가 약해지면서 걷기가 힘들거나 전혀 걷지 못한다. 따라서 몸을 바로 가누지도 못하고 제대로 펴지도 못하게 된다. 실제로 척추가 구부러져 머리보다 높이 올라와서 꼽추가 된다.

비비(脾痺)가 생기면 전신이 무력해지고 팔다리에 힘이 빠지며, 기침을 하면서 맑은 액체를 토하기도 하고 윗배가 그득해서 무엇을 먹어도 내려가지 않는다.

내장의 비증(痺症)인 장비(腸痺)가 생기면 갈증이 심하고 소변불통이 되며 위장과 대장에서 소리가 난다. 위장과 다른 내장의 양기(陽氣)는 몸속에 들어온 사기(邪氣)와 충돌하여 싸움을 벌이며 이미 먹은 음식이 소화가 되지 않아 설사를 한다.

방광비(膀胱痺)가 생기면 배꼽 아래쪽의 복부가 차가우면서 오줌을 누면 마치 방광에 뜨거운 물이 담겨져 있는 것처럼 오줌이 손도 못 댈 정도로 뜨겁다. 뿐만 아니라 코에서는 맑은 콧물이 나온다.

모든 것이 안정되면 오장(五臟)의 정신(精神), 즉 본성이 올바르게 작용하며 제대로 영양공급을 받는다. 하지만 안정되지 않으면 오장의 정신이 흐트러지거나 아예 본성이 사라지고 만다.

음식을 많이 먹으면 위장과 다른 내장이 손상을 입는다. 숨을 너무 급하게 쉬거나 호흡곤란이 생기면 병균이 폐로 들어와서 폐비(肺痺)가 된다. 걱정을 지나치게 하면 심비(心痺)가 된다. 몸을 많이 써서 피로가 많이 쌓이면 간비(肝痺)가 된다. 잠자리에서 땀을 많이 흘리거나 오줌을 자주 싸면 신비(腎痺)가 된다. 살이 지나치게 마르면 비비(脾痺)의 원인이 된다.

이들 여러 가지 비증(痺症)은 치료하기가 어려울뿐더러 겉몸에 오래도록 머물다가 치료되지 않으면 안쪽으로 이동하여 심한 증상으로 변한다. 하지만 바람에 의해서 생긴 비증(痺症)은 쉽게 치료되기도 한다.

황제는 묻고, 기백의 대답으로 이어진다.

"비증(痺症)에 전염되어 만성적인 통증으로 고생을 하는 사람들 중에서 어떤 사람들은 쉽게 병이 치료되지만, 다른 사람들은 몹시 고생을 하다가 결국 죽던데 그 이유는 무엇입니까?"

"비증(痺症)이 몸에 들어와서 오장(五臟)으로 들어가면 결국 환자는 죽습니다. 하지만 비증이 뼈라든가 근육 등에 들어오면 오랫동안 그것에 머물면서 통증이 오래도록 지속되기는 하지만, 죽지는 않습니다. 또한 비증이 피부나 살에 머물면 쉽게 병이 낫습니다."

"그렇다면 비증(痺症)이 육부(六腑)에 침투하면 어떤 증상들이 나타납니까?"

"그런 경우는 먹는 음식에 의한 경우도 있고 환자의 주변 환경에 의한 경우도 있습니다. 육부(六腑)는 등 뒤의 방광경락에 있는 수혈(俞穴)에 상응점이 있고 바람, 추위, 습기 등이 그곳으로 들어오면 소화계통(消化系統)에 문제를 일으킵니다. 이런 상황은 다른 소화기관(消化器關)과 관련된 문제를 발생시킵니다."

"여러 비증(痺症)들을 치료하는 데 침술을 어떻게 사용해야 합니까?"

"오장(五臟)의 경우에는 수혈(兪穴)에 침을 놓으면 되고, 육부(六腑)의 경우는 합혈(合穴)에 침을 놓습니다. 따라서 각기 연결된 경락을 따라 병이 생긴 부분에 침을 놓으면 됩니다."

"영기(營氣)와 위기(衛氣)도 몸에서 순환하지 않고 정체되면 비증(痺症)을 유발합니까?"

"영기(營氣)는 음식물에서 추출된 영양물질(營養物質)인데, 그것은 오장(五臟)의 활동을 유발하여 육부(六腑)를 통하고 경락으로 이어져 전신으로 통한 후에, 오장(五臟)을 영양하고 육부(六腑)와 연결됩니다. 위기(衛氣)도 또한 음식에서 나온 영양물질로 형성되어진 인체의 방어기제(防禦機制)로서 이것은 영기(營氣)와 달리 몸에서 빠르면서 부드럽게 움직입니다. 위기(衛氣)는 혈관 내부에서는 활동하지는 않고, 피부와 근육 사이에서 활동하며 가슴 부위를 순환하여 경락과 혈관 바깥 부분에 늘 머물러 있습니다. 영기(營氣)와 위기(衛氣)가 불안정한 상태에서 활동하면 환자는 질병에 걸려 고생을 합니다. 따라서 그들에게는 영기와 위기의 상태를 정상적으로 유지하고 질병으로부터 회복하는 일이 가장 급선무입니다. 하지만 앞에서 말한 두 가지 기운이 바람, 냉기, 습기 등과 뒤섞여서 몸에 불균형한 상태를 초래하지만 않으면 비증(痺症)은 생기지 않습니다."

"어떤 비증은 통증이 심하고 어떤 것은 통증이 없으며, 또 어떤 것은 신체마비, 오한(惡寒), 열병(熱病), 피부가 메마르거나 끈적끈적한 증상 등을 유발합니다. 이러한 증상이 나타나는 이유는 무엇입니까?"

"비증(痺症)의 증상 중에 통증이 있다면 냉기가 몸속에 들어있기 때문이며, 통증은 없지만 몸이 마비되고 증상이 만성적으로 나타나기도 합니다. 그것은 병균이 몸속 깊숙이 들어와서 영기와 위기의 흐름을 차단하고 방해하므로 경락에 어떤 기운도 흐르지 않기 때문입니다. 따라서 피부에는 어떠한 감각이나 느낌이 없으므로 영양부족이 되어 질병의 침입으로부터 몸을 보호하지 못합니다. 몸이 건조하고 거칠어지는 이유도 두 가지 기운의 흐름이 질병의 침입으로 인해 방해받고 차단되어 피부를 영양하고 보호하지 못하기 때문입니다. 환자가 오한(惡寒)이 심하게 나서 고생하는 것은 양기(陽氣)는 없고 음기(陰氣)가 지나치게 많기 때문입니다. 어떤 사람의 몸에 열이 나는 것은 양기(陽氣)는 넘치지만 음기(陰氣)가 부족해서 그런 것입니다. 뿐만 아니라 몸에 수분이 지나치게 많으면 피부가 끈적거리거나 축축한 증상이 나타납니다."

"그러면 비증(痺症)이 발생할 때 통증이 없는 이유는 무엇입니까?"

"비(痺)가 뼈 속에서 생기면 몸이 매우 묵직해지는 느낌이 듭니다. 혈관 속에서 발생하면 피가 제대로 순환을 못하고 근육 속에서 발생하면 몸이 오그라들어서 똑바로 펴거나 제대로 일어서지를 못합니다. 비가 살과 살가죽에서 발생하면 몸이 마비되어 느낌이 없고, 피부에서 발생하면 오한을 잘 느낍니다. 이러한 상태에서 환자는 통증을 별로 느끼지 못합니다. 또한 일반적으로 비증은 냉기에 노출되면 몸이 찢어질 듯한 통증이 심하게 나타나고 열에는 그 강도가 줄어들어서 아픔을 별로 느끼지 못합니다."

주석 註釋 **43 비(痺) 증상론(症狀論)** _____

43-1) 골비(骨痺): 몸이 차가워지고 뼈마디가 아프고 몸이 붓고 마비가 오는 증상으로, 심하면 뼈가 뒤틀린다. 겨울은 수(水)의 성질을 가지고 있고 수(水)는 신장의 기운을 나타내며 신장은 뼈를 관리한다. 따라서 겨울에는 수기(水氣)가 약한 계절이어서 냉기가 신장에 침투해서 신장이 약해지면 뼈가 쉽게 상할 수 있다.

43-2) 근비(筋痺): 근육이 땅기고 관절통이 생겨서 사지가 뒤틀리고 걸음을 제대로 걷지 못하는 병. 봄은 목(木)의 성질을 가지고 있고 목(木)은 간의 기운을 나타내며 간은 근육을 관리한다. 따라서 봄에 바람이 간에 침투하면 간이 약해지므로 근육이 쉽게 상할 수 있다.

43-3) 맥비(脈痺): 피가 엉겨서 혈액순환이 원활하지 않은 병을 말한다. 여름은 화(火)의 성질을 가지고 있고 화(火)는 심장의 기운을 나타내며 심장은 혈관과 혈맥을 관리한다. 따라서 여름에는 더운 열이 심장에 침투하면 심장이 쉽게 상하므로 혈관에 이상이 오는 병이 생긴다.

43-4) 기비(肌痺): 살가죽의 감각이 마비되거나 뻣뻣해져서 살이 심하게 아픈 병을 말한다. 늦여

름은 토(土)의 성질을 가지고 있고 토(土)는 비장의 기운을 나타내는데 비장에서는 기육, 즉 살을 만들고 관리한다. 따라서 한여름에 습기가 많으면 비장에 이상이 생겨 기육에 병이 생기기가 쉽다.

43-5) 피비(皮痺): 피부의 감각이 마비되고 거칠어지고 갈라지며 심하면 피부가 헐고 진물이 난다. 가을은 금(金)으로 쇠의 성질을 가지고 있고 쇠는 폐의 기운을 나타내며 폐는 피부를 관리한다. 따라서 가을에 건조한 기운으로 인해 폐의 공기가 건조해지면 피부가 거칠어지고 심하면 피부가 헐고 피가 나며 진물이 생긴다.

44

위축병(痿縮病)론

원문의 제목은 〈위론痿論〉이다. '위(痿)'란 팔다리가 마비되고 근육이 무기력해져서 팔다리를 제대로 쓰지 못하는 증상을 말한다. 본문에서는 신체의 각 증상에 따라 나타나는 각각의 위축증(痿縮病)에 대해 설명하고 있으며, 그 원인과 치료방법도 언급하고 있다.

황제가 물었다.

"오장(五臟)이 기능을 잃어서 불안정해지면 위증(痿症)이 생기는데, 그 원인은 무엇입니까?"

이에 기백이 공손하게 설명했다.

폐는 피부와 체모(體毛)를 지배하고 관리한다. 폐에 열병이 생기면 몸에 있는 체액(體液)이 고갈되어 폐엽(肺葉)[1]이 위축(萎縮)되어 폐 속의 공기가 메마른다. 몸이 건조하므로 피부는 잘 트고, 갈라지며 체모는 잘 부러진다. 따라서 위벽(痿躄)[2]이 생기면 몸에 심한 열이 나면서 오랫동안 머물러 결국에 팔다리가 마비되고 위축되어 활동이 부자연스러워진다.

심장은 혈액순환과 관련되어 있다. 심장에 열병이 생기면 피가 머리 쪽으로 치솟는다. 그렇게 되면 머리 쪽에는 열이 심하게 나고, 몸 아래쪽은 열이 없어지며 혈관에는 피가 흐르지 않아 관절을 움직이기가 어렵다. 따라서 맥위(脈痿)가 생기면 관절은 뻣뻣하게 굳어버리며 발 근육이 힘없이 풀어지므로 환자는 통 걷지 못한다.

간은 근육과 인대(靭帶)를 관리한다. 열이 간으로 들어가면 담즙이 역상(逆上)하여 입이 쓰고 백태가 끼며 근육을 영양하지 못하므로 건조해진다. 따라서 근육이 뒤틀리고 오그라드는 근위축증(筋萎縮症)이 생긴다.

비장은 살과 살가죽을 관리한다. 열이 비장을 침입하면 갈증이 나서 물을 벌컥벌컥 마시고 체액(體液)이 결핍되어 육위축증(肉萎縮症)이 생기면 살과 살가죽이 뻣뻣해져서 무감각해진다.

신장은 뼈와 골수(骨髓)를 관리한다. 열이 신장으로 침입하면 신장에 저장된 물질, 즉 정(精)이 고갈되고 골수가 줄어든다. 이렇게 되면 뼈가 말라비틀어지고 척추와 허리가 약해 환자는 혼자서 일어서거나 똑바로 서서 걷지를 못한다. 이러한 상태를 골위축증(骨萎縮症)이라고 한다.

황제가 물었다.

"위축증(萎縮症)이 생기는 원인은 무엇입니까?"

"우선 폐에서 생기기 시작합니다. 폐는 인체의 기관 중에서 가장 높은 곳에 자리잡고 있으며, 기를 공급하는 중심기관입니다. 또한 폐는 심장과 안쪽으로 연결되어 있으므로 그 기능이 나빠지면 팔다리에 위축증상이 나타나고 영양이 결핍되어 폐를 통해서 들어온 산소를 공급하지 못합니다."

기백의 구체적인 설명으로 이어진다.

사람이 지나치게 슬퍼하여 심포(心包)가 상하면 심장이 자유롭게 활동하지 못한다. 그 결과 양기(陽氣)가 몸 안에서 자유롭게 순환하지 못하므로 혈액순환도 제대로 이루어지지 않아 피가 아랫도리로 몰린다. 그렇게 되면 오줌에 피가 섞여 나오는 증상이 나타난다.

고대 의학서인《본병(本病)서》에 따르면 '본 경락에 기운이 텅 비면 근비(筋痺)가 생겨서 그 결과 다른 경락들이 위축되는 증상이 나타난다'고 했다.

사람이 생각을 지나치게 하면 자신의 욕망이나 야망을 실현시킬 수 없다는 좌절감에 빠지게 되고, 섹스를 지나치게 탐닉하면 종근(宗筋)[3], 즉 근육으로 뭉쳐진 생식기에 병이 생겨 근위축증이 되어 백음(白淫)[4]으로 인해 발기부전(勃起不全)이 된다. 여자의 경우에는 이런 증상은 백대하(白帶下)[5]되기도 한다. 하경(下經)에 따르면 '근위축증(筋萎縮症)은 간이 부실하거나 병들어서 생기는 것으로, 지나친 섹스로 인해 몸속의 정액이 고갈되어 나타난 증상'이라고 알려주고 있다.

사람이 오랫동안 습기(濕氣)가 많은 곳에서 생활하면 살과 살가죽이 피해를 받아비장이 병들고 살과 살가죽이 뻣뻣하게 굳어서 감각이 없어지므로 육위축증(肉萎縮症)이 생긴다. 하경(下經)에 '이러한 상태는 습한 환경에서 오래 생활하거나 일을 해서 생기는 증상'이라고 알려주고 있다.

혹심한 더위 속에서 오랜 동안 여행을 해서 몸이 고단해지면 심한 갈증이 생긴다. 더위로 인한 열이 몸속으로 강하게 침투해 들어가면 물을 관리하는 신장을 상하게 한다. 그렇게 되면 신장은 몸속에 들어온 열을 통제하지 못하므로 정수(精髓)가 말라 버린다. 따라서 뼈와 골수가 시들어버려 몸을 지탱하지 못한다. 하경(下經)에 의하면 뼈가 오그라드는 상태인 골위축증(骨萎縮症)의 원인은 몸에 들어온 열이 신장으로 침입했기 때문이라고 한다.

황제가 물었다.

"오장의 각각에 나타나는 위축증(萎縮症)의 증상은 각기 어떻게 구분할 수가 있겠습니까?"

기백이 대답했다.

"우선 폐에 열이 있으면 얼굴이 창백해지면서 체모(體毛)가 잘 부러지고 빠집니다. 심장에 열이 있으면 얼굴은 붉은색을 띠면서 얼굴에 모세혈관이 두드러지게 보입니다. 간에 열이 생기면 얼굴은 검푸른색을 띠고 손톱이 말라서 잘 부러집니다. 비장에 열이 있으면 얼굴이 누렇게 변하고 살가죽에 경련이 일면서 씰룩씰룩거립니다. 신장에 열이 있으면 얼굴이 검은색으로 변하고 이가 금방 약해지면서 흰 반점이 생깁니다."

황제가 말했다.

"위축증에 대한 선생의 설명을 들으면 경락에 침입한 위축증은 치료가 가능한 듯합니다. 하지만 전래되는 치료법에서 설명하길 '위축증을 치료할 때는 양명경락을 우선 취한다'고 말하는데, 이것이 무엇을 의미하는지 설명해 주시겠습니까?"

기백이 대답했다.

"양명(陽明)경락은 오장육부(五臟六腑)에 영양을 공급하는 중요한 기관입니다. 몸에 필요한 영양분을 적당하게 공급해주면 근육, 뼈, 관절 등이 부드럽고 탄력 있게 움직입니다. 생명의 현상을 관리하는 충맥(衝脈)은 12개의 주요 경락을 이어주는 경맥의 바다로서 모든 인체의 곳곳에 영양을 공급하고 심지어 근육 속에까지 전달하는 주요한 기능을 담당하고 있습니다. 이렇듯 충맥은 그 기능을 수행하는데, 양명경락과 협조합니다. 위장과 연결된 양명경락은 이러한 역할을 수행하는 첫 번째 경락이며 몸에 영양분을 공급할 때는 독맥(督脈)[6]과 대맥(帶脈)[7]이 더불어 그 기능을 수행합니다. 양명경락의 기운이 약해지면 근육을 영양하지 못하여 늘어져서 대맥이 모든 신체기관을 하나로 묶어주지 못하고, 그 결과 다리에 힘이 빠져서 제대로 움직이지 못합니다."

황제가 묻고, 기백은 대답했다.

"특별한 방법으로 위축증(萎縮症)을 치료하려면 어떻게 해야 합니까?"

"우선은 기(氣)가 솟아 나오는 형혈(榮穴)을 침으로 보(補)해주고 수혈(兪穴) 곳곳을 잘 통하도록 해주어야 합니다. 허(虛)하면 보(補)하고 실(實)하면 사(瀉)해주므로 몸에 일어나는 모든 비정상적인 현상들을 제대로 잡아줄 수 있습니다. 물론 치료해주어야 하는 부분이 근육이거나, 혈관, 살가죽, 피부, 혹은 뼈라고 할지라도 그곳이 위축증(萎縮症)에 걸렸다면 각각의 증상에 일치하는 계절에 치료를 하면 쉽게 병이 낫습니다. 따라서 위축증에 걸린 부분을 치료하려면 원래의 상태로 회복하기 위한 요인들과 방법 그리고 치료법이 무엇인가를 잘 고려한 다음에 시도를 해야 합니다."

주석 註釋　44 위축병(痿縮病)론

44-1) 폐엽(肺葉): 깊이 잘리어 나뉜 폐의 각 부분들을 가리킨다. 사람의 경우 오른쪽 폐는 상엽(上葉), 중엽(中葉), 하엽(下葉)으로 구분되고 왼쪽 폐는 상엽과 하엽으로 구분된다.

44-2) 위벽(痿躄): 다리가 무기력해서 제대로 걷지 못하는 병을 말한다.

44-3) 종근(宗筋): 근육이 모여든 곳이란 뜻으로 남자의 성기를 가리킨다.

44-4) 백음(白淫): 정액이 저절로 새어 나오거나, 사정을 해도 속에 남아있는 증상으로 지나친 수음, 성관계, 매독 혹은 신경쇠약 등에 의해 나타난다.

44-5) 백대하(白帶下): 대하증(帶下症)의 일종으로 여자의 생식기에서 백혈구가 많이 섞인 하얀색의 염증성 삼출액(滲出液)이 많이 분비되어 외음부(外陰部)까지 흐르는 증상을 말한다.

44-6) 독맥(督脈): 몸을 다스리고 명령하고 의지를 나타내는 경락이며 기경팔맥의 하나이다. 이것은 임맥과 연결되어 윗입술의 가운데를 지나 머리 한가운데를 지나서 척추 가운데를 지나 항문과 생식기의 한가운데에 있는 회음에서 끝난다.

44-7) 대맥(帶脈): 띠처럼 허리 한가운데를 둘러싸는 기경팔맥의 하나로 몸의 좌우로 지나가는 경락을 한군데로 묶어주는 역할을 한다.

45

궐증(厥症)- 음양의 분리된 상태

원문의 제목은 〈궐론厥論〉이다. '궐(厥)'이란 몸에서 음양의 기운이 조화를 이루지 못해 발생하는 증상으로, 본문에서는 궐증의 발생 원인과 증상 및 치료법에 대해 설명하고 있다.

황제가 물었다.

"궐증(厥症)은 가사상태(假死狀態)에 빠진 듯한 증상으로 나타나기도 하지만, 대개 몸이 차가워지거나 더워지는 두 가지 형태가 있습니다. 그 두 가지 현상이 나타나는 원인은 무엇입니까?"

기백이 대답했다.

"양기(陽氣)가 몸 아래쪽에서 부족해지는 것을 한궐(寒厥)이라 하며 음기가 부족하면 열궐(熱厥)이라 부릅니다."

"열궐(熱厥)이라면 몸에 열이 있다는 말인데, 그 증상이 발바닥에서 나타나는 원인은 무엇입니까?"

"양경락은 다섯 개의 발가락 바깥쪽으로 흘러가고 음경락은 발바닥 안쪽에서 흘러갑니다. 열궐이 발생한 경우에 음기는 고갈된 상태에 있기 때문에 발바닥에서 나타나는 것입니다."

"한궐(寒厥)의 경우라면 심한 오한(惡寒)이 발가락에서 시작하여 무릎 쪽으로 흘러가는데, 그 원인은 무엇입니까?"

"음기는 발가락 안쪽에서 흐름이 시작하여 무릎 안쪽으로 흘러 올라갑니다. 한궐은 양기가 몸 아래쪽에서 완전히 고갈된 상태이므로 음기가 충만(充滿)하고 그 기운이 무릎 위쪽으로 흘러 올라가는 것입니다. 이렇게 냉기가 몸 위쪽으로 진행되는 경우는 냉기가 바깥에서 안쪽으로 침입하여 생긴 것이 아니라 몸 위쪽에서 아래로 내려가서 생긴 증상입니다. 인체 내부에서 양기가 고갈되었기 때문에 발바닥에서 시작된 한궐의 증상이 몸 위쪽으로 올라가면서 나타납니다."

"한궐(寒厥)이 시작되는 요인은 무엇입니까?"

"생식기(生殖器)는 비장과 위장의 경락이 만나는 장소입니다. 봄과 여름에는 양기가 우세하고 음기가 약해집니다. 반대로, 가을과 겨울은 음기가 우세하고 양기가 약해지는 계절입니다. 사람들은 이러한 계절에 따른 자연적인 기운의 변화를 잘 알아야 합니다. 양기가 부족해지는 가을과 겨울에 사람들이 절제된 생활을 하지 못하고 신장의 정수(精髓)를 지나치게 고갈시킨다면, 몸에서 양기가 모두 빠져나갑니다. 그 결과 양기가 절대 부족하고 음기는 지나치게 많아져서 냉병(冷病)이 몸속으로 스며듭니다. 오장육부(五臟六腑)와 연결된 경락은 모두 위장과 비장에서 비롯됩니다. 무엇인가에 지나치게 몰두하거나 지나치게 빠져있거나 함부로 몸을 굴린다면 냉기가 중초(中焦)[1]에 침입합니다. 위장의 열이 식어서 차가워지면 소화력이 떨어져 음식물을 내려 보내거나 다른 화학물질로 바꾸는 기능이 이루어지지 않습니다. 더 나아가 이것은 양기를 고갈시키며 음기가 우세해지는 원인이 됩니다. 그렇게 되면 손과 발이 차가워져서 움직이기가 힘들어집니다."

"그러면 열궐(熱厥)의 원인과 증상은 무엇입니까?"

"사람들이 술을 마시면 위장으로 흘러갑니다. 술이 비장이나 비장 경락으로 흘러가는 게 아니라 위장으로 직접 들어가서는 피부 아래에 있는 경락과 그 경락에서 이어진 낙맥(絡脈)으로 흘러들어갑니다. 술을 마신 후에 혈액이 경락과 낙맥으로 흘러 들어가서는 그득하게 모입니다. 하지만 경락의 깊은 곳에는 텅 빈 상태가 되는데, 그때 비장은 위장으로 하여금 술을 몸에 필요한 체액(體液), 즉 진액(津液)을 만들어 그것을 운반하도록 도와줍니다. 술을 지나치게 많이 마셔서 고주망태가 된 상태라면 위장에는 진액이 부족해집니다. 그렇게 되면 비장은 위장을 도와주는 기능을 수행하지 못하며, 음기가 허해지면 병든 양기가 침투하여 위장에 장애를 일으킵니다. 기능이 저하된 위장은 후천적으로 영양분을 공급받지 못하여 신장에서 만들어지는 정수(精髓)의 원료를 충분히 공급하지 못할뿐더러 손과 발에까지 영양을 공급하지 못합니다. 이러한 증상은 사람들이 음식을 먹은 후에 곧바로 취하도록 술을 마시고 섹스를 한 결과로 생긴 것입니다. 이런 행위를 연속적으로 하면 음기가 몸에서 고갈되면서 비장에 몰려 있는 병든 양기가 우세해지기 시작합니다. 술과 음식이 중초(中焦)에서 내려가지 않고 정체되면 시간이 흘러감에 따라 열을 발생시킵니다. 중초에서 강하게 발생한 열은 몸 전체로 퍼져나가고 그 결과 오줌을 누면 오줌이 검거나 붉은색을 띠게 됩니다. 술이란 매우 강한 양(陽)의 기운을 가지고 있으므로 자칫하면 신장을 상하게 하면서 몸에서 음기를 고갈시키기도 합니다. 그렇게 되면 손과 발에 열이 나면서 뜨거워집니다."

"궐증(厥症)에 걸리면 어떤 환자는 손발이 붓고, 배가 풍선처럼 둥그렇게 부어오르고, 어떤 환자는 온종일이 다 지나도록 정신이 없어서 사람을 못 알아보던데, 그렇게 되는 이유는 무엇입니까?"

"몸 상체의 음기는 강한 반면 하체에는 음기가 없기 때문입니다. 이렇듯 음기가 하체에서 결핍되면 배가 부어오릅니다. 윗배는 양기가 충만(充滿)하고 하체에는 양기가 부족하면 양기가 머리 위로 올라가면서 정신분열이 생기면서 정신이 혼미해져 사람을 알아보지 못합니다. 몸의 상체는 정신을 담고 있지만, 이러한 분열 증상이 생기면 정신이 나가는 바람에 사람을 통 알아보지 못하고 사물도 분간하지 못합니다."

"그렇다면 몸에 있는 여섯 개의 경락을 따라 나타나는 각각의 궐증과 그 상태에 대해서 듣고 싶습니다."

황제의 이 같은 물음에 기백은 상세하게 설명했다.

태양경락에 나타나는 궐증의 경우 환자는 머리가 붓고 무겁고 제대로 걷지 못하며 현기증이 나면시 쓰러져 졸도까지 한다.

양명경락에 궐증이 나타나면 지랄병, 즉 간질(癎疾)로 인해 몸에서 발광을 일으키고 미쳐 날뛰는 미친병이 생기며, 배가 터질 듯이 그득하게 부르고, 불면증이 있고, 얼굴이 붉어지며 정신착란을 일으키며 또한 알 수 없는 말을 수없이 떠들어댄다.

소양경락에 궐증이 생기면 환자는 갑자기 귀가 먹어 소리가 안 들리고 얼굴이 부어오르며 몸에서 심한 열이 나고 가슴통으로 고생하고, 발이 무거워서 움직이지 못한다.

태음경락에 궐증이 생기면 환자는 소화불량으로 복부가 팽창하고 배변(排便)을 잘 못하거나 아예 못 하고 식욕이 없어지며 무언가를 먹으면 토하며 잠을 못 이룬다.

소음경락에 궐증이 생기면 환자는 갈증이 심하게 나고 오줌이 검붉게 나오며 배가 그득하게 불러서 답답하고 가슴에 통증이 있다.

궐음경락에 궐증이 생기면 환자는 아랫배가 불룩하게 나와서 통증이 있으며 대소변을 잘 못 보고 몸을 가누고, 움직이기가 힘들며 웅크리고 잠자기를 좋아하고, 고환(睾丸)이 오그라들고 남녀 생식기의 근육이 속으로 당겨져 들어간다. 뿐만 아니라 허벅지 안쪽으로 뜨거운 열이 느껴진다.

일반적으로 각 경락에 발생한 궐증은 경락에 흐르는 기운이 강해서 생긴 경우면 사(瀉)하고, 허해서 생긴 경우라면 보(補)해야 한다.

궐증이란 대체로 우리 몸에 있는 각각의 경락이 서로가 긴밀히 협조하지 못하거나 기운이 지나치게 강한 다른 경락을 억제하거나 견제하지 못해서 생긴 결과이다. 이는 궐증이 생긴 경락 이외의 경락에 이상이 있어서 그 영향으로 생긴 증상은 아니다. 한 경락에 생긴 궐증은 다른 경락으로 전염되거나 전이(轉移)되지 않는다. 그러므로 어떤 경락에 궐증이 발생했다면 그 경락과 관련 있는 수혈(俞穴)에 침을 놓아야 고쳐진다.

족태음(足太陰) 궐증의 경우 장딴지에 근육경련이 생기거나 쥐가 나며, 가슴에 생긴 통증은 아랫배로 퍼진다. 이런 경우 의사는 궐증이 생긴 경락을 중심으로 치료해야 한다.

족소음 궐증이 생기면 음식이 소화되지 않아 헛배가 부르고 구역질이 나며 설사를 하다가 나중에는 물똥을 싼다. 이럴 때도 의사는 궐증이 생긴 경락을 중심으로 치료를 해야 한다.

족궐음에 궐증이 생기면 허리가 땅겨서 아프고 근육경련이 일어나며 헛배가 부르고 근육이 오그라들고, 대변이 잘 나오지 않으면서 현기증이 일어난다. 이때에도 궐증이 생긴 경락을 중심으로 치료를 하면 된다.

하지만 태음, 소음, 궐음경락에 동시에 궐증이 생기면 대소변이 나오지 않고, 위장장애가 생기며 또한 손과 발이 차가워진다. 그렇게 되면 환자는 사흘을 넘기지 못하고 죽는다.

족태양경락에 궐증이 생기면 환자는 몸이 뻣뻣하게 굳으면서 차갑게 식는다. 그러면서 피를 토하고 코피를 쏟는다. 이때 궐증에 걸린 경락을 다스리면 된다.

족소양경락에 궐증이 생기면 근육과 관절이 뻣뻣하게 굳고 경직되어 허리를 제대로 돌리지도 못하고 잘 쓰지도 못한다. 또한 목이 뻣뻣하게 굳어서 제대로 돌리지도 못하게 된다. 이것은 내장에 종양(腫瘍)이 생겼거나 맹장염(盲腸炎)으로 인해 증상이 심각해진 것이므로 거의 치료가 안 되고 환자가 걱정을 지나치게 하거나 심하게 놀라면 갑자기 죽는다.

족양명경락에 궐증이 생기면 환자는 기침을 심하게 하면서 호흡 곤란증이 생기고 몸에 열이 심하며 겁이 많아 잘 놀라고 코피를 잘 쏟으며 피를 토하기도 한다.

음양(陰陽)이 나뉘는 수태음경락에 궐증이 생기면 환자는 가슴이 답답하고 헛배가 불러서 속이 그득하고 기침을 하고 희멀건 액체를 토하기도 하는데, 해당 경락을 치료하면 된다.

수소음경락에 궐증이 생기면 환자는 가슴에 통증이 생기고 열이 나면서 그 증상이 목까지 이어진다. 이런 증상은 치료가 불가능하다.

수태양경락에 궐증이 생기면 환자는 귀가 먹어서 전혀 소리를 듣지 못하고 눈물이 저절로 흐르고 목이 뻣뻣하게 굳으며 허리도 뻣뻣해진다. 이럴 때는 궐증이 생긴 경락을 치료하면 된다.

　수양명경락과 수소양경락에 궐증이 동시에 발생하면 환자는 목구멍이 막히고 부어오르며 목이 뻣뻣하게 굳어 버린다. 그럴 때도 궐증이 발생한 경락을 치료하면 된다.

 45 궐증(厥症)― 음양의 분리된 상태 _____

45-1) 중초(中焦): 윗가슴에서부터 배꼽까지의 부분을 말한다.

46

질병 발생의 정상, 비정상적인 경로

원문의 제목은 〈병태론病能論〉이다. 우리 몸에 발생하는 질병의 여러 가지 원인에 대한 분석과 설명 그리고 치료법에 대한 내용을 설명하고 있다.

　황제가 물었다.

　"위장에 생긴 종양(腫瘍)으로 고생하는 환자들을 진단하는 방법에는 어떠한 것이 있습니까?"

　기백이 대답했다.

　"우선 의사는 환자의 몸에 뛰는 위장맥을 잘 살펴보아야 합니다. 맥의 느낌이 가라앉으면서 가늘다면 이는 위장의 기운이 흘러가는 도중에 길이 막혀 거꾸로 흐르는 상태입니다. 이런 증상이 나타나면 경동맥(頸動脈), 즉 인영맥이 강하게 뛰는 상태이므로 위장에 열이 있습니다. 하지만 목에서 잡히는 인영맥의 모양이 위장맥과 같은 것은 몸속의 열이 위장에 머물러서 다른 곳으로 빠져가지 못해 생긴 증상입니다. 그 결과 그것이 위에 생긴 종양임을 알 수가 있습니다.”

“자세한 설명 고맙습니다. 이것은 다른 질문인데, 사람들이 종종 제대로 잠을 못 자고 고생하는 이유를 아십니까?”

“제대로 잠을 못 자는 것은 감정적인 문제들로 고민을 하거나 몹시 피곤하여 오장에 무리가 생겼기 때문입니다. 그러므로 환자는 자신의 마음과 정신에 충분한 안정과 평화를 가짐으로써 걱정과 지나친 피로에서 벗어나야 합니다. 그렇게 되면 잠은 저절로 편하게 옵니다.”

“바닥에 등을 대고 잠을 제대로 못 자는 사람이 있는 것은 무슨 까닭입니까?”

기백이 대답했다.

“폐(肺)는 사람의 몸에서 가장 높은 위치에 있습니다. 그것은 마치 다른 내장들을 덮어주는 우산과도 같은 역할을 하는데, 폐에 공기가 충분하게 들어오면 그것은 신체의 모든 곳과 각 경락과 낙맥에 골고루 퍼져나갑니다. 그렇게 되면 전신에 골고루 퍼져서 사람의 등은 자리에 누울 수 있도록 반듯해집니다. 그러한 내용은 오래된 의서(醫書)인《기항음양奇恒陰陽》에 자세하게 기록되어 있습니다.”

황제의 물음은 이어졌고, 기백은 대답했다.

“어떤 사람들은 기가 역상하여 고통을 겪던데, 내가 환자들을 검진해 보면 환자들의 오른손에서 잡히는 맥은 깊고 긴장되고, 왼손에서는 겉에 뜨면서 느린 느낌의 맥이 잡히는 것을 확인할 수 있었습니다. 그렇다면 환자가 중병에 걸렸음을 알려면 어디를 짚어봐야 합니까?”

“겨울에는 보통 오른손에서 깊고 긴장된 맥이 잡힙니다. 이것은 자연의 법칙과 일치하는 현상으로서 왼손에는 맥이 뜨면서 느린 듯한 느낌이 드는 것은 겨울과 반대되는 것으로 자연현상을 거스르는 맥입니다. 따라서 겨울에 잡혀야 하는 맥과 반대의 것이 잡히면, 이것은 신장이 병들었을 뿐 아니라 또한 폐도 병들었음을 알려줍니다. 그래서 아래쪽 허리가 몹시 아픈 것입니다.”

"그렇다면 이것을 어떻게 알아낼 수 있습니까?"

"족소음경락은 신장에서 폐로 연결되어 있습니다. 폐의 맥이 가볍고 느린 느낌으로 잡히는 것은 신장의 기운이 약해서 폐를 제대로 지탱해 주지 못하기 때문입니다. 신장이 병들면 요통(腰痛)이 생깁니다."

"환자가 목에 생긴 종양(腫瘍)을 앓고 있다면, 침을 놓거나 뜸을 뜨거나 혹은 사혈(瀉血)하여 고칠 수 있을 것입니다. 사람의 몸에 병이 생기면 병의 종류와 양상(樣相)에 따라 치료를 하는 이유는 무엇입니까?"

"비록 같은 몸에 발생할지라도 병이 사람의 몸에 끼치는 영향력과 그로 인한 증상 및 병의 상태가 각기 다르기 때문입니다. 설령 목에 병이 생겼다 하더라도 그 기운의 양상이 다르면 치료법도 다른 것입니다. 그럴 때는 정체된 기를 분산시키기 위하여 침을 놓습니다. 목에 생긴 종양이 기(氣)와 피가 정체된 것이라면 침을 찔러서 사혈(瀉血)해야 합니다. 이러한 치료법은 '동병이치(同病異治)', 즉 같은 종류의 병이라 할지라도 서로 다른 치료법을 사용하는 것입니다."

"그렇다면 미쳐서 날뛰고 소리를 지르며 욕설을 퍼부어 대는 미친병의 원인은 무엇입니까?"

"그것은 몸속에 들어있던 양기가 갑자기 충격을 받아 바깥으로 표출하여 생긴 것으로, 본래의 기능을 잃어버렸기 때문입니다. 그러므로 환자가 정신없이 화를 내고 미쳐 날뛰는 병을 가리켜 양궐(陽厥)이라 합니다."

"그것은 어떻게 진단할 수 있습니까?"

"건강한 사람이라면 양명경락의 맥이 분명하게 뛰지만, 태양과 소양경락의 맥은 분명하게 뛰지 않습니다. 이러한 맥들이 평상시보다 두드러지면서 급하게 뛰면 양궐에 걸렸음을 알 수가 있습니다."

"치료는 어떻게 합니까?"

"일단 환자가 음식을 굶으면 치료가 됩니다. 음식이 위장과 다른 내장으로 들어와 다른 물질로 변형되어 몸속에서 흡수되면 양기를 증가시키는 원인이 됩니다. 따라서 음식을 먹지 말고 굶으면 몸이 곧 회복됩니다. 그런 다음에 환자에게 쇠를 갈아서 만든 차, 즉 철분차를 마시게 하는데, 이것은 차가운 성질이 있어서 위로 올라간 양기를 끌어내리고 응어리진 더운 기운을 풀어버리는 기능이 있습니다."

"알기 쉽게 설명해 주어 고맙습니다. 그런데 환자가 몸에 열이 나면서 피곤해하고 땀을 비 오듯 흘려 옷을 흠뻑 적시면서 바람을 싫어하는데, 특히 바깥바람을 피하며 호흡이 급하면서 숨쉬기가 힘들어지는 건 무슨 병 때문입니까?"

"그것을 보통 주풍(酒風)[1]이라 하며, 술을 마셨을 때 바람이 몸에 들어와서 생긴 증상입니다. 주풍(酒風)을 치료하려면 택사(澤瀉-Alismatis), 백출(白朮-Atractylodes)을 각기 1전(錢-3.75그램)을 사용하여 이것을 녹함초(鹿銜草: 큰 사슴이 입에 머금고 있는 풀) 반 전(錢)에 섞습니다. 그 다음 곱게 갈아 가루로 만들어 식전에 엄지와 검지 그리고 가운데 손가락으로 집을 만큼의 분량을 먹습니다."

이때 기백은 처음에 언급했던 '맥'에 대한 이야기를 하기 위해 재빨리 대화 내용을 바꾸었다.

"때때로 환자에게는 맥이 깊은 곳에서 잡히지만, 가늘고 작은 느낌으로 뛰며, 그것은 마치 바늘처럼 콕콕 찌르는 느낌이 있습니다. 이 맥을 살살 문지르면서 진찰할 때 퍼지지 않고 뭉친 느낌이 드는 것을 단단한 맥이라 하고, 손을 살짝 대자마자 맥이 살갗에서 튀어 오르는 느낌을 주는 것을 큰 맥이라 부릅니다."

그런 다음에 기백은 다음의 고전 의서(醫書)를 언급하면서 말을 끝맺었다.

"고대 의학서들을 정리해 보면 첫 번째 의서인 《상경上經》은 자연이 인간에게 미치는 영향과 그 관계를 설명하고 있고, 두 번째 의서인 《하경下經》은 질병의 원인론[病因論]과 증상학[病理學]을 설명하고 있습니다. 세 번째 의서인 《금궤金匱》편은 질병의 진단 방법과 징후론(徵候論)을 알려주고 있습니다. 진단(診斷)의 뜻을 나타내는 네 번째 의서인 《규탁揆度》편은 맥을 통한 진단방법을 설명하고 있습니다. 여기서 말하는 '규(揆)'는 '맥을 만져 보아서 병이 어디에서 발생했고 어떤 증상으로 나타나는지를 알아낸나는 뜻'이고, '딕(度)'이린 '맥을 통해서 알아낸 병의 위치와 나타난 증상에 대한 모든 정보를 종합하고, 질병의 발생 경로를 결정하는 사계절의 영향력을 결합하여 질병을 진단한다'는 의미입니다. 다섯 번째 의서인 《기항奇恒》은 '예외적 현상의 질병'이라는 뜻으로, 예외적이고 기이(奇異)한 질병의 내용을 다루고 있습니다. 다시 말하면 '기(奇)'란 사계절의 영향으로 발생하지 않으면서도 죽음을 초래하는 질병을 말하는 것입니다. '항(恒)'이란 말의 뜻은 결국 죽기는 하지만, 사계절의 영향을 받아서 발생한 질병을 가리키는 말입니다."

주석 註釋 46 질병 발생의 정상, 비정상적인 경로_____

46-1) 주풍(酒風): 누풍(漏風)이라고도 하며 술을 마신 후에 냉기 혹은 찬바람이 몸에 들어와서 생긴 증상이다. 예를 들면 술은 열성이 강한 식품이지만, 과음하여 술의 휘발성분이 몸에서 발산되면 동시에 몸에서 열이 같이 발산되므로 체온이 식는다. 그런 상태에서 찬데 자거나 차가운 식품을 먹거나 찬바람을 쐬면 몸속에 들어온 차가운 성질을 몸이 이기기 위해 몸에 땀을 내고 열을 발생시키고 땀구멍을 막아서 찬바람이 들어오는 것을 막는다. 하지만 차가운 성질이 계속 몸속으로 침입하므로 몸이 찬 성질을 이기지 못해 결국 병으로 발전한다.

47

기이(奇異)한 질병론(疾病論)

원문의 제목은 〈기병론奇病論〉이다. '기병(奇病)'이란 일반적 현상으로 발생하는 게 아니라 특이한 상황에서 발생하는 것을 말한다. 본 편에서는 기병의 종류와 발생원인 그리고 치료법에 대한 설명을 하고 있다.

황제가 묻고, 기백이 대답했다.

"임신 9개월째인 임신부가 갑자기 말을 하지 못하는 경우가 있는데, 그 이유는 무엇입니까?"

"태아(胎兒)가 자궁과 연결된 경락을 압박하기 때문입니다."

"그것이 말을 못하는 것과 무슨 관계가 있기에 그렇습니까?"

"자궁의 모든 신경과 경락은 신장과 직접 연결되어 있습니다. 신장경락은 신장의
다른 부속기관으로 연결되어 위쪽으로 올라가서는 혀뿌리까지 이어집니다. 그러므
로 자궁과 신장에 연결된 경락에 이상이 생기면 혀뿌리로 이어진 경락에 장애(障
礙)가 생겨서 말이 안 나오는 것입니다."

"이러한 증상을 치료하려면 어떻게 해야 합니까?"

"이것을 특별하게 치료할 필요는 없습니다. 아기가 태어나면 산모의 병은 자연히
치유됩니다. 침구학(鍼灸學) 의서인 '자법(刺法)'에서 '임신부의 몸에 기운이 심하
게 부족해서 허약할 때는 침을 놓지 말라'고 이르고 있습니다. 혹은 임신부의 기운
이 지나치게 넘치는 것은 자궁 속에서 태아가 자라고 있다는 증거이므로 의사는 그
점을 심각하게 고려해서 태아가 다치지 않도록 조심하여 부드럽게 침을 놓으라고
알려주고 있습니다. 그렇게 하여 아기를 낳으면 임신부의 증상은 고쳐집니다."

"어떤 사람은 가슴이 답답하고 갈비뼈 부근이 그득하여 숨이 차서 호흡을 편히
못하는 경우가 있습니다. 증상이 2~3년간 지속되기도 하는데, 이러한 병을 무엇
이라 합니까?"

"그것은 '식적(息積)'이라 하며 호흡에 장애가 생긴 증상입니다. 음식물을 먹고 소
화시키는 데 별다른 어려움은 없지만, 그렇더라도 그 증상을 없애는 데 뜸이나 침
을 쓰면 안 됩니다. 유일한 치료수단은 도인체조(導引體操)입니다. 이 운동을 하고
서 식적(息積)이 없어지면 약물을 사용하면 됩니다.

"엉덩이와 다리가 부어오르고 배꼽 주위에 심한 통증(痛症)이 생기는 병은 무엇
입니까?"

"그것을 복량(伏梁)[1]이라 하는데, 덩어리가 들어있다는 뜻입니다. 그 원인은 인
체 내에 오랫동안 냉기가 미물러 있었기 때문입니다. 냉기가 배꼽 아래의 대장에

머물러 있다가 다시 맹장으로 옮겨가므로 통증이 생기는 것입니다. 이러한 상태에서는 배꼽 주변을 살살 문지르지 않고 압박을 가하면 소변에 장애가 생겨 오줌이 나오지 않습니다."

"환자의 척맥(尺脈)을 보면 몹시 빠르게 뛰어서 근육이 땅기고 살가죽이 오그라드는데, 이러한 증상을 무엇이라 합니까?"

"그것은 진근(疹筋)이라 하며 근육에 열이 나서 생긴 병으로, 아랫배가 끊어질 듯이 땅겨서 아프고 피부색이 검거나 하얗게 변하면 증상이 심각하다는 것을 알 수가 있습니다."

"환자가 계속해서 두통으로 고생하는 경우라면 그 증상의 원인은 무엇이고, 그 병을 무엇이라 합니까?"

"대개 이런 병은 찬바람을 맞거나 냉기에 몸이 오랫동안 노출되어 나타난 증상입니다. 냉기가 일단 몸 안에 들어오면 뼛속의 골수까지 파고 들어갑니다. 뇌의 경우 그것은 골수로 이루어진 부분이라서 냉기가 골수를 타고 다니다가 뇌까지 전이(轉移)되면 머리가 아프고 이가 시리고 한 것입니다. 이러한 병을 궐역(厥逆)이라 하며 심한 추위나 냉기 혹은 음습한 곳에서 생활하면 걸립니다."

"어떤 사람들은 종종 입맛이 달다거나 군침이 돈다고 합니다. 이런 증상의 원인은 무엇입니까?"

"그것은 몸속의 오장에 있는 다섯 가지 맛이 위쪽 방향으로 흘러넘치기 때문입니다. 이러한 증상은 비단(脾癉－비장을 앓는 병)이라 하며 소화기에 열이 넘쳐서 생긴 병입니다. 예를 들면 위장에서는 음식을 받아들이며 비장은 음식에 들어있는 영양분을 추출합니다. 비장은 그 영양분을 사람의 몸 전신에 골고루 분배하는 역할을 하는데, 그 과정에서 비장에 열이 발생합니다. 비장은 사람의 입을 관리하고 입술과 연결되어 있으므로 비장에 의해 추출된 영양분이 입으로 넘쳐흘러서 입에 단맛이 돌게 됩니다. 이러한 병은 기름지고 영양분이 지나치게 많은 음식을 많이 먹어서 몸속에 열이 발생하여 생긴 것입니다. 단맛이 나는 식품을 지나치게 많이 먹으면 내부의 열로 가슴이 답답하고 헛배가 부르는 증상이 나타나기도 합니다. 이러한 병을 소갈병(消渴病)이라 하며 몸속에 영양분이 고갈되는 증상으로서 치료하려면 난초(蘭草)를 사용해야 합니다."

"담경락의 양릉천(陽陵泉)을 치료하고 나서도 입 안이 쓴 것은 무슨 이유입니까?"

"담단(膽癉)이라 하며 담낭에 열이 나서 그렇습니다. 담단에 걸린 환자는 성격이 우유부단하고 변덕이 심하며 걱정이 많습니다. 본래 간(肝)은 오장 중에서 장군(將軍)의 성질을 가지고 있고, 담낭은 결단력(決斷力)을 행사합니다. 따라서 목구멍은 간과 담낭이 담당하는 기관입니다. 하지만 담낭에 열이 생기면 그 기능이 방해를 받아 담즙(膽汁)이 몸에 골고루 순환되지 않고 위쪽으로 흘러넘치므로 입 안이 쓰고 깔깔한 느낌이 드는 겁니다. 그러므로 담단(膽癉)을 치료하려면 담경락의 수혈과 모혈(募穴)에 침을 놓아야 합니다. 이러한 내용은 고대의학서인 《음양십이관상사陰陽十二官相使》에 설명되어 있습니다."

"오줌이 자주 마렵고, 목이 막히거나 꽉 죄이고, 인영맥(人迎脈)이 급하게 뛰면서 가슴이 위로 치밀어 오르고, 숨이 차면서 손목 부근의 촌구맥(寸口脈)에 실낱처럼 가늘게 맥이 뛰면서 대변을 보기가 힘든 증상의 병명은 무엇입니까? 어디가 병들어서 그런 증상이 나타나며, 또한 어디가 허(虛)해서 생기는 것입니까?"

"그러한 증상들은 태음경락과 연결된 비장(脾臟)이 병들어 생긴 것입니다. 위장에 열이 지나치게 강하면 그것이 위쪽으로 올라가기 때문에 그 증상은 폐로 옮겨갑니다. 그것을 궐병(厥病)이라 하며 불치라서 환자는 반드시 죽습니다."

"이러한 현상들을 두고 다섯 가지가 몸에서 넘치고 두 가지가 모자라면 나타나는 증상이라고 통상 말합니다. 다섯 가지의 넘치는 기운이란 몸에서 열이 넘치고, 목이 막히고, 인영맥이 지나치게 크게 뛰고, 가슴이 막혀서 답답하며, 호흡곤란증으로 숨쉬기가 힘든 증상을 말합니다. 두 가지 모자라는 기운이란 오줌을 자주 누고, 맥이 약하게 뛰는 증상입니다. 본질적으로 이러한 증상들은 사람의 몸에 병기(病

氣)가 많으면서 상대적으로 신체가 허약한 상태를 가리키기도 합니다. 따라서 환자는 몸이 약해지는 것을 두려워하면 몸에 생긴 병을 고치지도 못하지만, 반대로 병세가 심해진다고 해서 몸이 더더욱 약해지는 것은 아닙니다."

"어떤 사람들은 간질(癎疾), 즉 지랄병에 걸린 채 태어나는데, 이 병은 어떻게 해서 생기는지 말해주시겠습니까?"

"그러한 병은 태병(胎病−배냇병)이라 하며, 어머니 뱃속에서 걸린 질병으로 태아가 어머니 뱃속에 있을 때 어머니가 심하게 놀라거나 충격을 받아서 생긴 것입니다. 이때 태아의 머리 쪽으로 치솟아 오른 기(氣)가 내려오지 않고 기의 근본인 정(精)과 같이 뭉치고 응어리가 지는 통에 몸에 골고루 순환되지 않아서 그런 증상이 나타난 겁니다. 이처럼 태아(胎兒)가 적절한 영양공급을 받지 못했으므로 불구가 되어 태어난 것입니다."

"얼굴과 손이 붓고, 맥이 크면서 긴장이 되고, 몸이 여위고 무엇을 먹기도 싫고 마시기도 싫으며 몸에 병이 있으면서도 아프지도 않은 것은 무슨 증상입니까?"

"신풍(腎風)이라 하며 신장에 바람이 들어가서 생긴 병입니다. 이러한 유형의 질병에 걸린 환자는 더 이상 먹기도 싫어하고 걱정거리가 있어도 걱정할 줄을 모르며 놀라운 일이 생겨도 놀랄 줄을 모릅니다. 그러한 상태로 계속 지내다가 나중에는 이 병이 심장으로 전이되어 결국 죽습니다."

주석 註釋　47 기이(奇異)한 질병론(疾病論)

47−1) 복량(伏梁): 일종의 적(積)으로서 배꼽 주위에 단단하게 뭉쳐 있으면서 만지면 무척 아프다. 맹장염, 국소성 복막염, 장간막염, 임파선병 등이 이에 포함된다.

48

특이 질병론(疾病論)

원문의 제목은 〈대기론大奇論〉이다. 본문은 기이한 질병들 중에서 특이할 만큼
기이한 질병에 대해 설명하고 있다. 그런 질병들의 증상과 원인 그리고 치료
법에 대한 내용이다.

본 편은 기백의 설명으로만 구성되어 있다.

간맥, 신장맥, 폐맥에 병의 기운이 머물러서 맥이 크고 강하게 뛰면 환자에게는
심각한 부종(浮腫)이 있다.

폐맥이 무언가에 막혀서 멈춘 듯한 느낌을 주면 환자는 호흡이 곤란하고 갈비뼈
아래가 답답한 느낌이 든다.

간맥이 무언가에 막혀서 멈춘 듯한 느낌을 주면 환자는 간이 있는 곳이 불룩하
고, 불면증에 시달리고, 잘 놀라며 오줌을 제대로 오줌을 제대로 못 눈다.

신장맥이 무언가에 막혀서 멈춘 듯한 느낌을 주면 환자는 아랫배에 헛배가 부르
고 다리가 붓는다. 다시 말하면 종아리의 굵기가 달라서 한쪽이 다른 쪽보다 굵고,
허벅지와 엉덩이가 부어올라서 걷지도 못하게 된다. 그 결과 나중에는 편고(偏枯)
가 생겨서 반신불수(半身不隨)가 된다.

심장맥이 팽창한 듯하면서 크게 뛰고 또한 열이 있다면 환자에게는 근육경련, 경
기(驚氣) 및 발작(發作)증세가 나타난다.

간맥이 작으면서 급하게 뛰는 것은 간에 냉기가 적어서 그런 것이고, 또한 환자
에게는 발작증세와 근육경련(筋肉痙攣)이 있다. 간맥이 빠르면서 박동(搏動)이 그
렇게 급하지 않게 느껴지면 환자가 놀란 나머지 갑자기 목이 막혀서 말소리가 나오

지 않는다. 이런 증상은 환자를 치료하지 않아도 저절로 병이 낫는다.

간맥, 신장맥, 심장맥이 실낱처럼 가늘고, 작고 급하게 뛰는 것은 아랫배에 기운이 정체되어 몸속에서 제대로 순환되지 않고 있음을 나타내는 것으로, 의사는 환자의 용태(容態)를 겉으로 보아 판단하기 어렵다. 실제로 그런 경우에는 아랫배에 종양(腫瘍)이 있다.

간맥과 신장맥이 둘 다 깊이 눌러야 잡히는 것은 아랫배에 물이 찼음을 알려주며, 손을 대자마자 맥이 잡히는 것은 곧 환자가 죽게 된다는 뜻이다.

신장맥과 간맥이 작으면서 철사줄처럼 팽팽한 느낌이 있으면 환자는 병적인 발작 증세가 있고 잘 놀란다. 신장맥이나 간맥이 크면서 급하고 그러면서 가라앉은 느낌이면 탈장(脫腸)증세가 있다.

심장맥이 급하면서 미끌미끌한 느낌이 들면 심산(心疝)[1]이 된다.

폐맥이 가라앉은 느낌이 들면 그것을 폐산(肺疝)[2]이라 한다.

태양경인 방광과 소장의 맥이 급하게 뛰면 피가 한군데로 뭉쳐서 종양이 된다.

태음경인 비장과 폐의 맥이 급하게 뛰면 냉기가 몸속에서 모여 있다가 탁해지면 산증(疝症)을 일으킨다.

소음경인 심장과 신장의 맥이 급하게 뛰면 혼절(昏絶)하여 가사(假死)상태에 빠진다.

양명경인 위장과 대장의 맥이 크고 급하게 뛰면 환자가 잘 놀라는 병이 된다.

비장의 맥이 가라앉은 느낌이면 몸이 부어오르면서 이질(痢疾)이 되는데, 별다른 치료 없이도 환자는 점차 몸이 회복된다.

간맥이 작으면서 느리게 뛰는 것 또한 이질(痢疾)이며, 치료하면 환자는 간단하게 회복된다.

신장맥이 작으면서 가라앉은 느낌이 들면 이질이면서 하혈(下血)을 하는데, 피가 뜨겁고 몸에 열이 나며 증상이 심해지면 환자가 죽는다.

간과 심장이 나빠져 생긴 이질의 경우 배설물에 피가 섞여 있으면 환자의 병은 고쳐진다. 하지만 증상은 같지만, 맥이 작고 가라앉으면서 콕콕 찌르는 느낌이 들면서 몸에 높은 열이 있으면 환자가 죽을 수 있는데, 열이 높은 상태가 7일 동안 계속되면 죽는다.

위장맥이 가라앉으면서 탁탁 치는 느낌이 들거나 혹은 겉으로 뜨면서 굵고 넓은 느낌을 주면서 동시에 심장맥은 작으면서 급하고 단단한 느낌이 드는 것은 기혈(氣血)이 정체되고 탁해져서 횡격막(橫膈膜)을 통과하지 못해 나타난 증상이다. 그렇게 되면 환자는 반신불수가 되어 남자의 경우는 왼쪽이 편고(偏枯), 즉 반신불수가 되고 여자는 오른쪽이 반신불수가 된다. 하지만 입이 삐뚤어져서 말을 못하거나 혀가 굳지만 않으면 치료가 가능하며 30일 정도 지나면 회복된다.

남자의 경우 오른쪽에 편고(偏枯)가 생기고 여자는 왼쪽에 편고가 생겨서 말을 하지 못하는 실어증(失語症)이 생기면 3년이 지나야 회복된다. 환자가 스무 살이 채 안된 나이에 편고偏枯), 즉 중풍에 걸리면 3년 내에 죽는다.

맥이 크게 뛰고 열이 있으면서 코피를 흘리거나 피를 토하면 환자는 죽는다.

뜬 듯하면서 콕콕 찌르는 느낌이 있는 맥은 환자가 피를 많이 흘렸거나 피가 모자라서 나타난 맥이다.

사람이 갑자기 의식을 잃고 쓰러지면 맥박이 급하게 뛰어 나타난 증상으로 말을 못하는 경우가 있다. 이것을 폭궐(暴厥)이라 하며 환자가 심하게 놀라거나 충격을 받았을 경우 맥박의 뛰는 속도가 갑자기 빨라지므로 생긴 것이다. 이 증상은 사흘이 지나면 정상으로 회복된다.

호흡을 한 번 하는 동안 맥박이 빠르면서 그릇에서 끓는 물이 넘칠 때의 물거품이나 바닷물에 밀려오는 파도의 하얀 물마루처럼 뜬 듯한 느낌이 들고 맥박 수가 열 번을 넘는 것은 몸속의 12경락을 흐르는 정기(精氣)가 완전히 고갈된 상태임을 알려 주는 것으로, 90일이 지나면 환자는 죽는다.

맥의 뛰는 모양이 장작불이 바람을 타고 활활 타오르는 듯한 느낌이 드는 것은 심상의 정기가 몸에서 삐져나갔음을 알려주는 증상으로, 가을이 끝날 무렵 들판의 초목이 시들고 메마를 때쯤에 환자는 죽는다.

맥의 뛰는 모양이 마치 바람이 낙엽을 휩쓸어 가는 느낌이면, 이는 간의 정기가 고갈되어 나타난 증상으로, 가을 낙엽이 떨어질 때쯤에 환자는 죽는다.

맥의 뛰는 모양이 아무런 볼일도 없이 사람들이 그냥 모여서는 웅성거리듯이 혹은 맥이 한군데로 모여든 느낌이기는 하지만 무슨 맥인지는 확실하게 알지 못하면서 갑자기 강하게 뛰는 느낌이 드는 것은 신장의 정기(精氣)가 완전히 고갈되었기 때문이다. 이때 환자는 대추나무의 꽃이 피었다가 지는 초여름에 죽는다.

맥의 뛰는 모양이 둥글기는 하나 울퉁불퉁한 공깃돌처럼 단단한 느낌이 드는 것은 위장의 정기(精氣)가 빠져나간 것으로, 환자는 느릅나무 껍데기가 잘 벗겨지는 봄이 끝나는 때나 여름이 시작하는 시기에 죽는다.

맥의 뛰는 모양이 두 손가락을 어떤 막대기에 대고 뼘을 재듯이 두 손가락을 쫙악 하고 펼쳤을 때처럼 길쭉하면서 단단한 느낌이 드는 것은 담낭의 정기(精氣)가 고갈된 것으로, 환자는 가을걷이를 할 때쯤에 죽는다.

맥의 뛰는 모양이 활줄처럼 뻣뻣하고 팽팽하며 활줄의 실처럼 가느다란 느낌이 드는 것은 자궁의 정기(精氣)가 빠져나간 것으로, 환자는 지치지도 않은 채 말을 끊임없이 많이 하다가 첫서리가 내릴 즈음에 죽는다. 하지만 말을 별로 많이 하지 않고 조용히만 지낸다면 몸이 회복될 가능성이 있다.

맥의 뛰는 모양이 그림물감을 엎질러서 미끌미끌하면서 사방으로 흘러가는 느낌이 들면 환자가 30일 동안은 살 수 있다.

맥의 뛰는 모양이 샘물처럼 솟아오르면서 내려앉거나 떨어지는 느낌도 없고 붕 뜬 듯하면서도 힘이 없는 것은 태양경락의 정기가 고갈된 것으로, 환자는 호흡이 거칠고 가슴이 답답하여 숨을 제대로 쉬지 못하며, 부추꽃이 피는 이른 봄에 죽는다.

맥의 뛰는 모양이 폐광(廢鑛)에 쌓인 흙무더기 같은 느낌처럼 크지만 부스러지는 느낌이 들고 깊게 누르면 힘없이 푹 들어가는 느낌이 들면, 이는 살가죽 혹은 근육의 정기가 빠져나간 것이다. 환자의 안색은 창백해지고 마치 강둑이 무너져서 강물이 넘쳐흐르는 상태와도 같다. 봄이 되어 등나무가 자라서 나무가 튼튼해지면서 땅의 지력(地力)이 약해질 때 환자는 죽는다.

맥의 뛰는 모양이 목젖처럼 위쪽은 크고 아래쪽은 작듯이 약하게 누르면 강하게 뛰고 세게 누르면 약하게 뛰는 느낌이 드는 것은 등 뒤에 흐르는 12수혈(兪穴)의 정기가 고갈된 것으로, 환자는 얼음이 어는 시기에 죽는다.

맥의 뛰는 모양이 칼날의 위쪽을 눕혀 세운 듯이 살짝 누르면 작고 약하고 급하면서 날카롭게 느껴지거나 세게 누르면 크고 강하고 단단한 느낌이 들면, 이는 오장에 열이 머무른 것으로 냉기와 열기가 한데 뭉쳐서 신장을 침입하려는 증상이다. 따라서 환자는 눕기는 해도 일어나 앉지 못하며 양기가 강하고 음기가 약해지는 봄이 시작하는 첫날에 죽는다.

맥의 뛰는 모양이 탄환(彈丸)처럼 미끌미끌하고 작으면서 느낌이 별로 없는 것은 대장의 정기가 고갈된 것이다. 그러면 환자는 대추나무에 새로운 잎이 나는 초여름에 죽게 된다. 이때는 화기(火氣)가 강하고 금기(金氣)가 약한 시기이기 때문이다.

맥의 뛰는 모양이 꽃이 피어날 때처럼 들뜨고 가벼우며 연하면서 힘이 빠진 듯하면 환자는 눕거나 앉아 있기가 무척 힘들다. 또한 잘 놀라고 무서움을 타며 의심을 잘하고 살얼음 위를 걷듯이 조심조심 걷고 귀가 얇아져서 다른 사람의 말을 쉽게 잘 믿는다. 이것은 소장의 정기가 빠져나가 나타난 증상으로, 환자는 가을이 깊어 가는 시기에 죽는다.

주석 註釋 48 특이 질병론(疾病論)

48-1) 심산(心疝): 여기서 산(疝)은 탈장(脫腸)이라고도 하며 주로 방광, 부고환, 고환 음낭 등에 생기는 질환으로 신경통과 허리통증, 그리고 아랫배와 불알이 부으면서 오줌이 잘 나오지 않는 증상을 말한다. 따라서 심산이란 냉기가 심장에 침입하여 생긴 증상으로 배꼽 아래쪽의 방광에 덩어리가 생기고 그것이 가슴으로 치밀어 올라 가슴이 아픈 증상을 보인다.

48-2) 폐산(肺疝): 냉기가 폐 경락을 침입하여 발생하는 증상을 말한다.

49

월령(月令)과 일치하는 경락의 질병

원문의 제목은 〈맥해脈解〉이다. 본문의 내용은 각 계절과 시기, 그리고 월령(月令)과 일치하는 경락상에 발생하는 질병에 대한 내용을 다루고 있다. 경락을 따라 침투하는 질병의 발생 원인과 증상 및 상태에 대해 설명하고 있다.

　　본 편은 기백의 설명으로만 구성되어 있다.

　　음력 정월에는 양기가 생기기 시작하고, 양기의 활동을 방해하는 음기의 기운이 여전히 왕성하다. 이때 양경락이 시작하는 태양경락을 따라 나타나는 증상들을 보면 허리 아래가 아프고 허벅지가 붓는 증상이 있다. 이는 월령(月令)으로는 인(寅)에 해당하는 시기로서 인은 태양의 성질을 가지고 있다.

　　환자에게 양기가 부족해서 다리를 절름거리면 걷기가 힘들어진다. 왜냐하면 음력 정월은 양기가 얼어버린 땅에서 음기를 강하게 몰아내느라고 기운을 많이 사용하기 때문이다. 또한 겨울의 냉기로 인해 약해진 상태에서 양기가 음기를 이기려고 기운을 쓰면 양기가 부족해지므로 팔, 다리를 움직이기가 힘들어서 다리를 절름거리는 것이다. 마찬가지로 환자는 두통이 생기고 등이 땅겨서 뻣뻣해지며 뒷목에서 시작된 통증이 척추를 타고 꼬리뼈 있는 곳으로 내려간다. 몸에서는 양기가 밑에서 위로 올라감에 따라 활동이 활발해지고, 그 결과 지나치게 머리로 많이 몰린 양기가 몸속에서 정체되어 움직이지 않는다. 그렇게 되면 겨울잠에서 동물이 깨어나 활동을 하고 새가 봄에 노래를 부르듯이 양기가 활발하게 움직임으로 인해 귀에서 소리가 들린다. 이처럼 몸속에서 양기가 머리 쪽에서 지나치게 많이 몰리면 정신이상이 되기도 한다. 양기는 머리로 모이는 성질이 있는 반면 음기는 하체로 몰린다.

음기와 양기는 분리되는 성질이 있으므로 머리에 양기가 많고 하체에는 적거나 하체에는 음기가 많지만 상체에는 부족한 현상이 나타난다. 양기가 지나치게 머리로 많이 몰리면 환자는 귀가 먹고 몸은 기혈의 순환이 제대로 이루어지지 않는다. 심지어 어떤 환자들은 양기가 제대로 몸속을 순환하지 않아 실어증에 걸리기도 한다.

지나친 섹스로 몸이 골병들면 정수(精髓)가 모두 빠져나가서 팔다리에 힘이 없어서 축 늘어지고 실어증에 걸리는 궐병(厥病)을 앓는다. 이것은 신장의 기운이 약해져서 족소음신경을 통해 팔, 다리에 기운을 전달하지 못하기 때문이다.

질병이 소양경락을 타고 침입하면 가슴팍과 갈빗대가 아프며, 특히 담경락에 그 증상이 나타난다. 이것은 심장경락에 영향을 줄 수 있으며, 음력 9월에 그 증상이 나타난다. 음력 9월은 월령(月令)으로는 술(戌)에 해당하는 계절이고, 양기의 활동이 줄어들고 음기의 활동이 왕성해지는 시기이므로 이때 환자는 옆구리를 제대로 쓰지도 못하고 좌우로 눕지도 못한다. 이 시기는 우주의 삼라만상(森羅萬象)이 겨울잠 혹은 월동을 준비하는 때이다. 모든 만물이 매우 조용하고 소극적이며 수동적으로 생활하는 시기로, 사람들도 몸조심하면서 활발히 생활하지 않는다. 따라서 소양경락의 성질이 지나치게 강해서 기운이 넘치면 환자는 몸이 힘들어서 육체적인 활동을 거의 하지 못한다.

이 시기는 모든 식물이 시들어 죽을 때이므로 사람의 몸속에 있는 양기도 몸의 겉에서 숨어들고 음기의 기운이 오르기 시작한다. 다시 말하면 양기는 약해지고 음기가 강해지는 시기이다. 그 결과 환자들에게는 다리가 뒤틀리는 증상이 나타나는 것이다.

양명경락에 질병이 침입하면 환자는 추워서 몸을 떨면서 오한(惡寒)을 심하게 느낀다. 양명경락은 음력으로 5월에 해당하고 월령(月令)상의 시기는 오(午)에 해당한다. 이 시기가 되면 양기는 그 정점에 이르러 음기가 싹트기 시작한다. 이때가 병리학(病理學)상으로 양명경락에 양기가 가장 많이 들어있고 활동이 가장 활발한 시기이다. 그러므로 음기가 활동을 시작하면 몸이 추워서 떨리고 오랫동안 오한이 난다. 환자는 발과 다리가 부어오르고 정강이와 엉덩이에 힘이 빠져 몸을 잘 가누지 못한다. 몸에 수분이 많으면 수종(水腫)이 생겨서 천식(喘息)과 호흡곤란증이 생기는데, 이것은 음기가 위로 올라가서 양기를 지배하기 때문이다.

잇따라서 가슴이 아프고 숨쉬기가 힘들어지므로 숨을 쌕쌕거리고 겉에서 볼 때 심각한 병에 걸린 증상이다. 이런 병에 걸린 환자는 사람들이 없는 조용하고 한적한 곳에서 생활하기를 좋아하고 사람 만나기를 싫어하여 피하며 어두운 것을 좋아하되 시끄러운 분위기를 싫어한다. 그 중에서도 나무토막 두드리는 소리를 들으면 몹시 놀라서 화를 내며 사람을 죽일 듯이 달려들기도 한다. 왜냐하면 몸속에서 음기와 양기가 만나 서로의 이기기 위해 싸우는 과정에 있고, 불(화火)과 물(수水)은 서로 상극관계(相克關係)에 있어 서로 섞이지 않으려는 성질 때문이다. 이처럼 음기가 지나치게 우세한 상태에서 일반적으로 사람들은 말이 없이 조용하고 방에 들어오면 방안을 어두컴컴하게 만들고 또한 문을 꼭꼭 걸어 잠근 채 세상 사람들과 동떨어져 지내기를 좋아한다. 그러면서 환자 자신은 겉으로 내보이는 생활과는 반대로 소리를 지르며 울고, 짜증과 신경질을 잘 부리며 흥얼흥얼 노래를 부르거나 옷을 벗은 채 뛰어다니는 등 이율배반적인 행동을 한다.

이러한 증상은 양기와 음기가 싸우는 도중에 양기가 일시적으로 우세한 상태가 되면 양기가 경락을 따라 돌아다니면서 음기로 인해 억눌렸던 몸의 상태를 소리 지르고 옷을 벗고 뛰어다니는 행동을 함으로써 벗어나려고 하기 때문이다. 병적 기운을 가진 양기가 양명경락을 타고 몸속을 돌아다니면서 낙맥(絡脈)으로 들어가서 다시 태음경락으로 들어가면 두통이 오고 코에 염증이 생겨서 코가 막히고 배가 부어오른다.

태음경락에 질병이 침입하면 고창증(蠱脹症)[1]을 비롯하여 여러 가지 창증(脹症)이 생겨 마치 임신한 것처럼 끔찍할 만큼 부어오르는데, 그 이유는 태음경락이 음중의 음[陰中之陰]이기 때문이다. 태음(太陰)은 일 년 중 음력 11월과 일치하고, 월령으로는 자(子)에 해당한다.

음력 11월은 우주의 삼라만상이 겨울잠을 자고 저장하고 다음 봄이 오기를 참고 기다리는 계절이다. 이때가 되면 사람 몸속의 양기도 속으로 숨어들어 음기의 기운이 활발하게 움직인다.

족태음비경은 복부로 들어가 비장과 직접 연결된 위장의 낙맥(絡脈)인 풍륭(豐隆)으로 들어간다. 그렇게 되면 질병이 그 경락 내부에서 자리를 잡고 고창증(蠱脹症)을 유발하면서 심장으로 역상(逆上)하여 식욕 이상 항진(亢進)이 생겨 음식을 게걸스럽게 먹고는 먹은 걸 다시 토하는 증상이 나타난다. 그 이유는 양기보다 우세해진 음기가 몸 아래에 있어야 하는데도 위쪽으로 거슬러 올라가면서 그 영향력을 양경락인 위장에 끼치기 때문에 위장의 양기가 음기의 기운을 이기지 못해 음식을 토하는 것이다. 또한 위장의 낙맥인 풍륭(豐隆)은 심장과 연결되어 있는 상태이므로 위장으로 침입한 음기는 다시 심장을 공격한다. 그 결과 음식을 먹고 나면 위장이 식어서 트림이 나고, 심장이 차가워지므로 딸꾹질을 하며 급기야는 먹은 음식을 토하기도 한다. 실제로 위장은 일정한 분량 이상의 음식은 소화시키지 못하고, 받아들일 수 있는 정도 외에는 음기를 받아들이지 못하므로 많은 음식과 음기가 위장으로 들어오면 음식을 토하여 위장을 따뜻하게 보호한다.

시간이 흘러서 12월이 오면 음기는 그 최정점(最頂點)에 이르렀다가 이내 기운이 사그라들기 시작한다. 그러면 양기의 기운이 회복되기 시작해서 위장과 대장이 따뜻해지면 소화가 잘되므로 항문이 열려서 대변도 잘 나오고 방귀도 잘 나오고 음기로 인해서 나빠진 몸의 상태가 좋아진다.

소음경락이 약해져서 신장이 병들면 허리에 통증이 온다. 이는 소음경락이 신장과 연결되어 있기 때문이고, 신장이 약해지면 허리가 아프거나 10월이 되면 양기가 약해지고 음기가 강해지는 때여서 신장이 쉽게 병들 수 있다. 즉 음력 10월은 월령으로는 신(申)의 성질을 가지고 있고, 10월이 되면 양기의 기운이 꺾이므로 사람의 몸에서 신장이 약해져서 허리 아픈 증상이 나타난다. 환자는 음기가 허리 아래로 몰리므로 기침과 천식(喘息)으로 고생을 하고 양기가 위로 올라가 마치 공중에 붕

하고 뜬 듯한 느낌을 갖는다. 따라서 양기가 전혀 쓸모가 없기 때문에 환자는 기침을 하고 욕지기가 나서 구역질을 하며 천식으로 인해 숨을 거칠게 쉰다. 정신적으로 환자는 쓸데없는 걱정을 하고, 잘 놀라고 불안해하며 신경이 예민해서 화를 잘 내고, 어지러움을 잘 타고 현기증으로 눈앞이 캄캄해질 때가 있다. 마치 궁전을 지키는 경비병이 교대시간에 맞춰 교체하듯이 항상 계절과 시기에 따라 음과 양의 기운이 교체되기 때문에 사람의 몸에 변화가 생기는 것이다. 이러한 변화는 삶과 죽음의 중요한 축을 이루고 있다.

가을이 되어 서리가 내리면 만물을 정리하고 결실하며 숙살(肅殺)하는 가을이 이미 땅에 어리기 시작했음을 알려준다. 즉 모든 자연만물이 가을의 기운으로 생명을 잃기 시작해서 본래 생명이 시작하던 근본으로 돌아가고, 인체 내에서는 음과 양의 기운이 서로의 세력을 차지하기 위한 싸움이 생겨난다.

그 결과 양기가 세력을 잃어 쇠잔해지면 사람은 분해서 화를 내는 바람에 어지러워서 눈앞이 캄캄해지는 증상을 겪는다. 인체 내에서 양기가 그 힘을 발휘하지 못하면 소양경락의 기운이 몸속에 부드럽게 운행하여 몸 곳곳에 골고루 순환하지 못하고, 간에 정착하여 그곳에 머물게 된다. 그렇게 되면 간은 스스로의 통제력과 기능을 상실하고, 부드럽고 온화하고 따뜻한 성품을 잃어버려서 벌컥 화를 내는 성격으로 돌변한다. 이렇게 간의 기능이 약해져서 나타내는 증상을 전궐(煎厥)이라 하여 화가 나서 속이 부글부글 끓는 상태를 나타낸다. 간이 나빠져서 생기는 또 다른 증상은 마치 어떤 사람이 득달같이 달려들어서는 자기를 잡아가지나 않을까 하는 두려움에 떠는 것이다. 이것은 몸속에 남아있는 양기가 아직 빠져나가지 않고 오히려 몸속 깊은 곳에 내려와서는 세력이 강하지 못한 음기와의 싸움을 아직도 벌이기 때문이다. 그때 질병이 신장으로 들어가는 바람에 환자는 무서움을 타게 되는데, 사람이 심각한 범죄를 저지르고서는 그 죄가 탄로 나서 잡혀갈까봐 무서워서 벌벌 떠는 심정과 똑같다.

신장에 병이 생기면 냄새를 몹시 싫어하는데, 이것은 위장의 소화기능이 약해졌기 때문이다. 위의 기능이 약해서 식욕을 잃었으므로 음식냄새만 맡아도 싫어진다. 얼굴은 세수를 전혀 안 한 것처럼 꼬질꼬질하게 까만색으로 변한다.

이것은 가을의 숙살하는 기운이 우리 몸에 있는 내장의 모든 정기를 훼손시킨 결과 신장이 다쳐서 얼굴에 까맣게 변한 것이다.

기침을 몹시 하면서 피를 토하는 경우가 있는 것은 상체에 있는 낙맥에 질병이 침입하여 가슴에 있는 혈관에 피가 몰리는 바람에 가슴이 답답해서 기침을 하고 피를 토하는 것인데, 코에서도 피가 흘러나온다.

궐음경락인 간에 질병이 침입하면 남자에게는 퇴산(癩疝)[2]이 생기고 여자에게는 음부수축증(陰部收縮症)[3]이 생겨서 아랫배가 부어오르면서 끊어질 듯한 통증이 생긴다.

궐음은 음력으로 3월에 해당하고, 월령으로는 진(辰)에 해당하며, 음중의 양[陰中之陽]이다. 3월도 그러한 성질을 가지고 있으며, 이때는 음기가 약해지고 양기가 살아나는 시기이므로 음중의 양이라고 말한다. 따라서 음기 속에 들어있는 질병은 몸속에 침투하여 음부수축증과 퇴산이 유발되면 아랫배가 땅기고 팽만하면서 끊어질 듯 아픈 증상이 나타난다.

어떤 환자는 허리가 몹시 아프기도 하고 척추 디스크가 있으므로 몸을 구부리면 곧바로 펴기가 힘들고 몹시 아픈 증상을 느낀다. 자연의 법칙으로 봄은 만물이 소생하고 싹이 트고 자라기 시작하지만, 아직은 양기의 기운이 모자란 상태여서 겨울눈이 녹지 않았고 꽃샘추위가 가시지 않은 상태이고, 땅은 아직 얼음이 녹지 않은 상태이기 때문이다.

이처럼 사람도 비록 양기(陽氣)가 몸속에 있다 하더라도 음기(陰氣) 속의 질병이 신장에 침투하면 허리를 구부려서는 제대로 펴지를 못하고 배를 바닥에 대고 엎드리지도 못한다.

어떤 환자가 방광이 붓고 퇴산이나 음부수축증이 생겨서 오줌을 제대로 못 누는 증상이 생기는 까닭은 음기의 기운이 너무 강해서 족궐음간경을 차단하여 근육을 제대로 움직이지 못하게 하기 때문이다.

어떤 환자는 목이 건조하고 열이 나기도 하는데, 이것은 음기와 양기가 인체 내에서 싸움을 하면 목구멍이 건조하여 메마르기 때문이다.

주석 註釋 49 월령(月令)과 일치하는 경락의 질병 _____

49-1) 고창증(蠱脹症): 실제로 뱃속은 비어 있으나 배가 부은 것처럼 통통해 보이는 증상으로 복막염이나 장결핵이 원인이다.

49-2) 퇴산(㿉疝): 남자의 음낭(陰囊)이 단단하게 부으면서 끊어질 듯한 통증이 나타나는 증상을 말한다.

49-3) 음부수축증(陰部收縮症): 여성의 성기가 질 안으로 말려들어가 성기가 오그라드는 증상을 말한다.

50

침술(針術)의 기초원리

원문의 제목은 〈자요론刺要論〉이다. 본문의 내용은 침술에 대해 설명하고 있다.
침놓는 방법과 침자리, 찌르는 자리, 깊이와 조작방법 그리고 침을 잘못 놓았
을 때의 처리법 등에 대한 내용을 서술하고 있다.

황제가 "침을 놓을 때 알아두어야 할 중요한 원칙은 무엇입니까?"라고 묻자, 기백이 상세하게 설명했다.

의사는 환자의 몸에 생기는 질병의 위치가 몸의 겉인지 혹은 속인지를 잘 구별해야 한다.

침을 놓을 경우 깊게 꽂을 것인지 아니면 얕게 꽂을 것인지, 깊이는 얼마나 해야 하는지를 잘 구분해야 한다. 질병이 환자의 겉에 머물러 있다면 얕게 찌르고, 몸 안에 머물러 있다면 깊게 찔러서 질병이 머물고 있는 곳까지 침이 도달해야 한다. 하지만 너무 깊이 찔러서 급기야는 오장이 다치는 일이 없도록 해야 한다. 너무 얕게 찌르면 침이 질병이 있는 곳까지 도달하지 못해서 몸이 좋아지지 않으므로 몸의 기혈(氣血)을 흩어 놓아서 질병이 몸속으로 더욱 깊이 침투하지 못하게 해야 한다. 그러므로 정확하고 올바른 가르침이 없이 침술을 함부로 사용하면 위험하고 심각한 실수를 초래할 수 있다.

그런 까닭에 질병은 머리카락에도 있고, 피부의 솜털에도 있으며 피부, 근육, 살과 살가죽, 경락, 힘줄, 뼈와 골수에도 질병이 머물러 있다고 말하는 것이다.

침으로 피부에 솟아난 솜털에 머무는 질병을 치료할 때는 피부가 다치지 않게 해야 하는데, 이는 자칫 잘못하면 피부를 관리하는 폐가 손상을 입기 때문이다.

폐의 기능이 나빠지면 가을이 되어 환자는 학질에 쉽게 걸리게 되고, 이것이 몸속으로 진행되면 몸이 오싹오싹 추워지면서 오한(惡寒)이 생긴다.

질병이 피부에 머물러 있으면 살이 다치지 않도록 조심해야 한다. 그렇지 않으면 비장의 기능에 장애가 생긴다. 비장이 손상당하면 각 계절의 마지막 18일, 총 72일간 환자는 헛배가 부르고 속이 불편하며 먹은 음식이 소화되지 않아 잘 내려가지 않으며 결국 식욕을 잃는다.

근육(筋肉)[1]에 병이 생기면 침을 너무 깊이 찔러서 정맥이 다치지 않도록 해야 한다. 정맥을 다치면 심장의 기능이 저하되어 심장 근육과 관련된 질병이 유발되므로 여름이 되면 심장이 아프고 협심증(狹心症)이 생겨서 고생을 한다.

정맥과 혈관에 질병이 생겨서 침으로 치료할 때 너무 깊이 찔러서 힘줄(영어로는 tendon이라고 하며 근육을 뼈에 부착시키는 섬유식纖維素으로, 건腱이라고도 불린다)이 상하지 않도록 해야 한다. 힘줄이 상하면 간의 기능이 나빠져서 봄이 되면 환자는 열병을 앓거나 근육과 인대(靭帶)가 맥없이 풀어져서 느슨해진다.

힘줄에 병이 생겨서 침을 놓을 때는 너무 깊이 찔러서 뼈가 다치지 않도록 해야 한다. 뼈를 다치면 신장의 기능이 저하되어 환자는 겨울에 허리통증과 고창증(蠱脹症)으로 고생한다.

뼈에 병이 생겨서 침으로 치료하려 할 때는 너무 깊이 찔러서 골수(骨髓)를 다치지 않도록 해야 한다. 잘못 놓으면 골수가 고갈되어 몸이 붓고, 기운이 없어서 쉽게 피로해지며 팔다리가 늘어지고 몸을 제대로 가누지 못한다.

주석 註釋   50 침술의 기초원리 _____

50-1) 근육(筋肉): 영어로는 'muscle'이라 하며 수축 작용에 의해 동물의 각 기관 활동과 운동을 유발하는 기관이다. 근육에는 두 종류가 있으며 수의적(隨意的) 수축을 하는 모든 근육과 심장 근육을 포함한 횡문근(橫紋筋-straited or striped)과 심장을 제외한 다른 기관, 방광, 혈관 등의 근층(筋層)같은 모든 불수의근(不隨意筋)을 포함한 평활근(平滑筋-unstriated, nonstriated, smooth or organic)으로 구분된다.

51

침(針)을 놓을 때의 깊이

원문의 제목은 〈자제론刺齊論〉이다. 본문의 내용은 침을 놓을 때의 주의점과 침놓는 깊이를 결정하는 일 그리고 잘못 놓았을 때의 대책과 실수 방지에 대한 내용을 다루고 있다.

황제가 말했다.

"침을 놓을 때 찌르는 깊이에 대해서 설명해 주겠습니까?"

기백이 대답했다.

"뼈에 놓을 때는 힘줄을 상하지 않도록 해야 합니다. 힘줄에 놓을 때는 근육을 다치지 않도록 하고, 근육에 놓을 때는 정맥과 혈관이 다치지 않도록 해야 합니다. 정맥에는 피부가 다치지 않도록 하고, 피부에 놓을 때는 근육과 살을 다치지 않도록 해야 합니다. 근육에 놓을 때는 힘줄이 다치지 않도록 조심해야 합니다. 힘줄에 놓을 때는 뼈가 다치지 않도록 해야 합니다."

"그런 식으로 말을 하니 무슨 뜻인지 도무지 이해할 수가 없습니다. 좀 더 구체적으로 설명해 주십시오."

"뼈에 놓을 때 힘줄을 다치게 하지 말라는 내용 말씀입니다. 예를 들어 침을 깊이 찔러서 뼈에 이르게 할 때는 침이 뼈에 닿기도 전에 힘줄이 있는 곳에서 멈추지 말라는 뜻입니다. 한숨에 찔러서 뼈에 닿게 하든가, 여러 번 숨을 쉬어서 목표지점에 닿게 하든가 하는 문제는 전적으로 침놓는 자의 기술에 달려 있습니다. 침을 여러 번 조작하여 찌르기보다는 단 한 번에 목표지점에 닿게 하는 것이 바람직합니다. 힘줄에 놓을 때는 근육이 있는 곳을 잘 피해서 단 한 번에 찌름으로 근육을 다치지 않게 할 수 있습니다. 이러한 규칙과 원리대로 하면 치료할 각 부분을 제대로 올바로 찌를 수가 있습니다. 침을 놓을 때는 단 한 번에 알맞은 깊이로 찔러야 한다는 말은 제대로 그렇게만 하면 환자의 병을 단번에 치료할 수 있지만, 그렇게 하지 못하면 환자에게 심각하고 치명적인 피해를 줄 수 있다는 의미입니다."

52

침술(針術)의 금기사항

원문의 제목은 〈자금론刺禁論〉이다. 본문에서는 침을 놓지 말아야 할 상황에 대한 내용을 다루고 있다. 예를 들면 오장육부에는 침을 직접 놓지 말아야 하며 치명적인 급소나 신체 부위 그리고 환자의 신체적, 감정적인 상태에 따라 침을 놓지 말아야 할 내용을 언급하고 있다.

황제가 "침을 놓을 때에 주의해야 할 사항은 무엇입니까?"라고 묻자, 기백이 자세하게 설명을 한다.

인체의 각 부분에는 매우 예민해서 침을 놓지 말아야 할 부분이 있으므로 그 점을 잘 알아야 한다.

간의 기운은 왼쪽에서 발생하여 위로 올라가고 폐의 기운은 오른쪽에서 발생하여 아래로 내려간다. 심장의 양기는 몸 겉면을 싸고돌고 신장의 음기는 몸 내부에서 활동한다. 비장은 음식에서 추출된 영양분을 다른 화학물질로 바꾼다. 이런 과정을 통해 다른 기관들을 영양하며 위장은 섭취한 음식을 소화시킨다.

횡격막(橫膈膜) 위에 있는 폐와 심장은 생명을 유지하는 데 중요한 역할을 하고, 가슴뼈 양쪽의 제7째 마디에는 심포가 있다. 이런 중요한 신체기관들에 침을 놓을 때는 매우 주의하지 않으면 안 된다.

위의 내용들을 잘 알고 금기사항을 잘 따른다면 의사는 결코 실수하는 일이 없지만, 소홀히 여기면 커다란 재앙을 부를 수도 있다.

의사가 실수로 침으로 심장을 찌르면 어떤 일이 생기는가. 환자는 한숨을 쉬면서 트림을 하다가 하루 만에 죽는다.

의사가 환자의 간을 찌르면 환자는 정신착란을 일으켜서 혼잣말을 지껄이면서 닷새 만에 죽는다.

의사가 환자의 신장을 찌르면 환자는 재채기를 심하게 하면서 엿새 만에 죽는다.

의사가 환자의 폐를 찌르면 환자는 심한 기침을 하면서 가슴이 막혀서 사흘 만에 죽는다.

의사가 환자의 비장을 찌르면 환자는 무엇인가를 계속 게걸스럽게 먹으면서 열흘 만에 죽는다.

의사가 환자의 담낭을 찌르면 환자는 계속 토하다가 하루 반 만에 죽는다.

의사가 환자의 발 겉에 있는 대동맥(大動脈)을 찌르면 환자는 피를 흘리면서 죽는다.

의사가 환자의 얼굴에 놓을 때 눈과 연결된 동맥(動脈)[1]을 찌르면 환자는 눈이 멀게 된다.

의사가 환자의 머리 한 가운데에 있는 뇌호(腦戶)에 침을 너무 깊이 찌르면 뇌가 손상을 입어서 즉시 죽는다.

의사가 환자의 혀 바로 아래에 있는 염천(廉泉)과 은교(齦交)를 너무 깊게 찌르면 피를 계속 흘리다가 실어증에 걸려 벙어리가 된다.

의사가 발바닥에 있는 낙맥(絡脈)을 찌르다가 모세혈관을 잘못 찌르면 멍이 시퍼렇게 들면서 발이 퉁퉁 붓는다.

의사가 위중(委中)을 찌르다가 너무 깊게 찌르면 환자는 얼굴이 새파랗게 질리면서 그 자리에서 쓰러진다.

의사가 환자의 위장과 관련된 기충(氣衝)을 찌르다가 동맥을 잘못 찌르면 환자는 몸 안에서 피가 고이면서 마치 쥐가 웅크린 듯한 모양으로 붓는다.

의사가 침을 놓으면서 척추 사이를 너무 깊게 찌르면 환자는 허리가 몹시 아프고 허리가 굽으면서 곱사등이가 된다.

의사가 환자의 젖꼭지에 침을 놓으면 유방이 손상을 입고 부어올라 단단히 뭉치다가 나중에는 궤양(潰瘍)²이 되어 썩는다.

의사가 침을 결분(缺盆)을 잘못 찌르면 폐가 손상을 당해 기침을 하고 천식으로 고생하다가 나중에는 호흡곤란증에 빠진다.

의사가 어제(魚際)를 너무 깊이 찌르면 환자는 몸이 부어오른다.

의사는 술에 취한 사람에게 침을 놓지 말아야 한다. 왜냐하면 몸속에서 정기(精氣)와 피가 제대로 순환하지 않기 때문이다.

지나치게 화를 내거나 기분이 우울한 사람에게도 침을 놓아서는 안 된다. 왜냐하면 감정적으로 격한 상태에 있으면 몸속의 기운이 거꾸로 올라가기 때문이다.

몸이 지나치게 피곤하거나, 과식했거나 또는 배가 고프거나 목이 말랐을 때에도 침을 놓지 말아야 한다.

환자가 정신적인 충격을 심하게 받았거나 심하게 놀랐거나 혹은 심한 공포상태에 빠져있다면 침을 놓아서는 안 된다.

환자의 넓적다리 안쪽에 동맥(動脈)을 찌르면 그는 피를 흘리면서 죽는다.

의사가 부주의해서 상관(上關)을 너무 깊이 찔러서 혈관을 건드리면 환자의 귀에 고름이 생기고 썩어서 귀머거리가 된다.

무릎을 잘못 찔러서 분비물이 줄줄 새어 나오면 환자는 절름발이가 된다.

의사가 환자의 수태음폐경락에 있는 혈관을 잘못 찔러서 피가 지나치게 많이 나오면 과다출혈로 죽는다.

의사가 족소음신경락에 침을 잘못 놓아서 신장에 저장된 정기가 고갈되고 피가 나오면 혀가 굳어서 실어증에 걸린다.

가슴에 침을 놓을 때 잘못해서 폐에 놓으면 환자는 호흡곤란증에 걸려 숨쉬기가 힘들고, 천식에 걸려 심한 기침을 하면 몸을 펴기가 힘들어서 항상 쭈그린 자세를 하게 된다.

의사가 환자의 팔꿈치에 침을 잘못 놓으면 기가 팔꿈치에 몰리므로 팔이 무겁고 굳어서 팔꿈치를 움직이지 못한다.

의사가 환자의 안쪽 허벅지(음고陰股)와 치골(恥骨)이 만나는 지점의 아래쪽 3촌(寸)되는 움푹 들어간 곳을 너무 깊게 찌르면 환자는 요실금(尿失禁) 증상이 나타난다.

의사가 환자의 겨드랑이 바로 아래의 옆 가슴을 너무 깊게 찌르면 기침을 한다.

의사가 아랫배를 너무 깊게 찌르면 방광을 찌르게 되므로 아랫배가 부으면서 오줌이 그곳으로 스며 나오게 된다.

의사가 환자의 종아리에 침을 너무 깊게 지르면 종아리가 붓는다.

의사가 눈언저리의 눈구멍(안와眼窩)에 침을 너무 깊게 찌르면 그곳으로 흐르는 경락이 손상되어 계속 눈물이 흐르다가 나중에는 눈이 멀게 된다.

의사가 관절 부위에 침을 너무 깊게 찌르면 액체가 계속 흘러나오므로 나중에는 관절이 굳어버려서 펴거나 구부리지를 못하고 결국 관절을 사용하지 못한다.

주석 註釋 52 침술의 금기사항_____

52-1) 동맥(動脈): 이를 유맥(溜脈)이라 하며 동맥이 눈으로 통한다는 뜻으로 사용된다.

52-2) 궤양(潰瘍): 피부와 점막 혹은 장기(臟器)의 표면이 짓무르고 허물이 생겨서 진물이 흐르는 증상을 말한다.

53

침술(針術)의 보사법(補瀉法)

원문의 제목은 〈자지론刺志論〉이다. 본문의 내용은 침술을 사용할 때 신체 각 부분의 허와 실을 잘 파악하고 판단하여 몸의 기운을 보태주거나 덜어내는 보사법(補瀉法)에 대한 원칙들을 나열하고 있다.

황제가 "인체에 발생하는 허실(虛實)이 무엇인지 알고 싶습니다."라고 말하자, 기백이 설명한다.

몸 안에 기(氣)가 충분하면 바깥에도 기가 충분히 공급되어 순환한다. 외부에 머무는 기가 부족하면 몸 안의 기도 세력이 약하고 부족해진다.

이는 사람의 몸에 흔하게 생기는 이치인데, 그 반대인 경우도 항상 생긴다. 몸 안쪽이 허하면 몸 바깥쪽이 실하고, 바깥쪽이 허해지면 안쪽이 실해지는 법인데, 이런 경우는 사람이 병든 상태라고 볼 수 있다.

식욕이 좋아서 음식을 잘 먹으면 그의 몸은 기가 실할 것이며, 음식을 잘 먹지 못하면 그는 기가 허해서 그렇다.

기가 허한데도 식욕이 좋아 음식을 잘 먹거나, 기가 실하지만 입맛이 없어서 잘 먹지 못하면 이는 병든 상태이다.

맥이 크면서 힘이 있으면 혈(血)이 넘치는 상태이고, 작으면서 실낱처럼 가늘고 약하게 뛰면 혈기(血氣)가 부족하다. 이는 몸이 정상적인 상태임을 말해준다.

맥이 크면서 강하게 뛰지만 혈기(血氣)가 부족하고, 맥이 작고 실낱처럼 가늘지만 혈기가 넘친다면, 이는 병들었음을 알려준다.

황제가 "그렇다면 사람의 몸에서 기혈이 정상적으로 순환할 때의 상태와 병들었을 때의 상태를 어떻게 구분할 수가 있겠습니까?"라고 묻자, 기백이 설명한다.

기가 몸 안에서 넘치면서 강하지만 몸이 차가우면 병든 것이고, 부족하면서 몸에 열이 나면 이것도 비정상이다.

식욕이 좋아 음식을 잘 먹기는 하지만 활력이 없으면 병든 상태이고, 기운이 넘치지만 식욕이 없어 음식을 잘 먹지 못하는 것도 병든 상태다.

맥이 크지만 혈기가 부족하거나, 작고 힘이 없어 느낌이 없지만 혈기가 넘치는 상태도 비정상이어서 몸에 병이 있음을 알려준다.

몸 안에서 기운은 넘치지만 추워서 오한(惡寒)이 나면 인체는 냉기(冷氣)의 침입을 받은 것이다. 기운이 부족하면서 열이 있는 것은 여름의 더위 때문이다. 식욕이 좋아서 음식을 잘 먹으나 기운이 없어 힘을 못 쓰는 것은 혈기가 부족하거나 하체에 수분이 지나치게 몰려있기 때문이다.

식욕이 없어 음식은 잘 먹지 못하지만 기운이 넘치면 질병이 폐와 위장에 머물러 있는 것이고, 맥은 작게 뛰면서 혈기가 넘치면 열병(熱病)이 삼초(三焦)에 몰려 있는 것이다.

맥은 크게 뛰면서 혈기가 부족하면 바람의 침입을 받은 것이므로 식욕을 잃어 음식을 통 먹지 못한다. 이러한 증상과 상태들이 사람의 몸에 나타난 비정상적이면서 병든 모습이다.

몸이 실(實)하다는 것은 질병이 몸에 침입해서 몸이 병든 상태를 말하고 허(虛)하다고 하면 이는 인체가 병에 대한 저항력을 잃었다는 뜻이다.

몸이 실(實)한 증상은 주로 열병(熱病)으로 나타나고 허(虛)한 증상은 냉기가 침투하여 생긴 질병이다.

침으로 실(實)한 상태를 다스릴 때는 침을 꽂아서 어느 정도 시간이 경과한 후에 뺀다. 그런 후에 몸속에 들어있는 사기(邪氣)가 완전히 밖으로 빠져나가도록 침 자리를 열어두어야 한다. 허(虛)한 상태를 고칠 때는 몸속의 활기(活氣)가 빠져나가지 않도록 침을 뺀 후 즉시 손가락으로 침구멍을 막아야 한다.

54

침술법(針術法) 1

원문의 제목은 〈침해針解〉이다. 본문은 침술의 여러 가지 방법에 대해서 논하고 있다. 따라서 몸이 실(實)하면 사(瀉)하고 허(虛)하면 보(補)라는 기본 침술의 보사법(補瀉法)에 근거한 내용을 설명하고 있다.

황제가 "구침(九針)이란 무엇이며 허실(虛實)에 대한 판단이 서면 어떻게 보사(補瀉)를 실시하는지요?"라고 묻자, 기백이 설명했다.

몸이 허할 때 보법(補法)을 쓰려면 우선 침을 통해 전달되는 따뜻한 열(熱)을 느낄 줄 알아야 한다. 이는 침을 제대로 놓아야 기운이 강하게 전달되어 몸에 열이 발생하기 때문이다.

몸이 실(實)하면 사법(瀉法)을 쓴다. 침을 놓아 질병의 기운이 약해지면 환자는 몸이 차가워짐을 느낀다. 몸속에 혈기(血氣)가 정체(停滯)되어 질병이 몰리거나 쌓이면 의사는 사혈(瀉血)시켜야 한다.

몸이 실한 환자를 사(瀉)하고서 상태가 좋아지면 지체하지 말고 즉시 침을 뽑아야 한다. 그런 다음에 질병이 몸에서 온전히 빠져나가도록 침구멍을 열어두어야 한다.

몸이 허하면 보법(補法)을 쓴 후, 침을 천천히 빼면서 기운이 빠져나가지 않도록 손가락으로 지그시 눌러준다.

허실(虛實)이란 과연 무엇인가? 본디 허실이란 말은 침을 놓으면 발생하는 기운이 따뜻하거나 차가워지는 느낌을 말한다. 의사들은 이러한 내용에 주의를 기울이고 면밀한 관심을 가져야 한다.

몸의 허실(虛實)을 잘 살피고 난 다음에는 의사는 보법을 사용해야 할지 또는 사법을 사용해야 할지를 조심해서 결정을 내려야 한다.

잘못 판단하여 보법을 써야 하는데 사법을 쓰고, 사법을 써야 하는데 보법을 쓴다면 큰 실책을 저지르게 된다.

올바른 침술을 익히기 위해서 의사는 구침(九針)의 기술을 하나같이 능숙하게 사용할 줄 알아야 한다. 구침(九針) 하나하나의 기술에는 각기 독특한 지침과 용법(用法)이 있다. 의사가 환자를 치료할 때는 보법 혹은 사법을 사용하여 침자리에서 구멍을 손가락으로 막을지 혹은 열어둘지를 잘 결정하여 따뜻하고 차가운 기운이 전달되는 감각을 익혀야 한다.

침을 놓아서 어떤 기운이 손끝으로 느껴지면 이를 '기가 열렸다'고 말하며, 이럴 때 의사는 사법(瀉法)을 쓴다.

손끝에서 어떤 기운이 떠나면 이것을 두고 '기가 막혔다'고 하는데, 이때는 보법(補法)을 쓰면 된다.

구침(九針)이란 크기, 모양 그리고 용법에 따라 다르다. 환자의 몸이 실할 때는 반드시 사법을 써야 한다. 즉 침을 꽂은 후에 음기(陰氣)가 느껴지기를 기다리다가 침 아래쪽에 차가운 느낌이 느껴지면 즉시 뽑아야 한다. 이것을 두고 '몸이 실할 때는 침을 꽂아 허하기를 기다린다'고 한다.

몸이 허하면 보법을 쓴다. 이때 침을 꽂은 다음에 양기가 도달하기를 기다리다가 침 아래쪽에서 따뜻한 기운이 느껴지면 즉시 뽑는다. 이것을 두고 '몸이 허할 때는 침을 꽂아 실해지기를 기다린다'고 한다.

일단 침을 꽂은 다음에 어떤 기운이 느껴지면 매우 조심해서 그 기운을 효과적으로 조작할 수 있도록 신중에 신중을 기해야 한다.

질병이 머물고 있는 자리를 제대로 찾아내어 그곳을 깊게 찌를 것인지 아니면 얕게 찌를 것인지를 결정한다. 병이 깊이 있으면 당연히 깊게 찔러야 하고, 얕은 곳에 있으면 얕게 찌른다. 유념해야 할 사실은 질병의 깊이 여하에 따라 침을 찌르는 깊이도 차이가 나겠지만, 깊게 찌르든 얕게 찌르든 간에 일단 찌르고 난 다음에는 침을 따라 손끝에 어떤 기운이 느껴지기를 기다려야 한다는 것이다.

침을 놓고자 할 때 의사는 마치 깊은 연못을 들여다보듯이 마음의 준비를 단단히 하고 늘 조심해야 한다. 다시 말해서 사람이 깊은 연못에 빠지지 않도록 조심하듯이 침을 손에서 놓치지 않도록 해야 한다.

침을 잡을 때는 두 손으로 호랑이를 단단히 움켜잡은 듯이 단단히 부여잡고 조심스럽게 조작을 해야 한다.

환자에게 놓을 때는 고요하게 가라앉은 맑은 물처럼 마음을 차분하게 가라앉힌다. 그 다음에 환자를 똑바로 바라보고 오직 침자리에 정신을 집중하되 절대로 환자에게서 눈을 떼거나 시선이 교란되어서는 안 된다.

침을 꽂을 때 정확하면서 신속해야 한다. 그렇게 하지 않으면 침이 구부러지거나, 침자리를 비껴서 찌르게 된다.

침을 놓을 때, 의사는 반드시 환자가 의사의 도움을 받는다는 믿음을 갖도록 하기 위해 오로지 환자에게만 신경을 쓰고 정신을 집중해야 한다. 그렇게 해야만 침자리의 경락을 따라 기운이 보다 수월하게 순환하고 좋은 효과를 나타내기 때문이다.

황제가 "내가 듣기로는 구침은 음양과 사계절의 기운이 관련이 있다고 합니다. 구침의 기술을 후세에 전하여 올바른 치료방법으로 삼도록 하고자 하니 나에게 알려주겠습니까?"라고 말하자, 기백이 상세하게 설명한다.

우주의 원리에 따르면 숫자와 우주의 상응점은 다음과 같다.

1은 하늘, 2는 땅, 3은 인간, 4는 계절, 5는 소리(음音)[1], 6은 운율(韻律), 7은 별자리, 8은 바람(팔풍八風), 9는 대륙(大陸)을 말한다.

사람에게는 육체가 있고, 육체는 자연과 상응한다. 이처럼 구침의 다양한 모양과 사용법은 자연과 인체 구조의 다양한 형태에 맞추어 만들어졌다.

사람의 피부는 몸을 덮고 그 속을 보호한다. 이처럼 하늘은 자연을 감싸주고 무수한 생명체들을 돌보며 보호해 준다.

인간의 살은 부드럽고 탄력이 있으며, 유연하여 무수한 생명체들을 감싸고 포용하는 땅과 같다.

사람은 이리저리 움직이며 활동하고 또한 잠을 잔다. 맥은 활동적으로 움직이거나 수동적으로 누그러진 상태를 보임으로써 인체의 행동을 잘 측정해준다.

근육은 서로 다른 위치에서 서로 다른 기능을 하는 각 신체 기관들을 올바로 연결하여 몸이 하나로 된 것처럼 움직이도록 도와준다. 이것은 일 년 사계절의 기능과 비슷하여 각기 다른 계절과 시기를 전체적인 하나의 시간으로 결합해 주는 것과도 같다.

사람의 목소리는 5음(音)과도 같고 사람의 육장육부(六臟六腑)는 음양의 조화를 이룬 것으로 6가지의 운율과 음계(미, 솔, 도, 레, 라, 반음)와도 같다.

사람의 오관(눈, 코, 귀, 입, 얼굴), 그리고 치아는 7개의 별자리(목성, 화성, 토성, 금성, 수성, 혜성)와 비슷하다.

사람의 숨결은 자연의 바람[八風][2]과도 같다.

사람의 몸에 있는 구규(九竅), 즉 아홉 개의 구멍(눈, 코, 귀, 입, 항문, 생식기)과, 인체에 퍼져있는 365개의 경락은 지구 전체에 널려있는 수많은 강 및 그 지류(支流)와 상응한다.

강과 그 지류(支流)가 모여 바다로 흘러 들어가고 바다는 아홉 개의 대륙을 둘러싸고 된다.

그러므로 이러한 상황과 걸맞게 우리는 구침을 사용하는 것이다.

제1침은 참침(鑱針)[3]이라 하여 넓이는 5푼, 길이는 1치 6푼이고 머리가 크고 끝이 뾰족하고 날카롭게 생겼으며 침을 얕게 찌르되 피부의 겉면을 찌를 때 사용한다.

제2침은 원침(圓針)[4]이라 하여 길이가 1치 6푼, 침 끝이 둥글게 생겼으며 피부나 살을 찌르는 대신에 살과 살가죽에 있는 침자리를 눌러서 자극을 주어 치료할 때 사용한다.

제3침은 시침(鍉針)[5]이라 하여 침 끝이 아주 가늘게 생겼으며, 길이가 3치 5푼으로 혈관을 찔러서 기혈을 소통시킬 때 사용한다.

제4침은 봉침(鋒針)[6]이라 하여 침 날이 삼각형으로 되어 있고, 길이는 1치 6푼이며 모세혈관을 찔러 피를 흘린 다음 몸의 열을 내려서 치료하는 데 사용한다.

제5침은 피침(鈹針)[7]은 침 끝이 창처럼 생겼으며 길이는 4치에 넓이가 2푼 5리로 종기를 째서 고름을 내는 데 사용한다.

제6침은 원리침(圓利針)[8]으로서 끝이 둥글면서 날카로우며 길이가 1치 6푼이고 관절에 마비(痲痹)증상이 나타날 때 사용한다.

제7침은 호침(豪針)이라 해서 모기 주둥이나 터럭처럼 가느다란 침이며 길이는 3치 6푼이고 해당 경락의 살에 병이 있을 때 사기(邪氣)를 제거하기 위해 사용한다.

제8침은 장침(長針)이라 하며 매우 길고 끝은 날카로우며 길이는 7치이고 해당 경락의 깊숙한 살 속 찌를 때 사용한다.

제9침은 대침(大針)이라 하며 마치 못과 흡사한 모양이고, 길이는 4치이며 아랫배에 생긴 적이나 혹덩어리 또는 부종(浮腫)을 제거하는 데 사용한다.

이들 침은 적절한 증상과 상태에 따라 사용하면 대단히 뛰어난 효과를 볼 수 있다.

사람의 감정과 생각은 잘 바뀐다. 바람도 그 방향과 불어오는 곳을 알 수 없이 수시로 변한다. 사람 몸속의 기혈(氣血)은 끊임없이 움직이고 돌아다니듯이 자연의 기운도 계속 생겨나고 움직이고 활동한다.

치아와 머리카락은 계속 자라고 눈과 귀는 항상 열려 있어 사물을 보고 소리를 듣는다. 목소리는 부드러우면서 맑고 깨끗하게 나오기도 하지만, 때로는 거칠고 갈라지고 탁한 소리도 낸다. 이처럼 신체는 각기 다른 기능을 하고 있지만, 세밀하고 정확하게 각자의 기능을 충실하게 수행한다.

오음(五音)과 육계(六階)도 서로 다른 기능이 있지만 그 기능을 충실하게 이행한다. 자연 만물의 이치가 이처럼 운행되고 순환된다.

인체 내의 기혈(氣血)은 음양의 기운에 따라 경락과 낙맥과 혈관을 따라서 마치 강과 호수 그리고 바닷물이 끊임없이 규칙대로 움직이듯이 활동한다.

간은 눈과 연결되어 있고, 눈은 구규 중의 하나이며 다른 구멍들도 간과 눈이 상응하듯이 서로 상응하는 기관을 가지고 있다.

주석 註釋 54 침술법 1 _____

54-1) 소리(음音): 궁(宮), 상(商), 각(角), 치(徵), 우(羽)를 말한다.

54-2) 바람(팔풍八風): 대약풍(大弱風), 모풍(謀風), 강풍(剛風), 절풍(折風), 대강풍(大剛風), 흉풍(凶風), 영아풍(嬰兒風), 약풍(弱風)을 말한다.

54-3) 참침(鑱針): 돌침, 혹은 끌처럼 생긴 침이란 뜻이다.

54-4) 원침(圓針): 둥글게 생긴 침이란 뜻이다.

54-5) 시침(鍉針): 화살촉처럼 생긴 침이란 뜻이다.

54-6) 봉침(鋒針): 끝이 뾰족한 침이란 뜻이다.

54-7) 피침(鈹針): 종기(腫氣)를 째는 데 사용하는 양쪽이 널찍하게 생긴 침이며, 창처럼 생긴 침이란 뜻이다.

54-7) 원리침(圓利針): 끝이 둥글면서 날카롭다는 뜻이다.

55

침술법(針術法) 2

원문의 제목은 〈장자절론長刺節論〉이다. 본문에서는 침술의 여러 가지 시술방법에 대해서 논하고 있다. 다시 말하면 질병의 종류와 증상에 따라 침을 놓는 방법이 다양하고, 침술의 효과를 나타내는 질병의 종류가 여러 가지가 있음을 설명해주고 있다.

본 편은 기백의 설명으로만 구성되어 있다.

약물치료와 침치료 전에 유능한 의사는 맥을 짚기 전에 환자의 불편사항을 잘 들고 나서 그의 몸에 나타난 여러 가지 증상을 조심스럽고 사려 깊게 물어 본다.

환자의 병이 머리에 있으면 심한 두통으로 나타나므로 의사는 상태를 완화시키기 위해 침을 사용하여 그것이 머리뼈 부근에 다다르도록 놓는다. 침을 놓는 깊이가 뼈와 살과 피부에 부작용을 주지 않도록 그 깊이가 정확해야 하며 특히 피부의 경우 침이 들어갈 수 있는 여지가 있으므로 더더욱 다쳐서는 안 된다.

침놓는 방법에는 양자법(陽刺法)이 있다. 이는 침자리 한가운데로 삽입하는 것을 의미한다. 그런 다음에 침자리의 좌우를 찌르는데 맨 처음에 찔러 넣은 침을 지탱해 주기 위해 다른 침들을 삼각형 모양으로 찌르는 방법이다. 이것은 몸에 더워지면 열을 내리고 차가워지면 열을 내게 하는 침법이다.

냉기가 몸을 침입하여 병을 유발했을 때, 질병이 퍼진 정도와 범위를 생각하여 냉기가 침투한 오장에 집중적으로 침을 놓아야 한다. 이렇게 하려면, 등 뒤에 있는 수혈(兪穴)을 사용하되 각각의 개별적인 수혈, 즉 간수, 궐음수, 심수, 폐수, 신수, 비수 등에 침을 놓아야 한다. 그런 다음 아랫배에 모인 열이나 냉기가 사라져서 아랫배가 따뜻해지면 침을 뽑되 피가 콩알 크기만큼 나오도록 하면 매우 효과적이다.

고름이 있거나 부종(浮腫)이 있으면 고름이나 부종 위에 침을 살짝 놓은 다음에 종기(腫氣)의 크기와 깊이를 잘 살핀다. 종기가 아주 크면 고름과 피를 함께 제거해야 하고, 작지만 고름이 계속 나온다면 침을 깊게 찌르되 직선으로 찔러서 적당한 깊이까지 들어가도록 해야 한다.

아랫배에 유동기(流動器)나 적(積), 취(聚) 등으로 병이 생겼으면 침놓을 자리를 찾되, 살이 두툼하게 찐 자리를 찾아서 윗배에서 아랫배로 내려가면서 침을 바르게 찌르지 말고 비스듬하게 기울여서 놓아야 한다. 그런 다음에 등 뒤의 요추(腰椎) 4번째 마디의 양쪽에 있는 대장수(大腸兪) 아래쪽으로 침을 놓되, 천골(薦骨)[1]을 따라 놓는다. 갈빗대의 양쪽 끝에서 아래쪽의 경문(京門)에 침을 놓아도 된다. 그렇게 하면 복부 윗부분에서 아랫부분까지 정체된 열기가 흩어져서 몸은 곧 낫는다.

아랫배에 병이 생겨서 배가 아프고 변비로 고생하면서 소변장애로 오줌을 누지 못하는 것을 산증(疝症)²이라고 한다.

산증은 환자의 몸이 냉기(冷氣)에 노출시켜서 생긴 증상이다. 이를 치료하려면 아랫배 넓적다리 양쪽 부근과 서혜부(鼠蹊部-사타구니)에 침을 놓고 허리 아랫부분과 천골(薦骨) 부근에 침을 놓는다. 그렇게 하면 아랫배에 냉기가 사라지면서 따뜻한 느낌이 온다.

질병이 근육에 생기면 팔다리가 마비되고 경련이 오면서 관절통이 생겨서 움직이기 불편한데, 이것을 '근비(筋痺)'라고 한다. 이것은 통증이 생긴 근육에 직접 침을 놓아야 하고, 근육과 뼈 사이를 연결시켜주는 힘줄이 붙어있으므로 뼈를 다치지 않도록 해야 한다. 근육에서 따뜻한 기운이 돌기 시작하는 것은 증세가 호전되고 있음을 알려주는 것으로, 병이 완전히 사라지면 침을 그만 놓아야 한다.

질병이 살이나 살가죽에 있으면 피부와 살이 아파서 못 견딜 정도가 된다. 이러한 증상을 기비(肌痺)라고 한다. 기비가 생기는 이유는 오랫동안 냉기와 습기에 몸을 노출시켰기 때문이며, 침을 놓으려면 살이 많거나 적은 부분으로 나뉘는 자리에 놓아야 한다. 침을 놓아야 할 부분 중 살이 많은 곳은 합곡(合谷)과 양곡(暘谷)이다. 살이 적은 곳은 우묵하게 들어간(계谿) 곳이란 뜻의 후계(後鷄)와 태계(太谿)가 있으며, 그곳에 열이 오를 때까지 깊이 침을 놓는다. 이곳에 침을 놓을 때는 근육과 뼈에 침이 들어가지 않도록 반드시 주의해야 하며 침이 들어가면 종기(腫氣)가 생긴다. 의사가 이런 침자리에 침을 놓아서 환자의 몸에 열이 발생하는 것을 느끼면 환자의 몸은 금방 회복된다.

질병이 뼈에 생기면 환자는 몸이 무거워서 움직임과 거동이 불편하고, 뼈마디가 시큰거리며 몸이 붓는다. 뼛속에 바람이 들어가서 몹시 추위를 타므로 이가 덜덜 떨린다. 이렇게 뼈에 심한 병적 증상이 나타나는 상태를 골비(骨痺)라고 한다. 침으로 치료할 때는 깊이 찌르되 혈관과 살이 다치지 않도록 해야 한다. 뼈에 찌르기는 하지만, 살이 많은 곳(합곡, 양곡)과 살이 적은 곳(후계, 태계)을 잘 골라서 놓아야 한다. 뼈에 침을 놓아 따뜻한 기운이 손끝으로 전달되는 느낌이 오면 환자의 병은 쉽게 낫는다. 환자의 몸이 좋아지면 침놓기를 그만두어야 한다.

질병이 손으로 흐르는 양경락(수태양소장경, 수소양삼초경, 수양명대장경)과 다리로 흐르는 세 개의 양경락(족소양담경, 족태양방광경, 족양명위경)에 병이 발생하여 신체의 이곳저곳이 추웠다 더웠다 하는 증상이 나타나는 것을 미친병 혹은 광증(狂症)이라고 한다. 양경락 안에 들어온 열병의 기운을 누르고 분산시키기 위해서 침을 사용한다. 침을 놓은 후 환자의 몸을 잘 살펴서 몸 전체에 열이 나는 기미가 있으면 치료가 된 것이다.

처음에는 광증(狂症)이 일 년에 한 번씩 나타나 발작을 하나, 그것을 제대로 치료해 주지 않으면 병이 발전하여 한 달에 한 번씩 나타난다. 그 후 여전히 환자를 치료하지 않으면 일주일에 한 번씩 미친병이 재발하는데, 이러한 상태를 전광(癲狂 – 완전히 미쳐서 웃고 떠들고 날뛰는 증상)이라 한다. 이 병을 치료하려면 합곡, 양곡 그리고 후계와 태계에 정확하게 침을 꽂아야 한다. 환자가 발작(發作)하는 증세가 없으면 보법을 사용하고, 발작하면 사법을 사용한다. 이러한 침법은 환자가 몸이 완전히 좋아질 때까지 시술해야 한다.

바람이 몸에 침입하여 오한이 나면서 하루 종일 땀을 낸다. 이러한 증상은 마치 학질(瘧疾)에 걸린 듯하며, 침을 해당 경락에 놓아 치료한다. 그렇게 하면 땀이 더욱 많이 나오는데, 발한(發汗)요법에도 불구하고 오한이 계속 나면 사흘에 한 번씩 환자에게 침을 놓아야 한다. 그런 식으로 해서 1백 번째 침을 놓는 날에 환자는 병이 낫는다.

바람이 몸 안으로 들어와서 전신을 돌아다니면서 중병을 야기하는데, 관절을 상하게 하고 눈썹이 빠지는 증세가 나타난다. 이러한 병은 대풍(大風)이라 하는 심각한 문둥병을 말한다. 이 병은 살에 침을 놓고서 땀이 나게 유도하되 살가죽에 일백 일 동안 계속해서 놓아야 한다. 그런 후에 골수에 이르도록 침을 놓고, 다시 1백 일 동안 놓아 땀이 나오도록 유도한다. 그런 식으로 2백 일 동안 놓으면 눈썹이 다시 나면서, 살이 썩고 관절이 상하는 증상이 치료된다.

55-1) 천골(薦骨): 엉치등뼈로서 등뼈의 맨 아래 부분이고 5개의 천추(薦椎)가 유합(癒合)된 이 등변삼각형으로 된 뼈로서 미골(尾骨)과 함께 골반(骨盤)의 후벽(後壁)을 이룬다. 광둥뼈라고도 한다.

55-2) 산증(疝症): 고환, 부고환, 음낭 등에 병이 생겨서 신경통, 요통이 오고 아랫배와 불알이 부으면서 오줌이 나오지 않는 증상이다.

56

피부(皮膚)와 경락의 관계

원문의 제목은 〈피부론皮部論〉이다. 본문의 내용은 경락과 피부와의 관계에 대해서 설명하고 있다. 경락은 피부 아래로 흐르지만, 경락과 12장부가 연결되어 있고, 피부는 경락을 보호하는 기능을 하고 있음을 알려주고 있다.

황제가 물었다.

"내가 듣기로는 피부에는 열두 경락에 상응하는 12부위가 있습니다. 의사들이 병을 진단할 때 피부를 잘 관찰하여 병의 성격과 질병이 진행되는 과정을 판단해야 하는데, 그 기준은 무엇입니까?"

기백이 대답했다.

"피부의 성질과 기능을 제대로 이해하기 위해서는 경락이 흐르는 부위를 주의 깊게 살피고 추적해야 합니다."

기백의 자세한 설명이 이어진다.

수양녕대장경락과 족양명위경락의 낙맥에는 사기(邪氣) 드나드는 '해비(害蜚)'라는 문이 있어서 그곳을 잘 살핀다. 그곳이 시퍼런 색깔을 띠면 몸에 통증이 있으며, 노랗거나 붉은색이면 몸에 열이 있고, 창백한 색이면 몸이 추워서 그런 것이다. 그곳에 다섯 가지 색깔이 동시에 나타나면 몸에 열과 냉기가 동시에 있다. 따라서 질병이 몸에 침투하여 그것이 색깔로 나타나기 전에 이미 낙맥에 나타난 색깔을 보고서 병의 상태를 알아낸다. 색깔로 나타난 낙맥이 양기의 성질을 가졌다면 피부에 나타나지만, 대부분 낙맥은 음기의 성질을 가지고 있어서 피부 깊은 곳으로 흐르고 있다.

수소양삼초경락과 족소양담경락에 있는 낙맥을 '추지(樞持)'라고 한다. 소양의 기운이 해당 경락에 드나드는 양기를 감시한다는 뜻이다. 양경락이 흐르는 길을 따라서 낙맥이 겉으로 드러나 있음을 관찰할 수 있다. 낙맥에 머무는 질병의 기운이 넘치면 주요 경락을 침입한다. 그 병이 양기가 강하면 해당 경락으로 직접 들어가고 음기가 넘치면 경락을 거쳐서 해당 장부(臟腑)로 들어가는데, 이 과정은 다른 장부에 침투하는 과정과 다르지 않다.

수태양소장경락과 족태양방광경락에 있는 낙맥을 '관추(關樞)'라고 부른다. 몸속에 들어온 질병이 다른 곳으로 퍼지지 않게 굳게 지킨다는 의미이다. 일단 몸 안으로 들어온 질병의 기운이 강하면 곧바로 해당 경락으로 옮겨간다.

수소음심경락과 족소음신경락의 낙맥을 '추유(樞儒)'라고 하는데, 질병이 살(기육肌肉)을 침입하지 못하게 지킨다는 뜻이다. 소음의 낙맥에 머무는 질병이 강하면 경락으로 옮겨가는데, 양기가 넘치면 경락으로 들어가지만, 음기가 넘치면 경락으로 갔다가 다시 해당 장부로 들어가서는 뼛속에 머물게 된다.

수궐음심포경락과 족궐음간경락에 있는 낙맥을 '해견(害肩)'이라 하며 '안쪽으로 통하는 문'이란 뜻으로 질병이 이곳을 통하여 몸속으로 침입하는 것을 방어한다는 의미이다. 이곳의 낙맥에 머무는 질병이 강하면 해당 경락으로 들어간다.

수태음폐경락과 족태음비경락에 있는 낙맥을 '관칩(關蟄)'이라고 부르며, 본래 '문지방'으로 문이 막혀있다는 뜻이다. 음기가 외부로 새어나가지 않게 문지방과 연결된 문짝이 단단히 닫혀있음을 나타내는 말이다. 이곳에 머무는 질병이 강하면 해당 경락으로 직접 들어간다.

모든 질병의 시작은 피부에서 비롯된다. 질병이 피부로 들어오면 땀구멍이 열리고 그곳에서 낙맥으로 들어간다. 한동안 낙맥에 머물던 질병은 해당 경락으로 옮겨가고, 여기에서 몸이 낫지 않으면 육부(六腑) 중의 한 곳으로 들어가 질병이 위장과 대장, 소장에 쌓이게 된다.

질병이 피부로 들어오면 환자는 오한으로 몸을 떨기 시작하고 몸에 있는 털은 곤두선다. 그것은 그의 몸속에 있는 질병을 밖으로 추방하려는 작용이지만, 기운이 너무 강하면 낙맥으로 침투한다. 낙맥으로 들어온 질병이 가득 차서 넘치면 피부색같이 변하면서 해당 경락으로 흘러간다. 경락을 침투한 질병이 근육과 뼈 사이에서 오래 머물고 그 기운이 냉기이면 뼈가 시리고 아프며 근육에 경련이 일어난다. 질병이 열이 많다면 근육이 늘어지고 풀어져서 힘을 못 쓰고 살이 빠지면서 살가죽이 오그라들고 몸의 털이 마르면서 잘 부러지고 빠진다.

황제가 말했다.

"피부에 있는 12가지 부위에 대한 설명을 잘 들었습니다. 하지만 피부 밑에서 활동하는 병원체들은 어떤 증상을 유발합니까?"

이에 기백이 대답했다.

"피부에는 낙맥이 있고, 그 낙맥은 몸 속 전체에 골고루 잘 분포하고 있습니다. 냉기가 피부를 침입하면 즉시 땀구멍으로 들어가고, 그 다음에 낙맥으로 침투합니다. 낙맥에 냉기가 넘치면 다시 육부(六腑)로 흘러갑니다. 따라서 의사는 피부를 잘 살피고 피부와 연결된 12부위를 잘 관찰해야 합니다. 그렇게 하여 질병을 치료하되 그곳에서 치료하지 않으면 질병이 온몸을 돌아다니면서 중병(重病)을 유발하는 요인이 됩니다."

57

경맥(經脈)과 낙맥(絡脈)

원문의 제목은 〈경락론經絡論〉이다. '경락(經絡)'이란 경맥(經脈)과 낙맥(絡脈)을 모두 지칭하는 말로서 경맥은 깊은 부위에 있고 낙맥은 경맥보다 얕은 부위에 있다. 따라서 질병이 낙맥으로 들어오면 그것은 곧 경맥으로 들어갑니다. 여기서는 질병의 침투가 날씨와 계절의 영향을 받고 있으므로 계절에 따른 낙맥의 변화를 설명하고 있다.

황제가 말했다.

"내가 보기에는 낙맥은 경락보다 얕은 곳에 있고, 상태에 따라서 다양한 색깔로 변하는 듯합니다. 때로는 청색, 적색, 황색, 백색, 검은색 등으로 말입니다. 왜 이러한 현상들이 나타나는지요?"

기백이 대답했다.

"경락과 그것에 연결된 부위는 색깔이 바뀌지 않습니다. 그에 비해서 낙맥의 색깔은 가변성(可變性)이 있습니다."

"색깔이 변하지 않는 경락은 각기 어떤 색깔을 띠고 있습니까?"

"심장의 색깔은 적색입니다. 폐는 백색, 간은 청색이며 비장은 황색, 신장은 검은색을 띠고 있습니다. 이것들은 각각의 성질을 가지고 있는데, 그것이 오행(五行)의 색깔과 일치하는 이유입니다."

"낙맥의 경우, 그것과 연결된 경락과 같은 색깔을 나타내고 있습니까?"

"음의 낙맥은 항상 경락의 색깔과 일치하지만, 양의 낙맥은 계절의 변화에 따라 바뀝니다. 가을과 겨울에는 기온이 낮아지므로 몸속의 기와 혈(血)의 온도가 낮아집니다. 그렇게 되면 피부에 풀색, 파란색, 검은색이 나타납니다. 봄과 여름에는 기온이 올라가므로 열이 나면서 몸속의 기혈 흐름이 빨라집니다. 그러면 몸에 노랗고 붉은 색이 종종 나타납니다. 이러한 현상은 자연적인 계절의 변화에 따른 것입니다. 낙맥에 다섯 가지 색깔이 번갈아 나타나는 것은 몸이 몹시 춥거나 열이 나는 것으로, 몸에 질병이 있음을 알려 줍니다."

58

침(針)놓는 자리

원문의 제목은 〈기혈론氣穴論〉이다. 본문은 침을 놓는 '혈(穴)'에 대해 다루고 있다. 혈이란 침을 놓는 자리이기도 하지만, 몸에서 순환하는 여러 가지 기(氣)가 드나드는 곳이기도 하다. 기가 약하거나 지나치게 강해서 몸에 병이 생기면 침을 이 혈에 꽂아 기를 조절하면 질병이 치료되거나 호전된다. 여기서는 침자리에 대해 설명하면서 몸에 나타나는 증상과 침으로 치료하는 방법 등을 설명하고 있다.

황제가 말했다.

"내가 듣기로는 사람의 몸에는 일 년 365일과 같은 숫자의 혈(穴)이 있다고 합니다. 하지만 내가 지식이 모자라서 침자리의 위치를 구체적으로 알지 못하니, 그것에 대해 설명해 주십시오."

기백이 대답했다.

"폐하의 질문은 그리 쉽게 나올 내용은 아닌 듯하옵니다. 침자리에 관심 있는 선각자가 없었다면 이것을 밝혀낼 사람이 없을 테니 말입니다. 폐하께서 물으신 내용에 대해서는 아는 대로 성심껏 대답을 드리겠습니다."

"선생이 내게 한 설명은 매우 논리적이고 이치에 맞으면서 심오한 내용을 담고 있습니다. 비록 내가 지식이 부족하여 제대로 이해하지 못한다 하더라도 평소 궁금하던 것을 설명해 주신다면 기쁘기 한량이 없겠습니다."

"황공하옵니다. 옛말에 이르기를 '현인(賢人)은 사물의 이치를 쉽게 깨달으며, 좋은 말[馬]은 알아듣기 어려운 명령도 쉽게 따른다'고 했습니다."

"과찬의 말씀입니다. 나는 현인(賢人)이 아니라서 무엇이든지 쉽게 이해하고 깨닫지는 못합니다. 단지 내가 잘 모르는 내용을 물어서 그것을 명확하게 알고 싶을 뿐이니 선생이 나의 어려운 질문에 쉽게 대답을 해주어서 나의 무지를 덜어주고 있으며, 또한 새로운 지혜와 지식의 샘물을 길어다 주고 있습니다. 비록 내가 가장 알고 싶은 내용의 핵심을 꼭 집어서 설명하고 대답을 해주지 않는다 해도 내가 얻는 지혜의 양은 대단합니다. 그러므로 나는 선생이 침을 놓는 혈(穴)의 위치에 대해서 가능하다면 구체적이고 상세하게 설명해 주기를 바랄 뿐입니다. 그렇게 하면 그 내용을 몇 십 번이고 익히고 또 익혀 책에 잘 기록하고 지식의 '황금궤짝(금궤金匱)'에 넣어서 잘 보관하려고 합니다. 나중에 올바로 배울 자가 나타나면 그들에게 내가 배운 바를 가르칠 것이며, 그 외에는 아무에게도 이 지식을 알려주지 않을 것을 약속하겠습니다."

"그렇다면 설명을 드리도록 하겠습니다."

기백의 자세한 설명이다.

일단의 통증이 허리에서 생겨 가슴으로 옮겨가거나, 가슴에 생긴 통증이 허리로 이어지면 천돌(天突)과 중추(中樞)에 침을 놓는다. 또한 중완(中脘)과 관원(關元)에도 놓는다.

사람의 허리와 가슴에는 음기와 양기가 두루 돌아다닌다. 가슴과 허리에 통증이 생기면 숨이 차고 호흡이 곤란해서 좌위호흡(座位呼吸)[1]이 생긴다. 제대로 눕지 못해서 숨이 거칠게 나오며, 경락에 기가 가득 모이면 한쪽 경락이 몹시 아픈 느낌이 생긴다. 그 원인은 척추의 꼬리뼈 끝(척골진처脊骨盡處)에서 올라온 경락이 앞가슴과 심장으로 이어지고 횡격막을 관통하여 어깨와 천돌(天突)로 이어지기 때문이다. 그런 다음 천돌에서 비스듬하게 어깨 날을 타고 등 뒤의 척추를 타고 흉추(胸椎) 10번까지 내려온다.

등 뒤의 수혈(兪穴)에 연결된 오장의 침자리는 척추 양쪽으로 50개가 있고, 육부의 침자리는 72개가 있다. 몸의 열병을 치료하는 침자리는 59개가 있고, 수분(水分)의 불균형으로 인해 생긴 질병을 치료하는 수혈이 57개가 있다.

머리 위에는 다섯 개의 줄이 있고, 각 줄에는 다섯 개의 침자리가 있어서 이것이 모두 모여 25개의 침자리를 이루고 있다.

등 뒤에는 오장과 직접 연결된 침자리가 여섯 개가 있고, 척추를 양쪽으로 하여 12개가 있다. 대추(大椎)의 양쪽에는 대저(大杼)가 두 개가 있다.

눈 양옆에는 동자료(瞳子髎)가 2개, 귀 앞으로는 부백(浮白)이 양쪽으로 2개, 양쪽 엉덩이에는 환도(環跳)가 있고, 무릎의 양쪽에는 독비(犢鼻)가 2개, 귀 앞쪽에는 청궁(廳宮)이 2개, 눈썹 양쪽에는 찬죽(攢竹)이 2개가 있다. 머리 위에는 완골(完骨)이 2개, 뒷머리 쪽의 불쑥 튀어나온 부위에는 풍부(風府)가 있다.

뒷머리에는 침골(枕骨)이 2개, 관자놀이 근처에는 상관(上關)이 2개, 턱에는 대영(大迎)이 2개, 하관(下關)이 2개, 목 뒤로는 천주(天柱)가 2개, 팔뚝에는 상렴(上廉)과 하렴(下廉)이 각 2개, 얼굴에는 협거(頰車)가 2개, 목 아래쪽으로는 천돌(天突)이 1개, 위팔에는 천부(天府)가 2개, 목에는 천유(天牖), 부돌(扶突), 천창(天窓)이 각각 2개씩 있다.

어깨에는 견정(肩井)이 2개, 아랫배에는 관원(關元)이 있고, 무릎 뒤쪽의 오금에는 위양(委陽)이 2개, 어깨관절 뒤에는 견정(肩貞)이 2개, 뒷머리 쪽에 아문(瘂門)이 1개, 배꼽 부위의 신궐(神闕) 1개, 또한 앞가슴 쪽에는 12개의 침자리가 있는데, 보랑(步廊) 신봉(神封) 영허(靈墟) 신장(神藏) 혹중(或中) 수부(兪府)등이 가슴으로 흐르는 신경락의 좌우에 각각 두 개씩 있다. 등에는 2개의 수혈이 있는데, 그것은 격수(膈兪) 2개이다.

흉근(胸筋) 부위에는 12개의 수혈이 있다. 그것을 응수(膺兪)라 하며, 그것은 운문(雲門), 중부(中府), 주영(周榮), 흉양(胸陽), 천계(天谿), 식두(食竇)가 좌우 두 개씩 12개이다. 정강이에는 양보(陽輔)가 좌우 2개, 발에는 해계(解谿)가 좌우 2개, 발목에는 음교맥(陰蹻脈)을 관리하는 조해(照海)와 양교맥(陽蹻脈)을 관리하는 신맥(申脈)이 좌우 2개씩, 4개가 있다.

냉기로 인해 생긴 병을 치료하는 침자리가 무릎 아래쪽의 양관(陽關)이 좌우 2개가 있고 침을 놓아서는 안 되는 곳인 천부(天府)에서 5촌 가량 아래쪽에 있는 오리(五里)가 좌우 2개가 있다. 이로서 몸에서 침으로 질병을 다스릴 수 있는 침자리가 모두 365개가 있다.

황제가 말했다.

"선생 덕택에 침놓는 부위와 방법 그리고 침술의 원리를 알게 되었습니다. 또한 손락맥(孫絡脈)에 대해서도 알고 싶습니다. 손락맥은 일 년 365일과 상응하는 것인지도 설명해주었으면 합니다."

기백이 대답했다.

"손락맥은 365개의 경락과 이어져 있으며, 일 년 365일과도 상응합니다. 손락맥의 기능은 경락을 통해 들어온 나쁜 기운을 없애고, 영기(營氣)와 위기(衛氣)가 자유롭게 몸 안팎을 순환하도록 도와주는 것입니다. 질병이 몸 안으로 침입하면 위기는 몸 밖으로 빠져나가고 영기는 몸 안으로 몰려들어서 영기와 위기의 활동이 마비됩니다. 이렇게 되면 몸 밖에서는 열이 나면서 몸 안에서는 기운이 모자라게 됩니다. 이때 의사는 침으로 질병의 기운을 누그러뜨려서 영기와 위기의 활동을 원활하게 해주고 그 기운이 손락맥에까지 이르도록 해야 합니다. 영위(營衛)의 두 기운이 질병의 침입을 받아 피부색깔이 변하면 이때 의사는 환자의 재빨리 침을 놓아서 치료해주어야 합니다. 즉, 치료하기 위해서 어디에 침을 놓고 어디가 정확한 침자리인지를 일일이 물어보고 할 필요는 없습니다."

"명쾌한 설명을 해주어서 대단히 고맙습니다. 계곡(谿谷)은 우리 몸에서 어디에 있고 어떤 역할을 하는지를 알고 싶습니다."

"계곡(谿谷)이란 살이 적고(계谿), 많은 곳(곡谷)을 말합니다. 근육이 연결되는 곳이기도 합니다. 이곳은 대개 살이 움푹 들어가 있습니다. 이러한 자리는 영기와 위기가 모이면서 그로 인해 생긴 종기(宗氣)²가 흘러가는 도랑 같은 역할을 합니다. 이는 마치 물이 샘에서 흘러나와 물줄기를 따라 흐르는 개울과도 같습니다."

기백의 자세한 설명으로 이어진다.

질병이 계곡에 오래 머물러서 떠나지를 않으면 몸 안에 흐르는 정기(正氣)가 순환되지 않는다. 한곳에 모이면 경락과 낙맥, 그리고 손락맥까지 열이 발생하여 살이 병들어 문드러진다. 영기와 위기가 제대로 순환하지 못하면 몸에 부스럼이 생겨 나중에 종양(腫瘍)이 된다. 그렇게 되면 몸 안에서는 골수(骨髓)가 메말라 버리고, 몸 밖에서는 발이 썩어서 살이 짓뭉개진다.

질병이 관절을 침투하여 물렁뼈 사이에 머물면 연골(軟骨)과 관절이 상하여 관절염이 된다.

냉기가 몸에 오래도록 머물러 쌓이면 영기와 위기는 몸에서 제대로 순환하지 못하여 살과 근육이 오그라들어 팔다리가 뻣뻣하게 굳어서 제대로 펴거나 구부리지 못한다.

이 증상은 몸 안에서는 골비(骨痺)를 유발하는데, 그 원인은 냉기가 계곡(谿谷)혈에서 오래도록 머물러 영기와 위기의 활동을 방해하여 몸을 마비시켰기 때문이다. 계곡(谿谷)혈은 365개의 침자리와 연결되어 있고 이는 일 년 365일과 일치하는 숫자이다.

몸의 상태가 호전되어 질병이 머물러 있는 피부의 12부위나 그것이 퍼져있는 경락과 낙맥의 상태가 좋아지면 의사는 쉽게 침을 놓을 수 있다. 침을 놓을 때는 낙맥에 놓으면 된다.

기백의 설명에 황제는 겸손한 마음으로 머리를 숙여 감사를 표하면서 말했다.

"오늘 선생은 나에게 많은 지식을 전수하여 지혜가 늘게 했고, 내가 몰라서 막막하게 여기던 일들을 말끔히 해결해 주었습니다. 선생이 나에게 알려준 지식과 지혜를 잘 기록하여 황금궤짝에 넣어 오래도록 간직하겠습니다. 나는 그것을 듣고 배울 자격이 있는 사람이 나타나지 않는 한 결코 어느 누구에게도 내보이지 않겠습니다."

끝으로 기백이 덧붙였다.

"몸 곳곳에 분포되어 있는 다양한 종류의 손락맥은 질병이 몸에서 쉽게 물러가도록 해주는 일종의 통로 역할도 하고 질병과 싸워 이기도록 기운을 공급해주는 일종의 물줄기와도 같습니다. 그것은 몸 전체에 퍼져있는 주요 경락을 서로 이어주는 수많은 미세한 모세혈관과 낙맥 그리고 14경락과 이어져 있습니다. 하지만 몸속에 있는 뼈가 질병의 침입을 당하면 손락맥은 기운을 잃어서 아무런 도움을 베풀지 못합니다. 의사는 오장과 연결되어 인체의 좌우로 분포된 열 개의 경락에 침을 놓아 병을 치료해야 합니다."

주석 註釋 58 침놓는 자리 _____

58-1) 좌위호흡(座位呼吸): 호흡곤란증으로 자리에 앉아 일정한 형태를 취하지 않으면 숨을 쉬지 못하는 증세이다.

58-2) 종기(宗氣): 음식물이 위장으로 들어가서 만들어진 기와 대기가 합쳐져 흉중에 축적되는 것이다. 이것은 사람의 가슴에서 호흡을 조절하고 체온을 유지시키는 기능을 한다.

59

경락과 침자리

원문의 제목은 〈기부론氣府論〉이다. 여기서 말하는 '부(府)'란 '드나드는 곳'이란
뜻으로서 기가 경락으로 통하는 길을 의미한다.

본 편은 기백의 설명으로만 구성되어 있다.

족태양방광경락은 모두 합쳐서 78개의 혈이 있다. 방광경락은 양쪽 눈에 있는 찬
죽(攢竹)에서 시작하여 독맥이 흐르는 이마를 타고 머리로 올라간다. 머리로 흘러
가는 모든 경락의 기는 두개골(頭蓋骨)의 한가운데를 중심으로 하여 양쪽에 수직으
로 다섯 개의 경락이 흐르고 다섯 개의 경락에는 각기 다섯 개의 침자리¹가 좌우에
있다.

이 두개골에는 한가운데는 독맥이 흐르고, 독맥의 양쪽 방향으로는 두 갈래로 뻗
어 내려가는 방광경락과 담경락이 흐르는데, 이 다섯 경락의 간격은 각 3촌(寸) 정
도 된다.

그것이 뒷머리로 넘어가서는 천주(天柱)와 풍지(風池)를 지나 척추 양쪽을 타고
약 1.5촌의 간격을 띄어 평행을 이루면서 밑으로 내려간 다음 미저골(尾骶骨)까지
이른다.

첫 번째 흉추(胸椎)에서 마지막 천골(薦骨)까지는 총 21마디의 척추뼈가 있으며,
15개의 척추뼈에는 그곳에 연결된 침자리²가 좌우에 15개씩 있다.

척추의 좌우에는(심포를 포함하여) 오장과 육부의 12수혈(兪穴)이 각기 있다.

이 방광경락은 이제 다리로 이어지는데, 엉덩이를 거쳐서 무릎 뒤에 있는 위중
(委中)을 비롯하여 새끼발가락까지는 좌우로 각기 육부의 혈³이 6개씩 있다.

족소양담경락에는 좌우 통틀어서 62개의 침자리가 있다.

담경락은 안각(眼角) 바깥쪽에 있는 동자료(瞳子髎)에서 흐르기 시작한다. 즉, 눈의 바깥쪽에서 흐르기 시작하여 천충(天衝)과 곡빈(曲鬢)을 거쳐서 옆으로 흐르는데, 그곳은 귀 언저리로서 여섯 개의 침자리가 있으며, 그곳은 쇄골(鎖骨)에 있는 결분(缺盆)과 연결되어 있다.

계속 몸 통 가장자리 쪽으로 내려와서 옆구리의 갈빗대를 지나 마지막 갈빗대까지 이어져서 엉덩이 옆부분으로 내려오는데, 거기에 좌우 한 개씩 침자리인 환도(環跳)가 있다.

담경락의 이어지는 마지막 부위는 다리에서 둘째 발가락까지인데, 그곳은 여섯 개의 수혈(兪穴)[4]이 있다.

족양명위경락은 통틀어 68개의 침자리가 있다.

그 경락은 대장경락의 영향(迎香)에서 눈 밑의 승읍(承泣)으로 이어져 그곳에서 흐르기 시작한다.

그곳을 흘러서 코 양옆을 내려오는데, 그곳에는 5개의 침자리[5]가 좌우로 있으며, 한 갈래는 얼굴을 타고 이마로 올라가는데, 그곳에 다른 한 갈래는 아래 입술에서 엇갈려 교차한 다음에 목으로 내려와 결분(缺盆)과 만난다.

결분과 인영맥을 지나면, 앞 몸통 쪽으로 내려오면서 젖꼭지인 유중(乳中)을 지나 갈빗대 사이에 있는 모든 침자리를 지나 배꼽 부근으로 내려오는데, 배꼽에서 양 옆으로 3촌가량 떨어진 위장경락에 3개의 침자리[6]가 좌우로 있다.

배꼽 아래로 2촌 정도 내려가면 좌우에 3개의 침자리[7]가 있으며, 기충(氣衝)혈은 움푹 들어간 사타구니 앞에 있다.

계속해서 허벅지를 따라가면 비관(髀關), 복토(伏兎)가 있고, 족삼리(足三里)에서 둘째 발가락의 여태(厲兌)까지는 8개의 침자리[8]가 좌우로 있다.

수태양소장경락에는 좌우로 모두 36개의 침자리가 있다.

소장경락은 새끼손가락 손톱 밑의 소택(少澤)에서 시작하여 후계(後谿)를 지나 팔꿈치를 거쳐서 어깨관절 위로 올라간다.

그곳으로 줄곧 올라가면서 주걱뼈를 감돌아서 올라가는데, 그곳에 좌우로 7개의 침자리[9]를 지나서 목에 있는 천창(天窓)에 이른다.

그런 다음 뺨으로 올라가 코 옆의 권료(顴髎)를 지나 눈 안쪽의 정명(睛明)과 눈 바깥쪽의 동자료(瞳子髎)에 연결되면서 귀밑의 청궁(聽宮)에서 끝난다.

수양명대장경락은 22개의 침자리가 있다.

둘째손가락 손톱 밑의 상양(商陽)에서 시작하여 손가락을 지나 팔 위로 올라간다. 둘째손가락에서 이어지는 손목 바깥쪽을 따라 가다가 팔이 굽혀지는 곳에서 어깨까지 경락이 이어지는데 그곳에는 6개의 침자리[10]가 있다.

어깨에 있는 견우(肩髃)에서 다시 위쪽으로 올라가면 쇄골(鎖骨)을 지나 소장경락인 병풍(秉風)을 만나고 얼굴로 올라가서 위경락인 대영(大迎)과 다른 두 침자리인 화료(禾髎), 영향(迎香)을 지나 코 바로 옆에서 끝난다.

수소양삼초경락은 32개의 침자리가 있다.

삼초경락은 넷째손가락의 손톱 밑에 있는 관충(關衝)에서 시작하여 바깥 손등의 지나 바깥 팔의 한가운데를 지나 어깨를 거쳐서 귀 옆을 바짝 지나가면서 눈썹 바깥쪽의 사죽공(絲竹空)에서 끝난다.

삼초경락은 손가락에서 팔꿈치까지 8개의 침자리[11]가 있고, 팔꿈치에서 어깨까지는 6개의 침자리[12]가 있다.

어깨에 있는 소장경락 견정(肩貞) 아래쪽으로는 3개의 침자리가 연결되어 있다.

삼초경락은 어깨 위로 계속 흐르면서 귀를 바짝 옆으로 흐르면서 윗귀를 지나 얼굴을 거쳐서 눈썹 바깥쪽에서 끝나는데, 귀 끝에서 눈썹 끝까지는 5개의 침자리[13]가 있다.

독맥(督脈)[14]에는 28개의 침자리가 있다.

독맥은 임맥(任脈)의 침자리가 끝나는 은교(齦交)에서 시작하여, 코의 한가운데인 소료(素髎)와 이마 가운데 부분인 신정(神庭)을 지나 머리 가운데 부분인 백회

(百會)를 거쳐서 등 뒤로 넘어 간다.

등 뒤에서는 척추 한가운데를 지나서 꼬리뼈인 장강(長强)에서 끝나며 항문과 생식기의 가운데인 회음(會陰)으로 이어진다.

백회혈에서 등 뒤의 뼈가 돌출한 대추(大椎)까지는 7개의 침자리가 있고, 대추에서 꼬리뼈까지는 15개의 침자리[15]가 있다.

임맥(任脈)[16]에는 모두 28개의 침자리가 있다.

임맥은 항문과 생식기의 가운데인 회음(會陰)에서 흐르기 시작하여 생식기의 한가운데인 곡골(曲骨)을 지나, 배꼽을 거쳐서 몸 한가운데를 지나간다.

이때 치골(恥骨)에서 배꼽까지는 6개의 침자리[17]가 있다.

배꼽에서 곧장 위로 올라가면서 임맥은 상완(上脘)까지 이어지는데, 이 사이에는 4개의 침자리[18]가 있다.

상완혈 위에는 거궐(巨闕─심장의 모혈), 구미(鳩尾)가 있고, 임맥이 흐르는 흉골(胸骨) 위로 6개의 침자리[19]가 있고, 목에는 천돌(天突), 염천(廉泉)이 있다.

임맥의 경락은 계속 얼굴 부위로 흐르는데 아랫입술에는 승장(承漿)이 있고, 이곳에서 임맥이 끝난다. 하지만, 승장에서 계속 이어지면서 잇몸(은교齦交─독맥이 시작하는 자리)을 거쳐서 눈 아랫부분의 승읍(承泣)까지 이어진다.

충맥(衝脈)[20]에는 좌우로 22개의 침자리가 있다.

구미골(鳩尾骨)에 있는 검상돌기(劍狀突起)[21]에 침자리가 있으며, 그곳은 몸 한가운데 부분에서 바깥쪽으로 약 반 촌가량 떨어져서 아래로는 횡골(橫骨─위경)까지 이른다. 따라서 검상돌기의 유문(幽門)에서 아래로 1촌씩 떨어진 자리에 침자리가 하나씩 있고 이것이 횡골까지 이어진다.

족소음신장경락은 혀 아래쪽으로 두 개의 혈(穴)과 연결되어 있다.

족궐음간경락에는 생식기 옆으로 급맥(急脈)이라 불리는 침자리가 있다.

수소음심장경락에는 음극(陰郄─음경락의 극혈이란 뜻)혈이라는 극혈(郄穴)이 좌우로 두 개가 있다.

신장경락의 기경맥인 음교맥(陰蹻脈)은 교신(交信) 옆에 침자리인 조해(照海)가 있고, 방광경락의 기경맥인 양교맥(陽蹻脈)은 부양(跗陽) 옆에 신맥(申脈)이 있다.

끝으로 손과 발에서 유난히 색깔이 밝은 부위와 어두운 색깔을 띠는 경락의 교차점들은 모두 열두 경락의 기운이 드나드는 곳이다. 이는 사람의 몸에 통하는 열두 경락에 있는 365개의 침자리에 대한 설명이었다.

주석 註釋 59 경락과 침자리 _____

59-1) 5개 침자리: 독맥=총회(聰會), 전정(前頂), 백회(百會), 후정(後頂), 강간(强間). 방광경=오처(五處), 승광(承光), 통천(通天), 낙각(絡却), 옥침(玉枕). 담경=임읍(臨泣), 목창(目窓), 정영(正營), 승령(承靈), 뇌공(腦空) 등이다.

59-2) 방광경 15개 침자리: 부분(附分), 백호(魄戶), 고황(膏肓), 신당(神堂), 의희(譩譆), 격관(膈關), 혼문(魂門), 양강(陽綱), 의사(意舍), 위창(胃倉), 황문(肓門), 지실(志室), 포황(胞肓), 질변(秩邊), 승부(承扶)이다.

59-3) 육부의 혈: 위중(委中), 곤륜(崑崙), 경골(京骨), 속골(束骨), 지음(至陰)이다.

59-4) 수혈(兪穴): 양릉천(陽陵泉), 양보(陽輔), 구허(邱虛), 임읍(臨泣), 협계(俠谿), 규음(竅陰)이다.

59-5) 위경 5개 침자리: 승읍(承泣), 사백(四白), 거료(巨髎), 지창(地倉), 대영(大迎)이다.

59-6) 위경 3개 침자리: 활육(活肉), 천추(天樞), 외릉(外陵)이다.

59-7) 위경 3개 침자리: 대거(大巨), 수도(水道), 귀래(歸來)이다.

59-8) 위경 8개 침자리: 삼리(三里), 상거허(上巨虛), 하거허(下巨虛), 해계(解谿), 충양(衝陽), 함곡(陷谷), 내정(內庭), 여태(厲兌)이다.

59-9) 소장경 7개 침자리: 노수(臑兪), 견정(肩貞), 천종(天宗), 병풍(秉風), 곡원(曲垣), 견외수(肩外兪), 견중수(肩中兪)이다.

59-10) 대장경 6개 침자리: 삼리(三里), 곡지(曲池), 주료(肘髎), 오리(五里), 비노(臂臑), 견우(肩髃)이다.

59-11) 삼초경 8개 침자리: 관충(關衝), 액문(液門), 중저(中渚), 양지(陽池), 외관(外關), 지구(支溝), 회종(會宗), 삼양락(三陽絡)이다.

59-12) 삼초경 6개 침자리: 사독(四瀆), 천정(天井), 청랭연(淸冷淵), 소락(消濼), 노회(臑會), 견료(肩髎)이다.

59-13) 삼초경 5개 침자리: 노식(顱息), 각손(角孫), 이문(耳門), 화료(和髎), 사죽공(絲竹空)이다.

59-14) 독맥(督脈): 다스리고 명령하고 의지력을 담당하는 경락이다.

59-15) 독맥 15개 침자리: 도도(陶道), 신주(身柱), 신도(神道), 영대(靈臺), 지양(至陽), 근축(筋縮), 중추(中樞), 척중(脊中), 현추(懸樞), 명문(命門), 양관(陽關), 요수(腰兪), 장강(長強)이다.

59-16) 임맥(任脈): 실행하고 임무를 실천하는 기능 담당하는 경락이다.

59-17) 임맥 6개 침자리: 회음(會陰), 곡골(曲骨), 중극(中極), 관원(關元), 석문(石問), 신궐(神闕)이다.

59-18) 임맥 4개 침자리: 수분(水分), 하완(下脘), 건리(建里), 중완(中脘)이다.

59-19) 임맥 6개 침자리: 중정(中庭), 전중(膻中), 옥당(玉堂), 자궁(紫宮), 화개(華蓋), 선기(璇璣)이다.

59-20) 충맥(衝脈): 생명의 활동을 담당하는 기경팔맥의 하나이다.

59-21) 검상돌기(劍狀突起): 가슴뼈 밑의 쑥 불거져 나온 돌기를 말한다. 연골(軟骨)이며 나이가 들면 단단하게 뼈처럼 굳어진다. 몸 한가운데서 좌우 늑골궁(肋骨弓)이 서로 만나는 곳의 피하(皮下)를 만지면 느껴진다.

60

뼈에 놓는 침자리

원문의 제목은 〈골공론骨空論〉이다. 뼈 혹은 골격에 질병이 생기면 그곳에 있는 침자리에 침을 놓아 병을 치료하는 방법에 대해서 설명하고 있다.

황제가 물었다.

"나는 바람이 만병의 원인이라는 말을 들은 적이 있습니다. 침을 사용해서 바람으로 걸린 병을 고치려 할 때 어떤 침법을 구사하는지 알고 싶습니다."

기백이 대답했다.

"바람에 의한 질병이 생기면 속은 추우면서 겉에서는 땀이 나고, 두통이 심해지며 환자는 바람을 싫어합니다. 이런 증상을 치료하려면, 경추(頸椎) 제1번 자리에 있으며 후두부(後頭部)가 돌출한 부분에 있는 독맥의 풍부(風府)에 침을 놓아야 합니다."

계속해서 기백의 자세한 설명으로 이어진다.

인체가 병에 대한 저항력이 약하면 기운이 강해지도록 보법(補法)을 쓰고, 병세가 강하면 사법(瀉法)을 써야 한다.

심하게 바람을 맞거나 몸을 노출시키면 목에 극심한 통증이 생기면서 뻣뻣하게 굳는다. 그렇다면 풍부(風府)에 침을 놓는다.

환자가 '모진 바람'을 맞아서 땀이 몹시 흐르면, 의사는 흉추(胸椎) 제6번 자리에서 좌우 옆으로 3촌가량 떨어진 방광경락의 의희(譩譆)에 뜸을 뜨도록 해야 한다. 이곳을 누르면 몹시 아파서 환자가 '아야! 아야!'하고 소리를 지른다고 하여 의희라 부른다.

바람을 몹시 싫어하거나 바람을 맞으면 몸에 이상 증세가 나타나는 사람은 반드시 찬죽(攢竹)에 침을 놓고, 그 환자가 목이 몹시 아프다면 견정(肩井)에 뜸을 떠야 한다.

통증이 심해서 머리가 깨질 듯이 아프고, 온몸이 부서질 듯하면, 척중(脊中)에 뜸을 떠야 한다. 이 침자리를 찾으려면 환자에게 팔꿈치를 굽히게 하고, 팔꿈치를 허리에 붙이게 한 다음 끝과 같은 일직선상에 있는 독맥경락상에서 침자리를 찾으면 쉽다. 즉 척중은 허리에 붙인 팔꿈치 끝과 같은 선상에 있기 때문이다.

갈빗대 끝부분의 옆구리에서 아랫배까지 통증이 있고, 헛배가 부르면 의사는 환자의 의희(譩譆)에 침을 놓아야 한다.

허리 아래 부위가 몹시 아파서 허리를 움직이지 못하고 좌우로 돌리지 못하고 근육경련이 일어나면서 고환이 몹시 땅기고 아프면, 천골(薦骨) 또는 미저골(尾骶骨) 좌우에 있는 팔료(八髎)[1]에 침을 놓아야 한다.

오한과 몹시 열이 나는 연주창(連珠瘡)은 무릎 아래쪽의 양관(陽關)에 침을 놓아 치료한다.

이 자리는 환자에게 마치 인사를 하듯이 한쪽 무릎은 세우고, 다른 쪽 무릎은 구부리게 하고서 침을 놓아야 한다. 양관(陽關)은 무릎 바깥쪽에 있기 때문이다. 발바닥에 침을 놓고자 할 때는 엎드려 절을 할 때처럼 무릎을 꿇어앉게 한 다음에 놓아야 한다.

기경팔맥(奇經八脈) 중에서는 임맥, 독맥, 충맥이 가장 중요한 맥이다.

임맥(任脈)은 회음(會陰)에서 흐르기 시작해서 생식기를 지나 소장의 모혈인 관원(關元)을 거쳐서 목으로 올라간다. 그리고 눈으로 이어진다.

충맥(衝脈)은 사타구니 위쪽에 있는 기충(氣衝)에서 시작하여 배꼽에서 3촌가량 떨어진 부위로 올라가서 아랫입술을 돌아 다시 기충혈로 내려온다. 충맥은 신장과 연결되어 있으며, 신장을 따라 올라가다가 가슴 부위에서 흩어진다.

남자가 임맥이 병들면 일곱 종류의 산병(疝病)이 발생하고, 여자가 임맥이 병들면 대하(帶下)나 종양(腫瘍), 적취(積聚)가 생긴다.

충맥이 병들면 기가 제대로 흐르지 못하고 거꾸로 흘러서 배가 땅겨서 찢어지고 끊어지게 아픈 증상이 나타난다.

독맥(督脈)이 병들면 척추가 뻣뻣하게 굳어서 허리를 못 쓰면서 자꾸만 뒤로 넘어간다.

독맥은 혀 밑의 은교(齦交)에서 시작하여 꽁무니뼈의 장강(長强)에서 끝난다.

여자의 경우는 독맥이 요도(尿道) 및 산도(産道)와 연결되어 있어서 독맥의 낙맥이 생식기를 통하여 회음으로 이어진다. 그런 다음 뒤로 흘러서 항문을 한 바퀴 돌고 나서 다시 엉덩이를 타고 올라가는데, 거기에서 신장경락과 이어진다. 독맥의 낙맥은 방광의 낙맥과 신장의 낙맥 등과 만나 엉덩이에서 합쳐진다. 그곳에서 척추를 뚫고 올라가다가 끝으로 신장경락과 연결된다. 이곳에서 낙맥은 방광경락과 다시 연결되어 눈 밑을 거쳐 이마로 올라가서 두정부(頭頂部)에 다다른다. 이곳에서 직접 뇌로 낙맥이 이어진다. 뇌에서 나온 낙맥은 앞 어깨 쪽으로 내려갔다가 다시 척추로 넘어가서 그곳에서 허리 쪽으로 내려간다. 거기에서 다시 신장의 낙맥으로 들어가서는 신장경락과 연결된다.

남자의 경우, 독맥은 남근(男根)을 지나서 신장을 거쳐 회음으로 간다. 회음으로 이어진 독맥은 아랫배와 배꼽을 통과하여 곧장 심장까지 올라가서는 목구멍을 뚫고 입으로 올라간다. 입에서 입술을 한 바퀴 돈 다음에 다시 눈으로 올라가 눈 아래에서 끝난다.

독맥이 병들면 사기(邪氣)가 아랫배에서 위로 올라가 심장이나 위장으로 들어가서는 통증을 유발하고, 소변빈삭이나 소변불통 그리고 충산(衝疝―생식기에서 심장까지 통증이 이어지는 증상. 창자가 땅기고 끊어지게 아픈 증상이 나타난다) 또는 음문 종양(腫瘍)이 생긴다.

여자의 경우 독맥에 병이 들면 불임(不姙)과 소변불통, 치질(痔疾) 그리고 야뇨증(夜尿症)이 생긴다. 일반적으로 독맥의 병은 독맥에 직접 침을 놓아 치료한다.

하지만 독맥의 병이 심하지 않은 경우는 대개 곡골(曲骨)에 침을 놓고, 심한 경우는 음교(陰交)에 침을 놓아 치료한다.

환자의 기가 갑자기 거꾸로 흘러서 호흡이 빠르면서 거칠고 소리가 나면 천돌(天突)에 침을 놓고 거꾸로 흐르는 기가 목구멍으로 치솟으면 대영(大迎)에 침을 놓아 치료한다.

무릎을 펼 수 있지만, 구부리지 못하면 허벅지에 있는 비관(髀關)에 침을 놓아야 한다.

섰다가 앉거나 앉아 있다가 일어설 때 무릎이 몹시 아프면 환도(環跳)에 침을 놓아야 하고, 환자가 서 있는 동안에 무릎에서 후끈거리고 열이 나면 무릎 근처에 있는 양관(陽關)에 침을 놓는다.

일어서 있거나 앉아 있을 때 무릎에 생긴 통증이 엄지발가락까지 전달되어 아프면 위중(委中)에 침을 놓고, 환자가 앉아 있을 때 무릎 안에 무엇인가를 넣어둔 것처럼 무릎이 몹시 아프면 무릎 관절에 있는 승부(承扶)에 침을 놓는다.

무릎이 아파서 펼 수 없으면 족태양방광경락이 흘러가는 등 뒤의 방광수에 침을 놓고, 무릎이 너무 아파서 정강이뼈가 부러진 듯한 느낌이 들면 족삼리(足三里)에 침을 놓으면 된다. 무릎이 부러진 듯이 아프면 방광 경락의 통곡(通谷)과 신장경락의 연곡(然谷)에 침을 놓아도 된다. 종아리뼈가 몹시 아파서 제대로 서있지 못하면 광명(光明)에 침을 놓아야 한다.

수병(水病)[2]을 치료하는 침자리는 모두 57군데가 있다.

엉덩이 위쪽으로 다섯 개의 줄에는 침자리가 각기 다섯 개씩 있다. 아랫배 부근의 복토(伏兎) 위에 두 개의 줄이 흘러가는데, 그곳에 각기 다섯 개의 침자리가 있다. 그 좌우에 각 한 줄씩 있고, 각 줄에도 침자리가 다섯 개가 있다. 안쪽 복사뼈 위에는 한 개의 줄이 있고, 그곳에는 여섯 개의 침자리가 있다. 대개 침자리가 있는 여러 부위의 뼈에는 움푹 들어가거나 불쑥 튀어나온 곳이 많다.

찬바람이나 냉기로 생긴 질병은 주로 뜸을 뜨는데, 그럴 때는 먼저 대추(大椎)에 원추형 모양의 뜸을 뜬다. 우선 환자의 나이에 따라 몇 번 뜰 것인가를 결정하고서 미저골(尾骶骨)부터 시작한다. 뜸을 뜰 때는 환자의 등에 움푹 들어간 침자리를 잘 관찰하여 그곳에 하되 갈비뼈 부근에 있는 경문(京門)에 뜬다. 그런 다음에 복사뼈 바깥쪽 위에 있는 현종(懸鍾)에 뜨고 발가락에는 협계(俠谿)에 뜬다. 족태양방광경락에는 종아리 부근에 움푹 들어간 승산(承山)과 곤륜(崑崙)에 뜸을 뜬다.

쇄골(鎖骨) 위쪽에 있는 결분(缺盆)의 부드러운 침자리도 이런 식으로 뜨면 된다. 천돌(天突), 양지(陽池), 관원(關元), 족삼리(足三里), 충양(衝陽), 백회(百會) 등도 뜸을 뜨는 자리로 사용이 가능하다.

개에게 물린 곳을 치료하려면 물린 부위를 원추형 모양의 뜸을 만들어 석 장 이상을 뜨면 된다.

이상과 같이 뜸을 뜨는 29군데의 부위와 요령에 대해서 설명을 했다.

몸에 열이 나거나 오한이 생기는 이유는 상한 음식을 먹었거나 위장에 병이 생겼기 때문이다. 이때 뜸을 떠도 잘 낫지 않는다면 이는 질병의 열이 지나치게 강해서다. 이런 경우에는 침으로 열이 지나치게 많이 몰린 경락의 수혈(兪穴 ─ 정井 형滎 수腧 경經 합合의 혈)에 여러 번 찔러주면 열이 흩어지므로 질병이 낫고 몸이 좋아진다.

> **주석 註釋** 60 뼈에 놓는 침자리 _____
>
> **60-1) 팔료(八髎):** 상료(上髎), 차료(次髎), 중료(中髎), 하료(下髎)의 네 개이며, 좌우에 있으므로 팔료라고 한다.
>
> **60-2) 수병(水病):** 습기에 몸을 지나치게 노출시켰거나 몸에 물이 많거나 혹은 수분조절이 제대로 되지 않아 생기는 증상이다.

61

수종(水腫)과 열병(熱病)의 침술

원문의 제목은 〈수열혈론水熱穴論〉이다. 질병은 주로 냉기와 추위, 습기에 의해서 생기기도 하지만, 몸속 수분의 조절이 잘 안되거나 열이 많아서 생기는 경우도 많다. 본문은 수병과 열병이 생기는 원인을 알아내고 그것을 침술로 치료하는 법에 대해 설명하고 있다.

황제가 물었다.

"소음경락은 신장과 통하고 신장이 물을 관리하는 이유는 무엇 때문입니까?"

기백이 대답했다.

"신장은 몸속에서 가장 아랫부분에 자리를 잡고 있으므로 음중의 음이라고 합니다. 즉, 가장 음기가 깅한 부위라는 뜻으로서 지음(至陰)이라고도 합니다. 지음은 물을 관리하고 물은 음기의 특징입니다. 폐는 몸속에서 물을 관리하면서 상층부에 있습니다. 따라서 신장을 족소음이라고 부르는데 비해서 폐는 수태음이라고 부릅니다. 소음경락은 대개 겨울과 통합니다. 물은 신장과 관련되어 있으므로 신장이 병들어서 물을 제대로 관리하지 못하면 수종(水腫)이 폐에 생깁니다. 신장과 폐는 물을 저장하는 곳으로서 제대로 관리하지 못하면 그 증상이 병으로 나타나기도 합니다."

황제가 물었다.

"신장에 물이 고이면 왜 수종이 생기는 것입니까?"

기백이 대답했다.

"신장은 위장의 영양분이 들어가는 바깥문입니다. 문이 제대로 열리거나 닫히지 않으면 물이 제대로 빠져나가지 않고 고이는 바람에 병으로 발전합니다. 따라서 신장의 물이 피부조직으로 몰리면 몸이 부어서 수종이 됩니다."

황제가 말했다.

"선생의 말은 수종을 비롯하여 물과 관련된 질병들은 모두가 신장에 원인이 있다는 뜻으로 들립니다. 그렇지 않습니까?"

기백이 대답했다.

"지당하신 말씀입니다. 신장은 음의 기관입니다. 땅에서 생겨나 위로 올라가는 모든 수증기는 무엇이든지 신장과 연관이 있습니다. 신장은 몸에 들어온 물질과 기(氣)를 받아들여서 영양분으로 만들어 공급합니다. 이러한 기능으로 인해 그것은 지음(至陰)이라고 불립니다. 어떤 사람이 힘들고 긴장된 생활로 인해 육체적으로 정신적으로 몹시 지쳐있다면 이는 신장의 기운이 몸에서 땀으로 빠져나가서는 수분이 말라 버렸기 때문입니다. 그가 땀을 흘리면 바람이 쉽게 몸을 침입하므로, 땀구멍이 갑자기 막혀서 바람의 침입을 저지합니다. 그렇게 되면 몸에서 나가야 할 땀이 갇혀서 나가지도 못하고 오장육부(五臟六腑)로 들어가지도 못한 상태가 됩니다. 그 땀이 여기저기서 고이면 결국 몸이 붓게 되는데, 그 근본 원인은 바로 신장에 있습니다. 이러한 병을 풍수(風水)라 합니다."

황제가 말했다.

"수종(水腫)을 치료하는 57군데의 침자리는 어느 기관에서 주관합니까?"

기백이 대답했다.

"신장이 주관합니다. 이곳에 모든 음기와 물이 모입니다. 천골(薦骨) 부위를 따라서 다섯 줄이 모여 있고, 각 줄에는 다섯 개의 침자리가 있는데, 이것들이 모두 신장과 관련이 있습니다. 이들은 장강(長强), 요수(腰兪), 명문(命門), 현추(懸樞), 척중(脊中) 등인데, 이는 모두 독맥경락에 있습니다. 뿐만 아니라 방광경락에도 수종의 침자리가 있는데, 이들은 대장수(大腸兪), 소장수(小腸兪), 방광수(膀胱兪), 중려수(中膂兪), 백환수(白環兪), 위창(胃倉), 황문(肓門), 지실(志室), 포황(胞肓) 그리고 질변(秩邊)[1]입니다. 이들은 모두 신장이 관리합니다. 물이 많아서 몸 아랫부분에 넘치거나 고이면 아래쪽에 부종(浮腫)이 생겨 몸이 붓고 배가 불러오며 윗몸에서는 호흡곤란증이 생깁니다. 이러한 증상은 표본구병(標本俱病)으로, 겉과 속이 모두 병들었다 하며, 폐(표標)와 신장(본本)이 모두 병든 상태입니다. 그러므로 신장에 병이 들면 그 증상이 폐로 나타납니다. 아랫배로 연결되는 허벅지 위에는 각 두 줄이 있고 각 줄에는 다섯 개의 침자리가 있습니다. 그것은 횡골(橫骨), 대혁(大赫), 기혈(氣穴), 사만(四滿), 중주(中注) 등 신장의 침자리와 외릉(外陵), 대거(大巨), 수도(水道), 귀래(歸來), 기충(氣衝) 등 위장의 침자리입니다. 이들은 신장과 연결된 지름길입니다. 간·신장·비장경락은 다리 안쪽으로 몰려 있습니다. 다리로 흐르는 신장경락에는 모두 6개의 침자리가 있습니다. 이들은 큰 통로라는 뜻으로 '태충(太衝)'으로도 불리는데, 대종(大鐘), 조해(照海), 부류(復留), 교신(交信), 축빈(築賓), 음곡(陰谷) 등이 있습니다. 이들은 57개의 침자리는 수종이 생긴 곳을 치료하고 질병을 몰아내기 위해서 사용되는 곳입니다."

황제가 물었다.

"봄에 침을 놓을 때 낙맥과 살 사이에 놓아야 하는 이유는 무엇입니까?"

기백이 대답한다.

"봄은 목기(木氣)의 성질이 있고, 간과 일치합니다. 만물이 싹트고 생명이 활동하는 계절이기도 합니다. 간의 성질은 급하고 참을성이 없으며 바람처럼 갑자기 움직이고 활동합니다. 하지만 간경락은 몸의 깊은 곳에 있으므로 대개 질병이 몸에 들어오면 몸 표면을 침투하나 경락까지는 침투하지 못합니다. 따라서 봄에는 낙맥과 살 사이에 얕게 침을 놓아서 병을 치료해야만 합니다."

황제가 물었다.

"여름에 침을 놓는 것은 어떻습니까? 또한 여름에도 낙맥과 살 사이에 침을 놓는 이유는 무엇입니까?"

기백이 대답했다.

"여름은 화기(火氣)의 성질이 있고, 심장과 일치합니다. 여름에는 모든 생물이 튼튼하고 무성하게 자라지만, 경락 속의 기운은 상대적으로 약해집니다. 실제로 여름에는 경락의 속이 좁아지지만, 양기(陽氣)와 열이 매우 강해집니다. 이 열은 바깥 날씨의 기운이 경락 속으로 들어간 것입니다. 이때 의사는 몸에서 열이 넘치는 부위를 잘 찾아낸 다음에 경락에 침을 놓아서 열을 없애야 합니다. 왜냐하면 아직은 질병이 몸의 겉에 머물러 있어서 단순히 얕게 침을 놓아도 치료되기 때문입니다."

황제가 물었다.

"가을에는 수혈(兪穴)에 침을 놓는데, 그 이유는 무엇입니까?"

기백이 대답했다.

"가을은 금기(金氣)의 성질이 있고, 몸에서 폐와 상응합니다. 이때는 지배하고 숙살하고 마무리하는 계절로서 금기는 넘치고 화기(火氣)가 약해집니다. 양기가 합혈(合穴)에 모이면서 음기가 활발해지면 습기가 몸에 침투합니다. 하지만, 음기와 습기로 인한 질병은 몸 안으로 들어갈 만큼 강하지 못하므로 수혈(兪穴)을 잘 찾아서 침을 놓아 음기를 몰아냅니다. 그런 다음에 합혈에 몰린 양기를 몰아냅니다."

황제가 물었다.

"겨울에 정혈(井穴)과 형혈(滎穴)에 침을 놓는 이유는 무엇입니까?"

기백이 대답했다.

"겨울은 수기(水氣)의 성질이 있고, 신장과 일치합니다. 겨울은 저장하고 월동하며 동물들은 겨울잠을 자는 계절로서 양기가 약해지고 음기가 강해집니다. 음기가 지나치게 강해서 병이 생기면 정혈에 침을 놓아 치료합니다. 약해진 양기를 북돋우기 위해 형혈(榮穴)에 침을 놓으면 음기와 양기의 기운이 몸에서 균형을 이루게 됩니다. 옛말에 이르기를 '겨울에 음기와 양기를 조절하려면 정혈과 형혈을 제대로 찾아서 그곳에 침을 놓으라. 그렇게 하면 봄에 양기가 강해지기 시작할 때 코가 막히거나 코피 흘리는 병이 방지된다' 했습니다."

황제가 말했다.

"선생의 설명을 잘 들었습니다. 열병(熱病)을 치료하는 데 사용하는 59군데의 침자리 설명에 감사드립니다. 이제야 어느 정도 감이 잡혀서 이해할 수 있겠습니다. 하지만 침자리의 위치와 그 기능에 대해서 말씀해 주시겠습니까?"

기백이 대답했다.

"머리 부위에는 다섯 개의 줄이 있고 각 줄에는 다섯 개의 침자리가 있습니다. 그 침자리는 머리에 열이 생겨 병으로 발전할 때 치료하는 자리로서 독맥과 방광경락에 있습니다. 예를 들면 후정(後頂), 백회(百會), 전정(前頂), 신회(顖會) 상성(上星)과 오처(五處), 승광(承光), 통천(通天), 낙각(絡却), 옥침(玉枕) 등입니다. 또한 담경락으로는 임읍(臨泣), 목창(目窓), 정영(正營), 승령(承靈), 뇌공(腦空) 등이 있습니다. 가슴에 생긴 열병을 치료하는 침자리는 좌우 합쳐서 모두 여덟 군데가 있습니다. 그것은 대추(大椎), 응수(膺俞), 결분(缺盆) 그리고 배수(背俞) 등입니다. 위장에 생긴 열을 치료하는 침자리는 기충(氣衝), 족삼리(足三里), 상거허(上巨虛) 하거허(下巨虛) 등이 좌우로 모두 여덟 군데가 있습니다. 팔다리에 생긴 열병을 치료하는 침자리는 운문(雲門), 견우(肩髃), 위중(委中), 뇌공(腦空) 등으로 좌우로 모두 여덟 군데가 있습니다. 오장의 열을 없애는 데에는 등으로 흐르는 방광경락 상의 오장의 수혈에 침을 놓습니다. 즉 이들은 백호(魄戶) 신당(神堂), 혼문(魂門), 의사

(意舍), 그리고 지실(志室)입니다. 이들을 모두 합치면 59개의 침자리가 되는데, 이 것이 사람의 몸에 발생한 열병을 치료하는 자리입니다."

황제가 물었다.

"사람의 몸에 냉기가 침입하면 그것이 반드시 열병으로 나타나던데, 그 이유는 대관절 무엇 때문입니까?"

기백이 대답했다.

"모름지기 혹심한 냉기가 몸에 들어오면 그것이 몸속에 울체(鬱滯)되어 있다가 열로 변하기 때문입니다."

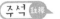 61 수종(水腫)과 열병(熱病)의 침술 _____

61-1) 질변(秩邊): 질(秩)은 낟가리를 쌓은 모양이고, 변(邊)은 이리저리 구부러진 모양을 말한다. 즉, 경락이 이리저리 구부러진 모양을 말한다.

62

경락의 순환

원문의 제목은 〈조경론調經論〉이다. 다시 말하면 경락의 흐름을 통해서 질병의 발생과 치료법에 대한 설명을 하고 있으며, 따라서 사기(邪氣)가 경락에 고이 거나 모여 있으면 그것이 외부로 표출되어 병으로 발전한다고 설명하고 있다.

황제가 말했다.

"침술을 사용할 때 기운이 넘치는 부위는 덜어주고(사瀉하고) 부족한 부위는 보충해주어야(보補해야) 한다고 했습니다. 그러면 덜어주고 보충해준다는 의미는 무엇입니까?"

기백이 대답했다.

"대개 넘치는 것이 다섯 가지이고, 부족한 것이 다섯 종류가 있습니다. 말씀하시는 내용은 어느 것을 가리키는 것인지요?"

"선생이 말한 내용 모두를 알고 싶습니다."

"신(神)이 넘치거나 부족하고, 기(氣)가 넘치거나 부족하고, 진액(津液-사람 몸속의 액체)이 넘치거나 부족하고, 피(血)가 넘치거나 부족하고, 형(形-형체)가 넘치거나 부족하고, 지(志-의지)가 넘치거나 부족한 경우가 있습니다. 이렇게 하여 모두 열 가지가 있습니다."

황제가 말했다.

"사람에게는 정(精), 기(氣), 진액(津液), 사지(四肢), 구규(九竅), 오장(五臟) 16경락[1] 그리고 365개의 관절이 있습니다. 이 모든 것들은 망가지거나 병들 수가 있습니다. 부위별로 병드는 이유는 기운이 넘치거나 부족해서입니다. 이제 선생께서는 나에게 다섯 가지의 허실(虛實)에 대해서 말씀을 해주었는데, 그렇다면 허실이 왜 발생하는지 설명해 주겠습니까?"

기백이 대답했다.

"다섯 가지 허실(虛實)은 오장에서 생겨납니다. 심장은 신(神)을 담고 있으며, 폐는 기(氣)를 담고 있고, 간에는 피가 모여 있고, 비장은 몸의 형체를 이루는 살을 주관하며, 신장은 의지력을 나타내는 지(志)를 가지고 있습니다. 이들은 모두 결합되어 하나의 형체를 이루는데, 지와 신은 정신적이고 심리적인 역할을 담당하고, 몸속에서는 뼈와 골수와 결합하여 몸의 형체를 이룹니다. 이렇게 하여 전체적인 형체가 완성되면 하나의 인간으로 만들어지는 것입니다. 오장의 내부에서는 서로간의 긴밀한 연락이 경락이나 기와 혈을 통해 이루어집니다. 기와 혈이 제대로 순환하지 않으면 몸에 이상이 생기므로 병이 발생합니다. 그래서 환자의 몸을 진단하고 치료하기 위해서는 경락을 잘 살펴보고 기혈이 순환하는 통로를 잘 관찰해야 합니다."

"신(神)이 넘치거나 부족한 상태에 대해서 설명해 주십시오."

"몸에서 신이 넘치면 지나치게 잘 웃는데, 마치 정신병자가 웃듯 합니다. 신이 부족하면 환자는 슬픔에 잠기거나 잘 울기도 합니다. 이것은 기와 혈이 병들어서 오장의 활동에 장애를 초래하기 때문입니다. 그 전에 환자는 몸에 닭살이 돋는 듯 섬뜩한 냉기를 느끼는데, 이는 심장이 아직은 깊이 병들지 않았음을 알려 줍니다."

"이를 치료하기 위해서 보사(補瀉)법을 어떻게 사용해야 합니까?"

"신이 지나치게 많으면 낙맥에 침을 찔러 피를 약간 흘리되, 크게 구멍이 나거나 경락이 다치지 않도록 야트막하게 침을 놓아야 합니다. 이렇게 하면 신이 정상으로 돌아와서 금방 심장이 좋아집니다. 신의 기운이 부족하면 그곳과 연결된 낙맥을 찾아 그곳을 따뜻하고 부드럽게 문질러준 다음 기와 혈이 잘 통하도록 침을 놓습니다. 기혈이 경락에서 빠져나가지 않도록 주의하면 신은 평온한 상태를 회복합니다."

"침으로 약하게 병든 증상을 치료할 경우, 무슨 조치를 취해야 합니까?"

"침을 놓은 후에 그 부위를 안마 혹은 추나(推拿)요법을 사용하여 침구멍이 크게 벌어지지 않도록 해주어야 합니다. 그렇게 하면 기운이 모여서 신이 회복됩니다."

황제가 말했다.

"선생의 답변을 들으니 이해가 갑니다. 그렇다면 기가 넘치거나 부족한 상태에 대해 설명해 주겠습니까?"

기백이 대답했다.

"기가 넘치면 역상하여 천식(喘息)이 생기면서 기침이 심하게 납니다. 기가 부족하면 호흡이 거칠어집니다. 질병으로 기와 혈이 병들면 폐의 기가 부족한 증상이 나타납니다."

"그러면 보사(補瀉)법을 어떻게 사용합니까?"

"기가 넘치면 경락에 흐르는 기운을 사(瀉)하되, 경락이 다치지 않도록 주의해야 하고 부족하면 보(補)하면 됩니다. 하지만 경락을 보할 때는 기가 빠져나가지 않도록 주의해야 합니다."

"병의 상태가 그리 깊지 않다면 어떻게 치료해야 합니까?"

"그럴 때는 안마(按摩)나 추나요법이 효과적입니다. 뿐만 아니라 환자에게 침을 놓기 전에 그것을 보여주고서 '침을 어떻게 놓을 것이다'라고 말을 해서 그 과정을 어느 정도 이해하도록 하여 안심시켜야 합니다. 그렇게 하면 건강한 기운이 몸 안으로 들어오며 침을 알맞은 깊이로 얕게 놓으면 질병이 사라집니다. 또한 땀구멍이 열려서 땀이 난 후에 침을 빼면 몸이 스스로 회복될 것입니다."

"피가 지나치게 많거나 부족하면 어떤 증상이 나타납니까?"

"지나치게 많으면 화를 잘 냅니다. 피가 모자라면 환자는 겁을 잘 먹고 무서움을 탑니다. 기와 혈이 안정된 상태를 이루지 못하고 넘치면 기혈(氣血)은 손락맥으로 몰리므로 그곳에 병이 생깁니다. 그런 다음에 경락으로 몰려들어서 피가 정체됩니다. 정체된 피는 어혈(瘀血)의 형태로 나타납니다."

"이런 증상의 보사(補瀉)는 어떻게 하면 됩니까?"

"우선 해당 경락을 찾아서 침을 놓고 피를 냅니다. 해당 경락에서 피가 나오면 어혈이 풀어집니다."

황제가 말했다.

"선생의 설명을 들으니 이해가 금방 됩니다. 참으로 고맙습니다. 그렇다면 비장의 기운인 형(形)이 넘치거나 모자라면 어떤 증상이 나타나는지 설명해 주십시오."

기백이 대답했다.

"형이 넘치면 아랫배가 단단하게 부으면서 커지고, 대변과 소변을 보기가 힘들어집니다. 형이 부족하면 팔다리가 뻣뻣하게 굳어서 움직이지 못합니다. 질병이 기혈(氣血)과 오장에 침입하면 살이 떨리고 비틀리는데, 이것을 '미풍(微風)'이라 하여 그 증상이 바람이 잔물결을 일으키는 것 같다고 말합니다."

"그런 경우에 보사법을 어떻게 실시합니까?"

"형, 즉 살이 너무 많으면 다리로 흘러가는 족양명위경에 침을 놓아 사(瀉)하고,

살이 없으면 위경을 보(補)하면 됩니다."

"미풍(微風)인 경우는 어떻게 치료합니까?"

"그 증상은 기운을 흩기 위해서 침을 사용하여 살 속을 찌르되, 경락이나 낙맥이 다치지 않도록 주의해야 합니다. 이렇게 하면 질병의 기운이 약해지면서 위기(衛氣)가 회복되어 몸이 좋아집니다."

황제가 말했다.

"신장의 지(志)가 넘치거나 모자라는 허실(虛實)의 증상(症狀)에 대해 말씀해 주십시오."

기백이 대답했다.

"의지를 나타내는 지가 넘치면, 아랫배가 팽만해서 불룩 나오고 음식을 먹으면 설사를 하고 부족하면 손발이 차가워집니다. 질병이 기혈과 오장을 침입하면 우두둑 소리가 나면서 마치 뼈가 으스러지는 듯한 통증을 느낍니다."

"그런 경우에는 보사를 어떻게 실시합니까?"

"지가 넘치면 연곡(然谷)에 침을 놓아 피를 냅니다. 모자라면 부류(復留)에 침을 놓습니다. 우두둑 소리가 나지만 통증이 그리 심하지 않으면 통증 부위에 침을 놓아 질병이 경락으로 들어가지 않도록 해야 합니다. 이렇게 하면 질병은 쉽게 물러갑니다."

"허실과 보사에 관한 설명을 이해하기 쉽게 해주어서 고맙습니다. 그렇다면 허실(虛實)의 원인에 대해서 설명해 주겠습니까?"

"그 원인은 인체의 기혈(氣血-산소와 피), 음양의 움직임과 밀접한 관련이 있습니다. 음양의 조화가 이루어지지 않으면 위기(衛氣)의 기능이 저하되어 경락을 타고 흐르던 피가 거꾸로 흐릅니다. 피와 공기는 몸의 불균형한 상태로 인하여 서로가 흐르던 경로(經路)를 벗어나게 됩니다. 이런 결과로 인해 몸에 허실의 증상이 나타납니다. 예를 들어 음경락에 지나치게 피가 많이 몰리고 양경락에 지나치게 기(氣)가 많이 몰리면 환자는 미쳐서 날뛰어 사람을 때리고 물건을 부수는 행동을 합니다. 이와는 반대로 양경락에 피가 많이 몰리고 음경락에 기가 많이 몰리면 환자는 몸에 열이 발생하여 병을 앓습니다. 몸 위쪽에는 피가 몰리고 몸 아래쪽에는 기가 몰리면 환자는 불안, 초조하고 마음의 안정을 가누지 못해 사소한 일에도 화를 금방 내며 가슴이 답답하여 터질 것 같은 증상을 느낍니다. 피가 하체에 몰리고 기가 상체에 몰리면 환자는 건망증이 생겨서 무엇이든지 잘 잊고 기억을 못합니다."

"음경락에는 피가 몰리고 양경락에 기가 몰리고, 기혈(氣血)이 원래 흐르던 경로(經路)를 벗어나면 허실은 어떻게 판단할 수 있습니까?"

"본래 기와 혈은 따뜻한 것을 좋아하고 차가운 성질은 기피하는 경향이 있습니다. 자고로 냉기란 몸에 머물면서 기혈의 흐름을 방해하는 반면에 따뜻한 성질은 기혈의 흐름을 도와서 몸을 잘 순환하게 합니다. 그런 상태에서 기가 지나치게 많으면 피가 적어지고, 피가 지나치게 많으면 기가 적어집니다."

황제가 말했다.

"나는 선생과 우리 인체 내에 있는 기혈의 흐름과 활동에 대해 이야기를 나누고 있습니다. 선생이 나에게 설명했듯이 기혈이 지나치게 많으면 환자는 기운이 모자라는 증상을 겪게 되는데, 이것은 실제로는 기혈이 몸에 모자라서 그런 것이 아닙니까?"

기백이 대답했다.

"기혈이 실하다는 말은 필요한 만큼의 양을 채우고 남아도는 기운을 말하고, 허하다는 말은 필요한 만큼의 양을 채우지 못했다는 뜻입니다. 예를 들어, 기가 지나치게 많으면 기가 남아도는 만큼 피의 분량을 차지하므로 피가 모자라게 됩니다. 반대로 피가 지나치게 많으면 기가 차지해야 할 부분을 차지하므로 기가 모자라서 항상 불균형한 상태를 이룹니다. 심지어 손락맥이나 낙맥에도 경락으로 흘러들어가는 피와 기가 존재합니다. 손락맥과 낙맥에 기혈이 지나치게 많으면 그것이 경락으로 흘러들어 경락에도 기혈이 넘쳐나므로 그것을 실하다고 말할 수 있습니다. 기혈 두 가지가 넘쳐흐르면 거꾸로 흐르는 현상이 발생합니다. 이러한 증상을 대궐(大

厥)이라 하며, 환자는 의식을 잃고 기절하여 마치 죽은 듯한 상태가 됩니다. 지혜로운 의사라면 환자의 기혈을 제대로 순환시켜서 소생시키지만, 그렇게 못하면 환자는 죽고 맙니다."

"허실은 몸의 어느 곳에서 생기고 그 구체적인 증상은 무엇입니까? 허실로 인한 인체의 증상에 대해서 알고 싶습니다."

"경락에는 기가 흘러 다니는 수혈(兪穴)이 있습니다. 이곳에서는 기혈의 모든 현상이 발생합니다. 수혈(兪穴)[2]은 양경락의 기혈을 음경락으로 흐르게 하고 또한 음경락으로 온 기혈을 양경락으로 흐르게 하는 기능을 합니다. 그렇게 하여 음양이 제대로 조절되면 사람의 몸은 건강하고 튼튼해지고 3부 9후맥도 같은 모양으로 뜁니다. 물론 이러한 상태는 평범하면서도 건강한 사람에게서 볼 수 있습니다. 하지만, 질병이 침투하면 오장에 영향을 주는 음기가 손상을 당해서 병이 들고, 몸의 겉면을 관리하는 양기도 손상을 입습니다. 음의 병은 보편적으로 불규칙한 식사습관, 무절제한 생활태도, 지나친 성관계 그리고 정신적인 시달림이나 극단적인 감정의 불균형 등으로 생깁니다. 양의 병은 대개 비를 많이 맞고, 찬바람을 지나치게 쐬고, 차갑거나 추운 환경에서 오래 생활하거나, 여름의 무더위 속에서 생활하면 생깁니다."

"그런 경우에 몸은 어떻게 손상당합니까?"

"비와 바람을 맞으면 피부가 손상을 입습니다. 그런 다음에 비바람의 사기(邪氣)가 손락맥에서 낙맥으로 가고, 이어서 경락으로 들어갑니다. 질병이 경락으로 들어가면 기혈의 흐름이 차단되면서 몸이 차가워집니다. 그렇게 되면 맥이 크게 뛰면서 강해지며 나쁜 기운이 몸에 넘쳐흘러서 나타난 증상이므로 '실(實)하다'고 말합니다. 실한 경우에 인체의 겉면은 단단하게 굳고, 뻣뻣해서 만지기만 해도 환자는 몹시 아파서 소리를 지릅니다."

"그렇다면 냉기와 습기가 몸에 들어오면 어떤 증상이 나타납니까?"

"우선 피부 겉면에 있는 윤기가 사라집니다. 살이 단단하게 굳으면서 피와 영양물질이 흐르지 않아 만지면 아프게 느낍니다. 이것은 피부를 보호하던 위기(衛氣)

가 냉기와 습기의 침입으로 그 기능을 발휘하지 못하기 때문이며, '허(虛)하다'고 말합니다. 위기(衛氣)의 기능이 떨어져서 허하면 피부에 주름살이 생기고, 만지면 환자의 기가 강해져서 따뜻하고 편안한 느낌을 갖습니다."

황제가 말했다.

"음경락이나 인체 내부에 생기는 실한 증상에 대해서 설명해 주겠습니까?"

기백이 대답했다.

"실해지면 감정조절이 되지 않습니다. 어떤 일을 참지 않고 계속 화를 내면 음기가 위쪽으로 거꾸로 흘러서 하체에 기운이 모자라 허(虛)해집니다. 하체에 음기가 부족하여 허해지면 양기가 그 빈 공간을 채우므로 하체는 실한 상태가 됩니다."

"그러면 음이 허하면 어떤 현상이 나타납니까?"

"예를 들어 지나치게 기뻐하고 즐거워하면 몸속의 기가 흩어집니다. 지나치게 슬퍼하면 기가 고갈되어 마치 경락이 대나무 속처럼 텅 비어버립니다. 어떤 사람이 무의식적으로 차가운 음식이나 익히지 않은 것을 먹으면 냉기가 몸속으로 침투합니다. 그러면 혈액 순환이 느려지고 기가 고갈되어 기혈의 흐름이 고르지 않게 됩니다. 이것을 '허(虛)하다'고 합니다."

황제가 말했다.

"의학서적에 따르면 사람의 몸에 양기가 부족하면 겉이 추워지고, 음기가 부족하면 속에 열이 심하게 난다고 합니다. 양기가 지나치게 많으면 겉이 뜨겁고, 음기가 많으면 속이 차가워진다고 합니다. 몸에 이러한 증상이 생기는 원인을 설명해 주겠습니까?"

기백이 대답했다.

"인체의 모든 양기는 상초(上焦)에서 생깁니다. 양기의 역할은 피부를 따뜻하게 보호하고 땀구멍이 제대로 열리고 닫히게 하는 것입니다. 냉기가 겉으로 침입하면 상초의 기운이 제대로 활동을 하지 못하여 냉기가 쌓이므로 몸이 추워지는 증상이 나타납니다."

"그렇다면 음기가 부족해서 몸속에 열이 나는 원인에 대해서 설명해 주십시오."

"몸을 지나치게 혹사시키면 비장의 기능이 약해지고 음기가 빠져나갑니다. 비장과 위장은 영양물질을 전달하는 기능이 약해지므로 상초는 그것을 몸에 골고루 분배하지 못합니다. 중초(中焦)에서는 음식물을 제대로 섞지 못하여 위장의 기능이 떨어져서 열이 생기고, 이 열은 가슴으로 올라가 심장으로 파고듭니다. 그 결과 속에서 열이 생깁니다."

"양기가 지나치게 많을 때 몸 겉에 열이 나는 이유를 설명해 주십시오."

"상초에서 기가 제대로 통하지 않으면 땀구멍이 잘 열리지 않습니다. 그러면 땀이 몸속에 머물며, 위기(衛氣)도 제 기능을 다하지 못합니다. 그리하여 피부 밑으로 열이 모여 발생하는 것입니다."

"음기가 지나치게 많으면 몸속에 냉기가 생기는 이유는 무엇입니까?"

"제대로 다스려지지 않은 기가 위로 거꾸로 흐르면 냉기가 가슴에 정체됩니다. 양기는 음기를 흩어지게도 못하고 몸을 따뜻하게도 못하므로 자연히 혈액순환이 이루어지지 않습니다. 그런 다음에 모든 경락에 냉기가 스며들면 맥이 크면서 강하고 거친 느낌이 듭니다."

"몸 안에서 음양의 교류가 이루어지지 않으면서 그 기운이 넘칩니다. 기혈이 조화를 이루지 못하면 몸에 병이 생기게 마련입니다. 그런 경우에 치료는 어떻게 하면 됩니까?"

"방금 언급하신 경우에는 해당 경락을 잘 찾아서 침을 놓되 피를 다스리기 위해서는 영기(營氣)가 흐르는 곳에 놓고, 기를 다스리기 위해서는 위기(衛氣)가 흐르는 곳에 놓아야 합니다. 환자를 처방하는 올바른 방법을 알기 위해서는 계절에 따라 몸에 생기는 여러 가지 증상들과 신체에 끼치는 영향 등을 잘 고려해야 합니다."

황제가 물었다.

"질병이 몸 안에서 기혈(氣血)의 흐름을 방해하므로 이상 증상이 나타나는 것은 신체 음양의 조화가 무너진 것입니다. 이런 경우에는 치료를 어떻게 해야 합니까?"

기백이 대답했다.

"우선 질병의 상태가 실(實)한 경우라면 환자에게 숨을 들이쉬게 한 다음에 침을 꽂습니다. 그러면 침을 따라서 기(氣)가 환자의 몸속으로 빨려 들어가고, 동시에 질병은 이미 열려진 문을 통해서 몸 밖으로 흩어집니다. 침을 뺄 때는 환자로 하여금 숨을 내쉬게 하고서 기(氣)와 침이 동시에 빠지게 합니다. 이때 인체의 정기(精氣)가 상하지 않도록 조심하면 질병은 몸 밖으로 배출됩니다. 질병이 빠져나가지 못하게 침구멍을 막는 일이 있어서는 안 되며 질병의 사기(邪氣)가 빠져나갈 수 있도록 침으로 이리저리 움직여 주어서 침구멍을 크게 넓혀주어야 합니다. 이렇게 하는 것을 질병의 기운을 덜어낸다는 뜻으로 대사(大瀉)라고 합니다. 침을 뺄 때 질병의 기운이 흩어지고 난 다음에 뽑되 왼쪽 엄지손가락으로 침구멍을 지그시 눌러 주어야 사기(邪氣)가 들어가지 않습니다."

"기운을 보충해주려면 어떻게 해야 합니까?"

"몸이 허할 때는 절대로 침을 곧바로 놓아서는 안 됩니다. 우선 정신을 집중시켜 침자리를 찾고, 환자에게 호흡을 가다듬어 날숨을 쉬게 한 다음에 침을 꽂습니다. 절대로 침을 비틀거나 돌리지 말아야 합니다. 그렇게 하면 침을 통해서 몸속의 정기가 빠져나가기 때문입니다. 침을 꽂은 상태에서 기운이 생기는 것을 손끝으로 느끼면 환자에게 들숨을 들이쉬게 하면서 침을 뺍니다. 이때 빠져나간 나쁜 기운이 다시 침구멍을 통해 들어오지 못하도록 손가락으로 침구멍을 막아 주어야 합니다. 일단 침을 놓은 다음, 일정시간 동안 꽂아두어야 합니다. 그런 후, 좋은 기운이 살아나는 게 느껴지면 그때 빼야 합니다. 기운이 손끝에 느껴지려면 어느 정도 시간이 걸리기도 하고, 일단 느껴지면 그것이 다른 곳으로 흩어지지 않게 해야 하는데, 침의 기운을 느끼거나 잃지 않도록 하는 것이 중요합니다."

황제가 말했다.

"선생은 지금까지 오장과 관계된 허실의 열 가지 증상에 대해서 설명했으나, 열두 경락에 나타나는 허실에 대해서는 한마디도 언급하지 않았습니다. 내가 생각할 때는 열두 경락에도 분명히 허실의 문제가 있고, 보사법도 있을 듯합니다. 그렇다면 열 두 경락의 허실이 오장과 어떻게 연관되어 있습니까?"

기백이 대답했다.

"오장육부와 경락은 내적이고 외적인 면으로 밀접하게 연결되어 있습니다. 각각의 경락에 나타나는 허실의 문제와 양상(樣相)은 연결된 부위와 위치에 따라 각기 다른 모습으로 나타납니다. 예를 들어 어떤 경락에 질병이 들어가면 피를 잘 조절하고, 질병이 피에 들어오면 낙맥을 조절하고, 질병이 기에 들어가면 위기(衛氣)를 조절하고, 질병이 살에 들어가면 살을 관리합니다. 질병이 근육에 들어가면 근육을 조절하고, 뼈에 들어가면 뼈를 조절해야 합니다. 습기, 바람 등의 원인으로 비증(痺症) 혹은 다른 질병이 근육에 들어갔다면 침을 꽂고 불로 열을 가하여 그 열이 침을 타고 근육으로 전달시키는 번침(燔針)을 씁니다. 질병이 뼈 속에 들어갔다면 침을 꽂기 전에 빨갛게 달군 다음에 꽂는 쉬침(焠針-불로 지진다는 뜻)을 사용하거나 침을 꽂을 부위를 약초로 뜨겁게 하여 문질러 주는 약위(藥熨)를 사용합니다. 하지만 질병이 들어가서 온몸이 뻣뻣해지고 움직이지 못하면 음교맥(陰蹻脈)과 양교맥(陽蹻脈)에 침을 꽂아야 합니다. 몸에 병이 들었어도 3부9후맥이 병든 맥이 아니면 무자법(繆刺法)을 씁니다. 통증이 오른쪽에 있으면 침을 왼쪽에 놓고, 왼쪽에 있으면 오른쪽에 놓되, 낙맥에 얕게 놓아서 치료합니다. 하지만 통증이 왼쪽에 있으면서 오른쪽에 병든 맥이 나타나면 거자법(巨刺法)을 사용하여 병든 쪽의 반대되는 경락에 침을 놓되, 신속히 놓아야 합니다. 모든 경우에도 그렇지만, 침을 놓기 전에는 반드시 3부9후맥의 위치를 잘 살펴야만 침술을 정확하게 사용할 수 있고 병을 확실하게 치료할 수 있습니다."

주석 註釋 62 경락의 순환 _____

62-1) 16경락: 12경락 외에, 임맥(任脈), 독맥(督脈), 대맥(帶脈), 충맥(衝脈)을 더한 것이다.

62-2) 수혈(兪穴): 인체의 각 경락에 있는 정(井), 형(滎), 수(腧), 경(經), 합(合)의 오수혈(五兪穴)을 말한다.

63

낙맥(絡脈)의 병과 침술

원문의 제목은 〈무자법繆刺法〉이다. '무자법'이란 침을 엇갈려 놓는다는 뜻으로, 오른쪽이 아프면 왼쪽에 침을 놓고, 왼쪽이 아프면 오른쪽에 놓는 침법이다. 거자법(巨刺法)은 병이 생기는 반대쪽에 병든 맥이 나타나면 그 병든 맥의 해당 경락에 침을 놓는 법이다. 이에 반해 '무자법'은 단지 통증이 생기는 부위의 반대 방향에 있는 낙맥에 침을 놓는 법이다. 여기서는 이 같은 무자법과 거자법의 차이에 대해서 설명하고 있다.

황제가 말했다.

"나는 일찍이 낙맥에 놓는 무자법(繆刺法)에 대해서 들은 적이 있습니다. 이 침법은 무엇이고, 어떻게 사용합니까?"

기백이 대답했다.

"질병은 맨 처음 피부에 침투합니다. 오래 머물러도 없어지지 않으면 손락맥으로 들어갑니다. 거기서도 질병이 낫지 않으면 다음으로 낙맥으로 들어가고 낙맥에서 낫지 않으면 경락으로 들어갑니다. 그리하여 오장으로 들어간 후 위장과 다른 내장에 침투합니다. 이 단계에 이르면 모든 기관이 손상을 입지만, 그 중에서도 오장이 가장 크게 손상을 입습니다. 이것이 피부에서 오장까지 질병이 침투하는 경로이므로 경락에 침을 놓아 치료해야 합니다. 질병이 손락맥에 머물러 있으면 난치병에 걸립니다. 낙맥에 침투하면 병은 오른쪽으로 흐르나 증상은 왼쪽에서 나타나고, 왼쪽으로 흐르면 증상은 오른쪽에서 나타납니다. 이런 증상은 낙맥을 따라서 팔과 다리까지 연결되어 나타납니다. 이 질병은 경락으로 들어가지 못한 상태이지만, 그래도 낙맥에 머물지 않고 어디론가 뻗어나가려고 계속 요동(搖動)을 칩니다. 그 결과로 질병이 오른쪽에 있으면 증상은 왼쪽에 나타나고 왼쪽에 있으면 증상은 오른쪽으로 나타나는 것입니다. 이때 질병이 침투한 부위의 반대쪽에 침을 놓습니다. 이것을 무자법(繆刺法)이라 하며, 병이 생긴 부위의 반대쪽에 있는 낙맥에 야트막하게 침을 놓는 방법을 말합니다."

황제가 말했다.

"무자법을 어떻게 사용하는지를 알고 싶습니다. 또한 거자법(巨刺法)과는 어떻게 구별됩니까?"

기백이 대답했다.

"질병이 경락에 침입하여 왼쪽에 그 기운이 강하면 오른쪽이 손상을 입어서 오른쪽에 병이 생깁니다. 질병이 오른쪽에 침입하면 왼쪽 경락에 손상을 입습니다. 이럴 때는 경락을 제대로 찾아 침을 놓아야 합니다. 왜냐하면 이러한 증상은 낙맥만을 치료해서는 별 소용이 없기 때문이며, 낙맥이 병들어서 생기는 증상과 경락이 병들어서 나타나는 증상이 서로 다르기 때문입니다. 그래서 거자법을 사용해야 합니다."

황제가 물었다.

"무자법이란 무엇이고, 어떻게 침을 놓습니까?"

기백이 대답했다.

"예를 들어 질병이 족소음경락에 침입했다면 환자는 심장이 아프고, 아랫배가 단단하게 불러지며 가슴이 답답하면서 우울증이 생깁니다. 그곳에 적취(積聚)가 없다면 신장경락의 연곡(然谷)에 침을 놓아 피를 냅니다. 그렇게 하면 30분 이내에 질병이 사라지고 몸이 좋아집니다. 하지만 그렇게 해도 병이 낫지 않으면서 오른쪽에 병이 있으면 왼쪽에 놓고, 왼쪽에 병이 있으면 오른쪽에 놓으십시오. 그러면 약 5일이 지나지 않아 낫게 될 것입니다."

기백의 자세한 설명으로 이어진다.

질병이 수소양삼초경락의 낙맥에 침입했다면 목이 아프고 혀가 뻣뻣하게 굳어서 오그라들고, 입이 자주 마르며 불안·초조함을 느낀다. 또한 팔 바깥쪽에 통증이 생겨서 두 팔을 머리 위로 올리지 못한다. 이럴 때는 넷째손가락의 손톱 아래에 약 부추잎 하나의 거리만큼 있는 관충(關衝)에 침을 놓는다.

환자가 본래 건강한 사람이라면 금방 치료가 되겠지만, 나이가 많고 허약하면 시간이 오래 걸린다. 이때 무자법을 사용하되 병이 발생한 부위의 반대쪽에 침을 놓아서 정확하게 꽂기만 한다면 병은 며칠 이내에 치료가 된다.

질병이 족궐음간경의 낙맥으로 들어오면 갑작스러운 탈장(脫腸)으로 심한 고통을 느낀다. 이때 엄지발가락 안쪽에 있는 대돈(大敦)에 침을 놓는데, 남자의 경우는 금방 병이 낫지만, 여자들은 시간이 좀 오래 걸린다. 이럴 때 무자법을 사용한다.

질병이 족태양방광경의 낙맥에 들어오면 어깨와 목이 몹시 아프다. 이때 새끼발가락 발톱 밑의 지음(至陰)에 침을 놓으면 된다. 이렇게 해도 낫지 않으면 지음 바로 앞의 경문(京門)에 세 번 침을 놓되, 무자법을 사용한다. 그렇게 하여 삼십분 정도 되면 치료가 된다.

질병이 수양명대장경의 낙맥으로 들어오면 가슴이 그득하고, 숨이 차고 갈빗대 부근이 뻐근하며 가슴에 열이 치밀어 오른다. 이때 둘째손가락 손톱 아래 부추잎 하나 정도 떨어진 상양(商陽)에 침을 놓는다. 무자법을 사용하면 삼십분 정도면 몸이 좋아진다.

질병이 수궐음심포경의 낙맥으로 들어오면 손목이 아파서 구부릴 수 없고, 손바닥에 열이 나며 팔이 결리고 저리다. 이때 팔의 한가운데 있는 부위에 침을 놓되, 엄지손가락으로 눌러서 통증이 있는 부분을 찾아내서 그곳에 침을 놓는다. 침을 놓을 때는 달이 차고 이지러지는 주기를 계산하여 침놓는 횟수를 정한다. 초승달에서 보름달이 되는 처음 보름 동안은 첫날은 한 번, 둘째 날은 두 번, 셋째 날은 세 번 하는 식으로 차츰 횟수를 늘리다가 달이 차는 15일에는 15번을 놓는다. 그러다가 달이 이지러지기 시작하는 16일째는 14번, 17일째는 13번 하는 식으로 보름이 지나면 매일 1회씩 횟수를 줄여 나가면서 침을 놓는다.

질병이 양교맥으로 들어오면 눈이 빠지게 아픈 증상이 있다. 이때 복사뼈 바깥쪽의 아랫부분에 있는 양교맥의 침자리인 신맥(申脈)에 무자법을 사용하여 두 번 침을 놓는다. 꽂은 후에 약 45분 정도 두면 몸이 금방 좋아진다.

사람이 높은 곳에서 떨어져서 통증으로 고생하다가 피가 고여서 어혈(瘀血)이 생기면 아랫배가 팽만하여 단단해지고 몸이 부으며 똥오줌을 제대로 누지 못한다. 그럴 때 즉시 약초를 달여 먹어서 어혈을 풀면 제대로 배설할 수 있다. 몸 위쪽에 부상을 입었으면 족궐음경락을 다쳤을 것이며, 몸 아래쪽이 부상을 입었다면 족소음경락의 낙맥을 다쳤을 것이다. 그런 경우 신장경락의 연곡(然谷) 바로 앞에 있는 모세혈관을 침으로 찔러서 피를 내거나 위경의 충양(衝陽)에 침을 놓는다. 그래도 낫지 않으면 간경의 대돈(大敦)에 침을 좌우로 놓고서 피를 낸다. 환자가 걱정을 하면서 무서워하고 몹시 침울해하면 이런 식으로 하면 좋아진다.

질병이 수양명대장경의 낙맥에 들어오면 귀가 먹거나 가는귀가 먹는다. 이때 대장경의 둘째손가락의 손톱에서 부추잎 하나 정도의 상양(商陽)에 침을 놓으면 소리가 잘 들린다. 이렇게 해도 소리가 들리지 않으면 심포경의 중충(中衝)에 침을 놓으면 된다. 아예 귀가 먹어서 낙맥의 기가 모두 고갈된 상태라면 침을 놓아서는 안 된다. 환자의 귀에 바람이 부는 듯한 소리가 들리면 무자법을 사용한다.

비증(痺症)에 걸린 사람이 통증이 한곳에 머물지 않고 여기저기서 나타나면 해당 부위에 침을 놓는다. 이때 침놓는 요령은 앞에서 이미 언급한 대로 달이 차고 이지러지는 주기를 계산하여 놓는 것이다. 이때는 질병의 강약 정도와 환자의 건강상태, 그리고 일수(日數)를 잘 고려하여 침 횟수를 감안한다. 침놓는 횟수가 지나치게 많으면 몸 안의 기가 죄다 빠져나가서 상태가 더욱 나빠질 것이며, 너무 적으면 환자에게 필요한 기운이 회복되지 않기 때문이다. 이런 경우에 무자법을 사용하여 첫날부터 보름까지는 침놓는 횟수를 늘리고, 보름이 지나고 달이 이지러질 때까지는 횟수를 줄여나간다.

질병이 족양명위경의 낙맥으로 들어오면 재채기를 잘하고 코가 막혀서 코피를 잘 흘리고, 윗니가 몹시 시린 증상이 생긴다. 그런 경우 둘째발가락의 발톱 아래에 있는 위경의 여태(厲兌)에 침을 놓되, 무자법을 사용한다.

질병이 족소양담경의 낙맥을 침입하면 숨쉬기가 힘들고, 연신 땀을 흘리면서 기침을 심하게 하고, 가슴에 통증이 생긴다. 이때 넷째발가락 발톱 아래에 있는 규음(竅陰)에 침을 놓는다. 효과가 나타나면 숨쉬기도 편해지고 땀나는 것도 멎지만, 기침이 계속 나면 환자에게 따뜻한 옷을 입히고 따뜻한 음식을 먹여서 몸을 따뜻한 상태로 유지하라고 조언을 해주어야 한다. 그렇게 하면 하루 이내에 몸이 좋아진다. 무자법(繆刺法)을 사용해도 잘 낫지 않으면 같은 과정을 몇 번 반복하여 침을 놓으면 낫는다.

질병이 족소음신경의 낙맥으로 들어오면 목이 몹시 아파서 음식물을 삼키기가 힘들고, 아무런 이유가 없이 화를 잘 내며 기가 역상하여 위로 빠져나간다. 그런 경우, 발바닥 한가운데에 있는 용천(湧泉)에 세 번씩 침을 놓으면 금방 좋아진다. 잘 낫지 않으면 무자법을 사용하되 세 번씩 침을 놓는다. 목이 몹시 부어서 음식물을 삼키지도 못하고 침을 삼키거나 뱉지도 못하면 연곡(然谷)을 침으로 찔러서 피를 낸다.

족태음비경의 낙맥에 질병이 들어가면 허리와 아랫배가 몹시 아프면서 통증이 가슴 쪽으로 올라간다. 그러면 환자는 똑바로 앉지도 못하고 숨쉬기도 힘들어 진다. 따라서 침을 천골(薦骨)과 요안(腰眼)에 놓고, 수혈(兪穴)에도 놓는다. 침놓는 횟수는 이미 언급한 대로 달이 차고 이지러지는 날수에 맞추어 조절하면 된다. 그러면 병이 즉시 치료된다.

질병이 족태양방광경의 낙맥에 들어오면 등이 갑자기 땅기면서 경련이 일어나고, 통증이 허리에서 가슴으로 이어진다. 통증이 뒷목에서 시작하여 척추 양쪽 아래로 내려가면 아픈 곳에 세 번씩 침을 놓으면 된다.

질병이 족소양담경의 낙맥에 침입하면 엉덩이 부근의 환도뼈가 아파서 대퇴부를 구부렸다 폈다 하지 못한다. 따라서 길면서 기느다란 호침(毫鍼)으로 환도(環跳)에 침을 놓는다. 그곳에 냉기가 들어 있으면 오랫동안 꽂아 두는데, 침놓는 횟수는 달의 차고 기울어짐에 맞추어 조절하면 된다. 그러면 몸이 즉시 좋아진다.

경락상의 질병을 치료할 경우, 경락을 침입하지 않고 낙맥에 침입했을 때에는 반드시 무자법을 실시해야 한다. 무자법으로 효과가 없으면 질병은 이미 낙맥을 지나본 경락으로 들어간 것이다. 예를 들어서 귀가 먹은 사람에게 수양명경락의 상양(商陽)에 침을 놓았음에도 효능이 없으면 귀 앞쪽에 있는 소장경락의 청궁(聽宮)에 침을 놓아야 한다. 충치가 생겼을 때는 대장경락의 상양에 침을 놓되, 효험이 없으면 치아와 연결되는 경락의 낙맥에 침을 놓아야 한다.

질병이 몸에 깊이 들어가서 오장이 있는 곳에 침입하면 오장의 경락을 통해 통증이 간헐적으로 전달된다. 의사는 환자의 손발에 뻗어있는 신경과 경락을 사용하여 낙맥에 침을 놓되 무자법을 사용한다. 어혈이 뭉친 낙맥에는 침을 찔러 피를 내면서 이틀 걸러 한 번씩 놓는다. 처음 침을 놓아서 고쳐지지 않으면 대여섯 번 놓으면 고쳐진다.

수양명대장경이 병들면 질병이 치아로 올라가서 치통(齒痛)을 유발하므로 치아와 입술이 시리고 아프면 손등의 낙맥에 피가 울체되어 있는지를 잘 살펴야 한다.

어혈(瘀血)이 있으면 피를 내고 무자법을 사용하되 위경의 둘째발가락 발톱 아래의 여태(厲兌)와 둘째손가락 손톱 아래에 있는 상양혈에 놓으면 앞에 나타난 증상이 쉽게 낫는다.

질병이 심장의 낙맥, 신장의 낙맥, 폐의 낙맥, 비장의 낙맥 그리고 위장의 낙맥으로 모두 들어가면 이것은 전부 귀에서 만난다. 특히 왼쪽 귀 위쪽의 이마에 낙맥으로 들어온 질병이 모이면 이들 다섯 개의 낙맥의 기가 모두 고갈된 상태가 된다.

이들은 온몸에 나쁜 영향을 끼쳐서 그 결과로 환자는 전신무력증이 생기고 인사불성으로 의식은 있을지라도 죽은 사람처럼 된다. 이러한 증상을 시궐(尸厥)이라 한다.

이 병을 침으로 치료하려면 비장경락의 은백(隱白), 신장경락의 용천(湧泉)에 침을 놓고, 위장경락의 여태(厲兌)에 놓고 그 다음에 엄지손가락의 손톱에서 부추잎 하나 정도 되는 폐경의 소상(小商), 가운데손가락 손톱 밑에 있는 심포경의 중충(中衝), 심경의 신문(神門)에 침을 놓되, 무자법을 사용하면 낫는다. 이렇게 해도 효과가 없으면 가느다란 대나무의 속을 비워서 환자의 양쪽 귀에 '후'하고 불어 준다.

환자의 왼쪽 이마에 있는 머리카락을 한줌을 뽑아 태우고 이것을 가루로 낸 다음에 쌀로 만든 술과 섞는다. 그런 다음에 환자에게 먹이는데, 환자가 잘 안 먹으려고 하거나 의식을 잃어서 마시지 못할 경우, 술을 떠 넣어 억지로 마시게 해야 한다. 그러면 환자의 상태는 좋아진다.

일반적으로 침술을 구사할 경우, 의사가 환자에게 질병이 침투한 부위를 알려면 해당 경락을 따라 일일이 만져보아 잘 살펴야 한다. 그런 다음에 질병의 기운이 넘치거나 부족한 부분을 알아내어 그곳을 치료해야 한다.

경락을 타고 흐르는 피가 제대로 순환되지 않는다면 기능이 정지된 경락에 침을 놓되 거자법을 쓴다. 통증이 있거나 병든 부위가 경락이 아니라면 낙맥을 치료하는 침을 놓되 무자법을 사용한다. 피가 순환되지 않아 어혈(瘀血)이 생긴 부위를 집중적으로 침으로 찔러서 피를 내면 질병은 이내 사라진다. 따라서 이러한 증상도 무자법을 사용하되 낙맥에 찔러 치료한다.

64

계절과 침술

원문의 제목은 〈사시자역종론四時刺逆從論〉이다. 다시 말하면 계절의 순환에 따라 몸에 나타나는 질병의 종류도 달라서 침을 놓는 부위도 다르게 놓아야 한다고 설명하고 있다. 뿐만 아니라 침을 제대로 놓지 않았을 때의 역기능에 대해서도 알려준다.

황제의 설명으로 시작한다.

궐음경락의 기가 지나치게 많으면 음비(陰痺)[1]가 생겨서 경락에 음기가 극단적으로 정체하고 부족하면 열비(熱痺)[2]가 생긴다. 맥이 미끌미끌하면 호산풍(狐疝風)[3]이 생기고, 꺼끌꺼끌하면 아랫배에 기가 울체된다.

소음경락에 기가 넘치면 환자는 피비(皮痺)[4]와 은진(隱疹)[5]이 생기고, 기가 모자라면 피부에 생긴 증상이 폐로 들어가 폐비(肺痺)가 된다. 맥이 미끌미끌한 것은 바깥바람이 폐로 들어가 폐풍산(肺風疝)이 생긴 것이고, 꺼끌꺼끌한 것은 몸에 적취가 있으면서 순환되지 않은 피가 울체되어 오줌에 피가 섞여 나오는 증상이다.

태음경락에 기가 넘치면 육비(肉痺)[6]와 중초가 냉해진다. 태음경락의 기가 모자라면 비장에 비증(痺症)이 생긴다. 맥이 미끌미끌한 것은 비장에 바람이 들어가서 비풍산(脾風疝)이 된 것이고, 꺼끌꺼끌한 것은 가슴 아래에 적취(積聚)가 생겨 아랫배가 팽만(膨滿)한 상태임을 알려준다.

양명경락에 기가 넘치면 맥비(脈痺)가 생겨 몸에 열이 나며, 부족하면 심비(心痺)가 생긴다. 맥이 미끌미끌하면 심장에 바람이 들어간 심풍산(心風疝)을 앓는 것이고, 꺼끌꺼끌하면 몸에 적취(積聚)가 생기면서 쓸데없는 걱정을 하고 쉽게 잘 놀라기도 한다.

태양경락에 기가 넘치면 골비(骨痺)로 인해 몸이 무거워지고, 부족하면 신장비(腎臟痺)를 앓는다. 맥이 미끌미끌하면 신장에 바람이 들어간 신풍산(腎風疝)이 된 것이고, 맥이 꺼끌꺼끌하면 몸에 적취(積聚)가 있으면서 머리가 돌아서 전질(癲疾－미친병)이 된다.

소양경락에 기가 넘치면 근비(筋痺)가 생기고 가슴이 답답하고 모자라면 간비(肝痺)가 생긴다. 맥이 미끌미끌하면 간에 바람이 들어가 간풍산(肝風疝)이 된 것이고, 꺼끌꺼끌하면 몸에 적취가 있으면서 근육경련이 일어나고 눈에 통증이 생겼음을 알려준다.

이들 질병이 발생한 경락의 기운은 사계절의 기운과 상응하므로 계절의 영향을 많이 받고 있음을 알 수 있다.

즉, 봄에는 바람을 지닌 목기(木氣)가 경락을 흐르고, 여름에는 뜨거운 열이 있는 화기(火氣)가 손락맥을 흐르며, 한여름에는 습기를 지닌 토기(土氣)가 살 속을 순환하고, 가을에는 건조한 금기(金氣)가 피부 속을 순환하며 겨울에는 차가운 수기(水氣)가 뼈와 골수를 따라 흐른다.

설명을 마친 황제가 물었다.

"나는 몸속에서 이러한 현상들이 생기는 근본적인 원인을 알고 싶습니다."

이에 기백이 대답했다.

"봄에는 우주 속의 양기가 발생합니다."

기백의 상세한 설명으로 이어진다.

봄에는 지상의 음기가 차츰 사라지고 차가운 기운은 따뜻한 것으로 바뀌면서 얼음이 녹기 시작한다. 얼음이 녹으면 시냇물이 흘러서 강으로 들어가듯이 사람의 몸속에서도 경락이 흐르기 시작한다.

여름에는 경락 속에 기혈(氣血)이 넘치면 손락맥으로 흘러간다. 그렇게 되면 피부에 영양분이 공급되므로 피부가 단단해진다.

한여름에는 경락과 낙맥 속의 기혈이 넘쳐흐른다. 이것이 살로 흘러들어가 그것을 영양하여 튼튼하게 해준다.

가을에는 지구의 기운이 변하여 따뜻한 양기는 숨어들고 차가운 음기가 나타난다. 날씨가 추워지므로 땀구멍이 막히면서 살이 떨린다.

겨울은 자연의 기운이 속으로 숨어들어 저장하고 월동하는 계절이다. 인체의 기운도 겨울이 되면 깊은 곳으로 숨어들어 뼈의 골수로 들어간다. 그곳에서 기운은 오장으로 흘러간다.

질병의 기운도 역시 사계절 내내 그 흐름과 일치하게 움직인다. 하지만 인체가 건강할 때보다는 변화가 신속하고 활동적이어서 흐름을 예측할 수가 없다. 따라서 질병이 인체에 침입하여 병이 생겨 치료할 때 의사는 반드시 사계절의 변화에 맞는 치료법을 구사해야 한다. 그렇게 하면 질병을 확실하게 추방할 수 있다.

황제가 물었다.

"의사가 앞에서 언급한 원칙을 지키지 않는다면 인체 내에 있는 기혈의 흐름이 역상하는 결과가 생기는데, 그 원인은 무엇입니까?"

기백이 대답했다.

"봄에는 기운이 경락에 머무릅니다."

봄에 질병이 생겼을 때 경락을 치료하여 낫게 하지 않고 낙맥을 치료하면 기혈이 밖으로 흩어져서 몸에 기가 부족하므로 숨쉬기가 힘들어진다.

봄에 살에만 침을 놓으면 기혈의 흐름이 막혀서 기침과 천식(喘息)을 유발한다. 봄에 근육과 뼈에 침을 놓으면 기혈이 몸속에서만 머물러 있으므로 아랫배가 불룩 나와서 고창증(鼓脹症)이 된다.

여름에 기운이 낙맥으로 흘러간다. 의사가 병을 고친답시고 침을 경락에 놓으면 기운이 고갈되어 환자는 힘이 없어 몸이 늘어지고 무기력증에 시달린다.

여름에 살에 침을 놓으면 기혈이 고갈되어 환자는 잘 놀라며 무서움을 탄다. 여름에 근육과 뼈에 침을 놓으면 기혈이 역상하여 화를 쉽게 낸다.

가을에는 신체의 기운이 피부에 머물러 있다. 의사가 환자를 고친다고 경락에 침을 놓으면 기혈이 역상하여 환자는 건망증이 생겨 기억력이 없어진다.

가을에 낙맥에 침을 놓으면 기운이 몸의 겉면을 순환하지 못하여 환자는 눕기를 좋아하면서 게을러진다. 가을에 뼈와 근육에 침을 놓으면 기혈의 흐름에 혼란이 생겨 몸을 떨면서 오한이 난다.

겨울에는 기혈이 몸 속 깊이 들어가 뼈와 골수에 머문다. 의사가 환자의 경락에 침을 놓으면 기혈이 한꺼번에 몸에서 빠져나가므로 눈앞이 캄캄해서 잘 안 보인다.

겨울에 낙맥에 침을 놓으면 기운이 몸 밖으로 빠져나가고 그 사이에 나쁜 기운이 오장에 들어와 대비(大痺)가 생긴다. 겨울에 살이 있는 부위에 침을 놓으면 양기(陽氣)가 모두 고갈되므로 환자는 기억상실증에 걸린다.

"저는 지금까지 계절의 순환에 알맞은 치료법과 맞지 않게 치료하면 생기는 부작용과 그 증상에 대해서 폐하께 말씀을 드렸습니다. 잘못된 치료법을 사용하면 문제가 금방 발생합니다. 의사가 환자를 치료하는 원칙을 알지 못하고 병의 원인을 치료하는 방법도 모르면서 환자를 치료하면 심각한 결과가 생깁니다. 의사가 환자를 진단할 때는 삼부구후맥(三部九候脈)을 정확하게 짚고 난 다음에 병이 발생한 부위를 알아내야 합니다. 그런 다음에 몸의 정기(正氣)에 혼란이 생기지 않고, 계절의 변화에 따라 올바르고 효과적으로 치료할 수 있는 방법을 강구해야 합니다."

기백의 말을 듣고 난 황제는 말했다.

"선생의 말씀을 잘 알아듣겠습니다."

기백이 덧붙인 설명이다.

의사가 침을 놓다가 실수로 심장에 꽂으면 환자는 하루 만에 죽는다. 그럴 때의 증상은 트림을 하는 것이다.

의사가 실수로 침으로 간을 찌르면 환자는 닷새 만에 죽으며, 그럴 때의 증상은 말을 많이 하는 것이다.

의사가 실수로 폐를 찌르면 환자는 사흘 만에 죽고, 그때의 증상은 기침을 많이 하는 것이다.

의사가 실수로 신장에 침을 찌르면 환자는 엿새 만에 죽으며, 그때의 증상은 재채기와 하품을 하는 것이다.

의사가 실수로 비장을 침으로 찌르면 환자는 열흘 만에 죽으며, 그때의 증상은 무엇인가를 계속 먹어대는 것이다.

의사가 실수로 오장에 침을 놓으면, 환자는 반드시 죽는다. 그러므로 침을 놓고 나서 치료의 결과를 잘 살펴보면 환자의 사망 시기를 예측할 수가 있다.

주석 註釋 64 계절과 침술 _____

64-1) 음비(陰痺): 궐음경락 속에 양기가 적어지고 음기가 지나치게 많아지면, 이것이 음경락 속에서 서로 엉겨 붙어 정체되므로 그로 인해 질병이 되는 증상이다.

64-2) 열비(熱痺): 궐음경락에 음기가 적어지고 양기가 지나치게 많아지면 생기는 증상. 주로 관절이 잘 붓고, 몸에 열이 나면서 바람을 싫어하고, 갈증이 나면서 가슴이 팽만해지는 증상이다.

64-3) 호산풍(狐疝風): 산증(疝症)의 하나이며, 남녀의 생식기에 생기는 질병으로 남자의 경우 한쪽 불알이 부었다가 작아졌다가 하면서 통증이 생긴다. 시도 때도 없이 통증이 있다가 없다가 하는 것이 마치 여우가 굴을 들락날락하는 것 같다 하여 호산풍이라 부른다.

64-4) 피비(皮痺): 피부가 결리고 아픈 증상이다.

64-5) 은진(隱疹): 피부에 뾰루지나 두드러기가 생기는 증상이다.

64-6) 육비(肉痺): 살이 저리고 아프며 팔다리에 힘이 없어서 움직이기 싫어하는 증상으로 기비(肌痺)라고도 한다.

65

표본(標本)과 질병
원문의 제목은 〈표본병전론標本病傳論〉이다.

황제가 말했다.

"질병은 표(標)[1]와 본(本)[2]으로 구분되는데, 이러한 질병을 치료할 때 표본의 원리에 맞게 치료하는 방법(종치법從治法)과 그 반대로 치료하는 방법(역치법逆治法)이 있습니다. 이들 치료법의 차이와 원리는 무엇입니까?"

기백이 대답했다.

"침으로 병을 치료할 때는 그것이 음의 병인지 양의 병인지를 잘 살펴야 합니다. 두 번째로는 처음 나타난 병이 무엇이며, 그 다음에 나타나는 병은 무엇인지를 판단한 다음에 침을 놓아야 합니다. 그렇게 함으로써 의사는 환자를 종치법이나 역치법으로 치료할 수 있습니다."

이어서 기백의 자세한 설명이다.

병을 치료할 때는 그것이 표(標)의 병인지 본(本)의 병인지를 잘 판단해야 한다.

표의 병이라면 표에서 치료하고 본의 병이라면 본에서 치료하되, 표의 병이라도 질병의 심각성 여부에 따라 그것을 본에서 치료할 수도 있고, 본의 병이라도 표에서 치료할 수 있다고 한다. 때로는 의사는 질병의 증상과 그 원인을 무시해서 역치법을 사용할 수 있고, 질병의 증상과 원인을 치료하는 종치법을 사용할 수도 있다.

이렇게 역치법과 종치법을 바꾸어 가면서 치료하면 좋은 효과를 얻게 된다. 표본의 원리와 종치법, 역치법의 효과를 올바로 이해하면 많은 병을 치료할 수 있으나,

그렇게 하지 못하면 어떻게 치료할지를 모르므로 이것을 두고 망행(妄行)이라 한다.

정상적이거나 비정상적인 질병의 상태와 표본을 결정시켜주는 음양의 문제는 사소해 보일지도 모른다. 그러나 정확하게 진단하고 치료하는 가치란 무엇과도 비교가 안 된다. 왜냐하면 올바른 진단과 치료는 질병의 정도를 분별하는 기준이 되기 때문이다.

의사는 음양(陰陽), 역종(逆從), 표본(標本)을 통해서 질병이 진행되는 과정과 정도를 유추해낼 수가 있다. 표본의 이치는 간단하지만 임상에서 깨닫기란 여간 어렵지 않다.

환자가 병을 앓았기 때문에 기혈의 흐름이 방해를 받아 그 조화가 깨지면 병의 원인인 본(本)을 치료해야 한다. 기혈의 조화가 깨져서 병이 생기면 그때는 기혈의 조화를 깨뜨린 본을 치료해야 한다.

냉기가 인체에 들어와서 질병을 유발하면 냉기의 원인인 본을 치료하고 환자의 몸속에 질병이 생겨서 그것이 몸에 냉기를 유발하면 질병의 원인인 본을 치료한다. 이러한 치료법이 비록 단순해 보이기는 하지만, 실제 임상(臨床)에서는 어느 것이 먼저 생기는지 아무도 알 도리가 없다.

환자가 열이 생겨서 고생하다가 이 열이 다른 질병으로 변하면 열병의 본을 치료한다. 처음에 생긴 열병이 중초에 머무르면 중초가 답답하고 팽만해진다. 그럴 때는 중초에 생긴 표를 다스려 치료해야 한다. 그 이유는 중초와 관계있는 위장에 이상이 생겨 음식을 못 먹고 약도 먹지 못하여 위장의 병을 다스리지 못하면 다른 치료법이 소용이 없고, 음식이나 약을 먹어도 다른 장부를 영양하지 못하기 때문이다.

환자가 어떤 병을 앓다가 나중에 설사를 하면 그 원인인 본을 치료하고, 그 다음에 나타난 증상인 표를 치료한다. 환자가 처음에는 설사를 하다가 나중에 다른 병이 생기면 설사의 원인인 본을 치료하고서 나중의 병을 치료해야 한다. 환자가 병을 앓다가 그것이 중초에 머물러서 배가 그득하게 부르면서 장애를 일으키면 중초의 병인 표를 즉시 치료해야 한다.

어떤 원인으로 인해서 중초에 장애가 일어나 그곳이 막히고 그득해지다가 나중에 가슴이 답답하면서 불안하고 초조한 증상이 나타나면 즉시 중초의 장애인 본을 치료해야 한다.

일반적으로 말해서 내장(內臟) 또는 비뇨기(泌尿器)계통에 질병이 생기면, 그 원인이 본이든 병의 증상으로 겉에 나타난 표이든 따지지 말고 시급히 치료부터 해야 한다.

어떤 경우, 환자가 새로운 질병에 감염이 되어 그 기운이 넘치면 병으로 겉에 나타난다. 또한 환자에게 정기(正氣)가 부족해서 병이 겉에 나타나기도 한다. 처음의 경우를 표라 하고, 나중의 경우를 본이라고 부른다.

몸에 질병의 기운이 넘치면 그 증상도 넘치는 법이다. 이런 경우 실(實)한 것은 본(本)이라 하고, 겉에 드러난 증상을 표(標)라 한다. 본을 먼저 다스리고 그 다음에 표를 치료하는데, 이것을 '본이표지(本而標之)'라 한다.

의사가 환자를 치료할 때 환자의 상태가 어느 정도인지 정확하게 관찰해야 한다. 그런 다음에 표에 의한 병인지, 본에 의한 병인지를 잘 살핀 후에 어느 것을 먼저 치료할 것인지를 생각해야 한다. 그렇게 하면 병은 쉽사리 치료된다.

가벼운 질병이면 표와 본을 동시에 치료하고, 심각하면 표를 먼저 할 것인지 아니면 본을 먼저 할 것인지를 생각하여 그 중에서 한 가지를 사용한다. 환자가 대변이나 소변을 보지 못하면 항상 본을 먼저 치료해야 한다.

질병이 진행되다가 심장에 병이 생기면 통증이 있다. 하루가 지나면 이 증상이 폐로 옮겨가서는 기침이 나온다. 사흘이 지나면 간으로 옮겨가서 옆구리가 땅기고 아프다. 닷새 후에는 비장으로 옮겨가 변비(便秘)와 변폐색(便閉塞)으로 대변이 전혀 나오지 않고, 온몸이 나른하고 아프면서 무거워진다. 이런 증상이 생기고 나서 사흘이 지나도록 회복되지 않으면 환자는 죽는다. 겨울에는 환자가 한밤중에 죽고, 여름에는 한낮에 죽는다.

폐에 병이 들면 숨이 많이 차고 가래가 끓으면서 천식(喘息)이 생긴다. 사흘이 지나면 간으로 가서 갈빗대 아래의 옆구리가 몹시 땅겨서 통증이 생긴다. 하루가 지나면 비장으로 옮겨가서 살이 아프고 시려서 전신에 통증이 있다. 닷새가 지나면 비장에서 위장으로 옮겨가서 배가 불룩하게 나오고 팽창(膨脹)하는 고창증(鼓脹症)이 된다. 이 병이 고쳐지지 않은 상태로 열흘이 지나면 환자는 죽는다. 환자는 겨울에는 저녁에 해가 질 무렵에 죽고, 여름에는 동이 틀 무렵에 죽는다.

간에 병이 생기면 환자는 머리가 어지럽고 현기증이 나서 눈알이 핑핑 돌며, 갈빗대 아래에 그득한 느낌이 든다. 사흘이 지나도록 치료되지 않으면 비장으로 병이 옮겨간다. 그러면 온몸이 쑤시고 아픈 증상이 생기며, 닷새 후에는 비장과 표리(表裏)관계에 있는 위장으로 가면 복부팽창(腹部膨脹)이 생긴다. 사흘 후에 신장으로 옮겨가면 허리에 통증이 생기고 아랫배가 땅기고 아프며 몸과 종아리가 붓고, 다리에 힘이 없어진다. 그런 다음에 사흘이 지나면 환자는 죽는다. 환자는 겨울에는 해가 진 후에 바로 죽고, 여름에는 아침식사를 할 무렵에 죽는다.

비장에 병이 생기면 환자는 살에 통증이 생기므로 전신이 아프고 온몸이 무거워서 움직이기 힘들다. 하루가 지나면 이 위장으로 옮겨가서 헛배가 부르고 그득하며 복부가 팽창한다. 이틀 후에 토극수하여 질병이 신장으로 옮겨가면 허리에 통증이 오고 아랫배가 뻐근하게 밑이 빠지는 듯 아프며 다리가 붓고 통증이 있다. 사흘이 지나면 신장과 연결된 방광으로 옮겨간다. 그러면 척추의 양옆을 따라서 등이 땅기면서 아프고 경련이 생기면서 소변불통이 생긴다. 치료가 되지 않은 상태에서 그대로 열흘이 지나면 환자는 죽는다. 환자는 겨울에는 인정시(人定時)[3]에 죽고, 여름에는 저녁을 먹을 무렵에 죽는다.

신장에 병이 생기면 아랫배가 몹시 아프고 허리가 끊어질 듯한 통증이 있으며, 다리가 퉁퉁 붓고 힘이 없어서 잘 걷지도 못한다. 사흘이 지나면 방광으로 옮겨가서 척추를 따라서 등이 몹시 아프고 소변불통이 생긴다. 사흘이 더 지나면 토극수를 못하여 위장으로 가는데, 배가 부르고 그득한 증상이 나타난다. 사흘이 더 지나면 목극토를 못하게 되어 병이 간으로 간다. 그러면 옆구리가 몹시 땅기고 통증이 생긴다. 사흘이 더 지나면 환자는 죽게 되는데, 겨울에는 날이 밝을 무렵에 죽고, 여름에는 해질 녘에 죽는다.

위장에 병이 생기면 환자에게는 배가 몹시 아프고 팽창하는 증상이 나타난다. 닷새 후에는 토극수를 하여 신장으로 옮겨가서 아랫배가 뻐근하게 아프고 허리가 끊어질 듯한 통증이 있으며 다리가 붓는다. 사흘이 더 지나 방광으로 옮겨가면 척추가 땅기고 아프고 소변이 안 나온다. 닷새가 지나면 토극수를 못하고 역상하여 병이 비장으로 옮겨가므로 전신이 아프고 몸이 무거워진다. 엿새가 지나면 죽게 되는데, 환자가 겨울에 죽으면 자정이 지난 후에 죽고, 여름에는 오후에 죽는다.

방광에 병이 생기면 척추가 아프고 소변불통이 생긴다. 닷새가 지나면 신장으로 옮겨가고, 증상이 나타난 하루가 지나면 위장으로 옮겨간다. 그런 다음 하루가 지나면 비장으로 가는데, 비장에 병이 생긴 후에 이틀이 지나도록 치료되지 않으면 환자는 죽는다. 겨울에는 새벽 첫닭이 울 무렵에 죽고, 여름에는 오후에 죽는다.

지금까지 설명한 모든 내용들은 여러 가지 질병이 생기면 그것이 발전되어 다른 부위로 전염되는 과정에 관한 것이다. 모든 병은 각기 전염되는 과정과 순서가 있으며, 그런 후에 환자는 죽게 된다. 이때 환자가 죽는 시기에는 침을 놓아서는 안 된다. 질병이 다른 부위로 옮겨가는 과정이 설명한 내용과 다르거나 발전 순서가 설명처럼 되지 않는다면 침을 놓아도 무방하다. 그러면 환자의 병은 낫는다.

주석 註釋　65 표본(標本)과 질병 _____

65-1) 표(標): 2차적 인자. 후천적인 병, 병의 증상. 병이 걸린 체표이다.

65-2) 본(本): 1차적 인자. 선천적인 병, 발병 시기, 병이 걸린 몸속이다.

65-3) 인정시(人定時): 통행금지를 실시하면 매일 밤 술시(戌時: 오후 7~9시 사이) 혹은 10시에 사람들의 통행을 금하는 것을 알리는 종소리. 인경이라고도 한다.

66

대우주론(大宇宙論)

원문의 제목은 〈천원기대론天元紀大論〉이다. 본래 우주에서 끊임없이 움직이는 모든 기운을 대기(大氣)라고 하며, 또한 대기는 우주만물을 구성하는 모든 사물의 근원이다. '천원(天元)'이란 이를 가리키는 말이다. 우주에 존재하면서 일정한 법칙과 순서를 가지고 움직이는 모든 활동을 정리한 것이 오운육기(五運六氣) 학설이다. 그러므로 본문의 내용은 오운육기에 관한 내용을 설명하고 있다.

황제의 말로 시작된다.

하늘에는 오행(五行)인 목, 화, 토, 금, 수의 법칙이 지배하여 다섯 방위(方位)인 동, 서, 남, 북, 중앙과 연결된다. 그리고 추위와 무더위, 메마름과 눅눅함, 바람인 한(寒), 서(暑), 조(燥), 습(濕), 풍(風)을 발생시키고 있다.

오행은 사람에게서는 오장(五臟)인 간, 심장, 비장, 폐, 신장과 연결되어 다섯 기운을 유발하고 있다. 오장(五臟)은 기쁨, 분노, 걱정, 슬픔, 두려움인 희(喜), 노(怒), 사(思), 우(憂), 공(恐) 등의 특징을 가지고 있다.

오행의 순환과정은 음력으로 매년 첫날에 시작해서 그해 마지막 날에 끝나고, 그 다음해에 다시 시작한다. 그런 과정이 해마다 계속해서 이루어지는 것이다.

나는 이미 이러한 이론과 원리를 익히 알고 있지만 오운(五運)[1]과 삼양(三陽)인 소양, 태양, 양명, 또 삼음(三陰)인 궐음, 소음, 태음에 영향을 주는 육기(六氣)[2]와의 관계가 어떻게 이루어지는지를 알았으면 한다.

황제가 말을 마치자, 황제의 신하 중 하나인 귀유구(鬼臾區)가 머리를 조아리며 말했다.

"매우 흥미롭고 훌륭한 질문을 하셨습니다. 음양오행(陰陽五行)은 우주를 지배하고 다스리는 법칙입니다. 이 법칙은 지구상의 모든 사물에는 서로 잡아당기는 힘이 있고, 우주만물(宇宙萬物)이 끊임없이 변화하는 근원이고, 삶과 죽음의 시초임을 알려주며 신명(神明), 즉 만물이 성장하고 발전하고 그러다가 소멸하는 기운이 몰린 곳입니다."

귀유구의 설명은 계속 이어진다.

사물이 살아서 움직이는 법칙에는 사람들이 결코 알지 못하는 어떤 지성(知性)이 들어 있다. 만물이 생성(生成)하여 자라는 과정을 화(化)라고 한다.

성장의 절정에 이르러 다른 것으로 바뀌는 과정을 변(變)이라 하고, 그것이 음양(陰陽)으로 바뀌는 과정을 신(神)이라 한다. 뿐만 아니라 신(神)의 과정에 내재된 법칙들을 잘 깨달아서 실제로 응용하는 단계를 성(聖)이라고 하는데, 이 말은 지혜를 얻어 깨달은 자라는 뜻이다.

이 우주에는 끊임없이 변화하는 성질이 있으며, 변화과정을 통해서 모든 사물은 무한한 능력을 발전시켜 간다. 사람들은 변화를 통해서 모든 사물 뒤에 내재된 이치를 깨달아 합리적이고 이성적(理性的)인 생활을 한다.

우주의 변화 작용으로 땅에는 생물이 생겨나고 번성하는 일이 지구 전역에 존속해 왔다. 사람이 사물의 법칙을 이해할 줄 알면 지혜롭게 된다. 지혜로운 자는 하늘과 땅의 영원한 상호작용 속에서 생성해 나가는 기운이 잠재적으로 끝없이 존재한다는 사실을 깨닫게 된다.

우주의 변화들은 여러 가지 다양한 모습으로 나타난다.

예를 들어 하늘에는 심원(深遠)하고 미묘(微妙)함이 있고, 땅에는 사물을 변화시키는 힘이 있으며 그 변화는 다섯 가지 맛을 낸다. 사물의 이치는 깨달음을 낳고, 하늘의 현묘함은 신(神)을 낳는다. 신이 존재하는 하늘에서는 바람이 생기고, 땅에서는 나무가 생긴다. 하늘에서는 열이 발생하고, 땅에서는 불이 생긴다. 하늘에서는 습기가 생기고, 땅에서는 흙이 생성한다. 하늘에는 건조한 현상이 있고, 땅에는 쇠가 있다. 하늘에는 냉기가 있고, 땅에는 물이 있다. 눈에 보이지 않는 하늘의 여섯 가지 현상들을 육기(六氣)라고 한다. 눈에 보이는 다섯 가지 현상들을 오운(五運)이라 한다. 눈에 안 보이는 육기와 물질적인 형체(形體)인 오운이 결합하여 이치에 맞게 우주 변화를 이루고 있다.

하늘과 땅은 우주에 존재하는 수많은 물상(物象)들을 위아래로 이어주는 매개체이다. 좌우(左右)는 음양의 기운이 드나드는 통로이고, 불, 물, 열, 냉기는 양과 음을 대표하는 성질이다. 나무와 쇠는 삶의 시작과 끝을 나타내고, 육기에는 다양함의 성질이 있고, 오운은 많고 적음, 허와 실, 번성과 쇠락의 성질이 있어서 이들이 서로 어울려 내적인 관계를 가지다 보면, 기운이 넘치는 태과(太過)와 부족한 불급(不及)이 잘 드러난다.

귀유구의 설명을 듣고, 황제가 감사의 표시를 하면서 말했다.

"선생의 설명은 잘 들었습니다. 그렇다면 오운과 계절과의 관계를 말씀해주셨으면 합니다."

"오운은 일 년의 모든 시기를 주관하며 사계절만을 관리하지 않습니다."

"그렇다면 오운과 사계절의 관계를 알고 싶습니다."

귀유구가 대답했다.

"저는 그동안 《태시천원책太始天元冊》이란 책을 탐독해 왔습니다. 그 책에 따르면 광대한 우주에는 최초의 생명이 있었으며, 오운은 천체(天體)의 순환에 따라 돌면서 모든 우주를 주관하며 포용(包容)하는 육기와 결합합니다. 이들 오운육기(五運六氣)는 모든 생물이 태어나서 성장하고 성숙하여 나중에는 소멸하는 과정을 잘 나타내고 있습니다. 아홉 개의 별인 구성(九星)[3]은 하늘을 밝혀주고, 일곱 개의 별인 칠요(七曜)[4]는 태양계를 순환합니다. 하늘의 순행에는 음양의 변화가 있고, 지상에는 생장(生長)과 소멸(消滅)이 있으며, 낮과 밤이 서로 반대로 운행하고, 사계절에는 추위와 더위가 있습니다. 수많은 생물들은 이러한 순행과정(巡行過程)에 맞추어 삶을 이루어 나갑니다. 저희 집안에서는 이러한 가르침이 10세대를 거쳐 전해

내려왔으며, 저희는 우주의 법칙을 깨닫는 지혜를 얻었습니다.”

황제가 말했다.

“훌륭한 일입니다. 그런데 기(氣)에는 많고 적음이 있고, 형(形)에는 지나침과 부족함이 있다고 하는데, 그 까닭은 무엇입니까?”

귀유구가 대답했다.

“음기와 양기는 각기 넘치거나 모자라는 때도 있습니다. 그렇기 때문에 삼양(三陽)과 삼음(三陰)으로 규정지은 까닭이 여기에 있습니다. 형(形)에는 넘치고 모자라는 차이가 있어서 오운(五運)인 목, 화, 토, 금, 수에 태과(太過)와 불급(不及)이 있으며, 이것은 일 년 단위로 순환 과정을 나타내고 있습니다.”

이어서 귀유구의 자세한 설명이다.

옛날에 깨달음을 얻은 사람들은 천체의 움직임을 주의 깊게 관찰하고 그들 주변에서 생기는 현상들을 올바르게 기록한 후, 대단히 복잡한 체계로 만들었다. 그것은 우주에서 날씨와 인간 생활에 영향을 끼치는 대우주의 운기(運氣)상에 생겨날 수 있는 다양한 현상들을 설명해 주는 보조체계로 이루어져 있다.

이런 체계를 이루는 기본적 골격은 십천간(十天干)과 십이지지(十二地支)로 되어 있으며, 이들은 천체의 자연스런 운행을 나타내는 움직임이다.

십간은 숫자상으로 1에서부터 10까지 나열되어 있는데, 홀수는 양을 나타낸다. 양간(陽干)은 갑(甲), 병(丙), 무(戊), 경(庚), 임(壬)을 말한다. 짝수는 음을 나타내며, 음간(陰干)은 을(乙), 정(丁), 기(己), 신(申), 계(癸)를 말한다. 이들은 모두 오운(五運)과 연결되어 있다.

한 해가 양(陽)의 해라면 그 해가 태과(太過)의 성질을 가지고 있으며, 음(陰)의 해라면 그 해가 불급(不及)의 성질을 가지고 있음을 알려준다.

십간은 맨 처음 갑(甲)으로 시작을 하는데, 그 말은 땅 속에서 새싹이 돋아나듯이 무엇인가가 불쑥 솟아오르는 모습을 나타낸다. 갑(甲)은 목기(木氣)와 관련이 있고, 양의 성질을 가지고 있다.

두 번째 간(干)은 을(乙)이고 유년기의 모습이 있고, 가지와 줄기가 잘 휘어지는 성질이 있으며, 목(木)의 음(陰)과 일치한다.

세 번째는 병(丙)으로, 화(火)의 양(陽)이고, 아름답게 타오르는 불처럼 팽창하는 강한 생명력을 가지고 있다.

네 번째는 정(丁)으로, 화(火)의 음(陰)이고, 새로운 생명체가 온전히 성장하는 모습을 가지고 있다.

다섯 번째는 무(戊)로, 토(土)의 양(陽)이고, 생명체가 성숙하여 번창하는 모습을 가지고 있다.

여섯 번째는 기(己)로, 토(土)의 음(陰)이고, 생명체의 외적인 생김새와 내적인 속성이 구체적으로 구별이 되는 모습이 있다.

일곱 번째는 경(庚)으로, 금(金)의 양(陽)이고, 기운이 다한 생명체가 다음해 봄에 생명 활동을 다시 시작하는 모습을 가지고 있다.

여덟 번째는 신(申)으로, 금(金)의 음(陰)이고, 뒤로 물러나고 참고 기다리는 모습을 가지고 있다.

아홉 번째는 임(壬)으로, 수(水)의 양(陽)이고, 임신한 여자가 태아에게 영양분을 주듯이 생명체의 내부에 영양분을 공급하는 생명 활동의 모습을 가지고 있다.

열 번째는 계(癸)로, 수(水)의 음(陰)이고, 보이지 않는 땅속에서 영양공급을 받으며 다시 태어나기를 기다리면서 새로운 생명력을 가다듬는 모습을 지니고 있다.

십이지(十二支)는 숫자상으로도 12개의 가지로 분류된다. 이것은 짝수로 된 여섯 개의 음지(陰支)인 축(丑), 묘(卯), 사(巳), 미(未), 유(酉), 해(亥)이며, 음년(陰年)에 속하면 그해는 불급(不及)의 해가 된다.

홀수로 된 여섯 개의 양지(陽支)는 자(子), 인(寅), 진(辰), 오(午), 신(申), 술(戌)이며, 양년(陽年)에 속하면 그해는 태과(太過)의 해가 된다.

이들 십이지는 오운육기(五運六氣)와 직접 연관이 있을 뿐만 아니라 삼양(三陽) 중에서 소양(少陽)은 1양(陽), 양명(陽明)은 2양(陽), 태양(太陽)은 3양(陽)이라 한다. 삼음(三陰)은 궐음(厥陰)은 1음(陰), 소음(少陰)은 2음(陰), 태음(太陰)은 3음(陰)이라 한다.

첫 번째 지지(地支)인 자(子)는 땅 속에 뿌려진 씨앗이 싹을 틔우기 위해 땅속의 수분과 영양분을 빨아들이듯이 생명을 재활동시키려는 성질을 가지고 있다. 자(子)는 수(水)와 양(陽)의 성질을 가지고 있다. 절기상으로는 겨울인 11월에 해당하고, 시간은 오후 11시부터 오전 1시에 해당하기 때문이다. 육기(六氣)상으로는 소음군화(少陰君火)에 해당한다.

두 번째 지지(地支)는 축(丑)이다. 축(丑)은 씨앗에서 튼 싹이 지면을 뚫고 올라오기 이전의 상태와 같다. 또한 토(土)와 음(陰)의 성질을 가지고 있다. 왜냐하면 절기로는 12월에 해당하고, 시간상으로는 오전 1시에서 3시를 가리키기 때문이다. 육기(六氣)상으로는 태음습토(太陰濕土)에 해당한다.

세 번째 지지(地支)는 인(寅)이고, 어린 싹이 지상의 따뜻한 공기를 접하기 위해 줄기를 내어 땅을 뚫고 올라오는 모습을 가지고 있다. 오운(五運)상으로는 목(木)과 양(陽)에 해당하는데, 왜냐하면 절기상으로는 봄이 오는 음력 1월이고 시간상으로는 오전3시와 5시를 나타내기 때문이다. 육기(六氣)상으로는 소양상화(少陽相火)에 해당한다.

네 번째 지지(地支)는 묘(卯)이고, 여름 햇빛에 산들산들거리는 식물의 넓은 이파리와 같은 모습을 가지고 있다. 오운상으로는 목(木)과 음(陰)이고, 절기로는 음력 2월, 시간상으로는 오전5시에서 7시에 해당한다. 육기상으로는 양명조금(陽明燥金)에 해당한다.

다섯 번째 지지(地支)는 진(辰)으로서 더욱 성장하기 위해 꽃을 피우려고 준비하는 것과 같다. 오운으로는 토(土)와 양(陽)이고, 절기는 음력 3월, 혹은 봄에서 여름으로 넘어가는 환절기에 해당한다. 시간상으로는 오전 7에서 9시 사이가 된다. 육기상으로는 태양한수(太陽寒水)에 해당한다.

여섯 번째 지지(地支)는 사(巳)이다. 이것은 식물이 자라서 꽃을 피우려고 꽃봉

오리가 맺힌 단계에 이른 상태이고, 오운으로는 화(火)와 음(陰)이다. 절기로는 음력 4월, 여름이고 시간상으로는 오전 9시에서 11시 사이가 된다. 육기로는 궐음풍목(厥陰風木)에 해당한다.

일곱 번째 지지(地支)는 오(午)이다. 이것은 식물이 자라서 꽃을 피우며 가장 아름다운 모습을 뽐내는 때와도 같다. 오운(五運)으로는 화(火)와 양(陽)이고, 절기로는 음력 5월이며, 시간상으로는 오전 11시에서 오후 1시 사이이다. 육기(六氣)로는 소음군화(少陰君火)에 해당한다.

여덟 번째 지지(地支)는 미(未)이다. 이것은 마치 식물이 열매를 맺어서 맛있는 과즙을 내는 때와 같다. 오운(五運)으로는 토(土)와 음(陰)이고, 절기로는 음력 6월, 시간상으로는 오후1시에서 3시 사이가 된다. 육기로는 태음습토(太陰濕土)에 해당한다.

아홉 번째 지지(地支)는 신(申)이다. 이것은 식물이 열매를 단단하게 여물어서 추수할 때와 같다. 오운(五運)은 금(金)과 양(陽)이고, 절기는 가을이 시작하는 음력 7월이며, 시간으로는 오후 3시에서 5시 사이를 가리킨다. 육기로는 소양상화(少陽相火)에 해당한다.

열 번째 지지(地支)는 유(酉)이다. 이것은 한 해 농사가 풍작을 이루어 추수를 하는 때와 같다. 오운은 금(金)과 음(陰)이고, 절기로는 음력 8월이며, 시간은 오후 5시에서 7시 사이이다. 육기로는 양명조금(陽明燥金)에 해당한다.

열한 번째 지지(地支)는 술(戌)이다. 이것은 가을걷이를 하고 나서 풍족한 생활로 기뻐하는 때와도 같다. 오운은 토(土)와 양(陽)이고, 절기로는 음력 9월이며, 시간은 오후 7시에서 9시 사이이다. 육기는 태양한수(太陽寒水)에 해당한다.

열두 번째 지지(地支)는 해(亥)이다. 이것은 가을걷이가 끝나고 알곡을 거두어 다음 해에 뿌릴 씨앗을 따로 저장해둔 때와도 같다. 오운은 수(水)와 음(陰)이고, 절기는 겨울이 시작하는 음력 10월이며, 시간은 오후 9시에서 11시 사이이다. 육기로는 궐음풍목(厥陰風木)에 해당한다.

황제가 말했다.

"이 모든 것들이 서로 어떻게 작용을 하는지 설명해 주시겠습니까?"

"십간(十干)과 십이지(十二支)의 밀접한 역동적인 관계로 기상학(氣象學)의 근간(根幹)이 되는 하부체계가 생겨났습니다. 삼양(三陽)과 삼음(三陰)으로 된 여섯 개의 사천(司天)의 기(氣)와 오운(五運)의 태과(太過), 불급(不及)의 관계를 잘 따져보면 하부체계의 생성이 어떻게 이루어졌는가를 알 수가 있습니다. 이 체계는 단지 기상상태만을 예보하려는 것이 아니라, 지구상에 존재하는 모든 생물들, 그 중에서도 인간의 생활을 이롭게 하고 도움이 되기 위한 것입니다. 뿐만 아니라 치명적인 질병의 발생을 미리 예보하여 사람들이 병을 예방하고 병에 걸리지 않도록 광범위하게 사용하고자 하는 목적도 있습니다. 이 체계는 주로 세 가지의 하부체계로 세운(歲運)인 목, 화, 토, 금, 수의 오운과 주기(主氣)와 객기(客氣) 그리고 운기(運氣 −육기)입니다."

계속 귀유구의 자세한 설명으로 이어진다.

첫 번째 세운(歲運)이 양(陽)이거나 태과(太過)라면 그 다음에는 음(陰)이나 불급(不及)이 온다. 세운(歲運)과 사천(司天)의 기(氣)의 성격이 같아서 상응하면, 이것은 천부(天符)라고 한다. 세운(歲運)이 목(木)이면서 궐음사천(厥陰司天)이면, 그 해를 천부(天符)라고 하는 것이다.

세운(歲運)이 그 해의 십이지(十二支)와 같으면 세회(歲會)라고 한다. 세운이 목운(木運)이면서 십이지(十二支)의 묘(卯)인 해는 세회(歲會), 혹은 세직(歲直)이라고 부르는 것이다.

세운(歲運)이 사천(司天)의 기(氣) 및 십이지(十二支)가 같다면, 그 해를 삼치(三治)라고 한다. 이는 이들 세 가지가 결합하여 여러 가지 기후가 생겨나므로 천지간에 많은 영향을 끼치기 때문이다.

십간(十干)과 십이지(十二支)가 결합이 된다면 양간(陽干)은 양지(陽支)와만 결합하며, 음간(陰干)은 단지 음지(陰支)와 결합할 따름이다. 다시 말해 갑자(甲子)로 시작하여 계해(癸亥)로 끝나는데, 이런 식으로 모두 60가지의 결합이 가능하고, 이 것을 60일 혹은 60년을 주기로 계산하여 육십갑자(六十甲子)라고 한다.

옛날 사람들은 자연계에서 같은 현상이 매 60년마다 되풀이되는 것을 보았다. 즉, 59년이 끝나고 60년째가 되는 해에 모든 과정이 다시 시작된다. 달력상으로 일 년은 12달하고도 24개 부분으로 나뉜다. 이것을 절기(節氣)라고 부르는데, 사절기 (四節氣)에는 각 60일이 배정되어 있고, 이것을 폭(幅)이라고 부른다. 60일의 6폭 (幅)은 일 년이 되고 일 년의 360일의 24절기를 60년의 주기로 환산하면 1,440절 기가 되어 이것을 일주(一周)라 한다. 이 기간 동안에 오운육기(五運六氣)상의 모 든 태과(太過)와 불급(不及)이 나타난다.

한(寒), 서(暑), 조(燥), 습(濕), 풍(風), 화(火)는 하늘에 존재하는 음양(陰陽)을 나타내고, 사천(司天)의 기(氣)인 삼양(三陽) 삼음(三陰)과 일치한다. 나무(목木), 불 (화火), 흙(토土), 쇠(금金), 물(수水)은 땅에 존재하는 음양이며 이들은 생물이 자라 서 열매를 맺고 거두고 저장하는 변화와 일치한다. 하늘은 양(陽)을 생기게 하고, 음(陰)을 자라게 하며, 땅은 만물을 숙살(肅殺)하고 저장한다. 우리가 음양의 법칙 에 대해서 알고자 한다면 오운과 육기와의 상호관계를 알아야 한다. 오운(五運-지 기地氣)은 쉬지 않고 5년을 주기로 시계방향으로 돌고, 육기(六氣-천기天氣)는 움직 이지 않고 하늘에 떠있는 상태에서 6년을 주기로 순환한다. 오운육기(五運六氣)의 활동으로 날씨와 자연, 질병과 치료 등에 많은 변화와 발전이 있는 것이다.

황제가 말했다.

"조물주가 우리에게 준 것 중에는 하늘과 땅에 대한 비밀이 있었던 모양입니다. 선생의 설명은 대단히 명확해서 들은 내용들을 기억해 두겠습니다. 선생의 가르침 으로 나의 병을 스스로 다스릴 수 있고, 병으로 고통 받는 백성들의 고통도 덜어줄 수 있게 되었습니다. 그리하여 백성들에게 내가 배운 지식을 가르쳐서 깨닫도록 하 겠습니다. 백성들이 이렇게 훌륭한 지식을 가짐으로써 질병과 다른 두려움을 덜도 록 후손들에게 끝없이 전해지기를 바랍니다."

귀유구가 말했다.

"오운육기(五運六氣)는 명확한 원리와 분명한 활동이 있습니다. 그 지식은 하찮은 게 아니라 의미심장하고 중차대(重且大)합니다. 그 이치를 제대로 깨닫는 사람이라면 우주에 발생하는 여러 가지 자연의 변화들을 올바르게 이해할 것입니다. 이러한 과학적인 이치를 깨닫는 사람은 영원하고 건강한 삶을 즐겁게 살아갈 것입니다. 하지만 이치를 깨닫지 못하고 함부로 하는 사람은 하늘의 벌을 받아 위험에 처하고 병에 걸리거나 혹은 자연의 법칙을 무시하는 행동으로 인해 죽임을 당할 것입니다. 따라서 경거망동을 삼가고 자연의 이치를 잘 깨달아서 지식을 얻고, 그 지식을 생활에 올바로 적용하도록 해야 합니다."

황제가 "우주의 원리에 대한 지식을 제대로 얻으려면 우리들은 사물의 시작과 끝을 잘 알아야 합니다. 그런 다음 가까운 곳에 있는 것을 잘 알고 멀리 있는 것도 이해해야 합니다. 이러한 방법으로 오운육기(五運六氣)를 이해하고 실제 생활에 응용함으로써 우리는 사물에 대한 명확한 이치를 깨닫게 되었습니다. 그렇다면 선생이 지금까지 설명한 모든 내용을 우리가 쉽게 이해하고 생각날 수 있도록 간단한 형태로 정리해 주시겠습니까?"라고 말했다.

귀유구가 대답했다.

"매우 의미심장한 질문을 하셨습니다. 이는 마치 북을 두드려 소리가 울려서 귀에 들리는 것과도 같고, 산에서 큰소리로 외치면 메아리가 응답하는 이치와도 같습니다. 한 가지 분명하고 명료한 사실은 갑기(甲己)년은 토(土)가 주관하고, 을경(乙庚)년은 금(金)이 주관하며, 병신(丙辛)년은 수(水)가 주관하고, 정임(丁壬)년은 목(木)이 주관하고, 무계(戊癸)년은 화(火)가 주관한다는 것입니다."

황제가 물었다.

"삼양(三陽), 삼음(三陰)과 십이지(十二支)가 결합(結合)하면 어떤 결과가 발생합니까?"

그러자 귀유구가 간단명료하게 설명했다.

자오(子午)년에는 소음(少陰)이 사천(司天-하늘)을 주관한다.

축미(丑未)년에는 태음(太陰)이 사천을 주관한다.

인신(寅申)년에는 소양(少陽)이 사천을 주관한다.

묘유(卯酉)년에는 양명(陽明)이 사천을 주관한다.

진술(辰戌)년에는 태양(太陽)이 사천을 주관한다.

사해(巳亥)년에는 궐음(厥陰)이 사천을 지배한다.

이로써 소음에서 시작하여 궐음으로 마친다.

삼양(三陽)과 삼음(三陰)은 궐음을 표(標-처음의 성질)라 하고, 풍기(風氣)를 본(本-본래의 성질)이라 한다.

소음을 표(標)로 하고, 열기(熱氣)를 본(本)으로 한다.

태음을 표로 하고, 습기(濕氣)를 본으로 한다.

소양을 표로 하고, 상화(相火)를 본으로 한다.

양명을 표로 하고, 조기(燥氣)를 본으로 한다.

태양을 표로 하고, 한기(寒氣)를 본으로 한다.

본(本)이란 삼양과 삼음을 주관하는 기운이고, 풍(風), 열(熱), 조(燥), 습(濕), 화(火), 한(寒)을 육원(六元)이라 한다.

"참으로 훌륭하고 뛰어난 설명입니다. 선생은 대단히 뛰어난 방법으로 설명을 했습니다. 나는 이 교훈을 옥판에 새긴 황금궤짝 안에 넣고 보관하여서 '천원기(天元紀)'[5]라고 명명하겠습니다."

주석 註釋 66 대우주론(大宇宙論) _____

66-1) 오운(五運): 여기에서 말하는 운(運)은 사물이 변화하는 과정에서 나타나는 한 양상을 말한다.

66-2) 육기(六氣): 자연환경과 생물에 영향을 주는 기운이다.

66-3) 구성(九星): 천봉(天蓬), 천예(天芮), 천충(天衝), 천보(天補) 천금(天禽), 천심(天心), 천임(天任), 천영(天英), 천주(天柱)를 가리킨다.

66-4) 칠요(七曜): 일, 월, 목성, 화성, 토성, 금성, 수성을 말한다.

66-5) 천원기(天元紀): 우주론(宇宙論)을 말한다.

67

오운(五運)의 기능과 역할

원문의 제목은 〈오운행대론五運行大論〉이다. 다시 말하면 오운(五運)이란 목,
화, 토, 금, 수의 오행이 지상에 끼치는 영향력을 말하며, 하늘의 기운인 운기
(運氣)가 결합하여 날씨, 기상, 인간생활, 농사, 건강, 질병의 발생과 치료 등에
영향을 주고 있다.

황제는 명당(明堂)에서 신하들과 우주론(宇宙論)에 관한 이론을 구체적으로 정
리하다가 말했다.

"나는 천간(天干) 지지(地支)에 따른 우주의 움직임과 활동에 대해 귀유구와 대
화를 나누었습니다. 그는 육십 년의 주기를 다음과 같이 분류했습니다."

귀유구가 분류한 육십 년의 주기이다.

갑기(甲己)년은 토기(土氣)의 지배를 받는다.

을경(乙庚)년은 금기(金氣)의 지배를 받는다.

병신(丙辛)년은 수기(水氣)의 지배를 받는다.

정임(丁壬)년은 목기(木氣)의 지배를 받는다.

무계(戊癸)년은 화기(火氣)의 지배를 받는다.

소음사천(少陰司天)은 자오(子午)년을 지배하고, 육기(六氣)상으로는 군화(君火)

이다.

태음사천(太陰司天)은 축미(丑未)년을 지배하고, 육기상으로는 습토(濕土)이다.

소양사천(少陽司天)은 인신(寅申)년을 지배하고, 육기상으로는 상화(相火)이다.

양명사천(陽明司天)은 묘유(卯酉)년을 지배하고, 육기상으로는 조금(燥金)이다.

태양사천(太陽司天)은 진술(辰戌)년을 지배하고, 육기상으로는 한수(寒水)이다.

궐음사천(厥陰司天)은 사해(巳亥)년을 지배하고, 육기상으로는 풍목(風木)이다.

황제가 물었다.

"내가 잘 이해하지 못하는 점은 방금 말한 내용들이 어떻게 오운(五運)과 육기(六氣)가 되었느냐 하는 것과 왜 이것들이 음양의 조화를 이루지 않느냐 하는 것입니다. 선생이 그 점을 나에게 명확하게 밝혀 주겠습니까?"

이에 기백이 대답했다.

"오운육기론은 지혜로운 자가 기나긴 세월동안 자연에서 발생하는 많은 현상들을 관찰해오면서 우주의 숱한 현상들이 음양오행이라는 법칙과 일치하게 운행되어 온다는 사실을 깨닫고서 실제 생활에 응용하도록 정리해 놓은 이론입니다."

"그렇다면 선생께서 나에게 오운육기론의 기원과 근본에 대해서 설명해 주시기 바랍니다."

"폐하께서는 참으로 적절한 질문을 하셨습니다. 오운육기론을 제대로 이해하려면 천문학(天文學)에 관한 지식을 갖추어야 합니다. 제가 과거에 오운육기론을 말씀드리면서 《태시천원책太始天元冊》을 언급한 적이 있었습니다. 우리가 사는 은하계의 별들은 인간 세상에 막대한 영향을 끼치고 있습니다. 더 나아가 하늘에 있는 사람의 눈으로 보이는 스물여덟 개의 별자리들(이십팔수二十八宿)은 인간생활과 관련하여 중요한 역할을 합니다. 그 별자리들은 모두 하늘 전역에 360도로 퍼져 있습니다. 하늘에서 북극성을 중심점으로 하면 우리는 하늘에서의 사방(四方)을 찾아낼 수가 있고, 별자리를 알아낼 수가 있습니다. 각 방향의 별자리에는 별이 일곱 개씩 있습니다. 우선 동쪽 방향으로 보면 용 모양의 별자리가 있는데, 그것은 각(角-뿔),

항(亢-목), 저(氐-바닥), 방(房-집), 심(心-마음), 미(尾-꼬리), 기(箕-삼태기) 등으로 되어 있습니다. 북쪽 방향에는 거북이 모양의 별자리가 있으며, 이들은 두(斗-말), 우(牛-소), 여(女-여성), 허(虛-공간), 위(危-위태), 실(室-방), 벽(壁-벽) 등으로 되어 있습니다. 서쪽 방향으로는 호랑이 모양의 별자리가 있으며 규(圭-재상), 루(婁-혹), 위(胃-위장), 묘(昴-닭볏), 필(畢-마침), 자(觜-부리), 삼(參-얽매임)등으로 되어 있습니다. 남쪽 방향으로는 새 모양의 별자리가 있으며 이들은 정(井-샘), 귀(鬼-유령), 유(柳-버드나무), 성(星-별이름), 장(張-베풂), 익(翼-날개), 진(軫-수레)등으로 되어 있습니다. 하늘에서는 다섯 개의 밝은 빛을 오행과 일치하게 움직이는 별자리의 이동을 통해서 볼 수가 있습니다. 예를 들면 북쪽에서는 '여(女)'와 '우(牛)'라는 별이 서쪽에 있는 '규(圭)'를 가로질러서 붉은색으로 빛나며, 이것을 단천의 기[丹天之氣]라 합니다. 동쪽의 '심(心)'과 '미(尾)'는 남쪽의 '진(軫)'을 가로질러 있으면서 노란색으로 밝게 빛나며, 이것을 황천의 기[黃天之氣]라 합니다. 북쪽의 '위(危)'와 '실(室)'은 남쪽의 '유(柳)'와 '귀(鬼)'가 있는 별자리를 가로질러 있으며 푸른색으로 밝게 빛나며, 이것을 창천의 기[蒼天之氣]라고 합니다. 동쪽에 있는 '항(亢)'과 '저(氐)'는 서쪽의 '묘(昴)'와 '필(畢)'이 있는 별자리를 가로질러 있으며 하얀색으로 밝게 빛나는데, 이것을 소천의 기[素天之氣]라고 합니다. 남쪽의 '장(張)'과 '익(翼)'은 서쪽의 루(婁)'와 '위(胃)'를 가로질러서 어두운 색으로 빛나는데, 이것을 현천의 기[玄天之氣]라고 합니다. 이처럼 천체의 움직임과 서로간의 긴밀한 관계, 그것이 지상에 끼치는 중요한 영향은 오운육기론(五運六氣論)을 이해하는 데 필수적인 지식입니다."

황제는 기백의 설명한 의미를 잘 알고 나서 이렇게 질문했다.

"나는 귀유구가 하늘은 만물을 담고 있는 위이고, 땅은 수많은 생물을 담고 있는 아래라고 말하는 걸 들었습니다. 또한 오른쪽과 왼쪽은 음양이 생겨서 드나드는 통로라고 했습니다. 그렇다면 귀유구가 말한 바는 정확히 무엇입니까?"

"그 말은 오운육기상의 순환과 관계가 깊은 말입니다. 위와 아래라는 말은 사천과 재천으로서 음양의 위치를 가리키며, 좌우는 사천과 재천의 좌우 간기(間氣)를 나타내는 말입니다. 해마다 일 년을 전반부와 후반부로 나누어 본다면 전반부와 후반부에 영향을 끼치고, 다음해에도 정해진 순서로 계속 돌게 하는 것이 있습니다. 이때 전반부를 움직이게 하는 힘을 '사천의 기'라 하고 후반부를 움직이게 하는 힘을 '재천의 기'라고 합니다. 예를 들어보면 이렇습니다. 사천재천좌우간기도(司天在泉左右間氣圖−지도)를 보면 이렇게 설명할 수 있습니다. 위에서 혹은 북쪽에서 먼저 힘을 발생시키는 기운을 사천의 기라 하고, 아래에서 혹은 남쪽에서 발생시키는 기운을 재천의 기라고 한다면 사천의 기는 일 년 중 전반부를 담당하고 재천의 기는 나머지 후반부를 담당합니다. 하늘의 기운인 사천의 기는 궐음, 소음, 태음, 소양, 양명, 태양의 순서로 돌므로 이렇게 설명할 수 있습니다."

설명이다.

궐음이 사천이면 소양이 재천이 된다.

소음이 사천이면 양명이 재천이 된다.

태음이 사천이면 태양이 재천이 된다.

소양이 재천이면 궐음이 재천이 된다.

양명이 사천이면 소음이 재천이 된다.

태양이 사천이면 태음이 재천이 된다.

좌우(左右)의 기운은 사천과 재천의 간기(間氣)를 말한다.

궐음이 사천이면 왼쪽의 간기는 소음, 오른쪽은 태양이 된다.

소음이 사천이면 왼쪽의 간기는 태음, 오른쪽은 궐음이 된다.

태음이 사천이면 왼쪽의 간기는 소양, 오른쪽은 소음이 된다.

소양이 사천이면 왼쪽의 간기는 양명, 오른쪽은 태음이 된다.

양명이 사천이면 왼쪽의 간기는 태양, 오른쪽은 소양이 된다.

태양이 사천이면 왼쪽의 간기는 궐음, 오른쪽은 양명이 된다.

이 지도에서 좌우간법(左右看法)은 사천의 남쪽에서 재천의 북쪽을 향하여 보면 된다.

황제가 말했다.

"그렇다면 땅의 기운인 재천의 기는 어떻습니까?"

기백의 설명이다.

궐음이 사천이면 소양이 재천이고 재천의 왼쪽 간기는 양명, 오른쪽은 태음이 된다.

소음이 사천이면 양명이 재천이고 재천의 왼쪽 간기는 태양, 오른쪽은 소양이 된다.

태음이 사천이면 태양이 재천이고 재천의 왼쪽 간기는 궐음, 오른쪽은 양명이 된다.

소양이 사천이면 궐음이 재천이고 재천의 왼쪽 간기는 소음, 오른쪽은 태양이 된다.

양명이 사천이면 소음이 재천이고 재천의 왼쪽 간기는 태음, 오른쪽은 궐음이 된다.

태양이 사천이면 태음이 재천이고 재천의 왼쪽 간기는 소양, 오른쪽은 소음이 된다.

이 지도의 좌우간법(左右看法)은 북쪽을 재천으로 하여 남쪽의 사천을 보면 된다. 왼쪽 간기는 다음해에 오는 기이고 오른쪽 간기는 이미 지나가버린 기이다.

사천의 기와 재천의 기가 만나면 세운(世運)을 이루고 주기(主氣)와 객기(客氣)가 보태져서 만물에 영향을 끼친다. 이렇게 해서 생긴 오운과 육기가 상생관계를 이루면 한 해가 평온해지고 질병이 별로 생기지 않는다. 하지만 이 두 가지가 상극관계를 이루면 기상이변이 심하게 일어나고 심각한 질병이 발생하여 사람들의 생활과 건강에 심각한 악영향을 끼친다.

황제가 물었다.

"오운과 육기가 서로 상극관계가 아님에도 불구하고 기상이변이 심하고 질병으로 많은 사람들이 고통 받는 까닭은 무엇입니까?"

"설령 상극관계가 아니라 할지라도 사천의 기가 아들이 되고 세운(歲運)이 어머니가 된다면 아래에 있을 것이 위로 올라갔으므로 이변(異變)이 생기는 것은 당연합니다."

"그렇다면 천지의 동정(動靜)은 어떻습니까?"

"(지도상에서)북쪽을 향하여 보면 사천의 기는 오른쪽으로 돌고, 재천의 기는 왼쪽으로 도는데, 이렇게 좌우로 하늘을 한 바퀴 도는 데 6년이 걸립니다. 세운(歲運)은 온전히 순환하는 데 5년 걸리고, 육기는 6년 걸리므로 오운과 육기의 순환은 1년의 차이를 가지고 있습니다. 그러므로 30년마다 한 번씩 오운과 육기는 기운이 같아지는 해가 됩니다.”

“예전에 귀유구로부터 ‘땅과 일치하는 것은 정(靜)으로서 오운(五運)인 목, 화, 토, 금, 수가 자리바꿈을 할 뿐이지 상하좌우(上下左右)로 이동하지는 않는다’고 들은 적이 있습니다. 하지만 선생은 ‘재천의 기는 오른쪽에서 왼쪽으로 돈다’고 말하는데, 재천의 기는 땅의 기운으로서 어떻게 사천의 기가 도는 방향으로 돌 수 있겠습니까?”

“귀유구는 하늘의 육기와 땅의 오운을 별의 이동과 오행의 변화로 비교하여 설명했을 뿐입니다. 육기가 한해의 전반부는 사천의 기로써, 후반부는 재천의 기로써 주관한다는 것을 알지 못했습니다. 만물의 변화에서 하늘은 추상적인 변화를 하고 땅은 구체적인 변화를 나타냅니다. 해와 달, 목성, 화성, 토성, 금성, 수성은 하늘에서는 오른쪽으로 돌고, 바람, 더위, 습기, 건조함과 추위는 땅에 의지하여 존재합니다. 땅에는 오행의 작용으로 생성된 갖가지 물상들이 담겨있으며 하늘에는 형체가 없이 정기(精氣)를 띤 물상이 있습니다. 땅에 있는 구체적인 형태와 하늘에 있는 보이지 않는 정기는 나무뿌리와 나뭇잎과 같은 관계여서 고개를 들어 하늘을 보면 별들이 지상에 영향을 끼친다는 사실을 알게 됩니다. 그렇다면 땅이 사람의 아래에 있고 우주의 한가운데 있습니다.”

“그게 무슨 말입니까?”

“땅은 우주의 한가운데에 있지만, 우주의 대기가 땅을 받들고 있으며 그러므로 대기(大氣)가 땅에 영향을 끼치고 있습니다. 건조한 기운은 땅을 마르게 하고, 더운 기운은 땅을 덥게 하며, 바람의 기운은 땅을 움직이게 하고, 축축한 기운은 땅을 적시며, 추운 기운은 땅을 단단하게 굳히고, 불의 기운은 땅을 따뜻하게 합니다. 바람과 추위는 아래에 있고 음(陰)이며, 인체에서는 간, 신장을 나타냅니다. 건조함과 더위는 위에 있고 양(陽)이며, 인체에서는 폐, 심장을 나타냅니다. 습기는 한가운데에 있고, 인체에서는 비장에 해당합니다. 불은 위, 아래, 한가운데를 자유롭게 다니며 인체에서는 심포에 해당합니다. 이들 여섯 가지 기운[六氣]이 순서대로 이동하여 땅에 영향을 끼쳐 생물들이 발생하고 성장하는 데 도움을 주고 있습니다. 그러므로 건조한 기운이 넘치면 땅이 메마르고, 더운 기운이 넘치면 땅이 뜨거워지고, 바람이 넘치면 땅에 흔들리고, 습기(濕氣)가 넘치면 땅이 질퍽거려 구덩이가 생기고, 추운 기운이 넘치면 땅이 얼어붙어 갈라지고, 화기(火氣)가 넘치면 땅이 굳어버립니다."

"천지의 기운은 어떻게 살필 수가 있습니까?"

"사천의 기와 재천의 기의 승복(勝復)은 인체의 맥에 아무런 영향력을 행사하지 못합니다. 여기서 승(勝)이란 오운(五運) 중의 하나가 불급이 되어 다른 운에 억제를 당하면 다른 운이 그 틈을 타고 기세를 부리는 것입니다. 이것을 승기(勝氣)라 합니다. 예를 들면 토기(土氣)가 불급이 되어 기운이 모자라면 목기가 토기를 이겨서 기세를 부리는 현상을 말합니다. 복(復)은 승기(勝氣)를 얻은 오운 중의 하나가 그 기운이 다하면 원래 운(運)의 아들에 해당하는 기가 다시 승기(勝氣)를 얻은 운을 억누르는 현상이 생기는 것입니다. 이것을 복기(復氣)라 합니다. 예를 들면 목기(木氣)가 토기(土氣)를 억누름으로써 수기(水氣)의 기운이 넘칩니다. 그러면 수기는 상극관계에 있는 화기를 억누르는데, 그러면 화기가 약해집니다. 화기가 약해지면 금기(金氣)가 강해지므로, 토기의 아들 관계에 있는 금기가 목기를 누름으로써 목기에 눌렸던 토기의 복수를 하는 셈이 됩니다. 이런 식으로 모든 자연계는 상생, 상극을 통해 균형과 존속을 이루고 있습니다. 맥법(脈法)에 이르는 '천지간의 오운육기에 의한 변화는 인체의 맥에 영향을 주지 않는다'는 말은 이것을 두고 한 말입니다."

"그렇다면 간기(間氣)는 어떻습니까?"

"사천과 재천의 기는 손목 좌우의 맥에 영향을 끼칩니다."

"어떻게 영향을 줍니까?"

"촌구와 척중의 맥이 인영의 맥과 일치하기도 하고 일치하지 않는 현상이 규칙대로 나타나는 사람은 천지의 기운에 순응하고 있으므로 비교적 건강합니다. 촌구와 척중의 맥이 인영의 맥과 일치하거나 일치하지 않는 현상이 불규칙한 사람은 천지의 기운과 운행에 순응하지 않으므로 병든 상태입니다. 다른 경우도 마찬가지로 촌구, 척중, 인영의 맥 중에서 어느 한 부분의 맥이 다를 때, 상하의 맥의 위치가 완전히 뒤바뀌어 있을 때, 좌우의 맥의 위치가 완전히 뒤바뀌어 있을 때가 있습니다. 이런 경우에 한 부분의 맥이 다를 때는 몸이 그다지 나쁜 상태는 아닙니다. 하지만, 상하의 맥이 완전히 뒤바뀌어 있으면 촌구, 척중과 반대되는 맥이라 하며 사맥(死脈)이고, 좌우의 맥이 완전히 뒤바뀌어 있으면 음양이 뒤바뀐 맥이라 하며 이것도 사맥입니다. 이러한 증상을 알아내기 위해서는 우선 그 해의 사천의 기와 재천의 기를 정확하게 알아내고, 그에 따라 좌우 간기를 파악한 다음에 사람들의 촌구, 인영의 맥이 제대로 천지의 기운에 순응하여 나타나는지, 촌구와 척중의 맥이 뒤바뀌어 나타나는지, 혹은 음양의 위치가 완전히 뒤바뀌어 나타났는지 아니면 극히 일부분만 뒤바뀌어 나타났는지를 알아냅니다. 이를 통해 비교적 건강한지, 병이 들었는지 혹은 사맥인지 등을 판단해내야 합니다."

황제가 "그렇다면 육기(六氣)가 사람에게는 어떠한 영향을 주며, 우주의 수많은 생물에게는 어떤 영향을 주고 있습니까?"라고 질문을 하자, 이에 기백이 자세히 설명한다.

육기는 하늘에서는 심오한 이치(현玄)이고 사람에게는 깨달음(도道)이며 땅에서는 만물을 살리는 이치(화化)이다. 땅에서는 생화(生化)의 작용으로 다섯 가지 맛인 산(酸), 고(苦), 감(甘), 신(辛), 함(鹹)이 나오고, 깨달음에 의해 사람에게서는 지혜가 나오며, 현(玄)은 곧 신(神)이라는 예측불허의 천지간의 음양변화를 낳는다.

이러한 이치가 자연에 작용하기 때문에 동쪽은 계절로는 봄이고, 봄의 신(神)은 하늘에서는 바람을 낳고, 땅에서 바람은 나무를 자라게 한다. 나무에서는 신맛의 열매가 나오고, 신맛은 사람의 간을 영양하고, 간은 근육을 생성한다. 근육은 심장을 보호하는데, 이로써 목생화(木生火)함으로 나무를 태워 불을 지핀다는 상생의 법칙이 만들어진다.

목(木)의 성질은 부드럽고, 따뜻하고, 덕(德)은 온화하며, 동물의 움직임을 주관하며, 색깔은 푸른색(청靑)이다. 만물을 번성시키고 털 있는 짐승으로는 닭이나 개이며, 다스리는 바는 나누어 줌이고, 절기로는 바람 부는 계절이다. 이밖에 이변은 바람에 꺾이는 것이고, 재난은 지진이나 폭풍우로 초목이 뿌리 뽑혀서 쓰러지는 것이며, 맛은 신맛, 정서는 노여움이다. 따라서 사람이 감정이 격해서 화를 지나치게 내면 간이 상한다. 이럴 때 슬프게 하면 분노는 가라앉는다. 바람을 지나치게 맞으면 간이 나빠진다. 그때 몸을 건조하게 하여 간이 좋아진다.

신맛은 간을 좋게 한다. 그러나 지나치게 많이 먹으면 근육이 늘어나서 위장이 나빠지므로, 신 것을 줄이고 매운 식품을 먹으면 근육의 기능이 좋아지고 위장도 좋아진다.

남쪽은 계절상으로 여름에 해당하고, 기운은 불이어서 열을 발생시키며, 열로써 물질을 검게 태우므로 쓴맛을 발생시킨다. 쓴맛은 심장을 영양하고, 심장은 피를 관리한다. 피는 상생작용으로 비장으로 들어가 췌장(膵臟)의 기능을 도와준다. 이러한 작용으로 화(火)는 하늘에서는 무더위가 되고, 땅에서는 불이 되며, 몸에서는 맥(脈)으로 나타난다.

기(氣)는 양기를 대표하고 몸에서는 심장, 기후는 무더위이다. 덕(德)은 솔직함이고, 작용은 성급함, 색깔은 붉은색이다. 성격은 발랄하고 명랑하며, 풍요하고 무성한 성질이 있다. 동물로는 깃털이 달린 조류이고, 다스림은 세상을 밝게 하는 것이고, 절기는 찌는 듯한 무더위이다. 이밖에 이변은 만물을 태우는 것이며, 재앙은 불타서 없어짐, 맛은 쓴맛, 정서는 기쁨이다. 하지만 지나치게 기뻐하면 심장이 상하므로 무섭게 하면 된다.

몸에 열이 지나치게 많으면 폐(肺)의 기능이 나빠지므로 몸을 춥게 한다. 쓴 음식을 지나치게 많이 먹으면 폐(肺)가 상하므로 짠 음식을 먹어서 쓴맛의 기운을 억제해야 한다.

한가운데(중앙中央)는 계절상으로는 한여름이고, 오행으로는 토(土)이며, 습기를 지니고 있다. 따라서 습기로 인해 흙의 기능이 발휘되고, 흙은 단맛의 식품을 낸다. 단맛은 인체 내에서 비장을 영양하고, 비장은 살을 만들어낸다. 살이 좋으면 상생 작용에 의해 폐가 좋아지고 피부도 좋아진다.

토의 성질은 하늘에서는 습기로 나타나고, 땅에서는 흙의 작용으로 나오며, 몸에서는 살을 구성하고, 기후는 장마가 끝난 직후의 무더위, 몸에서는 비장이 되고, 덕은 포용력이며, 작용은 땅을 축축하게 적시는 것이며, 색깔은 노란색, 동물은 털이나 비늘이나 깃털이 없는 사람, 다스리는 바는 모든 것을 안정시키고 결합하며, 절기는 장마철이다. 이밖에 이변은 비가 많이 오고 장마가 지는 것이며, 재앙은 홍수로 인해 둑방이 무너지고 집에 물에 잠기는 것, 맛은 단맛, 정서는 생각이다. 하지만 지나치게 생각을 많이 하면 비장이 나빠지므로 약 올리고 조롱하여 화를 나게 하면 된다. 지나치게 습기가 많거나 습기가 많은 곳에서 생활을 하면 살의 기능이 나빠지므로 바람으로 습기를 제거하면 살이 좋아진다. 단맛을 지나치게 섭취하면 신장이 상하므로 신맛의 식품을 먹어서 눌러주면 신장이 살아난다.

서쪽은 계절상으로는 가을이고, 가을에는 날씨가 건조해지며, 건조함은 쇠를 만들어 낸다. 오행의 금(金)은 매운맛이며, 매운맛은 인체에서 폐를 영양한다. 폐는 피부를 관리하고, 피부는 신장을 보호한다. 이러한 이치로 인하여 가을의 신(神)의 기능은 하늘에서는 건조함으로 나타나고, 땅에서는 쇠가 생기며, 몸에서는 피부의 기능을 한다.

금기(金氣)는 가을에 결실하고 숙살하며, 폐와 연결되어 있고, 차가운 성질이 있으며, 덕은 깨끗함을 추구하며, 만물을 단단하게 굳히는 작용을 하고, 색깔은 흰색을 나타낸다. 금기의 기능은 수렴하고 긴장시키는 힘이고, 동물은 껍질이 단단한 갑골류(胛骨類), 다스림은 독재와 지배, 절기는 서늘한 서리가 내리는 때이다. 이

변은 서리가 내리거나 차가운 기온으로 식물을 마르고 얼게 하는 숙살의 기능, 재앙은 초목이 시들고 메말라 떨어지는 현상, 맛은 매운 식품이고 정서는 슬픔과 비관 그리고 눈물이다. 지나치게 슬퍼하면 폐가 상하며, 이때 마음을 즐겁게 해주면 된다. 몸에 열이 많으면 피부가 상하므로 몸을 춥게 하면 피부가 좋아진다. 매운 음식을 많이 먹으면 피부가 오그라들어 닭살이 생기므로 쓴 음식을 먹으면 좋아진다.

북쪽은 계절로는 겨울이고 몹시 추운 때이며, 추위는 물을 낳고, 물은 짠맛을 지닌다. 짠맛의 식품은 신장을 영양하고, 신장은 뼈와 골수를 만들어낸다. 특히 골수는 간의 기능을 도와준다. 이러한 이치가 있으므로 겨울에 신(神)은 하늘에서는 추위로 나타나고, 땅에서는 물로 나타나며, 몸에서는 뼈로 나타난다.

수기(水氣)는 만물이 겨울잠을 자게 하고, 사물을 연하게 하며, 인체에서는 신장, 성질은 몹시 얼얼하게 추움, 덕은 차가움이며, 작용은 안에 넣어 저장하는 것이다. 색깔은 검은색, 기능은 단단한 것을 풀어주는 유연함, 동물은 비늘을 가진 물고기, 다스림은 움직이지 않는 고요함, 절기는 눈 내리는 시기, 이변은 심하게 추운 혹한(酷寒), 재앙은 땅이 얼고 우박이 내리는 것, 맛은 짠맛이며, 정서는 두려움이다. 그러나 지나치게 무서움을 타면 신장의 기능이 나빠지므로 생각을 깊게 하고 노래를 부르면 공포심이 없어진다. 지나치게 몸을 춥게 하면 혈액순환이 잘 되지 않으므로 몸을 따뜻하게 열이 나도록 하며, 지나치게 짜게 먹으면 피가 걸쭉해져서 잘 흐르지 않으므로 쓴맛이 나는 식품을 먹어서 그것을 풀어준다. 이렇게 오운(五運)이 작용하여 매년 순서대로 지상에 영향을 끼치도록 정해져 있다. 어떤 해가 불급이 되거나 태과가 되면 지구에 여러 가지 기상이변과 그에 따른 피해와 재난을 일으켜 사람들이 고통 받고 괴로워한다.

황제가 물었다.

"그렇다면 이 오운의 작용으로 사람들이 어떠한 영향을 받으며 어떤 일을 겪게 됩니까?"

기백이 대답했다.

"그 해를 지배하는 세운(勢運)과 사천의 기가 조화를 이루면 큰 영향을 끼치지는 않습니다만, 조화를 이루지 못하면 심각한 질병이 발생합니다."

황제가 물었다.

"불급과 태과가 그 해에 생기면 어떠한 일이 발생합니까?"

"태과인 해는 기운이 넘치므로 자신이 지배하는 기운을 눌러서 이기고, 자신을 이기는 기운도 자신을 이기지 못하게 힘을 행사합니다. 예를 들면 금태과의 해라면 금은 목을 이기므로 목을 괴롭히고, 화는 금을 이기나 금의 기운이 강해 화가 금을 이기지 못하도록 화를 능멸합니다. 불급인 해는 기운이 모자라므로, 자신을 이기는 기운에 의해 활동이 억제당하고 자신이 이기는 기운에게서도 능멸을 당하게 됩니다. 예를 들어서 금불급의 해라면 금은 화(火)로부터도 억제당하고 자신이 이기는 목(木)으로부터는 능멸을 당하는 일을 겪습니다."

68

육기(六氣)의 활동

원문의 제목은 〈육미지대론六微旨大論〉이다. 육기(六氣)의 지상에서의 운행에 대해서 자세하게 설명하고 있다. 내용은 우주에서의 육기의 기능에 대한 것이다. 육기(六氣)란 '바람, 불, 더위, 습기, 건조함, 추위'를 가리키는 말로서 우리 생활에 밀접히 관련이 있고 영향을 끼치는 우주의 기운이다. 육기가 우주에서 그리고 지구에서 어떤 작용을 하는지에 대한 내용을 다루고 있다.

황제가 말했다.

"천체를 지배하는 법칙과 육기(六氣)의 원리는 매우 심오하고 중요합니다. 하지만 우주의 운행과 육기가 실제 생활에 어떻게 작용을 하는지 알고 싶습니다. 선생은 나에게 늘상 하늘의 법칙을 잘 알아서 마음속에 새겨야 한다고 했습니다. 그 말을 유념하고자 했으나 여전히 깨닫지 못하고 있습니다. 선생이 말하는 바를 잘 설명해서 내가 오래도록 기억하고 머릿속에 간직하도록 해주었으면 합니다."

기백이 대답했다.

"겸손의 말씀이십니다. 폐하의 질문은 하늘의 이치를 깨달은 것입니다. 우주의 법칙이란, 육기(六氣)의 순환으로 인한 음양의 변화를 나타내는 말입니다."

"그렇다면 육기의 순환과 음양의 변화와는 어떤 관계가 있습니까?"

"육기의 순환에는 사천의 기와 재천의 기, 좌우 간기(間氣)가 있습니다. 예를 들어서 사천의 기가 소양인 해는 초기(初氣)는 대한(大寒)에서부터 약 60일간으로 소음에 해당하고, 2기(二氣)는 춘분에서 약 60일간으로 태음에 해당하며, 3기(三氣)는 소만(小滿)에서 약 60일간으로 소양에 해당하고, 4기(四氣)는 대서(大暑)로부터 60일간이고 양명에 해당하며, 5기(五氣)는 추분(秋分)에서 60일간이며 태양에 해당하고, 마지막 기(氣)는 소설(小雪)에서 약 60일간이고 궐음에 해당합니다. 따라서 이들 육기(六氣)가 해당 절기를 담당하는데, 이것을 객기(客氣)라고 합니다. 그러므로 매년 사천의 기가 이동을 함에 따라 간기(間氣)도 같이 움직이는 것입니다. 소양의 오른쪽에는 양명이 있고, 양명의 오른쪽에는 태양이 있고, 태양의 오른쪽에는 궐음이 있고, 궐음의 오른쪽에는 소음이 있으며, 소음의 오른쪽에는 태음이 있고, 태음의 오른쪽에는 소양이 있습니다. 이와 같이 육기는 늘 움직이기 때문에 지도상에서 오른쪽은 남쪽을 향하여 태양이 뜨기를 기다리는 위치를 말합니다. 육기의 순환과 기후를 알기 위해서는 '해 그림자의 길이를 측정하여 위치를 파악하고, 한 해 사천의 기와 재천의 기를 결정한 다음에 남쪽을 향하여 서 있으라'는 말은 이를 두고 한 것입니다. 소양이 객기이면 화기(火氣)가 소양사천을 다스리고, 궐음이 중기(中氣)가 됩니다. 양명이 객기이면 조기(燥氣)가 양명사천을 다스리고, 태음이 중기(中氣)가 됩니다. 태양이 객기이면 한기(寒氣)가 태양사천을 다스리고, 소음이 중기가 됩니다. 궐음이 객기이면 풍기(風氣)가 궐음사천을 다스리고, 소양이 중기가 됩니다. 소음이 객기이면 열기(熱氣)가 소음사천을 다스리고, 태양이 중기가 됩니다. 태음이 객기이면 습기(濕氣)가 태음사천을 다스리고, 양명이 중기가 됩니다. 소양, 양명, 태양, 궐음, 소음, 태음은 표(標)가 되고 화기, 조기, 한기, 풍기, 열기, 및 습기는 본(本)이 됩니다. 위의 경우에 본(本) 아래 중기가 있고, 중기 아래 표(標)가 있으므로 본(本)과 표(標)가 다르고, 그에 상응하는 질병의 종류도 다릅니다."

"한 계절이 오면 그에 상응하는 기후도 올 텐데, 계절에 상응하는 기후가 나타날 수도 있고, 다른 기후가 나타날 수도 있는데 그 이유는 무엇입니까?"

"한 계절과 일치하는 날씨가 나타나는 것은 계절의 기(氣)와 날씨의 기(氣)가 서로 잘 맞는다는 뜻입니다. 계절은 왔으나 날씨가 아직 이르지 않았으면 날씨의 기가 불급(不及)이고, 계절이 아직 오지 않았으나 날씨가 먼저 나타나는 것은 날씨의 기가 태과(太過)하여 그렇습니다."

"계절이 아직 이르지 않았는데도 그 날씨가 이미 나타나고, 이르지도 않았는데 날씨가 나타나는 것은 어째서 그렇습니까?"

"한 계절이 이르러서 해당 날씨가 나타나는 것을 순(順)이라 합니다. 계절과 날씨가 일치하지 않는 현상을 역(逆)이라고 하는데, 이것을 기상이변이라 하고, 사람들이 병에 걸려 고생하고 괴로워합니다."

"잘 알겠습니다. 그러면 계절과 날씨가 서로 상응하는 현상에 대해서 구체적으로 말씀해 주십시오."

"자연에서는 사계절이 이르면 만물이 생기고, 자라고, 거두고, 저장함으로써 서로가 상응하고, 사람은 오계맥상(五季脈狀)[1]으로 계절의 흐름에 상응합니다."

"훌륭합니다. 그렇다면 지상에서 절기와 날씨의 변화 그리고 육기(六氣)는 어떻게 상응하는지요?"

"현명(顯明), 즉 춘분과 그 오른쪽인 청명(淸明), 곡우(穀雨), 입하(立夏)를 이절기(二節氣)라 하며 소음군화가 관리합니다. 소만(小滿)과 그 오른쪽인 망종(芒種),

하지(夏至), 소서(小暑)를 삼절기(三節氣)라 하며 소양상화가 관리합니다. 대서(大暑)와 그 오른쪽인 입추(立秋), 처서(處暑), 백로(白露)를 사절기(四節氣)라 하며 태음습토가 관리합니다. 추분(秋分)과 그 오른쪽인 한로(寒露), 상강(霜降), 입동(立冬)을 오절기(五節氣)라 하며 양명조금이 관리합니다. 소설(小雪)과 그 오른쪽인 대설(大雪), 동지(冬至), 소한(小寒)를 육절기(六節氣)라 하며 태양한수가 관리합니다. 대한(大寒)과 그 오른쪽인 입춘(立春), 우수(雨水), 경칩(驚蟄)을 초절기(初節氣)라 하며 궐음풍목이 관리합니다. 그리하여 다시 춘분이 오면 소음군화가 관리하여 해마다 같은 순서로 반복됩니다. 하늘의 육기(六氣)를 객기(客氣)라 하는 데 비해 절기를 주기(主氣)라 하며, 객기는 순환의 변동이 있음에 비하여 주기는 일정한 순서로 일정하게 순행합니다. 또한 소양상화가 관리하면 그 밑에 수기(水氣)가 발생하고, 태양한수가 관리하면 그 밑에 토기가 발생하고, 태음습토가 관리하면 그 밑에 목기가 발생하고, 궐음풍목이 관리하면 그 밑에 금기가 발생하고, 양명조금이 관리하면 그 밑에 화기가 발생하고, 소음군화가 관리하면 그 밑에 음정(陰精)이 발생합니다."

"그렇습니까? 그 이유는 무엇 때문입니까?"

"계절의 정상적인 날씨가 제대로 나타나면 모든 생물이 날씨와 조화를 이루어 발생하고 성장합니다. 이상기온이 나타나면 우주의 기운은 이것을 정상으로 되돌리려는 움직임이 발생합니다. 그렇게 되면 날씨와 계절이 서로 상응하여 모든 만물이 정상적으로 살아가게 됩니다. 이상기온이 정상으로 회복되지 않으면 만물의 질서가 문란해져서 생물에게 병이 생기고 무질서가 야기됩니다."

"육기(六氣)의 흥성(興盛)과 쇠락(衰落)은 어떻게 됩니까?"

"계절과 육기의 위치가 올바르면 정기(正氣)가 되어 정상적인 날씨가 됩니다. 이상이 있더라도 그리 심각하지 않지만, 올바르지 않으면 사기(邪氣)가 되어 심각한 이상기온이 나타납니다."

"위치가 올바르다는 것은 무슨 뜻입니까?"

"예를 들어서 목운(木運)의 해에 십이지(十二支)상으로 묘년(卯年)이 되면 묘(卯)는 동쪽을 나타내어 오운과 십이지의 위치가 서로 일치합니다. 화운(火運)의 해에 오년(午年)이 되면 오(午)는 남쪽을 나타내어 위치가 서로 일치합니다. 토운(土運)의 해에 축(丑), 진(辰), 미(未), 술(戌)이 되면 토(土)는 동, 서, 남, 북의 가운데에 있으므로 위치가 서로 일치합니다. 금운(金運)의 해에 유년(酉年)이 되면 유(酉)는 서쪽을 나타내어 서로 일치합니다. 수운(水運)의 해에 자년(子年)이면 자(子)는 북쪽을 나타내어 서로가 일치합니다. 이것을 세회(歲會)라 하여 해당 년의 대운(大運)과 오운(五運) 그리고 십이지(十二支)상의 성격이 일치한다고 합니다."

"그렇다면 위치에 부합하지 않은 것은 왜 그렇습니까?"

"그것은 해당 년의 십이지와 오운과 대운이 맞지 않아서 그렇습니다."

"토운(土運)의 해에 태음사천이 나타나고, 화운(火運)의 해에 소양사천과 소음사천이 나타나고, 금운(金運)의 해에 양명사천이 나타나고, 목운(木運)의 해에 궐음사천이 나타나고, 수운(水運)의 해에 태양사천이 나타나는 이유는 무엇입니까?"

"그것은 사천의 기가 세운(歲運)과 일치하는 것으로 그것을 《태시천원책太始天元冊》에서는 '천부(天符-해당 년의 대운과 사천의 기가 오행에서 서로 일치하는 현상)'라고 합니다."

"천부(天符)와 세회(歲會)가 일치하면 무엇이라 부릅니까?"

"태일천부(太一天符)[2]라 합니다."

"이 세 가지를 비교할 때 서로간의 우월함은 어떻게 말할 수 있겠습니까?"

"예를 들자면 천부는 법을 행하는 집행관이고, 세회는 명령을 이행하는 사람이고, 태일천부(太一天符)는 귀인(貴人)에 해당합니다."

"이 해에 병에 걸리면 병세는 어떠하며, 환자는 어떤 상태가 됩니까?"

"집행관은 관리로서 나쁜 일을 벌하는 직책에 있으므로 엄격하고 인정이 없으며 때로는 잔인하기도 합니다. 따라서 이 해에 질병에 걸리면 병세가 몹시 위급하므로 환자는 위험에 처하게 됩니다. 명령을 이행하는 사람은 고용된 하급관리라서 엄격하기는 해도 잔인하지는 않습니다. 이 해에 질병에 걸리더라도 병세가 그리 심하지 않아 쉽게 병이 나을 수 있습니다. 귀인은 왕후장상(王侯將相)과 같아서 성격이 오만하고 성급하며 일반인들이 감히 쳐다볼 수 없는 위치에 있으므로 이 해에 질병에 걸리면 병이 워낙 위중하여 환자는 급작스레 죽어버립니다."

"주기와 객기가 뒤바뀌면 그 귀천(貴賤)의 위치는 어떻게 됩니까?"

"객기는 위에 위치하고, 주기는 아래에 위치합니다. 객기인 소음군화는 임금에 해당하므로 주기인 소양상화의 위에 위치하면 순(順)의 관계이고, 신하인 소양상화가 위에 위치하고 임금인 소음군화가 아래에 위치하면 역(逆)의 관계입니다. 순(順)의 관계이면 병세도 약하고 병에 걸려도 쉽게 낫지만, 역(逆)의 관계이면 병세가 모질고 심각해서 그 병에 걸리면 환자는 위험한 지경에 빠집니다."

"선생의 자세한 설명에 감사드립니다. 이번에는 주기와 객기의 보(步)에 대해서 말씀해 주십시오."

"보(步)에 대해서 말씀을 드리자면, 보통 1일을 1도(度)라고 합니다. 보(步)는 대개 60일과 87.5각(刻)을 말하고, 일 년은 주기, 객기의 각 6기간으로 되어 있습니다. 일일(一日)은 100각(刻)이므로 일 년은 365일 25각(刻)입니다. 이것을 계산해 보면, [60일+87.5각]×6(기간期間)=[360일+525각+25각]=[360일+500각+25각]=[360일+5일+25각]=365일+25각이 됩니다. 그러므로 육기는 매년 6보(步)씩 운행을 하므로 4년이면 24보가 됩니다. 일 년은 365일 25각이므로 4년이면 1460일+100각이 되어 4년마다 하루가 남습니다. 이것을 '윤(閏)'이라고 합니다."

"육기(六氣)는 오행의 변화에 어떻게 일치합니까?"

"주기(主氣)에는 처음과 끝이 있고, 객기(客氣)에는 초기와 중기가 있습니다. 이들의 객기와 주기의 위인 사천의 기와 아래인 재천의 기가 서로 다르므로 이들을 알아내는 방법도 또한 차이가 있습니다."

"그것을 알아내려면 어떻게 해야 합니까?"

"하늘의 기인 사천의 기는 천간(天干)의 갑(甲)으로 시작하고, 땅의 기인 재천의 기는 지지(地支)의 자(子)로 시작합니다. 갑(甲)과 자(子)가 합쳐지는 것을 세립(歲立)이라 합니다. 따라서 갑자(甲子)를 시작으로 하여 육기와 오행의 변화를 알 수가 있습니다.”

“육기가 해당하는 년도의 처음과 끝, 이르고 늦음의 차이를 알고 싶습니다.”

“탁월하신 질문입니다. 갑자(甲子)년의 해에 초기(初氣)는 물시계로 하늘의 육기가 시작하는 날의 1각에서 시작하여 87.5각에 끝납니다. 2기는 하늘의 육기가 시작하는 날의 87.6각에서 시작하여 75각에 끝납니다. 3기는 76각에서 시작하여 62.5각에 끝납니다. 4기는 62.5각에 시작하여 50각에 끝납니다. 5기는 51각에서 시작하여 37.5각에 끝납니다. 마지막 6기는 37.6각에 시작하여 25각에 끝납니다. 이것을 (일 년의) 첫 번째 육보(六步)라 하며, 육기(六氣)가 시작하고 끝나는 시각의 숫자입니다. 을축(乙丑)년의 해에 초기는 시작하는 날의 26각에서 시작하여 12.5각에 끝납니다. 2기는 12.6각에 시작하여 100각, 즉 0시에 끝납니다. 3기는 1각에 시작하여 87.5각에 끝납니다. 4기는 87.6각에 시작하여 75각에 끝납니다. 5기는 76각에 시작하여 62.5각에 끝납니다. 6기는 62.6각에 시작하여 50각에 끝납니다. 이것이 2년째 육기의 하늘의 기가 시작하고 끝나는 시각의 수입니다. 병인(丙寅)년의 해에는, 초기는 시작하는 날의 51각에서 시작하여 37.5각에 끝납니다. 2기는 37.6각에 시작하여 25각에 끝납니다. 3기는 26각에서 시작하여 12.5각에 끝납니다. 4기는 12.6각에 시작하여 100각, 곧 0시에 끝납니다. 5기는 1각에서 시작하여 87.5각에 끝납니다. 6기는 87.6각에서 시작하여 75각에 끝납니다. 이것이 3년째 육기의 시작하고 끝나는 시각의 수입니다. 정묘(丁卯)년의 해에는, 초기는 시작하는 날의 76각에서 시작하여 62.5각에 끝납니다. 2기는 62.6각에 시작하여 50각에서 끝납니다. 3기는 51각에서 시작하여 37.5각에 끝납니다. 4기는 37.6각에 시작하여 25각에 끝납니다. 5기는 26각에 시작하여 12.5각에 끝납니다. 6기는 12.6각에 시작하여 100각, 곧 0시에 끝납니다. 이것이 4년째의 육기가 시작하고 끝나는 시각의 수입니다. 무진(戊辰)년의 해에, 초기는 다시 물시계의 1각에서 시작하여 4년을 하나의 구분점, 즉 1구분점으로 하여 60년을 한 바퀴 돌면 다시 갑자년부터 시작합니다."

"그것을 매년 관찰하면 육기의 상태는 어떻습니까?"

"태양이 하늘을 한 바퀴 돌 때 육기는 물시계로 1각에서 시작하고, 두 번째 돌 때 26각에서 시작하고, 세 번째 돌 때 51각에서 시작하며, 네 번째 돌 때 76각에서 시작하고, 다섯 번째 돌 때 다시 1각에서부터 시작합니다. 이 4년을 가리켜 1주기(週紀)라 하는데, 그런 연유로 인(寅), 오(午), 술(戌)년에 세시와 육기가 만나고, 묘(卯), 미(未), 해(亥)년에 세시와 육기가 만나고, 진(辰), 신(申), 자(子)년에 세시와 육기가 만나고, 사(巳), 유(酉), 축(丑)년에 세시와 육기가 만납니다."

"그렇다면 육기의 작용에 대해서 설명해 주겠습니까?"

"하늘의 기의 작용을 알려면 객기, 즉 본(本)³을 알아야 하고, 땅의 기의 작용을 알려면 주기인 위치를 알아야 하고, 사람의 몸에 대해서 알려면 지기(地氣)와 객기(天氣)의 관계를 알아야 합니다."

"주기와 객기의 상호관계란 무엇입니까?"

"하늘은 위에 있고 땅은 아래에 있으며, 하늘의 기는 밑으로 내려오고 땅의 기는 위로 올라가는데, 천기(天氣)와 지기(地氣)가 만나는 중간 지점에 사람이 있습니다. '사람의 배꼽은 하늘의 기운과 땅의 기운이 교차하는 곳으로서 여기에 사람의 근본이 있다'고 합니다."

"초기(初氣), 중기(中氣)란 대관절 무엇입니까?"

"초중기(初中氣)는 일보(一步)를 나타내고, 일보(一步)는 60일을 나타내므로 초기는 전반부 30일을 나타내고, 중기는 후반부 30일을 나타냅니다."

"초기와 중기는 어떤 관계가 있습니까?"

"그것은 하늘의 기와 땅의 기를 구분하기 위함입니다."

"더 상세하게 설명해 주겠습니까?"

"초기는 땅의 기운이고 주기를 말하며, 중기는 하늘의 기이고 객기를 말합니다."

"알겠습니다. 그렇다면 하늘의 기와 땅의 기가 오르내리며 교류하는 이유는 무엇입니까?"

"그것은 하늘의 기와 땅의 기가 번갈아가면서 작용을 하기 때문입니다."

"그것이 어떻게 작용한단 말입니까?"

"기(氣)란 본시 오르내리는 성질이 있으므로 오르막 끝에 이르면 내려오고 내리막 끝에 다다르면 다시 올라갑니다. 위에서 내려오는 것을 하늘의 기라 하고, 밑에서 올라가는 것을 땅의 기라 합니다. 하늘의 기가 내려오면 땅에서 물이 되어 흐르고, 땅의 기가 올라가면 구름이 되어 흐릅니다. 이들 기는 위와 아래로 서로 이동하여 교류하고 천지간에 여러 가지 작용을 하여 변화를 일으키는 것입니다."

"천기와 지기가 만나고 한기(寒氣), 습기(濕氣), 조기(燥氣)와 열기(熱氣) 그리고 바람과 불이 서로 만나면 이들에게는 어떤 차이가 있습니까?"

"육기에는 승기(勝氣)와 복기(復氣)가 있습니다. 이 말은 한쪽 기운이 태과(太過)가 되어 억눌리는 다른 기운이 본래의 상태를 유지하려고 애쓰면, 아들이 되는 기운이 자신을 억압하는 기운을 보복하는 현상을 말합니다. 예를 들면 목태과로 인하여 토기(土氣)가 억눌림을 당하여 본래의 상태를 유지하려고 애쓰면, 자신의 자식에 해당하는 금기(金氣)가 목기(木氣)를 누름으로써 토기(土氣)가 살아나는 것을 의미합니다. 이러한 승복(勝復)의 작용으로 만물이 영향을 받고, 이로 인해 덕(德), 화(化), 용(用), 변(變)의 현상이 나오는데, 이 중에서 변(變)은 이상기변이 생기면 사기(邪氣)가 침입하여 사람들이 병들어 버리는 것입니다."

"사기(邪氣)란 무엇을 말합니까?"

"만물이 자라는 것은 자연물의 자라는 성질에 의한 것(化)이고, 병들어 죽는 것은 변(變) 때문입니다. 이러한 변화(變化)와 생화(生化)로 인해 만물이 성장하고 소멸합니다. 천기와 지기에는 오고 가는 것이 있고, 그 작용에는 느림과 빠름이 있습니다. 왕(往), 복(復), 지(遲), 속(速)의 네 가지 성질이 만물을 자라게도 하고 변화도 시키며 질병과 소멸을 가져오기도 합니다. 이 네 가지의 발생을 부추기는 기운은 바로 바람입니다."

"태과(太過)와 불급(不及) 그리고 오고 가는 것은 바람의 작용으로 생기고, 만물이 성장과 성숙을 돕는 날씨가 되며, 때로는 질병과 죽음을 초래하는 이상기후가 되기도 합니다. 이는 바로 오운과 음양의 변화로 인한 것인데, 변화(變化)와 생화(生化)가 만물의 형성과 쇠퇴의 원인이 되는 이유는 무엇입니까?"

"만물이 형성되고 쇠퇴하는 원인은 육기의 끊임없는 움직임 때문입니다. 그로 인해 이변이 생깁니다."

"그러면 육기가 움직이지 않는 때가 있겠습니까?"

"그때는 만물이 자라서 번성하지도 않고, 변화하지도 않는 때일 것입니다."

"자라지도 않고 변화하지도 않으면 육기가 활동을 하지 않습니까?"

"우주에서 음양의 기운이 발생하지도 않고 천기와 지기가 서로 드나들어 교류하지 않으면 생물의 생명활동이 위태로워집니다. 천기와 지기의 교류로 인해 모든 생물은 평생을 통해 낳고, 자라고, 성숙하고, 늙고, 죽는 현상을 되풀이해왔기 때문입니다. 천기와 지기가 오르내리는 교류가 없으면 모든 생물들은 1년 춘하추동을 통해 싹이 트고 자라고 숙성하고 거두어들이고 저장하는 활동을 하지 못합니다. 음양 기운의 출입과 천기와 지기의 오르내림은 유형의 물체에게는 필수불가결한 현상이므로 그러한 활동이 없으면 유형(有形)의 물체(物體)는 힘없이 소멸하고 맙니다. 유형이 물체는 기가 드나들고 오르내릴 뿐만 아니라 자라고 변화하는 현상이 생기는 곳이기도 합니다. 유형의 물체가 그 모습을 잃어버리면 음과 양이 분해되고, 더 이상 정상적인 형태를 유지하지 못합니다. 생화하고 변화하는 일이 없어집니다. 이러한 이치가 있으므로 음양과 천기와 지기 사이에 드나들고 오르내리는 일이 멈추는 일은 결코 없습니다. 단지 생화(生化)와 변화(變化)에는 크거나 작거나 혹은 기간이 길거나 짧거나 하는 정도의 차이만 있을 뿐입니다. 그러므로 '형체가 없으면 천재지변을 당할 일이 없다'는 말은 이를 두고 하는 말입니다."

"훌륭한 설명입니다. 그렇다면 모든 생물은 천지간의 기운으로 죽지 않고 사는 일이 있겠습니까?"

"참으로 예리하신 질문입니다. 지구상에서 혹은 지구 밖에서 자연의 영향을 받지 않고 주지도 않고 살아갈 수 있는 사람이라면, 그는 인간의 한계를 초월한 진인(眞人)일 것입니다."

주석註釋 68 육기(六氣)의 활동 _____

68-1) 오계맥상(五季脈狀): 현맥, 구맥, 홍맥, 모맥, 석맥을 말한다.

68-2) 태일천부(太一天符): 태을천부(太乙天符)라고도 하며 해당 년의 대운과 사천의 기, 십이지 및 오행이 모두 일치하는 현상을 말한다.

68-3) 본(本): 풍(風), 한(寒), 서(暑), 습(濕), 조(燥), 화(火)를 말한다.

69

오운(五運)과 육기(六氣)의 상호작용

원문의 제목은 〈기교변대론氣交變大論〉이다. '기교(氣交)'란 땅의 기운인 오운과 하늘의 기운인 육기가 교류하고 결합하는 과정을 말한다. 여기서는 여러 가지 변화가 생겨 지구상의 생물들과 사람들에게 영향을 크게 끼치므로 이것을 '변대(變大)'라고 말한다.

황제가 말했다.

"하늘의 기운인 육기와 땅의 기운인 오운은 꾸준히 우주를 운행하면서 상호간에 일정한 변화를 이루고 있습니다. 봄이 지나면 여름이 오고, 여름이 지나면 가을이 오고, 가을이 지나면 겨울이 오고, 겨울이 지나면 다시 봄이 오듯이 말입니다. 음양은 우주 속에서 서로 교류하고 기운을 발산시킵니다. 그리하여 무질서하고 혼란스러울지 모르는 우주의 모든 움직임을 관리하고 통제하고 있습니다. 우주의 기운이란 모든 것을 정리된 위치로 만들고 있습니다. 동시에 인간의 생존에 필요한 정기(正氣)와 사람의 건강과 생명을 해치려는 사기(邪氣)와 싸움으로 인해 끝없이 어떤 일정한 궤도를 벗어나려는 경향을 보입니다. 그렇게 되면 여섯 가지 경락인 간, 심장, 심포, 비장, 폐, 신장에 있는 기혈(氣血)의 흐름에 장애가 생기고, 오장(五臟)의 작용에도 많은 지장을 초래합니다. 몸속의 오장(五臟)의 기운이 태과(太過)가 되기도 하고 불급(不及)이 되기도 합니다. 태과가 되면 승복(勝復)의 현상이 생겨 인체에 많은 영향을 끼치고 있습니다. 나는 이러한 태과와 불급 그리고 승복 현상이 생기는 이유와 그 흐름에 대해서 알고 싶습니다."

"매우 훌륭한 질문이십니다. 폐하께서 하신 질문은 폐하의 선조들께서 계속 의문시 해오던 것이라서 폐하께서도 알아야 할 내용입니다. 뿐만 아니라, 폐하의 질문에 대한 대답도 우리 조상들이 저희들에게 가르쳐 주신 것으로, 저희가 비록 지혜롭고 영민하지는 못하나 듣고 깨달은 바는 있습니다."

"옛말에 이르기를 '마땅히 가르침 받을 자격이 있는 자를 가르치지 않으면 실도(失道)라고 했고, 가르칠 자격이 없는 자를 가르치는 일은 하늘의 보물을 아무에게나 내보이는 짓'이라고 했습니다. 이 말은 훌륭한 지식이란, 그것을 올바르게 깨달은 자에게만 전수해야 한다는 말입니다. 나는 그럴만한 자격을 갖춘 사람은 아니어서 그러한 지식을 알지 못했고, 전수받지도 못했습니다. 하지만 백성들을 진심으로 아끼고 사랑하며 그들이 병으로 인해 겪는 고통을 보면 마음이 찢어지는 듯하여 그들을 병으로부터 구제하고 싶습니다. 선생께서 나에게 이 지식을 가르쳐 준다면 나는 훌륭한 보물을 자손만대에 전하려 합니다."

"황공하옵니다. 《상경上經》에 따르면 '의술을 공부하는 자는 마땅히 위로는 천문(天文)을 알고, 아래로는 지리(地理)를 공부하며, 가운데로는 인사(人事)를 깨달아야 한다'고 했습니다. 이렇게 해야만 하늘의 이치를 깨닫고 완전히 의술에 정통한 자라고 할 수 있습니다."

"그 내용들을 상세히 말씀해 주겠습니까?"

"그 말은 하늘과 땅과 인간이 어떻게 밀접한 관계를 가지고 있는지를 알기 위해서는 매우 중요한 사항입니다. 천문은 하늘의 움직임을 공부하는 천문학을 가리키고, 지리는 땅에 대한 공부이며, 인사는 오운육기가 인간에게 어떠한 영향을 끼치는가를 공부하는 학문입니다. 이 학문은 하늘과 땅에 생기는 정상적이거나 비정상적인 현상들이 인간에게 어떠한 영향을 끼치는지를 미리 알아서 대비를 하는 것입니다. 이 학문은 의사가 질병을 치료하는 데 매우 중요하며 나아가서는 질병의 발생을 내다보아서 미연에 방지하고자 하는 데 목적이 있습니다. 하늘과 땅, 인간에게 생기는 자연의 원리를 알기 위해서는 중단 없이 꾸준히 연구하고 공부해야 합니다. 자연의 원리를 공부하여 깨달으면 세상의 모든 원리를 저절로 알게 됩니다. 어떤 한 해가 태과(太過)이면 날씨가 계절보다 먼저 나타나며, 불급(不及)이면 날씨가 계절보다 늦게 나타납니다. 따라서 오운과 육기의 작용으로 인해서 사람의 몸에는 여러 가지 증상이 나타납니다."

황제가 "오운(五運)의 경우에 태과(太過)하는 경우는 어떤 현상이 나타납니까?"라고 물었다.

그에 대한 기백의 자세한 설명이다.

목태과 해라면 바람이 강하게 분다. 그리하여 토기(土氣)인 비장이 상하므로 사람들은 몸이 무겁고 나른하며, 소화가 잘 안 되고 설사를 하고 가슴이 답답하며 배에서 출렁거리는 소리가 나고 아랫배가 땅겨서 아픈 증상이 생긴다. 이것은 목기(木氣)가 너무 강하기 때문인데, 이때 하늘에서 목성이 유난히 밝게 빛나는 것을 볼 수 있다. 이를 통해 목태과 해임을 알 수가 있다.

이는 오래 전부터 깨달음을 얻기 위해 공부를 하던 사람들이 인간 사회에 일어날 일에 대한 궁금증을 풀기 위해 천신만고 끝에 알게 된 바이다.

목태과 해가 되면 세성(歲星−목성)이 잘 보이고 봄의 기운이 왕성하여서 초목이 싹트고 잘 자라지만, 여름에 토기(土氣)의 기능이 저하되어 결실이 안 된다. 구름은 바람에 날려 하늘로 날아오르고, 초목이 바람에 흔들리고, 심하면 나뭇잎이 바람에 떨어지면서 나무가 쓰러지기도 한다. 목태과 기운으로 간에 병에 생긴 것처럼 사람들은 현기증과 어지럼증을 느끼고 토하기도 하며, 옆구리가 아프고 눈이 잘 안 보이며 화를 잘 내고 두통으로 고생한다. 위경락의 충양(衝陽)에서 맥을 만져 보아 맥동(脈動)이 느껴지지 않으면 몸에서 위기가 끊어진 것으로 환자는 치료하지 못하고 죽는다.

하늘에서는 태백성(太白星-금성)이 보이는데, 목기가 넘치면 금기(金氣)가 발동하여 목기를 누르기 시작한다.

화태과 해가 되면 몹시 날이 덥고 몸에 열이 심하게 생겨서 폐가 손상당한다. 사람들은 학질을 앓아서 몸에 오한이 나고 숨쉬기가 힘들어지며 기침이 난다. 코피가 잘 나고, 피를 토하고, 하혈을 하고, 숨이 차서 헉헉거린다. 몹시 땀을 흘리며 목이 마르고 귀에 소리가 안 들리고, 가슴, 목, 어깨 등에 열이 나서 후끈거리고, 음식물을 삼키기가 힘들어진다. 그 이유는 화기(火氣)에 의하여 금기(金氣)가 지배를 당하고, 하늘에서는 형혹성(熒惑星-화성)이 강하게 빛을 발하므로 금의 기운이 억눌리기 때문이다. 화태과가 심하면 가슴 속이 아프고 겨드랑이 아래가 땅기고, 가슴팍, 어깨 등에 통증이 있으며, 팔 안쪽이 아프고, 몸에 열이 나며 침음창(浸淫瘡)[1]이 생긴다.

화태과 해에 자연계에서는 비가 많이 내려서 식물의 잎이나 줄기가 지나치게 자라고, 가을에는 금기(金氣)의 수렴(收斂)하는 능력이 떨어져서 식물이 결실을 하지 못하고, 서리가 빨리 내리며, 겨울에는 우박이 떨어진다. 이것은 화(火)의 기운이 수(水)의 기운으로 옮겨가고 있음을 알려주는 현상으로 하늘에서는 신성(辰星-수성)이 무척이나 밝게 빛나고 있음을 보게 된다. 그때가 소양사천이거나 소음사천의 해라면 화기(火氣)가 더욱 강렬해져서 지상에서는 물이 마르고, 초목들도 말라비틀어진다. 사람들은 정신착란을 일으켜 헛소리를 하고 미쳐 날뛰며, 기침을 하고 숨이 거칠며 해소천식으로 고생하고 사지(四肢)에 경련이 생긴다. 숨쉬기가 힘들고 하혈을 하며, 목에 구멍이 생겨 피가 멈추지 않고 소변불통이 된다. 기운이 지나치게 넘쳐 폐경락의 태연(太淵)에 맥박의 움직임이 느껴지지 않으면 환자의 병은 불치이며, 반드시 죽는다. 이때 하늘에서는 화성(火星)이 매우 강렬하게 빛난다.

토태과(土太過) 해에는 날씨가 늘 습기로 인해 우중충하고 비가 자주 내리므로 신장(腎臟)이 쉽게 병이 든다. 사람들은 아랫배가 늘 아프고 손발이 차며 기분이 음울하고 얼굴이 어둡다. 몸이 무거워서 움직이기가 귀찮고 가슴이 답답하며, 불안하고 초조한 증상이 나타난다. 살과 살가죽이 시들고 위축되어, 움직이면 경련을 일으키고, 발이 아파서 걷지도 못한다.

토기가 약해지면 비장이 병들어서 물을 마시면 배가 남산만해지고 식욕이 없어지며, 팔다리에 힘이 빠진다. 하늘에서는 진성(鎭星−토성)이 매우 밝게 빛난다. 자연계에서는 여름에 습기가 넘치면 땅에서 샘물이 넘쳐흐르고, 홍수가 나며 하천에 물이 넘친다. 메마른 못에 물이 차서 물고기가 헤엄쳐 다닌다. 폭우가 심하게 쏟아져서 둑이 무너지면 물고기 떼가 땅에까지 튀어오를 정도가 된다. 사람에게는 배가 붓고 당겨서 아프며 흙탕물 같은 설사를 하고 배에서 출렁거리는 소리가 난다. 이 증상이 심해지면 신경락의 태계(太谿)맥에 느낌이 없어지므로 환자의 병은 불치가 되어 반드시 죽는다. 이때 하늘에서는 목성이 밝게 빛난다.

금태과(金太過) 해에는 건조한 기운이 지배하여 질병이 간을 침범한다. 사람들은 옆구리와 아랫배가 땅기고 아프며 눈이 충혈되어 아프다. 눈 가장자리가 짓물러 터지고, 귀가 어두워 소리를 잘 듣지 못한다. 금기(金氣)가 지닌 숙살(肅殺)의 기운이 강하게 발동하면 몸이 무겁고 나른해지며, 가슴이 답답하고 아파서 그 통증이 등으로 퍼지고, 옆구리가 땅겨서 아프면 그 통증이 아랫배로 이어진다. 이때 하늘에서는 태백성(太白星−금성)이 밝게 빛난다.

금태과 기운이 더욱 심하게 작용하면 인체 내에서는 숨이 거칠고, 해소천식이 생겨 아랫배에서 가슴까지 기가 역상하여 어깨와 등이 아프고, 또한 꼬리뼈, 엉덩이,

생식기, 바깥 허벅지, 무릎서부터 발까지도 온통 아프기만 하다. 이때 하늘에서는 화성(火星)이 강하게 빛을 발한다.

금기가 지나치게 강해서 목(木) 기운이 꺾이면 초목이 생기를 잃어 잘 자라지 못하고 잎이 시들어 가을이 오기도 전에 지고 만다. 환자는 오히려 폐에 병이 생겨 가슴에 심한 통증이 생긴다. 옆구리가 땅겨서 아프며 통증이 너무 심해서 잠을 제대로 못 잘 정도이다. 해소천식으로 기침이 심하게 나면 피를 토하기까지 한다. 간경락의 태충(太衝)혈에서 맥박이 뛰지 않으면 환자는 불치의 병에 걸린 것으로 반드시 죽는다. 이때 하늘에서는 금성이 강하게 빛을 발하므로 금기(金氣)가 강하게 작용하고 있음을 나타낸다.

수태과(水太過) 해에는 냉기가 자연을 지배하고 화기(火氣)가 수기의 침범을 당해서 심장이 손상을 당한다. 몸에 열이 나고, 가슴이 답답하며 심계항진이 생기고, 손발이 차가워진다. 뱃속도 차갑고 심장이 아파서 미친 듯이 헛소리를 한다. 이때는 추위가 빨리 찾아오고 하늘에서는 수성(水星)이 강하게 빛난다.

수태과 기운이 지나치게 강하면 배가 남산만하게 부어오르고 종아리가 부으며, 숨이 거칠고, 기침이 심하게 나면서 잠잘 때는 식은땀을 흘리고 바람을 몹시 싫어한다. 비가 많이 내려서 마치 안개가 낀 듯한 물보라를 일으키며, 하늘에는 흙먼지가 심하게 일어 하늘을 가릴 정도가 된다. 이때는 하늘에 토성(土星)이 강하게 빛나서 자연계에는 토기가 강하게 작용하고 있음을 나타낸다. 이때가 소양사천의 해라면 때 아닌 우박이나 서리가 내리고 이상기온이 나타난다. 환자들은 비장이 침범되었으므로 배가 불러서 그득해지고, 출렁거리는 소리가 나며 흙탕물 같은 누런 설사를 하고, 갈증이 심하고, 미친 듯이 헛소리를 잘하며 또한 머리가 멍해진다. 심경락의 신문(神門)혈에 맥박이 뛰지 않으면 병은 불치이며, 환자는 반드시 죽는다. 하늘에서는 화성은 빛을 잃고, 수성이 유난히 강하게 빛을 냄으로써 수기가 강하게 작용하고 있음을 나타낸다.

황제가 "선생의 자세한 설명에 감사드립니다. 이번에는 오운이 불급(不及)한 경우에 대해서 설명해 주십시오."라고 말하자, 기백이 자세하게 설명한다.

목불급(木不及)인 해가 되면 건조(乾燥)한 금기(金氣)가 목기운을 이김으로 함부로 날뛴다. 목기의 봄 날씨와 금의 성질이 맞지 않아 식물이 늦게 자란다. 금기의 숙살(肅殺) 작용으로 단단한 나무의 줄기가 약해져서 갈라지고 뒤틀리며, 식물들의 잎과 줄기가 메말라 버린다.

하늘에서는 금성이 강하게 빛남으로 금의 기운이 강하게 작용하고 있음을 나타낸다. 사람들은 중초(中焦)의 기운이 허(虛)해져서 뱃속이 차가워지면서 통증이 있다. 가슴과 옆구리가 땅겨서 아프며 배에서는 꾸룩꾸룩 소리가 나고 또한 묽은 똥을 싼다. 이번에는 가을비 같은 차가운 비가 수시로 내리고, 하늘에서는 금성이 유난히 밝게 빛나며 목성이 빛을 잃는다. 목기에 속하는 곡식은 보리이지만, 식물 중에서 푸른색을 띤 곡식이나 채소 혹은 과일 등이 여물거나 익지 않고 그냥 새파란 색으로 남아 있다. 게다가 그 해가 양명사천의 해이면 양명의 금기가 목기를 억눌러서 식물들은 더욱 자라지를 못한다. 더욱이 토기가 목기의 지배를 당하지 않으므로 토기가 더욱 번성해진다. 초목과 식물들은 한여름에 다시 무성하게 자라므로 결국 곡식과 열매를 맺지 못한다. 이때 하늘에서는 토성과 금성이 밝게 빛남으로 토기와 금기가 강하게 작용하고 있음을 보여준다. 금기의 기운이 다하면 화기가 금기를 누르고 목기의 기운이 회복하는 상태가 이른다. 그리하여 무더운 날씨가 생겨 왕성하던 습기가 말라서 약한 초목은 햇빛에 타거나 메말라버린다. 그러나 뿌리는 아직 살아 있으므로 그곳에 새로운 싹이 나서 나중에 꽃이 피고 열매를 맺는다. 이때, 환자는 오한(惡寒)이 나면서 열이 심하고 부스럼, 종기, 습진, 가려움증 등과 같은 피부병이 생긴다. 하늘에서는 화성과 금성이 밝게 빛나므로 이러한 자연현상에 영향을 끼치고 있음을 나타낸다. 곡식 중에서 백색을 띠는 보리는 이삭은 패지만, 충분히 성숙하여 결실하지 못한다. 서리가 빨리 내려 백로(白露)가 되기도 전에 서리로 인해 가을의 숙살작용이 급속히 이루어진다. 또한 차가운 비마저 내려서 그나마 자라는 식물들을 해치고, 벌레는 기장을 갉아 먹음으로써 농작물에 심각한 피해를 끼친다.

환자는 비장이 병드는데다가 금기를 누른 화로 인해 심장이 병들어 생긴 심계항진이 좀처럼 낫지 않는다. 심장병으로 인해 금기운이 침범을 당해 폐가 병든 상태의 증상이 나타난다. 금(金)에 속하는 농작물이 제대로 수확되지 않으며 환자는 기침과 코막힘으로 고생하며, 하늘에서는 화성과 금성이 밝게 빛난다.

화불급(火不及) 해에는 수(水)의 냉기가 제멋대로 날뛰고 여름 대신 활동한다. 수기의 억압으로 여름에 식물의 성장활동이 방해를 받아 제대로 자라지 못하고, 냉기가 쌓이고 양기가 억압을 받으므로 모든 식물들이 성숙하지 못한다. 하늘에서는 수성(水星)이 밝게 빛나므로 수기가 강하게 작용하고 있음을 나타내고 있다. 환자들은 가슴속이 아프고, 옆구리와 겨드랑이가 땅기면서 통증이 있고, 가슴, 등, 어깨, 어깻죽지, 팔 안쪽 등에 통증이 있다. 기가 역상하여 올라가므로 머리가 무겁고 어지러워서 쓰러질듯하고 현기증이 나므로 눈앞이 캄캄해진다. 심장이 아프고, 갑자기 말소리를 잃어서 말을 못하고, 가슴과 배가 부어오른다. 겨드랑이 아래가 땅기고 아프면서 통증이 등으로 이동하고, 심하면 앞으로 몸을 굽히거나 뒤로 허리를 젖히지 못한다. 엉덩이와 좌골이 뻣뻣하게 굳어서 마치 끊어지는 듯한 통증이 생긴다. 이때 수성은 밝게 빛나지만, 화성은 그 빛을 잃고 곡식 중에서 적색을 띤 수수와 다른 작물이 잘되지를 않는다. 수(水)를 이기려는 토(土)의 보복 현상이 생겨 모래가 날리고, 폭우로 수의 기운이 꺾인다. 환자는 오리똥 같은 묽은 똥을 싸고, 배가 불룩하게 불러서 음식을 통 먹지 못한다. 배가 차가워지므로 출렁거리는 소리가 나고 설사를 한다. 배가 몹시 아파서 위경련을 일으키기도 하고, 팔다리가 마비되어 잘 걷지 못하고 서 있지도 못한다. 하늘에서는 토성이 밝게 빛나고 수성은 빛을 잃으며 수에 속하는 검은콩이 잘 안 된다.

토불급(土不及) 해에는 바람이 몹시 불어 토기의 기운을 꺾어 버린다. 토기가 약해지고 바람이 많이 불어오므로 잎이 자라고 꽃이 피나 영양분을 공급해주지 못해서 열매기 열리지도 않고 단단하게 여물지도 않는다. 하늘에서는 목성이 밝게 빛나는데, 목기가 강하게 작용하고 있음을 나타낸다.

환자들은 묽은 똥을 싸고, 곽란(癨亂)을 일으켜 음식물을 토하며 학질에 걸린다. 몸이 무거워서 움직이기가 힘들며, 아랫배가 아프고 근육이 뒤틀리고 골이 흔들린다. 몸이 붓고 살이 떨리고 마비되며, 쉽게 화를 내는 상태가 된다.

차가운 수기(水氣)가 토기를 눌러서 수의 기운이 횡행(橫行)한다. 곤충과 짐승들이 겨울잠을 자게 되고, 사람들은 배가 차가워서 속이 아프고 냉병에 쉽게 걸린다. 이때 하늘에서는 목성이 밝게 빛나고, 토성이 빛을 잃어 목기가 강하게 작용하고 있음을 나타낸다. 토(土)의 성질을 가진 노란색 곡식인 기장과 다른 작물이 제대로 자라지 않는다. 병든 목(木)이 토를 누르면 사람들은 식욕을 잃고 음식을 제대로 못 먹는다. 금기가 일어나서 목기를 누르므로 숙살의 작용이 생기므로 초목이 푸른 잎이 달린 채 메말라 시들어서 땅에 떨어진다. 사람들은 가슴과 옆구리가 아프면서 아랫배로 통증이 이어져서 한숨을 잘 쉬고 간이 나빠진다. 벌레가 들끓어서 노란색을 띤 작물을 해치는데, 그 중에서도 기장을 갉아 먹는다. 사람들은 비장과 위가 병들기 쉽다. 벌레가 기장을 갉아먹으면 사람들은 비·위장에 효과가 좋은 기장을 먹지 못하므로 영양실조로 고생을 한다. 하늘에서는 목성이 쇠퇴하여 푸른색의 곡식이 흉년이 들고, 금성이 밝게 빛남으로 금기가 강하게 작용하고 있음을 나타낸다. 궐음사천 해가 되면 소양상화의 기운이 넘쳐서 날씨가 추워야 하는데, 춥지 않다. 물은 얼지도 않고 땅속에서 겨울잠을 자던 동물이 바깥으로 나온다. 목기가 소양상화의 기운을 업은 토기를 누르지 못하여 금기의 승복(勝復)현상이 나타나지 않으므로 사람들의 생활이 편안하고 건강하며, 하늘에서는 목성이 밝게 빛난다.

금불급(金不及) 해에는 화기(火氣)가 제멋대로 횡행(橫行)하고, 목기가 금기에게 억눌림을 받지 않아 제멋대로 날뛰고 짓까분다. 여름의 발생작용이 강하게 이루어져 초목이 잎이 무성하게 자라서 우거진다. 비가 내리지 않아 건조하고 무더운 날씨가 계속된다. 하늘에서는 화성이 밝게 빛나 화기가 강하게 작용하고 있음을 나타낸다. 사람들은 어깨가 짓누르듯이 아프고, 날이 건조하여 코가 막히며 재채기가 난다. 똥에 피가 섞여 나오며, 묽은 똥을 누며 설사를 한다. 가을의 특성인 수렴의 기능이 늦어지므로 금성이 빛을 잃고 흰색을 띤 곡식이나 작물이 되지를 않아 벼가 제때에 여물지 않는다. 화기의 기운이 다해서 금이 살아나기 위해 수(水)를 부추겨 화기를 몰아내면 날씨가 갑작스레 추워져서 찬비가 내린다. 우박이 쏟아지며 무서리가 내려서 농작물을 해친다. 음기가 역상하여 양기의 기운을 밀어내므로 사람들은 손발이 차고 뒷머리가 아프며, 그것이 머리로 올라가 독맥의 뇌호(腦戶)혈 부근에 심한 통증을 유발한다. 하늘에는 수성(水星)이 밝게 빛나고, 화성(火星)의 빛이 약해진다. 붉은색을 띤 곡식, 특히 수수농사가 되지 않아 수수를 먹지 못하면 사람들은 입속에 염증이 생기며, 심장이 아픈 증상이 나타난다.

　수불급(水不及) 해에는 토의 기운인 습기가 함부로 횡행하고, 토기(土氣)에 힘입은 화기(火氣)가 더욱 날뛰므로 수의 기능이 저하된다. 수가 화를 누르지 못하므로 날씨는 모든 것을 태워 버릴 듯이 무덥다. 더운 비가 내리며 초목의 성장이 신속하게 이루어지고 하늘에서는 토성이 밝게 빛난다. 사람들은 배가 부풀어오르고 몸이 무겁고 나른해서 움직이지를 못한다. 설사를 하고 동상에 걸린 부분에 헐어서 진물이 나오고, 허리와 허벅지와 무릎이 아파서 움직이기 불편하고, 다리가 차가워서 무기력해지며, 심하면 발도 부어오른다. 이는 몸에 수기가 약해지므로 신장의 기능이 떨어지고 하늘에서는 토성이 밝게 빛나되 수성이 빛을 잃었기 때문이다. 수기의 특성을 지닌 검은색 곡식인 콩이 잘 되지 않는다. 게다가 태음사천이 되면 한파가 몰아와서 모든 초목이 얼어붙고 동물들은 일찍 동면을 시작한다. 양기는 음기에 눌려 안으로 숨어들고 햇빛은 따뜻한 기운을 비추지 못한다. 사람들은 하체가 차가워지고, 배가 부어오르며 몸속에 물이 찬다.

　하늘에서는 토성이 빛나고 토의 성질을 지닌 기장이 잘 자란다. 승복(勝復)관계에 있어서 토가 수를 지배하지만, 수는 목을 자라게 한다. 토의 기운이 다해서 수가 목의 기운을 강하게 북돋우면 목기(木氣)의 강한 바람이 불어서 식물을 쓰러뜨리고, 초목이 제대로 자라지 못한다. 사람들의 성장도 잘 이루어지지 않고 얼굴색이 여러 가지로 수시로 변하며 근육 경련이 이어나면서 통증을 느낀다. 살이 떨리고 아파서 움직이기가 힘들며, 눈앞이 흐려서 사물이 제대로 보이지 않아 물체가 겹쳐서 보인다. 바람이 마구 불어 뽀루지가 생기고, 바람이 몸속을 침투하면 가슴이 막히고 횡격막 아래쪽에 통증이 생긴다. 이것은 목기운이 넘치고 토기운이 손상을 당한 것이며, 토(土)의 곡식인 기장이 제대로 열리지를 않는다. 하늘에서는 목성(木星)이 밝게 빛나고 토성이 흐려진다.

황제가 "선생의 명쾌한 해설에 감사를 드립니다. 이번에는 오행(五行)과 사계절과의 관계에 대해서 설명해 주겠습니까?"라고 말하자, 기백이 상세하게 설명한다.

목기운이 불급인 해에는 봄바람이 불어서 식물이 정상적으로 잘 자라면 가을에는 서리가 내리고 서늘한 기온이 제대로 나타난다. 봄에 불급이어서 금기운이 나타나면 여름 날씨가 몹시 더워 화기운이 금기운을 보복한다. 이때 재난은 동쪽에서 발생하고, 동쪽에 해당하는 신체부위는 간(肝)으로서 왼쪽 가슴뼈 아래와 옆구리가 끊어지듯이 땅기고 아프며 아래쪽으로는 고관절(股關節)에 통증이 나타난다.

화기운이 불급인 해에는 여름의 무더위로 인해 초목이 정상적으로 자라며 겨울에는 날씨가 춥고 눈이 정상적으로 내린다. 여름에 화불급으로 인해서 수기운이 화기운을 이겨서 기승을 부리면 하늘이 먼지에 가려 시커멓게 변한다. 토기운은 수기운을 이겨서 폭우(暴雨)를 내리는 보복(報復)현상이 나타나며, 재난은 남쪽에서 발생한다. 상응하는 장부는 심장이며 질병의 증상으로 가슴과 옆구리에 통증이 나타나고 몸 겉에서는 경맥과 낙맥이 그 증상이 나타난다.

토기운이 불급인 해에는 사유(四維: 본래는 국가를 유지하는 데 필요한 예禮 의義 염廉 치恥를 가리키는 말. 여기에서는 진辰 술戌 축丑 미未월을 가리키는 말로서 3월, 6월, 9월 12월을 가리킨다)의 시기에 흙먼지가 불어온다. 습기의 알맞은 작용으로 봄에 바람이 불어서 초목의 싹이 튼다. 토운의 불급을 이기는 목기운의 작용으로 광풍이 불면 초목이 흔들려서 나무뿌리가 뽑히고 이파리가 몹시 날리는 기승(氣勝)현상이 발생한다. 가을이 되면 찬비가 내리고 초목이 말라비틀어지는 일도 생기며,

재난은 중앙지대에서 발생한다. 관련 부위는 비장이고, 이곳에 병이 생기면 몸속에서는 명치끝이 아프고 몸 겉에서는 기육(肌肉), 즉 살과 팔다리에 생긴다.

금기운이 불급인 해의 여름에는 무더운 날씨로 초목이 잘 자라지만, 겨울에는 매우 춥고 초목이 얼어붙어 움츠러든다. 여름 날씨가 찌는 듯이 더우면 가을에 얼음이 얼고 눈이나 우박, 서리 등이 내려서 수기운에 의한 보복현상이 생긴다. 재난은 서쪽에서 발생하며 상응하는 신체는 폐이고, 이곳이 병에 걸리면 몸속에서는 가슴, 어깨, 옆구리, 허리 등에 발생하고 피부와 체모(體毛)에 이상이 있다.

수기운이 불급인 해는 사유(四維)의 달에 날씨가 흐리고 습기가 많으며, 구름이 끼고 부드러운 바람이 불어 초목이 자라도록 토기운이 기승(氣勝)을 부린다. 흙먼지가 불어오고 심한 폭우가 쏟아져 내리고 바람이 몹시 불어서 나무가 뽑히는 등의 현상이 발생하면 목기운의 보복(報復)이 행해지는 것이다. 재난은 북쪽에서 생기며 계절에 상응하는 장부는 신장이고, 질병의 증상은 골수(骨髓)와 허리의 통증이고, 몸 겉에서는 발목, 혹은 무릎 등에 나타난다. 오운(五運)의 규칙은 마치 저울과 같으므로 늘 균형을 유지하려는 성질이 있다. 기운이 넘치면 이것을 억누르고, 기운이 모자라면 그것을 보충하려고 한다. 기운이 정상으로 변화하면 이에 상응하는 기운으로 기승을 부리고 비정상으로 변화하면 그것을 다른 기운으로 보복하려 한다. 이것이 사계절을 통해 만물이 발아하고, 자라고, 꽃을 피우고, 열매를 맺고, 추수하여 저장하는 오운육기의 작용이다. 그렇기 때문에 '천지간의 모든 작용은 조물주의 행위이며 오운육기의 변화는 사계절에 따른 기후를 낳는다'고 한 것이다.

황제가 말했다.

"선생은 오운의 변화와 그에 상응하는 계절의 기후에 대해서 나에게 매우 상세하게 말씀해 주셨습니다. 그런데 오운육기의 작용에 의하여 기후가 발생한다면 그것이 늘 일정한 모습으로 나타나지 않거나 갑작스런 재해를 동반하기도 하는데, 이것을 어떻게 예측할 수가 있습니까?"

기백이 대답했다.

"오운의 변화에는 각기 덕(德)², 화(化)³, 정(政)⁴, 령(令)⁵, 재해(災害) 및 변(變)⁶이 있어서 그에 따라 같은 운기라 할지라도 다른 기후가 나타납니다."

황제가 "그게 무슨 뜻인지 자세히 말해 주십시오."라고 말하자, 기백이 자세하게 설명한다.

동쪽은 봄을 가리키고 바람을 생성하며, 바람은 초목을 자라게 한다. 덕(德)은 부드럽고 넓게 퍼지는 온화함이며, 화(化)는 만물이 자라고 우거지는 번영이다. 정(政)은 기운이 널리 퍼져 나가는 발전이며, 령(令)은 바람이고, 변(變)은 바람이 세게 불어서 초목의 뿌리가 뽑히는 현상이며, 재해는 나무가 부러지고 잎이 떨어지는 현상이다.

남쪽은 여름을 가리키고 더위를 생성하며, 무더위가 불을 낳는다. 덕(德)은 밝고 뚜렷하게 비치는 기운이다. 화(化)는 무성하게 우거진 수풀이며, 정(政)은 밝게 빛나 사물을 비추는 기운이다. 령(令)은 무더위와 뜨거움이며, 변(變)은 뜨거워서 물질을 녹이는 성질, 재해는 큰불이 나서 만물을 태우는 것이다.

중앙은 한여름을 가리키고 습기를 생성하며, 습기는 흙의 기능을 도와준다. 덕(德)은 습기와 더위로 인한 찌는 듯한 무더위이며, 화(化)는 초목과 만물에 열리는 풍성함이다. 정(政)은 평화로운 안정이며, 령(令)은 축축하고 눅눅한 습기이다. 변(變)은 집중호우이며, 재해는 장마와 홍수로 인한 수해(水害)이다.

서쪽은 가을을 가리키고 건조함을 생성하며, 그러므로 쇠를 포함한다. 덕(德)은 맑고 청량함이며, 화(化)는 만물을 오므려서 거두는 수렴이다. 정(政)은 강하고 날카롭고 엄정함이며, 령(令)은 메마름이다. 변(變)은 거두어 마무리하는 숙살(肅殺)이며, 재해는 초목이 시들게 하는 현상이다.

북쪽은 겨울을 가리키며 냉기를 이루고, 냉기는 물(水)을 생성한다. 덕(德)은 차갑고 싸늘하고 냉랭함이며, 화(化)는 맑고 깨끗하고 조용함이다. 정(政)은 물질을 얼어붙게 하는 응결이며, 령(令)은 추위이다. 변(變)은 엄동설한(嚴冬雪寒)이며, 재해는 폭설, 우박, 서리 및 물이 어는 것이다. 이러한 사항들을 잘 살펴보면 각 계절의 덕(德), 화(化), 정(政), 령(令), 변(變), 재해가 어떻게 행해지는가를 알 수 있으며, 그로 인한 기후의 변화도 알 수 있다. 만물은 기후의 영향을 받고 기후는 인체에도 영향을 끼친다.

"선생은 나에게 말하기를 한 해의 기후는 오운(五運)의 태과(太過)와 불급(不及)이 하늘의 다섯 별인 목, 화, 토, 금, 수성에 의해 좌우된다고 했습니다. 그런데 덕(德), 화(化), 정(政), 령(令), 변(變), 재해 등은 일정한 모습으로 발생하는 게 아니라 갑자기 예기치 않게 생기는데, 이것이 하늘의 다섯 별에 영향을 주는지 알고 싶습니다."

"다섯 별은 일정한 길을 따라 움직이므로 갑자기 자리가 이동하거나 무질서해지지 않습니다. 기후의 갑작스런 변화는 오운육기에 의한 것이므로 다섯 별과는 상관이 없습니다. 그러므로 '정상적인 변화에는 다섯 별과 오운의 움직임이 일치하지만, 갑작스러운 변화에는 일치하지 않는다'는 말은 이를 두고 하는 것입니다."

"그러면 다섯 별과 덕(德), 화(化), 정(政), 령(令), 변(變), 재해와의 관계는 어떻게 말할 수 있겠습니까?"

"각 오운의 기(氣)인 바람, 더위, 습기, 건조함, 추위에 따라 변화합니다."

"다섯 별이 빠르거나 늦게 돌고, 혹은 제자리를 바로 돌거나 거꾸로 도는 이유는 무엇입니까?"

"다섯 별이 원래의 궤도에 오랫동안 정지되거나 거꾸로 돌아서 빛이 약해지는 현상을 '성하(省下)'[7]라고 합니다. 본래의 궤도를 운행하면서 급속히 되돌아오거나 멀리 돌아서 오는 경우를 '성유과(省遺過)'[8]라 합니다. 한 궤도에서 오랫동안 운행하다가 다른 곳으로 빗나가기도 하고 원래의 자리로 되돌아오는 것을 말합니다. '의재(議災)'[9] 혹은 '의덕(議德)'[10]이라고도 합니다. 따라서 다섯 별의 영향이 작을 때는 지상에 끼치는 힘도 작고, 영향이 크면 지구에 끼치는 영향도 큽니다. 별빛이 정상일 때보다 1배 이상 밝아 보일 때는 지상에서의 기상의 변화가 그만큼 심하고, 2배 이상 밝아 보이면 재난이 발생합니다. 별빛이 정상일 때보다 1배 이상 흐리게 보이면 기상의 변화가 적게 발생하며, 2배 이상 흐리게 보이면 임시(臨時)라 합니다. 하늘이 지상에 사는 인간들을 살펴서 덕(德)을 행한 자는 복(福)을 내리고, 악(惡)을 행하여 잘못이 많은 자는 벌(罰)을 내린다고 합니다. 다섯 별의 모양이 지상에서 멀리 보이면 땅에 대한 영향력이 작고, 지상에서 가까이 보이면 영향력이 큽니다. 멀리 보이면 땅에 대한 재앙이 크고, 작게 보이면 땅에 대한 재앙도 작습니다. 세운(歲運)이 태과(太過)이면 운성(運星)은 정상궤도에서 벗어나 북쪽으로 치우칩니다. 오운(五運)의 기가 조화를 이루면 그 별은 정상궤도에서 운행하고 있는 것입니다. 그러므로 태과(太過)인 해에는 외성(畏星)은 그 빛을 잃어 어미에 해당하는 별의 색깔을 띠며, 불급(不及)인 해에는 외성(畏星)의 색깔을 띱니다. 하지만 제가 말씀드린 내용을 아무리 힘들여 연구하고 공부한다고 할지라도 별의 움직임의 오묘함과 복잡함에 대해서 제대로 알기란 쉽지 않습니다."

"별들의 움직임과 그것이 지상에 영향을 끼치는 것과의 상호관계는 어떠합니까?"

"그 움직임에 따라서 지구에 끼치는 영향도 각기 달라집니다. 별의 움직임은 세운의 태과와 불급으로 알게 되고, 별들의 밝기의 강약, 승복(勝復)관계, 순역(順逆)관계, 별들이 궤도를 벗어나는 정도의 많고 적음, 별들의 생김새의 좋고 나쁨 그리고 28개의 별자리의 위치에도 서로 간에 이기고 지는 관계가 있습니다. 이러한 관계를 고찰해야 지상에서 일어나고 있는 인간만사의 길흉을 이해할 수 있습니다."

"별들의 모양이 좋고 나쁘다는 것은 무슨 뜻입니까?"

"사람의 감정처럼 별들 중에도 기쁨, 슬픔, 화냄, 근심, 윤기를 띠거나 빛을 잃거나, 유난히 다른 별과 두드러진 빛을 띠는 경우가 있습니다."

"별빛이 높으면서 멀리보이고 낮으면서 가까이 보이는 경우는 어떠한 차이가 있습니까?"

"별 모양에 따라서 차이가 있으나, 멀리 있으면 인체에 대한 영향이 적고, 가까이 있으면 인체에 대한 영향이 큽니다."

"훌륭한 설명입니다. 그렇다면 덕(德), 화(化), 정(政), 령(令) 등에 대해 행해지는 정도는 어떠합니까?"

"덕(德), 화(化), 정(政), 령(令), 재(災), 변(變) 등은 늘 나타나는 현상이므로 동시에 발생하지는 않습니다. 이들의 승복(勝復)과 성쇠(盛衰)관계도 많거나 적을 수도 있고, 서로가 비슷한 힘을 가지는 경우도 있습니다."

"이것으로 인해 인체에 질병을 일으키는 상황은 어떠한 경우입니까?"

"덕(德)과 화(化)는 오운(五運)의 작용이 좋게 이루어짐을 나타내고, 정(政)과 령(令)은 오운의 명백함을 나타냅니다. 변(變)과 역(易)은 승(勝)에 대한 복(復)의 작용이고, 재해(災害)는 인체를 해치는 활동의 시작입니다. 하지만 인체의 기운이 재해의 기운을 이기면 병이 드는 경우는 없고, 인체의 기운이 약할 때만 병이 듭니다. 이미 병이든 몸에 다른 병이 겹치면 그 병의 증세는 심각해집니다."

주석(註釋) 69 오운(五運)과 육기(六氣)의 상호작용 _____

69-1) 침음창(浸淫瘡): 심장에 열이 있으면 살거죽에 생기는 피부병으로, 처음에는 몹시 가렵다가 긁으면 염증이 생겨서 진물이 나오고 살이 짓물러지는 증상이다.

69-2) 덕(德): 한 해의 계절과 기후가 사람이나 자연만물에 가하는 작용을 말한다.

69-3) 화(化): 한 해의 계절과 기후가 만물의 생성과정이나 사람 몸에 이루어지는 생명현상에 가하는 작용을 말한다.

69-4) 정(政): 한 해의 계절과 기후를 다스리는 기운이다.

69-5) 령(令): 일 년 간의 절기이다.

69-6) 변(變): 한 해에 자라는 만물이 성장하여 그 절정에 이르면 다른 모양으로 바뀌어 가는 과정이다.

69-7) 성하(省下): 성(省)은 유심히 살핀다. 하(下)는 아래세상, 즉 사람이 사는 세상을 가리킨다.

69-8) 성유과(省遺過): 인간이 하는 일에 실수와 오류가 있는지 없는지를 살핀다는 뜻이다.

69-9) 의재(議災): 인간이 저지르는 잘못에 대하여 벌을 내린다.

69-10) 의덕(議德): 인간이 하는 올바른 행위에 대해 칭찬을 내린다.

70

절기상의 운행규칙

원문의 제목은 〈오상정대론五常政大論〉이다. 이것은 오운육기(五運六氣)의 기능이 인간생활에 끼치는 영향력에 대한 설명을 말한다. 여기서는 생활환경, 질병의 발생요인 치료법 등에 대한 내용을 다루고 있다.

황제가 말했다.

"육십갑자(六十甲子)의 규칙적인 운행과 광대한 우주의 흐름으로 자연과 인간 세계에는 참으로 다양한 변화와 현상들이 일어나고 있습니다. 거기에는 태과(太過)와 불급(不及) 그리고 평기(平氣)의 기운이 많은 영향을 끼칩니다. 그 변화에 따라 자연과 인간에게 끼치는 영향이 각각 다르다고 하는데, 그러한 점들이 무엇인지를 알고 싶습니다."

기백이 대답한다.

"가능한 상세하게 말씀을 드리겠습니다. 일반적으로 어떤 한 해가 평기(平氣)의 해이면 날씨의 형태와 사람들에게 끼치는 영향은 일상적이고 평범하며 극단적이지 않습니다. 궐음풍목이 평기(平氣)인 해는 '따뜻함이 널리 퍼진다'고 하여 부화(敷和)라고 합니다. 소음군화가 평기(平氣)인 해는 '밝게 타오른다'고 하여 승명(升明)이라 합니다. 태음습토가 평기(平氣)인 해는 '사물이 온전히 자란다'고 하여 비화(備化)라 합니다. 양명조금이 평기(平氣)인 해는 '사물이 안정된 모습을 지닌다'고 하여 심평(審平)이라 합니다. 태양한수가 평기(平氣)인 해는 '만물이 맑고 조용하되 평온한 모습을 지닌다'고 하여 정순(靜順)이라 합니다."

"불급인 해는 어떤 모습을 지닙니까?"

"목운불급인 해는 위화(委和)라 하여 목(木)의 온화한 기운이 움츠러듭니다. 화운불급인 해는 복명(伏明)이라 하여 화(火)의 밝은 기운이 숨어듭니다. 토운불급인 해는 비감(卑監)이라 하여 토(土)의 뭉치는 작용이 쇠퇴합니다. 금운불급인 해는 종혁(從革)이라 하여 금(金)의 엄숙한 기운이 누그러집니다. 수운불급인 해는 학류(涸流)라 하여 물의 흐름이 메말라 버립니다."

"태과인 해는 어떻습니까?"

"목운태과인 해는 만물이 생겨나므로 발생(發生)이라 합니다. 화운태과인 해는 만물이 밝게 빛나므로 혁희(赫曦)라 합니다. 토운태과인 해는 만물이 솟아오르므로 돈부(敦阜)라 합니다. 금운태과인 해는 만물이 단단하게 결실하므로 견성(堅城)이라 합니다. 수운태과인 해는 만물이 물 흘러 넘치듯하므로 유연(流衍)이라 합니다."

황제가 "세 가지 기운(氣運)인 평기(平氣), 불급, 태과의 기운일 때 기후의 상태에 대해서 설명해 주십시오."라고 질문을 한다. 이에 기백이 상세하게 말한다.

우선 평기(平氣)의 해에 대한 설명이다.

목운이 평기인 부화(敷和)의 해에는 목(木)의 덕(德)인 만물을 생동시키는 온화하고 따뜻한 바람이 두루 퍼진다. 음양(陰陽)의 기운도 널리 확산되므로 조화를 이루면 목(木), 화(火), 토(土), 금(金), 수(水)의 기운이 골고루 운행하게 된다. 이때 나타나는 목(木)기운은 싹을 틔우고(서瑞), 성질은 순종하고 잘 따르며(수隨), 작용은 곧고 직선적이며(곡직曲直), 변화는 생육하고 번창하며(생영生榮), 물질은 초목(草木)이다. 다스리는 바는 발생하여 흩어짐이며(발산發散), 기후는 따뜻하고 온화하며 기후가 변하면 바람이 된다. 목(木)이 지배하는 장(臟)은 간(肝)으로, 간은 차고 서늘한 기운을 싫어하고 눈을 주관하며, 간을 좋게 해주는 곡식은 참깨, 과일은 자두, 과일 중에서 간을 영양하는 부위는 씨앗[核]이다. 간에 영향을 끼치는 계절은 봄이며, 동물은 털짐승(모충毛蟲)이며, 영양하는 짐승은 개고기이다. 색깔은 푸른색이며, 영양하는 신체 부위는 근육이며, 간이 나빠져서 생기는 병은 복부(腹部)가 땅기고 아프며 가슴이 답답한 증상이 있다. 목(木)의 맛은 신맛이며, 음계(音階)는 각

(角)이며, 목(木)에 해당하는 물체는 속이 단단한 부분[中堅]이며, 상응하는 숫자는 8이다.

화운이 평기인 승명(升明)의 해에는 밝고 환하고 화려한 열기가 골고루 퍼지고 다른 오행의 기운도 조화를 이루어 작용한다. 화기운은 위로 오르고 빠르며 물질을 태우고 사물이 무성하게 우거지며(번무蕃茂), 나뉘는 부류는 불이다. 불의 기능은 사물을 밝게 비추며, 기온은 뜨겁고 무더우며, 성질은 열을 낸다. 인체에서는 심장이 이에 해당하고, 심장은 냉기를 싫어하며 혀를 관리한다. 심장을 영양하는 곡식은 수수, 과일은 살구, 과일 중에서 섬유질이 화(火)에 상응한다. 계절은 여름이며, 동물은 깃털짐승이며, 가축은 염소이다. 색깔은 붉은색이며, 이것은 피를 영양하며 병증(病症)은 살이 떨리고 경련을 일으키는 것이다. 맛은 쓴맛이며, 음계(音階)는 치(徵)이며, 인체의 연결 부위는 맥(脈)이며, 숫자는 7이다.

토운이 평기인 비화(備化)의 해에는 음양의 기운이 조화를 이룬다. 하늘의 기운이 땅으로 퍼지면 땅의 부드러움은 사방에 퍼져서 다른 오행의 기운과 조화를 이룬다. 토(土) 기운은 온화하고 부드러우며 또한 높고 낮은 곳으로 퍼지고, 기능은 만물을 풍성하게 열리게 하며, 그 부류는 흙이다. 토의 다스리는 바는 편하고 안정시키는 것이며, 기후는 푹푹 찌는 무더위이며, 그 결과는 습기로 나타나며, 인체에서는 비장이 해당한다. 토기운이 싫어하는 것은 바람, 인체에서는 입을 관리하고 곡식은 기장, 동물은 털이 없는 사람이다. 가축은 소, 색깔은 노란색, 과일은 대추이다. 계절은 한여름인 장하(長夏), 영양하는 부위는 살, 즉 기육(肌肉), 토의 질병은 가슴이 답답하고 무엇인가가 그득하게 막혀서 울체가 되는 증상이다. 맛은 단맛, 물체는 살이 많은 비계, 음계는 궁(宮), 숫자는 5이다.

금운이 평기인 심평(審平)의 해에 양기가 널리 퍼지지 못하므로 음기와의 마찰이 없다. 설령 양기가 퍼지는 경우라도 만물에 피해가 생기지를 않아 오행의 변화가 뚜렷하게 나타난다. 금(金)기운은 깨끗하고 맑으며, 성질은 굳세고 작용은 초목이 시들어 이파리가 떨어지는 것이며, 금(金)이 변하면 단단하고 긴장시키는 기운이 된다. 물질은 쇠이며, 다스리는 바는 독재하고 억압하는 성질이다. 기후는 차갑고 싸늘하며, 본성은 건조하고, 인체에서는 폐(肺)에 해당한다. 폐(肺)는 열을 싫어하고, 폐가 지배하는 부위는 코, 곡식은 현미, 과일은 복숭아, 과일의 열매 중에는 껍질이다. 금에 상응하는 계절은 가을, 동물은 껍질이 단단한 게[蟹], 가축은 말, 색깔은 흰색이다. 영양하는 부위는 피부의 털이며, 병이 들면 기침이 나고, 맛은 매운맛이다. 소리는 상(商), 물질은 겉이 딱딱한 부위, 숫자는 9이다.

수운이 평기인 정순(精順)의 해에는 양기가 보존되고 음기는 만물을 저장하며 모든 기운이 안정되어 오행의 변화가 골고루 이루어진다. 수(水)기운은 맑고 밝으며 그 기운이 아래로 내려가고, 그 작용은 흘러넘치는 것이며, 변화는 만물을 단단하게 응결시키는 것이다. 수(水)기운을 가진 물질은 물이고, 다스리는 바는 쉬지 않고 흘러감이다. 기후는 만물을 얼어붙게 하는 것이며, 본성은 차가움이고, 인체에서는 신장에 해당한다. 신장은 토의 성질인 습기를 싫어하고, 사람의 생식기와 항문(肛門)을 관리한다. 곡식은 콩이며, 과일은 밤, 열매 중에서는 부드러운 과즙, 상응하는 계절은 겨울이고, 동물은 비늘 달린 짐승이다. 해당 가축은 돼지, 색깔은 검은색이다. 영양하는 부위는 뼈의 골수, 질병은 손발이 식고 졸도하는 궐역(厥逆)이다. 맛은 짠맛, 소리는 우(羽), 물질은 물체의 부드러운 부분, 그리고 숫자는 6이다.

평기(平氣)의 해에 대해서 요약한다면 다음과 같다. 대체로 계절마다 기운이 평온하고 만물이 발생하여 자라고 무성하게 성장한다. 열매 맺고 수렴하여 결실하고 저장하되 지나치지 않고 억압하는 일이 없다.

불급(不及)의 해에 대한 설명이다.

목불급(木不及)인 위화(委和)의 해에는 목기운이 부족하여 금(金)과 토(土)기운에 지므로 승생(勝生)이라 한다. 목기운이 활발하게 움직이지 못하므로 봄의 발생작용이 충분치 못하여 여름의 성장기능이 그저 그렇다. 여름의 열매 맺는 활동이 제대로 이루어지지 않고, 가을에는 수렴작용이 너무 빨리 진행된다. 그러므로 일년 내내 찬비가 종종 내리고 바람을 동반한 비구름이 몰려오며 초목은 늦게 자라므로 잎이 푸른 시기에 떨어지지만, 열매의 결실이 좋아서 과일이 단단하고 충실하게 맺는다. 이때의 기는 수렴하며, 작용은 모으는 것이고, 인체에서의 활동은 몸을 펴고 구부리고 비틀고 늘이는 일이고, 병이 들면 깜짝깜짝 잘 놀란다.

황제는 기백의 설명을 주의깊이 듣다가 질문을 한다.

"서북쪽은 지대가 높은 곳이므로 하늘이 낮고 천기(天氣)가 부족하여 북쪽은 춥고 서쪽은 서늘합니다. 동남쪽은 지대가 낮은 곳이어서 남쪽은 덥고 동쪽은 따뜻한데, 그 이유는 무엇입니까?"

"음양의 높고 낮음은 정도에 따라서 태과와 불급이 있기 때문입니다. 동남쪽은 양(陽)에 속하고, 양기는 하늘에서 내려오므로 봄에 해당하는 동쪽에서 여름에 해당하는 남쪽으로 그 기운이 이동합니다. 따라서 동쪽은 따뜻하고 여름은 더운 것입니다. 서북쪽은 음에 속합니다. 땅의 음기가 솟아나므로 가을에 해당하는 서쪽에서 겨울에 해당하는 북쪽으로 그 기운이 이동하므로 서쪽의 오른쪽은 서늘하고 북의 왼쪽은 춥습니다. 이러한 이유로 땅에는 높고 낮음이 있고, 날씨에는 따뜻하고 덥고 서늘하고 추운 기후가 있는 것입니다. 땅의 높고 낮음에 의하여 그곳에 사는 주민들의 질병도 유형이 따로 있습니다. 대개 춥고 서늘한 곳에 사는 사람들은 몸이 붓는 병이 잘 생깁니다. 따뜻하고 더운 지방에 사는 사람들은 몸에 종기가 나고 부스럼이 나는 병이 잘 생깁니다. 이러한 경우 붓는 병에는 하제(下劑)를 쓰면 낫고, 종기는 발한제(發汗制)를 사용하면 됩니다. 그러므로 지형 조건에 따라서 질병의 정도가 결정된다는 사실을 알 수가 있습니다."

"그렇다면 지형의 조건은 사람들의 수명에 어떤 영향을 주고 있습니까?"

"땅의 음기(陰氣)가 위로 오르면 서늘하거나 추운 곳에 사는 사람들은 피부의 살결이 치밀하여 양기가 빠져나가는 일이 거의 없습니다. 그러므로 오래 사는 사람이 많습니다. 하늘의 양기가 내려오는 더운 지방에 사는 사람들은 피부가 거칠므로 인체에서 양기가 빠져나갑니다. 그 결과 젊어서 죽는 사람들이 많습니다."

"그렇다면 지형에 따라 병든 사람들을 치료하려면 어떻게 해야 합니까?"

"서북지방 사람들은 피부가 섬세하고 치밀하여 체내에 열기가 울체되어 병이 생기므로 피부의 땀구멍을 열어서 몸속의 열을 발산시켜야 합니다. 동남지방 사람들은 피부가 거칠어서 피부가 양기를 쉽게 잃으므로 열을 잃지 않도록 열기를 보존하고 몸을 따뜻하게 해주어야 합니다. 이것을 '동병이치(同病異治)'라 하며 '서늘하거나 추운 지방에 사는 사람들은 속을 차가운 맛이 나는 약으로 치료하여 몸속의 열을 내리고 따뜻한 물로 목욕을 시켜 피부를 이완시켜야 한다. 따뜻하거나 더운 지방에 사는 사람들은 따뜻한 성질이 있는 약으로 처방하되 몸속을 따뜻하게 해주어야 한다'고 합니다. 이처럼 사람의 질병을 치료할 때는 그가 처한 환경에 맞는 치료법을 강구하여 몸속의 기운을 원래대로 돌려주는 것이 필요합니다. 위에서 언급한 내용과 반대의 상황이 생기면 반대의 치료법을 사용하면 됩니다."

"같은 지방이면서 기후도 같지만 사람마다 수명의 차이가 나는 이유는 무엇 때문입니까?"

"그것은 지형의 높고 낮은 상태 때문입니다. 높은 지대는 기후가 서늘하여 음기가 다스립니다. 낮은 곳은 따뜻하여 양기가 다스립니다. 양기가 강하면 더운 지방에 계절이 일찍 이르고, 음기가 강하면 계절이 늦게 이르므로 이로 인해 사람의 생활과 수명에도 영향을 끼치는 것입니다."

"그것이 사람들의 수명과 어떤 관계가 있습니까?"

"대개 높은 지대는 기후가 서늘하거나 추우므로 그곳에 사는 사람들은 오래도록 자라고 오래 삽니다. 낮은 지대는 기후가 덥거나 따뜻하여 사람들이 조숙(早熟)하되 일찍 죽는 일이 많습니다. 따라서 사람들의 질병을 치료할 경우 의사들은 반드시 천문(天文), 지리(地理), 역법(曆法), 음양의 조화와 갈등, 세운의 태과(太過)와 불급(不及), 기후의 변화, 사람의 수명 및 땅에 영향을 미치는 천기의 변화 등을 늘 고려하지 않으면 안 됩니다."

"무슨 말인지 잘 알겠습니다. 그런데 한 해 중 발병해야 할 병이 발생하지 않고, 세운에 따라 인체에 어떤 변화가 생겨야 함에도 그렇지 않은 경우가 있는데, 그 이유는 무엇입니까?"

"그것은 사천의 기운이 인체의 활동을 억압하기 때문입니다."

황제가 "그 내용에 대해서 좀 더 자세하게 설명해 주겠습니까?"라고 하자, 기백이 자세하게 말한다.

소양상화가 사천인 해에는 화기가 땅에 영향을 미치므로 인체의 폐가 영향을 받는다. 설령 금기가 넘치더라도 화기(火氣)가 물질을 불태우는 듯한 뜨거움으로 금기의 숙살(肅殺)기능을 눌러버려서 소양사천의 해에는 푹푹 찌는 듯한 무더운 날씨가 나타난다. 이리하여 폐가 손상을 당하므로 사람들은 기침, 재채기, 콧물, 피부질환, 코피, 코막힘, 한열왕래, 부종(浮腫) 등의 증상들을 겪는다. 뒤의 반년은 사천의 기가 소양상화라 할지라도 궐음풍목이 재천이 되어 돌풍이 몰려오고 흙먼지가 날린다. 사람들은 비장과 위장에 병이 생기고 심통, 위통, 손발 차가움, 급체 등의 증상을 겪는다.

양명조금이 사천인 해는 금기운의 건조함이 땅에 발생하여 인체에서는 간이 손상을 당한다. 금기운이 목기운을 누르면 목기운은 토기운을 압박하므로 차가운 날씨가 나타나고 초목이 시들고 메마른다. 이때 사람들은 간이 손상을 당하므로 눈이 충혈되고 몸이 떨리며 가슴이 답답하여 근육이 무력해져서 오래 서있거나 활동하지 못한다. 뒤의 반년은 양명조금이 사천이면 소음군화가 재천이 되므로 흡사 불이 타오르는 듯한 혹독한 더위가 나타난다. 땅이 뜨거워지고, 사람들은 양기가 몸속에서 울체되어 한열왕래가 생기고 심장 부위에 통증이 생긴다. 초목과 물이 메마르고 겨울이 되어도 물이 얼지 않고 겨울잠을 자야 할 벌레들이 나와서 기동을 한다.

사천이 태양한수인 해는 수기운의 냉기가 땅에 나타나므로 인체에서는 심장이 손상을 입는다. 화운불급으로 인해 화기(火氣)가 작용한다고 할지라도 태양한수가 사천이면 수기(水氣)가 강하게 작용하여 물이 얼기 때문에 화기는 그 작용을 나타내지 못한다. 사람들은 심장이 손상을 당하므로 심장에 열이 나면서 목이 마르고 가슴이 답답하고 코막힘, 재채기, 쉽게 슬픔에 잠기고 하품을 자주 하는 등의 증상을 겪는다. 화기운이 횡행(橫行)하면 수기가 억누르므로 사람들은 건망증이 생기고 심장에 통증이 생긴다.

사천이 태양한수이고 재천이 태음습토이면 땅은 축축하게 수분이 많고 갑자기 추위가 닥친다. 사람들은 신장이 손상을 당하여 몸 안에 물이 차고 배가 불룩해져서 음식물을 먹지도 못한다. 피부가 마르고 살이 나른해지며 관절이 뻣뻣해지므로 몸이 마음대로 움직여지지 않는다. 심하면 몸이 붓고 등짝에 종기(腫氣)가 생기기도 한다.

사천이 궐음풍목인 해는 바람이 땅에 나타나므로 비장이 목기의 영향을 받아 손상을 받는다. 사람은 몸이 무겁고 나른하며 살이 마비되고 식욕이 감퇴하며 입맛을 잃기도 한다. 바람이 하늘에서 큰 강풍으로 변하면 구름이 심하게 움직이고, 사람들은 현기증과 이명증(耳鳴症)을 겪게 된다.

사천이 궐음풍목이고 재천이 소양상화이면 화기의 기운이 강하게 작용한다. 즉, 땅이 불타듯 뜨거워지며 초목이 검게 메마르고 뜨거운 비가 내리며 겨울잠을 자는 벌레들이 밖으로 기어 나오고 강물과 하천이 얼지 않는 등 기상이변이 생긴다.

사천이 소음군화인 해는 더위가 땅에 나타나므로 인체에서는 폐가 손상을 당한다. 사람들은 호흡이 가빠지고 구토, 한열왕래, 재채기, 코피, 코막힘 등의 증상을 겪기가 쉽다. 심할 경우는 하늘에서조차 열기가 강해서 만물을 태울 듯한 무더위가 생기며, 이때 부스럼, 종기, 습진 등의 증상도 나타난다.

사천이 소음군화이고 재천이 양명조금이면 땅은 건조하고 하늘은 냉기가 나타난다. 사람의 몸에서는 간이 손상을 당하여 옆구리가 결리고 아프며 한숨을 자주 쉬고 땅에서 생긴 냉기로 인해초목의 색깔이 변하기도 한다.

사천이 태음습토인 해는 습기가 땅에 나타나므로 신장이 손상을 입는다. 사람들은 신장경락이 말라붙으므로 가슴이 답답하고 목구멍이 막히며 음위(陰痿), 허리통증, 손발냉증, 발기부전(勃起不全) 등의 증상이 나타난다. 사천이 태음습토면서 재천이 태양한수이면 땅의 기운이 폐쇄되어 점점 차가워지고, 짐승들은 일찍 겨울잠을 잔다. 사람들은 심장이 나빠지므로 명치가 아프고 답답하며, 소장이 차가워져서 아랫배가 끊어지게 아프고, 음식물을 먹어도 넘어가지 않는다.

태음습토가 사천이면서 세운이 금인 해는 바닷물이 증가하고 물에 짠맛이 나는 현상이 나타난다. 하지만 하천의 물은 오히려 줄어든다.

71

육기(六氣)의 영향력

원문의 제목은〈육원정기대론六元正紀大論〉이다. 육기의 활동과 작용이 지상과 인간에게 끼치는 영향에 대한 내용을 다루고 있다. 뿐만 아니라 인간의 건강과 관련하여 육기에 의한 질병의 발생과 그 치료법에 대한 내용도 언급하고 있다.

황제가 말했다.

"오운육기의 작용과 불급, 태과 및 평기일 때 끼치는 영향력에 대해서 듣고 싶습니다. 육기의 정상, 비정상적인 작용, 승복 관계, 시고, 쓰고, 달고, 맵고, 짠맛의 식품을 생성시키는 과정 등은 이미 알고 있습니다. 오운(五運)의 변화는 어떤 때는 사천의 기운을 따르기도 하고 거스르기도 하며, 어떤 때는 사천의 기를 따르면서 재천의 기를 거스르기도 하고, 재천의 기를 따르면서 사천의 기를 거스르기도 합니다. 서로가 조화를 이루기도 하고 부조화를 이루기도 하므로 도무지 변화를 예측할 수 없습니다. 인간이 사천과 재천의 기에 잘 순응하고, 오운육기의 운행에 영향을 받는 하늘과 땅의 기운에 조화를 이루어 살고자 한다면 시고, 쓰고, 달고, 맵고, 짠맛의 음식으로 어떻게 조절할 수 있습니까?"

기백이 대답한다.

"우선 한 해를 관장하는 십간(十干) 십이지(十二支)의 윤곽을 확실하게 파악한 다음에 목, 화, 토, 금, 수의 오운(五運)이 불급(不及)과 태과(太過)인 경우의 작용을 알아야 합니다. 뿐만 아니라 바람, 더위, 습기, 따뜻함, 메마름, 추위의 기능을 가진 육기(六氣)인 궐음, 소음, 태음, 소양, 양명, 태양의 객기(客氣)와 주기(主氣)가 지닌 변화를 잘 알아야 합니다. 그래야만 우주의 변화를 이해하고 사람의 병을 치료할 수 있습니다. 우주의 변화를 잘 알아야 음양의 기운이 크게 변하거나 작아지는 과정을 실제로 관찰할 수가 있습니다. 이러한 지식을 갖게 되면 의사는 그해의 기상 상태와 질병의 발생 경향을 알 수 있으므로 질병이 발생하면 치료약을 지을 수가 있습니다. 환자가 병이 심하면 그것을 덜어낼 수 있고, 환자의 기운이 약하면 그것을 보충할 수가 있습니다. 그러므로 사람들은 건강하고 균형이 잡히며 계절에 맞는 음식을 섭취함으로써 질병의 발생을 미연에 방지할 수 있습니다. 그러면 우주의 이치적이고 규칙적인 변화에 대해서는 차차 말씀을 드리겠습니다."

황제가 "태양한수가 사천의 기가 되면 그해의 기후는 어떻게 발생합니까?"라고 묻자, 기백이 자세히 설명한다.

태양한수가 사천인 해는 십이지(十二支)의 진(辰) 술(戌)이 합한 해이고, 재천의 기는 태음습토의 임진년(壬辰年)과 임술년(壬戌年)이 된다. 대개 이해는 춥고 습기가 많으므로 습기와 냉기로 인한 질병을 고치기 위해서는 쓰고 따뜻한 약초를 사용한다.

태양한수가 사천이고 태음습토가 재천인 해에는 천간(天干)이 목운태과인 임(壬)년과 일치하여 따뜻하고 부드러운 바람이 불어와 나뭇가지를 흔들고, 만물이 싹을 낸다. 하지만 기상이변으로 바람이 지나치게 강하게 불면 폭풍우가 되어 나무를 뽑고 쓰러뜨리며 인명을 살상할 만큼 파괴적으로 변한다. 이때 생기는 육체적 증상은 머리기 어지럽고 눈앞이 캄캄하고 아찔하며 눈이 부시고 시어서 눈을 제대로 뜨지 못하고 사물이 가물가물하게 보이는 것이다. 그러므로 임진(壬辰) 임술(壬戌)년의 부주(部主)인 주운(主運)과 객운(客運)은 태각(太角-초운初運)에서 처음 시작하여 소치(少徵-2운)를 거쳐, 태궁(太宮-3운)과 소상(少商-4운)을 지난 다음에 태우(太羽-종운終運)에 다다르게 된다.

태양한수가 사천이고 태음습토가 재천이면서 천간이 무(戊)년인 화운태과의 무진년(戊辰年)과 무술년(戊戌年)은 여름이 비교적 따뜻하고 평기(平氣)의 해가 된다. 비록 세운이 화태과라고 할지라도 사천의 기를 태양한수가 지배하여 화태과의 기운이 태양한수의 기운을 받아 억제되므로 화운(火運)이 평기와 같아지기 때문이다. 하지만, 본래 화(火)기운은 열(熱)이므로 기운이 지나치면 열이 올라서 날씨가 찌는 듯한 무더위를 수반한다. 그로 인해 수기(水氣)의 차가운 성질이 억눌려 가슴에 열이 끓어오르고 몸에 열병이 생긴다. 무진(戊辰) 무술(戊戌)년의 부주(部主)인 객운은 태치(太徵-초운)에서 처음 시작하여 소궁(少宮-2운)을 거쳐 태상(太商-3운)과 소우(少羽-4운)를 지나 태각(太角-종운)에 다다르게 된다. 부주(部主)인 객운은 소각(少角-초운)을 시작으로 하여 태치(太徵-2운)을 지나 소궁(少宮-3운)과 태상(太商-4운)을 거쳐 소우(少羽-종운)에 다다른다.

태양한수가 사천이고 태음습토가 재천이면서 천간이 갑(甲)년인 토운태과의 갑진(甲辰) 갑술(甲戌)년에는 비가 많이 내려서 주변이 어두컴컴하게 변하고, 몹시 후덥지근한 날씨가 된다. 지나치면 천둥 번개가 심하고 물난리가 나며, 지진이 나는 경우도 있다. 인체의 변화는 습기로 인해서 무릎관절이 아프고 시리고, 하체가 나른하고 무거워서 움직이기가 불편한 것이다. 이때 부주(部主)는 주운(主運)이 태각(太角-초운)에서 처음 시작하여 소치(少徵-2운)를 거쳐서 태궁(太宮-3운)과 소상(少商-4운)을 지나 태우(太羽-종운)에 다다른다. 객운(客運)은 태궁(太宮-초운)에서 시작하여 소상(少商-2운)을 거쳐 태우(太羽-3운)과 소각(少角-4운)을 거쳐서 태치(太徵-종운)에 다다른다.

태양한수가 사천이고 태음습토가 재천이면서 천간이 경(庚)년인 금운태과의 경진(庚辰) 경술(庚戌)년은 건조하고 차가우며 서늘한 성질이 있다. 날씨는 소슬바람이 불면서 안개가 끼고 서리가 내리며, 지나치면 초목이 일찍 메말라 시들거나 죽어버리는 숙살(肅殺)의 기운이 있다. 이해에 생기는 병은 피부가 건조해지고 허리가 굳어서 뻣뻣하고 아프며 가슴이 그득하여 무엇이 가득 찬 듯한 팽만감이 생기는 것이다. 이때 부주(部主)는 주운(主運)이 소각(少角-초운)에서 시작하여 태치(太徵-2운)를 거쳐서 소궁(少宮-3운)과 태상(太商-4운)을 지나 소우(少羽-종운)에 다다른다. 객운(客運)은 태상(太商-초운)에서 시작하여 소우(少羽-2운)를 거쳐서 소각(少角-3운)과 태치(太徵-4운)을 지나 소궁(少宮-종운)에 다다른다.

태양한수가 사천이고 태음습토가 재천이면서 천간이 병(丙)년인 수운태과의 병진(丙辰) 병술(丙戌)년은 천부(天符)[1]는 춥고 냉랭하다. 이것이 발전하면 물이 얼고 모든 것이 꽁꽁 얼어붙으며, 이것이 변하여 눈과 서리, 우박이 내린다. 그로 인해 나타나는 병의 증상은 추운 날씨로 인해 찬바람이 몸에 파고들어 뼈로 스며들면 관절이 아프고 몸이 추워지는 것이다. 이때 부주(部主)는 주운(主運)이 태각(太角-초운)에서 시작하여 소치(少徵-2운)를 거쳐서 태궁(太宮-3운)과 소상(少商-4운)을 지나 태우(太羽-종운)에 다다른다. 객운은 태우(太羽-초운)에서 시작하여 태각(太角-2운)을 거쳐 소치(少徵-3운)과 태궁(太宮-4운)을 지나 소상(少商-종운)에 다다른다.

태양한수가 사천인 경우, 세운(世運)이 태과일 때 기후의 변화가 달력에 기록된 기후보다 일찍 이른다. 하늘의 기운이 엄숙하고, 땅의 기운은 변동 없이 고요하며, 냉한 기운은 우주에 가득하므로 따뜻한 기운은 제대로 활동을 못한다. 사천을 지배하는 태양한수의 수기(水氣)와 재천을 다스리는 태음습토의 토기(土氣)가 서로의 기운을 합쳐서 만물을 지배하고, 하늘에서는 수성(水星)과 토성(土星)이 밝게 빛난다. 이 해에 잘 자라는 곡식을 세곡(歲穀)이라 하며, 세곡으로는 기장과 검은콩이 있다. 사천의 기운은 엄숙하고 재천의 기운은 부드러우며, 한기(寒氣)의 기운이 지나치게 강하므로 연못에 안개가 피어오르지 않는다. 이때 한기에 눌렸다 할지라도 양기가 오르는 경우, 이것은 소양상화의 기운이 가운데에 위치한 삼지기(三之氣)²이므로 시기에 맞추어 비가 내리다가 사기(四氣)에 도달할 때쯤이면 기운이 다해서 멈춘다. 이때부터는 태음습토의 기운이 번성하여 구름이 북쪽 지방으로 많이 모이고 습기가 발생하며 초목이 풍요롭게 자라기 시작한다. 태양한수의 기운은 하늘에 퍼지고 소음군화의 기운이 지면에서 일어나면 때로는 춥고, 때로는 습기가 가득하고, 때로는 두 기운이 부딪쳐서 천둥 번개가 생기는 등 서로 위아래로 교류함으로 한해를 마무리한다. 이러한 날씨가 사람들에게 영향을 끼쳐 살이 물러서 몸이 마르며 무릎에 힘이 빠져 잘 걷지 못하고, 설사를 하거나 피를 토하고 하혈을 한다. 계절상으로는 여섯 단계의 기간이 있고, 각 기간은 그 절기가 끼치는 특성을 잘 나타내고 있다.

태양한수인 해의 첫 기간은 대한(大寒)에서 춘분(春分)까지이다. 주기(主氣)는 궐음풍목이고 객기(客氣)는 소양상화로서 지난해의 재천지기(在泉之氣)가 옮겨온 곳으로 기후가 따뜻하고 초목의 싹이 빨리 트고 무성하게 자란다. 사람들은 몸에 열이 나고 두통과 구토로 고생하고 피부에 염증이 생기는 등의 유행병으로 인한 온병(溫病)이 생겨난다.

두 번째 기간은 춘분(春分)에서 소만(小滿)에 해당하며 주기가 소음군화이고 객기는 양명조금이다. 초기의 소양상화로 인해서 별로 날씨가 춥지 않다가 양명조금으로 인해 본격적으로 차가워진다. 사람들은 늦추위에 고생하고 갓 피어난 초목이 한해(寒害)를 입으며 몸속에 양기(陽氣)가 억눌려서 가슴이 그득하고 배가 불룩 나오며 속이 답답해진다.

세 번째 기간은 소만(小滿)에서 대서(大暑)에 해당한다. 소양상화가 주기(主氣)이고 태양한수가 객기(客氣)이므로 냉기가 심하고 비가 내려 날씨가 춥다. 사람들은 겉은 춥고 속은 열이 많아서 뾰루지가 나고 이질에 걸려 고생한다. 심장에 열이 몰려서 어지럽고 현기증이 나며 마음이 불안하고 정신적으로 괴로워한다.

네 번째 기간은 대서(大暑)에서 추분(秋分)에 해당한다. 태음습토가 주기(主氣)

이고 궐음풍목이 객기(客氣)가 되는 시기로서 바람이 많이 불고 비가 내리며 초목이 자라서 성숙한다. 사람들은 살과 가죽이 약해져서 늘어지고, 피가 섞인 설사를 하며 다리에 힘이 빠져 오그라든다.

다섯 번째 기간은 추분(秋分)에서 소설(小雪)에 해당한다. 주기(主氣)가 양명조금이고 객기(客氣)는 소음군화이므로 화기(火氣)가 다시 넘쳐흘러서 초목이 무성하게 자라고 사람들은 별다른 병이 없이 건강하게 지낸다.

마지막 기간은 소설(小雪)에서 대한(大寒)에 해당한다. 주기가 태양한수이고 객기가 태음습토이므로 토기의 작용으로 습기가 많아지고 사천을 지배하는 태양한수의 기운이 강하게 작용하여 하늘이 얼고 차가운 바람이 불어 사람들이 추위로 고생한다. 특히 임신한 여성들은 태아가 유산(流産)되기도 한다. 이해에 병에 걸린 사람들은 반드시 쓴맛이 나는 식품을 먹어서 습기를 말리고 차가운 것은 따뜻하게 하여 열을 내어 기운을 북돋운다. 오운육기의 기운이 넘치면 그것을 억제하고, 부족하면 보충해줌으로써 몸을 보호해야 한다. 음식을 섭취할 때에도 그해에 재배된 곡식을 먹어서 진기(眞氣)를 보호한다. 찬바람이나 차가운 공기 혹은 감정적인 억눌림이나 짜증나는 일들을 되도록 피하여 몸속의 정기(正氣)가 훼손당하지 않도록 해야 한다. 환자의 병을 치료할 때 사천의 기운과 재천의 기운의 차이점을 잘 고려하여 음식의 맛과 약의 성질 등을 올바로 구분하여 환자에게 적용해야 한다.

예를 들면 사천과 재천이 각각 한기(寒氣)와 습기(濕氣)등의 음기가 있는 태궁(太宮), 태상(太商), 태우(太羽)의 해이며, 태양사천, 태음재천인 토운태과, 금운태과, 수운태과의 해는 냉기와 습기를 다스리기 위해서 열이 많고 건조한 성질의 약물로 다스린다. 태양한수가 사천이고 태음습토가 재천인 목운태과, 화운태과의 해에는 건조하면서 습기가 있는 약으로 치료한다. 이 말은 사천의 기운과 재천의 기운이 같으면 기운이 넘치므로 그것을 억제하는 맛의 약을 많이 사용하여 치료하고, 다르면 기운을 억제하는 맛의 약을 약하게 사용해야 한다는 뜻이다. 약을 사용할 경우 차가운 성질의 약을 쓸 때는 추운 날씨를 피하고, 열이 많은 약을 쓸 때는 무더운 날씨를 피한다. 서늘한 약을 쓸 때는 서늘한 날씨를 피하고, 따뜻한 약을 쓸 때는 따뜻한 날씨를 피해야 한다. 이것은 음식으로 환자를 치료하고 영양할 때에도 마찬가지이다. 하지만 극히 예외적인 경우도 있어서 이상기후로 인해서 정상적인 치료법을 피해야 하는데, 이때 정상적인 치료법을 사용하면 사람들이 병이 생긴다.

황제가 "양명조금이 사천인 해는 어떻습니까?"라고 묻자, 기백이 상세하게 대답한다.

양명조금이 사천인 해는 십이지(十二支)의 묘(卯) 유(酉)와 결합하는 해이다. 양명조금이 사천이고 목운불급이며 소음군화가 재천이면 금기(金氣)의 서늘한 작용이 기승을 부리고, 화기(火氣)의 무더움은 목기(木氣)를 살리기 위한 승복작용으로 인해 금운평기가 이루어져 금기의 기후가 나타난다. 이때 해당하는 해가 정묘(丁卯) 정유(丁酉)년이고, 나타나는 날씨는 목의 바람, 금의 서늘함, 그리고 화의 무더움이다. 주운(主運)과 객운(客運)은 소각, 태치, 소궁, 태상 소우로 이어진다.

양명조금이 사천이면서 소음군화가 재천이며, 화운불급인 해는 화불급을 이용하여 수기(水氣)의 찬 기운이 기승(氣勝)을 부리고, 화기를 살리기 위해 토기(土氣)가 보복작용을 하면 금운평기의 기후가 나타난다. 이때 해당하는 해는 계묘(癸卯) 계유(癸酉)년이고, 날씨로는 화의 무더위와 수의 추위 그리고 토의 비가 있다. 주운(主運)은 태각, 소치, 태궁, 소상, 태우로 이어지며, 객운은 소치, 태궁, 소상, 태우, 소각으로 이어진다.

양명조금이 사천이고 소음군화가 재천이며, 토운불급인 해는 목기의 바람이 기승을 부리고, 금기의 서늘함이 보복작용을 한다. 이때 해당하는 해는 기묘(己卯) 기유(己酉)년이고, 날씨로는 토의 비, 목의 바람, 금의 서늘함이 있다. 주운(主運)은 소각, 태치, 소궁, 태상, 소우로 이어지고, 객운은 소궁, 태상, 소우, 소각, 태치로 이어진다.

양명조금이 사천이고 태음군화가 재천이며, 금운불급인 해는 화기의 무더움이 기승을 부리고, 수기의 추위가 보복작용을 하므로 금운평기가 이루어진다. 이때 해당하는 해는 을묘(乙卯) 을유(乙酉)년이 되며, 날씨는 금의 서늘함, 화의 무더위, 수의 추위가 있다. 주운(主運)은 태각, 소치, 태궁, 소상, 태우로 이어지고, 객운(客運)은 소상, 태우, 태각, 소치, 태궁으로 이어진다.

양명조금이 사천이고 소음군화가 재천이며, 수운불급인 해는 토기의 습기가 기승을 부려서 비를 내리고, 목기의 바람은 보복작용을 하므로 기후는 토운불급인 해와 같아진다. 이때 해당하는 해는 신묘(辛卯) 신유(辛酉)년이고, 날씨는 춥고 바람이 불며, 습기가 있다. 주운(主運)은 소각, 태치, 소궁, 태상, 소우로 이어지고, 객운(客運)은 소우, 소각, 태치, 소궁, 태상으로 이어진다.

양명조금이 사천이고 소음군화가 재천이며, 십이지(十二支)가 묘유(卯酉)년인 해에는 세운이 불급이므로 기후의 변화가 정해진 날짜보다 늦게 나타난다. 사천의 기는 급하고 재천의 기는 맑으며 소음군화의 기운으로 인해 무더위가 심하므로 만물이 말라서 굳어버린다. 이때 양명조금의 기운이 소음군화에 눌려서 목기(木氣)가 살아나므로 바람과 건조한 기운이 서로 교류하여 양기가 살아나고 음기가 사그라든다. 뿐만 아니라 비구름이 북쪽에서 형성하여 비가 내리므로 날씨는 습한 상태가 된다. 잘되는 곡식으로는 현미와 수수가 있으며, 간곡(間穀)[3]이 태과에 의해 열리고, 금에 속하는 갑충류(甲蟲類)와 화에 속하는 날개 달린 짐승들이 해를 입는다.

양명조금과 소음군화가 결합함으로 인해 하늘에서는 화성과 금성이 환하게 빛을 낸다. 양명조금의 기운은 급하고 소음군화의 기운은 과격하므로 겨울잠을 자던 동물이나 벌레들이 일찍 겨울잠에서 깨어 바깥세상으로 기어 나오고, 하천은 얼지 않는다. 사람들은 해소천식을 앓고, 목이 막히거나, 오한이 나고 열이 심해서 고생을 하며, 오줌이 나오지를 않고 아랫배가 붓는 증상이 생긴다. 서늘한 기후를 가진 사천의 기가 그해의 전반에 강하게 작용하면 목에 속하는 모충류(毛蟲類)가 해를 입고, 후반부에 무더운 기후를 가진 재천의 기운이 후반에 강하게 작용하면 금에 속하는 개충류(介蟲類)가 해를 입는다. 불급의 기운을 이용하여 기승(氣勝)과 보복(報復)작용이 이루어지면 기후변화가 심하게 생겨서 사천의 기운인 서늘함과 재천의 기운인 무더위가 천지간에 일 년 내내 강하게 작용한다.

절기상으로 양명조금의 첫 기간은 대한에서 춘분까지이다. 주기(主氣)가 궐음풍목이고 객기(客氣)가 태음습토이나, 지난해의 재천의 기운인 궐음풍목이 옮겨왔으므로 음기가 사라진다. 양명조금의 숙살의 기운이 강하게 작용하여 날씨가 싸늘하여 춥고 태음습토의 습기와 뒤엉켜서 물이 얼어붙고, 차가운 비가 내린다. 사람은 열이 나고 콧구멍이 막히며 코피를 흘리며, 하품, 구토, 졸음이 쏟아지고, 얼굴이 붓고, 복부가 팽창하며 소변장애로 인해 오줌을 잘 누지 못한다.

두 번째 기간은 춘분에서 소만까지이다. 주기(主氣)가 소음군화이고 객기(客氣)가 소양상화이며, 소양상화의 따뜻함과 소음군화의 무더위로 만물의 성장이 활발하게 이루어진다. 그러나 더위가 너무 강하여 전염병이 퍼지므로 사람들이 갑자기 죽는 일이 생긴다.

세 번째 기간은 소만에서 대서까지이다. 주기(主氣)는 소양상화이고 객기(客氣)는 양명조금으로서 날씨가 서늘해진다. 소양상화의 따뜻한 기온으로 건조한 기온이 누그러져서 습한 기온으로 변한다. 이때 사람들은 오한이 있으면서 심한 열이 나는 한열왕래(寒熱往來)로 고생한다.

네 번째 기간은 대서에서 추분까지이다. 주기(主氣)는 태음습토이고 객기(客氣)는 태양한수로서 차가운 비가 내린다. 사람들은 추운 날씨로 인해서 호흡곤란증, 심한 갈증, 가슴통증으로 고생하고, 혈변(血便)을 눈다. 습진, 부스럼, 뾰루지 등이 나고 학질에 걸리며 눈앞이 어지러워 졸도하고, 뼈마디가 쑤시고 아프고, 몸이 추워서 떨리는 증상이 나타난다.

다섯 번째 기간은 추분에서 소설까지이다. 주기(主氣)가 양명조금이고 객기(客氣)가 궐음풍목이므로 궐음풍목으로 인해 날씨가 봄날 같다. 초목도 무성하게 잘 자라므로 사람들은 별다른 질병이 없이 건강하게 생활한다.

여섯 번째 기간은 소설에서 대한까지이다. 주기(主氣)는 태양한수이고 객기(客氣)는 소음군화이므로 소음군화의 작용으로 날씨가 춥지 않고 따뜻하다. 겨울잠을 자는 짐승과 벌레들이 밖으로 나오고 하천이 얼지 않고 흐른다. 사람들은 병이 없이 지내기는 하지만, 겨울에 날씨가 춥지 않으므로 따뜻하게 생활하다가 추위를 맞으면 겨우내 괜찮다가 이듬해 봄에 발병하여 온병(溫病)으로 나타난다. 그러므로 양명조금이 사천의 기를 다스리는 해에는 그해에 난 곡식을 먹어 몸의 정기(正氣)를 잘 다스리고, 간기(間氣)에 난 곡식을 먹어서 몸속의 사기(邪氣)를 몰아내야 한다. 이 해에 발생한 병을 고칠 때에는 짠맛의 음식을 먹어서 땀을 내고, 쓴맛의 음식을 먹어서 몸의 열을 식히며, 매운 맛의 식품을 먹어서 열을 분산시켜야 한다. 이와 같이 몸속의 나쁜 기운을 몰아내고 찬 기운이 들어오지 못하게 함으로써 몸의 근력과 기운을 키워주어야 한다. 몸에 열이 있고 없음의 차이에 따라 약물을 보충하여 사용하되 열병에는 사천의 기운을 받아서 서늘한 기후에 자란 약을 쓰고, 냉병에는 재천의 기운을 받아서 자란 뜨거운 약을 쓴다. 서늘한 약을 쓸 때는 서늘한 날씨를 피하고, 찬 약을 쓸 때는 추운 날을 피한다. 뜨거운 약을 쓸 때는 무더운 날을 피하고, 따뜻한 약을 쓸 때는 따뜻한 날을 피한다. 음식으로 환자의 몸을 돌볼 때에도 이와 같이 행하되 반드시 그렇게 해야 되는 것은 아니다. 이상 기후가 나타날 때에는 앞에서 언급한 내용과 반대로 해야 한다. 그렇게 하지 않으면 하늘의 법칙을 어기고 음양의 원리를 문란케 하므로 사람은 병이 들게 된다.

황제가 "그렇다면 소양상화가 사천의 기를 다스리는 경우는 어떻습니까?"라고 묻자, 기백이 자세하게 설명한다.

소양상화가 사천의 기를 다스리는 해는 인(寅) 신(申)의 해가 되고, 재천의 기는 궐음풍목이 다스린다. 소양상화가 사천이고 궐음풍목이 재천이면서 목운태과인 해는 임인(壬寅) 임신(壬申)년이 된다. 세운(歲運)은 바람이 소리 내어 불고 날씨의 변화는 온화한 바람과 따뜻한 햇빛을 비추어 초목이 싹트게 한다. 날씨가 심하게 바뀌면 강한 바람이 불어서 초목이 흔들리고 나무가 뽑힌다. 사람에게 생기는 병은 눈이 어지럽고 현기증이 나며 옆구리가 땅기고 깜짝깜짝 놀라는 증상이다. 객운과 주운의 순서는 태각, 소치, 태궁, 소상, 태우로 이어진다.

소양상화가 사천이고 궐음풍목이 재천이면서 화운태과인 해는 무인(戊寅) 무신(戊申)년이며, 두 해가 모두 천부(天符)이다. 세운은 무더움이고, 날씨의 변화는 찌는 듯이 덥고 심해지면 하천과 연못의 수온(水溫)이 올라가는 것이다. 사람은 찜통 같은 무더위로 인해 열이 위로 올라서 머리가 아프고 어지럽고, 피를 토하며, 하혈하고, 심장이 아프고, 얼굴이 화끈화끈 달아오른다. 주운은 소각, 태치, 소궁, 태상, 소우로 이어지고, 객운은 태치, 소궁, 태상, 소우, 소각으로 이어진다.

소양상화가 사천이고 궐음풍목이 재천이면서 토운태과인 해는 갑인(甲寅) 갑신(甲申)년이며, 세운(歲運)은 장마이다. 날씨의 변화는 부드럽고 촉촉하게 비가 대지를 적시고 심하면 집중호우를 동반하며 천둥 번개가 치고 폭풍우가 몰아온다. 이때 생기는 사람의 병은 몸이 무거워서 움직이기 힘들고 몸이 붓고 수분이 가득 차서 가슴이 답답한 것이다. 주운의 순서는 태각, 소치, 태궁, 소상, 태우이고, 객운의 순서는 태궁, 소상, 태우, 태각, 소치이다.

소양상화가 사천이고 궐음풍목이 재천이면서 금운태과인 해는 경인(庚寅) 경신(庚申)년이다. 금기가 소양상화의 기운에 눌리므로 금운평기가 된다. 세운은 서늘함이고, 날씨의 변화는 안개와 이슬이 생기며 싸늘하고 차가운 소슬바람이 부는 것이다. 심하면 초목을 메마르고 시들게 하는 숙살의 기운이 생겨나 나중에는 죽여서 떨어지게 한다. 사람에게 생기는 병은 등과 어깨가 뻐근하게 아프고 가슴속이 답답한 증상이다. 주운의 순서는 소각, 태치, 소궁, 태상, 소우로 이어지고, 객운의 순서는 태상, 소우, 소각, 태치, 소궁으로 이어진다.

소양상화가 사천이고 궐음풍목이 재천이면서 수운태과인 해는 병인(丙寅) 병신(丙申)년이다. 세운은 혹독한 추위이고, 날씨의 변화는 뼈마디가 쑤시고 떨리게 추우며 만물이 얼어붙는 것이다. 심하게 변하면 얼음이 얼고 서리와 눈과 우박이 내린다. 사람에게는 몹시 추위를 타고 몸이 부어오르는 증상이 나타난다. 주운의 순서는 태각, 소치, 태궁, 소상, 태각으로 이어지고, 객운은 태우, 태각, 소치, 태궁, 소상으로 이어진다. 그러므로 소양상화가 사천의 기를 다스리는 해는 세운이 태과이며, 기후의 변화는 기록된 것보다도 빨리 나타난다. 비록 사천의 기가 제때에 나타나지만, 재천의 기는 시기를 어긋나므로 갑자기 바람이 강하게 불어 나무를 쓰러뜨리고, 모래강풍과 회오리바람이 분다. 날씨가 몹시 덥고, 소양상화와 궐음풍목의 기운이 만나면 비가 내리고, 하늘에서는 목성과 화성이 밝게 빛난다.

이해의 곡식은 보리와 옥수수이고, 사천의 기운은 다스림이 엄하고, 재천의 기운은 천지를 바람으로 일으킨다. 소양상화의 기운과 궐음풍목의 기운이 뒤섞이면 날씨가 습한 성질로 바뀌므로 비가 내린다. 상화의 열이 극에 달하면 수기가 누르므로 날씨가 급히 추워져서 차가운 비가 내리기도 한다. 이럴 때 사람들은 찬 것을 지나치게 먹으므로 뱃속이 차가워지고 습진, 부스럼, 뾰루지가 생기며, 설사와 복부팽만이 생긴다. 사람이 어리석게 몸을 함부로 부리면 한열왕래와 학질이 생기고 설사가 난다. 귀가 들리지 않고 눈이 어두워서 보이지 않으며, 귀에서 소리가 나고 음식을 토할 뿐 아니라 얼굴이 붓고 얼굴색이 변한다.

절기상으로 소양상화는 첫 기간이 대한에서 춘분까지이다. 주기는 궐음풍목이고 객기는 소음군화이며 지난해의 재천의 기운인 태양한수가 옮겨갔으므로 목기의 바람이 분다. 화기로 날씨가 무더워지므로 초목이 예정된 기간보다 일찍 자라나 날씨가 추워지더라도 큰 영향은 받지 않는다. 날씨가 따뜻하므로 열기가 얼굴과 머리로 몰려서 피를 토하거나 코피를 흘린다. 기침을 심하게 하며 머리가 아프고, 핏덩어리째 하혈을 하며, 옆구리가 땅겨서 아프고, 피부에 종기가 생긴다.

둘째 기간은 춘분에서 소만까지이다. 주기(主氣)는 소음군화이고, 객기는 태음습토이다. 화기의 열로 토기의 수분이 증발하면 구름이 생겨 비구름이 북쪽에서 모이므로 비가 조용히 내린다. 사람들은 열이 치밀어 올라가므로 기침과 구토를 하고, 몸속에 종기가 나며, 가슴과 목이 막혀서 답답하고, 두통이 생긴다. 몸에 열이 있고, 정신이 온전하지 않으며, 부스럼으로 고름이 생긴다.

셋째 기간은 소만에서 대서까지이다. 주기는 소양상화이고, 객기도 소양상화이며, 그로 인해 비가 내리지 않는다. 사람들은 열이 머리로 올라가므로 그것이 울결되어 소리가 들리지 않는다. 눈이 어두워지고 눈에서 피가 나오며, 부스럼이 생겨 고름이 고인다. 기침, 구토, 코피, 갈증, 재채기, 하품이 끝없이 나오면서 목이 부어서 아프고 눈이 충혈되는 등의 증상이 나타나다가 갑자기 죽기도 한다.

넷째 기간은 대서에서 추분까지이다. 주기는 태음습토이고, 객기는 양명조금이다. 기의 서늘한 기운이 나타나고 무더운 날씨가 종종 나타나므로 이슬이 내리고 평화롭게 생활하기에 좋은 때이다. 사람들은 가슴이 그득하고 복부가 팽만하며 몸이 무겁고 움직이기 힘든 증상이 나타난다.

다섯 번째 기간은 추분에서 소설까지이다. 주기는 양명조금이고, 객기는 태양한수이다. 양기는 전혀 없고 냉기가 닥친다. 차가운 비가 내리고, 초목은 시들어 안으로 수분을 보존하고, 사람의 몸에서는 땀구멍이 막힌다. 이때 사람들은 지나치게 추운 바람을 맞으며 바깥을 다니지 말고 따뜻한 실내에 머물러서 몸을 따뜻하게 보호해야 한다.

마지막 기간은 소설에서 대한까지이다. 주기는 태양한수이고, 객기는 궐음풍목이 된다. 목기의 바람이 불어서 초목의 잠을 깨워 싹을 틔우고 안개를 일으킨다. 사람들은 기침을 하고, 가슴에 통증이 생기며, 대소변을 보지 못한다. 사람의 몸을 좋게 하려면 지나친 기운은 덜어주고, 부족한 것은 보탠다. 기승과 보복의 작용을 잘 이용하여 인체의 기운을 북돋우고 인체 내의 나쁜 기운을 몰아내어 병의 근원을 없애면 사람은 병에 잘 걸리지 않는다. 그러므로 그해에 재배된 곡식과 음식으로 병을 고치되 짠맛으로 배설시키고, 매운맛으로 땀을 내며, 신맛으로 대변을 잘 보게 해야 한다. 기후의 춥고 더운 정도를 잘 살펴서 약으로 처방하되 음식으로 이치에 맞게 환자의 몸을 고치면 환자는 낫는다. 특히 양기가 강한 목태과, 화태과의 해에는 찬 약을 많이 쓰고, 음기가 있는 토태과, 금태과 수태과의 해에는 찬 약을 적게 써야 한다.

황제가 "선생의 설명을 잘 들었습니다. 그러면 이번에는 태음습토가 사천을 다스리는 경우는 어떻습니까?"라고 말하자, 기백이 상세하게 설명한다.

태음습토가 사천인 해는 십이지(十二支)가 축(丑) 미(未)에 해당하고, 태양한수가 재천의 기를 다스린다. 태음습토가 사천이고 태양한수가 재천이면서 목운불급인 해는 정축(丁丑) 정미(丁未)년이 된다. 목불급을 이용하여 금기가 기승(氣勝)을 부려 서늘한 기운을 행사한다. 화기가 열기로 보복을 하여 기운이 같아지면 사천의 태음습토와 목불급의 목기가 서로 어울려 토운평기를 이룬다. 이때의 운(運)은 목기의 바람과 금기의 서늘함과 화기의 열이 된다. 주운과 객운의 순서는 소각, 태치, 소궁, 태상, 소우로 이어진다.

태음습토가 사천이고 태양한수가 재천이며 화운불급인 해는 계축(癸丑) 계미(癸未)년이 된다. 이때는 화불급이므로 수기가 기승을 부리며 작용하다가 기운이 극에 달하면 토기(土氣)가 보복을 하여 비가 내린다. 주운의 순서는 태각, 소치, 소궁, 소상, 태우로 이어지고, 객운은 소치, 태궁, 소상, 태우, 태각으로 이어진다.

태음습토가 사천이고 태양한수가 재천이며 토운불급인 해는 기축(己丑) 기미(己未)년이 된다. 이때는 토불급의 해이므로 목기가 기승을 부리다가 금기의 보복용으로 목기가 약해지고 태음습토의 도움으로 토기가 살아나면 토운평기를 이루어 태을천부(太乙天符)가 된다. 세운(歲運)은 토불급의 수분과 비, 목기의 바람 그리고 금기의 서늘함이다. 주운의 순서는 소각, 태치, 소궁, 태상, 소우로 이어지고, 객운은 소궁, 태상, 소우, 소각, 태치로 이어진다.

태음습토가 사천이고 태양한수가 지천이며 금운불급인 해는 을축(乙丑) 을미(乙未)년이 된다. 이때는 금불급의 해이므로 화기가 기승을 부리고, 극에 달하면 수기가 보복을 한다. 세운은 금기의 서늘함, 화기의 무더위, 수기의 추위이다. 주운의 순서는 태각, 소치, 태궁, 소상, 태우로 이어지고, 객운은 소상, 태우, 태각, 소치, 태궁으로 이어진다.

태음습토가 사천이고 태양한수가 재천이며 수운불급인 해는 신축(辛丑) 신미(辛未)년이 된다. 이때는 수불급의 해이므로 토기가 기승을 부려 비를 내리다가 극에 달하면 목기기 보복을 한다. 또한 수불급의 기운과 태음습토의 토기가 어울려 토운평기가 나타나며, 세운은 수기의 추위, 토기의 비, 목기의 바람이다. 주운의 순서는 소각, 태치, 소궁, 태상, 소우로 이어지고, 객운은 소우, 소각, 태치, 소궁, 태상으로 이어진다.

태음습토가 사천의 기를 다스리면 세운은 불급을 이루고 기후는 예정된 것보다 늦게 이른다. 사천의 기운과 재천의 기운은 모두 음의 성질을 가지고 있으므로 태풍이 불어오고, 하늘에서 비가 자주 내리며, 땅에서는 냉기가 하늘로 올라간다. 들판에는 안개가 생기고 주위가 어두컴컴하며 구름이 남쪽지방에서 형성되어 차가운 비가 내린다. 초목은 여름에서 가을로 넘어가는 시기에 여물고, 사람들은 냉기와 습기에 노출되어 배가 부어오르고 몸이 부으며, 가슴이 답답하여 목구멍이 막히고 온몸이 차가워지며 손발에 경련이 일어난다. 사천의 습기와 재천의 냉기가 합쳐지면 황갈색 먼지가 날리고 하늘에서는 토성과 수성이 빛나며, 구름이 끼고 땅에서는 추위가 강하게 작용한다. 이때 냉기가 화의 열을 식히면 여름에도 우박이 내리고, 차가운 기온으로 인해 초목이 숙살을 당하므로 제대로 자라지 못한다. 따라서 기장과 콩은 농사가 잘되지만, 수수는 잘되지 않는다.

절기상으로 첫 기간은 대한에서 춘분까지이다. 이때 주기(主氣)는 궐음풍목이고, 객기(客氣)도 궐음풍목이다. 지난해의 양명조금의 기운이 사라지고 태양한수의 냉기도 물러갔으므로 봄바람이 불면서 따뜻한 기온이 되살아난다. 초목이 푸르고 싱그럽게 자라며, 사람들도 편안하게 생활한다. 하지만 객기인 목기와 세운(歲運)인 습기가 서로 화합하지 못하면 늦게서야 비가 내리고, 사람들은 눈에서 피가 나고 코피를 흘리며 피를 토하기도 한다. 또한 근육경련으로 고생하고, 관절통으로 몸을 움직이기 힘들고, 몸이 무겁고 나른하며 근육위축 증상이 나타난다.

두 번째 기간은 춘분에서 소만까지이다. 주기는 소음군화이고, 객기도 소음군화이다. 이때는 화기의 활동이 활발해져서 초목의 성장이 빠르게 진행되고, 사람들도 평화롭게 지낸다. 하지만 화기가 지나치게 넘치므로 온병(溫病)이 유행하여 전염병으로 발전한다.

세 번째 기간은 소만에서 대서까지이다. 주기는 소양상화이고, 객기는 태음습토이며 사천의 기운이 널리 퍼져서 습기가 가득 차고, 재천의 기운으로 인해 비가 내리며, 습기와 냉기로 인하여 사람들은 몸이 무거워서 잘 걷지 못하고, 몸이 부으며 가슴이 그득하고 배가 부어오른다.

네 번째 기간은 대서에서 추분까지이다. 이때의 주기는 태음습토이고, 객기는 소양상화이며, 상화의 기운이 태음습토와 더불어 합치면 날씨가 후덥지근하다. 그러다가 기류가 상승하여 차가운 공기와 부딪히면 아침저녁으로 찬바람이 분다. 초목이 안개에 가려지면 태음습토의 기운이 눌려서 백로의 절기가 나타난다. 사람들은 피부에 열이 나고, 눈에서 피가 나고, 코피를 흘리며 피를 토하기도 하며, 학질로 고생하고, 가슴이 그득하고 배가 부어오르며 몸이 붓는다.

다섯째 기간은 추분에서 소설까지이다. 주기(主氣)와 객기(客氣)가 모두 양명조금으로서 금기의 서늘한 기운이 강하게 작용하여 서리가 평소보다 일찍 내리고 초목은 누렇게 말라서 떨어진다. 따라서 추위가 빨리 닥쳐오고 사람들은 피부에 병이 생기기도 한다.

마지막 기는 소설에서 대한까지이다. 주기와 객기가 모두 태양한수이며, 냉기의 심한 활동으로 사천의 습기가 그 기능을 잃고 서리가 내리고, 땅과 하천이 얼어붙으며, 양기가 그 작용을 하지 못한다. 사람들의 추위에 노출되어 병을 얻으면 관절이 굳어서 딱딱하고 허리와 엉덩이에 통증이 생기는데, 이는 겨울의 추운 냉기가 뼈 속으로 스며들어갔기 때문이다.

태음습토가 사천인 해에는 몸속에 울체된 기운을 반드시 흩어 주어서 병의 근원을 제거해주어야 한다. 그해에 재배한 곡식을 먹어서 밖에서 들어오는 나쁜 기운을 이기는 힘을 키우고, 간곡(間穀)으로 정기(精氣)를 보호해 주어야 한다. 이해의 병은 쓴맛의 식품을 먹어서 습기를 제거하거나, 심하면 땀을 내고 배설을 시켜서 몸을 편안하게 해주어야 한다. 그렇게 해주지 않는다면 대변이나 소변의 물질이 습기의 형태로 피부에 몰리므로 살이 짓무르고 피부가 갈라지고 거칠어져서 진물과 피가 뒤섞여서 나오는 병이 유발된다.

황제가 "소음군화가 사천의 기를 다스리는 경우는 어떻습니까?"라고 묻자, 기백이 상세하게 대답한다.

소음군화가 사천의 기를 다스리면 양명조금은 재천의 기를 다스린다. 이때는 태과의 해가 되며, 십이지(十二支)는 자(子) 오(午)이고, 십간(十干)은 임(壬) 무(戊) 갑(甲) 경(庚) 병(丙)이 된다. 소음군화가 사천이고, 양명조금이 재천이며, 목운태과인 해는 임자(壬子) 임오(壬午)년이다. 세운은 심하게 부는 바람이고, 날씨는 바람이 부드럽게 불어서 초목을 흔들어 싹을 틔우며 심하면 바람이 강하게 불어와 초목을 흔들어 뽑는다. 사람에게는 옆구리가 땅기고 붓는 병이 생긴다. 주운의 순서는 태각, 소치, 태궁, 소상, 태우로 이어지고, 객운의 순서도 마찬가지이다.

소음군화가 사천이고 양명조금이 재천이며 화운태과인 해는 무자(戊子) 무오(戊午)년이다. 이때의 세운은 무더위이며, 날씨는 덥고 햇빛이 강렬하게 비치며 심하게 변하면 찜통 같은 더위로 인해서 하천의 물이 말라 버린다. 사람은 열이 위로 치올라가서 피를 토하거나 눈에서 피가 나오거나 혹은 코피를 흘리며 몸에 열이 끓는다. 주운은 소각, 태치, 소궁, 태상, 소우로 이어지고, 객운은 태치, 소궁, 태상, 소우, 소각으로 이어진다.

소음군화가 사천이고 양명조금이 재천이며 토운태과인 해는 갑자(甲子) 갑오(甲午)년이다. 이때는 세운이 집중호우이고, 날씨는 비가 내려 땅을 촉촉히 적시고 심하게 변하면 장마가 지고 폭풍이 불며 천둥 번개가 친다. 사람에게는 배가 무겁고 그득하게 부르며 몸이 무거워서 잘 걷지 못하는 증상이 나타난다. 주운의 순서는 태각, 소치, 태궁, 소상, 태우로 이어지고, 객운은 태궁, 소상 태우, 태각, 소치로 이어진다.

소음군화가 사천이고 양명조금이 재천이며 금운태과인 해는 경자(庚子) 경오(庚午)년이다. 이때는 금태과의 기운이 사천의 기운에 눌려서 금운평기가 된다. 세운은 서늘함이고, 날씨는 안개와 소슬한 바람이 불고 심하면 숙살의 기운으로 초목이 말라 죽는다. 사람은 하체가 차가워지며 소변과 대변이 제대로 나오지 않는다. 주운의 순서는 소각, 태치, 소궁, 태상, 소우로 이어지고, 객운은 태상, 소우, 소각, 태치, 소궁으로 이어진다.

소음군화가 사천이고 양명조금이 재천이며 수운태과인 해는 병자(丙子) 병오(丙午)년이다. 이때의 세운은 추위이고, 날씨는 몹시 추워서 만물이 얼어붙는다. 심하면 눈이나 우박이 내리고, 사람은 하체가 차가워진다. 주운의 순서는 태각, 소치, 태궁, 소상, 태우로 이어지고, 객운은 태우, 태각, 소치, 태궁, 소상으로 이어진다. 대개 소음군화가 사천의 기를 다스리는 때는 기후가 정해진 날짜보다 먼저 이른다. 사천의 기운은 밝고 맑으며, 재천의 기운은 차갑고 엄숙하다. 무더위와 서늘한 기후가 뒤섞여 북쪽 하늘에 구름이 형성되고, 적당한 비가 내리므로 초목이 성장하는 데 도움을 준다. 하늘에는 금성과 화성이 밝게 빛나고, 이해에 잘되는 곡식으로는 수수와 현미가 있다. 태양한수의 기운과 소음군화의 기운으로 질병이 발생하면 사람들의 상체에 열이 침투한다. 이때 나타나는 증상은 해소천식과 하혈, 눈에서 피가 나고 피를 토하는 것이다. 코피가 자주 나고 코가 막히거나, 눈이 충혈되며 다래끼가 나고, 위가 아프며 심장에 통증이 있다. 허리가 땅겨서 아프며, 헛배가 부르고 목이 말라서 갈증이 심하고, 복부팽만증이 생긴다.

절기상으로 첫째 기간은 대한에서 춘분까지이다. 주기는 궐음풍목이고, 객기는 태양한수이다. 소양상화의 기운이 물러가고 태양한수의 기운이 닥치므로 동물과 곤충들이 갑자기 닥친 추위로 굴이나 땅속으로 기어들어간다. 물이 얼어붙고 서리가 내리며, 따뜻한 봄바람이 불어도 좀처럼 추운 날씨가 가시지 않는다. 사람들은 몸의 관절이 굳어서 활동이 부자유스럽고, 허리와 엉덩이가 경직되어 뻣뻣해지며 장차 이것이 무더운 계절이 닥치면 몸의 안팎에서 종기를 유발한다.

둘째 기간은 춘분에서 소만까지이다. 이때의 주기(主氣)는 소음군화이고, 객기(客氣)는 궐음풍목이다. 소음군화의 따뜻한 기운과 궐음풍목의 바람의 작용으로 초목이 가지에서 씩을 틔우고 빈싱하며, 때로는 냉기의 피해를 입기노 한다. 사람들은 대체로 평화로운 생활을 하지만, 병이 생기면 임질(淋疾)에 걸려 소변을 보면 아프고 눈이 침침해서 잘 안보이거나 눈이 충혈되고 얼굴에 열이 올라 화끈거리는 증상이 나타난다.

셋째 기간은 소만에서 대서까지이다. 이때의 주기는 소양상화이고, 객기는 소음군화이다. 소양상화의 열과 소음군화의 양기로 인하여 초목이 무성하게 자라며, 극에 달하면 냉기가 엄습한다. 사람들은 기가 역상하여 심장이 아프고 한열왕래가 있으며 해소천식과 눈이 충혈되는 증상이 나타난다.

넷째 기간은 대서에서 추분까지이다. 이때의 주기는 태음습토이고, 객기도 태음습토이다. 습기가 많은 탓으로 날이 후덥지근하게 무덥고 장맛비가 많이 내리며, 무더우면서 추운 날씨가 수시로 닥친다. 사람들은 한열왕래 증상이 있고 목이 말라서 갈증이 나고, 황달, 코막힘, 코피가 자주 나고 물을 마시면 몸에 정체하는 증상이 나타난다.

다섯째 기간은 추분에서 소설까지이다. 이때의 주기는 양명조금이고, 객기는 소양상화이다. 소양상화의 기운으로 인해 무더운 날씨로 사람들이 고생을 하고 초목들은 무성하게 자란다. 사람들은 별 탈 없이 생활하기는 하지만, 열이 많이 생겨 온병(溫病)으로 고생한다.

여섯째 기간은 소설에서 대한까지이다. 이때의 주기는 태양한수이고, 객기는 양명조금이다. 양명조금의 기운으로 화기의 눌린 열이 몸속에서 울체되어 있다가 위로 치밀어 오르면 얼굴이 붓고, 해소천식이 생기며 숨이 가빠진다. 심하면 눈에서 피가 나고 피를 토하며 코피를 자주 흘린다. 뿐만 아니라 냉기가 자주 엄습하여 안개가 자주 생기고, 사람들은 피부가 생겨 거칠어지고 옆구리와 아랫배가 땅겨서 아프고 배는 차가워진다. 이러한 상황이므로 태과의 기운을 잘 가다듬고 기승을 부리는 기운과 보복을 하는 기운을 잘 다스려서 안과 밖으로 폭발하여 질병이 발생하는 부작용을 막아야 한다. 그러기 위해서는 그해에 재배된 곡식을 먹어서 몸속의 정기(正氣)를 보존하고, 간곡(間穀)을 먹어서 매절기가 바뀔 때마다 허약해지는 몸을 잘 보호하여 질병이 침투하지 못하도록 해야 한다. 이해에는 짠맛의 식품을 섭취하여 상체에 열이 몰려 굳어진 부분을 유연하게 풀어주되, 심한 증상은 쓴맛을 먹어서 밖으로 발산시켜 주어야 한다. 하체에 몰린 기운을 풀어주기 위해서는 신맛을 섭취하여 따뜻한 기운이 유연하게 움직이도록 도와주되, 증상이 심하면 쓴맛의 식품을 섭취하여 나쁜 기운을 밖으로 발산시키도록 한다. 경우에 따라서 약물을 사용할 수 있지만, 그것은 이전에 설명한 대로만 사용하면 된다. 이것이 바로 오운육기에 따른 올바른 섭생법이다.

황제가 "매우 훌륭한 설명입니다. 그렇다면 궐음풍목이 사천의 기를 다스리는 경우는 어떻습니까?"라고 말하자, 기백이 상세하게 설명한다.

궐음풍목이 사천의 기를 지배하면 소양상화가 재천의 기를 지배하며 세운은 불급이 된다. 이해는 십이지(十二支)상으로는 사(巳) 해(亥)년이 된다. 궐음풍목이 사천이고 소양상화가 재천이며 목운불급인 해는 정사(丁巳) 정해(丁亥)년이 되며, 금기가 목기를 눌러서 기승을 부리므로 서늘한 기후가 작용을 한다. 하지만 극에 달하면 화기의 보복작용으로 물러나므로 목기가 살아나서 목운평기를 이룬다. 정사(丁巳) 정해(丁亥)년은 천부(天符)가 되며 세운은 목불급에 의한 바람이고 목을 이기는 금의 서늘함과 금에 보복을 하는 화의 무더위이다. 주운의 순서는 소각, 태치, 소궁, 태상, 소우로 이어지고, 객운의 순서도 이와 같다.

궐음풍목이 사천이고 소양상화가 재천이며 화운불급인 해는 계사(癸巳) 계해(癸亥)년으로 동세회(同歲會)를 이룬다. 이때는 화불급이므로 태양한수가 기승(氣勝)을 부려 냉기가 엄습하며, 극에 달하면 태음습토의 보복을 받아 습기가 많아져 비가 내린다. 세운은 화기운의 더위와 수기운의 냉기와 토기운의 습한 비이다. 주운의 순서는 태각, 소치, 태궁, 소상, 태우로 이어지고, 객운의 순서는 소치, 태궁, 소상, 태우, 태각으로 이어진다.

궐음풍목이 사천이고 소양상화가 재천이며 토운불급인 해는 기사(己巳) 기해(己亥)년이 된다. 이때는 토불급을 이용해 목기운이 기승을 부려 바람이 사납게 불다가 금기의 보복작용을 받으면 서늘한 날씨로 변한다. 궐음풍목의 기운은 토불급의 기운과 어울려 목운평기를 이룬다. 세운은 목기운의 바람, 토기운의 습한 비, 금기운의 서늘함이고, 주운의 순서는 소각, 태치, 소궁, 태상, 소우로 이어지고, 객운은 소궁, 태상, 소우, 소각, 태치로 이어진다.

　궐음풍목이 사천이고 소양상화가 재천이며 금운불급인 해는 을사(乙巳) 을해(乙亥)년이 된다. 이때는 금불급이므로 화기운이 기승을 부려 날씨가 무덥다가 수기운의 보복을 당하면 냉기가 엄습한다. 목기운과 금기운이 잘 어울리면 목운평기와 같은 상태가 되고, 세운은 금기운의 서늘함과 화기운의 무더위와 수기운의 냉기가 된다. 주운의 순서는 태각, 소치, 태궁, 소상, 태우로 이어지고, 객운은 소상, 태우, 태각, 소치, 태궁으로 이어진다.

　궐음풍목이 사천이고 소양상화가 재천이며 수운불급인 해는 신사(辛巳) 신해(辛亥)년이 된다. 이때는 수불급의 이용하고 토기운이 기승을 부려 습기가 가득한 비를 몰아오며, 극에 달하면 목기의 보복을 당해 바람이 불어온다. 세운은 수기운의 냉기와 토기운의 습기 그리고 목기운의 바람이며, 주기의 순서는 소각, 태치, 소궁, 태상, 소우로 이어지고, 객운은 소우, 소각, 태치, 소궁, 태상으로 이어진다.

　궐음풍목이 사천의 기를 지배하는 해에는 불급(不及)의 해이므로 기후(氣候)가 정해진 날짜보다 늦게 이르며, 사천의 기운은 어지러이 작용하되 재천의 기운은 정상적으로 작용한다. 즉, 바람이 크게 불면 그 다음에 무더운 날씨가 등장하고, 구름이 북쪽지방에서 형성되어 습기가 가득한 날씨가 생긴다. 이때 하늘에서는 목성과 화성이 빛나고, 곡식으로는 팥과 녹두가 잘되고 간곡(間穀)으로는 기장, 콩 그리고 현미가 있다.

　이해에는 털 달린 짐승들이 번성하지 못하고, 날개 달린 짐승들은 그럭저럭 번성하며, 목기운을 이기는 금기운과 금기운을 보복하는 화기운과 토기운으로 인하여 날씨가 따뜻하므로 겨울잠을 자는 동물들이 겨울잠을 안 자고 밖에서 활동하며, 하천이 얼지 않아 흐른다. 사람들의 상체에는 풍병(風病)이 생기고, 하체에는 열병(熱

病)이 생겨 뱃속에서는 풍기(風氣)와 건조한 기운이 충돌하여 그로 인한 증상이 생긴다.

절기상으로 첫째 기간은 대한에서 춘분까지이다. 이때의 주기는 궐음풍목이고, 객기는 양명조금이며, 냉기가 심해지므로 가을의 숙살기운이 강하게 작용하여 사람들은 신장에 병이 생겨 고생한다.

둘째 기간은 춘분에서 소만까지이다. 이때의 주기는 소음군화이고, 객기는 태양한수이며, 태양한수의 기운으로 눈발이 날리고 물이 얼며 초목에 냉해가 생기고 싹이 난 가지가 얼고, 차가운 비가 종종 내린다. 사람들은 몸속에 열이 울체되므로 온병(溫病)으로 고생한다.

셋째 기간은 소만에서 대서까지이다. 이때의 주기는 소양상화이고, 객기는 궐음풍목이며, 궐음풍목의 기운으로 강한 바람이 갑자기 불어오고, 사람들은 눈이 시고 눈물이 나며 귀에 소리가 들리고 눈앞이 어지러우면서 머리가 빙빙 도는 듯한 증상이 나타난다.

넷째 기간은 대서에서 추분까지이다. 이때의 주기는 태음습토이고, 객기는 소음군화이며, 토기운의 습기와 화기운의 무더위가 충돌하여 심장에 영향을 끼쳐서 사람들은 열을 싫어하고 황달이 생기거나 몸이 붓는 병이 생긴다.

다섯째 기간은 추분에서 소설까지이다. 이때의 주기는 양명조금이고, 객기는 태음습토이며, 금기운의 건조함과 토기운의 습기가 서로 충돌하여 음기운이 강해지므로 날씨는 점점 추워지고 또한 비가 종종 내린다.

여섯째 기간은 소설에서 대한까지이다. 이때의 주기는 태양한수이고, 객기는 소양상화이며, 소양상화의 따뜻한 기운이 강하게 작용하여 겨울잠 자던 동물들이 세상에 나오고, 하천의 물이 녹는다. 땅에서는 아지랑이가 올라오므로 초목이 싹트고 사람들은 따뜻한 봄날씨를 만끽하며 평화롭게 지낸다. 하지만 병이 발생하면 유행성 질병으로 고생한다. 궐음풍목이 사천의 기를 지배하는 해에는 몸에 울체된 기운을 제거하여 병의 근원을 없애고, 불급(不及)의 기운을 도와주어 오장육부를 튼튼히 해주어 질병이 몸 안으로 침투하지 못하게 해주어야 한다.

음식으로는 매운맛의 식품을 먹어서 바람에 의한 질병을 예방하고, 짠맛의 식품을 먹어서 심장의 기운을 부드럽게 풀어준다. 소양상화의 기운이 상하면 심포와 삼초의 기능이 망가지므로 떫은맛의 식품을 섭취하여 그 기운을 달래주어야 한다. 약물을 사용하여 몸을 좋게 할 수 있는데, 그 방법에 대해서는 이미 앞에서 말한 바 있으므로 그대로 행하면 된다.

황제가 말했다.

"자세한 설명에 대해 진심으로 감사를 드립니다. 그런 일들이 운기(運氣)상으로 어떻게 진행되는지를 알고 싶습니다."

기백이 대답했다.

"매우 뛰어난 질문이십니다. 육기의 흐름에는 일정한 순서와 일정한 위치가 있으므로 정월 초하루의 새벽녘에 관찰하면 육기(六氣)가 어디에 있는지를 찾을 수 있습니다. 또한 세운(歲運)이 태과이면 기후가 정해진 날짜보다 일찍 이르고, 불급이면 늦게 옵니다. 세운이 태과(太過)하지도 않고 불급(不及)하지도 않은 상태를 정세(正歲)라고 하며, 이는 기후가 제때 다다르는 상태를 말합니다."

"세운(歲運)에 따라서 기승(氣勝)과 보복(報復)작용이 있기 마련인데, 천재지변은 어떻게 예측할 수 있습니까?"

"우선 기후변화가 비정상적으로 작용하면 재해(災害)가 생깁니다. 흔히 자연재해라고 말하는 게 바로 그것입니다."

"사천의 기운과 재천의 기운은 어떻게 규칙적으로 운행합니까?"

"매우 정확한 질문입니다. 일반적으로 한 해의 전반부는 사천의 기가 주관하고, 후반기는 재천의 기가 주관합니다. 사천의 기운과 재천의 기운이 만나면 이로 인해 일 년의 기후변화가 생기며, 육기(六氣)의 위치를 알면 육기가 주관하는 달(月月)을 알 수 있는데, 그것이 절기(節氣)가 됩니다."

"하지만 나는 선생이 가르친 바대로 육기의 위치와 절기를 알려고 했지만 알아낼 수는 없었습니다. 그 이유에 대해서 설명해 주시겠습니까?"

"이미 말씀을 드렸듯이 육기(六氣)의 작용에는 태과와 불급이 있으며, 그로 인해 기운이 번성하고 쇠퇴하는데, 육기의 활동은 봄, 여름, 늦여름, 가을, 겨울의 변화와 같습니다."

"그러면 동화(同化)란 무엇을 두고 한 말입니까?"

"바람과 따뜻한 날씨는 봄의 기후와 같습니다. 무덥고 찌는 듯하고 무더워서 정신이 혼미하고 강렬한 열은 여름의 기후와 같습니다. 메마르고 서늘하고 안개가 끼는 상태는 가을의 기후 같으며, 습기가 있고 구름이 많이 끼며 날이 흐립니다. 심지어 장마가 올 듯이 어두우면 한여름의 기후와 같습니다. 춥고 물이 얼며 서리와 눈이 내리면 겨울의 기후와 같습니다. 이러한 기상의 변화는 바로 오운육기(五運六氣)의 작용을 나타내는 것으로, 기운이 번성하고 쇠락하는 성질이 기후의 변화로 잘 나타나고 있습니다."

"오행의 운행에 의해 이루어지는 사천의 기운을 천부(天符)라고 하는데, 그렇다면 재천의 기운의 작용으로 나타나는 현상을 무엇이라 합니까?"

"세운(歲運)이 태과이면서 사천의 기운을 가진 것이 세 가지가 있고, 세운이 불급이면서 사천의 기운을 가진 것이 세 가지가 있습니다. 태과이면서 재천의 기운을 가진 것이 세 가지가 있고, 불급이면서 재천의 기운을 가진 것이 세 가지가 있습니다. 이를 모두 합치면 24년이 됩니다."

"그렇다면 그 내용에 대해서 구체적으로 설명해 주십시오."

"예를 들면 갑진(甲辰) 갑술(甲戌)년은 토운태과이면서 태음습토가 재천인 해로서 이를 하가(下加)라 합니다. 임인(壬寅) 임신(壬申)년은 목운태과이며 궐음풍목이 재천이며 하가입니다. 경자(庚子) 경오(庚午)년은 금운태과로서 양명조금이 재천이며 하가입니다. 계사(癸巳) 계해(癸亥)년은 상화운불급으로서 소양상화가 재천이며 하가입니다. 신축(辛丑) 신미(辛未)년은 수운불급으로 태양한수가 재천이며 하가입니나. 계묘(癸卯) 계유(癸酉)년은 화운불급으로 소음군화가 재천이며 하가입니다. 무자(戊子) 무오(戊午)년은 화운태과로서 소음군화가 사천이며 상림(上臨)입니다. 무인(戊寅) 무신(戊申)년은 상화운태과로서 소양상화가 사천이며 상림입니다. 병진(丙辰) 병술(丙戌)년은 수운태과로서 태양한수가 사천이며 상림입니다. 정사(丁巳) 정해(丁亥)년은 목운불급으로 궐음풍목이 사천이며 상림입니다. 을묘(乙卯) 을유(乙酉)년은 금운불급으로 양명조금이 사천이며 상림입니다. 기축(己丑) 기미(己未)년은 토운불급으로 태음습토가 사천이며 상림입니다. 지금까지 말씀드린 24년의 기간을 빼면 하가(下加)와 상림(上臨)인 기간은 없습니다."

"그렇다면 '하가(下加)'란 대체 무엇입니까?"

"세운(歲運)이 태과이면서 재천의 기운에 더해진 것을 '동천부(同天符)'라 하고 불급이면서 재천의 기운에 더해진 것을 '동세회(同歲會)'라 함을 일컫는 말입니다."

"상림(上臨)에 대해서도 말씀해 주십시오."

"세운(歲運)이 태과이거나 불급이면서 사천의 기운에 더해진 것을 말하며, 이것을 '천부(天符)'라고도 합니다."

"선생은 말하기를 열이 있는 약을 사용할 때는 더위를 멀리하고 찬 약을 쓸 경우에는 추위를 멀리하라 했습니다. 그것이 약을 제대로 짓고 처방하는 기준이고 규칙이라고 했는데, 나는 아직도 왜 멀리하라고 하는지를 잘 이해하지 못하고 있으니 그 점에 대해서 대답해 주십시오."

"더운 계절에 더운 성질의 약을 쓰면 환자의 병은 더욱 악화됩니다. 추운 계절에 찬 성질이 있는 약을 쓰면 환자의 병은 더욱 깊어집니다. 이 말은 절기인 봄, 여름, 늦여름, 가을, 겨울과 육기(六氣)인 궐음, 소음, 태음, 양명, 소양, 태양의 상황에 잘 따라야 한다는 의미입니다."

"따뜻한 성질과 서늘한 성질은 어떻게 해야 합니까?"

"사천의 기운이 무더우면 더운 약을 사용하지 말아야 합니다. 사천의 기운이 추우면 차가운 약을 사용하지 말아야 합니다. 사천의 기운이 따뜻하면 따뜻한 약을 사용하지 말아야 합니다. 사천의 기운이 서늘하면 서늘한 약을 사용하지 말아야 합니다. 간기(間氣)와 주기(主氣)가 같을 때는 절대로 이 원칙을 어기면 안 되고, 간기(間氣)의 객기와 주기가 다를 때에는 이러한 원칙을 어겨도 됩니다. 이렇게 약을 지을 때 네 가지 성질을 잘 고려하여 결정해야 하므로 이러한 경우를 사외(四畏)라 합니다."

"잘 알겠습니다만, 그러한 규칙을 어기면 어떤 일이 발생합니까?"

"객기가 주기와 반대되면 주기의 성질을 이기는 약을 사용하면 안 되며, 반드시 객기의 성질을 억제하는 약을 사용해야만 합니다. 객기가 주기를 이기되 그것이 사천의 기운일지라도 약은 객기를 이기는 약을 써야 합니다. 환자에게 '사외(四畏)'에 합당한 처방을 하는 것은 주기(主氣)를 거스르는 것이며, 주기를 이기는 약을 결코 처방해서는 안 됩니다. 옛말에 이르기를 '천기(天氣)의 흐름을 거스르지 말고 기후에 알맞은 처방을 해야 하며 천기(天氣)의 기승(氣勝)을 돋워 주어도 안 되고 천기(天氣)의 보복(報復)을 도와주어서도 안 된다'고 했으며, 이를 가리켜 '지치(至治)'라고 했습니다."

황제가 "훌륭합니다. 오운육기(五運六氣)의 작용과 한 해의 기후를 주관하는 규칙에는 어떠한 것이 있습니까?"라고 묻자, 기백이 순서대로 자세하게 설명을 시작했다.

갑자(甲子) 갑오(甲午)년은 전반부는 소음군화가 사천이고, 후반부는 양명조금이 재천이며, 중반부는 토운태과이고, 세운(歲運)은 태궁이다. 화(火)의 숫자는 2가 되고, 비(雨)는 곧 습기가 물로 변한 것으로 숫자는 5가 되며, 건조함의 숫자는 4가 되며, 기후가 정상적이면 '정화일(正化日)'이라 한다.

사람이 병이 들면 전반부에는 짜고 차가운 맛이 있는 식품이나 약물로 치료하고, 한여름에는 쓰고 더운 맛이 나는 식품이나 약물을 사용하며, 후반부에는 시고 따뜻한 맛이 나는 음식이나 약으로 치료해야 한다.

을축(乙丑) 을미(乙未)년에는 전반부는 태음습토가 사천이고, 중반부의 세운은 금운불급의 소상이고, 후반부는 태양한수의 재천이 작용한다. 이때는 금불급을 이용하여 무더위가 기승을 부리고 추위가 보복작용을 하여 이른바 서쪽지방의 칠궁(七宮)에서 재해가 발생한다. 습기의 숫자는 5이고, 금불급의 서늘함은 숫자가 4이며, 추위에 해당하는 숫자는 6인데, 기후(氣候)가 정상이면 이를 '정화일(正化日)'이라 한다.

이상기후로 사람이 병들면 전반부에는 쓰고 더운 음식이나 약을 쓰고, 한여름에는 시고 떫은 음식이나 약을 쓰며, 후반부에는 달고 더운 음식이나 약을 써야 한다.

병인(丙寅) 병신(丙申)년에는 전반부의 소양상화가 사천이고, 중반부의 세운은 태우이며 수운태과이고, 후반부는 궐음풍목이 재천인 해이다. 이때의 열은 숫자가 2이고, 추위는 6이며, 바람은 3이 된다.

기후변화로 사람이 병에 걸리면 전반부에는 짜고 찬 음식이나 약을 쓰고, 한여름에는 짜고 따뜻한 음식이나 약을 사용하며, 후반부는 맵고 서늘한 음식이나 약을 써야 한다.

정묘(丁卯) 정유(丁酉)년에는 전반부의 양명조금이 사천이고, 중반부는 세운이 소각이고 목운불급이며, 후반부는 소음군화가 재천이다. 이때는 목불급을 이용하여 금기가 기승을 부리고 화기가 보복작용을 하므로 동쪽 지방의 삼궁(三宮)에서 재해가 발생한다. 양명조금은 숫자가 9이고, 궐음풍목은 3이며, 소음군화는 7이다.

사람에게 병이 들면 전반부에는 쓰면서 약간 따뜻한 음식이나 약을 사용하고, 중반부인 한여름에는 맵고 떫은 음식이나 약을 쓰며, 후반부에는 짜고 차가운 음식이나 약을 사용해야 한다.

무진(戊辰) 무술(戊戌)년에는 전반부의 태양한수가 사천이고, 중반부는 세운이 태치이고 화운태과이며, 후반부는 태음습토가 재천이다. 태양한수의 숫자는 6이고, 화운태과의 숫자는 7이며, 태음습토의 숫자는 5이다.

기후로 인해서 사람이 병들면 전반부에는 쓰고 따뜻한 음식이나 약을 사용하고, 중반부인 한여름에는 달고 떫은 음식이나 약을 사용하며, 후반부에는 달고 따뜻한 음식이나 약을 사용해야 한다.

71
육기(六氣)의 영향력

기사(己巳) 기해(己亥)년에는 전반부의 궐음풍목이 사천이고, 중반부는 세운이 소궁이고 토운불급이며, 후반부는 소양상화가 재천이다. 토불급의 이용하여 목기운이 기승을 부리다가 금기의 보복작용을 당하므로 중앙부근인 오궁(五宮)에서 재해가 발생한다. 궐음풍목의 숫자는 3이고, 토운불급의 숫자는 5이며, 소양상화의 숫자는 8이다.

기후의 변화로 사람에게 병이 생기면 전반부에는 맵고 서늘한 성질의 음식이나 약을 쓰고, 중반부의 한여름에는 달고 떫은 음식이나 약을 사용하며, 후반부에는 짜고 찬 성질이 있는 음식이나 약을 사용해야 한다.

경오(庚午) 경자(庚子)년에는 전반부는 소음군화가 사천이고, 중반부는 태상과 금운불급이며, 후반부는 양명조금이 재천이다. 이 해는 소음군화의 숫자는 7이고, 금운불급은 9이며, 양명조금도 9이다.

기후의 변화로 인해 사람에게 병이 생기면 전반부에는 짜고 찬 음식이나 약을, 중반부의 한여름에는 맵고 따뜻한 음식이나 약을, 후반부에는 시고 따뜻한 음식이나 약을 사용해야 한다.

신미(辛未) 신축(辛丑)년에는 전반부는 태음습토가 사천이고, 중반부는 세운이 소우이고 수운불급이며, 후반부는 태양한수가 재천이다. 이때는 화불급을 이용하여 태양한수가 기승을 부리다가 태음습토의 보복작용을 당하여 북쪽 지방의 구궁(九宮)에서 재해가 발생한다. 태음습토의 숫자는 5이고, 태양한수는 1이다.

기후의 변화로 인하여 사람에게 병이 생기면 전반부는 쓰고 더운 음식이나 약을, 한여름에는 쓰고 떫은 음식이나 약을, 후반부는 달고 더운 음식이나 약을 사용해야 한다.

임신(壬申) 임인(壬寅)년은 전반부는 소양상화가 사천이고, 중반부는 세운이 태각으로서 목운태과이며, 후반부는 궐음풍목이 재천이다.

기후변화로 인해 사람에게 병이 생기면 전반부에는 짜고 찬 음식이나 약을, 한여름에는 시고 떫은 음식이나 약을, 후반부에는 맵고 서늘한 음식이나 약을 사용해야 한다.

계유(癸酉) 계묘(癸卯)년은 전반부는 양명조금이 사천이고, 중반부는 세운이 소치이고 화운불급이며, 후반부는 소음군화가 재천이다. 이때 화불급을 이용하여 태양한수가 기승을 부리다가 태음습토의 보복을 당하여 남쪽지방인 구궁(九宮)에서 재해가 발생한다.

기후변화로 인해 사람에게 병이 생기면 전반부에는 쓰면서 약간 따뜻한 음식이나 약을, 한여름에는 짜고 따뜻한 음식이나 약을, 후반부에는 짜고 찬 음식이나 약을 사용해야 한다.

갑술(甲戌)과 갑진(甲辰)이 세회(歲會)이자 동천부(同天符)인 해에는 전반부는 태양한수가 사천이고, 중반부는 태궁이며 토운태과이고, 후반부는 태음습토가 재천이다.

기후변화(氣候變化)로 사람이 병이 들면 전반부에는 쓰고 더운 음식이나 약을, 한여름에는 쓰고 따뜻한 음식이나 약을, 후반부에는 쓰고 따뜻한 음식이나 약을 사용해야 한다.

을해(乙亥) 을사(乙巳)년에는 궐음풍목이 사천이고, 중반부에는 세운이 소상이고 금운불급이며, 후반부에는 소양상화가 재천이다. 이때는 금불급을 이용하여 소음군화가 기승을 부리다가 태양한수에 의하여 보복 당하므로 서쪽지방인 칠궁(七宮)에서 재해가 발생한다.

기후의 변화로 사람이 병이 들면 전반부에는 맵고 서늘한 맛이 나는 음식이나 약을, 한여름에는 시고 떫은 음식이나 약을, 후반부에는 짜고 찬 음식이나 약을 사용해야 한다.

병자(丙子) 병오(丙午)년에는 전반부가 소음군화가 사천이고, 중반부는 세운이 태우이고 수운태과이며, 양명조금이 재천이다.

기후 변화로 인하여 사람이 병이 들면 전반부에는 짜고 찬 음식이나 약을, 한여름에는 짜고 따뜻한 음식이나 약을, 후반부에는 시고 따뜻한 음식이나 약을 사용해야 한다.

정축(丁丑) 정미(丁未)년에는 태음습토가 사천이고, 중반부는 세운이 소각이고 목운불급이며, 후반부는 태양한수가 재천이다. 이때는 목불급을 이용하여 양명조금의 서늘한 금기가 기승을 부리다가 소음군화의 보복을 당하므로 동쪽지역인 삼궁(三宮)에서 재해가 발생한다.

기후의 변화로 사람이 병이 들면 전반부에는 쓰고 따뜻한 음식이나 약을, 한여름에는 맵고 따뜻한 음식이나 약을, 후반부에는 달고 뜨거운 음식이나 약을 사용해야 한다.

무인(戊寅) 무신(戊申)년에는 전반부는 소양상화가 사천이고, 중반부는 세운이 태치로서 화운태과이며, 후반부는 궐음풍목이 재천이다.

기후의 변화로 사람이 병이 들면 전반부에는 짜고 따뜻한 음식이나 약을, 한여름에는 달고 떫은 음식이나 약을, 후반부에는 맵고 서늘한 음식이나 약을 사용해야 한다.

기묘(己卯) 기유(己酉)년에는 전반부가 양명조금이 사천이고 중반부는 세운이 소궁으로서 토운불급이며 후반부는 소음군화가 재천이다. 이때는 토불급을 이용하여 궐음풍목이 기승을 부리다가 양명조금에 의하여 보복을 당하므로 가운데 장소인 오궁(五宮)에서 재해가 발생한다.

경진(庚辰) 경술(庚戌)년에는 전반부는 태양한수가 사천이고, 중반부는 세운이 태상으로서 금운태과이고, 후반부는 태음습토가 재천이다.

기후 변화로 인해 사람이 병이 들면 전반부는 쓰고 더운 음식이나 약을, 한여름에는 맵고 따뜻한 음식이나 약을, 후반부에는 달고 더운 음식이나 약을 사용해야 한다.

신사(辛巳) 신해(辛亥)년에는 전반부는 궐음풍목이 사천이고, 중반부는 세운이 소우로서 수운불급이고, 후반부는 소양상화가 재천이다. 이때는 수불급을 이용하여 태음습도가 기승을 부리다가 궐음풍목에 의해 보복을 당하는데 북쪽지방인 일궁(一宮)에 재해가 발생한다.

기후의 변화로 사람이 병이 들면 전반부에는 맵고 서늘한 음식이나 약을, 늦여름에는 맵고 떫은 음식이나 약을, 후반부에는 짜고 찬 음식이나 약을 사용해야 한다.

임오(壬午) 임자(壬子)년에는 전반부는 소음군화가 사천이고, 중반부는 세운이 태각으로서 목운태과이며, 후반부는 양명조금이 재천이다.

기후변화로 인해서 사람이 병이 들면 전반부에는 짜고 찬 성질이 있는 음식이나 약을, 한여름에는 시고 떫은 음식이나 약을, 후반부에는 시고 따뜻한 음식이나 약을 사용해야 한다.

계미(癸未) 계축(癸丑)년에는 전반부는 태음습토가 사천이고, 중반부는 세운이 소치로서 화운불급이고, 후반부는 태양한수가 재천이다. 이때는 화불급이므로 태양한수가 기승을 부리다가 태음습토에 의하여 보복을 당하므로 북쪽지방인 구궁(九宮)에서 재해가 발생한다.

기후의 변화로 사람에게 병이 생기면 전반부에는 쓰고 따뜻한 음식이나 약을, 한여름에는 짜고 따뜻한 음식이나 약을, 후반부에는 달고 더운 음식이나 약을 사용해야 한다.

갑신(甲申) 갑인(甲寅)년에는 전반부는 소양상화가 사천이고, 중반부는 세운이 태궁으로서 토운태과이며, 후반부는 궐음풍목이 재천이다.

기후변화로 사람에게 병이 생기면 전반부는 짜고 찬 음식이나 약을, 한여름에는 짜고 떫은 음식이나 약을, 후반부는 맵고 서늘한 맛이 나는 음식이나 약을 사용해야 한다.

을유(乙酉) 을묘(乙卯)년에는 전반부는 양명조금이 사천이고, 중반부는 세운이 소상으로서 금운불급이며, 후반부는 소음군화가 재천이다. 이때는 금불급을 이용하여 소음군화가 기승을 부리다가 태양한수의 보복을 당하므로 서쪽지방인 칠궁(七宮)에서 재해가 발생한다.

병술(丙戌) 병진(丙辰)년은 전반부는 태양한수가 사천이고, 중반부는 세운이 태우로서 수운태과이며, 태음습토가 재천이다.

기후의 변화로 사람이 병이 들면 전반부는 쓰고 더운 음식이나 약을, 한여름에는 짜고 따뜻한 음식이나 약을, 후반부는 달고 더운 음식이나 약을 사용해야 한다.

정해(丁亥) 정사(丁巳)년은 천부(天符)로서 전반부는 궐음풍목이 사천이고, 중반부는 세운이 소각으로서 목운불급이며, 후반부는 소양상화가 재천이다.

이때는 목불급을 이용하여 양명조금이 기승을 부리다가 소음군화의 보복을 당하므로 동쪽지방인 삼궁(三宮)에서 재해가 발생한다.

무자(戊子) 무오(戊午)년은 전반부는 수음군화가 사천이고, 중반부는 세운이 태치로서 화운불급이며, 후반부는 양명조금이 재천이다.

기후변화(氣候變化)로 사람에게 병이 생기면 전반부에는 짜고 찬 음식이나 약을, 한여름에는 달고 떫은 음식이나 약을, 후반부에는 시고 따뜻한 음식이나 약을 사용해야 한다.

기축(己丑) 기미(己未)년은 모두 태일천부(太一天符)이고 전반부는 태음습토가 사천이며, 중반부는 세운이 소궁이면서 토운불급이고, 후반부는 태양한수가 재천이다. 이때는 토불급을 이용하여 궐음풍목이 기승을 부리다가 양명조금의 보복을 당하므로 중앙지역의 오궁(五宮)에서 재해가 발생한다.

기후의 변화로 병이 발생하면 전반부에는 쓰고 더운 음식이나 약을, 한여름에는 달고 떫은 음식이나 약을, 후반부에는 달고 더운 음식이나 약을 사용해야 한다.

경인(庚寅) 경신(庚申)년에는 전반부가 소양상화가 사천이고, 중반부는 세운이 태상으로서 금운태과이며, 궐음풍목이 재천이다.

기후의 변화로 병이 들면 전반부에는 짜고 찬 음식이나 약을, 한여름에는 맵고 따뜻한 음식이나 약을, 후반부에는 맵고 서늘한 음식이나 약을 사용해야 한다.

신묘(辛卯) 신유(辛酉)년에는 전반부는 양명조금이 사천이고, 중반부는 세운이 소우로서 수운불급이고, 후반부는 소음군화가 재천이다. 이때는 수불급을 이용하여 태음습토가 기승을 부리다가 궐음풍목의 보복을 당하므로 북쪽지역인 일궁(一

宮)에서 재해가 발생한다.

기후의 변화로 병이 생기면 전반부에는 쓰고 약간 따뜻한 음식이나 약을, 한여름에는 쓰고 떫은 음식이나 약을, 후반부에는 짜고 찬 음식이나 약을 사용해야 한다.

임진(壬辰) 임술(壬戌)년에는 전반부는 태양한수가 사천이고, 중반부는 세운이 태각으로서 목태과이며, 태음습토가 재천이다.

기후변화로 병이 발생하면 전반부에는 쓰고 따뜻한 음식이나 약을, 한여름에는 시고 떫은 음식이나 약을, 후반부에는 달고 따뜻한 음식이나 약을 사용해야 한다.

계사(癸巳) 계해(癸亥)년은 같은 동세회(同歲會)의 해로서 전반부는 궐음풍목이 사천이고, 중반부는 세운이 소치로서 화운불급이며, 후반부는 소양상화가 재천이다. 이때는 화불급을 이용하여 태양한수가 기승을 부리다가 태음습토의 보복을 당하므로 남쪽의 구궁(九宮)에서 재해가 발생한다. 이처럼 육십갑자의 오운육기는 그 작용이 정상적인 운행이 있고, 기승(氣勝)과 보복(報復)이 기능도 있으며, 서로 다양한 변화와 변동이 무수하게 있으므로 잘 유념하여 연구하고 살펴보아야 한다. 그러므로 옛말에 이르기를 '요점을 올바르게 파악하면 꼬투리만 가지고서도 전체 내용을 이해할 수 있지만, 그렇지 않으면 아무리 연구하고 살펴보아도 알 길이 없다'고 했다.

황제가 말했다.

"대단히 훌륭한 설명입니다. 그런데 육기(六氣)에도 기승(氣勝)과 보복(報復) 작용이 있듯이 오운(五運)에도 그러한 작용이 있습니까?"

기백이 대답했다.

"세운(歲運)이 태과하거나 불급인 경우에 기운이 억눌린 상태가 되면 그것이 바깥으로 터져 나오는 경우가 있습니다."

"그게 무슨 말입니까?"

"오운(五運)의 운행에도 육기(六氣)의 운행처럼 태과와 불급에 의하여 울체되고 억눌린 기운이 있으면 기승을 부리고 보복을 가하는 경우가 발생한다는 말입니다."

"그 점에 대해서 좀 더 자세하게 말씀해 주겠습니까?"

"어떤 기운이 태과의 상태라면 울체된 기운을 억누름으로 인해 억눌린 기운이 갑자기 발작을 일으켜 기운을 외부로 표출하지만, 불급의 상태이면 발작하는 기운이 매우 완만합니다. 태과에 의한 질병의 발생이 갑자기 이루어지면 병의 정도가 심각하지만, 불급에 의한 발생한 질병은 그리 심하지 않습니다."

"태과와 불급을 숫자로 나타낸다면 어떻게 표시할 수가 있습니까?"

"앞서 말씀을 드린 바대로 성수(成數)의 6, 7, 8, 9는 수, 화, 목, 금의 태과를 나타내고, 생수(生數)의 1, 2, 3, 4는 수, 화, 목, 금의 불급을 나타냅니다. 토는 어느 경우에나 5로 표시합니다."

황제가 "오운의 억눌린 기운이 발작하여 겉에 나타난다면 어떤 증상으로 드러납니까?"라고 묻자, 기백의 설명했다.

토기(土氣)가 울체되어 터지면 산골짜기가 진동하고 천둥 번개가 치며, 흙먼지가 자욱하게 일어서 희뿌연 색으로 변하여 세상이 캄캄해지고, 폭풍우가 몰아쳐서 온 세상이 물에 잠긴다. 산등성이의 바위가 무너져 내리고 물이 넘쳐서 범람하며 논밭은 온통 수마가 할퀴고 지나감으로 인해 진흙벌이 된다.

정상으로 돌아오면 비가 제때에 내리고, 초목이 잘 자라 열매를 맺고 여물기 시작한다. 이때 사람들에게 병이 생기면 배가 부어오르고 출렁거리는 소리가 뱃속에서 들리며 설사를 하고, 가슴이 그득하여 심장이 터질 듯하다. 토사곽란(吐瀉癨亂)이 생겨 물을 마시면 배가 아프고 설사를 하며, 몸이 붓고 무거워서 활동하기가 불편하다. 비구름이 북쪽에 형성되고 아침에 안개가 끼며 산과 연못이 있는 지역이 흐린 날씨로 변하면 울체된 토기(土氣)가 겉으로 드러나는 현상으로 대서와 추분 사이에 나타난다. 뿐만 아니라 구름이 높은 산에 걸려서 흐리거나 흩어지다가 모이고 사라지다가 다시 나타나면서 울체된 토기가 드러나는 증상이다.

금기(金氣)가 울체되어 겉으로 드러나면 온 세상이 맑고 청명(淸明)하면서 공기가 차고 깨끗한 느낌을 준다. 바람은 소슬하게 불고, 서늘한 기운이 일기 시작하면서 안개가 초목을 가린다. 날씨가 건조해지면서 숙살의 기운이 감돌아 초목이 말라 비틀어지기 시작한다. 이때 사람들은 기침을 심하게 하고, 가슴에서부터 아랫배까지 땅겨서 아프고, 옆구리가 결리고 아프며, 하체에 통증이 생겨서 뒹굴지도 못하고, 갈증이 심하게 나면서 얼굴색이 연탄재를 뿌린 듯이 희뿌옇게 변한다.

산과 들에 핀 초목이 마르고 물도 메말라서 흙이 하얗게 덮이고 마치 서리가 내린 듯한 상태가 되는 것은 울체된 금기(金氣)가 급격히 겉으로 드러나는 증거이며, 추분에서 소설 사이에 나타난다. 한밤중에 이슬이 내리고 바람에 수풀이 울리는 소리가 들리는 것은 또한 금기가 발동하는 증거이다.

수기(水氣)가 억눌려서 발동(發動)하면 양기의 따뜻함은 지상에서 완전히 사라지고, 차가운 추위가 엄습한다. 물과 하천이 얼어 눈이 내리면 세상이 어두워지고 초목이 얼어붙어서 사람들은 겨울의 재난이 닥쳤다고 말하기도 한다.

사람들은 이때 감기에 걸려서 기침을 심하게 하고, 추운 날씨로 심장에 통증이 생기고 옆구리가 땅긴다. 아랫배가 아파서 걷지 못하고, 허리가 굳어서 굽혔다 폈다 하지 못하며, 손발이 차가워지고, 배가 부어오른다. 목이 말라서 목이 아프고, 목소리가 잘 안 나오며, 헛배가 불러온다. 땅에는 전혀 햇빛이 비치지도 않고, 세상이 희뿌옇게 어두워질 뿐만 아니라 거무튀튀하고 누런색을 띤 구름이 나타났다가 사라지고 하는 것은 울체된 수기가 드러나려는 증거이다.

울체된 목기(木氣)가 겉으로 드러나는 증거는 이와 같다. 하늘이 흙먼지로 희뿌옇고, 구름이 심하게 움직이며, 바람이 거세게 불어와 나무가 부러지고, 지붕이 날아가고, 심지어 건물이 파괴되기도 한다.

사람들은 위장에 통증이 생겨서 심장으로 이어지며, 양 옆구리가 땅겨서 아프다. 목구멍이 막혀서 음식물을 삼키지도 못하고, 귀에서 소리가 나고, 눈이 어지러워서 심지어 졸도를 하기도 한다.

검은 먼지가 일어나므로 세상이 캄캄하게 변하고, 산과 하늘이 암갈색으로 변하여 구별이 안 된다. 구름이 흘러가므로 비가 내리지 않는 것은 울체된 목기가 드러나는 증거이다. 강물의 흐름이 빨라지고 풀이 바람에 잘 쓰러지며 높은 산의 소나무가 바람에 마치 호랑이가 우는 듯한 소리를 내는 것은 목기의 발동을 예고하는 것이다.

울체된 화기(火氣)가 겉으로 드러나면 하늘에는 적황색의 구름이 피어올라 해가 보이지 않는다. 더위로 인해서 초목이 메말라 버리고 나무에서 진액(津液)이 흘러나오며 건물 안이 찌는 듯이 무덥다. 땅은 메말라서 마치 소금을 뿌린 듯하고, 연못의 물이 증발하여 버린다. 나무와 풀들이 바짝바짝 타들어가서 죽고, 사람들은 흉흉한 소문으로 인해 마음이 뒤숭숭해진다.

사람들은 호흡이 거칠고, 종기와 습진이 생기며, 몸이 붓고, 잘 토하고 설사를 한다. 오한이 심하고, 학질에 걸리며, 눈에서 피가 나오고, 코피를 흘리며, 피를 토하기도 한다. 눈이 충혈되고, 심장이 아프고, 배가 끊어지게 아프며, 정액이 안 나오고, 대소변에 피가 섞여 나온다. 잠을 자는 도중에 식은땀을 많이 흘리며, 고민을 심하게 하고, 그러다가 갑자기 죽는다. 대개 대서와 추분 사이에 이러한 증상들이 나타나며, 무더운 날씨로 인해서 울체된 화기(火氣)가 겉으로 나오기 때문이다. 양기(陽氣)가 극에 달하면 음기(陰氣)로 바뀌어 습기가 메마르고, 가을꽃이 필 무렵에 물이 급히 얼며, 산이 눈으로 뒤덮여 추위가 닥치는 것은 화기(火氣)에 대한 수기(水氣)의 보복작용이 행해지는 것이다.

늪에 아지랑이가 피어오르는 것은 화기(火氣)가 터지려고 하는 것이며, 모든 울체된 기운이 폭발하고 난 뒤에는 자연계에 원래의 상태로 돌아가려는 성질이 작용한다. 그러므로 오기(五氣)가 발동하는 시기를 잘 알아서 사람에게 병이 발생하는 시기, 환자가 죽고 사는 시기 및 인간의 길흉화복(吉凶禍福)도 알 수 있다.

황제가 말했다.

"수기(水氣)가 발동하면 눈과 우박이 쏟아지고, 토기(土氣)가 발동하면 광풍이 불어와서 물난리가 납니다. 목기(木氣)가 발동하면 초목이 뽑히고 건물이 부서지며, 금기(金氣)가 발동하면 하늘의 기온이 시늘해집니다. 화기(火氣)가 발동하면 하늘이 적갈색으로 물들어 어두워지니, 도대체 어떤 기운에 의하여 그러한 현상이 나타나는 것입니까?"

기백이 대답했다.

"세운(歲運)에는 태과와 불급이 있듯이, 울체된 기운이 많고 적음에 따라 오기(五氣)의 발동하는 정도가 다릅니다. 그 기운이 약하면 울체된 기운의 본래 성질만 겉으로 나타나고, 발동하는 기운이 강하면 울체된 본래의 기운 외에도 그것과 연결된 하부 기운에 의하여 발동하기 때문입니다."

"잘 알겠습니다. 그렇다면 오기(五氣)의 발동이 그것과 연결된 계절에 상관없이 발생하는 이유는 무엇 때문입니까?"

"그것은 사천의 기의 운행과 차이가 생기기 때문입니다."

"그 차이란 무엇입니까?"

"각 계절이나 절기에는 앞뒤로 약 30일가량 차이가 있습니다."

"계절이 빨리 오거나 혹은 늦게 오거나 하는 이유는 무엇 때문입니까?"

"세운(歲運)이 태과이면 계절이 빨리 오고, 불급이면 늦게 오는 법입니다."

"달력에 기재된 날짜와 계절이 도착하는 것과 일치하는 경우가 있던데, 그것은 어떤 연유입니까?"

"그것은 그해가 세운이 태과도 아니고 불급도 아닌 평기(平氣)의 해라서 그렇습니다. 평기의 해에 계절이 빨리 오거나 늦게 오면 틀림없이 그해에는 재해가 발생합니다."

"그렇다면 어떤 계절에는 일치하지 않는 날씨의 변화가 생기는데, 그 이유는 무엇 때문입니까?"

"태과의 해에는 그 해의 계절에 맞게 날씨가 변화하지만, 불급의 해에는 각 계절을 이기는 계절의 날씨가 나타납니다."

"사계절의 날씨가 이르는 데는 빨리 오는 경우도 있고, 늦게 오는 경우도 있습니다. 지역적인 차이도 있고, 방위상이나 위치의 높고 낮은 상태에 따라서 계절이 도착하는 시각이 차이가 있습니다. 그 이유는 무엇입니까?"

"계절의 운행에는 순서가 있고 기후가 나타나는 데에 늦고 빠름이 있는 것은 기후마다의 기승(氣勝)과 보복(報復) 작용에 의한 것입니다. 어떤 해가 태과이면 기후가 빨리 오고, 불급이면 늦게 오기 때문입니다."

"그러면 각 계절의 기운이 운행하는 순서에 대해 구체적으로 설명해 주십시오."

"봄의 기운은 동쪽에서 발생하여 서쪽으로 움직입니다. 여름의 기운은 남쪽에서 발생하여 북쪽으로 움직입니다. 가을의 기운은 서쪽에서 발생하여 동쪽으로 움직입니다. 겨울의 기운은 북쪽에서 발생하여 남쪽으로 움직입니다. 봄의 기운은 아래에서 위로 움직입니다. 가을의 기운은 위에서 아래로 움직입니다. 여름의 기운은 가운데에서 바깥으로 움직입니다. 겨울의 기운은 겉에서 안으로 움직입니다. 봄의 기운은 왼쪽의 동쪽에서 움직입니다. 가을의 기운은 오른쪽의 서쪽에서 움직입니다. 여름의 기운은 앞쪽의 서쪽에서 움직입니다. 겨울의 기운은 뒤쪽의 북쪽에서 움직입니다. 이것이 사계절 기운의 정상적인 움직임이고 운행하는 모습입니다. 사계절의 움직임을 통해서 봄, 여름, 가을, 겨울의 정해진 운행 위치와 순서를 알 수가 있습니다. 높은 지대에는 항상 추운 겨울의 기운이 머물러 있고, 낮은 지대에는 항상 봄의 따뜻한 기운이 머물러 있습니다. 방위의 위치와 땅의 높고 낮음에 따라서 사계절이 운행하고 이것이 사람의 실생활에 많은 영향을 끼칩니다. 우리는 이러한 사실을 항상 유념하여야 합니다."

"오운육기(五運六氣)상으로 보면 정상적으로 움직이는 기후와 비정상적으로 운행하는 기후가 있는데, 그 이유가 무엇입니까?"

"육기(六氣)의 변화에는 정상적인 것 외에도 변화와 변동, 기승과 보복, 작용과 발병 등이 있는데, 이것이 항상 일치하는 것은 아닙니다. 폐하께서 알고 싶어 하시는 내용이 무엇인지를 잘 모르겠습니다."

"나는 그 점에 대해서 선생이 알고 있는 내용을 모두 알고 싶습니다."

"잘 알겠습니다. 그러면 사계절마다 나타나는 주기(主氣)로 작용하는 육기(六氣)

의 변화에 대해서 말씀을 드리겠습니다."

황제의 말에 기백의 대답과 함께 자세한 설명으로 이어진다.

궐음풍목의 기운이 이르면 날씨가 온화하고 부드럽고, 소음군화의 기운이 이르면 날씨가 따뜻하다. 태음습토의 기운이 이르면 날씨가 눅눅하고 습기가 있으며, 양명조금의 기운이 이르면 날씨가 서늘하면서 바람이 차다. 소양상화의 기운이 이르면 날씨가 무덥고, 태양한수의 기운이 이르면 날씨가 매우 춥고 눈이 내린다. 이것은 계절에 따른 날씨의 변화이다.

궐음풍목의 기운이 이르면 봄바람이 싹을 틔운다. 소음군화의 기운이 이르면 따뜻한 기온이 싹을 자라게 한다. 태음습토의 기운이 이르면 습기가 모여 초목이 무성하게 자라도록 비를 뿌린다. 소양상화의 기운이 이르면 뜨거운 열로 초목이 열매를 맺도록 한다. 양명조금의 기운이 이르면 서늘한 기온으로 초목의 잎이 시들어 떨어지게 한다. 태양한수의 기운이 이르면 추운 기온으로 만물이 겨울잠을 자도록 한다. 이것은 육기에 의해 만물이 변화하는 모습이다.

궐음풍목의 기운이 이르면 초목이 싹을 틔워 새싹이 바람에 흔들거린다. 소음군화의 기운이 이르면 초목이 자라서 무성해진다. 태음습토의 기운이 이르면 초목이 성장하도록 비가 내린다. 소양상화의 기운이 이르면 초목이 왕성하게 자란다. 양명조금의 기운이 이르면 만물이 열매를 맺고 숙살을 한다. 태양한수의 기운이 이르면 만물의 열매를 저장하고 속으로 숨어든다. 이것은 육기가 변화하는 일상적인 상태이다.

궐음풍목의 기운이 이르면 바람을 생겨 나중에 숙살의 기운을 받는다. 소음군화의 기운이 이르면 따뜻한 기온으로 인해 추위가 생성된다. 태음습토의 기운이 이르면 습기로 인해 큰비가 내린다. 소양상화의 기운이 이르면 뜨거운 기온으로 무덥고 찌는 듯한 날씨가 생긴다. 양명조금의 기운이 이르면 서늘한 기온이 생기므로 건조한 기후가 나타난다. 태양한수의 기운이 이르면 추위가 생기며, 종종 따뜻한 기온도 나타난다. 이것은 육기의 날씨 변화에 관한 것이다.

71
육기(六氣)의 영향력

궐음풍목이 이르면 털 달린 동물이 번성하고, 소음군화가 이르면 날개 달린 동물이 번성한다. 태음습토가 이르면 털 없는 동물이 번성하고, 소양상화가 이르면 날개 달린 곤충이 번성한다. 양명조금이 이르면 껍데기가 두꺼운 동물이 번성하고, 태양한수가 이르면 비늘 달린 동물이 번성한다. 이것은 육기의 능력이 발휘되는 형태이다.

궐음풍목이 이르면 만물이 싹을 틔우고, 소음군화가 이르면 만물이 자란다. 태음습토가 이르면 만물이 풍성해지고, 소양상화가 이르면 만물이 무성하게 우거진다. 양명조금이 이르면 만물이 단단하게 결실하고, 태양한수가 이르면 만물이 저장된다. 이것은 육기의 변화로 만물에 행해지는 법칙이다.

궐음풍목이 이르면 바람이 거칠게 불어서 서늘해지며, 소음군화가 이르면 찌는 듯이 무덥다가 나중에 추워진다. 태음습토가 이르면 천둥 번개가 치고 폭우가 쏟아져서 폭풍우가 몰아온다. 소양상화가 이르면 돌풍이 불고 불길이 맹렬하게 타다가 소리가 내리고, 양명조금이 이르면 서늘한 기후로 인해 초목이 시들어 떨어지다가 따뜻한 날씨가 된다. 태양한수가 이르면 추위로 만물이 얼어서 눈과 서리가 내리다가 나중에 안개가 자욱하게 낀다. 이것은 육기의 이상기후 변화이다.

궐음풍목이 이르면 봄바람이 불어 초목이 바람을 따라 흔들리며, 소음군화가 이르면 날씨가 따뜻하고 무더우며 저녁놀이 진다. 태음습토가 이르면 구름이 끼고 안개가 갈려서 세상이 어둡고, 소양상화가 이르면 햇빛이 빛나고 구름이 햇살에 비춰서 아름답다. 양명조금이 이르면 소슬한 가을바람이 불어 귀뚜라미가 울고, 태양한수가 이르면 만물이 단단하게 얼어붙고 성장이 멈춘다. 이것은 육기의 계절상 규칙이다.

궐음풍목이 병들면 복부에 경련이 일어나고, 소음군화가 병들면 몸에 종기와 부스럼이 나며 열이 높다. 태음습토가 병들면 수분이 정체되어 음식물이 내려가지 않고, 소양상화가 병들면 재채기를 하고 토하고 종기가 생긴다. 양명조금이 병들면 피부가 부어오르고, 태양한수가 병들면 관절이 굳어서 몸이 펴지지 않는다. 이것은 육기가 병들었을 때의 상태이다.

궐음풍목의 기운이 병들면 옆구리가 땅기면서 아프다. 소음군화의 기운이 병들면 잘 놀라고, 오한이 나서 몸을 떨고, 헛소리를 한다. 태음습토의 기운이 병들면 음식이 내려가지 않아 배가 부어오른다. 소양상화의 기운이 병들면 깜짝깜짝 놀라고, 정신이 혼란스럽고 혼미하며, 눈이 어두워지고, 마음이 불안하고 초조하며, 그러다가 기절한다. 양명조금의 기운이 병들면 코가 막히고, 코피가 나고, 꼬리뼈가 빠지게 아프며, 무릎이 시리고 아프고, 허벅지가 땅기고, 하반신 전체가 아프다. 태양한수의 기운이 병들면 허리가 끊어지게 아프다. 이것은 육기가 병들었을 때의 2차 증상이다.

궐음풍목의 기운이 병들면 근육이 오그라들어 뒤틀린다. 소음군화의 기운이 병들면 잘 슬퍼하고, 말을 못하며, 코피를 잘 흘린다. 태음습토의 기운이 병들면 위장이 늘어나고, 토사곽란을 일으킨다. 소양상화의 기운이 병들면 목이 붓고, 귀에서 소리가 나며, 음식을 토한다. 양명조금의 기운이 병들면 가슴속이 아파서 울리고, 피부가 거칠어진다. 태양한수의 기운이 병들면 잠을 자다가 식은땀이 흐르고, 잘 놀란다. 이것은 육기가 병들었을 때의 3차 증상이다.

궐음풍목의 기운이 병들면 가슴 밑이 땅기고 아프고, 구토와 설사를 한다. 소음군화의 기운이 병들면 말을 많이 하고, 소리를 지르고, 깔깔거리며 웃는다. 태음습토의 기운이 병들면 살이 쪄서 몸이 무겁고, 부어오른다. 소양상화의 기운이 병들면 심한 설사를 하고, 개기름이 흐르며 갑자기 죽기도 한다. 양명조금의 기운이 병들면 콧물이 흐르고, 재채기를 한다. 태양한수의 기운이 병들면 대소변을 잘 가리지 못하거나 소변불통이 된다. 이것은 육기가 병들었을 때의 4차 증상이다.

이상은 인체(人體)에 나타나는 12가지 변화에 대한 설명이었다. 다음은 인체의 변화이다.

하늘의 덕(德)에는 덕으로 반응하고, 변화에는 변화로 반응하며, 정(政)에는 정으로, 령(令)에는 령으로 반응한다.

육기의 기운이 위에 있으면 병도 인체의 위에 있다. 육기의 기운이 아래에 있으면 병도 인체의 아래에 있다. 육기의 기운이 뒤에 있으면 병도 인체의 뒤에 있다. 육기의 기운이 앞에 있으면 병도 인체의 앞에 있다. 육기의 기운이 가운데에 있으면 병도 인체의 가운데에 있다. 육기의 기운이 바깥에 있으면 병도 인체의 바깥에 있다. 이것이 인체에 병이 머무는 위치이다.

인체에 바람의 기운이 강하면 정신이 불안 초조하여 동요를 일으키고, 열이 많으면 종기가 발생하며, 건조한 기운이 많으면 피부가 거칠어지고, 냉기가 많으면 몸이 붓고, 습기가 많으면 설사를 하고 소변이 나오지도 않으며 몸이 붓는다. 이것이 기운의 위치에 따라 나타나는 병의 증상들이다.

황제가 말했다.

"일반적으로 행해지는 육기의 작용에 대해서 알고 싶으니, 그 점에 대해 설명해 주십시오."

기백이 대답했다.

"육기의 작용은 각기 오행(五行)의 운행원리에 따라 움직입니다. 객기(客氣)로서 작용하는 육기의 변화에 대해서 말씀드리겠습니다. 태음습토는 태양한수를 눌러서 비를 내리며, 태양한수는 소음군화를 눌러서 추위를 낳습니다. 소음군화는 양명조금을 눌러서 더위를 낳고, 양명조금은 궐음풍목을 눌러서 메마름을 낳습니다. 궐음풍목은 태음습토를 눌러서 바람을 낳습니다."

"육기(六氣)의 객기(客氣)와 주기(主氣)가 같은 위치에서 작용하면 어떠한 일이 생깁니까?"

"그렇게 되면 육기의 작용이 정상적으로 이루어집니다."

"육기의 객기와 주기가 원래의 모습으로 돌아오는지를 어떻게 알 수 있습니까?"

"육기의 위치를 알면 객기를 통해서 사천의 기운과 재천의 기운의 방위를 알아내고, 주기를 통해서는 절기를 알아낼 수 있습니다."

"육기가 태과(太過)이거나 불급(不及)인 경우는 어떤 상황이 발생하는지요?"

"태과 혹은 불급인 경우는 좀 차이가 있습니다. 태과인 경우는 육기의 작용이 완만하면서 오랫동안 이루어지는 데 반해서 불급은 갑작스럽게, 그러면서 짧은 기간에 작용이 이루어집니다."

"사천의 기와 재천의 기의 태과(太過)와 불급(不及)에 대해서 알려 주십시오."

"사천의 기가 불급이면 재천의 기의 작용이 급하게 이루어지고, 재천의 기가 불급이면 사천의 기의 작용이 느리게 이루어집니다. 세운(歲運)은 이 중간 부분에서 작용하므로 사천의 기운과 재천의 기운을 주관합니다. 사천의 기운과 재천의 기운은 세운과 상극관계에 있으므로 세운이 이기지 못하면 이들은 허(虛)한 상태가 되고, 세운이 이들과 동등한 위치에 있으면 실(實)한 상태가 됩니다. 인체에 병이 드는 원인은 세운이 태과이거나 불급인 경우에 사천의 기와 재천의 기가 허하거나 실한 상태가 되기 때문입니다. 사천의 기가 태과이면 천기(天氣)가 지상으로 내려오고, 재천의 기가 태과이면 땅의 기운이 하늘로 올라갑니다. 이들은 서로가 이기고 지는 정도에 따라서 기후가 빨리 나타나거나 늦게 나타나는 차이도 있습니다. 예를 들면 이기는 정도가 크지 않으면 기후가 나타나는 차이가 별로 크지 않고, 이기는 정도가 크면 기후가 나타나는 차이도 큽니다. 가장 큰 차이가 날 때는 약 60일 정도인데, 이런 경우라면 기상이변의 정도가 큽니다. 그러므로 사람들에게 발생하는 질병의 정도도 크므로 사람들이 병드는 원인이 됩니다. 《대요大要》에서 이르기를 '기후변화가 정상적인 변화가 아니라면 심한 경우는 30일이고, 미약한 경우는 18일 정도의 차이가 생긴다'고 했습니다."

"참으로 만족스러운 답변입니다. 《음양대론陰陽大論》에서 '열성이 강한 식품이나 약을 사용할 때는 더위를 피하고, 차가운 성질의 음식이나 약을 쓸 때는 추위를 피하라'고 이르고 있습니다. 나의 경우는 날이 몹시 추워도 찬 성질이 있는 음식이나 약을 쓰고 싶고, 몹시 더운 날에는 뜨거운 음식이나 약을 쓰고 싶기도 한데, 그럴 때는 어떻게 하면 됩니까?"

"참으로 예리하고 정확한 질문입니다. 냉기가 겉에 머물러 있어서 땀을 내어 치료할 경우 더위를 멀리하지 않아도 되고, 열이 속에 뭉쳐 있어서 설사를 시켜서 치료할 경우는 추위를 피하지 않아도 됩니다."

"땀을 내거나 설사를 시킬 필요가 없는데도 불구하고 땀을 내는 약이나 차가운 약을 먹으면 어떻게 됩니까?"

"그렇게 되면 뱃속의 오장(五臟)이 열기와 냉기로 뒤섞여서 손상을 당하므로 병이 더욱 깊어집니다."

"병이 없는 사람에게 덥거나 차가운 약을 먹이면 어떻게 됩니까?"

"병이 없는 사람은 병이 생기고, 조금이라도 있으면 더욱 심해집니다."

"병이 새로 생기는 사람은 어떻게 됩니까?"

"더운 맛이 나는 약을 썼다면 토사곽란(吐瀉癨亂), 종기(腫氣), 습진, 부스럼, 설사, 현기증이 생깁니다. 몸이 붓고, 구토하거나 하혈하고, 두통이 생기며, 코가 막히고, 소변불통하거나 오줌을 누어도 물방울 떨어지듯 방울방울 떨어집니다. 눈코에서 피가 나오고 피를 토하고, 근육경련이 일어나며, 살이 아프고 관절이 쑤시고 아파서 몸을 놀릴 수가 없습니다. 찬 맛이 나는 약을 썼다면 가슴이 막혀서 답답하고 배가 단단하게 굳으며 배에 음식물이 차듯이 부어오르고 복통, 설사 등이 일어납니다."

"그런 경우에 치료는 어떻게 합니까?"

"반드시 사계절의 흐름에 맞게 해야 합니다. 이것이 잘못되어 병이 생겼을 때에는 상극관계에 있는 약으로 치료합니다."

"임신한 여자가 독한 약을 먹었다면 어떻게 해야 합니까?"

"독한 약을 먹었어도 몸에 큰 병이 있어서 먹으면 임신부의 몸도 아무런 해가 없고, 태아에게 큰 영향이 없습니다."

"그 이유가 무엇입니까?"

"임신부의 몸에 커다란 적(積)이나 취(聚) 등이 있으면 약을 독하게 써야 치료가 되므로 태아에게는 별다른 영향을 끼치지는 않습니다. 하지만 적취(積聚)의 크기가 작아지면 약의 복용도 줄여야 합니다. 그렇게 하지 않으면 태아는 죽습니다."

"훌륭한 설명입니다. 이번에는 사람의 몸속에 울체된 기운이 있어서 병들면 어떻게 치료해야 합니까?"

"목(木)기운이 울체되었으면 간이 병들었으므로 간의 길을 열어주어야 합니다. 화(火)기운이 울체되었으면 심장이 병들었으므로 발산시켜주어야 합니다. 토(土)기운이 울체되었으면 비장이 병들었으므로 토사(吐瀉)를 시켜야 합니다. 금(金)기운이 울체되었으면 폐가 병들었으므로 배설을 시켜야 합니다. 수(水)기운이 울체되었으면 신장이 병들었으므로 수기운을 꺾어야 합니다. 이렇게 하여 오장(五臟)을 조절하되 각기 그 기운을 이기는 약물을 사용하여 치료합니다."

"하지만, 선생이 말한 치료법과 다른 치료법을 사용하려면 어떻게 해야 합니까?"

"날이 무더울 때 더운 약을 써야 하고 날이 추울 때 차가운 약을 써야 하는 경우가 반드시 있습니다. 그것은 주기(主氣)의 기운이 부족하여 객기(客氣)의 기운을 써야 하는 경우를 말하며, 사계절의 영향을 거의 받지 않습니다."

"대단히 뛰어나고 탁월한 답변입니다. 누가 선생만큼 천문, 지리, 음양원리 등에 뛰어난 지식과 이해를 가지고 있겠습니까? 그러므로 내가 이 훌륭한 지식을 잘 다루어서 영란실(靈蘭室)에 보관하여 〈육원정기六元正紀〉라 이름을 짓겠습니다. 그리하여 몸을 깨끗하게 하지 않고서는 결코 이 책을 꺼내 보지도 않을 것이며, 어느 누구에게도 내보이지 않겠습니다."

주석 註釋　71 육기(六氣)의 영향력 _____

71-1) 천부(天符): 그해의 대운(大運)과 사천의 기운이 오행상으로 일치하는 해를 말한다.

71-2) 삼지기(三之氣): 상화의 기운이 맨 가운데에 위치해 있으므로 부르는 명칭이며 중치(中治)라고도 한다.

71-3) 간곡(間穀): 연곡(年穀)에 속하지 않고 태운(太運)에 의해서 자라는 곡식이다.

72

침(針)놓는 법

원문의 제목은 〈자법론刺法論〉이다. 본래는 유실(遺失)되어 전해지지 않는 내용이다. 하지만 기록된 내용을 근거로 하여 옮겼으며, 일부 조작된 듯한 내용도 엿보이기는 하지만 그리 책잡을 만한 내용은 없다. 여기서는 날씨의 비정상적인 작용으로 생기는 병을 치료하는 침술에 대해 설명하고 있다.

황제가 말했다.

"세운(歲運)이 작용하는 중에 육기(六氣)의 기운이 극한 상태에 빠져 몹시 혼란스러워지면 역병(疫病)이 발생하여 사람들이 고통을 받습니다. 어떻게 해야 이 혼란스러운 상태에서 사람들을 치료할 수 있습니까?"

기백이 대답했다.

"무척 사려 깊고 자상하신 질문이십니다. 일반적으로 의사들은 운기(運氣)의 원리와 작용에 대해서 잘 알고 침놓는 법을 정확하게 공부해야 합니다. 그리하여 허(虛)한 곳은 보충하고 실(實)한 곳은 기운을 덜어내어 환자의 몸 안으로 건강한 기운이 들어갈 수 있도록 해야 합니다. 하지만 기후가 비정상이면 야기되는 요인들이 몇 가지 있습니다."

이어서 기백이 예를 든 자세한 설명이다.

재천의 기운이 사천의 기운에 눌려서 기운이 상승하지 못하면 극심한 재해가 생겨 후에도 연속해서 발생한다. 이때 인체에 질병이 생기면 침으로 다스릴 수 있으며, 사람의 몸에 퍼져 있는 오장(五臟)의 경락(經絡)과 그 경락의 침자리를 찾아내야 힌다.

양경락에는 각기 정(井-금)[1], 형(榮-수)[2], 수(兪-목)[3], 경(經-화)[4], 합(合-토)[5]에 해당하는 오수혈(五腧穴)이 있다.

음경락에서는 양경락의 오행배열과는 달리 정(井-목), 형(榮-화), 수(兪-토), 경(經-금), 합(合-수)의 순서로 되어 있다. 따라서 각 경락에 배열된 오수혈에 침을 놓으면 건강을 되찾고, 질병의 뿌리를 제거함으로써 병에 걸리지 않는다.

그러한 침술을 구체적으로 설명을 하면 다음과 같다.

궐음풍목이 재천의 우간(右間)에서 사천의 좌간(左間)으로 올라가려 할 때 오행의 운행상 목기(木氣)를 누르는 사천의 기운인 금기(金氣)가 억압하면 한 해의 흐름 와중에 기후상으로 심각한 재난이 생겨난다. 그렇게 되면 사람들은 심한 중병(重病)에 걸리고, 전염병이 유행한다. 이러한 상황에서 의사가 질병의 발생을 막기 위해서는 침술을 구사해야 한다. 궐음풍목의 간에 울체된 질병의 기운을 몰아내기 위해서는 때를 기다렸다가 간경락의 정혈(井穴-대돈)에 침을 놓는다.

소음군화 혹은 소양상화가 재천의 우간(右間)에서 사천의 좌간(左間)으로 올라갈 때 태양한수의 억누름으로 울체되면 심포경락의 형혈(榮穴-노궁)에 침을 놓아 치료한다.

태음습토가 궐음풍목의 억눌림을 받으면 비장경락의 수혈(兪穴-태백)에 침을 놓아 병을 치료한다.

양명조금이 소음군화의 억눌림을 받으면 폐경락의 경혈(經穴-경거)에 침을 놓아 치료한다.

태양한수가 태음습토의 억눌림을 받으면 신장경락의 합혈(合穴-음곡)에 침을 놓아 치료한다.

이외에도 재천의 기운이 현재 강한 작용을 부리는 육기(六氣)에 억눌리면 오운육기(五運六氣)의 기운이 활동하는 해에 심각한 질병과 전염병이 연이어 발생하여 심한 재난을 초래한다. 이러한 경우에 외부에서 음경락으로 침투한 병의 원인을 침술로 다루면 병을 예방할 뿐만 아니라 그 기운을 억제할 수 있다.

예를 들어 궐음풍목이 사천의 우간(右間)에서 재천의 좌간(左間)으로 이동하고자 할 때 재천의 기운인 양명조금에 억눌리면 폐경락의 목(木)인 정혈(井穴-폐경의 소상)과 대장경락의 합혈(合穴- 대장경의 곡지)에 침을 놓아 치료한다. 이러한 공식은 다른 질병을 치료할 때에도 적용된다.

소음군화와 소양상화가 태양한수에 억눌리면 신경락의 정혈(井穴-신경의 용천)과 방광경락의 합혈(合穴- 방광경의 위중)에 침을 놓아 치료한다.

태음습토가 궐음풍목에 억눌리면 간경락의 정혈(井穴-대돈)과 담경락의 합혈(合穴-양릉천)에 침을 놓는다.

양명조금이 소양상화에 눌리면 심포경락의 정혈(井穴-중충)과 삼초경락의 합혈(合穴-천정)에 침을 놓는다.

태양한수가 태음습토에 억눌리면 비경락의 정혈(井穴-은백)과 위경락의 합혈(合穴-족삼리)에 침을 놓는다.

게다가 그 해의 사천의 기운이나 재천의 기운이 제때에 이르지 못하면 그것은 지난해의 기운이 태과(太過)하여 다음해에도 영향력을 끼친 것으로, 지난해의 기운과 그해의 기운 사이에 갈등이 발생하여 피할 수 없는 파국이 발생한다. 이런 경우에 그 해의 사천(司天)의 기운에 해당하는 경락의 형혈(滎穴)에 침을 놓아야 한다.

예를 들어서 지난해의 사천의 기였던 태양한수의 기운이 여전히 기승을 부려 그해의 궐음풍목의 기운이 제자리를 잡지 못하면 간경락의 형혈(滎穴-행간)에 침을 놓는다. 지난해의 사천의 기였던 궐음풍목의 기운이 여전히 기승을 부려 그해의 소음군화의 기운이 아직 이르지 못하면 심포경락의 형혈(滎穴-노궁)에 침을 놓는다.

지난해의 사천이었던 소음군화로 인해 태음습토의 기운이 아직 이르지 않았다면 비경락의 형혈(滎穴-대도)에 침을 놓는다.

지난해의 사천이었던 태음습토로 인해 소양상화의 기운이 아직 이르지 못했다면 삼초경락의 형혈(滎穴-액문)에 침을 놓는다.

시난해의 사천이었던 소양상화로 인해 양명조금의 기운이 아직 이르지 못했다면 폐경락의 형혈(滎穴-어제)에 침을 놓는다.

지난해의 사천이었던 양명조금으로 인해 태양한수의 기운이 아직 이르지 못했다면 신경락의 형혈(滎穴-연곡)에 침을 놓는다.

지난해의 육기(六氣) 혹은 세기(歲氣)가 다음해에는 물러가야 함에도 기운이 아직 넘쳐서 불퇴위(不退位)[6]현상이 나타나면 그해의 자연환경에 심각한 재해가 일어나면서 사람들에게 피해를 가져다준다. 이러한 경우에는 해당 경락의 합혈(合穴)에 침을 놓아 치료한다.

예를 들어, 궐음풍목의 기운이 태과하여 다음해에도 목기의 기운이 기승을 부리면 간경락의 합혈(合穴-곡천)에 침을 놓아 간이 병드는 것을 방지해야 한다.

소음군화인 경우는 심경락의 합혈(合穴-곡택)에 침을 놓아 심장병을 예방한다.

태음습토의 경우는 비경락의 합혈(合穴-음릉천)에 침을 놓아 비장의 병을 방지하고, 소양상화의 경우는 삼초경락의 합혈(合穴-천정)에 침을 놓고, 양명조금은 폐경락의 합혈(合穴-척택)에 침을 놓고, 태양한수의 경우는 신장경락의 합혈(合穴-음곡)에 침을 놓아 질병을 미리 예방한다. 따라서 사천의 기운이나 재천의 기운이 순리를 거역하여 사람들에게 질병이 생기면 위에서 말한 내용을 근거로 해당 경락의 침자리에 침을 놓으면 질병을 예방할 수 있다.

황제가 말했다.

"양간(陽干)의 갑(甲), 병(丙), 무(戊), 경(庚), 임(壬)과 음간(陰干)의 을(乙), 정(丁), 기(己), 신(辛), 계(癸)가 제때에 이르지 못하거나 다음해가 되도록 물러가지 않으면 자연재해가 생기고 사람들에게는 질병이 생길 텐데, 그런 일을 당하지 않을 방법이나 대책이 있겠습니까?"

기백이 대답했다.

"사천의 기운과 재천의 기운이 원래의 위치를 지키지 못하고 벗어나거나 이르지 못하면 약 3년 정도 지난 뒤에 역병(疫病)이 발생합니다. 하지만 '병의 원인을 알면 치료법은 반드시 있다'는 말이 있습니다. 현재 병든 장부의 해당 경락에 침을 놓고 올바르게 조작을 하면 병이 몸에 침투하는 것을 예방할 뿐만 아니라 이미 몸속에 침투했더라도 다른 부위로 퍼져 나가는 것을 막을 수가 있습니다."

이어서 기백의 자세한 설명이다.

갑자(甲子)년에 사천의 기운이 이탈하여 양간(陽干)과 음간(陰干)이 제자리를 찾지 못하면 재천의 기운도 제자리를 찾지 못하여 3년 후에는 습기의 성질을 가진 토기(土氣)에 역병이 발생한다. 토(土)에 발생한 질병은 토극수(土克水)하여 신장에 병을 일으키므로 토의 병기운을 꺾기 위해서는 비장의 수혈(兪穴-태백)에 침을 놓고, 수(水)기운을 키워주기 위해서는 방광경락의 신수(腎兪)에 침을 놓는다. 그 다음의 치료법으로 환자는 자기가 머물러 사는 집을 떠나서는 안 되며 특히 밤중에 돌아다니지 말아야 한다. 마음을 침착하고 맑게 유지하여 지내고, 7일 동안은 채식만 해야 한다. 매일 아침 인시(寅時-새벽 3시~5시)에는 얼굴을 남쪽으로 향하여 바라보고 맑은 정신을 가지며 몸속의 생명력을 강화시키고 병에 대한 저항력을 키우기 위해서 숨을 깊이 들이 쉰 다음에 일곱 번으로 나누어서 숨을 삼켜야 한다. 그런 다음 혀 밑에 고인 침을 서너 번 나누어서 삼키면 된다. 재천(在泉)인 기묘(己卯)의 기운이 제자리로 가지 못하면 사천인 갑자(甲子)의 기운도 원래의 자리로 돌아가지 못하므로 3년 후에 토기(土氣)에 병이 된다. 이때에도 치료법은 갑자(甲子)년과 동일하게 한다.

병인(丙寅)년에는 양간과 음간이 제자리를 찾지 못하면 사천의 기가 이탈하므로 3년 이내에 수에 질병이 침투하여 병이 발생한다. 질병이 발생하여 심각해지면 방광경락의 심수(心兪)에 침을 놓아 보(補)하고, 닷새 후에 신경락의 합혈(合穴-음곡)에 침을 놓아 병의 기운을 꺾어야 한다. 재천의 신사(辛巳)의 기운이 약해져서 신장과 방광의 병이 생기므로 이때도 앞에서 말한 것처럼 침을 놓는다.

경진(庚辰)년에 사천의 기운이 이탈하면 재천의 기운이 공허하게 떠돌며, 사기(邪氣)가 폐와 대장에 침투하면 3년 이내에 질병이 발생한다. 이때 병의 정도가 심해지면 방광경락에 있는 간수(肝兪)에 침을 놓아 긴을 보(補)하고, 사흘 후에 폐경락의 합혈(合穴-경거)에 침을 놓아 폐에 침투한 질병의 기운을 꺾어야 한다. 그런 다음 이레 후에는 절대로 화를 내면 안 되고, 만일 화를 내면 몸에 축적된 생명력이 곧 외부로 발산되어 몸은 다시 질병에 걸리게 된다. 또한 재천의 을미(乙未)의 기운이 약해져서 폐와 대장에 병이 생길 수 있으므로 이때에도 침을 앞과 같은 방법으로 놓는다.

임오(壬午)년에 사천의 기운이 제자리를 잡지 못하고 재천의 기운이 공허하게 떠돌면 몸의 조화가 이루어지지 않아 질병이 침투한다. 따라서 3년 내에 질병이 발생하므로 증상이 심각해지면 방광경락의 비수(脾兪)에 침을 놓아 비장을 보(補)하고, 간경락의 정혈(井穴-대돈)에 침을 놓아 간의 기운을 꺾어야 한다. 침을 놓은 후에는 이레 동안 술을 마시거나 쾌락이나 주색에 빠지지 말아야 하며 음식을 많이 먹거나 고기를 날것으로 먹거나 하여 비장의 기운이 막히지 않도록 해야 한다. 오래 앉아 있으므로 비장의 기능이 저하되지 않도록 주의해야 하며, 지나치게 신맛이 나는 식품을 먹거나 날고기를 먹어서도 안 되고, 달고 향내 나는 식품을 먹어야 한다. 또한 재천의 정유(丁酉)의 기운이 약해져서 사천의 기운과 조화를 이루지 못하면 3년 내에 질병이 발생한다. 이때도 침놓는 요령은 같다.

무신(戊申)년에 사천의 기운이 제자리를 잡지 못해 재천의 기운이 공허하게 떠돌면 3년 내에 질병이 발생한다. 이때 질병이 심각하면 침으로 다스리되, 방광경락의 폐수(肺兪)에 침을 놓아 폐를 보(補)하고, 이레 동안 마음을 안정시켜야 하며, 폐를 튼튼하게 하기 위해서는 숨쉬기 운동을 적절하게 해야 한다.

그러므로 오행의 원리를 잘 운용하여 '강유실수(剛柔失守)'의 현상을 명확히 규명하여 침을 놓되, 사천의 기운과 재천의 기운이 제자리를 잡지 못하면 질병의 원인이 됨을 제대로 간파해야 한다. 질병은 오행의 상극원리에 의해 생기므로 그 치료법도 상극으로 하도록 해야 한다.

황제가 말했다.

"오행의 상극에 의하여 발생하는 질병은 그 정도가 심각하여 매우 치명적이고 전염이 잘된다고 들었습니다. 건강한 사람이 그러한 병에 걸리지 않도록 예방할 방도는 없습니까?"

기백이 대답했다.

"병에 대한 저항력을 가졌거나 지금까지 설명 드린 다섯 가지 질병에 걸리지 않은 사람들은 다른 질병에도 쉽게 감염되지 않습니다. 그 이유에 대해 말씀을 드리면 다음과 같습니다."

기백의 자세한 설명이다.

건강한 사람들은 병실에 들어가기 전에 마음을 한군데 모아서 질병이 침투할 수 있는 가능성과 그것을 예방하고 물리칠 방법을 생각해낸다. 그때 바깥에서 나쁜 기운이 콧구멍으로 들어오면서 나가게 되는데, 병의 성격을 알고 병을 이기려는 의지력이 뇌에서 나오면 나쁜 기운이 다시 몸에 들어오지 못한다.

간이 건강한 사람은 간에서 나오는 기운이 동쪽으로 향하면 그곳에서 푸른색을 띤 활력이 넘치면서 동쪽에는 울창한 수풀이 생긴다고 생각한다.

다음에는 폐가 건강한 사람은 폐에서 우러나오는 흰색 기운이 서쪽으로 향하면 쇠로 만든 갑옷을 입고 칼과 창을 들고 서있는 건장한 군인이라고 상상한다.

심장이 건강한 사람은 심장에서 우러나오는 붉은색 기운이 남쪽으로 향하여 밝은 빛으로 변한다고 상상한다.

신장이 건강한 사람은 검은색 기운이 신장에서 우러나와 북쪽으로 향하여 쉽게 흔들리지 않은 깊은 바닷물로 변한다고 상상한다.

비장이 건강한 사람은 생명을 지배하고 일으키는 노란색 기운이 비장에서 우러나와 그것이 땅 한가운데에 머물러 흙으로 변한다고 상상한다. 뿐만 아니라 오장(五臟)의 기운이 이렇게 몸을 보호한다고 생각하면서 머리 위의 정수리에서는 북두칠성이 밝게 빛나면서 몸 전체를 보호하고 있다고 마음속에 새기면서 병실에 들어간다.

또 다른 건강법으로는 춘분이 시작하는 첫날, 해가 뜰 무렵에 도인체조와 기공

(氣功)체조를 하는 방법이 있다. 또한 우수(雨水)가 지난 이틀 후에 몸에 좋은 약초로 우려낸 물로 목욕을 하는 방법이 있다. 또한 '소금단방(小金丹方)'이라 하여 진사(辰砂)[7] 2냥(兩)[8]과 물에 간 계관석(鷄冠石)[9] 1냥, 환(丸)으로 계관석 1냥, 자금(紫金)[10] 반 냥을 함께 섞어서 항아리에 넣어 봉한 다음 땅을 파고 묻는다. 그런 다음 그 위에 나무를 얹고 7일 동안 나무를 태우고 7일 동안 식히며, 그 다음날 항아리를 파내어 약을 꺼내고, 그것을 다시 7일 동안 땅에 묻어둔다. 그러다가 7일 후에 파내어 곱게 갈아서 4일 후에 꿀에 섞어서 동글동글한 알약으로 지어서 매일 아침 동쪽을 향하여 서서 해가 떠오를 때 숨을 크게 들이 쉰 다음에 한 알씩 물과 함께 삼킨다. 이렇게 하여 열 알을 먹으면 질병이 몸을 침투하지 못한다.

황제가 말했다.

"환자의 특정 부위가 허약하여 병에 걸려서 몹시 시달리고, 그로 인해 환자의 정신이 어지럽고 넋이 나간 듯하여 사경을 헤매다가 급기야 죽는 경우도 있습니다. 이것에 대한 어떤 치료법이 있으며 침으로는 가능한지 알고 싶습니다."

기백이 대답했다.

"환자가 병에 걸려서 정신이 없고 넋이 빠진 듯해도 정작 그리 쉽게 죽지는 않습니다. 하지만 그가 질병이 몸에 침투하기 이전에 이미 다른 질병에 걸려 있으면 어떠한 질병에든 쉽게 걸리는 체질이 되어있으므로 정신이 파괴되어 결국 죽습니다."

이어서 기백의 자세한 설명이다.

궐음풍목이 사천이면서 제자리를 잡지 못하고 공허한 상태이면 간장(肝臟)도 기능이 약해진 상태이므로 쉽게 병이 들어 간의 정신인 혼(魂)이 떠나므로 몸이 몹시 나빠진다. 이런 상태라면 환자가 곧 죽으리라는 것을 곧 예감할 수 있지만, 침으로 치료가 가능하다. 몸이 여전히 따뜻하면 담경락의 원혈(原穴-구허)에 침을 놓은 다음에 간경락의 수혈(兪穴)에 침을 놓으면 된다.

소음군화 혹은 소양상화가 제자리를 잡지 못해 공허한 상태이면 질병에 감염되며, 소위 '삼허(三虛)'[11]라고 한다. 수극화가 되면 사람이 갑자기 죽으므로 삼초경락의 원혈(原穴-양지)과 방광경락의 심수(心兪)에 침을 놓아 치료한다.

비장이 병들고 태음습토가 사천이지만, 제자리에서 이탈한 상태라면 환자는 토불급인 해에 목극토가 되어 갑자기 죽기 십상이다. 그런 경우에 위경락의 원혈(原穴)과 방광경락의 비수(脾兪)에 침을 놓는다.

양명조금이 사천이나 제자리에서 이탈하고 폐가 병들면 환자는 금불급의 해에 화극금이 되어 갑자기 죽는다. 이런 경우에는 대장경락의 원혈(原穴-합곡)과 방광경락의 폐수(肺兪)에 침을 놓는다.

태양한수가 사천이지만, 제자리에서 이탈한 상태이고 신장이 병들었으면 환자는 수불급의 해에 토극수가 되어 갑자기 죽을 수가 있다. 이런 경우에 방광경락의 원혈(原穴-경골)과 방광경락의 신수(腎兪)에 침을 놓아 치료한다.

황제가 말했다.

"어떤 한 장부(臟腑)가 병이 들면 그것이 나머지 장부에 전염시키지는 않습니까? 그 원인으로 병이 생기면 침으로 치료가 가능한지 알고 싶습니다."

기백이 대답했다.

"매우 예리하고 훌륭한 질문입니다. 그러한 질문을 저는 여지껏 받아본 적이 없었는데 비로소 폐하께로부터 받았습니다. 폐하의 질문은 인체의 모든 부분은 자연의 이치와 연결되어 있고 사천의 기운의 활동과 밀접한 관련이 있음을 알려주는 내용입니다. 인체의 모든 기관은 전체적인 하나를 형성하고 있습니다. 왕국을 다스리는 왕으로부터 성문을 지키는 문지기에 이르기까지 그 왕국을 평화롭고 살기 좋은 국가로 만들기 위해서 각자가 맡은 일을 충실하게 해야 되는 이치와도 같습니다."

이어서 기백의 자세한 설명이다.

심장은 군주지관(君主之官)으로서 즐겁고 쾌활하고 명랑한 성격이 나오고, 심장이 병들어 신명(神明)이 없어지면 심경락의 원혈(原穴-신문)에 침(針)을 놓아 치료한다.

폐는 상부지관(上傅之官)이라 하여 다스리고 지배하는 능력이 나온다. 폐가 병들어 슬퍼하고 비관하는 성격이 되면 폐경락의 원혈인 태연(太然)에 침을 놓아 치료한다.

간은 장군지관(將軍之官)이라 하여 꾀와 모략(謀略)이 나오는 곳이며, 간이 병들면 간경락의 원혈인 태충(太衝)에 침을 놓아 치료한다.

담낭(쓸개)은 중정지관(中正之官)이라 하여 결단력이 나오는 곳으로, 이곳이 병들면 결단력이 없고 우유부단하며 변덕스러운 성격이 된다. 담경락의 원혈인 구허(丘墟)에 침을 놓아 치료한다.

심포는 신사지관(臣使之官)으로서 재상의 기능을 수행하며, 이곳이 병들어 무기력하고 우울해지면 심포경락의 원혈인 노궁(勞宮)에 침을 놓아 치료한다.

삼초는 결독지관(決瀆之官)으로서 우리 몸에서 신진대사의 기능을 담당하는 부위이다. 이곳이 병들어 신진대사의 기능이 나빠지면 삼초경락의 원혈인 양지(陽池)에 침을 놓아 치료한다.

비장은 간의지관(諫議之官)으로서 꼼꼼하고 주도면밀하며 정확하고 원리원칙적인 성격이 나온다. 이곳이 병들어 과대망상하고 허풍을 떨면 비경락의 원혈인 태백(太白)에 침을 놓아 치료한다.

위장은 창름지관(倉廩之官)으로서 음식물을 모으고 음식의 맛을 느끼는 부분이다. 이곳이 병들어 음식의 맛을 모르고 많이 먹는 습관이 생기면 위경락의 원혈인 충양(衝陽)에 침을 놓아 치료한다.

대장은 전도지관(傳導之官)으로서 몸속에 생긴 노폐물을 운반하는 역할을 한다. 대장이 병들어서 대변이 잘 나오지 않으면 대장경락의 원혈인 합곡(合谷)에 침을 놓는다.

소장은 수성지관(受盛之官)으로서 변화된 물질을 운반하는 역할을 한다. 소장이 병들어서 음식물의 영양분이 걸러지지 않으면 소장경락의 원혈인 완골(腕骨)에 침을 놓는다.

신장은 작강지관(作强之官)으로서 뛰어난 재주와 재능이 나온다. 신장이 병들면 신경락의 원혈인 양지(陽池)에 침을 놓는다.

방광은 주도지관(州都之官)으로 소변을 저장하여 배출하는데, 방광이 병들면 방광경락의 원혈인 경골(京骨)에 침을 놓아야 한다.

마지막으로는 몸에 생기를 불어넣고 힘이 생기도록 하려면 순리(順理)에 따라 살고 옛사람의 충고에 귀를 기울임으로써 인간은 끊임없이 변화하고 순환하는 대자연과 더불어 행복을 누리며 건강한 삶을 유지할 수가 있다.

주석(註釋) 72 침놓는 법

72-1) 정(井): 샘처럼 기운이 솟아나는 자리이다.

72-2) 형(滎): 샘물이 넘쳐서 흐르듯이 기운이 넘치는 자리이다.

72-3) 수(兪): 넘치는 물이 흐르듯이 기운이 흐르는 자리이다.

72-4) 경(經): 샘물이 강물처럼 불어나듯, 기운이 불어나는 자리이다.

72-5) 합(合): 샘물이 강물에 합쳐져서 바다로 흘러가듯이 몸속의 기운이 바다처럼 넓은 곳으로 흘러가는 자리이다.

72-6) 불퇴위(不退位): 해가 바뀌어 지난해의 사천의 기운이나 재천의 기운이 우간(右間)으로 물러가야 함에도 물러가지 않는 것을 말한다.

72-7) 진사(辰砂): 수은(水銀)을 말하며, 진홍색을 띤 육방정제(六方晶製) 광물이다.

72-8) 2냥(兩): 1냥은 20돈이며 1돈은 10전(錢)이고 1전은 약 3.75그램이 된다.

72-9) 계관석(鷄冠石): 단사정계(單斜晶系)에 속하는 기둥모양의 결정체의 광석. 비소와 유황의 화합물로 등황색(橙黃色)의 빛깔을 띠며 공기 중에 두면 웅황색(雄黃色)이 된다. 웅황(雄黃)과 함께 은연광맥(銀沿鑛脈) 속 또는 승화물(昇華物)로서 화산지방이나 온천지역의 침전물로 생기며 그림의 채료(彩料)로 쓰이거나 폭죽의 원료로도 사용된다.

72-10) 자금(紫金): 도자기의 잿물빛깔이며 자줏빛을 띤다.

72-11) 삼허(三虛): 사천의 기와 재천의 기가 원래의 위치를 찾지 못하고, 그에 따라 몸의 오장육부 중의 하나가 병든 상태가 됨을 말한다.

73

질병론(疾病論)

원문의 제목은 〈본병론本病論〉이다. 질병의 발생원인을 잘 알아내고 분석하여
질병의 유형을 판단하는 법을 설명하고 있다.

황제가 말했다.

"사천과 재천의 기운이 서로 교류할 때 상승하고 하강하는 기능이 떨어지는 경우
가 있는데, 어떠한 상황에서 그런 일이 생기는지를 알고 싶습니다."

기백이 대답했다.

"폐하께서 질문하신 내용은 이미 오래전부터 있어온 현상들로서 천지간의 운행
방식 때문입니다. 하늘에서 내려오는 사천의 기운은 세운(歲運)이나 절기상으로 정
확한 시기에 나타나야만 천지간에 조화가 이루어집니다. 오운(五運)의 기운이 넘쳐
서 기후가 절기보다 먼저 이르는 것은 사천의 기운과 재천의 기운이 제때에 이르지
못해서 생긴 결과입니다. 사천의 기운이 땅으로 내려오지 못하는 것은 중운(中運)
이 사천의 흐름을 방해하기 때문입니다. 결과적으로 자연의 순환에는 여러 가지 이
변이 생기고, 사람들에게는 질병이 발생합니다."

"사천의 기운과 재천의 기운이 교차할 때 서로가 결합하거나 배척하고 억누르고
그러다가 사람에게 질병을 유발하는 원인에 대해서 설명해 주겠습니까?"

"사천의 기운은 한 해의 전반부를 관리하는 하늘에서 내려오는 힘을 말하고, 재
천의 기운은 한 해의 후반부에 땅에서 솟아오르는 힘을 말합니다. 재천의 기운이
태과(太過)이면 사천의 기운이 발생하지 않도록 억제하는 경향이 있습니다. 게다가
오행(五行)의 한 기운이 태과이면 그해의 세운(歲運)이 불급(不及)인 기운을 억눌

러서 지배합니다. 이렇게 정상적인 오행(五行)의 운행이 방해를 받거나 억눌림을 당하면 정도의 차이는 있으나 많은 재해와 질병이 발생합니다."

기백의 자세한 설명으로 이어진다.

궐음풍목이 진년(辰年)과 술년(戌年)에 재천의 우간에서 사천의 좌간으로 올라갈 때 사천의 양명조금에 의해 억눌린다. 경술년(庚戌年)에는 양명조금의 기운이 원래의 절기보다 빨리 이르므로 중운(中運)이 이를 억제한다. 금기에 의해 목기가 억눌리면 서늘한 기운이 번지고 숙살의 기운이 퍼져서 서리가 내리고 초목이 시들기 시작한다. 사람들에게는 목이 붓고 답답하여 무엇이 걸린 듯하고 팔다리가 붓고 관절을 비롯한 뼈마디가 쑤시고 아픈 증상이 나타난다. 봄에 궐음풍목의 기운이 오랫동안 양명조금에게 억압당하므로 그것이 뭉쳐서 터지면 강한 바람이 불어와 나무를 쓰러뜨리고, 사람들에게는 중풍으로 쓰러지거나 반신불수가 되고 손발이 마비되는 증상이 나타난다.

사년(巳年)과 해년(亥年)에는 소음군화가 태양한수의 억눌림을 받으므로 기운이 위로 올라가지 못한다. 사천의 궐음풍목이 제 위치로 못 가면 재천의 소음군화도 위로 올라가지 못해 여름에 아침저녁으로 차가운 기운이 발생한다. 사람들은 속에서 열이 발생하여 위로 오르고 잘 놀라며 한열왕래 증상이 나타난다.

자년(子年)과 오년(午年)에는 태음습토의 기운이 궐음풍목에 눌려서 위로 올라가지 못한다. 임자년(壬子年)에는 궐음풍목의 기운이 원래의 절기보다 빨리 이르므로 중운(中運)인 목기운이 토기운을 억제한다. 따라서 재천의 토기운이 위로 올라가지 못하면 흙먼지가 심하게 일고 어두운 구름이 깔려서 사방이 캄캄해지며, 비가 내리지 않는다. 사람들은 병이 들어 침을 흘리고 복부가 붓고 온몸이 마비되는 증상을 앓다가 억제 당하던 토기운이 갑자기 터지면 전염병으로 번져서 사람들이 갑자기 죽거나 얼굴이 누렇게 변하고 위장이 부어서 음식물이 내려가지 않는다. 이때는 비가 잘 내리지도 않는다.

축년(丑年)과 미년(未年)에는 소양상화의 기운이 태양한수에 의해 억눌린다. 한

여름인데도 날씨가 겨울처럼 춥고 서리가 내리고 강물이 메마르다가 한때는 춥다가 한때는 덥다가 하는 현상이 나타난다. 사람들이 병들면 속에서 열불이 나고 한열왕래가 생기며 사지가 마비되거나 몸이 차가워지고, 그러면서 눈, 코, 입 등에서 피가 나온다.

인년(寅年)과 신년(申年)에는 양명조금의 기운이 소음군화의 기운에 억눌려서 기운이 위로 올라가지 못한다. 무신(戊申) 무인(戊寅)년에는 소음군화의 기운이 원래의 절기보다 빨리 이르므로 비가 안 내리고 서쪽에서 바람이 자주 불며 땅이 메말라서 소금이 잘된다. 사람들은 해소천식이 생기고 눈, 코, 입 등에서 피가 나오며 양명조금의 기운이 억눌렸다가 터지면 희뿌연 기운이 하늘을 가리고 숙살의 기운이 나타난다. 사람들은 가슴이 답답하고 쉽게 슬픔에 잠겨서 잘 울고, 코가 막히거나 재채기를 심하게 하며, 목이 갈라지는 듯하고, 피부가 거칠어진다.

묘년(卯年)과 유년(酉年)에는 태양한수의 기운이 태음습토의 기운에 눌려서 위로 올라가지 못한다. 날씨는 고온다습하고 때로는 추위가 엄습하기도 한다. 사람들은 설사를 하고 음식을 소화시키지 못하며 딸꾹질하고, 속에서 열불이 나고 장딴지가 결려서 아프고 가슴이 두근거리는 증상이 나타난다.

황제가 말했다.

"사천의 기운이 제때에 나타나지 않거나 원래의 절기보다 빠르거나 늦게 나타나면 어떠한 현상들이 생기는지를 알고 싶습니다."

기백이 대답했다.

"지난해의 사천의 기운이 사라지지 않고 다음해의 전반부가 시작된 날의 첫날에도 존재하면, 이는 다음해의 사천의 기운이 일어나려는 작용을 방해합니다."

이어서 기백이 자세히 설명한다.

궐음풍목이 제 위치로 가지 못하면 따뜻한 봄날씨가 올바르게 퍼지지 못하므로 식물이 자라지 못하고 시들어버린다. 사람들은 눈의 이상으로 사시(斜視)가 되거나 근육경련이 생기고 인대가 늘어나며 화를 잘 내고 오줌을 누면 힘이 없어 방울방울 떨어진다. 추위가 아직 물러가지 않아 궐음풍목의 기후가 여전히 활동하지 못한다. 이렇듯 지난해의 사천의 기운이 다음해에도 여전히 그 기세를 떨치면서 사라지지 않는 것을 '불천정위(不遷正位)'이라고 한다.

소음군화의 경우는 추운 날씨가 사라지지 않으므로 봄이 지나도 날씨가 따뜻해지지 않는다. 사람들은 한열왕래와 손발이 차고 허리가 굳어지는 증상이 생긴다. 아직은 궐음풍목이 기운이 있으므로 소음군화의 기운은 활동을 하지 못하고 있다.

태음습토의 경우 비가 내리지 않아 땅이 메마르고 식물들은 자라지 못한다. 사람들은 손발이 차가워지고 관절염으로 고생하며 배가 부어올라서 음식을 먹어도 소화가 안 되고 식욕도 없어진다. 태음습토의 기운이 활동하고자 해도 소음군화의 열기(熱氣)로 인해서 습기가 메말라서 비가 오지 않으므로 날이 가물고 무더운 날씨가 계속된다.

소양상화의 경우는 찌는 듯한 무더위로 인하여 이파리가 메말라서 식물이 열매를 맺지 못하고 가을까지 무더운 날씨가 계속되어 가을이 되어도 서리가 내리지 않는다. 사람들은 학질과 심계항진으로 고생하고, 잘 놀라거나 뼈가 시리고 아픈 증상으로 고생한다.

양명조금의 경우에는 무더위가 여전히 기승을 부리므로 숙살의 기운이 나타나지 않고 식물의 이파리가 무성하게 자란다. 사람들은 한열왕래가 생기고 콧물이 나며 피부가 거칠어지고 또한 머리카락이 잘 갈라지고 부러진다. 게다가 해소천식이 생겨 숨이 거칠고, 쉽게 마음이 슬퍼지거나 비관하는 일도 생긴다. 이때는 소양상화의 기운으로 양명조금의 기운이 활동하지 못하므로 사람들은 폐에 병이 생기기도 한다.

태양한수의 경우 겨울의 추운 날씨가 봄까지 이어지고 얼음이 녹지 않는다. 사람들은 병이 생겨 목구멍이 갈라지고 건조하여 막혀버리며 갈증이 심하다. 이때는 아직 양명조금의 기운이 사라지지 않아 태양한수의 기운이 활동을 하지 못하므로 사람들은 신장과 방광에 병이 생겨 고생한다.

황제가 말했다.

"육십 갑자년에는 양(陽)의 해가 삼십 년 있고 음(陰)의 해가 삼십 년 있습니다. 양의 해에는 태과한 해가 있으나, 반면에 원래의 위치에 나타나지 않으면서 사천의 기가 여전히 작용하는 해가 약 육 년이 있습니다. 따라서 그해는 불급의 해라고 말합니다. 사람이 질병에 걸리면 갑자기 죽는 경우가 있는데, 그 이유는 도대체 무엇입니까?"

기백이 대답했다.

"사람의 오장육부 중에서 어느 한 부분이 부실하거나 사천의 기운이 부족한 상태에서 질병이 침투하면 몸이 급격히 나빠집니다."

이어서 기백의 자세한 설명이다.

근심 걱정을 지나치게 하여 심장이 손상당한 상태에서 사천을 다스리는 소음군화가 불급인 해에는 태음습토의 기운이 좌간(左間)에서 사천의 자리로 이르면 인체의 기운과 천기(天氣)의 기운이 다 같이 허(虛)해지므로 이른바 삼위(三危)[1]를 형성한다.

심장이 손상당한 상태에서 심장의 정신적 작용인 신명(神明)이 상단전에 머물게 된다. 신명의 기능이 상실되고 화운불급인 해가 되면 신장에 발생한 질병이 심장을 공격하므로 심장병으로 갑자기 죽는다.

사람이 음식을 지나치게 많이 먹고 극심한 피로로 비장이 손상을 당한 경우, 태음습토가 사천이면서 토운불급인 해에는 소양상화의 기운이 좌간(左間)에서 사천의 위치로 이동하면 '삼위(三危)'에 이른다. 음식을 지나치게 많이 먹으면 위장에서 땀이 나오고 술에 만취된 상태에서 성관계를 가질 때 비장에서 땀이 나오면 그 기능이 떨어진다. 그러면 토운불급인 해에 간에 있던 질병이 비장으로 침투하여 환자가 갑자기 죽는다.

사람이 물에서 오래 생활하거나 지나치게 일을 많이 하여 신체에 무리를 가하면 신장의 기능이 망가진다. 태양한수가 불급인 해에 비장에 있던 질병이 신장을 침투하면 환자는 갑자기 죽는다.

　사람이 화를 내거나 분노를 품어서 화가 위로 올라가서 내려가지 않으면 간이 손상한다. 궐음풍목이 사천이면서 목운불급인 해에는 폐에 들어있던 질병의 기운이 간에 침투하므로 환자가 갑자기 죽는다.

　이상의 경우에서 알 수 있듯이 오장육부의 기운이 제자리를 지키지 못하고 다른 곳으로 이동하는 까닭은 사천의 기운이 허(虛)하고 인체의 기운이 부족하기 때문이다. 이처럼 오장(五臟)의 기운이 사기(邪氣)의 침입을 받아 사람이 갑자기 죽게 되는 것을 '시궐(尸厥)'이라 한다.

　이러한 현상이 발생하는 것은 오장육부의 기운이 제자리를 지키지 못하고 특히 오장(五臟)의 정신적 기능이 병들었기 때문이다. 따라서 '오장(五臟)의 기운과 정신적 기능이 건전하면 질병이 없이 살지만, 오장의 기운이 부족하고 정신적 기능이 마비되면 갑자기 죽는다'는 말이 있다.

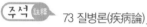 73 질병론(疾病論)

73-1) 삼위(三危): 감정의 병, 인체의 병 그리고 기후불순이다.

74

질병과 치료법의 중요성

원문의 제목은 〈지진요대론至眞要大論〉이다. '매우 참되고 중요한 치료법'이라는 뜻이다. 따라서 본분에서는 질병의 발생에 끼치는 영향과 치료법에 대해서 언급하고 있다. 또한 날씨가 사람의 건강에 중요한 영향을 끼치고 있음을 알려 주고 있다.

황제가 말했다.

"인간과 자연은 불가분의 관계가 있어서 서로 떼어놓고 생각할 수 없는 일들이 많습니다. 자연계에서는 천체의 움직임에 의한 오운육기의 작용으로 태과와 불급의 현상이 발생합니다. 그렇게 하여 사계절이 순환하고 수많은 종류의 생물과 무생물체들이 존재하는 데 영향을 끼치고 있습니다. 이러한 순환 과정은 예견할 수 있는 형태로 오랫동안 끊임없이 반복해 왔으며, 때로는 우리가 예측하기 어려울 정도로 어떤 혼란을 야기하기도 했습니다. 대우주 속에서의 이러한 일들은 인체 내에서 생리학적인 균형을 무너뜨려서 질병을 야기해 왔습니다. 따라서 인체 내에서 발생하는 질병을 치료하는 치료법은 무엇인지를 듣고 싶습니다."

기백이 대답했다.

"육기(六氣)의 특성 중에서 궐음풍목은 바람, 소음군화는 열, 태음습토는 습기, 소양상화는 더위, 양명조금은 건조함, 태양한수는 냉기를 지니고 있으며, 이것은 각 생물의 발생과 소멸, 인간의 질병의 발생과 밀접한 관계를 가지고 있습니다. 이 것은 사천의 기운이 인간에게 상응하는 이치입니다."

"재천의 기운은 무엇입니까?"

"그것은 사천의 기운과 같습니다."

"간기(間氣)는 무엇입니까?"

"간기(間氣)는 사천과 재천의 좌우를 다스리는 기운을 말합니다."

"간기와 사천·재천의 기운과 다른 점은 무엇입니까?"

"사천과 재천의 기운은 한 해의 전반부와 후반부를 관리하는 데 반해서 간기(間氣)는 일 년을 여섯 기간으로 구분하여 6×(60일+87.5각)으로 계산하면 각기 60일과 87.5각(刻)을 다스립니다."

"그렇다면 사천과 재천이 다스리는 것은 무엇입니까?"

"궐음풍목은 사천에서는 바람으로 나타나고, 재천에서는 신맛으로 나타나며, 세운(歲運)에서는 푸른색을 띤 목기(木氣)로 나타나고, 간기(間氣)에서는 움직임으로 작용합니다. 소음군화는 사천에서는 열을 내고, 재천에서는 쓴맛으로 나타나며, 세운의 변화를 나타내지 않고, 간기(間氣)에서는 뜨겁게 타는 모습으로 나타납니다. 태음습토의 경우 사천에서는 습기로 나타나고, 재천에서는 단맛으로 나타나며, 세운은 토기이고, 간기는 부드러운 조화(調和)로 나타납니다. 소양상화의 경우 사천에서는 빛으로 나타나고, 재천에서는 떫은맛으로 나타나며, 세운은 상화로 나타나고, 간기는 밝은 빛으로 나타납니다. 양명조금의 경우 사천에서는 건조함으로 나타나고, 재천에서는 매운맛으로 나타나며, 세운은 금기(金氣)로 작용하고, 간기는 서늘한 기운으로 나타납니다. 태양한수의 경우 사천에서는 추위로 나타나고, 재천에서는 짠맛으로 나타나며, 세운은 수기(水氣)로 나타나고, 간기는 칩장(蟄藏)으로 작용합니다. 의사는 반드시 육기의 변화하는 성질들을 잘 구분하여 그것의 다스리는 바, 다섯 가지의 맛, 색깔, 영향력, 반응 등을 잘 알아내어 오운(五運)과 육기(六氣)의 태과와 불급 및 질병의 발생원인 등에 대해서 잘 알고 있어야만 합니다."

"재천이 궐음풍목이면 땅에 신맛의 식품이 잘 열린다는 것은 익히 알고 있습니다. 하지만 그것이 바람의 영향으로 이루어지는 이유는 무엇입니까?"

"바람이 땅에 나타나는 이유는 땅에서 신맛의 식품을 내기 위함이고, 다른 경우도 마찬가지입니다. 예를 들어 바람, 더위, 습기, 메마름, 추위 그리고 빛은 하늘에서 활동하며, 신맛, 쓴맛, 단맛, 매운맛 그리고 짠맛은 땅에 나타나는 결과입니다. 그러므로 사천의 기운과 재천의 기운이 곧바로 결합하여 만물을 생성해나가는 것입니다. 따라서 '천지의 기운이 담긴 오행의 성질을 잘 이용하여 병을 막거나 치료하는 방법을 알아내야 한다'는 가르침이 있습니다."

"그러면 병이 생길 때 무엇으로 치료합니까?"

"그것은 해당 년도를 주관하는 사천과 재천의 기운을 근거로 하면 됩니다."

"병을 예방하고 치료하는 데 세곡(歲穀)이 가장 좋은 이유는 무엇입니까?"

"곡식은 일 년을 거쳐 자라면서 사천의 기운과 재천의 기운의 결정체로 이루어졌기 때문입니다."

"그렇다면 세운(歲運)은 무엇과 관련을 가지고 있습니까?"

"세운은 곧 사천의 기운과 재천의 기운을 말하며, 이때에는 태과와 불급이 있는바 이것에 속하는 곡식이 있으며 약초에도 그렇습니다."

"그렇다면 사천과 재천에 속하지 않고 간기(間氣)에 속하는 곡식은 어떠합니까?"

"그럴 경우에 곡식의 기운은 흩어집니다. 겉으로는 같아 보이지만, 기미(氣味)는 약하고 성질은 온후하며 진기(眞氣)는 비교적 적고 약초의 기운도 그다지 강하지 않습니다."

"그해의 사천 재천 및 세운이 인체의 오장(五臟)에 손상을 끼친다 함은 무엇을 두고 하는 말입니까?"

"그 기운과 오장이 상극관계에 있으면 그러합니다."

"오장이 병들면 어떻게 치료합니까?"

"사천의 기운이 넘쳐서 오장을 손상시키면 그 사천의 기운을 이기는 다른 기운으로 다스리고, 재천의 기운이 넘쳐서 병이 발생하면 또한 그 기운을 이기는 다른 기운으로 병을 다스립니다. 불급(不及)에 의하여 병이 발생했을 때에도 같은 방법으로 치료하면 됩니다."

"평기(平氣)에 의하여 병이 생기면 어떻게 다스려야 합니까?"

"인체의 음양(陰陽)경락을 살펴보아 병이 어디에 머물러 있는가를 알아내고, 병의 발생한 원인과 증상이 같으면 정치법(正治法)을 쓰고, 반대이면 반치법(反治法)을 사용합니다."

"《음양대론》에 이르기를 '인영맥과 촌구맥의 차이가 마치 새끼줄을 잡아당기는 듯 평탄한 느낌이라면 평맥(平脈)이라고 한다'고 했습니다. 그렇다면 음의 맥과 양의 맥을 알아내려면 어떻게 해야 합니까?"

"남정(南政)과 북정(北政)을 살펴보아 알아냅니다."

"그 점에 대해서 자세하게 설명해 주십시오."

"북정의 해에 대해서 말씀을 드리겠습니다. 북정의 해는 을(乙)경(庚), 병(丙)신(辛), 정(丁)임(壬), 무(戊)계(癸)의 해로서 금, 수, 목, 화를 가리키고, 재천을 향하여 볼 때 인체의 좌우를 가리킵니다. 남정의 해는 갑(甲)기(己)의 해를 말하고 모두 토(土)운이며, 남쪽, 즉 사천을 향하여 볼 때 인체의 좌우를 가리킵니다. 따라서 북정의 해에 촌구는 재천의 간기이고, 척중은 사천의 간기가 됩니다. 소음군화가 재천이면 손목의 촌구의 간기(間氣)가 음에 속하여 인영과 일치하지 않고, 척중과는 일치합니다. 궐음풍목이 재천이면 오른쪽 촌구와 척중이 음(陰)이고, 인영의 맥과 일치하지 않으며, 왼손의 촌구와 인영이 일치합니다. 태음습토가 재천이면 왼손의 촌구는 인영의 맥과 일치하지 않고, 오른손의 촌구가 인영과 일치합니다. 남정의 해에 촌구가 사천의 간기가 되고, 척중이 재천의 간기가 됩니다. 소음군화가 사천이면 왼쪽과 오른쪽 촌구가 인영의 맥과 일치하지 않고, 척중의 맥이 일치합니다. 궐음풍목이 사천이면 오른쪽 촌구가 인영의 맥과 같지 않고, 왼손의 촌구가 인영의 맥과 같습니다. 태음습토가 사천이면 왼손의 촌구가 인영과 같지 않고, 오른손의 촌구가 인영과 같습니다."

"척중의 맥은 어떠합니까?"

"북정의 해에 궐음, 소음, 태음이 재천이면 촌구맥에 맥박이 나타나지 않고, 시천이면 척중에 나타나지 않습니다. 3음(陰) 중 2개가 모두 왼쪽의 간기에 있으면 왼손에 맥이 나타나지 않고, 2개가 오른쪽의 간기이면 오른손에 나타나지 않습니다."

"훌륭한 설명입니다. 그런데 사천의 기와 재천의 기가 태과하여 병이 생기면 어떠한 상태가 나타납니까?"

"우선 재천의 기에 의하여 나타나는 병의 증상에 대하여 말씀을 드리겠습니다. 궐음풍목인 해에 바람이 강하게 불어서 토기(土氣)를 억압하면 사방이 어두워지고 초목이 빨리 자랍니다. 사람들은 몸이 으슬으슬 춥고 오한으로 떨며, 하품을 하고 가슴팍이 아프고, 옆구리가 결리고 땅깁니다. 음식을 먹어도 내려가지 않고, 목구멍이 막혀서 음식을 먹어도 토합니다. 배가 불룩하면서 트림을 잘하고, 대변을 자주 보고, 방귀를 뀌면 속이 시원해지며, 몸이 무겁고 나른한 증상이 나타납니다. 소음군화의 해에 화기(火氣)가 금기(金氣)를 누르면 열기로 인하여 연못에 아지랑이가 피어오릅니다. 평소에 그늘진 곳이 환하게 밝아지며, 동물들이 겨울잠을 자지 않습니다. 사람들은 뱃속에서 소리가 나고, 답답한 느낌이 아랫배에서 올라오며, 숨을 가쁘게 몰아쉬고, 오래 서있지 못합니다. 한열(寒熱)이 오르내리고, 거죽이 아프며 눈이 침침하고, 치통(齒痛)이 있습니다. 오한(惡寒)이 나면서 마치 학질에 걸린 듯한 증상이 나타나고, 아랫배가 뻐근하게 아프고 배가 붓는 증상이 나타납니다. 태음습토가 재천인 해에 토기가 수기를 누르면 초목이 평소보다 빨리 자라고, 골짜기에 습기가 많이 생기므로 안개가 피어오르고, 황사(黃砂)가 날아와 하늘이 어두워집니다. 사람들은 몸속에서 수분조절이 제대로 되지 않아 음식을 먹으면 체하고, 심장에 통증이 있습니다. 귀가 아파서 잘 듣지 못하고, 목이 붓고 아프며, 목소리가 안 납니다. 하혈(下血)하고, 아랫배가 아프며, 소변불통하고, 열이 머리로 몰려 두통이 있고, 눈이 빠지게 아픕니다. 뒷골이 땅기고 아프며, 대퇴부가 아파서 몸을 구부리지 못하고, 허리가 끊어질 듯합니다. 오금이 저리고 땅기고 오그라들며 아프고, 장딴지가 끊어지게 아픈 증상이 나타납니다. 소양상화가 재천인 해에 상화가 금기(金氣)를 누르면 들판에 열이 올라 아지랑이가 피어오릅니다. 냉기와 열이 번갈아 침입하여 사람들은 설사를 하고 불그스름한 변을 보며, 아랫배가 아프고, 소변이 붉으며 피오줌을 누기도 하는 등의 증상이 나타납니다. 양명조금이 재천인 해에 금기(金氣)가 목기(木氣)를 누르면 안개가 자욱하게 끼고 노을이 번지며, 날이 어두컴컴하고 또한 날씨가 서늘해집니다. 사람들은 구토를 자주 하고, 한숨을 자주 쉬며, 가슴이 아파서 잠을 자면 뒤척거립니다. 또한 갈증이 나고, 얼굴에 흙먼지가 앉은 듯한 색깔이 나며, 발에 열이 나는 증상이 있습니다. 태양한수가 재천인 해에 수기(水氣)가 화기(火氣)를 억압하면 날씨가 심하게 추워지므로 만물이 꽁꽁 얼어붙습니다. 사람들은 아랫배가 아프면서 고환이 땅기고 아프고, 허리가 끊어지게 아프고, 심장이 차가워지므로 통증이 생기고 또한 코나 입에서 피가 잘 나며, 목 구멍이 아프고 턱이 붓는 등의 증상이 나타납니다."

"그렇다면 치료는 어떻게 해야 합니까?"

"육기의 기운이 재천(在泉)에 있음으로 인해 풍기(風氣)가 인체 내에 침입하면 주 치료 약으로는 맵고 서늘한 약을 사용하고, 쓰고 단 약으로 보좌합니다. 다시 말하면, 단맛으로 병세를 완화시키고 매운 맛으로 바람의 기운을 흩어버리는 것입니다. 인체가 소음군화의 열기(熱氣)에 손상당하면 주요 치료약으로는 차갑고 짠맛을 쓰고 보좌하는 약으로는 달고 쓴맛을 씁니다. 즉 신맛으로 열기를 모아서 쓴맛으로 발산시켜 버립니다. 태음습토의 습기(濕氣)로 인해 인체가 손상되면 주치료약은 쓴맛을 사용하고, 보좌약으로는 시고 떫은맛을 사용합니다. 즉, 쓴맛으로 습기를 말리고 떫은맛으로 병을 배설시키면 됩니다. 인체가 소양상화의 화기(火氣)로 인체에 손상을 당하면 차고 짠맛으로 주된 치료약으로 하고, 보좌약은 쓰고 매운맛을 사용합니다. 또한 신맛으로 거두어 모아서 쓴맛으로 발산시키면 됩니다. 양명조금의 금기(金氣)로 인해 인체가 손상을 당하면 따뜻하고 쓴맛을 주 치료약으로 하고, 달고 매운맛을 보좌약으로 합니다. 다시 말해서 쓴맛의 약으로 몸속의 건조한 기운을 배설하려는 것입니다. 태양한수로 인해 인체에 병이 생기면 뜨겁고 단맛을 주된 치료약으로 하고, 쓰고 매운맛을 보좌약으로 합니다. 또한 짠맛의 약을 사용하여 설사하게 하고, 매운맛으로 속을 단단하고 야물게 해주며, 쓴맛으로 속을 따뜻하여 양기를 보강시켜야 합니다."

"그렇다면 사천의 기운으로 인해서 병이 생기면 어떻게 치료해야 합니까?"

"사천인 궐음풍목인 바람으로 인해 인체에 병이 생기면 서늘하고 매운 약을 쓰되, 달고 쓴맛을 보조로 합니다. 또한 단맛으로 바람의 기운을 약화시키되, 신맛으로 그 기운을 누그러뜨립니다. 사천인 소음군화의 열기로 병이 생기면 차고 짠맛을 주 치료약으로 하되, 쓰고 단맛의 약을 보조로 사용합니다. 또한 신맛으로 열을 거두면 됩니다. 사천인 태음습토로 인해 병이 생기면 뜨겁고 쓴맛의 약을 사용하되, 시고 매운맛을 보조로 사용하여 쓴맛으로 습기를 말리고, 떫은맛으로 배설시킵니다. 이때 습기가 상체에 몰려서 열이 심하게 나면 따뜻하고 쓴맛으로 치료하되, 달고 매운맛을 보조로 합니다. 그러면 땀이 나면서 몸의 열이 멎습니다. 사천인 소양상화의 화기(火氣)로 병이 들면 차고 짠맛을 사용하되, 쓰고 단맛을 보조로 합니다. 또한 신맛을 사용하여 음기를 모으고 쓴맛으로 열을 발산시킨 다음에 다시 신맛을 섭취하여 원기를 회복시켜야 합니다. 사천인 양명조금의 건조함으로 병이 생기면 따뜻하고 쓴맛을 사용하되, 시고 매운 맛을 보조로 합니다. 또한 쓴맛을 먹어서 배설시키면 됩니다. 사천인 태양한수의 추위로 인해서 병이 생기면 뜨겁고 매운맛을 사용하되, 달고 쓴맛을 보조로 합니다. 또한 짠맛으로 냉기를 없애야 합니다."

"선생이 재천과 사천의 기운이 강해서 병이 생길 경우의 치료법에 대해 설명해준 점은 대단히 뛰어난 가르침입니다. 그렇다면 재천과 사천의 기운이 약하여 침범을 당해서 병이 생기면 어떻게 치료해야 합니까?"

"재천인 궐음풍목이 금기(金氣)의 서늘함에 눌려서 병이 들면 따뜻하고 신맛이 나는 약을 사용하되, 쓰고 단맛으로 보충합니다. 또한 매운맛을 더해주어 골고루 퍼지게 해주어야 합니다. 재천인 소음군화가 수기(水氣)의 냉기에 눌려서 병이 들면 뜨겁고 단맛의 약을 사용하되, 쓰고 매운 맛으로 보충하고, 짠맛으로 기운이 골고루 퍼지게 해줍니다. 재천인 태음습토가 열기(熱氣)에 눌려서 병이 들면 차고 쓴맛을 사용하되, 짜고 단맛으로 보충합니다. 또한 쓴맛으로 기운이 골고루 퍼지게 해야 합니다. 재천인 소양상화가 수기(水氣)에 눌려서 병이 들면 뜨겁고 단맛으로 다스리되, 쓰고 매운 맛으로 보충합니다. 또한 짠맛으로 기운을 골고루 퍼지게 해야 합니다. 재천인 양명조금이 열기(熱氣)에 눌려서 병이 들면 차고 매운 맛으로 병을 다스리되, 쓰고 단맛으로 보충합니다. 또한 신맛으로 기운을 골고루 퍼지게 합니다. 재천인 태양한수가 열기(熱氣)에 눌려서 병이 들면 차고 짠맛으로 병을 다스리되, 달고 매운맛으로 보충합니다. 또한 쓴맛으로 기운이 골고루 퍼지게 합니다. 이렇게 하여 몸이 정상적으로 회복되면 치료를 중단하면 됩니다.”

“그러면 사천이 약해져서 병이 생기면 어떻게 해야 합니까?”

“사천인 궐음풍목이 금기(金氣)에 눌려서 병이 생기면 따뜻한 신맛으로 다스리되, 달고 쓴맛으로 보충합니다. 사천인 소음군화가 수기(水氣)에 눌려서 병이 생기면 따뜻한 단맛으로 다스리되, 쓰고 시고 매운맛으로 보충합니다. 사천인 태음습토가 화기(火氣)에 눌려서 병이 생기면 뜨겁고 단맛으로 다스리되, 쓰고 신맛으로 보충합니다. 사천인 소양상화가 수기(水氣)에 눌려서 병이 생기면 뜨겁고 단맛으로 다스리되, 쓰고 매운맛으로 보충합니다. 사천인 양명조금이 화기(火氣)에 눌려서 병이 생기면 차고 매운맛으로 다스리되, 쓰고 단맛으로 보충합니다. 사천인 태양한수가 화기(火氣)에 눌려서 병이 생기면 차고 짠맛으로 다스리되, 쓰고 매운 맛을 보충합니다.”

“육기(六氣) 상승(相勝)에 대해서 설명해 주십시오.”

“어떤 해가 불급(不及)일 때 그 아들에 해당하는 기운이 불급의 해를 이기는 기운을 억누르는 현상을 말합니다.”

“그럴 때의 치료법은 어떠한 것이 있습니까?”

“토운불급인 해에 토기가 목기에 눌려서 병이 생기면 서늘하면서 단맛이 나는 약을 사용하되, 쓰고 매운맛을 보충합니다. 또한 신맛으로 기운을 덜어줍니다. 금운불급인 해에 금기가 화기(火氣)에 의해 병이 생기면 차고 매운맛으로 다스리되, 쓰고 짠맛을 보충합니다. 그리고 단맛으로 기운을 덜어줍니다. 수운불급인 해에 토기(土氣)에 의해 병이 생기면 뜨겁고 짠맛으로 다스리되, 맵고 단맛으로 합니다. 그리고 쓴맛으로 기운을 덜어줍니다. 금운불급인 해에 소양상화에 의해서 병이 생기면 차고 매운맛으로 다스리되, 달고 짠맛으로 보충합니다. 그리고 단맛으로 기운을 덜어줍니다. 목운불급인 해에 금기(金氣)에 의해 병이 생기면 따뜻하고 신맛으로 다스리되, 맵고 단맛을 보충합니다. 그리고 쓴맛으로 기운을 덜어줍니다. 화운불급인 해에 수기(水氣)에 의해서 병이 생기면 뜨겁고 단맛으로 다스리되, 맵고 신맛을 보충합니다. 그리고 짠맛으로 기운을 덜어줍니다."

"그렇다면 육기(六氣)의 보복(報復)이란 무엇을 말합니까?"

"육기의 상승과는 반대로 어떤 기운에게 억눌림을 당하는 기운이 있으면 억누르는 기운을 도리어 억누르는 다른 기운이 나타나는 현상을 말합니다. 예를 들면 태음습토의 상승으로 태양한수가 억눌리면 궐음풍목이 태음습토에 보복을 가합니다. 양명조금이 궐음풍목을 누르면 소음군화와 소양상화가 양명조금에 보복을 가합니다. 태양한수가 소음군화와 소양상화를 억누르면 태음습토가 보복을 가합니다. 궐음풍목이 태음습토를 억누르면 양명조금이 보복을 가합니다. 소양상화와 소음군화가 양명조금을 억누르면 태양한수가 보복을 가합니다. 궐음풍목의 보복으로 병에 걸려서 사람에게 충양(衝陽)맥이 만져지지 않으면 불치가 되어 죽습니다. 소음군화의 보복으로 병이 생겨서 천부(天府)의 맥이 잡히지 않으면 환자의 병은 불치이며 죽습니다. 태음습토의 보복으로 병이 생겨서 태계(太谿)맥이 잡히지 않으면 그것은 불치이며 환자는 죽습니다. 소양상화의 보복으로 병이 생겨서 척택(尺澤)맥이 잡히지 않으면 불치로서 환자는 죽습니다. 양명조금의 보복으로 병이 생겨서 태충(太衝)맥이 잡히지 않으면 불치의 병으로서 환자는 죽습니다. 태양한수의 보복으로 신문(神門)맥이 잡히지 않으면 불치의 병으로 환자는 죽습니다."

"그 병을 치료하려면 어떻게 해야 합니까?"

"궐음풍목의 보복으로 병이 생기면 차고 신맛으로 다스리되, 달고 매운맛으로 보충합니다. 즉, 신맛으로 바람을 몰아내고 단맛으로 바람의 기운을 누그러뜨려야 합니다. 소음군화의 보복으로 병이 생기면 차고 짠맛으로 다스리되, 쓰고 매운맛을 보충합니다. 즉, 단맛으로 기운을 덜어내고, 신맛으로 기운을 모으며, 쓴맛으로 그것을 흩어지게 하고, 짠맛으로 단단한 것을 연(軟)하게 해주어야 합니다. 태음습토의 보복으로 병이 생기면 뜨겁고 쓴 약으로 다스리되, 시고 매운맛으로 보충합니다. 즉 쓴맛으로 기운을 덜어주고, 습기를 제거하며, 설사를 시켜야 합니다. 소양상화의 보복으로 병이 생기면 차고 짠맛으로 다스리되, 쓰고 매운맛을 보충합니다. 즉 짠맛으로 기운을 연하게 하고, 신맛으로 기운을 모으며, 매운맛으로 그것을 발산시켜 쓴맛으로 흩어지게 해야 합니다. 이 경우 날씨가 무더운 때라 할지라도 뜨거운 약을 쓰되, 따뜻하거나 찬 약을 쓰면 안 됩니다. 이것은 소음군화의 보복으로 병이 생긴 경우도 마찬가지입니다. 양명조금의 보복으로 병이 생기면 따뜻하고 매운 맛으로 다스리되, 쓴맛과 단맛을 보충합니다. 쓴맛으로 배설시키고, 신맛으로 몸을 보(補)해야 합니다. 태양한수의 보복으로 병이 생기면 뜨겁고 짠맛으로 다스리되, 달고 매운맛으로 보충합니다. 또한 쓴맛으로 신장의 기운을 굳건하게 해야 합니다.

그러므로 육기(六氣)의 상상과 보복의 작용으로 생긴 병을 치료하는 이치는 다음과 같습니다. 추위로 인해 생긴 병은 뜨거운 성질의 약으로 치료하고, 열(熱)로 인해 생긴 병은 차가운 성질의 약으로 치료하고, 따뜻함으로 인해 생긴 병은 서늘한 성질의 약으로 치료하고, 서늘함으로 인해 생긴 병은 따뜻한 성질의 약으로 치료합니다. 기운이 흩어져서 생긴 병은 수렴하는 성질의 약을 쓰고, 울체되어 생긴 병은 흩트리는 성질의 약을 쓰고, 건조하여 생긴 병은 습기가 있는 약을 쓰고, 급해서 생긴 병은 누그러뜨리는 약을 쓰고, 단단한 것은 부드럽게 하고, 물러서 생긴 병은 단단하게 하는 약을 쓰고, 허약하여 생긴 병은 보(補)하여 주고, 기운이 넘쳐 생긴 병은 기운을 덜어주는 약을 씁니다. 따라서 몸속의 흩어지고 뭉친 기운을 편안하게 해주고 안정시켜주면 질병은 물러가며, 몸은 맑고 가벼워집니다."

"하늘과 땅에는 상하의 기운이 있다고 하는데, 이는 무슨 의미입니까?"

"인체에는 상반신이 있고 하반신이 있습니다. 상반신에는 삼음(三陰)삼양(三陽)이 있고, 이것을 하늘이라 하며, 사천(司天)의 기운이 지배합니다. 하반신에도 삼양삼음이 있는데, 땅에 해당되고, 재천의 기운이 다스립니다. 삼양삼음을 오장육부와 연결하여 12경락을 이해하고, 경락을 통해서 질병의 유무(有無)를 파악하는 것입니다. 12경락을 몸의 절반으로 갈라놓는 곳은 배꼽 양쪽의 천추(天樞)라는 부분입니다. 사천의 기운이 강해서 천추 아랫부분에 병이 생기면 발의 명칭을 사용합니다. 배꼽 위에 병이 생기면 손의 명칭으로 병명을 대신합니다."

"사람의 몸에서 승복(勝復)의 이치가 생기는 까닭은 주기(主氣)로 인한 것입니까 아니면 객기(客氣)로 인한 것입니까?"

"사계절과 연결된 주기의 운행은 일정한 경로와 과정이 있으나, 객기의 흐름은 일정하지를 않습니다."

"그 점에 대해서 궤적(軌跡)으로 설명해 주겠습니까?"

"기의 흐름 중에서 초기(初氣)부터 3기(氣)까지는 승(勝)의 작용이 있고 천기(天氣), 즉 사천의 기가 주관합니다. 4기(氣)부터 종(終)기까지는 복(復)의 작용이 있으며 지기(地氣), 즉 재천의 기운이 주관합니다. 따라서 승(勝)이 있으면 복(復)이 있고, 승이 없으면 복도 없습니다."

"승(勝)은 그해의 전반에 나타나고 복(復)은 후반부에 나타나는데, 복이 행해진 후에도 다시 승이 계속되는 이유는 무엇 때문입니까?"

"비록 승(勝)이 있은 후에 복(復)이 이어진다고 해도 반드시 그런 순서로 되는 건 아닙니다. 단지 원칙적으로만 그렇다는 것입니다. 승복은 일 년 중 몇 번이라도 발생할 수 있고, 승만 있고 복은 없다거나 하면 승의 기운이 제멋대로 횡행(橫行)하여 급기야 사람의 목숨이 끊어지기까지 합니다."

"승(勝)의 기운이 오고 나서 복(復)의 기운이 이르면 사람들은 몸이 좋아져야 할 텐데도 사람들에게 병이 많이 생기는 이유는 무엇입니까?"

"그것은 복(復)기운이 육기(六氣)의 기운과 맞지 않거나, 사계절의 운행에 순응하지 못하기 때문입니다. 뿐만 아니라 승(勝)기운에 대해서 복기운이 강하게 작용해도 주기(主氣)가 이를 억누르므로 복의 기능이 충분히 이루어지지 않아 도리어 병이 드는 것입니다."

"이때 발생한 병을 치료하려면 어떻게 해야 합니까?"

"승(勝)기운이 작용하는 경우, 그 기운이 미약할 때는 억눌리는 기운을 보(補)해 주면 됩니다. 승기운이 강하게 작용하면 그 기운을 억눌러야 합니다. 복(復)기운이 행해지는 경우 승기운이 강하게 작용하면 그것을 부드럽게 해주는 치료법을 사용합니다. 복기운이 강하게 작용하면 그것을 억눌러서 배설시켜야 합니다. 이러한 이치는 이기는 기운을 달래주고 지는 기운은 힘을 보태주어서 서로가 조화롭게 안정을 이루게 하려는 것입니다."

"주기(主氣)와 객기(客氣)의 승복(勝復)관계에 대해 설명해 주십시오."

"승복(勝復)현상은 본래 불급인 경우에만 나타나므로 주기와 객기 사이에서는 승기운은 나타나지만, 복기운은 나타나지 않습니다."

"이 두 기운 사이의 기운이 이기고 지는 관계가 있는 것이 원래의 이치에 맞습니까?"

"객기(客氣)가 불급(不及)의 기운을 이기면 순리(順理)이고 주기가 이기면 역리(逆理)입니다."

"그로 인하여 병이 발생하면 어떠한 증세가 나타납니까?"

"궐음풍목이 사천인 해에 객기가 주기를 누르면 귀에 소리가 나고, 현기증이 나며, 팔다리가 떨리고, 어깻죽지가 아프면서 기침이 납니다. 주기가 객기를 이기면 가슴이 아프고, 혀가 굳어서 말을 못하는 증상이 나타납니다. 소음군화가 사천인 해에 객기가 이기면 코가 막히고, 재채기가 나며, 목이 굳고, 어깨가 아프고 열이 납니다. 또한 두통과 호흡곤란이 생기며, 몸에 열이 나고 귀가 어둡고 눈이 안 보입니다. 심해지면 몸이 붓고, 눈, 코, 입 등에서 피가 나며, 종기(腫氣)가 생기고 살이 짓물러서 진물이 나오고 해소천식이 생깁니다. 주기가 객기에 이기면 심장 부위가 열이 나면서 심번(心煩)이 생기고 심해지면 옆구리가 땅겨서 통증이 옵니다. 태음습토가 사천인 해에 객기가 이기면 얼굴이 붓고, 숨이 거칠어집니다. 주기가 이기면 배가 불룩해지고 음식을 먹으면 소화가 되지 않아 심히 괴로워합니다. 소양상화가 사천인 해에 객기가 이기면 붉은 반점이 생기고 발진(發疹)이 있으며, 종기나 짓무름증이 생깁니다. 몸이 힘들어서 토하고, 목이 부어올라 아프고, 두통이 있고, 귀가 잘 들리지 않습니다. 또한 몸에서 피가 나고, 몸속에 열이 생겨 경련이 일어납니다. 주기가 이기면 가슴이 답답하여 기침을 하고, 머리가 앞으로 숙여지지 않으며, 기침을 할 때 피가 나오고, 손바닥에 열이 납니다. 양명조금이 사천인 해에 객기가 이기면 금기(金氣)의 서늘한 기운으로 인해 기침이 나고 코피가 납니다. 목이 막혀서 답답하고 가슴속에 열이 나서 기침을 하면 멎지 않아 괴로워하다가 폐에서 피를 토하면 환자는 몹시 괴로워하면서 죽습니다. 태양한수가 사천인 해에 객기가 이기면 가슴이 답답하여 콧물이 나고, 냉기의 침입으로 감기에 걸립니다. 주기가 이기면 목에서 꺽꺽거리는 소리가 납니다. 궐음풍목이 재천인 해에 객기가 이기면 관절이 시큰거리고, 몸 안쪽이 땅기면서 아프고, 콧물이 흐릅니다. 주기가 이기면 근육이나 뼈 관절이 흐늘거리고, 허리 둘레와 복부 부위가 몹시 아픈 증상이 나타납니다. 소음군화가 재천인 해에 객기가 이기면 허리가 아프고, 무릎, 대퇴부, 종아리, 발 등에 열이 나면서 붓고, 오래 서있지 못하고, 대소변의 색깔이 변합니다. 주기가 이기면 발에서 냉기가 올라오므로 심장에 차가워져서 통증이 생기고, 몸에 열이 나며, 음식물을 제대로 먹지 못합니다. 또한 몸이 전부 아프고 손발이 차가워집니다. 태음습토가 재천인 해에 객기가 이기면 다리에 힘이 빠지면서 아랫도리가 무거워지고, 몸이 나른하며 대소변이 불시에 나오고, 수분이 하체에 머물러 설사를 하고, 몸이 붓고 대소변이 제대로 나오지 않습니다. 주기가 이기면 뱃속이 냉해져서 입맛을 잃고, 심하면 산통(疝痛)이 생깁니다. 소양상화가 재천인 해에 객기가 이기면 허리와 복부가 아프고 오한(惡寒)이 나며, 대소변에 흰색깔이 납니다. 주기가 이기면 심장에서 열이 올라 심장이 아프고, 몸에 열이 나며 위가 나빠지므로 음식물을 먹으면 토하는 등의 증상이 나타납니다. 양명조금이 재천인 해에 객기(客氣)가 이기면 금기(金氣)의 서늘함이 하복부에 침입하여 아랫배가 무거워지므로 아프며, 설사를 합니다. 주기(主氣)가 이기면 허리가 묵직하고 배가 아프며, 아랫배가 차가워지면서 복통이 생깁니다. 또한 설사를 하고, 가슴에 열이 올라 호흡이 거칠어지고, 오래 서있지 못합니다. 태양한수가 재천인 해에 객기가 이기면 허리에서 엉덩이 부분이 몹시 아프고, 허리를 앞뒤로 굽히지 못하며, 대퇴부, 무릎, 정강이, 발 등에 통증이 생깁니다."

"치료는 어떻게 합니까?"

"앞에서 설명한 바와 같습니다. 위로 오르면 누르고, 내려가는 기운은 북돋워 줍니다. 넘치면 덜어내고 모자라면 보충해 줍니다. 이리하여 주기(主氣)와 객기(客氣)의 기운이 안정을 이루며 기혈의 흐름을 제대로 맞추어 주어야 합니다."

"약을 쓸 경우 어떻게 다섯 가지 맛을 조절합니까?"

"궐음풍목이 주기의 위치에 있을 때에는 신맛으로 기운을 덜고, 매운맛으로 보충합니다. 소음군화가 주기의 위치에 있으면 쓴맛으로 덜고, 짠맛으로 보충합니다. 소양상화가 주기의 위치에 있으면 떫은맛으로 덜어내고, 짠맛으로 보충합니다. 태음습토가 주기의 위치에 있으면 단맛으로 덜어내고, 신맛으로 보충합니다. 양명조금이 주기의 위치에 있으면 매운맛으로 덜어내고, 쓴맛으로 보충합니다. 태양한수가 주기의 위치에 있으면 짠맛으로 덜어내고, 단맛으로 보충합니다. 궐음풍목이 객기이면 매운맛으로 보충하고, 신맛으로 덜고, 단맛으로 약하게 합니다. 소음군화가 객기이면 짠맛으로 보충하고, 쓴맛으로 덜고, 매운맛으로 약하게 합니다. 소양상화가 객기이면 떫은맛으로 보충하고, 쓴맛으로 덜고, 매운맛으로 약하게 합니다. 태음습토가 객기이면 신맛으로 보충하고, 단맛으로 덜고, 짠맛으로 약하게 합니다. 양명조금이 객기이면 쓴맛으로 보충하고, 매운맛으로 덜고, 신맛으로 약하게 합니다. 태양한수가 객기이면 단맛으로 보충하고, 짠맛으로 덜고, 쓴맛으로 약하게 합니다. 이런 식으로 하면 피부의 땀구멍이 열리고 땀이 나오며, 혈액순환이 원활하게 이루어져 환자의 몸은 회복되기 시작합니다."

"3양(陽)3음(陰)은 무엇을 가리키는 말입니까?"

"그것은 양기(陽氣)와 음기(陰氣)의 많고 적음으로 정의된 말입니다."

"양명(陽明)은 무슨 뜻입니까?"

"태양(太陽)과 소양(少陽)이 결합하여 더욱 밝아졌다는 뜻입니다(1·6월은 소양, 2·5월은 태양, 3·4월은 양명이라 한다)."

"궐음(厥陰)이란 무엇입니까?"

"소음(少陰)과 태음(太陰)이 교차했다는 뜻입니다(7·12월은 소음, 8·11월은 태음, 9·10월은 궐음이라 한다)."

"기(氣)에는 많고 적음이 있고, 병세(病勢)에는 크게 번지거나 줄어드는 일이 있고, 치료법에는 완급(緩急)이 있고, 처방에는 크고 작게 함이 있는데, 그 요점이 무엇입니까?"

"기(氣)에는 반드시 사천 재천의 상하(上下)가 있고, 병의 발생시기에는 멀고 가까움이 있으며, 인체의 병 발생 위치에는 안과 바깥이 있고, 치료법에는 하찮거나 신중한 것이 있습니다. 따라서 병의 근원을 잘 알아내어 제대로 치료가 되도록 해야 합니다. 《대요》에 의하면 '기방(奇方)[1]은 군약(君藥) 1, 신약(臣藥) 2로 하고, 우방(偶方)[2]은 군약 2, 신약이 4로 하되 군약 2에 신약 3을 하여 기방(奇方)을 하고, 군약 2에 신약 4를 하여 우방(偶方)으로 써도 무방하다'고 합니다. 뿐만 아니라 '병의 발생시기가 가까우면 기방을 쓰고, 발생시기가 멀면 우방을 쓰되 환자에게 땀을 내게 하려면 기방을 쓰고, 설사를 하게 하려면 우방을 쓰라'고 알려줍니다. '상체를 보(補)하거나 치료할 때는 증상을 완화시키는 방제를 쓰고, 하체를 보하거나 치료할 때는 몸을 급히 치료하는 방제를 쓰라'고 알려줍니다. 완화시키는 약제는 '기미(氣味)가 약하고 부드러운 것을 쓰되 급히 치료하는 약은 기미가 강한 약을 쓰라'고 알려줍니다. 병이 발생한 지 지나치게 오래된 사람은 약으로 치료하기 힘이 들므로, 이때는 음식으로 치료하되 약의 기미와 더불어 음식의 맛으로써 병을 치료하는 데 보조역할을 해야 합니다. 그러므로 병을 고치는 경우에 병이 발생한 지 오래되지 않았으면 기방이나 우방을 사용하되 약의 분량을 많지 않게 해야 합니다. 발생한 지 오래된 병은 설령 기방이나 우방을 사용하더라도 약의 분량을 많이 넣어야 합니다. 약의 분량을 많이 지을 때는 약의 가짓수를 적게 하고, 약의 분량을 적게 할 때는 가짓수를 많게 해야 합니다. 약의 가짓수는 많으면 9가지이고, 적으면 2가지입니다. 환자가 기방을 써서 병이 낫지 않으면 우방을 쓰는데, 이를 '중방(重方)'이라 하며, 우방을 써서 낫지 않으면 기방을 쓰는데, 이것을 반좌법(反佐法)이라 합니다. 예를 들면 추워서 생긴 병에는 찬 약을 쓰고 열병에는 뜨거운 약을 쓰는 것입니다."

"잘 알겠습니다. 병이 발생하는 근본(根本)원인의 치료법에 대해서는 알겠으나, 표(標)의 원인으로 발생한 병의 치료법을 알고 싶습니다."

"냉기(冷氣)로 인하여 몸이 차가워져서 생긴 병을 본(本)이라 하고, 몸에 열(熱)이 나는 경우를 표(標)라 합니다. 몸에 열이 날 때는 차가운 약을 써야 하지만, 도리어 뜨거운 약을 쓰는 경우도 근본(根本)과 다른 표(標)의 치료법이라 합니다."

"육기(六氣)인 궐음, 소음, 태음, 소양, 태양, 양명의 기운이 지배적임을 어떻게 알 수가 있습니까?"

"그것은 풍(風), 열(熱), 습(濕), 조(燥), 한(寒)의 기운의 움직임으로 알 수가 있습니다. 예를 들면 서늘한 기운이 나타나면 금기(金氣)의 메마름[燥]이 나타나므로 궐음풍목을 공격하여 인체에서는 간이 병들게 됩니다. 열기(熱氣)가 나타나면 화기(火氣)가 지배적이어서 양명조금이 공격을 받아 몸에서는 폐가 병이 듭니다. 한기(寒氣)가 나타나면 수기(水氣)가 지배적이어서 소음군화가 공격을 받아 심장이 병듭니다. 습기(濕氣)가 나타나면 토기(土氣)가 지배적이어서 태양한수가 공격을 받아 신장이 병듭니다. 풍기(風氣)가 나타나면 목기(木氣)가 지배적이어서 태음습토가 공격을 받아 비장이 병듭니다. 이것은 사람의 몸이 하늘의 공격을 받아서 생긴 질병입니다."

"육기(六氣)의 기운이 지배적이면 사람의 몸에는 어떠한 맥상이 나타납니까?"

"궐음풍목이 지배적이면 마치 활줄과 같은 팽팽한 느낌의 현맥(弦脈)이 나타납니다. 소음군화가 지배적이면 낚싯바늘처럼 콕콕 찌르다가 사라졌다가 하는 구맥(鉤脈)이 나타납니다. 태음습토가 지배적이면 가라앉으면서 퍼진 듯한 대맥(代脈), 즉 홍맥이 나타납니다. 소양상화가 지배적이면 무엇인가가 크면서 불규칙하게 둥둥 떠다니는 느낌의 맥이 나타납니다. 양명조금이 지배적이면 짧으면서 느낌이 불명확한 모맥(毛脈)이 나타납니다. 태양한수가 지배적이면 크면서 길쭉하고 단단한 느낌의 석맥(石脈)이 나타납니다. 어떤 기운이 나타나면서 맥상이 편안하고 부드러운 것은 평인(平人)의 맥이라 하여 건강한 사람의 맥을 가리킵니다. 어떤 기운이 나타나면서 맥의 모양이 심하게 뛰거나 극단적인 모양이면 병든 상태입니다. 어떤 기운이 나타났으나 맥의 모양이 그 기운과 반대의 맥상이면 병이 든 것입니다. 어떤 기운이 아직 나타나지 않았음에도 그 기운의 맥상이 나타나면 병든 것입니다. 어떤 기운이 나타났음에도 그 맥상이 나타나지 않으면 그것은 병입니다. 이들 환자의 경우, 음의 맥과 양의 맥이 같지 않게 나타나면 위중한 상태입니다."

"육기(六氣)에서는 표(標)와 본(本)이 따르는 것이 있다고 하는데, 그것은 무슨 의미입니까?"

"육기(六氣)중에는 본(本)을 따르는 것이 있고, 표(標)와 본을 따르는 것이 있으며, 표와 본을 따르지 않는 것도 있습니다."

"좀 더 자세하게 설명해 주십시오."

"소양상화와 태음습토는 본(本)을 따릅니다. 소음군화와 태양한수는 본(本)과 표(標)를 따르며, 양명조금과 궐음풍목은 표본(標本)을 따르지 않고, 중기(中氣) 즉 양명은 태음습토의 음에 따르고, 궐음풍목은 소양상화의 양(陽)을 따릅니다. 본(本)을 따르는 기운은 그 본에 따라 발생하고, 표본(標本)을 따르는 기운은 그것에 따라 발생하며, 중기(中氣)를 다루는 기운은 중기에서 발생합니다."

"맥의 모양에 따라서 병의 증세가 나타나지만, 맥상과 병의 증상이 다르다면 어떻게 구분해야 합니까?"

"맥상으로는 병의 원인이 양증(陽症)이지만, 맥을 눌러서 쉽게 가라앉으면 병증(病症)은 음(陰)입니다."

"병의 원인이 양증인 경우는 어떻습니까?"

"맥상으로는 음의 병이지만 맥을 눌러서 강하게 뛰면 병은 양증(陽症)입니다. 모든 병의 증상은 병의 근본 원인을 나타내는 본(本)이 있고, 병의 원인과는 상관없이 겉에서 병증이 나타나는 표(標)가 있으며, 병의 원인이 본(本)과 연결된 다른 부위에서 나타나는 중기(中氣)가 있습니다. 그러므로 본을 치료하여 낫는 경우가 있고, 표(標)를 치료해야 낫는 경우가 있으며, 표와 본을 동시에 치료해야 하는 경우도 있습니다. 뿐만 아니라 정치법(正治法)으로서 열병(熱病)에는 차가운 약으로 치료해야 하는 경우가 있고, 냉병(冷病)에는 뜨거운 약으로 치료하는 경우가 있으며, 반치법(反治法)으로서 열병에 뜨거운 약으로 치료하고, 냉병에는 차가운 약으로 치료하는 경우가 있습니다."

"승기(勝氣)와 복기(復氣)의 경우 그 변화가 해에 따라서 빠르고 늦은 이유는 무엇입니까?"

"승기(勝氣)의 작용으로 병든 환자는 승기가 오면 병을 앓습니다. 몸속에 나쁜 기운이 쌓여있으므로 그것을 이기려는 복기(復氣)작용이 일어나려고 합니다. 승기가 가벼우면 복기도 가볍지만, 승기가 심각하면 복기도 심각해집니다. 승(勝)의 작용이 이루어지더라도 심각한 정도는 아니어서 인체의 기운이 균형을 이루면 복(復)의 작용이 있어도 인체에 별다른 심각한 증상은 나타나지 않습니다."

"승복(勝復)현상이 발생하면 주기(主氣)의 정상적인 흐름과 맞게 이루어지는 경우도 있고 그렇지 않은 경우도 있는데, 그 이유는 무엇입니까?"

"그것은 기의 발생과 작용이 반드시 시간적으로 일치한 것만은 아니기 때문입니다. 왜냐하면 사계절은 춥고, 덥고, 따뜻하고 서늘한 작용을 하기 때문입니다. 대개 양기(陽氣)의 움직임은 따뜻한 봄날에 시작하여 여름의 무더위로 최절정에 달하고, 음기(陰氣)의 발생은 서늘한 가을에 시작하여 추운 겨울에 그 성질이 최절정에 달합니다. 이로 인해 봄, 여름, 가을, 겨울의 움직임에 각기 시간적 차이가 있습니다. 《대요》에 이르기를 '봄의 따뜻함이 여름의 더위가 되고 가을의 서늘함이 겨울의 추위가 된다. 그러므로 사계절의 움직임을 주의 깊게 살펴보면 각 계절의 처음과 마지막 부분의 작용을 알 수가 있다'고 설명하고 있습니다."

"사계절의 움직임과 계절에 따른 날씨는 약간 차이가 난다고 하는데, 며칠 정도 차이가 납니까?"

"약 30일 정도 차이가 납니다."

"그렇다면 사람의 맥상도 계절의 움직임에 따라 각기 다르게 나타납니까?"

"반드시 그렇지는 않습니다. 단지 사계절의 날씨와 상황에 따라 맥상이 변할 따름입니다. 《맥요》에 의하면 '봄의 현맥(弦脈)과 겨울의 침맥(沈脈)이 같이 나타나고, 여름의 삭맥(數脈)과 봄의 현맥이 같이 나타나고, 가을의 삽맥(澁脈)과 여름의 삭맥이 같이 나타나고, 겨울의 침맥(沈脈)과 가을의 삽맥이 같이 나타나면 평맥(平脈)이다. 그러므로 봄에 침맥이 나타나지 않고, 여름에 현맥이 나타나지 않고, 가을에 삭맥이 나타나지 않고, 겨울에 삽맥(澁脈)이 나타나지 않는 것을 사색(四塞)이라 한다. 또한 봄에 지나치게 강한 침맥이 나오고, 여름에 지나치게 강한 현맥이 나오고, 가을에 지나치게 강한 삽맥이 나오고, 겨울에 지나치게 강한 삭맥이 나오는 것은 병맥(病脈)이다. 이 맥상들이 계절에 상관없이 아무 때나 나타나도 병맥이고, 계절이 왔는데도 그 계절의 맥이 나타나지 않아도 병맥이다. 계절이 지났는데도 지난 계절의 맥상이 나타나도 병맥이며, 봄에는 가을의 맥상이 나오고, 여름에 겨울의 맥상이 나오며, 가을에 봄의 맥상이 나오고, 겨울에 여름의 맥상이 나오면 병맥이며, 또한 사맥(死脈)이다'라고 알려 줍니다. 그뿐 아니라 이 책은 '사계절의 기운과 맥상은 태과(太過)와 불급(不及)의 상태가 아니라, 마치 저울추와 저울대가 균형을 이루듯이 조금도 어긋나서는 안 되며, 음양(陰陽)의 기운이 안정을 이루면 모든 사물의 성장이 자연스럽게 이루어진다. 그러나 안정을 이루지 못하거나 지나치게 변화하면 모든 생물에게 재난이 닥친다. 인간에게도 이와 똑같은 일이 발생한다'고 알려주고 있습니다."

"유명(幽明)이란 말은 무엇을 의미합니까?"

"소음(少陰)과 태음(太陰)이 합쳐지면 궐음(厥陰)이 되어 심히 어두워지는 상태가 되는데, 이를 유(幽)라고 합니다. 소양(少陽)과 태양(太陽)이 합치면 양명(陽明)이 되어 매우 밝은 상태가 되는데, 이를 명(明)이라 합니다. 따라서 유와 명은 추위와 더위의 분기점이 됩니다."

"분(分)지(至)는 무엇입니까?"

"기운이 반으로 나뉘는 것을 분(分)이라 하고, 음기와 양기가 극점에 달하는 것을 지(至)라 합니다. 분(分)일 때는 계절과 날씨가 다르나, 지(至)일 때는 계절과 날씨가 같습니다(춘분과 추분, 동지와 하지)."

"선생은 나에게 말하기를 '봄은 입춘(立春)의 15일 전인 대한(大寒)에 시작하고, 가을을 입추(立秋)의 15일 전인 대서(大暑)에 시작하고, 여름은 입하(立夏) 15일 후인 소만(小滿) 때 시작하고, 겨울은 입동(立冬) 15일 후인 소설(小雪)에 시작한다'했습니다. 육기(六氣)가 주기(主氣)가 되면 그 순환이 일정하지만, 객기(客氣)일 경우는 각각 다릅니다. 따라서 객기에 의해 병이 들었다면 병의 치료를 위해 보사(補瀉)를 어떻게 해야 합니까?"

"그때는 사천과 재천의 기운에 따라 치료하되 약의 시고, 쓰고, 달고, 맵고 짠맛으로 치료하는 것이 합당합니다. 이는 좌우(左右) 간기(間氣)의 치료일 때도 마찬가지로 적용됩니다. 《대요》에서 이르기를 '소양상화에 의해 병이 들었을 때는 먼저 단맛을 쓰고 짠맛으로 보충한다. 양명조금에 의해 병이 들었을 때는 먼저 매운 맛을 쓰고 신맛으로 보충한다. 태양한수에 의해 병이 들었을 때는 먼저 짠맛을 쓰고 쓴맛으로 보충한다. 궐음풍목에 의해 병이 들었을 때는 먼저 신맛을 쓰고 매운 맛으로 보충한다. 소음군화에 의해 병이 들었을 때는 먼저 단맛을 쓰고 짠맛을 보충한다. 태음습토에 의해 병이 들었을 때는 먼저 쓴맛을 쓰고 단맛으로 보충한다'고 했습니다."

"대개의 병은 풍(風), 한(寒), 서(暑), 습(濕), 조(燥), 화(火)에 의해 발생한다고 합니다. 《의경醫經》에서 이르기를 '지나치게 넘치면 털어내고, 모자라면 보충하라'고 했습니다. 내가 많은 의원들에게 이러한 점을 알려 주었으나 그들은 아직 그 의미를 파악하지 못해 제대로 효과적인 치료를 못하고 있습니다. 북채가 북에 닿으면 소리가 나고, 가시를 뽑으면 아픔이 가시고, 더러운 옷을 빨면 깨끗해지듯이 나도 그러한 치료법을 배우고 싶습니다. 따라서 선생이 나에게 공(工)[3], 교(巧)[4], 신(神)[5], 성(聖)[6]을 배워서 한시바삐 사용하고 싶습니다."

"그러기 위해서는 병의 기미(機微)를 잘 살펴서 올바른 진단을 하셔야 합니다."

"그것이 무엇인지를 알려 주십시오."

"우선 바람으로 인하여 사지가 떨리고 현기증과 어지럼증이 있는 것은 간(肝)과 관련이 있습니다. 추위로 인하여 몸이 수축(收縮)되고 경련이 일어나는 것은 신장과 관련이 있습니다. 기(氣)의 병으로서 가슴이 그득하고 호흡이 거칠고 숨쉬기가 어려운 것은 폐와 관련이 있습니다. 습기로 인하여 몸이 붓고 복부가 부어오르는 것은 비장과 관련이 있습니다. 열병(熱病)으로 인해 마음이 불안하고 정신이 맑지 않으며 손발이 떨리고 저리는 증상은 심포와 관련이 있습니다. 피부가 가렵고 아프며 진물과 부스럼이 나는 증상은 심장과 관련이 있습니다. 궐역(厥逆)이 있고 손과 발이 차갑고 대변이 잘 나오지 않으며 요실금(尿失禁)이 있으면 하초(下焦)와 관련이 있습니다. 위(痿)의 병으로서 호흡이 거칠고 구토를 잘하면 상초(上焦)와 관련이 있습니다. 정신이 불안하고 이가 떨리며 입을 꽉 다물고 오한(惡寒)이 나면서 온몸을 떨고 종종 실신(失神)까지 하는 것은 심포와 관련이 있습니다. 경련(痙攣)이 생기고 목이 뻣뻣해지는 증상은 습기와 관련이 있습니다. 기가 역상하여 위로 치밀어 오르는 증상은 심포와 관련이 있습니다. 배가 부으면서 불룩해지는 증상은 열(熱)과 관련이 있습니다. 심장이 벌렁벌렁하고 정신이상이 되면 심장과 관련이 있습니다. 갑자기 기절하여 졸도하는 증상은 풍(風)과 관련이 있습니다. 각종 신음소리를 내는 부위와 연결된 곳을 만지면 신음소리와 같은 소리는 내는 증상은 열(熱)과 관련이 있습니다. 몸이 부으면서 만지면 아프고 마음이 불안하여 깜짝깜짝 놀라는 증상은 심포와 관련이 있습니다. 배설기능이 나빠져서 소변을 잘 못 보고 근육이 경직되며 몸이 구부러져서 바로 펴지 못하는 증상은 열(熱)과 관련이 있습니다. 소변에 색깔이 없으면 냉병(冷病)과 관련이 있습니다. 음식물을 토하고 시큼한 냄새가 나면서 갑자기 설사를 하며 뒤가 묵직한 것은 열(熱)과 관련이 있습니다. 《대요》에 이르기를 '병의 증상들을 잘 살피되, 병의 원인을 밝혀내고, 병이 없어도 증상의 원인을 밝혀야 한다. 병세가 강하다고 해서 몸을 보(補)하지 말며, 몸이 허약하다 해서 병의 기운을 덜어내지 말아야 한다. 있는 것은 있다 하고, 없는 것은 없다 해야 하며, 실(實)하면 실하다 하고, 허(虛)하면 허하다고 해야 한다. 오행(五行)의 기운이 넘치거나 모자람을 잘 살펴서 우리 몸에 기혈(氣血)이 잘 통하도록 유도하면 인체는 균형이 잡힌 건강을 가지게 된다'고 했습니다."

"시고 쓰고, 달고 맵고, 짠맛 및 떫은맛은 음양과의 관계는 어떻습니까?"

"달고 매운맛은 발산하는 성질이 있어서 양(陽)에 속합니다. 시고 쓴맛은 구토나 배설을 시키므로 음(陰)에 속합니다. 짠맛은 구토와 배설작용이 있으므로 음에 속하고, 떫은맛은 몸에 스며들어 배설하는 작용을 하므로 양에 속합니다. 시고, 쓰고, 달고, 맵고, 짜고, 떫은맛은 거두고, 흩뜨리고, 누그러뜨리고, 바짝 조이며, 말리고, 적시고, 말랑말랑하고, 굳는 성질이 있습니다. 이러한 성질과 작용을 이용하여 인체의 질병을 치료하며 몸을 건강하게 하는 것입니다."

"인체 내의 병을 치료할 때에 성질이 독한 약과 순한 약이 있는데, 어느 것을 먼저 쓰고 어느 것을 나중에 써야 합니까?"

"독성이 강하거나 성질이 순한 것은 별로 상관이 없습니다. 단지 질병에 따라서 치료하기에 적절한 약을 사용하면 됩니다. 또한 질병의 얕고 깊은 정도, 크고 작은 정도에 따라 어떤 약을 사용할 것인지를 결정하면 됩니다."

"그것에 대해서 설명해 주십시오."

"우선 소제법(小制法)으로서 군약(君藥) 1, 신약(臣藥) 2, 중제법(中制法)으로 군약 1, 신약 3, 좌약 5, 대제법(大制法)으로 군약 1, 신약 3, 좌약 9 등의 약제법이 있습니다. 이것을 이용하여 구토(嘔吐)시키고 설사하게 하며 안마하고 약물로 목욕을 시키고 병기운을 약화시켜서 막힌 것을 열리게 하고, 울체된 기운을 발산시키면 됩니다."

"가벼운 병은 역치(逆治)하고 심한 병은 종치(從治)한다 하는데, 역(逆)과 종(從)이란 무엇을 가리키는 말입니까?"

"역(逆)은 정치(正治)라 하고, 종(從)은 반치(反治)라 합니다. 치료를 할 때 정치법을 쓸지 혹은 반치법을 쓸지는 병의 크기와 정도에 따라서 결정을 해야 합니다."

"반치에 대해서 자세히 설명해 주겠습니까?"

"환자가 비록 냉기나 추위로 인해서 몸에서 열이 나기는 하지만, 그 원인이 냉기의 기운이 다하여 그 반작용으로 생긴 것이라면 뜨거운 맛이 나는 약을 씁니다. 환자가 몸이 냉해서 추워지지만, 몸속의 열(熱)이 다하여 반작용으로 몸이 추워진 증상이라면 찬 약을 씁니다. 막혀서 생긴 병은 순환기능이 나빠진 원인에 의한 것이므로 반치법을 사용하여 긴장을 시키면 막힌 것이 뚫립니다. 대개 병의 발생초기에는 정도가 가벼우므로 정치법을 쓰고, 병이 깊어져서 심각하면 반치법을 쓰는 것이 바람직합니다."

"인체의 질병의 원인이 외부에서 침범한 외인(外因)이거나 몸속의 부조화로 인해 생긴 내인(內因)인 경우의 치료는 어떻게 해야 합니까?"

"몸 안에서 발생하여 겉으로 드러난 병은 몸 안의 질병원인을 제거합니다. 밖에서 들어온 병은 몸 겉을 치료합니다. 내인(內因)에 의해 병이 겉에 이르고 겉에서 심하게 번지면 먼저 몸 안을 치료한 후에 몸 겉을 치료합니다. 외인(外因)에 의해 발생한 병이 몸 안에 번져서 심하게 발전했으면 먼저 몸 겉을 치료한 다음에 몸속을 치료합니다."

"학질(瘧疾)로 인하여 오한(惡寒)과 발열(發熱)이 수일 간격으로 반복해서 나타나는 경우가 있는데, 그 이유는 무엇입니까?"

"그것은 열기(熱氣)와 한기(寒氣), 혹은 음양(陰陽)의 많고 적음 등으로 인한 것입니다. 음기가 많고 양기가 적으면 처음 발작과 다음 발작 사이의 간격이 길고, 양기가 많고 음기가 적으면 처음 발작과 다음 발작 사이의 간격이 짧습니다. 이것은 승복(勝復)의 우열과 음양의 기운이 서로 밀고 당김으로써 이기고 지는 작용을 되풀이하기 때문입니다."

"《음양대론》에서 말하기를 '냉병(冷病)을 고칠 때는 더운 약을 쓰고, 열병(熱病)을 고칠 때는 찬 약을 쓰라'고 했습니다. 하지만 의사들이 이러한 원칙을 벗어나지도 못하면서 냉병에 더운 약을 주어도 환자는 병이 낫지 않고, 열병(熱病)에 찬 약을 주어도 더욱 열이 심해지니 치료를 어떻게 해야 할지를 모르는 경우가 많습니다. 이럴 때는 어떻게 해야 합니까?"

"열병(熱病)에 찬 약을 주어도 몸이 더욱 열이 나는 것은 음기가 강하여 일시적으로 열이 심한 것이므로 이럴 때는 더운 약을 주어야 합니다. 냉병(冷病)에 더운 약을 사용해도 더욱 몸이 차가워지는 것은 양기가 강하여 일시적으로 몸이 더욱 차가워지는 것이므로 이때는 찬 약을 주어 치료해야 합니다. 따라서 모든 병증(病症)은 그 근본원인이 무엇인가를 잘 살펴야 치료법이 나오므로 이것을 매우 중요하게 여겨야 합니다."

"찬 약을 먹어도 열이 나고 더운 약을 먹어도 몸이 차가워지는 증상은 이유가 무엇입니까?"

"그것은 기운이 강한 약으로 치료하다 보니 그 반작용 때문에 나타난 증상입니다. 예를 들면 음기가 강한데 음기를 더하는 약을 쓰고, 양기가 넘치는데 양기를 더하는 약을 썼기 때문입니다."

"넘치는 기운만을 치료함이 아닌 경우에도 그러한 현상이 나타나는 이유는 무엇입니까?"

"그것은 맛에 따라서 치료하지 않았기 때문입니다. 모든 식품의 맛은 일단 섭취되면 위장으로 들어갑니다. 그곳에서는 다시 각각 귀속된 맛을 필요로 하는 장부로 들어갑니다. 예를 들면 신맛은 간으로 들어가고, 쓴맛은 심장으로 들어가고, 단맛은 비장으로 들어가고, 매운 맛은 폐로 들어가고, 짠맛은 신장으로 들어갑니다. 평소에 어느 일정한 맛을 가진 식품을 집중적으로 섭취하면 그 맛을 받아들이는 부위는 기운이 넘치기야 하겠지만, 다른 부위는 기운이 약해집니다. 그러기에 필요한 맛을 섭취하지 못한 부위는 병이 들어서 결국 심각한 결과를 초래하고, 그런 일이 오랜 동안 지속되면 사람은 일찍 죽게 됩니다."

"약으로 처방할 경우에 군(君) 신(臣) 좌(佐) 사(使) 처방법에 대해서 설명해 주겠습니까?"

"질병을 치료함에 가장 중요한 역할을 하는 약을 군(君)이라 합니다. 군을 보좌(補佐)하는 약을 신(臣)이라 합니다. 신을 따르며 보필하는 약을 사(使)라고 합니다. 이것은 상(上) 중(中) 하(下)의 삼품(三品)을 말하는 것은 아닙니다."

"그러면 삼품(三品)이란 무슨 뜻입니까?"

"인체에 좋고 나쁘게 작용하는 정도, 독성의 유무(有無)에 따라 결정하는 방법을 말합니다."

"훌륭한 설명입니다. 그러면 질병이 인체 내부나 외부에 있을 때는 어떻게 치료해야 합니까?"

"병을 치료할 경우에는 반드시 그것이 외인(外因)에 의한 것인지, 내인(內因)에 의한 것인지, 음의 병인지, 양의 병인지, 질병이 발생한 부위는 정확하게 어디인지를 알아내야 합니다. 또한 차고, 덥고, 따뜻하고, 서늘한, 약성을 잘 생각하여 병을 다스리되, 오장육부에 영향을 끼치는 육기(六氣)인 풍(風), 한(寒), 조(燥), 습(濕), 열(熱), 화(火)의 작용을 잘 관찰하여 환자 개개인에게 잘 맞는 치료법을 강구해야 합니다. 이러한 원칙들을 각별히 명심하여 적용한다면 어떤 병이든지 치료가 가능하며, 사람들은 자기에게 주어진 수명을 온전히 누릴 수 있습니다."

74-1) 기방(奇方): 단일 제약법으로 약을 홀수로 처방하는 방제법이다.

74-2) 우방(偶方): 두 가지의 약제 처방법이 합쳐서 짝수가 되게 하는 방제법이다.

74-3) 공(工): 물어서 아는 것, 곧 문진(問診)을 말한다.

74-4) 교(巧): 맥을 짚어서 아는 것, 곧 절진(切診)을 말한다.

74-5) 신(神): 보아서 아는 것, 곧 망진(望診)을 말한다.

74-6) 성(聖): 들어서 아는 것, 곧 문진(聞診)을 말한다.

75

황제(黃帝)의 질병론

원문의 제목은 〈저지교론著至敎論〉이다. 질병에 대한 중요한 이론을 담고 있다는 뜻이다.

황제(黃帝)가 궁정의 신하인 뇌공(雷公)을 불러 질문했다.

"그대는 질병을 치료하는 법을 압니까?"

뇌공(雷公)이 대답했다.

"많은 의학서적을 탐독하고 또한 연구해왔습니다. 그래서 제가 읽은 의학서적을 이해는 했습니다만, 내용에 대해서는 무슨 의미이며 무엇을 나타내는지 깨닫지는 못했습니다. 송구스럽게도 제가 공부한 결과는 아직 미흡하고 만족스럽지 못합니다. 저의 의학지식과 의술은 하찮은 것이고, 황실(皇室)의 주치의가 되기에는 여러 가지로 모자랍니다. 폐하께서 어리석고 모자란 저에게 우주의 운행과 천체의 원리에 대해 가르쳐 주시기 바랍니다. 또한 저로 하여금 훌륭한 의술을 늘 간직히고 폐하의 훌륭한 지혜를 후세에 전할 수 있도록 해주시기를 부탁드립니다."

"그렇게 해주겠습니다. 하지만 잊어서 안 될 것은 우주 삼라만상의 모든 현상들은 서로 밀접한 상관관계를 가지고 있다는 점입니다. 그것은 음양(陰陽), 표리(表裏), 남녀(男女), 상하(上下) 등의 관계처럼 다양한 모습이지만, 서로가 연관되어 있고, 상호작용을 하며 내적인 상호교류를 하고 있습니다. 예를 들면 의사들은 하늘과 땅에 관한 우주론과 인간을 이해하고 자연계의 현상들을 모두 알아야 합니다. 이렇게 해야 전체론적 개념을 가지게 되고 깨달음을 얻을 수 있습니다."

"잘 알겠습니다."

"그대는 《음양전陰陽傳》에 대해 들은 적이 있습니까?"

"죄송하게도 들은 적이 없습니다."

"일반적으로 3양(陽)은 사람의 몸을 겉에서 보호하면서 환경이 변하면 그것에 제대로 적응하도록 도와주고 있습니다. 양(陽)기운이 경락을 제대로 질서 있게 흐르지 않고, 몹시 제멋대로 흐르면 몸 안에 부조화를 야기합니다. 이런 상태로 바깥에서 들어온 사기(邪氣)의 침입을 받으면 몸 안에서 질병이 발생하고, 인체 음양(陰陽)의 구조가 깨지게 됩니다."

"균형이 깨지면 어떤 일이 발생하는지 알고 싶습니다."

"3양의 기운이 갑자기 특정 부위로 몰리면 질병이 마치 돌풍(突風)처럼 몰려와서 '3양의 기운이 뭉치면 감당하지 못한다'는 말처럼 심한 질병이 발생합니다. 상체(上體)에서는 머리와 목 부위에 병이 생기고, 하체에서는 내장에 이상이 생겨 대소변이 나오지 않게 됩니다. 이러한 일은 보통 때처럼 발생하는 것과는 사뭇 성질이 달라서 상체 하체 할 것 없이 몸을 치료하기가 대단히 어렵습니다. 그러므로 병을 진단하고 치료할 때는 《음양전》 이론을 근거로 해야 합니다."

"저는 질병을 치료하는 데 무척 어려움을 겪었습니다. 그래서 치료율이 무척 낮은데, 폐하께서 조금만 더 설명을 해주셨으면 합니다."

"3양(陽)은 양기를 전달합니다. 양기(陽氣)는 활동적이지만 종종 부조화를 이루거나 질병을 퍼뜨리기 때문에 의사들은 종종 당황해서 치료를 어떻게 해야 하는지 망연자실(茫然自失)하는 경우도 있습니다. 질병은 갑작스레 침입하는 법이고, 바람처럼 신속하고 천둥처럼 광폭하여 인체의 구규(九竅)가 막혀버리기도 합니다. 병든 양기가 침입하면 목이 말라서 막혀 버리고, 하체로 따라 침입하면 밑이 차가워져서 설사를 합니다. 세 개의 양경락을 흐르던 양의 사기(邪氣)가 심포에 침입하여 곧바로 작용을 하면 사람은 앉지도 못하고 일어서지도 못하고 누워 있어야만 하는 병이 됩니다. 3양에 관한 이러한 지식을 가지고 있어야만 사람이 우주와 구조가 같고, 인체에 일어나는 작용이 우주의 순환과 같음을 이해할 수 있습니다. 그렇게 되면 음양의 활동과 오행의 운행 그리고 사계절의 움직임이 어떻게 서로 다른 모양으로 나타나는지를 알게 됩니다."

"폐하께서 저에게 매우 상세한 설명을 해주셨습니다만, 저의 이해력은 아직 미천(微賤)하기 짝이 없습니다. 폐하께서 제가 더욱 많은 지식을 습득하고 지혜를 갖도록 이끌어 주시기를 진정으로 간청하옵니다."

"가르침을 받을 시에 배우는 자는 가르치는 내용의 핵심이 무엇인지 분별하도록 해야 합니다. 가르침의 본질을 깨닫지 못한다면 배우는 자는 항상 의심하고 확신을 세우지 못하며, 무엇을 하든지 우물쭈물하게 마련입니다. 의술을 행하는 자들이 그렇게 한다면, 다시 말해서 그 과정을 듣기는 했지만 제대로 깨우치지를 못한다면 인류가 이 땅에 살아온 이래로 꾸준히 축적되어온 많은 지혜를 영원히 상실할 것입니다. 부디 열과 성을 다하여 깨우치도록 하십시오."

76

정확한 진단(診斷)의 중요성

원문의 제목은 〈시종용론示從容論〉이다. 질병을 진단할 때는 반드시 정확하게
하되 세밀하게 살피고 분석하여 치료하도록 권고하고 있다.

황제가 뇌공을 불러서 자신의 가르침을 전하며 묻기도 했다.

"그대가 의학을 배우는 일에 모든 전념을 쏟고 있음을 알고 있습니다. 그리하여
그대의 발전된 의학지식을 한번 알아보고 싶습니다."

"《맥경》에 대해서 공부를 하긴 했습니다만, 아직은 환자를 볼 만큼 발전하지는
못했습니다. 왜 그런지 그 이유를 잘 모르겠습니다."

"그대는 과거부터 오장육부에 관한 질병론, 침술 치료법 그리고 약과 음식의 적
용법을 잘 알고 있습니다. 아직도 모르는 것이 있다면 물어 보도록 하십시오."

"몸이 무겁고 가슴이 답답하고 불안해하는 사람들은 신장(腎臟)과 비장(脾臟) 그
리고 간(肝)이 무척 허약해서 그들에게 침을 놓고 약을 지어 주었지만, 통 효험을
보지 못했습니다. 왜 그런지 이유를 모르겠으니 폐하의 가르침을 듣고 싶습니다."

"그대는 나이가 많음에도 불구하고 무슨 질문이 그렇게 단순하고 유치합니까?
내가 그런 말을 듣자고 질문을 하는 건 아니란 걸 알아두십시오. 그러한 질병은 웬
만큼 실력을 쌓은 의사가 아니고서는 병의 정도가 어떠한지를 알아내기 쉽지 않습
니다. 왜냐하면 비장이 병들어서 뛰는 허(虛)한 맥은 짧고 넓고 물에 뜬 듯한 느낌
인데, 마치 폐(肺)가 병들었을 때 뛰는 맥과 비슷합니다. 신장이 병들어 뛰는 허(虛)
한 맥은 작으면서 물에 뜬 듯한 느낌이 마치 비장이 허(虛)한 맥과 혼동하기 쉽습니
다. 간이 병들어서 뛰는 허(虛)한 맥은 깊으면서 급하고 그러면서 흩어지는 느낌이

마치 신장의 맥과 혼동하기 쉽습니다. 이런 맥의 모양은《맥경》을 제대로 공부했으면 어린아이라도 쉽게 알아낼 수 있는 수준에 불과합니다."

"어떤 사람들은 두통으로 시달리고, 몸이 무겁고 관절이 시리고 아프며, 호흡이 거칠고 무서움을 잘 타고, 소화불량과 불면증, 가려움증으로 고통 받고 있습니다. 제가 그들의 맥을 살펴보니 그 맥이 홍맥 같기도 하고 현맥 같기도 하고 바둑돌 같은 석맥 같기도 했습니다. 하지만 이 맥이 저 맥 같고, 저 맥이 이 맥 같으니 근본원인이 무엇인지 잘 알지 못하겠습니다. 가르침을 주시기 바랍니다."

"본래 바람이 사람에게 불면 몸 안으로 깊숙이 침투하기 마련입니다. 그것이 몸 안에서 정체되었다가 열이 발생하면 오장육부를 상하게 하여 병을 발생시킵니다. 이 질병들이 몸에 머물러 있거나 이리저리로 떠돌아다니다가 급기야는 심각한 질병을 터뜨리는 법입니다. 맥을 볼 때는 차분한 마음으로 보아야 합니다. 환자의 나이가 어리면 경락을 살펴보고, 젊으면 오장(五臟)을 통해 병을 알아내고, 나이가 많으면 육부(六腑)를 통해서 알아내야 합니다. 따라서 그대가 말한 바의 증상은 잘못 판단하여 내린 결론입니다.

맥의 뛰는 모양이 뜬 듯하면서 현맥 같은 것은 신장에 음기(陰氣)가 고갈되어서 나타나는 모양입니다. 맥이 가라앉은 듯하면서 바둑돌처럼 단단한 석맥이면 신장에 양기(陽氣)가 고갈되어서 나타난 모양입니다. 신장이 제 기능을 잃으면 수분(水分)의 흐름이 망가지고, 아랫배가 그득해지며 밤에 잠을 제대로 이루지 못합니다. 또한 관절이 경직되고 겁이 많아지며 기력이 약해집니다. 폐에서 나오는 기(氣)를 신장에 제대로 받아들이지 못하면 숨쉬기가 힘들고, 기가 거꾸로 흐르므로 가려움증이 유발됩니다. 그대가 들었다시피 신장이 병들면 이러한 증상이 나타나는 것이니, 비장이 병들거나 간이 병들었을 때의 증상과 혼동하지 말기 바랍니다."

"어떤 환자가 해소천식과 혈변 그리고 사지무력증으로 고생을 하고 있습니다. 저는 그 사람의 폐가 병들어서 그런 증상이 나타났다고 판단했는데, 맥을 보니 맥이 굵고 넓고 그러면서 약하게 뛰기에 치료하기가 겁이 났습니다. 그래서 어떤 의사가 그에게 침을 놓았는데, 나중에 그는 더 많이 하혈했으나 결국 하혈이 멈추었고 병도 나았습니다. 그가 무슨 병을 앓았기에 그런 증상이 나타났는지 궁금합니다."

"폐가 병들어서 그런 증상이 나타났다고 판단한 것은 틀린 진단입니다. 환자의 병을 고친 보잘 것 없고 평범한 그 의사도 사실상 환자의 건강상태를 올바르게 이해했던 것은 아닙니다. 소가 뒷걸음치다가 쥐를 잡았듯이 단지 운이 좋아서 환자가 병이 나을 즈음에 침을 놓은 것뿐입니다. 뛰어난 의사는 의학적인 원칙을 근거로 항상 환자의 몸 상태를 자세하게 분석하며 환자와 관련된 주변상황을 사려 깊게 살펴본다는 점을 명심해야 합니다. 어떠한 고정관념에 얽매이는 게 아니라, 오로지 자기가 정확하게 판단한 결론에 따라 진단합니다. 이렇게 하여 환자의 맥이 크고 넓고 그러면서 미약하면 이는 비장에서 기운이 고갈되어 나타난 맥으로 판단합니다. 비장은 혈관에 피를 저장하여 그것을 온몸에 유통시키고 팔다리의 움직임을 관리하므로 비장이 병들면 팔다리가 무력해지며 힘이 없어 흐늘거리고 하혈을 하게 됩니다. 비장의 양기(陽氣)가 고갈되면, 다시 말해서 몸에 불이 꺼지고 물이 많아지면 폐에 물이 차므로 천식이 생기며 기침이 나옵니다. 따라서 환자의 병은 비장에 있는 것이지 폐에 있는 것이 아닙니다."

"폐가 심각하게 병들면 비장과 위장의 기운이 장애를 받아 오장(五臟)의 기운이 모두 새어나갑니다. 그렇게 되면 피를 토하고 코피를 흘리는데, 비장이 병들었을 때의 상태와는 전혀 다릅니다."

"질병의 증상에 대한 정확한 진단을 내리지 못하는 것은 의사가 의학공부를 소홀히 한 탓입니다. 물론 나도 그대의 무지(無知)에 대한 책임이 있습니다. 나는 그대가 의학공부에 전념했다고 생각을 했지 소홀히 했다고 생각해 본적이 없었기 때문입니다. 따라서 이번 기회를 더 나은 의학공부의 발판으로 마련하여 그대 자신의 의학지식을 확충하고 정확한 진단을 내릴 수 있도록 진단학(診斷學) 서적인《종용從容》을 자세히 탐독하기를 권하는 바입니다."

이에 뇌공은 황제에게 그의 가르침에 대해서 백배(百拜)하며 자리를 떠났다.

76
정확한 진단(診斷)의 중요성

77

의사들이 범(犯)하는 다섯 가지 실수

원문의 제목은 〈소오과론疏五過論〉이다 여기서는 의사들이 저지르는 다섯 가
지 실수를 나열하고 있다.

"아! 인생의 깨달음은 마치 깊은 연못을 들여다보는 듯하고, 수많은 구름을 잡으
려는 것과도 같습니다. 고대 성인들은 사람의 생명을 하나라도 구하겠다는 일념과
철저한 윤리관에 따라 의도(醫道)와 자연에 맞게 환자를 치료했습니다. 그들의 가
르침은 마땅히 오늘날의 의사들이 따라야 할 바입니다. 뇌공(雷公)! 그대는 의사들
이 저지르기 쉬운 다섯 가지 오류와 가져야 할 네 가지 덕목이 무엇인지 압니까?"

뇌공은 공손한 태도로 자리에 일어나 황제에게 절하며 말했다.

"저는 아직 나이가 어리고 부족한 것이 많아서 아는 바가 없습니다. 부디 저에게
훌륭한 가르침을 주십시오."

이에 황제는 자세하게 설명한다.

의사가 저지르기 쉬운 첫 번째 오류는 잘못된 진단이다.

의사가 환자의 사회적인 지위와 물질의 정도만 보고 병의 상태를 간과하면 환자
의 병을 더욱 악화시킬 수가 있다. 그러므로 의사는 대단히 잘못된 진단을 내리게
되는 것이다. 한때 물질적으로 풍요롭고 지위와 명망이 높았을지도 모르는 환자는
걱정거리가 있거나 질병에 걸리는 바람에 권위와 체면이 땅에 떨어지고 더욱 가난
한 신세가 되었을지도 모른다. 그러한 배경을 고려하지 않고 환자의 병을 진단하는
사람은 정확한 진단을 못하는 무능한 의사이다.

두 번째 오류는 흰지의 병을 치료할 때 생기는 경우이다.

의사가 환자의 병을 치료할 때 매우 중요한 역할을 하는 환자의 정서적, 감정적 상태를 하찮게 여기면 환자의 병을 더욱 심각하게 가중(加重)시키며, 결국 치명적인 상태가 된다. 따라서 환자의 생활습관과 정서 상태를 알 필요가 있다. 왜냐하면 환자가 화를 내면 몸에서 음기가 손상되고, 너무 즐거워하면 양기가 손상되기 때문이다. 환자의 병을 덜어주거나 기운을 북돋워 주는 치료법을 생각하지 않으면 환자의 건강상태가 극도로 나빠질 수가 있다는 점을 명심해야 한다.

세 번째 오류는 의사가 환자의 병을 이치에 맞게 알아내지 못하는 경우이다.

환자의 증상과 상태에 관한 자료와 정보를 많이 가지면 환자의 징후(徵候)에 대해 더욱 많은 것을 물어볼 수도 있고, 몸의 상태를 더욱 자세하게 분석하고 관찰할 수도 있다. 그러므로 환자의 생활습관, 직업, 사회적 환경과 가정의 분위기, 감정적 억눌림 그리고 주변 환경 등을 자세하게 알아두는 것은 매우 중요하다. 모든 정보를 수집한 다음에 환자의 질병에 대한 정확한 지식을 가지고 있어야 병을 분석하고 이해하고 치료하는 데 이용할 수 있기 때문이다. 이렇게 하지 못하면 의사로서 환자를 효과적으로 치료할 수가 없다.

네 번째 오류는 환자와 상담할 때 생기기 쉽다.

병을 고치고자 하는 열의와 정성이 없이 환자와 진지한 건강상담을 하지 않거나, 보다 적극적으로 환자의 마음상태, 정서적 분위기 등을 알고자 하지 않으면 보다 효과적인 치료를 할 기회를 잃게 된다. 병은 마음에서 생기는 법이므로 환자에게 마음을 비우고 편안하게 가지도록 설득하고, 환자가 병을 치료받기 위해서는 의사의 도움을 반드시 받아야 할 필요가 있음을 알게 하는 것이 훌륭한 의사의 덕목(德目)이다.

다섯 번째 오류는 의사가 환자에게 시술을 할 때의 서투름이다.

의술이 형편없는 의사는 환자의 병을 고치기는커녕 오히려 악화시킨다. 결과적으로 환자의 병이 위중해지므로 의사는 그가 곧 죽을 것이라고만 말하거나 병이 초기에는 얼마든지 치료될 수 있었음에도 불구하고 그 병이 불치의 병이라고 속단하게 된다.

이러한 다섯 가지 오류는 의학이론을 잘못 적용하여 생긴 결과이기도 하지만, 의사가 의술 원칙에 대한 올바른 이해가 없고, 의술도 형편없으며 더구나 환자의 사회 심리적인 이해가 없어서이다.

성인(聖人)이라 할 만한 훌륭한 의사들은 의술을 펼칠 때 자연의 원리와 질병의 발생원인, 오장육부에 대한 정확한 지식을 이용한다. 그들은 침술과 뜸 그리고 약처방 등에 뛰어난 기술을 섭렵했으며, 진단법을 제대로 갖추었을 뿐만 아니라 인간관계에 대한 이해력을 갖추고 개인적으로는 자제력과 참을성을 가지고 있다. 결과적으로 그들은 철저하게 질병의 모든 근본 원인을 파악하여 환자들을 치료한다.

질병을 효과적으로 치료하기 위해서는 인체상의 원기(元氣)를 중요하게 여기고 원기가 무너지면 그것을 회복시키기 위한 방법을 잘 찾아내야 한다. 그러기 위해서는 고대의 의학서적을 올바르게 공부해야 한다.

의학서적에서 알려주는 정확한 치료지침을 따르고, 완벽하고 꼼꼼하게 관심과 신경을 기울여서 환자를 치료해야 한다. 항상 환자에 대해서는 참을성과 너그러움, 깊은 이해심을 가져야 한다. 이렇게 해야만 환자를 치료하는 데에 뛰어난 의술을 행할 수 있으며, 결코 잘못 시술하는 오류를 범하지는 않는다. 이것이 훌륭한 의사가 가져야 할 덕목이다.

78

의사들의 네 가지 과실(過失)

원문의 제목은 〈징사실론徵四失論〉이다. 의술을 행하는 도중에 의사들이 저지를지도 모르는 네 가지 과실에 대해서 설명하고 있다.

황제가 뇌공에게 물었다.

"그대는 의학서적을 매우 열심히 탐독하여 공부했고 또한 실제 치료도 많이 한 것으로 압니다. 혹시 시술하면서 성공하기도 하고 실패하기도 했을 텐데, 실수했을 때 그 이유가 무엇이었는지를 알고 싶습니다."

이에 뇌공이 대답했다.

"폐하께서 말씀하신 대로 저는 의학서적을 나름대로 읽어서 의술을 터득했고, 많은 스승들에게 훌륭한 가르침도 받았습니다. 그러나 실제 임상에서는 저의 과실이 많았는데, 그 이유를 잘 모르겠습니다. 폐하께서 훌륭한 가르침을 주십시오."

"그대의 나이가 어려서 지식이 부족해서 그런 것입니까, 아니면 경험이 부족해서 그런 것입니까? 아니면 질병의 원인에 대한 분석이란 것을 착각하여 듣는 것입니까? 의학서적의 이론대로 따르기나 하는 겁니까? 예를 들어 경락이 12개가 있으면 그에 연결된 맥락(脈絡)이 365개가 있다는 것은 어린아이라도 아는 법이거늘, 어찌 그런 것도 모릅니까? 그대에게 올바른 의학지식이 없는 까닭은 전념하여 공부하지 않고 다른 생각을 하고 있으며, 무엇 한 가지를 올바르게 알아내겠다는 의지가 없기 때문입니다. 의사가 올바른 치료법을 제대로 습득하지 못하는 것은 환자의 몸에 나타난 증상이나 징후를 올바르게 진단하고 분석하는 실력이 없기 때문이고, 환자의 몸 안에 발생한 질병의 원인을 알아내지 못하는 무능함 때문입니다. 그러기에 무능한 의사들은 혹시 실수를 하지 않을까 발만 동동 구르기 마련입니다."

황제는 뇌공을 나무란 다음에 의사들이 범하기 쉬운 과실에 대해 설명한다.

의사의 첫 번째 과실이라면 병을 진단할 때 환자의 몸에 흐르는 음양의 기운이 상호 교류한다는 점을 간과하는 것이다.

두 번째 과실은 어떤 병에 대한 올바른 의학 지식과 기술도 가지지 않은 채 치료를 행하는 것이다. 그리고 스승에게서 제대로 의술을 배우지도 않은 채 함부로 사술(邪術)을 행하여 잘못된 의술이론을 펼치고는 도리어 자신이 대단한 의사라고 빼기는 행위는 환자의 병을 가중(加重)시키는 일이다.

세 번째 과실은 환자의 사회적, 경제적인 환경과 현재의 생활 모습, 식사습관, 정서 상태, 마약이나 약물중독 여부를 신중히 관찰하지 않고 소홀히 함으로써 질병의 원인을 발견하지 못하는 어리석음이다.

네 번째 과실은 스승의 명성을 더럽히고, 자신의 행동에 대해 주의하지도 않고 매사에 경솔하며 환자의 맥도 안 짚고 질병의 성격에 대해서 자기 독단적으로 판단하고 과장하여 마음대로 병명을 짓는 행위이다.

질병을 진단하고 치료하고자 한다면 반드시 의도(醫道)를 따르고, 가르침대로 의술을 베풀어야 한다. 망령되게 의술을 함부로 사용하다가 때때로 환자의 병이 나으면 의기양양하여 오만방자한 행동을 일삼기도 하니, 이것은 마땅히 버려야 할 버릇이다. 의술이란 이렇게 심오하여 바다보다 깊고 하늘보다 광대하니 누가 이것을 온전히 이룰 수가 있겠는가.

79

인체 속의 삼양(三陽)삼음(三陰)

원문의 제목은 〈음양유론陰陽類論〉이다. 인체 속에 있는 삼양과 삼음을 분류한
다는 뜻이다.

입춘(立春)일에 황제는 날씨의 변화에 대한 연구를 하다가 뇌공에게 물었다.

"음양(陰陽)이론과 경락의 흐름을 기초로 볼 때 사람의 몸에서 기(氣)의 흐름에
가장 중요한 영향을 끼치는 것은 무엇입니까?"

뇌공이 대답했다.

"봄의 72일 동안은 사계절 중에 처음 시작하는 부분입니다. 봄은 오행(五行) 중
에서 목(木)에 해당되며 색깔은 푸른색, 오장(五臟)에서는 간(肝)에 해당합니다. 그
러므로 간과 간경락이 가장 중요한 영향을 끼친다고 생각합니다."

황제는 머리를 가로저으며 말했다.

"그대는 아마도 공부를 열심히 안한 듯합니다. 그대의 대답은 전혀 맞지 않습니
다. 다시 음양전(陰陽傳)과 종용(從容)편을 공부하고 오십시오."

이에 뇌공은 7일 동안 단식하고 목욕재계한 후에 황제에게 더 많은 가르침을 받
기 위해 왕궁으로 돌아왔다.

"우리 몸에서 오장(五臟)의 기운(氣運)은 마치 우주에서 은하가 끊임없이 활동하
듯이 꾸준히 구석구석 다니고 있습니다. 그 기운은 족태양방광경과 수태양소장경
에서 흘러가는데, 방광경락은 몸통 뒤쪽으로 흘러가고 소장경락은 팔 바깥쪽으로
흘러갑니다. 그 힘은 생명력이 넘치게 흘러가므로 경(經)이라고 부르고, 마치 집안
의 아버지처럼 존귀(尊貴)하다고 여겨지기도 합니다. 족양명위경과 수양명대장경

으로 흐르는 기운은 몸 앞쪽과 팔 바깥쪽으로 흘러가면서 마치 몸을 보호하는 경호원 역할을 하므로 유(維)라고 합니다. 족소양담경과 수소양삼초경으로 흘러가는 기운은 몸 양옆과 팔 바깥쪽, 가운데로 흘러가는데, 이는 몸 안쪽과 바깥쪽을 이어주는 교량역할을 하면서 몸속으로 더욱 깊이 운행하여 음경락과 연결하는 기능도 수행합니다. 이를 유부(游部)라 합니다. 음경락 중에서 가장 먼저 기운이 흐르는 부위는 족태음비경과 수태음폐경으로, 이곳은 음경락 중에서 가장 외부에 있으므로 표(表)라 합니다. 태음경락은 몸에 많은 영양분을 공급하므로 때로는 아기에게 젖을 주는 어머니에 비유되기도 합니다. 다음으로 족소음신경과 수소음심경이 있는데, 이 경락의 기운은 몸속 깊은 곳에서 마치 물을 모으는 저수지의 역할도 하고, 뼈를 관리하기도 하며, 이를 이(裏)라고 합니다. 이 기운이 몸속의 목적지에 이르면서 족궐음간경과 수궐음심포경에 도달합니다. 음경락이 그 최종점이라 하는 지음(至陰)에 이르면 밤하늘의 상징인 달이 차고 이지러지고 하듯이 다시 양의 기운이 살아나고 음기운이 이지러지고 양기운이 일어납니다. 밤이 끝나면 태양이 떠오르듯이 궐음경락이 지음(至陰)에 이르면 음양 기운 사이로 조화롭게 흘러 다니므로 두 기운의 균형이 자연스럽게 이루어집니다. 이러한 흐름은 반복되어 이루어지며, 늘 이러한 순서로 흘러 다니며 병이 침입하지만 않으면 사람의 몸속에는 기운의 흐름이 늘 있게 마련입니다."

하지만 뇌공은 이해가 가지 않는다는 듯한 표정을 지으며 다시 물었다.

"폐하의 가르침을 듣기는 했으나 3양 3음의 흐름에 대해서는 아직도 이해를 못하겠습니다."

"3양과 3음의 상태는 촌구에서 맥을 보아 느껴지는 모양으로 파악할 수가 있습니다. 태양경락의 맥은 물 위에 뜬 듯한 느낌도 있고 긴장감도 있습니다. 양명경락의 맥은 철사줄 같고 급하고 마치 물속으로 가라앉은 느낌이 있습니다. 하지만 사람의 몸이 병들었을 때 앞에서 말한 맥의 모양이 동시에 나타나면 환자는 즉시 죽세 됩니다. 소양경락이 부조화를 이루어 병이 들면 맥의 모양은 철사줄 같고 급하게 뛰면서 긴장감이 있으며 촌구맥과 인영맥에서 동시에 나타납니다. 소양맥이 이러한 모양으로 뛰면서 끊어지는 듯한 느낌을 주는 것은 진장맥(眞臟脈)으로, 환자는 반드시 죽습니다. 태음경락에 이상이 생기면 그 맥의 모양은 마치 물속에 가라앉은 듯 하고 물속에 숨어 있는 듯해서 찾아내기가 무척 어렵습니다. 이것은 몸 안의 기운이 빠져나가서 다시는 회복되지 않기 때문입니다. 소음경락이 그 기능을 잃으면 맥의 모양은 태음맥과 유사합니다. 마지막으로 궐음경락이 심각하게 병이 들면 그 맥은 물에 뜬 듯하고 미끌거리고 솟아오르기도 하며 한 군데에서 뛰는 게 아니라 이곳저곳에서 콕콕 찌르는 느낌으로 나타납니다. 이것은 몸 안에서 기운이 모두 고갈된 위중한 상태임을 알려주는 것입니다.”

뇌공은 그제야 알겠다는 듯이 고개를 끄덕이며 말했다.

“폐하의 가르침으로 이제야 맥으로 병을 진단하는 방법을 알게 되었습니다. 하지만 아직도 이해가 모자라서 음양(陰陽)과 암수에 대해서는 알지 못하겠습니다.”

“양명경락과 궐음경락이 병들면 양명경락이 주원인인데, 그때 맥의 모양은 부드럽고 풀어지는 느낌이 들며, 구규(九竅)가 막혀서 그곳으로 기운이 드나들지 못합니다. 태양경락과 궐음경락이 병들면 태양경락에 원인이 있으며, 그 맥이 강하게 뛰므로 물이 넘쳐흐르는 듯한 느낌이고, 오장(五臟)의 기운이 그 기능을 발휘하지 못합니다. 겉으로는 환자가 무서워하고 잘 놀라는 증상이 나타납니다. 소음경락과 양명경락이 병들면 원인은 폐에 있습니다. 이때 소음경락의 맥은 무엇인가가 물속으로 가라앉은 느낌이 드는데, 폐가 극히 약화된 상태이고, 비장과 팔다리가 무기력해지는 증상이 나타납니다. 신장에 병이 있다면 환자는 미친 듯한 행동과 말을 합니다. 소양과 소음경락이 병들면 신장이 물을 관리하는 능력이 저하되어 위장에 병이 발생하므로 양기(陽氣)의 흐름을 방해합니다. 이때 땀구멍이 열리지 않아 땀이 나가지 않습니다. 마치 나무에서 가지가 잘려나가듯이 팔다리가 떨어져 나가는 듯한 느낌이 들기도 합니다. 궐음경락과 소양경락이 동시에 병들었을 때 목기의 힘이 지나치게 넘쳐서 토기(土氣)를 억누르면 맥박이 끊어졌다가 이어졌다가 하다가 환자는 죽습니다. 그때 나타나는 증상들은 예상할 수 없습니다. 다시 말하면 목이 말라서 목구멍이 막히고 입맛이 없어서 통 음식을 먹지 못하며 종종 설사를 하기도 합니다. 양명경락과 태음경락에 병이 발생하면 음양(陰陽)교류가 끊어지므로 몸 겉에서는 양기가 없어서 몸에 종양(腫瘍)이 생기고, 몸 안에서는 음기가 정체되어 빠져나가지 못한 까닭에 피부에 화농(化膿)이 생깁니다. 아랫배에 양기와 음기가 정체되어 빠져나가지 못하면 생식기에 병이 생겨 진물이 나는 종양이 나타납니다. 그대가 3양과 3음의 이치에 대해서 제대로만 이해하고 깨닫는다면 어느 것이 가장 중요한 역할을 하고, 어느 것이 그 다음인지를 알게 될 것입니다. 그리고 각 경락의 흐름 속에서 질병이 어떻게 퍼지고, 다른 부위로 번지는지 알게 될 것입니다. 3양 3음의 맥(脈)은 하늘의 기운과 땅의 기운과 일치한 것이므로 맥을 보아 환자의 죽고 사는 시기를 알고 판단해야 합니다."

"어떤 병은 발병(發病)한 다음에 환자가 금방 죽는 경우가 있던데, 그것은 왜 그런 것입니까?"

황제가 못마땅하다는 표정으로 대답을 하지 않자 뇌공이 다시 요청한다. 그러자 황제가 말했다.

"질병이 정월에 발생했으나 환자가 죽는 병이고 겨울철 3개월 동안에 열이 지나치게 강한 병이라면 환자는 양기(陽氣)가 가장 넘치는 여름이 되기 전에 죽습니다. 사맥(死脈)이 나오면서 겨울에 똑같은 질병이 발생하면 환자는 봄에 싹이 트기 전에 죽을 것입니다. 질병이 봄철 3개월간에 생기면서 맥이 사맥(死脈)이라면 환자는 가을 끄트머리인 모든 식물이 메말라 죽을 무렵에 죽을 것입니다. 질병이 여름철 3개월 중에 발생하여 맥이 사맥(死脈)이라면 환자는 열흘 후에 죽을 것입니다. 맥이 음양이 뒤섞인 상태라면 환자는 추석 때 달을 못 보고 죽을 것입니다. 태양경락의 병이 가을철 3개월 중에 나타나면 그 병은 특별한 치료를 하지 않더라도 저절로 나을 것입니다. 하지만 음양(陰陽)이 뒤섞여서 혼란스러우면 환자는 서지도 못하고 앉지도 못하는 병에 걸립니다. 같은 기간에 태양경락의 맥이 사맥(死脈)이라면 환자는 겨울철의 물이 꽁꽁 어는 시기에 죽을 것입니다. 소음경락의 맥이 사맥이라면 환자는 우수(雨水) 쯤에 죽게 될 것입니다."

80

기운(氣運)의 성쇠(盛衰)

원문의 제목은 〈방성쇠론方盛衰論〉이다. 음양기운의 성쇠에 따른 질병의 발생
과 치료법에 대해 설명하고 있다.

뇌공이 황제에게 물었다.

"사람의 몸에서 기운이 넘칠 수도 있고 모자랄 수도 있는데, 이러한 현상에 대해서 가르침을 주시기 바랍니다."

황제가 말했다.

"양기는 왼쪽 방향에서 위로 올라가고, 음기는 오른쪽 방향에서 아래로 내려갑니다. 사람이 나이가 들어 노쇠해지면 하체가 약해지므로 기운이 위로 올라갑니다. 젊은 시절에는 하체에 힘이 넘치므로 기운이 아래로 내려오는 법입니다. 계절적으로 봄과 여름에는 양기가 넘치고, 가을과 겨울에는 음기가 넘칩니다. 이것이 자연의 이치이고 정상적인 기운의 흐름입니다. 반대로 정상적인 흐름이 뒤집어지므로 봄과 여름에 음기가 넘치고 가을과 겨울에 양기가 넘치는 것은 비정상적인 현상이므로 사람은 죽음에 이릅니다."

"그렇다면 기운이 모자라야 하는데 넘친다면 그럴 때에도 사람은 죽습니까?"

"그렇습니다. 예를 들어서 기운이 지나치게 넘치면 그것이 훼살을 놓아 상체에

머물러 하체로 내려가지 않아 정두통(正頭痛)이 생기고, 아래는 다리가 얼음덩이처럼 차가워집니다. 이러한 증상이 젊은 시절의 가을이나 겨울에 나타나면 환자는 반드시 죽지만, 노후에 나타나면 그때 환자의 몸은 호전됩니다."

황제의 자세한 설명으로 이어진다.

기운이 부족하여 기운의 흐름이 막혀버리면 환자는 불면증과 정신착란으로 고통을 겪는다. 그렇게 되면 3양경락과 3음경락의 맥이 뛰다가 정지되어 마치 물에 둥둥 떠다니는 느낌이 들면서 매우 약하므로 느낌이 별로 없다.

종종 사람들이 꾸는 꿈은 그 사람의 기운의 흐름과 건강상태를 알려주기도 한다.

폐 기운이 모자라면 꿈속에 하얀 물체가 보이거나, 누군가에게 살해를 당하는 꿈을 꾼다. 폐 기운이 넘치면 전쟁을 하는 꿈을 꾸게 된다.

신장 기운이 모자라면 물에 빠져서 허우적거리는 꿈을 꾸며, 넘치면 극단적인 공포심으로 물속으로 숨는 꿈을 꾼다.

간장의 기운이 모자라면 꽃향기를 맡는 꿈을 꾸고, 넘치면 커다란 나무 아래에 몸을 숨기는 꿈을 꾼다.

심장의 기운이 모자라면 불을 끄는 꿈을 꾸며, 넘치면 집이나 건물에 큰불이 나는 꿈을 꾼다.

비장의 기운이 모자라면 굶주리는 꿈을 꾸고, 넘치면 건물이나 집을 짓는 꿈을 꾼다.

이렇게 대개 개인의 오장육부 중에서 음기가 모자라거나 양기가 지나치게 강할 때 꾸게 된다. 또한 환자의 병을 진단하는 데 중요한 단서로 사용할 수도 있다.

병을 진단할 때 다섯 가지를 면밀하게 살펴볼 필요가 있다. 다섯 가지란 맥(脈), 오장육부의 경락(經絡), 침자리, 근육, 혈관을 말한다.

이 다섯 분야를 철저하고 살펴보면 환자의 병을 진단하는 데 필요한 많은 정보를 얻을 수가 있다. 주의해야 할 점은 맥의 모양은 늘 같은 상태로 뛰는 게 아니어서 환사의 병을 진단하기 어렵다는 사실이다. 이러한 상황에서 의사는 늘 환자의 사회적 지위나 경제적인 여건과 현재의 여러 가지 상황, 정서 상태와 과거사 등을 물어보아야 하고, 깊이 관찰해서 환자의 병을 호전시키기 위해서 다양한 방법을 강구해야만 한다. 진단할 때는 반드시 환자의 신분을 살펴서 그가 평범한 사람인지, 지위가 높은 사람인지, 부자인지, 가난한 자인지를 잘 알아야 한다.

의사가 어떤 부위에 기운이 넘치는 환자를 만나게 되면, 기운이 지나치게 부족한 환자가 있다는 사실도 생각해야 한다. 다시 말하면 어떤 환자의 외모 혹은 겉에 나타난 증상을 보고서 그의 맥이 나쁘다거나 병이 들었다고 진단하는 것은 예지력이 부족해서다. 비록 환자가 외모상으로는 병의 증상이 심각해 보여도 환자의 맥을 보아서 그것이 건강한 상태임을 안다면, 그것은 훌륭한 예지력이라 할 수 있다.

따라서 의사들에게는 도덕적인 양심, 윤리관에 따른 행동, 그리고 이러한 것을 밑바탕으로 하여 환자들을 치료하고자 하는 열정적인 태도와 마음가짐이 필요하다. 의사들은 환자들과 상호교류하고 그들을 치료하면서 자제력을 보여주고, 그들을 위해 시간을 내고 객관적인 시각을 가져야 한다. 치료와 수술을 할 때에는 참을성을 가지되, 실수하지 않기 위해 면밀한 주의를 기울여야 한다.

환자를 진단할 때는 정확하고 예리한 관찰력을 총동원하여 환자에게 숨겨졌을 질병의 원인에 관한 모든 사실과 정황(情況)과 증거들을 총망라한다. 즉, 환자의 대소변 냄새를 맡고, 오줌의 맛을 보고, 피부색깔과 숨 쉬는 모습을 잘 살피며, 말소리를 잘 들어도 보고, 환자의 기분 상태를 물어보고, 그런 후에 맥을 짚어야 한다.

이러한 사실들을 종합하여 의사 자신의 경험과 의학지식을 이용하여 논리적으로 추리하고, 어떤 사실들을 깊이 살핌으로써 정확한 진단을 내리도록 해야 한다. 그런 다음에 올바른 효과를 내는 치료를 해야 한다.

의사들은 항상 맑은 정신으로 한 가지 일에 전념하되, 생각이 흐트러지지 않도록 조심해야 한다. 이러한 원칙과 가르침을 어기는 의사들은 오랜 동안 의사로서 직업을 유지할 수 없다. 그들은 다른 사람들이 건강하게 살도록 도와주지도 못하며, 자신의 직업이 본래 사람들의 병을 치료하는 일이라는 사실을 망각하게 될 것이다.

81

하찮고 미세(微細)한 병인(病因)

원문의 제목은 〈해정미론解精微論〉이다. 하찮아 보이고 사소해 보이는 눈물을
흘리는 이유와 원인에 대해 설명하고 있다.

황제와 신하들이 운집한 회의장에서 뇌공이 황제에게 물었다.

"제가 폐하께 가르침 받은 학문을 제자들에게 전했으나 몇몇 제자들은 가르침을
알아듣지도 못하고, 임상실험도 그다지 만족스럽지 못했습니다. 가르침 외에도 제
자들에게 의학의 원리, 환자에 대한 올바른 이해, 생활습관, 그의 사회경제적 여건,
정서 상태, 계절에 대한 호감(好感), 그 외 다른 주의 사항들을 가르치고 있습니다.
그 내용을 머릿속으로 환하게 그릴 수 있도록 모든 지식을 낱낱이 가르쳐 줌으로써
제자들이 의술전반에 관한 완벽한 지식을 갖도록 했습니다. 하지만 여전히 폐하께
서 더 많은 가르침을 주시기를 간청하는 바입니다."

"훌륭한 일입니다. 진실로 의술이란 어떤 경우에서든 행하기가 매우 어렵고 중차
대합니다."

"제가 한 가지 여쭙고 싶은 것은 왜 사람들이 울려고 할 때 슬프면서도 눈물이 안
나오거나 눈물은 나오면서도 슬프지는 않은가 하는 것입니다."

"그에 대한 답은 《의경》에 있고, 내용은 아주 하찮습니다."

"눈물이 나오는 것은 이해가 가지만, 왜 콧물도 나오는지 알고 싶습니다."

"사람의 눈은 간(肝)과 직접 연결되어 있습니다. 심장은 눈을 통하여 정기(精氣)
를 나타냅니다. 눈물은 신장에서 관리하는 진액(津液)입니다. 어떤 사람이 감정적
으로 징신(精神)이 흐려지거나 망가지면 얼굴에 붉은빛으로 나타납니다. 슬퍼하면

신장에 있는 진액(津液)이 눈물로 변하여 빠져나갑니다. 머리의 뇌(腦)는 골수(骨髓)의 바다라서 신장의 지배를 받고, 신장은 코를 통해 진액(津液)을 배설하므로 눈물과 콧물이 같이 흘러나갑니다. 따라서 눈물은 신장의 진액이 흘러나가는 것이고, 콧물은 뇌의 골수(骨髓)가 빠져나가는 것입니다. 사람이 몹시 슬퍼해도 눈물이 나오지 않는 까닭은 정신에 장애가 생기면 신장의 기운이 머리로 올라가 정신을 다스리므로 눈물이 억제되기 때문입니다. 그렇게 되면 정신은 여전히 맑은 상태가 되고, 신장에서도 별다른 반응이 나타나지 않습니다. 반면에 슬프지도 않은데 눈물을 흘리는 사람들이 있습니다. 그 이유는 바람이 불면 눈을 자극하여 몸속에 있는 음기가 눈을 씻어주기 위하여 눈물이 나오게 하는 것입니다. 혹은 머리에 열이 모이면 그 열을 식히기 위하여 눈물이 나오기도 합니다. 이것은 자연의 현상과도 같습니다. 즉, 사나운 바람이 불어와야 비가 내리는 이치에 비유할 수도 있습니다."

참고문헌

*1911년 이전의 자료(資料)
〈저자/책명(내용)/시대별〉

고사종高士宗, 《소문직해素問直解》(황제내경의 요점을 설명), 1693, 청나라.

호주胡澍, 《황제내경소문교의黃帝內經素問校義》(황제내경에 주석을 단 책), 1880, 청나라.

활백인滑伯仁, 《독소문초讀素問鈔》(황제내경을 논평한 책), 1355, 원나라.

이중재李中梓, 《내경지요內經知要》(황제내경의 요점을 설명), 1642, 명나라.

임억林億, 《신교정》(황제내경, 개정판), 1057, 송나라.

유완소劉完素, 《소문현기원병론素問玄機原病論》(황제내경의 병원체를 설명), 1186, 송나라.

마중화馬仲化, 《소문주증발미素問注證發微》(황제내경의 증후군에 대한 설명), 1589, 명나라.

타오 즈, 《소문경결》(황제내경의 분석), 1677, 청나라.

왕빙王冰, 《보주황제내경소문補注黃帝內經素問》(소문의 개정 및 보충), 762, 당나라.

오곤吳昆, 《소문오주素問吳注》(오씨의 소문 해설), 1594, 명나라.

양상선楊上善, 《황제내경태소黃帝內經太素》(황제내경: 소문), 605, 수나라.

장기張琦, 《소문석의素問釋義》(황제내경 해설), 1830, 청나라.

장지총張志聰, 《소문집주素問集注》(내경의 완전해설), 1672, 청나라.

주학해周學海, 《내경평문內經評文》(황제내경의 분석), 1896, 청나라.

*1911년 이후의 자료
〈저자/책명/출판사/연대〉

광동대학 편집부, 《중의학 용어사전 및 일람표》, 인민건강출판사, 1973.

북경대학 중의학과, 《교재용 황제내경》, 의학위생출판사, 1975.

북경의과대학, 《중의학 사전》, 상업출판사, 1984.

북경중의학연구소, 《황제내경 해설》, 상해과학기술출판사, 1964.

청S-J멍 편집부, 《황제내경 해설》, 상해과학기술출판사, 1984.

팡Y-J수 편집부, 《황제내경 소문》, 인민건강출판사, 1984.

공공보건대학,《표준 중의학 용어해설》, 인민출판사, 1975
귀 허춘 편집부,《주해 황제내경》, 천진과학기술출판사, 1981.
남경중의대학,《황제내경 소문해설》, 상해과학기술출판사, 1959, 1978.
니 화칭,《주역과 불변의 진리》, 세븐스타통신사, 1993.
포케트−맨프레드,《중의학 기초이론》, MIT출판사, 1974.
친 보웨이,《핵심 황제내경》, 인민건강출판사, 1957.
산동중의대학,《황제내경 소문 해설》, 산동과학기술출판사, 1979.
중의학연구소,《주해 황제내경》, 사천과학기술개발연구소, 1977.
산동중의학연구소,《황제내경 방언 해설》, 산동과학기술출판사, 1979.
광동중의학연구소,《선택 중의학 용어 해설》, 인민출판사, 1973.
언스출−폴U,《중국의학: 관념의 역사》, 캘리포니아대학출판사, 1985.
왕 치 편집부,《황제내경 주제 연구》, 산동과학기술출판사, 1985.
왕 치 편집부,《황제내경 소문의 현대적 해설》, 귀주인민출판사, 1981.
쉬 전린,《황제내경의 효과》, 상해과학기술출판사, 1990.
Z리유 편집부,《신 황제내경 해설》, 사천인민출판사, 1980.
조우 편집부,《핵심 황제내경》, 감숙인민출판사, 1982.
조우 편집부,《황제내경 소문 방언 해설》, 인민건강출판사, 1958.

*국내자료
〈저자(역)/책명/출판사/연대〉

배병철 역,《황제내경 소문》성보사, 1999.
홍원식 역,《황제내경 소문해석》, 고문사, 1993.
홍원식 역,《황제내경 운기해석》, 고문사, 1993.
김춘식 저,《오행생식요법》, 도서출판오행생식, 1998.
김춘식 저,《체질분류학》, 도서출판오행생식, 2000.
유태우 저,《증보 침구경락》, 음양맥진출판사, 1993.
김용기 편저,《침구학입문》, 명문당, 1992.
박찬국−윤석렬 편저,《의학한문》, 성보사, 1992.
현대의학연구소 편저,《현대의 한방》, 현대한방연구소, 1993.
생활의학연구회 편역,《경락의 대발견》, 일월서각, 1993.
김주영 편저,《허준의 동의보감 25권의 비밀》, 미래M&B, 2000.

임승국 역, 《한단고기》, 정신세계사, 1991.

박찬국 저,《한의학 특강》, 한뜻, 1995.

이제마 저, 이민수 역, 《동의수세보원》, 을유문화사, 1996.

이종은 역, 《인체의 신비》, 고려원미디어, 1992.

오담 역, 《도설 동양의학》, 논장, 1992.

백정이−최일범 역, 《황제내경개론》, 논장, 1992.

정민성 저, 《생활침뜸학》, 학민사, 1992.

이우주 엮음,《의학사전》, 아카데미서적, 1996.

黃帝内經

原文

素 問

上古天眞論篇第一

昔在黃帝, 生而神靈, 弱而能言, 幼而徇齊, 長而敦敏, 成而登天. 乃問於天師曰: 余聞上古之人, 春秋皆度百歲, 而動作不衰; 今時之人, 年半百而動作皆衰者, 時世異耶? 人將失之耶?

岐伯對曰: 上古之人, 其知道者, 法於陰陽, 和於術數, 食飮有節, 起居有常, 不妄作勞, 故能形與神俱, 而盡終其天年, 度百歲乃去. 今時之人不然也, 以酒爲漿, 以妄爲常, 醉以入房, 以欲竭其精, 以耗散其眞, 不知持滿, 不時御神, 務快其心, 逆於生樂, 起居無節, 故半百而衰也.

夫上古聖人之教下也, 皆謂之虛邪賊風, 避之有時, 恬憺虛无, 眞氣從之, 精神內守, 病安從來. 是以志閑而少欲, 心安而不懼, 形勞而不倦, 氣從以順, 各從其欲, 皆得所願. 故美其食, 任其服, 樂其俗, 高下不相慕, 其民故曰樸. 是以嗜欲不能勞其目, 淫邪不能惑其心, 愚智賢不肖不懼於物, 故合於道. 所以能年皆度百歲, 而動作不衰者, 以其德全不危也.

帝曰: 人年老而無子者, 材力盡邪? 將天數然也.

岐伯曰: 女子七歲, 腎氣盛, 齒更髮長; 二七而天癸至, 任脈通, 太衝脈盛, 月事以時下, 故有子; 三七, 腎氣平均, 故眞牙生而長極. 四七, 筋骨堅, 髮長極, 身體盛壯; 五七, 陽明脈衰, 面始焦, 髮始墮; 六七, 三陽脈衰於上, 面皆焦, 髮始白; 七七, 任脈虛, 太衝脈衰少, 天癸竭, 地道不通, 故形壞而無子也. 丈夫八歲, 腎氣實, 髮長齒更; 二八, 腎氣盛, 天癸至, 精氣溢瀉, 陰陽和, 故能有子; 三八, 腎氣平均, 筋骨勁强, 故眞牙生而長極; 四八, 筋骨隆盛, 肌肉滿壯; 五八, 腎氣衰, 髮墮齒槁; 六八, 陽氣衰竭於上, 面焦, 髮鬢斑白; 七八, 肝氣衰, 筋不能動, 天癸竭, 精少, 腎藏衰, 形體皆極; 八八, 則齒髮去; 腎者主水, 受五藏六府之精而藏之, 故五藏盛乃能瀉. 今五藏皆衰, 筋骨解墮, 天癸盡矣, 故髮鬢白, 身體重, 行步不正, 而無子耳.

帝曰: 有其年已老而有子者, 何也?

岐伯曰: 此其天壽過度, 氣脈常通, 而腎氣有餘也. 此雖有子, 男不過盡八八, 女不過盡七七, 而天地之精氣皆竭矣.

帝曰: 夫道者, 年皆百歲, 能有子乎?

岐伯曰: 夫道者, 能卻老而全形, 身年雖壽, 能生子也.

黃帝曰: 余聞上古有眞人者, 提挈天地, 把握陰陽, 呼吸精氣, 獨立守神, 肌肉若一, 故能壽敝天地, 無有終時, 此其道生. 中古之時, 有至人者, 淳德全道, 和於陰陽, 調於四時, 去世離俗, 積精全神, 游行天地之間, 視聽八達之外, 此蓋益其壽命而强者也, 亦歸於眞人. 其次, 有聖人者, 處天地之和, 從八風之理, 適嗜欲於世俗之間, 無恚嗔之心, 行不欲離於世, 被服章, 舉不欲觀於俗, 外不勞形於事, 內無思想之患, 以恬愉爲務, 以自得爲功, 形體不敝, 精神不散, 亦可以百數. 其次, 有賢人者, 法則天地, 象似日月, 辨列星辰, 逆從陰陽, 分別四時, 將從上古, 合同於道, 亦可使益壽而有極時.

四氣調神大論篇第二

春三月, 此爲發陳. 天地俱生, 萬物以榮. 夜臥早起, 廣步於庭, 被髮緩形, 以使志生, 生而勿殺, 予而勿奪, 賞而勿罰, 此春氣之應, 養生之道也. 逆之則傷肝, 夏爲寒變, 奉長者少.

夏三月, 此爲蕃秀. 天地氣交, 萬物華實. 夜臥早起, 無厭於日, 使志勿怒, 使華英成秀, 使氣得泄, 若所愛在外, 此夏氣之應, 養長之道也. 逆之則傷心, 秋爲痎瘧 , 奉收者少, 冬至重病.

秋三月, 此謂容平, 天氣以急, 地氣以明. 早臥早起, 與雞俱興, 使志安寧, 以緩秋刑, 收斂神氣, 使秋氣平, 無外其志, 使肺氣清 , 此秋氣之應, 養收之道也. 逆之則傷肺, 冬爲飧泄, 奉藏者少.

冬三月, 此爲閉藏. 水冰地坼, 無擾乎陽. 早臥晚起, 必待日光, 使志若伏若匿, 若有私意, 若已有得, 去寒就溫, 無泄皮膚, 使氣亟奪. 此冬氣之應, 養藏之道也. 逆之則傷腎, 春爲痿厥, 奉生者少.

天氣清淨光明者也, 藏德不止, 故不下也. 天明則日月不明, 邪害空竅. 陽氣者閉塞, 地氣者冒明, 雲霧不精, 則上應白露不下, 交通不表, 萬物命故不施, 不施則名木多死. 惡氣不發, 風雨不節, 白露不下, 則菀藁不榮. 賊風數至, 暴雨數起, 天地四時不相保, 與道相失, 則未央絶滅. 唯聖人從之, 故身無奇病, 萬物不失, 生氣不竭.

逆春氣則少陽不生, 肝氣內變; 逆夏氣則太陽不長, 心氣內洞; 逆秋氣則太陰不收, 肺氣焦滿; 逆冬氣則少陰不藏, 腎氣獨沉. 夫四時陰陽者, 萬物之根本也. 所以聖人春夏養陽, 秋冬養陰, 以從其根. 故與萬物沉浮於生長之門. 逆其根, 則伐其本, 壞其眞矣. 故陰陽四時者, 萬物之終始也. 生死之本也. 逆之則災害生, 從之則苛疾不起, 是謂得道. 道者, 聖人行之, 愚者佩之. 從陰陽則生, 逆之則死, 從之則治, 逆之則亂. 反順爲逆, 是謂內格. 是故聖人不治已病治未病, 不治已亂治未亂, 此之謂也. 夫病已成而後藥之, 亂已成而後治之, 譬猶渴而穿井, 鬪而鑄錐, 不亦晚乎?

生氣通天論篇第三

黃帝曰: 夫自古通天者, 生之本, 本於陰陽. 天地之間, 六合之內, 其氣九州九竅・五藏十二節, 皆通乎天氣. 其生五, 其氣三, 數犯此者, 則邪氣傷人, 此壽命之本也.

蒼天之氣, 清靜則志意治, 順之則陽氣固, 雖有賊邪, 弗能害也, 此因時之序. 故聖人傳精神, 服天氣, 而通神明, 失之則內閉九竅, 外壅肌肉, 衛氣散解, 此謂自傷, 氣之削也.

陽氣者, 若天與日, 失其所則折壽而不彰. 故天運當以日光明, 是故陽因而上, 衛外者也.

因於寒, 欲如運樞, 起居如驚, 神氣乃浮. 因於暑, 汗, 煩則喘喝, 靜則多言, 體若燔炭, 汗出而散. 因於濕, 首如裹, 濕熱不攘, 大筋軟短, 小筋弛長, 軟短爲拘, 弛長爲痿. 因於氣, 爲腫, 四維相代, 陽氣乃竭.

陽氣者, 煩勞則張, 精絶, 辟積於夏, 使人煎厥. 目盲不可以視, 耳閉不可以聽, 潰潰乎若壞都, 汨汨乎不可止.

陽氣者, 大怒則形氣絶, 而血菀於上, 使人薄厥. 有傷於筋, 縱, 其若不容. 汗出偏沮, 使人偏枯. 汗出見濕, 乃生痤痱. 高粱之變, 足生大丁, 受如持虛. 勞汗當風, 寒薄爲皶, 鬱乃痤.

陽氣者, 精則養神, 柔則養筋. 開闔不得, 寒氣從之, 乃生大僂; 陷脈爲瘻, 留連肉腠, 俞氣化薄, 傳爲善畏, 及爲驚駭; 營氣不從, 逆於肉理, 乃生癰腫; 魄汗未盡, 形弱而氣爍, 穴俞以閉, 發爲風瘧.

故風者, 百病之始也, 清靜則肉腠閉拒, 雖有大風苛毒, 弗之能害, 此因時之序也.

故病久則傳化, 上下不並, 良醫弗爲. 故陽畜積病死, 而陽氣當隔. 隔者當瀉, 不亟正治, 粗乃敗之. 故陽氣者, 一日而主外, 平旦人氣生, 日中而陽氣隆, 日西而陽氣已虛, 氣門乃閉. 是故暮而收拒, 無擾筋骨, 無見霧露, 反此三時, 形乃困薄.

岐伯曰: 陰者, 藏精而起極也; 陽者, 衛外而爲固也. 陰不勝其陽, 則脈流薄疾, 並乃狂; 陽不勝其陰, 則五藏氣爭, 九竅不通. 是以聖人陳陰陽, 筋脈和同, 骨髓堅固, 氣血皆從. 如是則內外調和, 邪不能害, 耳目聰明, 氣立如故.

風客淫氣, 精乃亡, 邪傷肝也. 因而飽食, 筋脈橫解, 腸澼爲痔. 因而大飲, 則氣逆. 因而強力, 腎氣乃傷, 高骨乃壞.

凡陰陽之要, 陽密乃固, 兩者不和, 若春無秋, 若冬無夏, 因而和之, 是謂聖度. 故陽強不能密, 陰氣乃絶; 陰平陽秘, 精神乃治; 陰陽離決, 精氣乃絶.

因於露風, 乃生寒熱. 是以春傷於風, 邪氣留連, 乃爲洞泄; 夏傷於暑, 秋爲痎瘧; 秋傷於濕, 上逆而咳, 發爲痿厥; 冬傷於寒, 春必溫病. 四時之氣, 更傷五藏.

陰之所生, 本在五味; 陰之五宮, 傷在五味. 是故味過於酸, 肝氣以津, 脾氣乃絶; 味過於鹹, 大骨氣勞, 短肌, 心氣抑; 味過於甘, 心氣喘滿, 色黑, 腎氣不衡; 味過於苦, 脾氣不濡, 胃氣乃厚; 味過於辛, 筋脈沮弛, 精神乃央. 是故謹和五味, 骨正筋柔, 氣血以流, 腠理以密, 如是則骨氣以精, 謹道如法, 長有天命.

金匱眞言論篇第四

黃帝問曰: 大有八風, 經有五風, 何謂?

岐伯對曰: 八風發邪, 以爲經風, 觸五藏, 邪氣發病. 所謂得四時之勝者: 春勝長夏, 長夏勝冬, 冬勝夏, 夏勝秋, 秋勝春, 所謂四時之勝也.

東風生於春, 病在肝, 俞在頸項; 南風生於夏, 病在心, 俞在胸脅; 西風生於秋, 病在肺, 俞在肩背; 北風生於冬, 病在腎, 俞在腰股; 中央爲土, 病在脾, 俞在脊.

故春氣者, 病在頭; 夏氣者, 病在藏; 秋氣者, 病在肩背; 冬氣者, 病在四支.

故春善病鼽衄, 仲夏善病胸脅, 長夏善病洞泄寒中, 秋善病風瘧, 冬善痺厥.

故冬不按蹻, 春不鼽衄, 春不病頸項, 仲夏不病胸脅, 長夏不病洞泄寒中, 秋不病風瘧, 冬不病痺厥, 飧泄而汗出也.

夫精者, 身之本也. 故藏於精者, 春不病溫. 夏暑汗不出者, 秋成風瘧. 此平人脈法也.

故曰: 陰中有陰, 陽中有陽. 平旦至日中, 天之陽, 陽中之陽也; 日中至黃昏, 天之陽, 陽中之陰也; 合夜至雞鳴, 天之陰, 陰中之陰也; 雞鳴至平旦, 天之陰, 陰中之陽也. 故人亦應之.

夫言人之陰陽, 則外爲陽, 內爲陰; 言人身之陰陽, 則背爲陽, 腹爲陰; 言人身之藏府中陰陽, 則藏者爲陰, 府者爲陽. 肝·心·脾·肺·腎五藏皆爲陰, 膽·胃·大腸·小腸·膀胱·三焦六府皆爲陽. 所以欲知陰中之陰, 陽中之陽者何也? 爲冬病在陰, 夏病在陽, 春病在陰, 秋病在陽, 皆視其所在, 爲施針石也. 故背爲陽, 陽中之陽心也; 背爲陽, 陽中之陰肺也; 腹爲陰, 陰中之陰腎也; 腹爲陰, 陰中之陽肝也; 腹爲陰, 陰中之至陰脾也. 此皆陰陽表裏內外雌雄相輸應也, 故以應天之陰陽也.

帝曰: 五藏應四時, 各有收受乎?

岐伯曰: 有. 東方青色, 入通於肝, 開竅於目, 藏精於肝. 其病發驚駭, 其味酸, 其類草木, 其畜雞, 其穀麥, 其應四時, 上爲歲星, 是以春氣在頭也. 其音角, 其數八, 是以知病之在筋也. 其臭臊.

南方赤色, 入通於心, 開竅於耳, 藏精於心, 故病在五藏, 其味苦, 其類火, 其畜羊, 其穀黍, 其應四時, 上爲熒惑星. 是以知病之在脈也, 其音徵, 其數七, 其臭焦.

中央黃色, 入通於脾, 開竅於口, 藏精於脾, 故病在舌本, 其味甘, 其類土, 其畜牛, 其穀稷, 其應四時, 上爲鎮星, 是以知病之在肉也. 其音宮, 其數五, 其臭香.

西方白色, 入通於肺, 開竅於鼻, 藏精於肺, 故病在背, 其味辛, 其類金, 其畜馬, 其穀稻, 其應四時, 上爲太白星, 是以知病之在皮毛也. 其音商, 其數九, 其臭腥.

北方黑色, 入通於腎, 開竅於二陰, 藏精於腎, 故病在谿, 其味鹹, 其類水, 其畜彘, 其穀豆, 其應四時, 上爲辰星, 是以知病之在骨也, 其音羽, 其數六, 其臭腐.

故善爲脈者, 謹察五藏六府, 一逆一從, 陰陽表裏, 雌雄之紀, 藏之心意, 合心於精, 非其人勿教, 非其眞勿授, 是謂得道.

陰陽應象大論篇第五

黃帝曰: 陰陽者, 天地之道也, 萬物之綱紀, 變化之父母, 生殺之本始, 神明之府也, 治病必求於本. 故積陽爲天, 積陰爲地. 陰靜陽燥, 陽生陰長, 陽殺陰藏, 陽化氣, 陰成形. 寒極生熱, 熱極生寒, 寒氣生濁, 熱氣生清. 清氣在下, 則生飧泄, 濁氣在上, 則生䐜脹. 此陰陽反作, 病之逆從也.

故清陽爲天, 濁陰爲地. 地氣上爲雲, 天氣下爲雨; 雨出地氣, 雲出天氣. 故清陽出上竅, 濁陰出下竅; 清陽發腠理, 濁陰走五藏; 清陽實四支, 濁陰歸六府.

水爲陰, 火爲陽, 陽爲氣, 陰爲味. 味歸形, 形歸氣, 氣歸精, 精歸化. 精食氣, 形食味, 化生精, 氣生形. 味傷形, 氣傷精, 精化爲氣, 氣傷於味.

陰味出下竅, 陽氣出上竅. 味厚者爲陰, 薄爲陰之陽; 氣厚者爲陽, 薄爲陽之陰. 味厚則泄, 薄則通; 氣薄則發泄, 厚則發熱. 壯火之氣衰, 少火之氣壯, 壯火食氣, 氣食少火, 壯火散氣, 少火生氣. 氣味辛甘發散爲陽, 酸苦涌泄爲陰.

陰勝則陽病, 陽勝則陰病. 陽勝則熱, 陰勝則寒. 重寒則熱, 重熱則寒. 寒傷形, 熱傷氣, 氣傷痛, 形傷腫. 故先痛而後腫者, 氣傷形也; 先腫而後痛者, 形傷氣也.

風勝則動, 熱勝則腫, 燥勝則乾, 寒勝則浮, 濕勝則濡瀉.

天有四時五行, 以生長收藏, 以生寒暑燥濕風. 人有五藏化五氣, 以生喜怒悲憂恐. 故喜怒傷氣, 寒暑傷形. 暴怒傷陰, 暴喜傷陽. 厥氣上行, 滿脈去形. 喜怒不節, 寒暑過度, 生乃不固. 故重陰必陽, 重陽必陰. 故曰: 冬傷於寒, 春必溫病; 春傷於風, 夏生飧泄; 夏傷於暑, 秋必痎瘧; 秋傷於濕, 冬生咳嗽.

帝曰: 余聞上古聖人, 論理人形, 列別藏府, 端絡經脈, 會通六合, 各從其經; 氣穴所發, 各有處名; 谿谷屬骨, 皆有所起; 分部逆從, 各有條理; 四時陰陽, 盡有經紀; 外內之應, 皆有表裏. 其信然乎?

岐伯對曰: 東方生風, 風生木, 木生酸, 酸生肝, 肝生筋, 筋生心, 肝主目. 其在天爲玄, 在人爲道, 在地爲化. 化生五味, 道生智, 玄生神. 神在天爲風, 在地爲木, 在體爲筋, 在藏爲肝, 在色爲蒼, 在音爲角, 在聲爲呼, 在變動爲握, 在竅爲目, 在味爲酸, 在志爲怒. 怒傷肝, 悲勝怒; 風傷筋, 燥勝風; 酸傷筋, 辛勝酸.

南方生熱, 熱生火, 火生苦, 苦生心, 心生血, 血生脾, 心主舌. 其在天爲熱, 在地爲火, 在體爲脈, 在藏爲心, 在色爲赤, 在音爲徵, 在聲爲笑, 在變動爲憂, 在竅爲舌, 在味爲苦, 在志爲喜. 喜傷心, 恐勝喜; 熱傷氣, 寒勝熱; 苦傷氣, 鹹勝苦.

中央生濕, 濕生土, 土生甘, 甘生脾, 脾生肉, 肉生肺, 脾主口. 其在天爲濕, 在地爲土, 在體爲肉, 在藏爲脾, 在色爲黃, 在音爲宮, 在聲爲歌, 在變動爲噦, 在竅爲口, 在味爲甘, 在志爲思. 思傷脾, 怒勝思; 濕傷肉, 風勝濕; 甘傷肉, 酸勝甘.

西方生燥, 燥生金, 金生辛, 辛生肺, 肺生皮毛, 皮毛在腎, 肺主鼻. 其在天爲燥, 在地爲金, 在體爲皮毛, 在藏爲肺, 在色爲白, 在音爲商, 在聲爲哭, 在變動爲欬, 在竅爲鼻, 在味爲辛, 在志爲憂. 憂傷肺, 喜勝憂; 熱傷皮毛, 寒勝熱; 辛傷皮毛, 苦勝辛.

北方生寒, 寒生水, 水生鹹, 鹹生腎, 腎生骨髓, 髓生肝, 腎主耳. 其在天爲寒, 在地爲水, 在體爲骨, 在藏爲腎, 在色爲黑, 在音爲羽, 在聲爲呻, 在變動爲慄, 在竅爲耳, 在味爲鹹, 在志爲恐. 恐傷腎, 思勝恐; 寒傷血, 燥勝寒; 鹹傷血, 甘勝鹹.

故曰: 天地者, 萬物之上下也; 陰陽者, 血氣之男女也; 左右者, 陰陽之道路也; 水火者, 陰陽之徵兆也; 陰陽者, 萬物之能始也. 故曰: 陰在內, 陽之守也; 陽在外, 陰之使也.

帝曰: 法陰陽奈何?

岐伯曰: 陽盛則身熱, 腠理閉, 喘麤爲之俛仰, 汗不出而熱, 齒乾以煩冤, 腹滿死, 能冬不能夏. 陰勝則身寒, 汗出, 身常清, 數慄而寒, 寒則厥, 厥則腹滿死, 能夏不能冬. 此陰陽更勝之變, 病之形能也.

帝曰: 調此二者奈何?

岐伯曰: 能知七損八益, 則二者可調, 不知用此, 則早衰之節也. 年四十而陰氣自半也, 起居衰矣; 年五十, 體重, 耳目不聰明矣; 年六十, 陰痿, 氣大衰, 九竅不利, 下虛上實, 涕泣俱出矣. 故曰知之則强, 不知則老, 故同出而名異耳. 智者察同, 愚者察異, 愚者不足, 智者有餘, 有餘則耳目聰明, 身體輕强, 老者復壯, 壯者益治, 是以聖人爲無爲之事, 樂恬憺之能, 從欲快志於虛無之守, 故壽命無窮, 與天地終, 此聖人之治身也.

天不足西北, 故西北方陰也, 而人右耳目不如左明也. 地不滿東南, 故東南方陽也, 而人左手足不如右強也.

帝曰: 何以然?

岐伯曰: 東方陽也, 陽者其精並於上, 並於上則上明而下虛, 故使耳目聰明而手足不便也. 西方陰也, 陰者其精並於下, 並於下則下盛而上虛, 故其耳目不聰明而手足便也. 故俱感於邪, 其在上則右甚, 在下則左甚, 此天地陰陽所不能全也, 故邪居之.

故天有精, 地有形, 天有八紀, 地有五理, 故能爲萬物之父母. 清陽上天, 濁陰歸地, 是故天地之動靜, 神明爲之綱紀, 故能以生長收藏, 終而復始. 惟賢人上配天以養頭, 下象地以養足, 中傍人事以養五藏. 天氣通於肺, 地氣通於嗌, 風氣通於肝, 雷氣通於心, 穀氣通於脾, 雨氣通於腎. 六經爲川, 腸胃爲海, 九竅爲水注之氣. 以天地爲之陰陽, 陽之汗, 以天地之雨名之; 陽之氣, 以天地之疾風名之. 暴氣象雷, 逆氣象陽. 故治不法天之紀, 不用地之理, 則災害至矣.

故邪風之至, 疾如風雨. 故善治者治皮毛, 其次治肌膚, 其次治筋脈, 其次治六府, 其次治五藏. 治五藏者, 半死半生也.

故天之邪氣, 感則害人五藏; 水穀之寒熱, 感則害於六府; 地之濕氣, 感則害皮肉筋脈.

故善用針者, 從陰引陽, 從陽引陰; 以右治左, 以左治右; 以我知彼, 以表知裏, 以觀過與不及之理, 見微得過, 用之不殆.

善診者, 察色按脈, 先別陰陽; 審清濁而知部分; 視喘息・聽音聲而知所苦; 觀權衡規矩, 而知病所主; 按尺寸, 觀浮沈滑濇, 而知病所生. 以治無過, 以診則不失矣.

故曰: 病之始起也, 可刺而已; 其盛, 可待衰而已. 故因其輕而揚之, 因其重而減之, 因其衰而彰之. 形不足者, 溫之以氣; 精不足者, 補之以味. 其高者, 因而越之; 其下者, 引而竭之, 中滿者, 瀉之於內; 其有邪者, 漬形以爲汗; 其在皮者, 汗而發之; 其慓悍者, 按而收之; 其實者, 散而瀉之. 審其陰陽, 以別柔剛, 陽病治陰, 陰病治陽, 定其血氣, 各守其鄉, 血實宜決之, 氣虛宜掣引之.

陰陽離合論篇第六

黃帝問曰: 余聞天爲陽, 地爲陰, 日爲陽, 月爲陰, 大小月三百六十日成一歲, 人亦應之. 今三陰三陽, 不應陰陽, 其故何也?

岐伯對曰: 陰陽者, 數之可十, 推之可百, 數之可千, 推之可萬, 萬之大, 不可勝數, 然其要一也. 天覆地載, 萬物方生, 未出地者, 命曰陰處, 名曰陰中之陰; 則出地者, 命曰陰中之陽. 陽予之正, 陰爲之主. 故生因春, 長因夏, 收因秋, 藏因冬, 失常則天地四塞. 陰陽之變, 其在人者, 亦數之可數.

帝曰: 願聞三陰三陽之離合也.

岐伯曰: 聖人南面而立, 前曰廣明, 後曰太衝. 太衝之地, 名曰少陰, 少陰之上, 名曰太陽, 太陽根起於至陰, 結於命門, 名曰陰中之陽. 中身而上, 名曰廣明. 廣明之下, 名曰太陰, 太陰之前, 名曰陽明, 陽明根起於厲兌, 名曰陰中之陽. 厥陰之表, 名曰少陽, 少陽根起於竅陰, 名曰陰中之少陽. 是故三陽之離合也, 太陽爲開, 陽明爲闔, 少陽爲樞. 三經者, 不得相失也, 搏而勿浮, 命曰一陽.

帝曰: 願聞三陰.

岐伯曰: 外者爲陽, 內者爲陰, 然則中爲陰, 其衝在下, 名曰太陰, 太陰根起於隱白, 名曰陰中之陰. 太陰之後, 名曰少陰, 少陰根起於涌泉, 名曰陰中之少陰. 少陰之前, 名曰厥陰, 厥陰根起於大敦, 陰之絕陽, 名曰陰之絕陰. 是故三陰之離合也, 太陰爲開, 厥陰爲闔, 少陰爲樞. 三經者, 不得相失也, 搏而勿沉, 名曰一陰.

陰陽𩅞𩅞, 積傳爲一周, 氣裏形表而爲相成也.

陰陽別論篇第七

黃帝問曰: 人有四經十二從, 何謂?

揣伯對曰: 四經應四時, 十二從應十二月, 十二月應十二脈.

脈有陰陽, 知陽者知陰, 知陰者知陽. 凡陽有五, 五五二十五陽. 所謂陰者, 眞藏也, 見則爲敗, 敗必死也. 所謂陽者, 胃脘之陽也. 別於陽者, 知病處也; 別於陰者, 知生死之期.

三陽在頭, 三陰在手, 所謂一也. 別於陽者, 知病忌時; 別於陰者, 知死生之期. 謹熟陰陽, 無與衆謀.

所謂陰陽者, 去者爲陰, 至者爲陽; 靜者爲陰, 動者爲陽; 遲者爲陰, 數者爲陽.

凡持眞脈之藏脈者, 肝至懸絶急, 十八日死; 心至懸絶, 九日死; 肺至懸絶, 十二日死; 腎至懸絶, 七日死; 脾至懸絶, 四日死.

曰: 二陽之病發心脾, 有不得隱曲, 女子不月; 其傳爲風消, 其傳爲息賁者, 死不治.

曰: 三陽爲病, 發寒熱, 下爲癰腫, 及爲痿厥腨痟; 其傳爲索澤, 其傳爲㿉疝.

曰: 一陽發病, 少氣, 善欬, 善泄. 其傳爲心掣, 其傳爲隔. 二陽一陰發病, 主驚駭, 背痛, 善噫, 善欠, 名曰風厥. 二陰一陽發病, 善脹, 心滿, 善氣. 三陽三陰發病, 爲偏枯痿易, 四肢不擧.

鼓一陽曰鉤, 鼓一陰曰毛, 鼓陽勝急曰弦, 鼓陽至而絶曰石, 陰陽相過曰溜.

陰爭於內, 陽擾於外, 魄汗未藏, 四逆而起, 起則熏肺, 使人喘鳴. 陰之所生, 和本曰和. 是故剛與剛, 陽氣破散, 陰氣乃消亡; 淖則剛柔不和, 經氣乃絶.

死陰之屬, 不過三日而死; 生陽之屬, 不過四日而死. 所謂生陽·死陰者, 肝之心謂之生陽, 心之肺謂之死陰, 肺之腎謂之重陰, 腎之脾謂之辟陰, 死不治.

結陽者, 腫四支; 結陰者, 便血一升, 再結二升, 三結三升; 陰陽結斜, 多陰少陽曰石水, 少腹腫; 二陽結謂之消; 三陽結謂之隔; 三陰結謂之水; 一陰一陽結謂之喉痺.

陰搏陽別, 謂之有子; 陰陽虛, 腸辟死; 陽加於陰謂之汗; 陰虛陽搏謂之崩. 三陰俱搏, 二十日夜半死; 二陰俱搏, 十三日夕時死; 一陰俱搏, 十日死; 三陽俱搏且鼓, 三日死; 三陰三陽俱搏, 心腹滿, 發盡, 不得隱曲, 五日死; 二陽俱搏, 其病溫, 死不治, 不過十日死.

靈蘭秘典論篇第八

黃帝問曰: 願聞十二藏之相使, 貴賤何如?

岐伯對曰: 悉乎哉問也! 請遂言之. 心者, 君主之官也, 神明出焉. 肺者, 相傅之官, 治節出焉. 肝者, 將軍之官, 謀慮出焉. 膽者, 中正之官, 決斷出焉. 膻中者, 臣使之官, 喜樂出焉. 脾胃者, 食廩之官, 五味出焉. 大腸者, 傳導之官, 變化出焉. 小腸者, 受盛之官, 化物出焉. 腎者, 作强之官, 伎巧出焉. 三焦者, 決瀆之官, 水道出焉. 膀胱者, 州都之官, 津液藏焉, 氣化則能出矣. 凡此十二官者, 不得相失也. 故主明則下安, 以此養生則壽, 殁世不殆, 以爲天下則大昌; 主不明則十二官危, 使道閉塞而不通, 形乃大傷, 以此養生則殃, 以爲天下者, 其宗大危. 戒之戒之!

至道在微, 變化無窮, 孰知其原? 窘乎哉! 消者瞿瞿, 孰知其要? 閔閔之當, 孰者爲良? 恍惚之數, 生於毫釐, 毫釐之數, 起於度量, 千之萬之, 可以益大, 推之大之, 其形乃制.

黃帝曰: 善哉! 余聞精光之道, 大聖之業, 而宣明大道, 非齋戒擇吉日, 不敢受也. 黃帝乃擇吉日良兆, 而藏靈蘭之室, 以傳保焉.

六節藏象論篇第九

黃帝問曰: 余聞以六六之節, 以成一歲, 人以九九制會, 計人亦有三百六十五節, 以爲天地久矣. 不知其所謂也?

岐伯對曰: 昭乎哉問也! 請遂言之. 夫六六之節, 九九制會者, 所以正天之度, 氣之數也. 天度者, 所以制日月之行也; 氣數者, 所以紀化生之用也. 天爲陽, 地爲陰, 日爲陽, 月爲陰, 行有分紀, 周有道理, 日行一度, 月行十三度而有奇焉, 故大小月三百六十五日而成歲, 積氣餘而盈閏矣. 立端於始, 表正於中, 推餘於終, 而天度畢矣.

帝曰: 余已聞天度矣, 願聞氣數何以合之?

岐伯曰: 天以六六爲節, 地以九九制會; 天有十日, 日六竟而周甲, 甲六覆而終歲, 三百六十日法也. 夫自古通天者, 生之本, 本於陰陽, 其氣九州‧九竅, 皆通乎天氣, 故其生五, 其氣三. 三而成天, 三而成地, 三而成人, 三而三之, 合則爲九, 九分爲九野, 九野爲九藏. 故形藏四, 神藏五, 合爲九藏以應之也.

帝曰: 余已聞六六九九之會也, 夫子言積氣盈閏, 願聞何謂氣? 請夫子發蒙解惑焉.

岐伯曰: 此上帝所秘, 先師傳之也.

帝曰: 請遂聞之.

岐伯曰: 五日謂之候, 三候謂之氣, 六氣謂之時, 四時謂之歲, 而各從其主治焉. 五運相襲, 而皆治之, 終期之日, 周而復始, 時立氣布, 如環無端, 候亦同法. 故曰: 不知年之所加, 氣之盛衰, 虛實之所起, 不可以爲工矣.

帝曰: 五運之始, 如環無端, 其太過不及如何?

岐伯曰: 五氣更立, 各有所勝, 盛虛之變, 此其常也.

帝曰: 平氣何如?

岐伯曰: 無過者也.

帝曰: 太過不及奈何?

岐伯曰: 在經有也.

帝曰: 何謂所勝?

岐伯曰: 春勝長夏, 長夏勝冬, 冬勝夏, 夏勝秋, 秋勝春, 所謂得五行時之勝, 各以氣命其藏.

帝曰: 何以知其勝?

岐伯曰: 求其至也, 皆歸始春. 未至而至, 此謂太過, 則薄所不勝, 而乘所勝也, 命曰氣淫, 不分邪僻內生工不能禁; 至而不至, 此謂不及, 則所勝妄行, 而所生受病, 所不勝薄之也, 命曰氣迫. 所謂求其至者, 氣至之時也. 謹候其時, 氣可與期, 失時反候, 五治不分, 邪僻內生, 工不能禁也.

帝曰: 有不襲乎?

岐伯曰: 蒼天之氣, 不得無常也. 氣之不襲, 是謂非常, 非常則變矣.

帝曰: 非常而變奈何?

岐伯曰: 變至則病, 所勝則微, 所不勝則甚, 因而重感於邪則死矣. 故非其時則微, 當其時則甚也.

帝曰: 善. 余聞氣合而有形, 因變以正名. 天地之運, 陰陽之化, 其於萬物, 孰少孰多, 可得聞乎?

岐伯曰: 悉哉問也. 天至廣不可度, 地至大不可量, 大神靈問, 請陳其方. 草生五色, 五色之變, 不可勝視; 草生五味, 五味之美, 不可勝極, 嗜欲不同, 各有所通. 天食人以五氣, 地食人以五味. 五氣入鼻, 藏於心肺, 上使五色修明, 音聲能彰; 五味入口, 藏於腸胃, 味有所藏, 以養五氣, 氣和而生, 津液相成, 神乃自生.

帝曰: 藏象何如?

岐伯曰: 心者, 生之本, 神之變也; 其華在面, 其充在血脈, 爲陽中之太陽, 通於夏氣. 肺者, 氣之本, 魄之處也; 其華在毛, 其充在皮, 爲陽中之太陰, 通於秋氣. 腎者, 主蟄, 封藏之本, 精之處也; 其華在髮, 其充在骨, 爲陰中之少陰, 通於冬氣. 肝者, 罷極之本, 魂之居也; 其華在爪, 其充在筋, 以生血氣, 其味酸, 其色蒼, 此爲陽中之少陽, 通於春氣. 脾·胃·大腸·小腸·三焦·膀胱者, 倉廩之本, 營之居也, 名曰器, 能化糟粕, 轉味而入出者也; 其華在唇四白, 其充在肌, 其味甘, 其色黃, 此至陰之類, 通於土氣. 凡十一藏, 取決於膽也.

故人迎一盛病在少陽, 二盛病在太陽, 三盛病在陽明, 四盛已上爲格陽. 寸口一盛病在厥陰, 二盛病在少陰, 三盛病在太陰, 四盛已上爲關陰. 人迎與寸口俱盛, 四倍以上爲關格. 關格之脈贏, 不能極於天地之精氣, 則死矣.

五藏生成篇第十

心之合脈也, 其榮色也, 其主腎也. 肺之合皮也, 其榮毛也, 其主心也. 肝之合筋也, 其榮爪也, 其主肺也. 脾之合肉也, 其榮唇也, 其主肝也. 腎之合骨也, 其榮髮也, 其主脾也.

是故多食鹹, 則脈凝泣而變色; 多食苦, 則皮稿而毛拔; 多食辛, 則筋急而爪枯; 多食酸, 則肉胝䐜而唇揭; 多食甘, 則骨痛而髮落. 此五味之所傷也. 故心欲苦, 肺欲辛, 肝欲酸, 脾欲甘, 腎欲鹹. 此五味之所合也.

五藏之氣, 故色見青如草茲者死, 黃如枳實者死, 黑如炲者死, 赤如衃血者死, 白如枯骨者死, 此五色之見死也. 青如翠羽者生, 赤如雞冠者生, 黃如蟹腹者生, 白如豕膏者生, 黑如烏羽者生, 此五色之見生也. 生於心, 如以縞裹朱; 生於肺, 如以縞裹紅; 生於肝, 如以縞裹紺; 生於脾, 如以縞裹栝樓實; 生於腎, 如以縞裹紫. 此五臟所生之外榮也.

色味當五藏; 白當肺·辛, 赤當心·苦, 青當肝·酸, 黃當脾·甘, 黑當腎·鹹. 故白當皮, 赤當脈, 青當筋, 黃當肉, 黑當骨.

諸脈者, 皆屬於目; 諸髓者, 皆屬於腦; 諸筋者, 皆屬於節; 諸血者, 皆屬於心; 諸氣者, 皆屬於肺. 此四肢八谿之朝夕也. 故人臥血歸於肝, 肝受血而能視, 足受血而能步, 掌受血而能握, 指受血而能攝. 臥出而風吹之, 血凝於膚者爲痹, 凝於脈者爲泣, 凝於足者爲厥, 此三者, 血行而不得反其空, 故爲痹厥也. 人有大谷十二分, 小谿三百五十四名, 少十二俞, 此皆衛氣所留止, 邪氣之所客也, 針石緣而去之.

診病之始, 五決爲紀, 欲知其始, 先建其母. 所謂五決者, 五脈也.

是以頭痛巔疾, 下虛上實, 過在足少陰·巨陽, 甚則入腎. 徇蒙招尤, 目冥耳聾, 下實上虛, 過在足少陽·厥陰, 甚則入肝. 腹滿䐜脹, 支鬲胠脅, 下厥上冒, 過在足太陰·陽明. 欬嗽上氣, 厥在胸中, 過在手陽明·太陰. 心煩頭痛, 病在鬲中, 過在手巨陽·少陰.

夫脈之小·大·滑·濇·浮·沈, 可以指別; 五藏之象, 可以類推; 五藏相音, 可以意識; 五色微診, 可以目察. 能合脈色, 可以萬全.

赤, 脈之至也, 喘而堅, 診曰有積氣在中, 時害於食, 名曰心痺, 得之外疾, 思慮而心虛, 故邪從之. 白, 脈之至也, 喘而浮, 上虛下實, 驚, 有積氣在胸中, 喘而虛, 名曰肺痺, 寒熱, 得之醉而使內也. 青, 脈之至也, 長而左右彈. 有積氣在心下肢肤, 名曰肝痺, 得之寒濕, 與疝同法, 腰痛, 足清, 頭痛. 黃, 脈之至也, 大而虛, 有積氣在腹中, 有厥氣, 名曰厥疝, 女子同法, 得之疾使四支, 汗出當風. 黑, 脈之至也, 上堅而大, 有積氣在小腹與陰, 名曰腎痺, 得之沐浴清水而臥.

凡相五色之奇脈, 面黃目青, 面黃目赤, 面黃目白, 面黃目黑者, 皆不死也. 面青目赤, 面赤目白, 面青目黑, 面黑目白, 面赤目青, 皆死也.

五藏別論篇第十一

黃帝問曰: 余聞方士, 或以腦髓爲藏, 或以腸胃爲藏, 或以爲府. 敢問更相反, 皆自謂是. 不知其道, 願聞其說.

岐伯對曰: 腦·髓·骨·脈·膽·女子胞, 此六者, 地氣之所生也, 皆藏於陰而象於地, 故藏而不瀉, 名曰奇恒之府. 夫胃·大腸·小腸·三焦·膀胱, 此五者, 天氣之所生也, 其氣象天, 故瀉而不藏, 此受五藏濁氣, 名曰傳化之府, 此不能久留, 輸寫者也. 魄門亦爲五藏使, 水穀不得久藏.

所謂五藏者, 藏精氣而不瀉也, 故滿而不能實. 六府者, 傳化物而不藏, 故實而不能滿也. 所以然者, 水穀入口, 則胃實而腸虛; 食下, 則腸實而胃虛. 故曰實而不滿, 滿而不實也.

帝曰: 氣口何以獨爲五藏之主?

岐伯曰: 胃者, 水穀之海, 六府之大源也. 五味入口, 藏於胃, 以養五藏氣, 氣口亦太陰也. 是以五藏六府之氣味, 皆出於胃, 變見於氣口. 故五氣入鼻, 藏於心肺, 心肺有病, 而鼻爲之不利也. 凡治病必察其下, 適其脈, 觀其志意, 與其病也. 拘於鬼神者, 不可與言至德; 惡於針石者, 不可與言至巧; 病不許治者, 病必不治, 治之無功矣.

異法方宜論篇第十二

黃帝問曰: 醫之治病也, 一病而治各不同, 皆愈, 何也?

岐伯對曰: 地勢使然也.

故東方之域, 天地之所始生也, 魚鹽之地, 海濱傍水, 其民食魚而嗜鹹, 皆安其處, 美其食. 魚者使人熱中, 鹽者勝血, 故其民皆黑色疏理. 其病皆爲癰瘍, 其治宜砭石. 故砭石者, 亦從東方來.

西方者, 金玉之域, 沙石之處, 天地之所收引也. 其民陵居而多風, 水土剛强, 其民不衣而褐薦, 其民華食而脂肥, 故邪不能傷其形體, 其病生於內, 其治宜毒藥. 故毒藥者, 亦從西方來.

北方者, 天地所閉藏之域也. 其地高陵居, 風寒冰冽. 其民樂野處而乳食, 藏寒生滿病, 其治宜灸焫. 故灸焫者, 亦從北方來.

南方者, 天地所長養, 陽之所盛處也. 其地下, 水土弱, 霧露之所聚也. 其民嗜酸而食胕, 故其民皆致理而赤色, 其病攣痹, 其治宜微針. 故九針者, 亦從南方來.

中央者, 其地平以濕, 天地所以生萬物也衆. 其民食雜而不勞, 故其病多痿厥寒熱, 其治宜導引按蹻. 故導引按蹻者, 亦從中央出也.

故聖人雜合以治, 各得其所宜. 故治所以異而病皆愈者, 得病之情, 知治之大體也.

移精變氣論篇第十三

黃帝問曰: 余聞古之治病, 惟其移精變氣, 可祝由而已. 今世治病, 毒藥治其内, 針石治其外, 或愈或不愈, 何也?

岐伯對曰: 往古人居禽獸之間, 動作以避寒, 陰居以避暑, 内無眷慕之累, 外無伸宦之形, 此恬淡之世, 邪不能深入也. 故毒藥不能治其内, 針石不能治其外, 故可移精祝由而已. 當今之世不然, 憂患緣其内, 苦形傷其外, 又失四時之從, 逆寒暑之宜, 賊風數至, 虛邪朝夕, 内至五臟骨髓, 外傷空竅肌膚, 所以小病必甚, 大病必死. 故祝由不能已也.

帝曰: 善. 余欲臨病人, 觀死生, 決嫌疑, 欲知其要, 如日月光, 可得聞乎?

岐伯曰: 色脈者, 上帝之所貴也, 先師之所傳也. 上古使僦貸季, 理色脈而通神明, 合之金木水火土·四時·八風·六合, 不離其常, 變化相移, 以觀其妙, 以知其要. 欲知其要, 則色脈是矣. 色以應日, 脈以應月, 常求其要, 則其要也. 夫色之變化, 以應四時之脈, 此上帝之所貴, 以合於神明也, 所以遠死而近生. 生道以長, 命曰聖王.

中古之治病, 至而治之, 湯液十日, 以去八風五痺之病. 十日不已, 治以草蘇草荄之枝, 本末爲助, 標本已得, 邪氣乃服. 暮世之病也則不然, 治不本四時, 不知日月, 不審逆從, 病形已成, 乃欲微針治其外, 湯液治其内, 粗工兇兇, 以爲可攻, 故病未已, 新病復起.

帝曰: 願聞要道.

岐伯曰: 治之要極, 無失色脈, 用之不惑, 治之大則. 逆從到行, 標本不得, 亡神失國! 去故就新, 乃得眞人.

帝曰: 余聞其要於夫子矣! 夫子言不離色脈, 此余之所知也.

岐伯曰: 治之極於一.

帝曰: 何謂一?

岐伯曰: 一者因得之.

帝曰: 奈何?

岐伯曰: 閉戶塞牖, 系之病者, 數問其情, 以從其意, 得神者昌, 失神者亡.

帝曰: 善.

湯液醪醴論篇第十四

黃帝問曰: 爲五穀湯液及醪醴, 奈何?

岐伯對曰: 必以稻米, 炊之稻薪, 稻米者完, 稻薪者堅.

帝曰: 何以然?

岐伯曰: 此得天地之和, 高下之宜, 故能至完; 伐取得時, 故能至堅也.

帝曰: 上古聖人作湯液醪醴, 爲而不用, 何也?

岐伯曰: 自古聖人之作湯液醪醴者, 以爲備耳, 夫上古作湯液, 故爲而弗服也. 中古之世, 道德稍衰, 邪氣時至, 服之萬全.

帝曰: 今之世不必已, 何也?

岐伯曰: 當今之世, 必齊毒藥攻其中, 鑱石針艾治其外也.

帝曰: 形弊血盡而功不立者何?

岐伯曰: 神不使也.

帝曰: 何謂神不使?

岐伯曰: 針石, 道也. 精神不進, 志意不治, 故病不可愈. 今精壞神去, 榮衛不可復收. 何者? 嗜欲無窮, 而憂患不止, 精氣弛壞, 榮泣衛除, 故神去之而病不愈也.

帝曰: 夫病之始生也, 極微極精, 必先入結於皮膚. 今良工皆稱曰病成, 名曰逆, 則針石不能治, 良藥不能及也. 今良工皆得其法, 守其數, 親戚兄弟遠近, 音聲日聞於耳, 五色日見於目, 而病不愈者, 亦何暇不早乎?

岐伯曰: 病爲本, 工爲標, 標本不得, 邪氣不服, 此之謂也.

帝曰: 其有不從毫毛而生, 五臟陽以竭也, 津液充郭, 其魄獨居, 孤精於內, 氣耗於外, 形不可與衣相保, 此四極急而動中, 是氣拒於內, 而形施於外, 治之奈何?

岐伯曰: 平治於權衡, 去宛陳莝, 微動四極, 溫衣, 繆刺其處, 以復其形. 開鬼門, 潔淨府, 精以時服, 五陽已布, 疏滌五臟. 故精自生, 形自盛, 骨肉相保, 巨氣乃平.

帝曰: 善.

玉版論要篇第十五

黃帝問曰: 余聞揆度奇恒, 所指不同, 用之奈何?

岐伯對曰: 揆度者, 度病之淺深也. 奇恒者, 言奇病也. 請言道之至數, 五色脈變, 揆度奇恒, 道在於一. 神轉不回, 回則不轉, 乃失其機. 至數之要, 迫近以微, 著之玉版, 命曰合玉機.

容色見上下左右, 各在其要. 其色見淺者, 湯液主治, 十日已; 其見深者, 必齊主治, 二十一日已; 其見大深者, 醪酒主治, 百日已; 色夭面脫, 不治, 百日盡已. 脈短氣絕, 死; 病溫虛甚, 死.

色見上下左右, 各在其要. 上爲逆, 下爲從; 女子右爲逆, 左爲從; 男子左爲逆, 右爲從. 易, 重陽死, 重陰死. 陰陽反他, 治在權衡相奪, 奇恒事也, 揆度事也.

搏脈痺躄, 寒熱之交. 脈孤爲消氣, 虛泄爲奪血. 孤爲逆, 虛爲從. 行奇恒之法, 以太陰始, 行所不勝曰逆, 逆則死; 行所勝曰從, 從則活. 八風四時之勝, 終而復始, 逆行一過, 復不可數. 論要畢矣.

診要經終論篇第十六

黃帝問曰: 診要何如?

岐伯對曰: 正月·二月, 天氣始方, 地氣始發, 人氣在肝; 三月·四月, 天氣正方, 地氣定發, 人氣在脾; 五月·六月, 天氣盛, 地氣高, 人氣在頭; 七月·八月, 陰氣始殺, 人氣在肺; 九月·十月, 陰氣始冰, 地氣始閉, 人氣在心; 十一月·十二月, 冰復, 地氣合, 人氣在腎. 故春刺散兪及與分理, 血出而止, 甚者傳氣, 間者環也. 夏刺絡兪, 見血而止, 盡氣閉環, 痛病必下. 秋刺皮膚, 循理, 上下同法, 神變而止. 冬刺兪竅於分理, 甚者直下, 間者散下.

春夏秋冬, 各有所刺, 法其所在. 春刺夏分, 脈亂氣微, 入淫骨髓, 病不能愈, 令人不嗜食, 又且少氣; 春刺秋分, 筋攣, 逆氣環爲欬嗽, 病不愈, 令人時驚, 又且哭; 春刺冬分, 邪氣著藏, 令人脹, 病不愈, 又且欲言語.

夏刺春分, 病不愈, 令人解墮; 夏刺秋分, 病不愈, 令人心中欲無言, 惕惕如人將捕之; 夏刺冬分, 病不愈, 令人少氣, 時欲怒.

秋刺春分, 病不已, 令人惕然欲有所爲, 起而忘之; 秋刺夏分, 病不已, 令人益嗜臥, 又且善夢; 秋刺冬分, 病不已, 令人洒洒時寒.

冬刺春分, 病不已, 令人欲臥不能眠, 眠而有見; 冬刺夏分, 病不愈, 氣上, 發爲諸痹; 冬刺秋分, 病不已, 令人善渴.

凡刺胸腹者, 必避五臟. 中心者, 環死; 中脾者, 五日死; 中腎者, 七日死; 中肺者, 五日死; 中鬲者, 皆爲傷中, 其病雖愈, 不過一歲必死. 刺避五臟者, 知逆從也. 所謂從者, 鬲與脾腎之處, 不知者反之. 刺胸腹者, 必以布憿著之, 乃從單布上刺, 刺之不愈, 復刺. 刺針必肅, 刺腫搖針, 經刺勿搖. 此刺之道也.

帝曰: 願聞十二經脈之終奈何?

岐伯曰: 太陽之脈, 其終也, 戴眼, 反折, 瘈瘲, 其色白, 絕汗乃出, 出則死矣. 少陽終者, 耳聾, 百節皆縱, 目睘絕系. 絕系一日半死, 其死也, 色先青, 白乃死矣. 陽明終者, 口目動作, 善驚, 妄言, 色黃, 其上下經盛, 不仁, 則終矣. 少陰終者, 面黑, 齒長而垢, 腹脹閉, 上下不通而終矣. 太陰終者, 腹脹閉不得息, 善噫, 善嘔, 嘔則逆, 逆則面赤, 不逆則上下不通, 不通則面黑, 皮毛焦而終矣. 厥陰終者, 中熱溢乾, 善溺, 心煩, 甚則舌卷, 卵上縮而終矣. 此十二經之所敗也.

脈要精微論篇第十七

黃帝問曰: 診法何如?

岐伯對曰: 診法常以平旦, 陰氣未動, 陽氣未散, 飲食未進, 經脈未盛, 絡脈調勻, 氣血未亂, 故乃可診有過之脈.

切脈動靜, 而視精明, 察五色, 觀五藏有餘不足, 六府強弱, 形之盛衰. 以此參伍, 決死生之分.

夫脈者, 血之府也. 長則氣治, 短則氣病, 數則煩心, 大則病進, 上盛則氣高 , 下盛則氣脹, 代則氣衰, 細則氣少, 濇則心痛, 渾渾革至如湧泉, 病進而色弊, 綿綿其去如弦絕, 死.

夫精明五色者, 氣之華也. 赤欲如白裹朱, 不欲如赭; 白欲如鵝羽, 不欲如鹽; 青欲如蒼璧之澤, 不欲如藍; 黃欲如羅裹雄黃, 不欲如黃土; 黑欲如重漆色, 不欲如地蒼. 五色精微象見矣, 其壽不久也. 夫精明者, 所以視萬物·別白黑·審短長. 以長爲短, 以白爲黑, 如是則精衰矣.

五臟者, 中之守也. 中盛藏滿, 氣盛傷恐者, 聲如從室中言, 是中氣之濕也; 言而微, 終日乃復言者, 此奪氣也; 衣被不斂, 言語善惡不避親疏者, 此神明之亂也; 倉廩不藏者, 是門戶不要也; 水泉不止者, 是膀胱不藏也. 得守者生, 失守者死.

夫五臟者, 身之強也. 頭者, 精明之府, 頭傾視深, 精神將奪矣; 背者, 胸中之府, 背曲肩隨, 府將壞矣; 腰者, 腎之府, 轉搖不能, 腎將憊矣; 膝者, 筋之府, 屈伸不能, 行則僂附, 筋將憊矣; 骨者, 髓之府, 不能久立, 行則振掉, 骨將憊矣. 得強則生, 失強則死.

帝曰: 脈反四時, 陰陽不相應奈何?

岐伯曰: 反四時者, 有餘爲精, 不足爲消. 應太過, 不足爲精; 應不足, 有餘爲消. 陰陽不相應, 病名曰關格.

帝曰: 脈其四時動奈何? 知病之所在奈何? 知病之所變奈何? 知病乍在內奈何? 知病乍在外奈何? 請問此五者, 可得聞乎?

岐伯曰: 請言其與天運轉大也. 萬物之外, 六合之內, 天地之變, 陰陽之應, 彼春之暖, 爲夏之暑, 彼秋之忿, 爲冬之怒. 四變之動, 脈與之上下, 以春應中規, 夏應中矩, 秋應中衡, 冬應中權. 是故冬至四十五日, 陽氣微上, 陰氣微下; 夏至四十五日, 陰氣微上, 陽氣微下. 陰陽有時, 與脈爲期, 期而相失, 知脈所分, 分之有期, 故知死時. 微妙在脈, 不可不察, 察之有紀, 從陰陽始, 始之有經, 從五行生, 生之有度, 四時爲宜, 補瀉勿失, 與天地如一, 得一之情, 以知死生. 是故聲合五音, 色合五行, 脈合陰陽.

是知陰盛則夢涉大水恐懼, 陽盛則夢大火燔灼. 陰陽俱盛則夢相殺毀傷; 上盛則夢飛, 下盛則夢墮; 甚飽則夢予, 甚飢則夢取; 肝氣盛則夢怒, 肺氣盛則夢哭, 短蟲多則夢聚衆, 長蟲多則夢相擊毀傷.

是故持脈有道, 虛靜爲保. 春日浮, 如魚之游在波; 夏日在膚, 泛泛乎萬物有餘; 秋日下膚, 蟄蟲將去; 冬日在骨, 蟄蟲周密, 君子居室. 故曰: 知內者按而紀之, 知外者終而始之. 此六者, 持脈之大法.

心脈搏堅而長, 當病舌卷不能言; 其軟而散者, 當消渴自已. 肺脈搏堅而長, 當病唾血;

其軟而散者, 當病灌汗, 至今不復散發也. 肝脈搏堅而長, 色不青, 當病墜若搏, 因血在脅下, 令人喘逆; 其軟而散, 色澤者, 當病溢飲. 溢飲者, 渴暴多飲, 而易入肌皮腸胃之外也. 胃脈搏堅而長, 其色赤, 當病折髀; 其軟而散者, 當病食痺. 脾脈搏堅而長, 其色黃, 當病少氣; 其軟而散, 色不澤者, 當病足脛腫, 若水狀也. 腎脈搏堅而長, 其色黃而赤者, 當病折腰; 其軟而散者, 當病少血, 至今不復也.

帝曰: 診得心脈而急, 此爲何病? 病形何如?

岐伯曰: 病名心疝, 少腹當有形也.

帝曰: 何以言之?

岐伯曰: 心爲牡藏, 小腸爲之使, 故曰少腹當有形也.

帝曰: 診得胃脈, 病形何如?

岐伯曰: 胃脈實則脹, 虛則泄.

帝曰: 病成而變何謂?

岐伯曰: 風成爲寒熱, 癉成爲消中, 厥成爲巔疾, 久風爲飧泄, 脈風成爲癘. 病之變化, 不可勝數.

帝曰: 諸癰腫筋攣骨痛, 此皆安生?

岐伯曰: 此寒氣之腫, 八風之變也.

帝曰: 治之奈何?

岐伯曰: 此四時之病, 以其勝治之愈也.

帝曰: 有故病五藏發動, 因傷脈色, 各何以知其久暴至之病乎?

岐伯曰: 悉乎哉問也! 徵其脈小色不奪者, 新病也; 徵其脈不奪, 其色奪者, 此久病也; 徵其脈與五色俱奪者, 此久病也; 徵其脈與五色俱不奪者, 新病也. 肝與腎脈並至, 其色蒼赤, 當病毀傷, 不見血, 已見血, 濕若中水也.

尺內兩傍, 則季脅也. 尺外以候腎, 尺裏以候腹. 中附上, 左外以候肝, 內以候鬲; 右外以候胃, 內以候脾. 上附上, 右外以候肺, 內以候胸中; 左外以候心, 內以候膻中. 前以候前, 後以候後. 上竟上者, 胸喉中事也; 下竟下者, 少腹腰股膝脛足中事也.

粗大者, 陰不足陽有餘, 爲熱中也. 來疾去徐, 上實下虛, 爲厥巔疾. 來徐去疾, 上虛下實, 爲惡風也, 故中惡風者, 陽氣受也. 有脈俱沉細數者, 少陰厥也. 沉細數散者, 寒熱也. 浮而散者, 爲眩仆. 諸浮不躁者, 皆在陽, 則爲熱; 其有躁者在手. 諸細而沉者, 皆在陰, 則爲骨痛; 其有靜者在足. 數動一代者, 病在陽之脈也, 泄及便膿血. 諸過者切之, 濇者陽氣有餘也, 滑者陰氣有餘也; 陽氣有餘爲身熱無汗; 陰氣有餘爲多汗身寒, 陰陽有餘則無汗而寒. 推而外之, 内而不外, 有心腹積也; 推而内之, 外而不内, 身有熱也; 推而上之, 上而不下, 腰足清也; 推而下之, 下而不上, 頭項痛也. 按之至骨, 脈氣少者, 腰脊痛而身有痺也.

平人氣象論篇第十八

黃帝問曰: 平人何如?

岐伯對曰: 人一呼脈再動, 一吸脈亦再動, 呼吸定息脈五動, 閏以太息, 命曰平人.

平人者, 不病也. 常以不病調病人, 醫不病, 故爲病人平息以調之爲法. 人一呼脈一動, 一吸脈一動, 曰少氣. 人一呼脈三動, 一吸脈三動而躁, 尺熱曰病温; 尺不熱脈滑曰病風, 脈濇曰痺. 人一呼脈四動以上曰死; 脈絶不至曰死; 乍疏乍數曰死.

平人之常氣稟於胃, 胃者平人之常氣也; 人無胃氣曰逆, 逆者死. 春胃微弦曰平, 弦多胃少曰肝病, 但弦無胃曰死; 胃而有毛曰秋病, 毛甚曰今病. 藏眞散於肝, 肝藏筋膜之氣也. 夏胃微鉤曰平, 鉤多胃少曰心病, 但鉤无胃曰死; 胃而有石曰冬病, 石甚曰今病. 藏眞通於心, 心藏血脈之氣也. 長夏胃微軟弱曰平, 弱多胃少曰脾病, 但代無胃曰死; 軟弱有石曰冬病, 弱甚曰今病. 藏眞濡於脾, 脾藏肌肉之氣也. 秋胃微毛曰平, 毛多胃少曰肺病, 但毛無胃曰死; 毛而有弦曰春病, 弦甚曰今病. 藏眞高於肺, 以行榮衛陰陽也. 冬胃微石曰平, 石多胃少曰腎病, 但石無胃曰死; 石而有鉤曰夏病, 鉤甚曰今病. 藏眞下於腎, 腎藏骨髓之氣也.

胃之大絡, 名曰虛里, 貫鬲絡肺, 出於左乳下, 其動應衣, 脈宗氣也. 盛喘數絶者, 則病在中; 結而橫, 有積矣; 絶不至曰死. 乳之下, 其動應衣, 宗氣泄也.

欲知寸口太過與不及. 寸口之脈中手短者, 曰頭痛. 寸口脈中手長者, 曰足脛痛. 寸口脈中手促上擊者, 曰肩脊痛. 寸口脈沉而堅者, 曰病在中. 寸口脈浮而盛者, 曰病在外. 寸口脈沉而弱, 曰寒熱及疝瘕‧少腹痛. 寸口脈沉而橫, 曰脅下有積, 腹中有橫積痛. 寸口脈沉而喘, 曰寒熱. 脈盛滑堅者, 曰病在外. 脈小實而堅者, 病在内. 脈小弱以濇, 謂之久病. 脈滑浮而疾者，謂之新病．脈急者，曰疝瘕少腹痛．脈滑曰風．脈濇曰痺．緩而滑曰熱中．盛而堅曰脹．脈從陰陽，病易已；脈逆陰陽，病難已．脈得四時之順，曰病無他；脈反四時及不間藏，曰難已．臂多青脈，曰脫血．尺脈緩濇，謂之解㑊．安臥脈盛，謂之脫血．尺濇脈滑，謂之多汗．尺寒脈細，謂之後泄．脈尺粗常熱者，謂之熱中．

肝見庚辛死，心見壬癸死，脾見甲乙死，肺見丙丁死，腎見戊己死，是為眞藏見皆死．

頸脈動喘疾咳，曰水．目裏微腫，如臥蠶起之狀，曰水．溺黃赤，安臥者，黃疸．已食如飢者，胃疸．面腫曰風．足脛腫曰水．目黃者曰黃疸．

婦人手少陰脈動甚者，妊子也．脈有逆從四時，未有藏形，春夏而脈瘦，秋冬而脈浮大，命曰逆四時也．風熱而脈靜，泄而脫血脈實，病在中脈虛，病在外脈堅濇者，皆難治，命曰反四時也．

人以水穀為本，故人絕水穀則死，脈無胃氣亦死．所謂無胃氣者，但得眞藏脈，不得胃氣也．所謂脈不得胃氣者，肝不弦，腎不石也．太陽脈至，洪大以長；少陽脈至，乍數乍疏，乍短乍長；陽明脈至，浮大而短．

夫平心脈來，累累如連珠，如循琅玕，曰心平，夏以胃氣為本；病心脈來，喘喘連屬，其中微曲，曰心病；死心脈來，前曲後居，如操帶鉤，曰心死．

平肺脈來，厭厭聶聶，如落榆莢，曰肺平，秋以胃氣為本；病肺脈來，不上不下，如循雞羽，曰肺病；死肺脈來，如物之浮，如風吹毛，曰肺死．

平肝脈來，軟弱招招，如揭長竿末梢，曰肝平，春以胃氣為本；病肝脈來，盈實而滑，如循長竿，曰肝病；死肝脈來，急益勁，如新張弓弦，曰肝死．

平脾脈來，和柔相離，如雞踐地，曰脾平，長夏以胃氣為本；病脾病來，實而盈數，如雞舉足，曰脾病；死脾脈來，銳堅如鳥之喙，如鳥之距，如屋之漏，如水之流，曰脾死．

平腎脈來，喘喘累累如鉤，按之而堅，曰腎平．冬以胃氣為本；病腎脈來，如引葛，按之益堅，曰腎病；死腎脈來，發如奪索，辟辟如彈石，曰腎死．

玉機眞藏論篇第十九

黃帝問曰：春脈如弦，何如而弦？

岐伯對曰: 春脈者肝也, 東方木也, 萬物之所以始生也, 故其氣來, 軟弱輕虛而滑, 端直以長, 故曰弦, 反此者病.

帝曰: 何如而反?

岐伯曰: 其氣來實而強, 此謂太過, 病在外; 其氣來不實而微, 此謂不及, 病在中.

帝曰: 春脈太過與不及, 其病皆何如?

岐伯曰: 太過則令人善怒, 忽忽眩冒而巔疾; 其不及, 則令人胸痛引背, 下則兩脅胠滿.

帝曰: 善. 夏脈如鉤, 何如而鉤?

岐伯曰: 夏脈者心也, 南方火也, 萬物之所以盛長也, 故其氣來盛去衰, 故曰鉤, 反此者病.

帝曰: 何如而反?

岐伯曰: 其氣來盛去亦盛, 此謂太過, 病在外; 其氣來不盛, 去反盛, 此謂不及, 病在中.

帝曰: 夏脈太過與不及, 其病皆何如?

岐伯曰: 太過則令人身熱而膚痛, 爲浸淫; 其不及, 則令人煩心, 上見咳唾, 下爲氣泄.

帝曰: 善. 秋脈如浮, 何如而浮?

岐伯曰: 秋脈者肺也, 西方金也, 萬物之所以收成也, 故其氣來, 輕虛以浮, 來急去散, 故曰浮, 反此者病.

帝曰: 何如而反?

岐伯曰: 其氣來毛而中央堅, 兩傍虛, 此謂太過, 病在外; 其氣來毛而微, 此謂不及, 病在中.

帝曰: 秋脈太過與不及, 其病皆何如?

岐伯曰: 太過則令人逆氣而背痛, 慍慍然; 其不及則令人喘, 呼吸少氣而咳, 上氣見血, 下聞病音.

帝曰: 善. 冬脈如營, 何如而營?

岐伯曰: 冬脈者腎也. 北方水也, 萬物之所以含藏也, 故其氣來, 沈以搏, 故曰營, 反此者病.

帝曰: 何如而反?

岐伯曰: 其氣來如彈石者, 此謂太過, 病在外; 其去如數者, 此謂不及, 病在中.

帝曰: 冬脈太過與不及, 其病皆何如?

岐伯曰: 太過則令人解㑊, 脊脈痛而少氣, 不欲言; 其不及則令人心懸如病飢, 眇中清, 脊中痛, 少腹滿, 小便變.

帝曰: 善.

帝曰: 四時之序, 逆從之變異也, 然脾脈獨何主?

岐伯曰: 脾脈者, 土也, 孤藏以灌四傍者也.

帝曰: 然則脾善惡, 可得見之乎?

岐伯曰: 善者不可得見, 惡者可見.

帝曰: 惡者何如可見?

岐伯曰: 其來如水之流者, 此謂太過, 病在外; 如鳥之喙者, 此謂不及, 病在中.

帝曰: 夫子言脾爲孤藏, 中央土以灌四傍, 其太過與不及, 其病皆何如?

岐伯曰: 太過則令人四支不擧; 其不及則令人九竅不通, 名曰重强.

帝瞿然而起, 再拜而稽首曰: 善. 吾得脈之大要, 天下至數, 五色脈變, 揆度奇恒, 道在於一. 神轉不迴, 迴則不轉, 乃失其機, 至數之要, 迫近以微, 著之玉版, 藏之藏府, 每旦讀之, 名曰玉機.

五藏受氣於其所生, 傳之於其所勝, 氣舍於其所生, 死於其所不勝. 病之且死, 必先傳行至其所不勝, 病乃死. 此言氣之逆行也, 故死. 肝受氣於心, 傳之於脾, 氣舍於腎, 至肺而死. 心受氣於脾, 傳之於肺, 氣舍於肝, 至腎而死. 脾受氣於肺, 傳之於腎, 氣舍於心, 至肝而死. 肺受氣於腎, 傳之於肝, 氣舍於脾, 至心而死. 腎受氣於肝, 傳之於心, 氣舍於肺, 至脾而死. 此皆逆死也. 一日一夜五分之, 此所以占死生之早暮也.

黃帝曰: 五藏相通, 移皆有次, 五藏有病, 則各傳其所勝. 不治, 法三月若六月, 若三日若六日, 傳五藏而當死, 是順傳其所勝之次. 故曰: 別於陽者, 知病從來; 別於陰者, 知死生之期. 言知至其所困而死.

是故風者百病之長也. 今風寒客於人, 使人毫毛畢直, 皮膚閉而爲熱, 當是之時, 可汗而發也; 盛痺不仁腫病, 當是之時, 可湯熨及火灸刺而去之. 弗治, 病入舍於肺, 名曰肺痺, 發咳上氣; 弗治, 肺即傳而行之肝, 病名曰肝痺, 一名曰厥, 脅痛出食, 當是之時, 可按若刺耳; 弗治, 肝傳之脾, 病名曰脾風, 發癉, 腹中熱, 煩心出黃, 當此之時, 可按・可藥・可浴; 弗治, 脾傳之腎, 病名曰疝瘕, 少腹冤熱而痛, 出白, 一名曰蠱, 當此之時, 可按・可藥; 弗治, 腎傳之心, 病筋脈相引而急, 病名曰瘈, 當此之時, 可灸・可藥; 弗治, 滿十日法當死. 腎因傳之心, 心即復反傳而行之肺, 發寒熱, 法當三歲死, 此病之次也. 然其卒發者, 不必治於傳; 或其傳化有不以次, 不以次入者, 憂恐悲喜怒, 令不得以其次, 故令人有大病矣. 因而喜大虛, 則腎氣乘矣, 怒則肝氣乘矣, 悲則肺氣乘矣, 恐則脾氣乘矣, 憂則心氣乘矣, 此其道也. 故病有五, 五五二十五變, 及其傳化. 傳, 乘之名也.

大骨枯槁, 大肉陷下, 胸中氣滿, 喘息不便, 其氣動形, 期六月死, 眞藏脈見, 乃予之期日. 大骨枯槁, 大肉陷下, 胸中氣滿, 喘息不便, 內痛引肩項, 期一月死, 眞藏見, 乃予之期日. 大骨枯槁, 大肉陷下, 胸中氣滿, 喘息不便, 內痛引肩項, 身熱, 脫肉破䐃, 眞藏見, 十月之內死. 大骨枯槁, 大肉陷下, 肩髓內消, 動作益衰, 眞藏未見, 期一歲死, 見其眞藏, 乃予之期日. 大骨枯槁, 大肉陷下, 胸中氣滿, 腹內痛, 心中不便, 肩項身熱, 破䐃脫肉, 目眶陷, 眞藏見, 目不見人, 立死; 其見人者, 至其所不勝之時則死. 急虛身中卒至, 五藏絕閉, 脈道不通, 氣不往來, 譬如墮溺, 不可爲期. 其脈絕不來, 若人一息五六至, 其形肉不脫, 眞藏雖不見, 猶死也.

眞肝脈至, 中外急, 如循刀刃責責然, 如按琴瑟弦, 色靑白不澤, 毛折乃死; 眞心脈至, 堅而搏, 如循薏苡子累累然, 色赤黑不澤, 毛折乃死; 眞肺脈至, 大而虛, 如以毛羽中人膚, 色白赤不澤, 毛折乃死; 眞腎脈至, 搏而絕, 如指彈石辟辟然, 色黑黃不澤, 毛折乃死; 眞脾脈至, 弱而乍數乍疏, 色黃靑不澤, 毛折乃死. 諸眞藏脈者, 皆死不治也.

黃帝曰: 見眞藏曰死, 何也?

岐伯曰: 五藏者皆稟氣於胃, 胃者五藏之本也; 藏氣者, 不能自致於手太陰, 必因於胃氣, 乃至於手太陰也. 故五藏各以其時, 自爲而至於手太陰也. 故邪氣勝者, 精氣衰也; 故病甚者, 胃氣不能與之俱至於手太陰, 故眞藏之氣獨見, 獨見者, 病勝藏也, 故曰死.

帝曰: 善.

黃帝曰: 凡治病察其形氣色澤, 脈之盛衰, 病之新故, 乃治之, 無後其時. 形氣相得, 謂之可治; 色澤以浮, 謂之易已; 脈從四時, 謂之可治; 脈弱以滑, 是有胃氣, 命曰易治, 取之以時. 形氣相失, 謂之難治; 色夭不澤, 謂之難已; 脈實以堅, 謂之益甚; 脈逆四時, 爲不可治. 必察四難, 而明告之.

所謂逆四時者, 春得肺脈, 夏得腎脈, 秋得心脈, 冬得脾脈, 其至皆懸絕沈濇者, 命曰逆四時. 未有藏形, 於春夏而脈沈濇, 秋冬而脈浮大, 名曰逆四時也.

病熱脈靜; 泄而脈人; 脫血而脈實; 病在中, 脈實堅; 病在外, 脈不實堅者, 皆難治.

黃帝曰: 余聞虛實以決死生, 願聞其情.

岐伯曰: 五實死, 五虛死.

帝曰: 願聞五實·五虛.

岐伯曰: 脈盛, 皮熱, 腹脹, 前後不通, 悶瞀, 此謂五實. 脈細, 皮寒, 氣少, 泄利前後, 飲食不入, 此謂五虛.

帝曰: 其時有生者何也?

岐伯曰: 漿粥入胃, 泄注止, 則虛者活; 身汗得後利, 則實者活. 此其候也.

三部九候論篇第二十

黃帝問曰: 余聞九針于夫子, 衆多博大, 不可勝數. 余願聞要道, 以屬子孫, 傳之後世, 著之骨髓, 藏之肝肺, 歃血而受, 不敢妄泄. 令合天道, 必有終始, 上應天光星辰歷紀, 下副四時五行, 貴賤更互, 冬陰夏陽, 以人應之奈何? 願聞其方.

岐伯對曰: 妙乎哉問也! 此天地之至數.

帝曰: 願聞天地之至數, 合於人形血氣, 通決死生, 爲之奈何?

岐伯曰: 天地之至數, 始於一, 終於九焉. 一者天, 二者地, 三者人; 因而三之, 三三者九, 以應九野. 故人有三部, 部有三候, 以決死生, 以處百病, 以調虛實, 而除邪疾.

帝曰: 何謂三部?

岐伯曰: 有下部, 有中部, 有上部; 部各有三候, 三候者, 有天, 有地, 有人也. 必指而導之, 乃以爲眞. 上部天, 兩額之動脈; 上部地, 兩頰之動脈; 上部人, 耳前之動脈. 中部天, 手太陰也; 中部地, 手陽明也; 中部人, 手少陰也. 下部天, 足厥陰也; 下部地, 足少陰也; 下部人, 足太陰也. 故下部之天以候肝, 地以候腎, 人以候脾胃之氣.

帝曰: 中部之候奈何?

岐伯曰: 亦有天, 亦有地, 亦有人, 天以候肺, 地以候胸中之氣, 人以候心.

帝曰: 上部以何候之?

岐伯曰: 亦有天, 亦有地, 亦有人. 天以候頭角之氣, 地以候口齒之氣, 人以候耳目之氣. 三部者, 各有天, 各有地, 各有人; 三而成天, 三而成地, 三而成人, 三而三之, 合則爲九.

九分爲九野, 九野爲九藏; 故神藏五, 形臟四, 合爲九藏. 五臟已敗, 其色必夭, 夭必死矣.

帝曰: 以候奈何?

岐伯曰: 必先度其形之肥瘦, 以調其氣之虛實, 實則瀉之, 虛則補之. 必先去其血脈, 而後調之, 無問其病, 以平爲期.

帝曰: 決死生奈何?

岐伯曰: 形盛脈細, 少氣不足以息者危; 形瘦脈大, 胸中多氣者死. 形氣相得者生; 參伍不調者病; 三部九候皆相失者死; 上下左右之脈相應如參春者, 病甚; 上下左右相失不可數者死; 中部之候雖獨調, 與衆藏相失者死; 中部之候相減者死; 目內陷者死.

帝曰: 何以知病之所在?

岐伯曰: 察九候獨小者病, 獨大者病, 獨疾者病, 獨遲者病, 獨熱者病, 獨寒者病, 獨陷下者病. 以左手足上, 上去踝五寸按之, 以右手足當踝而彈之, 其應過五寸以上, 蠕蠕然者, 不病; 其應疾, 中手渾渾然者病; 中手徐徐然者病; 其應上不能至五寸, 彈之不應者死. 是以脫肉身不去者死. 中部乍疏乍數者死. 其脈代而鉤者, 病在絡脈. 九候之相應也, 上下若一, 不得相失. 一候後則病, 二候後則病甚, 三候後則病危. 所謂後者, 應不俱也. 察其府藏, 以知死生之期, 必先知經脈, 然後知病脈, 眞藏脈見者, 勝死. 足太陽氣絶者, 其足不可屈伸, 死必戴眼.

帝曰: 冬陰夏陽奈何?

岐伯曰: 九候之脈, 皆沈細懸絶者爲陰, 主冬, 故以夜半死; 盛躁喘數者爲陽, 主夏, 故以日中死. 是故寒熱病者, 以平旦死; 熱中及熱病者, 以日中死; 病風者, 以日夕死; 病水者, 以夜半死; 其脈乍疏乍數, 乍遲乍疾者, 日乘四季死; 形肉已脫, 九候雖調, 猶死; 七診雖見, 九候皆從者, 不死. 所言不死者, 風氣之病及經月之病, 似七診之病而非也, 故言不死. 若有七診之病, 其脈候亦敗者死矣. 必發噦噫.

必審問其所始病, 與今之所方病, 而後各切循其脈, 視其經絡浮沈, 以上下逆從循之. 其脈疾者不病, 其脈遲者病, 脈不往來者死, 皮膚著者死.

帝曰: 其可治奈何?

岐伯曰: 經病者治其經, 孫絡病者治其孫絡血. 血病身有痛者治其經絡. 其病者在奇邪, 奇邪之脈則繆刺之, 留瘦不移, 節而刺之. 上實下虛, 切而從之, 索其結絡脈, 刺出其血, 以見通之. 瞳子高者, 人陽不足. 戴眼者, 太陽已絶. 此決死生之要, 不可不察也. 手指及手外踝上五指留針.

經脈別論篇第二十一

黃帝問曰: 人之居處·動靜·勇怯, 脈亦爲之變乎?

岐伯對曰: 凡人之驚恐恚勞動靜, 皆爲變也. 是以夜行則喘出於腎, 淫氣病肺; 有所墮恐, 喘出於肝, 淫氣害脾; 有所驚恐, 喘出於肺, 淫氣傷心; 度水跌仆, 喘出於腎與骨. 當是之時, 勇者氣行則已, 怯者則著而爲病也. 故曰: 診病之道, 觀人勇怯·骨肉·皮膚, 能知其情, 以爲診法也.

故飲食飽甚, 汗出於胃; 驚而奪精, 汗出於心; 持重遠行, 汗出於腎; 疾走恐懼, 汗出於肝; 搖體勞苦, 汗出於脾. 故春秋冬夏, 四時陰陽, 生病起於過用, 此爲常也. 食氣入胃, 散精於肝, 淫氣於筋. 食氣入胃, 濁氣歸心, 淫精於脈; 脈氣流經, 經氣歸於肺, 肺朝百脈, 輸精於皮毛; 毛脈合精, 行氣於府; 府精神明, 留於四藏. 氣歸於權衡; 權衡以平, 氣口成寸, 以決死生. 飲入於胃, 游溢精氣, 上輸於脾, 脾氣散精, 上歸於肺, 通調水道, 下輸膀胱; 水精四布, 五經並行, 合於四時五藏陰陽, 揆度以爲常也.

太陽藏獨至, 厥喘虛氣逆, 是陰不足陽有餘也, 表裏當俱瀉, 取之下俞. 陽明藏獨至, 是陽氣重並也, 當瀉陽補陰, 取之下俞. 少陽藏獨至, 是厥氣也, 蹻前卒大, 取之下俞. 少陽獨至者, 一陽之過也. 太陰藏搏者, 用心省眞, 五脈氣少, 胃氣不平, 三陰也, 宜治其下俞, 補陽瀉陰. 一陽獨嘯, 少陽厥也, 陽並於上, 四脈爭張, 氣歸於腎, 宜治其經絡, 瀉陽補陰. 一陰至, 厥陰之治也, 眞虛痏心, 厥氣留薄, 發爲白汗, 調食和藥, 治在下俞.

帝曰: 太陽藏何象?

岐伯曰: 象三陽而浮也.

帝曰: 少陽藏何象?

岐伯曰: 象一陽也. 一陽藏者, 滑而不實也.

帝曰: 陽明藏何象?

岐伯曰: 象大浮也. 太陰藏搏, 言伏鼓也; 二陰搏至, 腎沈不浮也.

藏氣法時論篇第二十二

黃帝問曰: 合人形以法四時五行而治, 何如而從? 何如而逆? 得失之意, 願聞其事.

岐伯對曰: 五行者, 金·木·水·火·土也, 更貴更賤, 以知死生, 以決成敗, 而定五藏之氣, 間甚之時, 死生之期也.

帝曰: 願卒聞之.

岐伯曰: 肝主春, 足厥陰·少陽主治, 其日甲乙; 肝苦急, 急食甘以緩之. 心主夏, 手少陰·太陽主治, 其日丙丁; 心苦緩, 急食酸以收之. 脾主長夏, 足太陰·陽明主治, 其日戊己; 脾苦濕, 急食苦以燥之. 肺主秋, 手太陰·陽明主治, 其日庚辛; 肺苦氣上逆, 急食苦以泄之. 腎主冬, 足少陰·太陽主治, 其日壬癸; 腎苦燥, 急食辛以潤之. 開腠理, 致津液, 通氣也.

病在肝, 愈於夏; 夏不愈, 甚於秋; 秋不死, 持於冬, 起於春, 禁當風. 肝病者, 愈在丙丁; 丙丁不愈, 加於庚辛; 庚辛不死, 持於壬癸, 起於甲乙. 肝病者, 平旦慧, 下晡甚, 夜半靜. 肝欲散, 急食辛以散之, 用辛補之, 酸瀉之.

病在心, 愈在長夏; 長夏不愈, 甚於冬; 冬不死, 持於春, 起於夏, 禁溫食熱衣. 心病者, 愈在戊己; 戊己不愈, 加於壬癸; 壬癸不死, 持於甲乙, 起於丙丁. 心病者, 日中慧, 夜半甚, 平旦靜. 心欲軟, 急食鹹以軟之, 用鹹補之, 甘瀉之.

病在脾, 愈在秋; 秋不愈, 甚於春; 春不死, 持於夏, 起於長夏, 禁溫食飽食·濕地濡衣. 脾病者, 愈在庚辛; 庚辛不愈, 加於甲乙; 甲乙不死, 持於丙丁, 起於戊己. 脾病者, 日昳慧, 日出甚, 下晡靜. 脾欲緩, 急食甘以緩之, 用苦瀉之, 甘補之.

病在肺, 愈於冬; 冬不愈, 甚於夏; 夏不死, 持於長夏, 起於秋, 禁寒飲食寒衣. 肺病者, 愈在壬癸; 壬癸不愈, 加於丙丁; 丙丁不死, 持於戊己, 起於庚辛. 肺病者, 下晡慧, 日中甚, 夜半靜. 肺欲收, 急食酸以收之, 用酸補之, 辛瀉之.

病在腎, 愈在春; 春不愈, 甚於長夏; 長夏不死, 持於秋, 起於冬, 禁犯焠㶼熱食溫炙衣. 腎病者, 愈在甲乙; 甲乙不愈, 甚於戊己; 戊己不死, 持於庚辛, 起於壬癸. 腎病者, 夜半慧, 四季甚, 下晡靜. 腎欲堅, 急食苦以堅之, 用苦補之, 鹹瀉之.

夫邪氣之客於身也, 以勝相加, 至其所生而愈, 至其所不勝而甚, 至於所生而持, 自得其位而起. 必先定五藏之脈, 乃可言間甚之時, 死生之期也.

肝病者, 兩脅下痛引少腹, 令人善怒; 虛則目䀮䀮無所見, 耳無所聞, 善恐, 如人將補之. 取其經, 厥陰與少陽. 氣逆則頭痛, 耳聾不聰, 頰腫, 取血者.

心病者, 胸中痛, 脅支滿, 脅下痛, 膺背肩胛間痛, 兩臂內痛; 虛則胸腹大, 脅下與腰相引而痛. 取其經, 少陰‧太陽‧舌下血者. 其變病, 刺郄中血者.

脾病者, 身重, 善飢肉痿, 足不收行, 善瘈, 腳下痛; 虛則腹滿腸鳴, 飧泄食不化. 取其經, 太陰‧陽明‧少陰血者.

肺病者, 喘咳逆氣, 肩背痛, 汗出, 尻陰股膝髀腨胻足皆痛; 虛則少氣不能報息, 耳聾嗌乾. 取其經, 太陰‧足太陽之外厥陰內血者.

腎病者, 腹大脛腫, 喘咳身重, 寢汗出, 憎風; 虛則胸中痛, 大腹‧小腹痛, 清厥, 意不樂. 取其經, 少陰‧太陽血者.

肝色青, 宜食甘, 粳米‧牛肉‧棗‧葵皆甘. 心色赤, 宜食酸, 小豆‧犬肉‧李‧韭皆酸. 肺色白, 宜食苦, 麥‧羊肉‧杏‧薤皆苦. 脾色黃, 宜食鹹, 大豆‧豬肉‧栗‧藿皆鹹. 腎色黑, 宜食辛, 黃黍‧雞肉‧桃‧葱皆辛. 辛散‧酸收‧甘緩‧苦堅‧鹹軟. 毒藥攻邪, 五穀爲養, 五果爲助, 五畜爲益, 五菜爲充, 氣味合而服之, 以補精益氣. 此五者, 有辛‧酸‧甘‧苦‧鹹, 各有所利, 或散‧或收‧或緩‧或急‧或堅‧或軟, 四時五藏, 病隨五味所宜也.

宣明五氣篇第二十三

五味所入: 酸入肝, 辛入肺, 苦入心, 鹹入腎, 甘入脾, 是爲五入.

五氣所病: 心爲噫, 肺爲咳, 肝爲語, 脾爲吞, 腎爲欠‧爲嚏, 胃爲氣逆‧爲噦‧爲恐, 大腸‧小腸爲泄, 下焦溢爲水, 膀胱不利爲癃, 不約爲遺溺, 膽爲怒, 是爲五病.

五精所並: 精氣並於心則喜, 並於肺則悲, 並於肝則憂, 並於脾則畏, 並於腎則恐, 是謂五並, 虛而相並者也.

五臟所惡: 心惡熱, 肺惡寒, 肝惡風, 脾惡濕, 腎惡燥, 是謂五惡.

五臟化液: 心爲汗, 肺爲涕, 肝爲淚, 脾爲涎, 腎爲唾, 是爲五液.

五味所禁: 辛走氣, 氣病無多食辛; 鹹走血, 血病無多食鹹; 苦走骨, 骨病無多食苦, 甘走肉, 肉病無多食甘; 酸走筋, 筋病無多食酸, 是謂五禁, 無令多食.

　五病所發: 陰病發於骨, 陽病發於血, 陰病發於肉, 陽病發於冬, 陰病發於夏, 是謂五發.

　五邪所亂: 邪入於陽則狂, 邪入於陰則痺, 搏陽則爲巔疾, 搏陰則爲瘖, 陽入之陰則靜, 陰出之陽則怒, 是爲五亂.

　五邪所見: 春得秋脈, 夏得冬脈, 長夏得春脈, 秋得夏脈, 冬得長夏脈, 名曰陰出之陽, 病善怒不治, 是謂五邪, 皆同命, 死不治.

　五藏所藏: 心藏神, 肺藏魄, 肝藏魂, 脾藏意, 腎藏志, 是謂五藏所藏.

　五藏所主: 心主脈, 肺主皮, 肝主筋, 脾主肉, 腎主骨, 是爲五藏所主.

　五勞所傷: 久視傷血, 久臥傷氣, 久坐傷肉, 久立傷骨, 久行傷筋, 是謂五勞所傷.

　五脈應象: 肝脈弦, 心脈鉤, 脾脈代, 肺脈毛, 腎脈石, 是謂五藏之脈.

血氣形志篇第二十四

　夫人之常數, 太陽常多血少氣, 少陽常少血多氣, 陽明常多氣多血, 少陰常少血多氣, 厥陰常多血少氣, 太陰常多氣少血. 此天之常數.

　足太陽與少陰爲表裏, 少陽與厥陰爲表裏, 陽明與太陰爲表裏, 是爲足陰陽也. 手太陽與少陰爲表裏, 少陽與心主爲表裏, 陽明與太陰爲表裏, 是爲手之陰陽也. 今知手足陰陽所苦, 凡治病必先去其血, 乃去其所苦, 伺之所欲, 然後瀉有餘, 補不足.

　欲知背俞, 先度其兩乳間, 中折之, 更以他草度去半已, 即以兩隅相拄也, 乃擧以度其背, 令其一隅居上, 齊脊大椎, 兩隅在下, 當其下隅者, 肺之俞也. 復下一度, 心之俞也. 復下一度, 左角肝之俞也, 右角脾之俞也. 復下一度, 腎之俞也. 是爲五藏之俞, 灸刺之度也.

　形樂志苦, 病生於脈, 治之以灸刺; 形樂志樂, 病生於肉, 治之以針石; 形苦志樂, 病生於筋, 治之以熨引; 形苦志苦, 病生於咽嗌, 治之以百藥; 形數驚恐, 經絡不通, 病生於不仁, 治之以按摩醪藥. 是謂五形志也.

　刺陽明, 出血氣; 刺太陽, 出血惡氣; 刺少陽, 出氣惡血; 刺太陰, 出氣惡血; 刺少陰, 出氣惡血; 刺厥陰, 出血惡氣也.

寶命全形論篇第二十五

黃帝問曰: 天覆地載, 萬物悉備, 莫貴於人. 人以天地之氣生, 四時之法成, 君王眾庶, 盡欲全形, 形之疾病, 莫知其情, 留淫日深, 著於骨髓, 心私慮之. 余欲針除其疾病, 爲之奈何?

岐伯對曰: 夫鹽之味鹹者, 其氣令器津泄; 弦絕者, 其音嘶敗; 木敷者, 其葉發; 病深者, 其聲噦. 人有此三者, 是謂壞府, 毒藥無治, 短針無取, 此皆絕皮傷肉, 血氣爭黑.

帝曰: 余念其痛, 心爲之亂惑, 反甚其病, 不可更代, 百姓聞之, 以爲殘賊, 爲之奈何.

岐伯曰: 夫人生於地, 懸命於天, 天地合氣, 命之曰人. 人能應四時者, 天地爲之父母; 知萬物者, 謂之天子. 天有陰陽, 人有十二節; 天有寒暑, 人有虛實. 能經天地陰陽之化者, 不失四時; 知十二節之理者, 聖智不能欺也; 能存八動之變, 五勝更立, 能達虛實之數者, 獨出獨入, 呿吟至微, 秋毫在目.

帝曰: 人生有形, 不離陰陽, 天地合氣, 別爲九野, 分爲四時, 月有大小, 日有短長, 萬物並至, 不可勝量, 虛實呿吟, 敢問其方?

岐伯曰: 木得金而伐, 火得水而滅, 土得木而達, 金得火而缺, 水得土而絕, 萬物盡然, 不可勝竭. 故針有懸布天下者五, 黔首共餘食, 莫知之也. 一曰治神, 二曰知養身, 三曰知毒藥爲眞, 四曰制砭石小大, 五曰知府藏血氣之診. 五法俱立, 各有所先. 今末世之刺也, 虛者實之, 滿者泄之, 此皆眾工所共知也. 若夫法天則地, 隨應而動, 和之者若響, 隨之者若影, 道無鬼神, 獨來獨往.

帝曰: 願聞其道.

岐伯曰: 凡刺之眞, 必先治神, 五藏已定, 九候已備, 後乃存針; 眾脈不見, 眾凶弗聞, 外內相得, 無以形先, 可玩往來, 乃施於人. 人有虛實, 五虛勿近, 五實勿遠, 至其當發, 間不容瞬. 手動若務, 針耀而匀, 靜意視義, 觀適之變, 是謂冥冥, 莫知其形, 見其烏烏, 見其稷稷, 從見其飛, 不知其誰, 伏如橫弩, 起如發機.

帝曰: 何如而虛? 何如而實?

岐伯曰: 刺虛者須其實, 刺實者須其虛; 經氣已至, 慎守勿失. 深淺在志, 遠近若一, 如臨深淵, 手如握虎, 神無營於眾物.

八正神明論篇第二十六

黃帝問曰: 用針之服, 必有法則焉, 今何法何則?

岐伯對曰: 法天則地, 合以天光.

帝曰: 願卒聞之.

岐伯曰: 凡刺之法, 必候日月星辰, 四時八正之氣, 氣定乃刺之.

是故天溫日月, 則人血淖液而衛氣浮, 故血易瀉, 氣易行; 天寒日陰, 則人血凝泣而衛氣沉. 月始生, 則血氣始精, 衛氣始行; 月郭滿, 則血氣實, 肌肉堅; 月郭空, 則肌肉減, 經絡虛, 衛氣去, 形獨居. 是以因天時而調血氣也. 是以天寒無刺, 天溫無疑; 月生無瀉, 月滿無補, 月郭空無治, 是謂得時而調之. 因天之序, 盛虛之時, 移光定位, 正立而待之. 故曰: 月生而瀉, 是謂藏虛; 月滿而補, 血氣揚溢; 絡有留血, 命曰重實; 月郭空而治, 是謂亂經. 陰陽相錯, 眞邪不別, 沈以留止, 外虛內亂, 淫邪乃起.

帝曰: 星辰八正何候?

岐伯曰: 星辰者, 所以制日月之行也. 八正者, 所以候八風之虛邪以時至者也. 四時者, 所以春秋冬夏之氣所在, 以時調之也, 八正之虛邪而避之勿犯也. 以身之虛而逢天之虛, 兩虛相感, 其氣至骨, 入則傷五臟. 工候救之, 弗能傷也. 故曰: 天忌不可不知也.

帝曰: 善. 其法星辰者, 余聞之矣, 願聞法往古者.

岐伯曰: 法往古者, 先知針經也. 驗於來今者, 先知日之寒溫, 月之虛盛, 以候氣之浮沈, 而調之於身, 觀其立有驗也. 觀其冥冥者, 言形氣榮衛之不形於外, 而工獨知之, 以日之寒溫, 月之虛盛, 四時氣之浮沈, 參伍相合而調之, 工常先見之. 然而不形於外, 故曰觀於冥冥焉. 通於無窮者, 可以傳於後世也, 是故工之所以異也. 然而不形見於外, 故俱不能見也. 視之無形, 嘗之無味, 故謂冥冥, 若神髣髴.

虛邪者, 八正之虛邪氣也. 正邪者, 身形若用力汗出, 腠理開, 逢虛風, 其中人也微, 故莫知其情, 莫見其形. 上工救其萌牙, 必先見三部九候之氣, 盡調不敗而救之, 故曰上工. 下工救其已成, 救其已敗. 救其已成者, 言不知三部九候之相失, 因病而敗之也. 知其所在者, 知診三部九候之病脈處而治之, 故曰守其門戶焉, 莫知其情, 而見邪形也.

帝曰: 余聞補瀉, 未得其意.

岐伯曰: 瀉必用方, 方者, 以氣方盛也. 以月方滿也. 以日方溫也. 以身方定也. 以息方吸而内針, 乃復候其方吸而轉針, 乃復候其方呼而徐引針, 故曰瀉必用方, 其氣而行焉. 補必用員, 員者行也, 行者移也, 刺必中其榮, 復以吸排針也. 故員與方, 非針也. 故養神者, 必知形之肥瘦, 榮衛血氣之盛衰. 血氣者, 人之神, 不可不謹養.

帝曰: 妙乎哉論也! 合人形於陰陽四時, 虛實之應, 冥冥之期, 其非夫子, 孰能通之! 然夫子數言形與神, 何謂形? 何謂神? 願卒聞之.

岐伯曰: 請言形. 形乎形, 目冥冥, 問其所病, 索之於經, 慧然在前, 按之不得, 不知其情, 故曰形.

帝曰: 何謂神?

岐伯曰: 請言神. 神乎神, 耳不聞, 目明心開而志先, 慧然獨悟, 口弗能言, 俱視獨見, 適若昏, 昭然獨明, 若風吹雲, 故曰神. 三部九候爲之原, 九針之論不必存也.

離合眞邪論篇第二十七

黃帝問曰: 余聞九針九篇, 夫子乃因而九之, 九九八十一篇, 餘盡通其意矣. 經言氣之盛衰, 左右傾移, 以上調下, 以左調右. 有餘不足, 補瀉於榮輸, 余知之矣. 此皆榮衛之傾移, 虛實之所生, 非邪氣從外入於經也. 余願聞邪氣之在經也, 其病人何如? 取之奈何?

岐伯對曰: 夫聖人之起度數, 必應於天地. 故天有宿度, 地有經水, 人有經脈. 天地溫和, 則經水安靜; 天寒地凍, 則經水凝泣; 天暑地熱, 則經水沸溢; 卒風暴起, 則經水波涌而隴起. 夫邪之入於脈也, 寒則血凝泣, 暑則氣淖澤, 虛邪因而入客, 亦如經水之得風也, 經之動脈, 其至也亦時隴起. 其行於脈中循循然, 其至寸口中手也, 時大時小, 大則邪至, 小則平, 其行無常處, 在陰與陽, 不可爲度, 從而察之, 三部九候, 卒然逢之, 早遏其路. 吸則內針, 無令氣忤; 靜以久留, 無令邪布; 吸則轉針, 以得氣爲故; 候呼引針, 呼盡乃去. 大氣皆出, 故命曰瀉.

帝曰: 不足者補之奈何?

岐伯曰: 必先捫而循之, 切而散之, 推而按之, 彈而怒之, 抓而下之, 通而取之, 外引其門, 以閉其神. 呼盡內針, 靜以久留, 以氣至爲故, 如待所貴, 不知日暮. 其氣以至, 適而自護, 候吸引針, 氣不得出; 各在其處, 推闔其門, 令神氣存, 大氣留止, 故命曰補.

帝曰: 候氣奈何?

岐伯曰: 夫邪去絡入於經也, 舍於血脈之中, 其寒溫未相得, 如涌波之起也, 時來時去, 故不常在. 故曰方其來也, 必按而止之, 止而取之, 無逢其衝而瀉之. 眞氣者, 經氣也. 經氣太虛, 故曰其來不可逢, 此之謂也. 故曰候邪不審, 大氣已過, 瀉之則眞氣脫, 脫則不復, 邪氣復至, 而病益蓄. 故曰其往不可追, 此之謂也. 不可挂以髮者, 待邪之至時, 而發針瀉矣, 若先若後者, 血氣已盡, 其病不可下. 故曰知其可取如發機, 不知其取如扣椎. 故曰知機道者, 不可挂以髮, 不知機者, 扣之不發, 此之謂也.

帝曰: 補瀉奈何?

岐伯曰: 此攻邪也, 疾出以去盛血, 而復其眞氣, 此邪新客, 溶溶未有定處也, 推之則前, 引之則止, 逆而刺之, 溫血也, 刺出其血, 其病立已.

帝曰: 善. 然眞邪以合, 波隴不起, 候之奈何?

岐伯曰: 審捫循三部九候之盛虛而調之. 察其左右上下相失及相減者, 審其病藏以期之. 不知三部者, 陰陽不別, 天地不分. 地以候地, 天以候天, 人以候人, 調之中府, 以定三部. 故曰: 刺不知三部九候病脈之處, 雖有大過且至, 工不能禁也. 誅罰無過, 命曰大惑, 反亂大經, 眞不可復. 用實爲虛, 以邪爲眞, 用針無義, 反爲氣賊, 奪人正氣, 以從爲逆, 榮衛散亂, 眞氣已失, 邪獨內著, 絕人長命, 予人夭殃. 不知三部九候, 故不能久長; 因不知合之四時五行, 因加相勝, 釋邪攻正, 絕人長命. 邪之新客來也, 未有定處, 推之則前, 引之則止, 逢而瀉之, 其病立已.

通評虛實論篇第二十八

黃帝問曰: 何謂虛實?

岐伯對曰: 邪氣盛則實, 精氣奪則虛.

帝曰: 虛實何如?

岐伯曰: 氣虛者, 肺虛也; 氣逆者, 足寒也. 非其時則生, 當其時則死. 餘藏皆如此.

帝曰: 何謂重實?

岐伯曰: 所謂重實者, 言大熱病, 氣熱, 脈滿, 是謂重實.

帝曰: 經絡俱實何如? 何以治人?

岐伯曰: 經絡皆實, 是寸脈急而尺緩也, 皆當治之. 故曰: 滑則從, 濇則逆也. 夫虛實者, 皆從其物類始, 故五藏骨肉滑利, 可以長久也.

帝曰: 絡氣不足, 經氣有餘, 如何?

岐伯曰: 絡氣不足, 經氣有餘者, 脈口熱而尺寒也. 秋冬爲逆, 春夏爲從, 治主病者.

帝曰: 經虛絡滿何如?

岐伯曰: 經虛絡滿者, 尺熱滿, 脈口寒濇也. 此春夏死, 秋冬生也.

帝曰: 治此者奈何?

岐伯曰: 絡滿經虛, 灸陰刺陽, 經滿絡虛, 刺陰灸陽.

帝曰: 何謂重虛?

岐伯曰: 脈虛氣虛尺虛, 是謂重虛.

帝曰: 何以治之?

岐伯曰: 所謂氣虛者, 言無常也; 尺虛者, 行步恇然; 脈虛者, 不像陰也. 如此者, 滑則生, 濇則死也.

帝曰: 寒氣暴上, 脈滿而實, 何如?

岐伯曰: 實而滑則生, 實而逆則死.

帝曰: 脈實滿, 手足寒, 頭熱, 何如?

岐伯曰: 春秋則生, 冬夏則死. 脈浮而濇, 濇而身有熱者死.

帝曰: 其形盡滿何如?

岐伯曰: 其形盡滿者, 脈急大堅, 尺濇而不應也. 如是者, 故從則生, 逆則死.

帝曰: 何謂從則生, 逆則死?

岐伯曰: 所謂從者, 手足溫也; 所謂逆者, 手足寒也.

帝曰: 乳子而病熱, 脈懸小者何如?

岐伯曰: 手足溫則生, 寒則死.

帝曰: 乳子中風熱, 喘鳴肩息者, 脈何如?

岐伯曰: 喘鳴肩息者, 脈實大也. 緩則生, 急則死.

帝曰: 腸澼便血, 何如?

岐伯曰: 身熱則死, 寒則生.

帝曰: 腸澼下白沫, 何如?

岐伯曰: 脈沈則生, 脈浮則死.

帝曰: 腸澼下膿血, 何如?

岐伯曰: 脈懸絶則死, 滑大則生.

帝曰: 腸澼之屬, 身不熱, 脈不懸絶, 何如?

岐伯曰: 滑大者曰生, 懸濇者曰死, 以藏期之.

帝曰: 癲疾何如?

岐伯曰: 脈搏大滑, 久自已, 脈小堅急, 死不治.

帝曰: 癲疾之脈, 虛實何如?

岐伯曰: 虛則可治, 實則死.

帝曰: 消癉虛實何如?

岐伯曰: 脈實大, 病久可治; 脈懸小堅, 病久不可治.

帝曰: 形度·骨度·脈度·筋度·何以知其度也?

帝曰: 春亟治經絡, 夏亟治經兪, 秋亟治六府, 冬則閉塞, 閉塞者, 用藥而少針石也. 所謂少針石者, 非癰疽之謂也, 癰疽不得頃時回.

癰不知所, 按之不應手, 乍來乍已, 刺手太陰傍三痏, 與纓脈各二. 掖癰大熱, 刺足少陽五; 刺而熱不止, 刺手心主三, 刺手太陰經絡者, 大骨之會各三. 暴癰筋軟, 隨分而痛, 魄汗不盡, 胞氣不足, 治在經兪.

腹暴滿, 按之不下, 取手太陽經絡者, 胃也募也, 少陰兪去脊椎三寸傍五, 用員利針. 霍亂, 刺兪傍五, 足陽明及上傍三. 刺癇驚脈五, 針手太陰各五, 刺經太陽五, 刺手少陰經絡傍者一, 足陽明一, 上踝五寸, 刺三針.

凡治消癉·仆擊·偏枯·痿厥·氣滿發逆, 肥貴人, 則高梁之疾也. 隔塞閉絶, 上下不通, 則暴憂之病也. 暴厥而聾, 偏塞閉不通, 內氣暴薄也. 不從內, 外中風之病, 故瘦留著也. 跖跛, 寒風濕之病也.

黃帝曰: 黃疸·暴痛·癲狂·厥狂·久逆之所生也. 五藏不平, 六府閉塞之所生也. 頭痛耳鳴, 九竅不利, 腸胃之所生也.

太陰陽明論篇第二十九

黄帝問曰: 太陰・陽明爲表裏, 脾胃脈也, 生病而異者何也?

岐伯對曰: 陰陽異位, 更虚更實, 更逆更從, 或從内, 或從外, 所從不同, 故病異名也.

帝曰: 願聞其異狀也.

岐伯曰: 陽者, 天氣也, 主外; 陰者, 地氣也, 主内. 故陽道實, 陰道虚. 故犯賊風虚邪者, 陽受之; 食飲不節, 起居不時者, 陰受之. 陽受之則入六府, 陰受之則入五藏. 入六府則身熱, 不時臥, 上爲喘呼; 入五藏則䐜滿閉塞, 下爲飧泄, 久爲腸澼. 故喉主天氣, 咽主地氣. 故陽受風氣, 陰受濕氣. 故陰氣從足上行至頭, 而下行循臂至指端; 陽氣從手上行至頭, 而下行至足. 故曰: 陽病者, 上行極而下; 陰病者, 下行極而上. 故傷於風者, 上先受之; 傷於濕者, 下先受之.

帝曰: 脾病而四肢不用, 何也?

岐伯曰: 四肢皆稟氣於胃, 而不得至經, 必因於脾, 乃得稟也. 今脾病不能爲胃行其津液, 四肢不得稟水穀氣, 氣日以衰, 脈道不利, 筋骨肌内皆無氣以生, 故不用焉.

帝曰: 脾不主時, 何也?

岐伯曰: 脾者土也, 治中央, 常以四時長四藏, 各十八日寄治, 不得獨主於時也. 脾藏者, 常著胃土之精也. 土者, 生萬物而法天地, 故上下至頭足, 不得主時也.

帝曰: 脾與胃以膜相連耳, 而能爲之行其津液, 何也?

岐伯曰: 足太陰者, 三陰也, 其脈貫胃・屬脾・絡嗌, 故太陰爲之行氣於三陰; 陽明者, 表也, 五藏六府之海也, 亦爲之行氣於三陽. 藏府各因其經而受氣於陽明, 故爲胃行其津液. 四支不得稟水穀氣, 日以益衰, 陰道不利, 筋骨肌肉無氣以生, 故不用焉.

陽明脈解篇第三十

黄帝問曰: 足陽明之脈病, 惡人與火, 聞木音則惕然而驚, 鐘鼓不爲動, 聞木音而驚何也? 願聞其故.

岐伯對曰: 陽明者胃脈也, 胃者土也, 故聞木音而驚者, 土惡木也.

帝曰: 善! 其惡火何也?

岐伯曰: 陽明主肉, 其脈血氣盛, 邪客之則熱, 熱甚則惡火.

帝曰: 其惡人何也?

岐伯曰: 陽明厥則喘而惋, 惋則惡人.

帝曰: 或喘而死者, 或喘而生者, 何也?

岐伯曰: 厥逆連藏則死, 連經則生.

帝曰: 善! 病甚則棄衣而走, 登高而歌, 或至不食數日, 踰垣上屋, 所上之處, 皆非其素所能也, 病反能者何也?

岐伯曰: 四肢者諸陽之本也, 陽盛則四支實, 實則能登高也.

帝曰: 其棄衣而走者何也?

岐伯曰: 熱盛於身, 故棄衣欲走也.

帝曰: 其妄言罵詈, 不避親疏而歌者何也?

岐伯曰: 陽盛則使人妄言罵詈不避親疏而欲食, 不欲食故妄走也.

熱論篇第三十一

黃帝問曰: 今夫熱病者, 皆傷寒之類也. 或愈或死, 其死皆以六·七日之間, 其愈皆以十日以上者何也? 不知其解, 願聞其故.

岐伯對曰: 巨陽者, 諸陽之屬也, 其脈連於風府, 故爲諸陽主氣也. 人之傷於寒也, 則爲病熱, 熱雖甚不死; 其兩感於寒而病者, 必不免於死.

帝曰: 願聞其狀.

岐伯曰: 傷寒一日, 巨陽受之, 故頭項痛, 腰脊強; 二日陽明受之, 陽明主肉, 其脈俠鼻絡於目, 故身熱, 目疼而鼻乾, 不得臥也; 三日少陽受之, 少陽主膽, 其脈循脅絡於耳, 故胸脅痛而耳聾. 三陽經絡皆受其病, 而未入於藏者, 故可汗而已. 四日太陰受之, 太陰脈布胃中, 絡於嗌, 故腹滿而嗌乾; 五日少陰受之, 少陰脈貫腎絡於肺, 系舌本, 故口燥舌乾而渴; 六日厥陰受之, 厥陰脈循陰器而絡於肝, 故煩滿而囊縮. 三陰三陽, 五藏六府皆受病, 榮衛不行, 五藏不通, 則死矣.

其不兩感於寒者, 七日巨陽病衰, 頭痛少愈; 八日陽明病衰, 身熱少愈; 九日少陽病衰, 耳聾微聞; 十日太陰病衰, 腹減如故, 則思飲食, 十一日少陰病衰, 渴止不滿, 舌乾已而嚏; 十二日厥陰病衰, 囊縱, 少腹微下, 大氣皆去, 病日已矣.

帝曰: 治之奈何?

岐伯曰: 治之各通其藏脈, 病日衰已矣. 其未滿三日者, 可汗而已; 其滿三日者, 可泄而已.

帝曰: 熱病可愈, 時有所遺者, 何也?

岐伯曰: 諸遺者, 熱甚而强食之, 故有所遺也. 若此者, 皆病已衰而熱有所藏, 因其穀氣相薄, 兩熱相合, 故有所遺也.

帝曰: 善! 治遺奈何?

岐伯曰: 視其虛實, 調其逆從, 可使必已矣.

帝曰: 病熱當何禁之?

岐伯曰: 病熱少愈, 食肉則復, 多食則遺, 此其禁也.

帝曰: 其病兩感於寒者, 其脈應與其病形何如?

岐伯曰: 兩感於寒者, 病一日則巨陽與少陰俱病, 則頭痛口乾而煩滿; 二日則陽明與太陰俱病, 則腹滿, 身熱, 不欲食, 譫言; 三日則少陽與厥陰俱病, 則耳聾, 囊縮而厥, 水漿不入, 不知人, 六日死.

帝曰: 五藏已傷, 六府不通, 榮衛不行, 如是之後, 三日乃死, 何也?

岐伯曰: 陽明者, 十二經脈之長也, 其血氣盛, 故不知人. 三日, 其氣乃盡, 故死矣.

凡病傷寒而成溫者, 先夏至日者爲病溫, 後夏至日者爲病暑. 暑當與汗皆出, 勿止.

刺熱論篇第三十二

肝熱病者, 小便先黃, 腹痛多臥, 身熱. 熱爭則狂言及驚, 脅滿痛, 手足躁, 不得安臥; 庚辛甚, 甲乙大汗, 氣逆則庚辛死. 刺足厥陰・少陽. 其逆則頭痛員員, 脈引衝頭也.

心熱病者, 先不樂, 數日乃熱. 熱爭則卒心痛, 煩悶善嘔, 頭痛面赤, 無汗; 壬癸甚, 丙丁大汗, 氣逆則壬癸死. 刺手少陰・太陽.

脾熱病者, 先頭重, 頰痛, 煩心, 顏青, 欲嘔, 身熱. 熱爭則腰痛, 不可用俯仰, 腹滿泄, 兩頷痛; 甲乙甚, 戊己大汗, 氣逆則甲乙死. 刺足太陰・陽明.

肺熱病者, 先淅然厥, 起毫毛, 惡風寒, 舌上黃, 身熱. 熱爭則喘咳, 痛走胸膺背, 不得大息, 頭痛不堪, 汗出而寒; 丙丁甚, 庚辛大汗, 氣逆則丙丁死. 刺手太陰・陽明, 出血如大豆, 立已.

腎熱病者, 先腰痛䯒酸, 苦渴數飲身熱. 熱爭則項痛而强, 䯒寒且酸, 足下熱, 不欲言. 其逆則項痛員員澹澹然; 戊己甚, 壬癸大汗, 氣逆則戊己死. 刺足少陰・太陽. 諸汗者, 至其所勝日汗出也.

肝熱病者, 左頰先赤; 心熱病者, 顏先赤; 脾熱病者, 鼻先赤; 肺熱病者, 右頰先赤; 腎熱病, 頤先赤. 病雖未發, 見赤色者刺之, 名曰治未病. 熱病從部所起者, 至期而已; 其刺之反者, 三周而已; 重逆則死. 諸當汗者, 至其所勝日汗大出也.

諸治熱病, 以飲之寒水, 乃刺之; 必寒衣之, 居止寒處, 身寒而止也.

熱病先胸脅痛, 手足躁, 刺足少陽, 補足太陰, 病甚者爲五十九刺. 熱病始手臂痛者, 刺手陽明・太陰, 而汗出止. 熱病始於頭首者, 刺項太陽而汗出止. 熱病始於足脛者, 刺足陽明而汗出止. 熱病先身重, 骨痛, 耳聾, 好瞑, 刺足少陰, 病甚爲五十九刺. 熱病先眩冒而熱, 胸脅滿, 刺足少陰・少陽.

太陽之脈, 色榮顴骨, 熱病也, 榮未交, 曰今且得汗, 待時而已; 與厥陰脈爭見者, 死期不過三日, 其熱病內連腎, 少陽之脈色也. 少陽之脈, 色榮頰前, 熱病也, 榮未交, 曰今且得汗, 待時而已; 與少陰脈爭見者, 死期不過三日.

熱病氣穴: 三椎下間主胸中熱, 四椎下間主鬲中熱, 五椎下間主肝熱, 六椎下間主脾熱, 七椎下間主腎熱. 榮在骶也. 項上三椎陷者中也. 頰下逆顴爲大瘕, 下牙車爲腹滿, 顴後爲脅痛, 頰上者鬲上也.

評熱病論篇第三十三

黃帝問曰: 有病溫者, 汗出輒復熱, 而脈躁疾不爲汗衰, 狂言不能食, 病名爲何?

岐伯對曰: 病名陰陽交, 交者死也.

帝曰: 願聞其說.

岐伯曰: 人所以汗出者, 皆生於穀, 穀生於精. 今邪氣交爭於骨肉而得汗者, 是邪卻而精勝也. 精勝, 則當能食而不復熱. 復熱者, 邪氣也. 汗者, 精氣也. 今汗出而輒復熱者, 是邪勝也. 不能食者, 精無俾也. 病而留者, 其壽可立而傾也. 且夫熱論曰: 汗出而脈尚躁盛者死. 今脈不與汗相應, 此不勝其病也, 其死明矣. 狂言者, 是失志, 失志者死. 今見三死, 不見一生, 雖愈必死也.

帝曰: 有病身熱, 汗出煩滿, 煩滿不爲汗解, 此爲何病?

岐伯曰: 汗出而身熱者, 風也; 汗出而煩滿不解者, 厥也, 病名曰風厥.

帝曰: 願卒聞之.

岐伯曰: 巨陽主氣, 故先受邪, 少陰與其爲表裏也, 得熱則上從之, 從之則厥也.

帝曰: 治之奈何?

岐伯曰: 表裏刺之, 飲之服湯.

帝曰: 勞風爲病何如?

岐伯曰: 勞風法在肺下, 其爲病也, 使人强上瞑視, 唾出若涕, 惡風而振寒, 此爲勞風之病.

帝曰: 治之奈何?

岐伯曰: 以救俯仰. 巨陽引. 精者三日, 中年者五日, 不精者七日. 咳出靑黃涕, 其狀如膿, 大如彈丸, 從口中若鼻中出, 不出則傷肺, 傷肺則死也.

帝曰: 有病腎風者, 面胕庬然壅, 害於言, 可刺不?

岐伯曰: 虛不當刺, 不當刺而刺, 後五日其氣必至.

帝曰: 其至何如?

岐伯曰: 至必少氣時熱, 時熱從胸背上至頭, 汗出手熱, 口乾苦渴, 小便黃, 目下腫, 腹中鳴, 身重難以行, 月事不來, 煩而不能食, 不能正偃, 正偃則咳甚, 病名曰風水, 論在刺法中.

帝曰: 願聞其說.

岐伯曰: 邪之所湊, 其氣必虛. 陰虛者陽必湊之. 故少氣時熱而汗出也. 小便黃者, 少腹中有熱也. 不能正偃者, 胃中不和也. 正偃則咳甚, 上迫肺也. 諸有水氣者, 微腫先見於目下也.

帝曰：何以言？

岐伯曰：水者陰也，目下亦陰也，腹者至陰之所居，故水在腹者，必使目下腫也．真氣上逆，故口苦舌乾，臥不得正偃，正偃則咳出清水也．諸水病者，故不得臥，臥則驚，驚則咳甚也．腹中鳴者，病本於胃也．薄脾則煩不能食．食不下者，胃脘隔也．身重難以行者，胃脈在足也．月事不來者，胞脈閉也．胞脈者，屬心而絡於胞中，今氣上迫肺，心氣不得下通，故月事不來也．

帝曰：善．

逆調論篇第三十四

黃帝問曰：人身非常溫也，非常熱也，為之熱而煩滿者，何也？

岐伯對曰：陰氣少而陽氣勝，故熱而煩滿也．

帝曰：人身非衣寒也，中非有寒氣也，寒從中生者何？

岐伯曰：是人多痹氣也，陽氣少，陰氣多，故身寒如從水中出．

帝曰：人有四支熱，逢風寒如炙如火者，何也？

岐伯曰：是人者，陰氣虛，陽氣盛．四支者，陽也．兩陽相得，而陰氣虛少，少水不能滅盛火，而陽獨治．獨治者，不能生長也，獨勝而止耳．逢風而如炙如火者，是人當肉爍也．

帝曰：人有身寒，湯火不能熱，厚衣不能溫，然不凍慄，是為何病？

岐伯曰：是人者，素腎氣勝，以水為事，太陽氣衰，腎脂枯木不長，一水不能勝兩火．腎者水也，而生於骨，腎不生，則髓不能滿，故寒甚至骨也．所以不能凍慄者，肝一陽也，心二陽也，腎孤藏也，一水不能勝二火，故不能凍慄，病名曰骨痹，是人當攣節也．

帝曰：人之肉苛者，雖近亦絮，猶尚苛也，是謂何疾？

岐伯曰：榮氣虛，衛氣實也．榮氣虛則不仁，衛氣虛則不用，榮衛俱虛，則不仁且不用，肉如故也，人身與志不相有，曰死．

帝曰：人有逆氣，不得臥而息有音者，有不得臥而息無音者，有起居如故而息有音者，有得臥‧行而喘者，有不得臥‧不能行而喘者，有不得臥‧臥而喘者，皆何藏使然？願聞其故．

岐伯曰: 不得臥而息有音者, 是陽明之逆也. 足三陽者下行, 今逆而上行, 故息有音也. 陽明者, 胃脈也. 胃者, 六府之海, 其氣亦下行. 陽明逆, 不得從其道, 故不得臥也. 下經曰: 胃不和則臥不安. 此之謂也. 夫起居如故而息有音者, 此肺之絡脈逆也, 絡脈不得隨經上下, 故留經而不行. 絡脈之病人也微, 故起居如故而息有音也. 夫不得臥, 臥則喘者, 是水氣之客也. 夫水者, 循津液而流也. 腎者, 水藏, 主津液, 主臥與喘也.

帝曰: 善.

瘧論篇第三十五

黃帝問曰: 夫痎瘧皆生於風, 其蓄作有時者何也?

岐伯對曰: 瘧之始發也, 先起於毫毛, 伸欠乃作, 寒慄鼓頷, 腰脊俱痛, 寒去則內外皆熱, 頭痛如破, 渴欲冷飲.

帝曰: 何氣使然? 願聞其道.

岐伯曰: 陰陽上下交爭, 虛實更作, 陰陽相移也. 陽並於陰, 則陰實而陽虛, 陽明虛則寒慄鼓頷也; 巨陽虛則腰背頭項痛; 三陽俱虛則陰氣勝, 陰氣勝則骨寒而痛; 寒生於內, 故中外皆寒. 陽盛則外熱, 陰虛則內熱, 外內皆熱, 則喘而渴, 故欲冷飲也. 此皆得之夏傷於暑, 熱氣盛, 藏於皮膚之內, 腸胃之外, 皆榮氣之所食也. 此令人汗空疏, 腠理開, 因得秋氣, 汗出遇風, 及得之以浴, 水氣舍於皮膚之內, 與衛氣並居; 衛氣者, 晝日行於陽, 夜行於陰, 此氣得陽而外出, 得陰而內薄, 內外相薄, 是以日作.

帝曰: 其間日而作者何也?

岐伯曰: 其氣之舍深, 內薄於陰, 陽氣獨發, 陰邪內著, 陰與陽爭不得出, 是以間日而作也.

帝曰: 善. 其作日晏與其日早者, 何氣使然?

岐伯曰: 邪氣客於風府, 循膂而下, 衛氣一日一夜大會於風府, 其明日日下一節, 故其作也晏, 此先客於脊背也. 每至於風府, 則腠理開, 腠理開則邪氣入, 邪氣入則病作, 以此日作稍益晏也. 其出於風府, 日下一節, 二十五日下至骶骨, 二十六日入於脊內, 注於伏膂之脈, 其氣上行, 九日出於缺盆之中. 其氣日高, 故作日益早也. 其間日發者, 由邪氣內薄於五藏,橫連募原也.其道遠,其氣深,其行遲,不能與衛氣俱行,不得皆出,故間日乃作也.

帝曰:夫子言衛氣每至於風府,腠理乃發,發則邪氣入,入則病作.今衛氣日下一節,其氣之發也,不當風府,其日作者奈何?

岐伯曰:此邪氣客於頭項,循膂而下者也,故虛實不同,邪中異所,則不得當其風府也.故邪中於頭項者,氣至頭項而病;中於背者,氣至背而病;中於腰脊者,氣至腰脊而病;中於手足者,氣至手足而病.衛氣之所在,與邪氣相合,則病作.故風無常府,衛氣之所發,必開其腠理,邪氣之所合,則其府也.

帝曰:善!夫風之與瘧也,相似同類,而風獨常在,瘧得有時而休者,何也?

岐伯曰:風氣留其處,故常在;瘧氣隨經絡沈以內薄,故衛氣應乃作.

帝曰:瘧先寒而後熱者,何也?

岐伯曰:夏傷於大暑,其汗大出,腠理開發,因遇夏氣淒滄之水寒,藏於腠理皮膚之中,秋傷於風,則病成矣.夫寒者,陰氣也;風者,陽氣也.先傷於寒而後傷於風,故先寒而後熱也,病以時作,名曰寒瘧.

帝曰:先熱而後寒者,何也?

岐伯曰:此先傷於風,而後傷於寒,故先熱而後寒也,亦以時作,名曰溫瘧.其但熱而不寒者,陰氣先絕,陽氣獨發,則少氣煩冤,手足熱而欲嘔,名曰癉瘧.

帝曰:夫經言有餘者瀉之,不足者補之.今熱爲有餘,寒爲不足.夫瘧者之寒,湯火不能溫也,及其熱,冰水不能寒也.此皆有餘不足之類.當此之時,良工不能止,必須其自衰乃刺之,其故何也?願聞其說.

岐伯曰:經言無刺熇熇之熱,無刺渾渾之脈,無刺漉漉之汗,故爲其病逆,未可治也.夫瘧之始發也,陽氣並於陰,當是之時,陽虛而陰盛,外無氣,故先寒慄也;陰氣逆極,則復出之陽,陽與陰復並於外,則陰虛而陽實,故先熱而渴.夫瘧氣者,並於陽則陽勝,並於陰則陰勝;陰勝則寒,陽勝則熱.瘧者,風寒之氣不常也,病極則復.至病之發也,如火之熱,如風雨不可當也.故經言曰:方其盛時必毀,因其衰也,事必大昌,此之謂也.夫瘧之未發也,陰未並陽,陽未並陰,因而調之,眞氣得安,邪氣乃亡.故工不能治其已發,爲其氣逆也.

帝曰:善.攻之奈何?早晏何如?

岐伯曰:瘧之且發也,陰陽之且移也,必從四末始也.陽已傷,陰從之,故先其時堅束其虛, 令邪氣不得入, 陰氣不得出, 審候見之, 在孫絡盛堅而血者, 皆取之, 此眞往而未得並者也.

帝曰: 瘧不發, 其應何如?

岐伯曰: 瘧氣者, 必更盛更虛, 當氣之所在也. 病在陽, 則熱而脈躁; 在陰, 則寒而脈靜; 極則陰陽俱衰, 衛氣相離, 故病得休; 衛氣集, 則復病也.

帝曰: 時有間二日或至數日發, 或渴或不渴, 其故何也?

岐伯曰: 其間日者, 邪氣與衛氣客於六府, 而有時相失, 不能相得, 故休數日乃作也. 瘧者, 陰陽更勝也, 或甚或不甚, 故或渴或不渴.

帝曰: 論言夏傷於暑, 秋必病瘧, 今瘧不必應者, 何也?

岐伯曰: 此應四時者也. 其病異形者, 反四時也. 其以秋病者寒甚, 以冬病者寒不甚, 以春病者惡風, 以夏病者多汗.

帝曰: 夫病溫瘧與寒瘧, 而皆安舍? 舍於何藏?

岐伯曰: 溫瘧者, 得之冬中於風寒, 氣藏於骨髓之中, 至春則陽氣大發, 邪氣不能自出, 因遇大暑, 腦髓爍, 肌肉消, 腠理發泄, 或有所用力, 邪氣與汗皆出. 此病藏於腎, 其氣先從內出之於外也. 如是者, 陰虛而陽盛, 陽盛則熱矣, 衰則氣復反入, 入則陽虛, 陽虛則寒矣, 故先熱而後寒, 名曰溫瘧.

帝曰: 癉瘧何如?

岐伯曰: 癉瘧者, 肺素有熱, 氣盛於身, 厥逆上衝, 中氣實而不外泄; 因有所用力, 腠理開, 風寒舍於皮膚之內, 分肉之間而發, 發則陽氣盛, 陽氣盛而不衰, 則病矣. 其氣不及於陰, 故但熱而不寒, 氣內藏於心, 而外舍於分肉之間, 令人消爍脫肉, 故命曰癉瘧.

帝曰: 善.

刺瘧篇第三十六

足太陽之瘧, 令人腰痛頭重, 寒從背起, 先寒後熱, 熇熇暍暍然, 熱止汗出, 難已, 刺郄中出血. 足少陽之瘧, 令人身體解㑊, 寒不甚, 熱不甚, 惡見人, 見人心惕惕然, 熱多, 汗出甚, 刺足少陽. 足陽明之瘧, 令人先寒, 洒淅洒淅, 寒甚久乃熱, 熱去汗出, 喜見日月光火氣, 乃快然, 刺足陽明跗上. 足太陰之瘧, 令人不樂, 好太息, 不嗜食, 多寒熱汗出, 病至則善嘔, 嘔已乃衰, 即取之. 足少陰之瘧, 令人嘔吐甚, 多寒熱, 熱多寒少, 欲閉戶牖而處, 其病難已. 足厥陰之瘧, 令人腰痛, 少腹滿, 小便不利, 如癃狀, 非癃也, 數便, 意恐懼, 氣不足, 腹中悒悒, 刺足厥陰.

肺瘧者, 令人心寒, 寒甚熱, 熱間善驚, 如有所見者, 刺手太陰·陽明. 心瘧者, 令人煩心甚, 欲得清水, 反寒多, 不甚熱, 刺手少陰. 肝瘧者, 令人色蒼蒼然, 太息, 其狀若死者, 刺足厥陰見血. 脾瘧者, 令人寒, 腹中痛, 熱則腸中鳴, 鳴已汗出, 刺足太陰. 腎瘧者, 令人洒洒然, 腰脊痛宛轉, 大便難, 目眴眴然, 手足寒, 刺足太陽·少陰. 胃瘧者, 令人且病也, 善飢而不能食, 食而支滿腹大, 刺足陽明·太陰橫脈出血.

瘧發身方熱, 刺跗上動脈, 開其空, 出其血, 立寒; 瘧方欲寒, 刺手陽明太陰·足陽明太陰. 瘧脈滿大急, 刺背俞, 用中針傍五胠俞各一, 適肥瘦, 出其血也. 瘧脈小實急, 灸脛少陰, 刺指井. 瘧脈滿大急, 刺背俞, 用五胠俞·背俞各一, 適行至於血也. 瘧脈緩大虛, 便宜用藥, 不宜用針. 凡治瘧, 先發如食頃, 乃可以治, 過之則失時也. 諸瘧而脈不見, 刺十指間出血, 血去必已, 先視身之赤如小豆者, 盡取之. 十二瘧者, 其發各不同時, 察其病形, 以知其何脈之病也. 先其發時如食頃而刺之, 一刺則衰, 二刺則知, 三刺則已; 不已, 刺舌下兩脈出血, 不已, 刺郄中盛經出血, 又刺項已下俠脊者, 必已. 舌下兩脈者, 廉泉也.

刺瘧者, 必先問其病之所先發者, 先刺之. 先頭痛及重者, 先刺頭上及兩額·兩眉間出血. 先腰脊痛者, 先刺郄中出血. 先手臂痛者, 先刺手少陰·陽明十指間. 先足脛酸痛者, 先刺足陽明十指間出血. 風瘧, 瘧發則汗出惡風, 刺三陽經背俞之血者. 骱酸痛甚, 按之不可, 名曰胕髓病, 以鑱針針絶骨出血, 立已. 身體小痛, 刺至陰諸陰之井, 無出血, 間日一刺. 瘧不渴, 間日而作, 刺足太陽; 渴而間日作, 刺足少陽. 濕瘧汗不出, 爲五十九刺.

氣厥論篇第三十七

黃帝問曰: 五藏六府, 寒熱相移者何?

岐伯曰: 腎移寒於肝, 癰腫, 少氣. 脾移寒於肝, 癰腫, 筋攣. 肝移寒於心, 狂隔中. 心移寒於肺, 肺消, 肺消者, 飲一溲二, 死不治. 肺移寒於腎, 爲涌水, 涌水者, 按腹不堅, 水氣客於大腸, 疾行則鳴濯濯, 如囊裹漿, 水之病也. 脾移熱於肝, 則爲驚衄. 肝移熱於心, 則死. 心移熱於肺, 傳爲鬲消. 肺移熱於腎, 傳爲柔痓. 腎移熱於脾, 傳爲虛, 腸澼死, 不可治. 胞移熱於膀胱, 則癃溺血. 膀胱移熱於小腸, 鬲腸不便, 上爲口糜. 小腸移熱於大腸, 爲虙瘕, 爲沉. 大腸移熱於胃, 善食而瘦, 謂之食亦. 胃移熱於膽, 亦曰食亦. 膽移熱於腦, 則辛頞鼻淵, 鼻淵者, 濁涕不下止也, 傳爲衄衊瞑目. 故得之氣厥也.

咳論篇第三十八

黃帝問曰: 肺之令人咳何也?

岐伯對曰: 五藏六府皆令人咳, 非獨肺也.

帝曰: 願聞其狀.

岐伯曰: 皮毛者, 肺之合也, 皮毛先受邪氣, 邪氣以從其合也. 其寒飲食入胃, 從肺脈上至於肺則肺寒, 肺寒則外內合邪, 因而客之, 則爲肺咳. 五臟各以其時受病, 非其時, 各傳以與之.

人與天地相參, 故五藏各以治時感於寒則受病, 微則爲咳, 甚者爲泄, 爲痛. 乘秋則肺先受邪, 乘春則肝先受之, 乘夏則心先受之, 乘至陰則脾先受之, 乘冬則腎先受之.

帝曰: 何以異之?

岐伯曰: 肺咳之狀, 咳而喘息有音, 甚則唾血. 心咳之狀, 咳則心痛, 喉中介介如梗狀, 甚則咽腫喉痺. 肝咳之狀, 咳則兩脅下痛, 甚則不可以轉, 轉則兩胠下滿. 脾咳之狀, 咳則右脅下痛, 陰陰引肩背, 甚則不可以動, 動則咳劇. 腎咳之狀, 咳則腰背相引而痛, 甚則咳涎.

帝曰: 六府之咳奈何? 安所受病?

岐伯曰: 五藏之久咳, 乃移於六府. 脾咳不已, 則胃受之, 胃咳之狀, 咳而嘔, 嘔甚則長蟲出. 肝咳不已, 則膽受之, 膽咳之狀, 咳嘔膽汁. 肺咳不已, 則大腸變之, 大腸咳狀, 咳而遺失. 心咳不已, 則小腸受之, 小腸咳狀, 咳而失氣, 氣與咳俱失. 腎咳不已, 則膀胱受之, 膀胱咳狀, 咳而遺溺. 久咳不已, 則三焦受之, 三焦咳狀, 咳而腹滿, 不欲食飲. 此皆聚於胃, 關於肺, 使人多涕唾而面浮腫氣逆也.

帝曰: 治之奈何?

岐伯曰: 治藏者, 治其俞; 治府者, 治其合; 浮腫者, 治其經.

帝曰: 善.

舉痛論篇第三十九

黃帝問曰: 余聞善言天者, 必有驗於人, 善言古者, 必有合於今; 善言人者, 必有厭於己. 如此則道不惑而要數極, 所謂明也. 今余問於夫子, 令言而可知, 視而可見, 捫而可得, 令驗於己而發蒙解惑, 可得而聞乎?

岐伯再拜稽首對曰: 何道之問也?

帝曰: 願聞人之五藏卒痛, 何氣使然?

岐伯對曰: 經脈流行不止, 環周不休. 寒氣入經而稽遲, 泣而不行, 客於脈外則血少, 客於脈中則氣不通, 故卒然而痛.

帝曰: 其痛或卒然而止者, 或痛甚不休者, 或痛甚不可按者, 或按之而痛止者, 或按之無益者, 或喘動應手者, 或心與背相引而痛者, 或脅肋與少腹相引而痛者, 或腹痛引陰股者, 或痛宿昔而成積者, 或卒然痛死不知人, 有少間復生者, 或痛而嘔者, 或腹痛而後泄者, 或痛而閉不通者. 凡此諸痛, 各不同形, 別之奈何?

岐伯曰: 寒氣客於脈外則脈寒, 脈寒則縮蜷, 縮蜷則脈絀急, 則外引小絡, 故卒然而痛, 得炅則痛立止, 因重中於寒, 則痛久矣. 寒氣客於經脈之中, 與炅氣相薄則脈滿, 滿則痛而不可按. 寒氣稽留, 炅氣從上, 則脈充大而血氣亂, 故痛甚不可按也. 寒氣客於腸胃之間, 膜原之下, 血不得散, 小絡急引, 故痛; 按之則血氣散, 故按之痛止. 寒氣客於俠脊之脈, 則深按之不能及, 故按之無益也. 寒氣客於衝脈, 衝脈起於關元, 隨腹直上, 寒氣客則脈不通, 脈不通則氣因之, 故喘氣應手矣. 寒氣客於背俞之脈, 則脈泣, 脈泣則血虛, 血虛則痛, 其俞注於心, 故相引而痛. 按之則熱氣至, 熱氣至則痛止矣. 寒氣客於厥陰之脈, 厥陰之脈者, 絡陰器, 繫於肝, 寒氣客於脈中, 則血泣脈急, 故脅肋與少腹相引痛矣. 厥氣客於陰股, 寒氣上及少腹, 血泣在下相引, 故腹痛引陰股. 寒氣客於小腸膜原之間, 絡血之中, 血泣不得注於大經, 血氣稽留不得行, 故宿昔而成積矣. 寒氣客於五藏, 厥逆上泄, 陰氣竭, 陽氣未入, 故卒然痛死不知人, 氣復反則生矣. 寒氣客於腸胃, 厥逆上出, 故痛而嘔也. 寒氣客於小腸, 小腸不得成聚, 故後泄腹痛矣. 熱氣留於小腸, 腸中痛, 癉熱焦渴, 則堅乾不得出, 故痛而閉不通矣.

帝曰: 所謂言而可知者也. 視而可見奈何?

岐伯曰: 五藏六府, 固盡有部, 視其五色, 黃赤爲熱, 白爲寒, 靑黑爲痛, 此所謂視而可見者也.

帝曰: 捫而可得奈何?

岐伯曰: 視其主病之脈, 堅而血及陷下者, 皆可捫而得也.

帝曰: 善. 余知百病生於氣也. 怒則氣上, 喜則氣緩, 悲則氣消, 恐則氣下, 寒則氣收, 炅則氣泄, 驚則氣亂, 勞則氣耗, 思則氣結, 九氣不同, 何病之生?

岐伯曰: 怒則氣逆, 甚則嘔血及飧泄, 故氣上矣. 喜則氣和志達, 榮衛通利, 故氣緩矣. 悲則心係急, 肺布葉舉, 而上焦不通, 榮衛不散, 熱氣在中, 故氣消矣. 恐則精卻, 卻則上焦閉, 閉則氣還, 還則下焦脹, 故氣不行矣. 寒則腠理閉, 氣不行, 故氣收矣. 炅則腠理開, 榮衛通, 汗大泄, 故氣泄. 驚則心無所依, 神無所歸, 慮無所定, 故氣亂矣. 勞則喘息汗出, 外內皆越, 故氣耗矣. 思則心有所存, 神有所歸, 正氣留而不行, 故氣結矣.

腹中論篇第四十

黃帝問曰: 有病心腹滿, 旦食則不能暮食, 此爲何病?

岐伯對曰: 名爲鼓脹.

帝曰: 治之奈何?

岐伯曰: 治之以雞矢醴, 一劑知, 二劑已.

帝曰: 其時有復發者, 何也?

岐伯曰: 此飮食不節, 故時有病也. 雖然其病且已, 時故當病, 氣聚於腹也.

帝曰: 有病胸脅支滿者, 妨於食, 病至則先聞腥臊臭, 出淸液, 先唾血, 四支淸, 目眩, 時時前後血, 病名爲何, 何以得之?

岐伯曰: 病名血枯. 此得之年少時有所大脫血, 若醉入房中, 氣竭肝傷, 故月事衰少不來也.

帝曰: 治之奈何? 復以何術?

岐伯曰: 以四烏鰂骨一蘆茹二物並合之, 丸以雀卵, 大小如豆, 以五丸爲後飯, 飲以鮑魚汁, 利腸中及傷肝也.

帝曰: 病有少腹盛, 上下左右皆有根, 此爲何病? 可治不?

岐伯曰: 病名曰伏梁.

帝曰: 伏梁何因而得之?

岐伯曰: 裹大膿血, 居腸胃之外, 不可治, 治之每切按之致死.

帝曰: 何以然?

岐伯曰: 此下則因陰, 必下膿血, 上則迫胃脘, 生鬲, 俠胃脘內癰, 此久病也, 難治. 居齊上爲逆, 居齊下爲從, 勿動亟奪. 論在刺法中.

帝曰: 人有身體髀股䯒皆腫, 環齊而痛, 是爲何病?

岐伯曰: 病名伏梁, 此風根也. 其氣溢於大腸, 而著於肓, 肓之原在齊下, 故環齊而痛也. 不可動之, 動之爲水溺濇之病.

帝曰: 夫子數言熱中・消中, 不可服高梁・芳草・石藥, 石藥發癲, 芳草發狂. 夫熱中・消中者, 皆富貴人也, 今禁高梁, 是不合其心, 禁芳草・石藥, 是病不愈, 願聞其說.

岐伯曰: 夫芳草之氣美, 石藥之氣悍, 二者其氣急疾堅勁, 故非緩心和人, 不可以服此二者.

帝曰: 不可以服此二者, 何以然?

岐伯曰: 夫熱氣慓悍, 藥氣亦然, 二者相遇, 恐內傷脾. 脾者土也, 而惡木, 服此藥者, 至甲乙日更論.

帝曰: 善. 有病膺腫頸痛, 胸滿腹脹, 此爲何病? 何以得之?

岐伯曰: 名厥逆.

帝曰: 治之奈何?

岐伯曰: 灸之則喑, 石之則狂, 須其氣並, 乃可治也.

帝曰: 何以然?

岐伯曰: 陽氣重上, 有餘於上, 灸之則陽氣入陰, 入則喑, 石之則陽氣虛, 虛則狂. 須其氣並而治之, 可使全也.

帝曰: 善. 何以知懷子之且生也?

岐伯曰: 身有病而無邪脈也.

帝曰: 病熱而有所痛者, 何也?

岐伯曰: 病熱者, 陽脈也. 以三陽之動也. 人迎一盛少陽, 二盛太陽, 三盛陽明. 入陰也, 夫陽入於陰, 故病在頭與腹, 乃䐜脹而頭痛也.

帝曰: 善.

刺腰痛篇第四十一

足太陽脈令人腰痛, 引項脊尻背如重狀, 刺其郄中太陽正經出血, 春無見血. 少陽令人腰痛, 如以針刺其皮中, 循循然不可以俯仰, 不可以顧, 刺少陽成骨之端出血, 成骨在膝外廉之骨獨起者, 夏無見血. 陽明令人腰痛, 不可以顧, 顧如有見者, 善悲, 刺陽明於䯒前三痏, 上下和之出血, 秋無見血. 足少陰令人腰痛, 痛引脊內廉. 刺少陰於內踝上二痏, 春無見血, 出血太多, 不可復也. 厥陰之脈, 令人腰痛, 腰中如張弓弩弦, 刺厥陰之脈, 在腨踵魚腹之外, 循之累累然, 乃刺之, 其病令人善言, 默默然不慧, 刺之三痏.

解脈令人腰痛, 痛引肩, 目䀮䀮然, 時遺溲. 刺解脈, 在膝筋肉分間郄外廉之橫脈出血, 血變而止. 解脈令人腰痛如引帶, 常如折腰狀, 善恐, 刺解脈, 在郄中結絡如黍米, 刺之血射以黑, 見赤血而已.

同陰之脈令人腰痛, 痛如小錘居其中, 怫然腫, 刺同陰之脈, 在外踝上絕骨之端, 爲三痏.

陽維之脈令人腰痛, 痛上怫然腫, 刺陽維之脈, 脈與太陽合腨下間, 去地一尺所.

衡絡之脈令人腰痛, 不可以俯仰, 仰則恐仆, 得之擧重傷腰, 衡絡絕, 惡血歸之, 刺之在郄陽筋之間, 上郄數寸, 衡居, 爲二痏出血.

會陰之脈令人腰痛, 痛上漯漯然汗出, 汗乾令人欲飲, 飲已欲走, 刺直腸之脈上三痏, 在蹻上郄下五寸橫居, 視其盛者出血.

飛陽之脈令人腰痛, 痛上怫怫然, 甚則悲以恐, 刺飛陽之脈, 在內踝上五寸, 少陽之前, 與陰維之會.

昌陽之脈令人腰痛, 痛引膺, 目䀮䀮然, 甚則反折, 舌卷不能言, 刺內筋爲二痏, 在內踝上大筋前, 太陰後上踝二寸所.

散脈令人腰痛而熱, 熱甚生煩, 腰下如有橫木居其中, 甚則遺溲, 刺散脈, 在膝前骨肉分間, 絡外廉束脈, 爲三痏.

肉裏之脈令人腰痛, 不可以咳, 咳則筋縮急, 刺肉裏之脈爲二痏, 在太陽之外, 少陽絕骨之後.

腰痛俠脊而痛至頭几几然, 目䀮䀮欲僵仆, 刺足太陽郄中出血. 腰痛上寒, 刺足太陽‧陽明; 上熱刺足厥陰; 不可以俯仰, 刺足少陽; 中熱而喘, 刺足少陰, 刺郄中出血.

腰痛上寒不可顧, 刺足陽明; 上熱, 刺足太陰; 中熱而喘, 刺足少陰. 大便難, 刺足少陰. 少腹滿, 刺足厥陰. 如折不可以俯仰, 不可擧, 刺足太陽. 引脊內廉, 刺足少陰. 腰痛引少腹控䏚, 不可以仰, 刺腰尻交者, 兩髁胛上, 以月生死爲痏數, 發針立已, 左取右, 右取左.

風論篇第四十二

黃帝問曰: 風之傷人也, 或爲寒熱, 或爲熱中, 或爲寒中, 或爲癘風, 或爲偏枯, 或爲風也, 其病各異, 其名不同, 或內至五藏六府, 不知其解, 願聞其說.

岐伯對曰: 風氣藏於皮膚之間, 內不得通, 外不得泄, 風者善行而數變, 腠理開則洒然寒, 閉則熱而悶, 其寒也則衰食飲, 其熱也則消肌肉, 故使人怢慄而不能食, 名曰寒熱. 風氣與陽明入胃, 循脈而上至目內眥, 其人肥, 則風氣不得外泄, 則爲熱中而目黃; 人瘦, 則外泄而寒, 則爲寒中而泣出. 風氣與太陽俱入, 行諸脈俞, 散於分肉之間, 與衛氣相干, 其道不利, 故使肌肉憤䐜而有瘍; 衛氣有所凝而不行, 故其肉有不仁也. 癘者, 有榮氣熱胕, 其氣不清, 故使其鼻柱壞而色敗, 皮膚瘍潰. 風寒客於脈而不去, 名曰癘風, 或名曰寒熱.

以春甲乙傷於風者爲肝風; 以夏丙丁傷於風者爲心風; 以季夏戊己傷於邪者爲脾風; 以秋庚辛中於邪者爲肺風; 以冬壬癸中於邪者爲腎風.

風中五藏六府之俞, 亦爲藏府之風, 各入其門戶所中, 則爲偏風.

風氣循風府而上, 則爲腦風; 風入係頭, 則爲目風眼寒; 飲酒中風, 則爲漏風; 入房汗出中風, 則爲內風; 新沐中風, 則爲首風; 久風入中, 則爲腸風飧泄; 外在腠理, 則爲泄風. 故風者, 百病之長也, 至其變化, 乃爲他病也, 無常方, 然致有風氣也.

帝曰: 五藏風之形狀不同者何? 願聞其診及其病能.

岐伯曰: 肺風之狀, 多汗惡風, 色皏然白, 時咳短氣, 晝日則差, 暮則甚, 診在眉上, 其色白. 心風之狀, 多汗惡風, 焦絕, 善怒嚇, 赤色, 病甚則言不可快, 診在口, 其色赤. 肝風之狀, 多汗惡風, 善悲, 色微蒼, 嗌乾善怒, 時憎女子, 診在目下, 其色靑. 脾風之狀, 多汗惡風, 身體怠墯, 四支不欲動, 色薄微黃, 不嗜食, 診在鼻上, 其色黃. 腎風之狀, 多汗惡風, 面痝然浮腫, 脊痛不能正立, 其色炱, 隱曲不利, 診在肌上, 其色黑. 胃風之狀, 頸多汗惡風, 食飲不下, 鬲塞不通, 腹善脹, 失衣則䐜脹, 食寒則泄, 診形瘦而腹大. 首風之狀, 頭面多汗惡風, 當先風一日則病甚, 頭痛不可以出內, 至其風日, 則病少愈. 漏風之狀, 或多汗, 常不可單衣, 食則汗出, 甚則身汗, 喘息惡風, 衣常濡, 口乾善渴, 不能勞事. 泄風之狀, 多汗, 汗出泄衣上, 口中乾, 上漬, 其風不能勞事, 身體盡痛則寒.

帝曰: 善.

痺論篇第四十三

黃帝問曰: 痺之安生?

岐伯對曰: 風寒濕三氣雜至, 合而爲痺也. 其風氣勝者爲行痺; 寒氣勝者爲痛痺, 濕氣勝者爲著痺也.

帝曰: 其有五者何也?

岐伯曰: 以冬遇此者爲骨痺; 以春遇此者爲筋痺; 以夏遇此者爲脈痺; 以至陰遇此者爲肌痺; 以秋遇此者爲皮痺.

帝曰: 內舍五藏六府, 何氣使然?

岐伯曰: 五藏皆有合, 病久而不去者, 內舍於其合也. 故骨痺不已, 復感於邪, 內會於腎; 筋痺不已, 復感於邪, 內會於肝; 脈痺不已, 復感於邪, 內會於心; 肌痺不已, 復感於邪, 內舍於脾; 皮痺不已, 復感於邪, 內舍於肺. 所謂痺者, 各以其時重感於風寒濕之氣也.

凡痺之客五藏者: 肺痺者, 煩滿喘而嘔. 心痺者, 脈不通, 煩則心下鼓, 暴上氣而喘, 嗌乾善噫, 厥氣上則恐. 肝痺者, 夜臥則驚, 多飲數小便, 上爲引如懷. 腎痺者, 善脹, 尻以代踵, 脊以代頭. 脾痺者, 四支解墮, 發咳嘔汁, 上爲大塞. 腸痺者, 數飲而出不得, 中氣喘爭, 時發飧泄. 胞痺者, 少腹膀胱按之內痛, 若沃以湯, 澀於小便, 上爲清涕.

陰氣者, 靜則神藏, 躁則消亡. 飲食自倍, 腸胃乃傷. 淫氣喘息, 痺聚在肺; 淫氣憂思, 痺聚在心; 淫氣遺溺, 痺聚在腎; 淫氣乏竭, 痺聚在肝; 淫氣肌絶, 痺聚在脾. 諸痺不已, 亦益內也. 其風氣勝者, 其人易已也.

帝曰: 痺, 其時有死者, 或疼久者, 或易已者, 其何故也?

岐伯曰: 其入藏者死, 其留連筋骨間者疼久, 其留皮膚間者易已.

帝曰: 其客於六府者, 何也?

岐伯曰: 此亦其食飲居處, 爲其病本也. 六府亦各有俞, 風寒濕氣中其俞, 而食飲應之, 循俞而入, 各舍其府也.

帝曰: 以針治之奈何?

岐伯曰: 五藏有俞, 六府有合, 循脈之分, 各有所發, 各隨其過, 則病瘳也.

帝曰: 榮衛之氣, 亦令人痺乎?

岐伯曰: 榮者, 水穀之精氣也, 和調於五藏, 洒陳於六府, 乃能入於脈也, 故循脈上下, 貫五藏, 絡六府也. 衛者, 水穀之悍氣也, 其氣慓疾滑利, 不能入於脈也, 故循皮膚之中, 分肉之間, 熏於肓膜, 散於胸腹, 逆其氣則病, 從其氣則愈. 不與風寒濕氣合, 故不爲痺.

帝曰: 善. 痺, 或痛, 或不仁, 或寒, 或熱, 或燥, 或濕, 其故何也?

岐伯曰: 痛者, 寒氣多也, 有寒, 故痛也. 其不痛不仁者, 病久入深, 榮衛之行澀, 經絡時疏, 故不通, 皮膚不營, 故爲不仁. 其寒者, 陽氣少, 陰氣多, 與病相益, 故寒也. 其熱者, 陽氣多, 陰氣少, 病氣勝, 陽遭陰, 故爲痺熱. 其多汗而濡者, 此其逢濕甚也, 陽氣少, 陰氣盛, 兩氣相盛, 故汗出而濡也.

帝曰: 夫痺之爲病, 不痛何也?

岐伯曰: 痺在於骨則重; 在於脈則血凝而不流; 在於筋則屈不伸; 在於肉則不仁; 在於皮則寒. 故具此五者, 則不痛也. 凡痺之類, 逢寒則急, 逢熱則縱.

帝曰: 善.

痿論篇第四十四

黃帝問曰: 五藏使人痿, 何也?

岐伯對曰: 肺主身之皮毛, 心主身之血脈, 肝主身之筋膜, 脾主身之肌肉, 腎主身之骨髓. 故肺熱葉焦, 則皮毛虛弱急薄, 著則生痿躄也; 心氣熱, 則下脈厥而上, 上則下脈虛, 虛則生脈痿, 樞析挈脛縱而不任地也; 肝氣熱, 則膽泄口苦, 筋膜乾, 筋膜乾則筋急而攣, 發爲筋痿; 脾氣熱, 則胃乾而渴, 肌肉不仁, 發爲肉痿; 腎氣熱, 則腰脊不擧, 骨枯而髓減, 發爲骨痿.

帝曰: 何以得之?

岐伯曰: 肺者, 藏之長也, 爲心之蓋也. 有所失亡, 所求不得, 則發肺鳴, 鳴則肺熱葉焦, 故曰: 五藏因肺熱葉焦, 發爲痿躄, 此之謂也. 悲哀太甚, 則胞絡絶, 胞絡絶, 則陽氣內動, 發則心下崩, 數溲血也. 故本病曰: 大經空虛, 發爲肌痺, 傳爲脈痿. 思想無窮, 所願不得, 意淫於外, 入房太甚, 宗筋弛縱, 發爲筋痿, 及爲白淫. 故下經曰: 筋痿者, 生於肝, 使內也. 有漸於濕, 以水爲事, 若有所留, 居處相濕, 肌肉濡漬, 痺而不仁, 發爲肉痿. 故下經曰: 肉痿者, 得之濕地也. 有所遠行勞倦, 逢大熱而渴, 渴則陽氣內伐, 內伐則熱舍於腎, 腎者水藏也; 今水不勝火, 則骨枯而髓虛, 故足不任身, 發爲骨痿. 故下經曰: 骨痿者, 生於大熱也.

帝曰: 何以別之?

岐伯曰: 肺熱者, 色白而毛敗; 心熱者, 色赤而絡脈溢; 肝熱者, 色蒼而爪枯; 脾熱者, 色黃而肉蠕動; 腎熱者, 色黑而齒槁.

帝曰: 如夫子言可矣, 論言治痿者獨取陽明, 何也?

岐伯曰: 陽明者, 五藏六府之海, 主閏宗筋, 宗筋主束骨而利機關也. 衝脈者, 經脈之海也, 主滲灌溪谷, 與陽明合於宗筋, 陰陽總宗筋之會, 合於氣街, 而陽明爲之長, 皆屬於帶脈, 而絡於督脈. 故陽明虛, 則宗筋縱, 帶脈不引, 故足痿不用也.

帝曰: 治之奈何?

岐伯曰: 各補其滎, 而通其俞, 調其虛實, 和其逆順, 筋脈骨肉, 各以其時受月, 則病已矣.

帝曰: 善.

厥論篇第四十五

黃帝問曰: 厥之寒熱者, 何也?

岐伯對曰: 陽氣衰於下, 則爲寒厥; 陰氣衰於下, 則爲熱厥.

帝曰: 熱厥之爲熱也, 必起於足下者, 何也?

岐伯曰: 陽氣起於足五指之表, 陰脈者, 集於足下而聚於足心, 故陽氣勝, 則足下熱也.

帝曰: 寒厥之爲寒也, 必從五指而上於膝者, 何也?

岐伯曰: 陰氣起於足五指之裏, 集於膝下而聚於膝上, 故陰氣勝, 則從五趾至膝上寒, 其寒也, 不從外, 皆從內也.

帝曰: 寒厥何失而然也?

岐伯曰: 前陰者, 宗筋之所聚, 太陰·陽明之所合也. 春夏則陽氣多而陰氣少, 秋冬則陰氣盛而陽氣衰. 此人者質壯, 以秋冬奪於所用, 下氣上爭不能復, 精氣溢下, 邪氣因從之而上也. 氣因於中, 陽氣衰, 不能滲營其經絡, 陽氣日損, 陰氣獨在, 故手足爲之寒也.

帝曰: 熱厥何如而然也?

岐伯曰: 酒入於胃, 則絡脈滿而經脈虛, 脾主爲胃行其津液者也, 陰氣虛則陽氣入, 陽氣入則胃不和, 胃不和則精氣竭, 精氣竭則不營其四支. 此人必數醉若飽以入房, 氣聚於脾中不得散, 酒氣與穀氣相薄, 熱盛於中, 故熱遍於身, 內熱而溺赤也. 夫酒氣盛而慓悍, 腎氣有衰, 陽氣獨勝, 故手足爲之熱也.

帝曰: 厥或令人腹滿, 或令人暴不知人, 或至半日·遠至一日乃知人者, 何也?

岐伯曰: 陰氣盛於上則下虛, 下虛則腹脹滿. 陽氣盛於上則下氣重上而邪氣逆, 逆則陽氣亂, 陽氣亂則不知人也.

帝曰: 善. 願聞六經脈之厥狀病能也.

岐伯曰: 巨陽之厥, 則腫有頭重, 足不能行, 發爲眴仆. 陽明之厥, 則癲疾欲走呼, 腹滿不得臥, 面赤而熱, 妄見而妄言. 少陽之厥, 則暴聾, 頰腫而熱, 脅痛, 胻不可以運. 太陰之厥, 則腹滿䐜脹, 後不利, 不欲食, 食則嘔, 不得臥. 少陰之厥, 則口乾溺赤, 腹滿心痛. 厥陰之厥, 則少腹腫痛, 腹脹, 涇溲不利, 好臥屈膝, 陰縮腫, 胻內熱. 盛則瀉之, 虛則補之, 不盛不虛, 以經取之.

太陰厥逆, 胻急攣, 心痛引腹, 治主病者. 少陰厥逆, 虛滿嘔變, 下泄清, 治主病者. 厥陰厥逆, 攣·腰痛, 虛滿前閉, 譫言, 治主病者. 三陰俱逆, 不得前後, 使人手足寒, 三日死. 太陽厥逆, 僵仆, 嘔血善衄, 治主病者. 少陽厥逆, 機關不利, 機關不利者, 腰不可以行, 項不可以顧, 發腸癰, 不可治, 驚者死. 陽明厥逆, 喘咳身熱, 善驚, 衄, 嘔血.

手太陰厥逆, 虛滿而咳, 善嘔沫, 治主病者. 手心主·少陰厥逆, 心痛引喉, 身熱, 死不可治. 手太陽厥逆, 耳聾泣出, 項不可以顧, 腰不可以俯仰, 治主病者. 手陽明·少陽厥逆, 發喉痺, 嗌腫, 痙, 治主病者.

病能論篇第四十六

黃帝問曰: 人病胃脘癰者, 診當何如?

岐伯對曰: 診此者, 當候胃脈, 其脈當沉細, 沉細者氣逆, 逆者人迎甚盛, 甚盛則熱. 人迎者, 胃脈也, 逆而盛, 則熱聚於胃口而不行, 故胃脘爲癰也.

帝曰: 善. 人有臥而有所不安者, 何也?

岐伯曰: 藏有所傷, 及精有所之寄則安, 故人不能懸其病也.

帝曰: 人之不得偃臥者, 何也?

岐伯曰: 肺者, 藏之蓋也, 肺氣盛則脈大, 脈大則不得偃臥, 論在奇恒陰陽中.

帝曰: 有病厥者, 診右脈沉而緊, 左脈浮而遲, 不然病主安在?

岐伯曰: 冬診之, 右脈固爲沉緊, 此應四時; 左脈浮而遲, 此逆四時, 在左當主病在腎, 頗關在肺, 當腰痛也.

帝曰: 何以言之?

岐伯曰: 少陰脈貫腎絡肺, 今得肺脈, 腎爲之病, 故腎爲腰痛之病也.

帝曰: 善. 有病頸癰者, 或石治之, 或針灸治之, 而皆已, 其眞安在?

岐伯曰: 此同名異等者也. 夫癰氣之息者, 宜以針開除去之; 夫氣盛血聚者, 宜石而瀉之. 此所謂同病異治也.

帝曰: 有病怒狂者, 此病安生?

岐伯曰: 生於陽也.

帝曰: 陽何以使人狂?

岐伯曰: 陽氣者, 因暴折而難決, 故善怒也, 病名曰陽厥.

帝曰: 何以知之?

岐伯曰: 陽明者常動, 巨陽・少陽不動, 不動而動大疾, 此其候也.

帝曰: 治之奈何?

岐伯曰: 奪其食即已. 夫食入於陰, 長氣於陽, 故奪其食即已. 使之服以生鐵絡爲飲, 夫生鐵絡者, 下氣疾也.

帝曰: 善. 有病身熱解墮, 汗出如浴, 惡風少氣, 此爲何病?

岐伯曰: 病名曰酒風.

帝曰: 治之奈何?

岐伯曰: 以澤瀉・尤各十分, 麋銜五分, 合以三指撮爲後飯.

所謂深之細者, 其中手如針也, 摩之切之, 聚者堅也, 博者大也. 上經者, 言氣之通天也; 下經者, 言病之變化也; 金匱者, 決死生也. 揆度者, 切度之也; 奇恒者, 言奇病也. 所謂奇者, 使奇病不得以四時死也; 恒者, 得以四時死也. 所謂揆者, 方切求之也, 言切求其脈理也; 度者, 得其病處, 以四時度之也.

奇病論篇第四十七

黃帝問曰: 人有重身, 九月而瘖, 此爲何也?

岐伯對曰: 胞之絡 脈絶也.

帝曰: 何以言之?

岐伯曰: 胞絡者 , 繫於腎, 少陰之脈, 貫腎繫舌本, 故不能言.

帝曰: 治之奈何?

岐伯曰: 無治也, 當十月復. 刺法曰: 無損不足・益有餘, 以成其疹, 然後調之. 所謂無損不足者, 身羸瘦, 無用鑱石也; 無益其有餘者, 腹中有形而泄之, 泄之則精出而病獨擅中, 故曰疹成也.

帝曰: 病脅下滿, 氣逆, 二・三歲不已, 是爲何病?

岐伯曰: 病名曰息積, 此不妨於食, 不可灸刺, 積爲導引服藥, 藥不能獨治也.

帝曰: 人有身體髀股䯒皆腫, 環齊而痛, 是爲何病?

岐伯曰: 病名曰伏梁, 此風根也. 其氣溢於大腸, 而著於肓, 肓之原在齊下, 故環齊而痛也. 不可動之, 動之爲水溺澀之病也.

帝曰: 人有尺脈數甚, 筋急而見, 此爲何病?

岐伯曰: 此所謂疹筋, 是人腹必急, 白色黑色見, 則病甚.

帝曰: 人有病頭痛以數歲不已, 此安得之, 名爲何病?

岐伯曰: 當有所犯大寒, 內至骨髓, 髓者以腦爲主, 腦逆, 故令頭痛, 齒亦痛, 病名厥逆.

帝曰: 善.

帝曰: 有病口甘者, 病名爲何? 何以得之?

岐伯曰: 此五氣之溢也, 名曰脾癉. 夫五味入口, 藏於胃, 脾爲之行其精氣, 津液在脾, 故令人口甘也. 此肥美之所發也. 此人必數食甘美而多肥也. 肥者令人內熱, 甘者令人中滿, 故其氣上溢, 轉爲消渴. 治之以蘭, 除陳氣也.

帝曰: 有病口苦, 取陽陵泉, 口苦者, 病名爲何? 何以得之?

岐伯曰: 病名曰膽癉. 夫肝者, 中之將也, 取決於膽, 咽爲之使. 此人者, 數謀慮不決, 故膽虛, 氣上逆, 而口爲之苦. 治之以膽募·俞. 治在陰陽十二官相使中.

帝曰: 有癃者, 一日數十溲, 此不足也, 身熱如炭, 頸膺如格, 人迎躁盛, 喘息, 氣逆, 此有餘也. 太陰脈微細如髮者, 此不足也. 其病安在? 名爲何病?

岐伯曰: 病在太陰, 其盛在胃, 頗在肺, 病名曰厥, 死不治. 此所謂得五有餘·二不足也.

帝曰: 何謂五有餘·二不足?

岐伯曰: 所謂五有餘者, 五病之氣有餘也; 二不足者, 亦病氣之不足也. 今外得五有餘, 內得二不足, 此其身不表不裏, 亦正死明矣.

帝曰: 人生而有病癲疾者, 病名曰何? 安所得之?

岐伯曰: 病名爲胎病, 此得之在母腹中時, 其母有所大驚, 氣上而不下, 精氣並居, 故令子發爲癲疾也.

帝曰: 有病痝然有水狀, 切其脈大緊, 身無痛者, 形不瘦, 不能食, 食少, 名爲何病?

岐伯曰: 病生在腎, 名爲腎風. 腎風而不能食, 善驚, 驚已, 心氣痿者死.

帝曰: 善.

大奇論篇第四十八

肝滿·腎滿·肺滿皆實, 即爲腫. 肺之雍, 喘而兩胠滿. 肝雍, 兩胠滿, 臥則驚, 不得小便. 腎雍, 脚下至少腹滿, 脛有大小, 髀胻大跛, 易偏枯. 心脈滿大, 癎瘛筋攣. 肝脈小急, 癎瘛筋攣. 肝脈鶩暴, 有所驚駭, 脈不至若瘖, 不治自已. 腎脈小急, 肝脈小急, 心脈小急, 不鼓皆爲瘕.

腎·肝並沉爲石水, 並浮爲風水, 並虛爲死, 並小弦欲驚. 腎脈大急沉, 肝脈大急沉, 皆爲疝. 心脈搏滑急爲心疝, 肺脈沉搏爲肺疝. 三陽急爲瘕, 三陰急爲疝, 二陰急爲癎厥, 二陽急爲驚. 脾脈外鼓, 沉爲腸澼, 久自已. 肝脈小緩, 爲腸澼, 易治. 腎脈小搏沉, 爲腸澼下血, 血溫身熱者死. 心肝澼亦下血, 二藏同病者, 可治, 其脈小沉澀爲腸澼, 其身熱者死, 熱見七日死.

胃脈沉鼓澀, 胃外鼓大, 心脈小堅急, 皆鬲偏枯. 男子發左, 女子發右, 不瘖舌轉, 可治, 三十日起; 其從者瘖, 三歲起; 年不滿二十者, 三歲死. 脈至而搏, 血衄身熱者死. 脈來懸鉤浮爲常脈. 脈至如喘, 名曰暴厥, 暴厥者, 不知與人言. 脈至如數, 使人暴驚, 三四日自已.

脈至浮合, 浮合如數, 一息十至以上, 是經氣予不足也. 微見九十日死; 脈至如火薪然, 是心精之予奪也, 草乾而死; 脈至如散葉, 是肝氣予虛也, 木葉落而死; 脈至如省客, 省客者, 脈寒而鼓, 是腎氣予不足也, 懸去棗華而死; 脈至如丸泥, 是胃精予不足也, 榆莢落而死; 脈至如橫格, 是膽氣予不足也, 禾熟而死; 脈至如弦縷, 是胞精予不足也, 病善言, 下霜而死, 不言可治; 脈至如交漆, 交漆者, 左右傍至也, 微見三十日死; 脈至如湧泉, 浮鼓肌中, 太陽氣予不足也, 少氣, 味韭英而死.

脈至如頹土之狀, 按之不得, 是肌氣予不足也, 五色先見黑, 白壘發死; 脈至如懸雍, 懸雍者, 浮揣切之益大, 是十二俞之予不足也, 水凝而死; 脈至如偃刀, 偃刀者, 浮之小急, 按之堅大急, 五藏菀熱, 寒熱獨並於腎也, 如此其人不得坐, 立春而死; 脈至如丸滑不直手, 不直手者, 按之不可得也, 是大腸氣予不足也, 棗葉生而死; 脈至如華者, 令人善恐, 不欲坐臥, 行立常聽, 是小腸氣予不足也, 季秋而死.

脈解篇第四十九

太陽所謂腫腰脽痛者，正月太陽寅，寅，太陽也，正月陽氣出在上而陰氣盛，陽未得自次也，故腫腰脽痛也．病偏虛爲跛者，正月陽氣凍解地氣而出也，所謂偏虛者，冬寒頗有不足者，故偏虛爲跛也．所謂强上引背者，陽氣大上而爭，故强上也．所謂耳鳴者，陽氣萬物盛上而躍，故耳鳴也．所謂甚則狂巓疾者，陽盡在上，而陰氣從下，下虛上實，故狂巓疾也．所謂浮爲聾者，皆在氣也．所謂入中爲瘖者，陽盛已衰，故爲瘖也．內奪而厥，則爲瘖俳，此腎虛也，少陰不至者，厥也．

少陽所謂心脅痛者，言少陽盛也，盛者，心之所表也，九月陽氣盡而陰氣盛，故心脅痛也．所謂不可反側者，陰氣藏物也，物藏則不動，故不可反側也．所謂甚則躍者，九月萬物盡衰，草木華落而墮，則氣去陽而之陰，氣盛而陽之下長，故謂躍．

陽明所謂洒洒振寒者，陽明者午也，五月盛陽之陰也，陽盛而陰氣加之，故洒洒振寒也．所謂脛腫而股不收者，是五月盛陽之陰也．陽者，衰於五月，而一陰氣上，與陽始爭，故脛腫而股不收也．所謂上喘而爲水者，陰氣下而復上，上則邪客於藏府間，故爲水也．所謂胸痛少氣者，水氣在藏府也，水者，陰氣也，陰氣在中，故胸痛少氣也．所謂甚則厥，惡人與火，聞木音則惕然而驚者，陽氣與陰氣相薄，水火相惡，故惕然而驚也．所謂欲獨閉戶牖而處者，陰陽相薄也，陽盡而陰盛，故欲獨閉戶牖而居．所謂病至則欲乘高而歌，棄衣而走者，陰陽復爭，而外并於陽，故使之棄衣而走也．所謂客孫脈則頭痛鼻鼽腹腫者，陽明并於上，上者則其孫絡太陰也，故頭痛鼻鼽腹腫也．

太陰所謂病脹者，太陰子也，十一月萬物氣皆藏於中，故曰病脹．所謂上走心爲噫者，陰盛而上走於陽明，陽明絡屬心，故曰上走心爲噫也．所謂食則嘔者，物盛滿而上溢，故嘔也．所謂得後與氣則快然如衰者，十二月陰氣下衰，而陽氣且出，故曰得後與氣則快然如衰也．

少陰所謂腰痛者，少陰者，腎也，十月萬物陽氣皆傷，故腰痛也．所謂嘔咳上氣喘者，陽氣在下，陽氣在上，諸陽氣浮，無所依從，故嘔咳上氣喘也．所謂邑邑不能久立久坐，起則目䀮䀮無所見者，萬物陰陽不定未有主也，秋氣始至，微霜始下，而方殺萬物，陰陽內奪，故目䀮䀮無所見也．所謂少氣善怒者，陽氣不治，陽氣不治則陽氣不得出，肝氣當治而未得，故善怒，善怒者，名曰煎厥．所謂恐如人將捕之者，秋氣萬物未有畢去，陰氣少，陽氣入, 陰陽相薄, 故恐也. 所謂惡聞食臭者, 胃無氣, 故惡聞臭也. 所謂面黑如地色者, 秋氣內奪, 故變於色也. 所謂咳則有血者, 陽脈上也, 陽氣未盛於上而脈滿, 滿則咳, 故血見於鼻也.

厥陰所謂癩疝, 婦人少腹腫者, 厥陰者, 辰也, 三月陽中之陰, 邪在中, 故曰癩疝少腹腫也. 所謂腰脊痛不可以俯仰者, 三月一辰, 榮華萬物, 一俯而不仰也. 所謂癩癃疝膚脹者, 曰陰亦盛而脈脹不通, 故曰癩癃疝也. 所謂甚則嗌乾熱中者, 陰陽相薄而熱, 故嗌乾也.

刺要論篇第五十

黃帝問曰: 願聞刺要.

岐伯對曰: 病有浮沉, 刺有淺深, 各至其理, 無過其道. 過之則內傷, 不及則生外壅, 壅則邪從之. 淺深不得, 反爲大賊, 內動五藏, 後生大病. 故曰: 病有在毫毛腠理者, 有在皮膚者, 有在肌肉者, 有在脈者, 有在筋者, 有在骨者, 有在髓者. 是故刺毫毛腠理無傷皮, 皮傷則內動肺, 肺動則秋病溫瘧, 泝泝然寒慄. 刺皮無傷肉, 肉傷則內動脾, 脾動則七十二日四季之月, 病腹脹煩, 不嗜食. 刺肉無傷脈, 脈傷則內動心, 心動則夏病心痛. 刺脈無傷筋, 筋傷則內動肝, 肝動則春病熱而筋弛. 刺筋無傷骨, 骨傷則內動腎, 腎動則冬病脹腰痛. 刺骨無傷髓, 髓傷則銷鑠胻酸, 體解㑊然不去矣.

刺齊論篇第五十一

黃帝問曰: 願聞刺淺深之分.

岐伯對曰: 刺骨者無傷筋, 刺筋者無傷肉, 刺肉者無傷脈, 刺脈者無傷皮, 刺皮者無傷肉, 刺肉者無傷筋, 刺筋者無傷骨.

帝曰: 余未知其所謂, 願聞其解.

岐伯曰: 刺骨無傷筋者, 針至筋而去, 不及骨也; 刺筋無傷肉者, 至肉而去, 不及筋也; 刺肉無傷脈者, 至脈而去, 不及肉也; 刺脈無傷皮者, 至皮而去, 不及脈也. 所謂刺皮無傷肉者, 病在皮中, 針入皮中, 無傷肉也; 刺肉無傷筋者, 過肉中筋也; 刺筋無傷骨者, 過筋中骨也. 此之謂反也.

刺禁論篇第五十二

黃帝問曰: 願聞禁數.

岐伯對曰: 藏有要害, 不可不察. 肝生於左, 肺藏於右, 心部於表, 腎治於裏, 脾爲之使, 胃爲之市. 鬲肓之上, 中有父母, 七節之傍, 中有小心. 從之有福, 逆之有咎.

刺中心, 一日死, 其動爲噫. 刺中肝, 五日死, 其動爲語. 刺中腎, 六日死, 其動爲嚏. 刺中肺, 三日死, 其動爲咳. 刺中脾, 十日死, 其動爲吞. 刺中膽, 一日半死, 其動爲嘔. 刺跗上, 中大脈, 血出不止, 死. 刺面, 中溜脈, 不幸爲盲. 刺頭, 中腦戶, 入腦立死. 刺舌下, 中脈太過, 血出不止爲喑. 刺足下布絡中脈, 血不出爲腫. 刺郄中大脈, 令人仆脫色. 刺氣街, 中脈, 血不出, 爲腫鼠仆. 刺脊間, 中髓, 爲傴. 刺乳上, 中乳房, 爲腫根蝕. 刺缺盆中內陷, 氣泄, 令人喘咳逆. 刺手魚腹內陷, 爲腫.

無刺大醉, 令人氣亂. 無刺大怒, 令人氣逆. 無刺大勞人, 無刺新飽人, 無刺大飢人, 無刺大渴人, 無刺大驚人.

刺陰股, 中大脈, 血出不止, 死. 刺客主人內陷, 中脈, 爲內漏爲聾. 刺膝臏, 出液爲跛. 刺臂太陰脈, 出血多立死. 刺足少陰脈, 重虛出血, 爲舌難以言. 刺膺中內陷, 中肺, 爲喘逆仰息. 刺肘中內陷, 氣歸之, 爲不屈伸. 刺陰股下三寸內陷, 令人遺溺. 刺腋下脅間內陷, 令人咳. 刺少腹, 中膀胱, 溺出, 令人少腹滿. 刺腨腸內陷, 爲腫. 刺匡上陷骨中脈, 爲漏爲盲. 刺關節中液出, 不得屈伸.

刺志論篇第五十三

黃帝問曰: 願聞虛實之要.

岐伯對曰: 氣實形實, 氣虛形虛, 此其常也, 反此者病. 穀盛氣盛, 穀虛氣虛, 此其常也,反此者病. 脈實血實, 脈虛血虛, 此其常也, 反此者病.

帝曰: 如何而反?

岐伯曰: 氣盛身寒, 此謂反也. 氣虛身熱, 此謂反也. 穀入多而氣少, 此謂反也. 穀不入而氣多, 此謂反也. 脈盛血少, 此謂反也. 脈少血多, 此謂反也. 氣盛身寒, 得之傷寒. 氣虛身熱, 得之傷暑. 穀入多而氣少者, 得之有所脫血, 濕居下也. 穀入少而氣多者, 邪在胃及與肺也. 脈小血多者, 飲中熱也. 脈大血少者, 脈有風氣, 水漿不入, 此之謂也. 夫實者, 氣入也; 虛者, 氣出也. 氣實者, 熱也; 氣虛者, 寒也. 入實者, 左手開針空也; 入虛者, 左手閉針空也.

針解篇第五十四

黃帝問曰: 願聞九針之解, 虛實之道.

岐伯對曰: 刺虛則實之者, 針下熱也, 氣實乃熱也; 滿而泄之者, 針下寒也, 氣虛乃寒也. 菀陳則除之者, 出惡血也. 邪勝則虛之者, 出針勿按. 徐而疾則實者, 徐出針而疾按之; 疾而徐則虛者, 疾出針而徐按之. 言實與虛者, 寒溫氣多少也. 若無若有者, 疾不可知也. 察後與先者, 知病先後也. 爲虛與實者, 工勿失其法. 若得若失者, 離其法也. 虛實之要, 九針最妙者, 爲其各有所宜也. 補瀉之時者, 與氣開闔相合也. 九針之名, 各不同形者, 針窮其所當補瀉也.

刺實須其虛者, 留針陰氣隆至, 乃去針也; 刺虛須其實者, 陽氣隆至, 針下熱, 乃去針也. 經氣已至, 愼守勿失者, 勿變更也. 深淺在志者, 知病之內外也. 遠近如一者, 深淺其候等也. 如臨深淵者, 不敢墮也. 手如握虎者, 欲其壯也. 神無營於衆物者, 靜志觀病人, 無左右視也. 義無邪下者, 欲端以正也. 必正其神者, 欲瞻病人目, 制其神, 令氣易行也. 所謂三里者, 下膝三寸也. 所謂跗之者, 舉膝分易見也. 巨虛者, 蹺足䯒獨陷者. 下廉者, 陷下者也.

帝曰: 余聞九針上應天地四時陰陽, 願聞其方, 令可傳於後世, 以爲常也.

岐伯曰: 夫一天・二地・三人・四時・五音・六律・七星・八風・九野, 身形亦應之, 針各有所宜, 故曰九針. 人皮應天, 人肉應地, 人脈應人, 人筋應時, 人聲應音, 人陰陽合氣應律, 人齒面目應星, 人出入氣應風, 人九竅三百六十五絡應野. 故一針皮, 二針肉, 三針脈, 四針筋, 五針骨, 六針調陰陽, 七針益精, 八針除風, 九針通九竅, 除三百六十五節氣. 此之謂各有所主也. 人心意應八風, 人氣應天, 人髮齒耳目五聲應五音六律, 人陰陽脈血氣應地, 人肝目應之九.

九竅三百六十五人一以觀動靜天二以候五色七星應之以候髮母澤五音一以候宮商角徵羽六律有餘不足應之二地一以候高下有餘九野一節兪應之以候閉節三人變一分人候齒泄多血少十分角之變五分以候緩急六分不足三分寒關節第九分四時人寒溫燥濕四時一應之以候相反一四方各作解.

長刺節論篇 第五十五

刺家不診, 聽病者言. 在頭, 頭疾痛, 爲藏針之, 刺至骨病已止, 無傷骨肉及皮, 皮者道也.

陰刺, 入一傍四處, 治寒熱. 深專者刺大藏, 迫藏刺背, 背兪也, 刺之迫藏, 藏會, 腹中寒熱去而止. 與刺之要, 發針而淺出血.

治腐腫者, 刺腐上, 視癰小大深淺刺. 刺大者多血, 小者深之, 必端內針爲故止.

病在少腹有積, 刺皮䯏以下, 至少腹而止; 刺俠脊兩傍四椎間, 刺兩髂髎季脅肋間, 導腹中氣熱下已.

病在少腹, 腹痛不得大小便, 病名曰疝, 得之寒. 刺少腹兩股間, 刺腰髁骨間, 刺而多之, 盡炅病已.

病在筋, 筋攣節痛, 不可以行, 名曰筋痺. 刺筋上爲故, 刺分肉間, 不可中骨也. 病起筋炅, 病已止.

病在肌膚, 肌膚盡痛, 名曰肌痺, 傷於寒濕. 刺大分·小分, 多發針而深之, 以熱爲故. 無傷筋骨, 傷筋骨, 癰發若變. 諸分盡熱, 病已止.

病在骨, 骨重不可舉, 骨髓酸痛, 寒氣至, 名曰骨痺. 深者刺, 無傷脈肉爲故. 其道大分·小分, 骨熱病已止.

病在諸陽脈, 且寒且熱, 諸分且寒且熱, 名曰狂. 刺之虛脈, 視分盡熱, 病已止. 病初發,歲一發；不治，月一發；不治，月四五發，名曰癲病．刺諸分諸脈，其無寒者，以針調之，病止．

病風且寒且熱，炅汗出，一日數過，先刺諸分理絡脈；汗出且寒且熱，三日一刺，百日而已．

病大風，骨節重，鬚眉墮，名曰大風．刺肌肉爲故，汗出百日，刺骨髓，汗出百日，刺骨髓，凡二百日，鬚眉生而止針．

皮部論篇第五十六

黃帝問曰：余聞皮有分部，脈有經紀，筋有結絡，骨有度量，其所生病各異，別其分部，左右上下，陰陽所在，病之始終，願聞其道．

岐伯對曰：欲知皮部，以經脈爲紀者，諸經皆然．

陽明之陽，名曰害蜚，上下同法，視其部中有浮絡者，皆陽明之絡也．其色多青則痛，多黑則痺，黃赤則熱，多白則寒，五色皆見，則寒熱也．絡盛則入客於經，陽主外，陰主內．

少陽之陽，名曰樞持，上下同法，視其部中有浮絡者，皆少陽之絡也．絡盛則入客於經，故在陽者主內，在陰者主出，以滲於內，諸經皆然．

太陽之陽，名曰關樞，上下同法，視其部中有浮絡者，皆太陽之絡也．絡盛則入客於經．

少陰之陰，名曰樞儒，上下同法，視其部中有浮絡者，皆少陰之絡也．絡盛則入客於經，其入經也，從陽部注於經；其出者，從陰內注於骨．

心主之陰，名曰害肩，上下同法，視其部中有浮絡者，皆心主之絡也．絡盛則入客於經．

太陰之陰，名曰關蟄，上下同法，視其部中有浮絡者，皆太陰之絡也．絡盛則入客於經．

凡十二經絡脈者，皮之部也．是故百病之始生也，必先於皮毛；邪中之則腠理開，開則入客於絡脈；留而不去，傳入於經；留而不去，傳入於府，廩於腸胃．邪之始入於皮也，泝然起毫毛，開腠理；其入於絡也，則絡脈盛色變；其入客於經也，則感虛乃陷下；其留於筋骨之間，寒多則筋攣骨痛，熱多則筋弛骨消，肉爍䐃破，毛直而敗．

帝曰：夫子言皮之十二部，其生病皆何如？

岐伯口：皮者，脈之部也．邪客於皮，則腠理開，開則邪入客於絡脈；絡脈滿則注於經脈，經脈滿則入舍於府藏也. 故皮者有分部, 不與, 而生大病也.

帝曰: 善.

經絡論篇第五十七

黃帝問曰: 夫絡脈之見也, 其五色各異, 青‧黃‧赤‧白‧黑不同, 其故何也?

岐伯對曰: 經有常色, 而絡無常變也.

帝曰: 經之常色何如?

岐伯曰: 心赤‧肺白‧肝青‧脾黃‧腎黑, 皆亦應其經脈之色也.

帝曰: 絡之陰陽, 亦應其經乎?

岐伯曰: 陰絡之色應其經, 陽絡之色變無常, 隨四時而行也. 寒多則凝泣, 凝泣則青黑; 熱多則淖澤, 淖澤則黃赤. 此皆常色, 謂之無病. 五色具見者, 謂之寒熱.

帝曰: 善.

氣穴論篇第五十八

黃帝問曰: 余聞氣穴三百六十五, 以應一歲, 未知其所, 願卒聞之.

岐伯稽首再拜對曰: 窘乎哉問也! 其非聖帝, 孰能窮其道焉! 因請溢意盡言其處.

帝捧手逡巡而卻曰: 夫子之開余道也, 目未見其處, 耳未聞其數, 而目已明, 耳以聰矣.

岐伯曰: 此所謂"聖人易語, 良馬易御"也.

帝曰: 余非精人之易語也, 世言真數開人意, 今余所訪問者真數, 發蒙解惑, 未足以論也. 然余願聞夫子溢志盡言其處, 令解其意, 請藏之金匱, 不敢復出.

岐伯再拜而起曰: 臣請言之. 背與心相控而痛, 所治天突與十椎及上紀, 上紀者, 胃脘也, 下紀者, 關元也. 背胸邪繫陰陽左右, 如此其病前後痛澀, 胸脅痛, 而不得息, 不得臥, 上氣短氣偏痛, 脈滿起, 斜出尻脈, 絡胸脅, 支心貫鬲, 上肩加天突, 斜下肩交十椎下.

藏俞五十穴, 府俞七十二穴, 熱俞五十九穴, 水俞五十七穴. 頭上五行行五, 五五二十五穴, 中䏝兩傍各五, 凡十穴. 大椎上兩傍各一, 凡二穴. 目瞳子浮白二穴, 兩髀厭分中二穴, 犢鼻二穴, 耳中多所聞二穴, 眉本二穴, 完骨二穴, 頂中央一穴, 枕骨二穴, 上關二穴, 大迎二穴, 下關二穴, 天柱二穴, 巨虛上下廉四穴, 曲牙二穴, 天突一穴, 天府二穴, 天牖二穴, 扶突二穴, 天窗二穴, 肩解二穴, 關元一穴, 委陽二穴, 肩貞二穴, 暗門一穴, 齊一穴, 胸兪十二穴, 背兪二穴, 膺兪十二穴, 分肉二穴, 踝上橫二穴, 陰陽蹻四穴. 水兪在諸分, 熱兪在氣穴, 寒熱兪在兩骸厭中二穴, 大禁二十五, 在天府下五寸. 凡三百六十五穴, 針之所由行也.

帝曰: 余已知氣穴之處, 游針之居, 願聞孫絡谿谷, 亦有所應乎?

岐伯曰: 孫絡三百六十五穴會, 亦以應一歲, 以溢奇邪, 以通榮衛, 榮衛稽留, 衛散榮溢, 氣竭血著, 外爲發熱, 內爲少氣. 疾瀉無怠, 以通榮衛, 見而瀉之, 無問所會.

帝曰: 善. 願聞谿谷之會也.

岐伯曰: 肉之大會爲谷, 肉之小會爲谿. 肉分之間, 谿谷之會, 以行榮衛, 以會大氣. 邪盛氣壅, 脈熱肉敗, 榮衛不行, 必將爲膿, 內銷骨髓, 外破大䐃. 留於節湊, 必將爲敗. 積寒留舍, 榮衛不居, 卷肉縮筋, 肋肘不得伸, 內爲骨痺, 外爲不仁, 命曰不足, 大寒留於谿谷也. 谿谷三百六十五穴會, 亦應一歲. 其小痺淫溢, 循脈往來, 微針所及, 與法相同.

帝乃避左右而起, 再拜曰: 今日發蒙解惑, 藏之金匱, 不敢復出. 乃藏之金蘭之室, 署曰氣穴所在.

岐伯曰: 孫絡之脈別經者, 其血盛而當瀉者, 亦三百六十五脈, 並注於絡, 傳注十二絡脈, 非獨十四絡脈也, 內解瀉於中者十脈.

氣府論篇第五十九

足太陽脈氣所發者, 七十八穴: 兩眉頭各一; 入髮至項三寸半, 傍五, 相去三寸; 其浮氣在皮中者, 凡五行, 行五, 五五二十五; 項中大筋兩傍各一, 風府兩傍各一, 俠背以下至尻尾二十一節, 十五間各一; 五藏之兪各五; 六府之兪各六; 委中以下至足小指傍各六兪.

足少陽脈氣所發者六十二穴: 兩角上各二; 直目上髮際內各五. 耳前角上各一; 耳前角下各一; 銳髮下各一; 客主人各一; 耳後陷中各一; 下關各一; 耳下牙車之後各一; 缺盆各

一；挾下三寸，脅下至胠，八間各一；髀樞中傍各一；膝以下至足小指次指各六俞.

足陽明脈氣血所發者六十八穴，額顱髮際傍各三；面鼽骨空各一；大迎之骨空各一；人迎各一；缺盆外骨空各一；膺中骨間各一；挾鳩尾之外，當乳下三寸，挾胃脘各五；挾齊廣三寸各三；下齊二寸挾之各三；氣街動脈各一；伏菟上各一；三里以下至足中指各八俞，分之所在穴空.

手太陽脈氣所發者三十六穴：目內眥各一，目外各一，鼽骨下各一，耳郭上各一，耳中各一，巨骨穴各一，曲掖上骨各一，柱骨上陷者各一，上天窗四寸各一，肩解各一，肩解下三寸各一，肘以下至手小指本各六俞.

手陽明脈氣所發者二十二穴：鼻空外廉・項上各二，大迎骨空各一，柱骨之會各一，髃骨之會各一，肘以下至手大指・次指本各六俞.

手少陽脈氣所發者三十二穴：鼽骨下各一，眉後各一，角上各一，下完骨後各一，項中足太陽之前各一，挾扶突各一，肩貞各一，肩貞下三寸分間各一，肘以下至手小指・次指本各六俞.

督脈氣所發者二十八穴：項中央二，髮際後中八，面中三，大椎以下至尻尾及傍十五穴.至骶下凡二十一節，脊椎法也.

任脈之氣所發者二十八穴：喉中央二，膺中骨陷中各一，鳩尾下三寸，胃脘五寸，胃脘以下至橫骨六寸半一，腹脈法也.下陰別一，目下各一，下脣一，斷交一.

衝脈氣所發者二十二穴：挾鳩尾外各半寸至齊寸一，挾齊下傍各五分至橫骨寸一，腹脈法也.

足少陰舌下，厥陰毛中急脈各一，手少陰各一，陰陽蹻各一，手足諸魚際脈氣所發者，凡三百六十五穴也.

骨空論篇第六十

黃帝問曰：余聞風者百病之始也，以針治之奈何？

岐伯對曰：風從外入，令人振寒・汗出・頭痛・身重・惡寒，治在風府，調其陰陽，不足則補，有餘則瀉. 大風頸項痛，刺風府，風府在上椎. 大風汗出，灸譩譆. 譩譆在背下挾脊傍三寸所, 壓之令病人呼譩譆, 譩譆應手. 從風憎風, 刺眉頭. 失枕, 在肩上橫骨間, 折使榆臂, 齊肘正, 灸脊中. 胁絡季脅引少腹而痛脹, 刺譩譆. 腰痛不可以轉搖, 急引陰卵, 刺八髎與痛上. 八髎在腰尻分間. 鼠瘻寒熱, 還刺寒府. 寒府在附膝外解營. 取膝上外者使之拜, 取足心者使之跪.

任脈者, 起於中極之下, 以上毛際, 循腹裏, 上關元, 至咽喉, 上頤, 循面入目. 衝脈者, 起於氣街, 並少陰之經, 俠齊上行, 至胸中而散. 任脈爲病, 男子內結七疝, 女子帶下瘕聚. 衝脈爲病, 逆氣裏急. 督脈爲病, 脊强反折. 督脈者, 起於少腹以下骨中央. 女子入繫廷孔, 其孔, 溺孔之端也. 其絡循陰器, 合篡間, 繞篡後, 別繞臀, 至少陰與巨陽中絡者, 合少陰上股內後廉, 貫脊屬腎, 與太陽起於目內眦, 上額, 交巓上, 入絡腦, 還出別下項, 循肩髆內, 俠脊抵腰中, 入循膂, 絡腎. 其男子循莖下至篡, 與女子等. 其少腹直上者, 貫齊中央, 上貫心, 入喉, 上頤環脣, 上繫兩目之下中央. 此生病, 從少腹上衝心而痛, 不得前後, 爲衝疝; 其女子不孕, 癃·痔·遺溺·嗌乾. 督脈生病治督脈, 治在骨上, 甚者在齊下營.

其上氣有音者, 治其喉中央, 在缺盆中者. 其病上衝喉者, 治其漸, 漸者上俠頤也. 蹇膝伸不屈, 治其楗. 坐而膝痛, 治其機. 立而暑解, 治其骸關. 膝痛, 痛及拇指, 治其腘. 坐而膝痛如物隱者, 治其關. 膝痛不可屈伸, 治其背內. 連箭若折, 治陽明中俞髎. 若別, 治巨陽少陰榮. 淫濼脛酸, 不能久立, 治少陽之維, 在外踝上五寸. 輔骨上橫骨下爲楗, 俠髖爲機, 膝解爲骸關, 俠膝之骨爲連骸, 骸下爲輔, 輔上爲腘, 腘上爲關, 頭橫骨爲枕.

水俞五十七穴者: 尻上五行, 行五; 伏菟上兩行, 行五; 左右各一行, 行五; 踝上各一行, 行六穴. 髓空在腦後三分, 在顱際銳骨之下, 一在齗基下, 一在項後中復骨下, 一在脊骨上空在風府上. 脊骨下空, 在尻骨下空. 數髓空在面俠鼻, 或骨空在口下當兩肩. 兩髆肩空在髆中之陽. 臂骨空在臂陽, 去踝四寸, 兩骨空之間. 股骨上空在股陽, 出上膝四寸. 箭骨空在輔骨之上端. 股際骨空在毛中動下. 尻骨空在髀骨之後相去四寸. 扁骨有滲理湊, 無髓孔, 易髓無空.

灸寒熱之法, 先灸項大椎, 以年爲壯數; 次灸橛骨, 以年爲壯數. 視背俞陷者灸之, 舉臂肩上陷者灸之, 兩季脅之間灸之, 外踝上絕骨之端灸之, 足小指次指間灸之, 腨下陷脈灸之, 外踝後灸之, 缺盆骨上切之堅痛如筋者灸之, 膺中陷骨間灸之, 掌束骨下灸之, 齊下關元三寸灸之, 毛際動脈灸之, 膝下三寸分間灸之, 足陽明跗上動脈灸之, 巓上一灸之. 犬所嚙之處灸之三壯, 即以犬傷病法灸之. 凡當灸二十九處. 傷食灸之, 不已者, 必視其經之過於陽者, 數刺其俞而藥之.

水熱穴論篇第六十一

黃帝問曰: 少陰何以主腎? 腎何以主水?

岐伯對曰: 腎者, 至陰也; 至陰者, 盛水也. 肺者, 太陰也. 少陰者, 冬脈也. 故其本在腎, 其末在肺, 皆積水也.

帝曰: 腎何以能聚水而生病?

岐伯曰: 腎者, 胃之關也, 關門不利, 故聚水而從其類也. 上下溢於皮膚, 故爲胕腫. 胕腫者, 聚水而生病也.

帝曰: 諸水皆生於腎乎?

岐伯曰: 腎者, 牝藏也. 地氣上者, 屬於腎而生水液也, 故曰至陰. 勇而勞甚, 則腎汗出; 腎汗出逢於風, 內不得入於藏府, 外不得越於皮膚, 客於玄府, 行於皮裏, 傳爲胕腫, 本之於腎, 名曰風水. 所謂玄府者, 汗空也.

帝曰: 水俞五十七處者, 是何主也?

岐伯曰: 腎俞五十七穴, 積陰之所聚也, 水所從出入也. 尻上五行, 行五者, 此腎俞. 故水病下爲胕腫大腹, 上爲喘呼, 不得臥者, 標本俱病. 故肺爲喘呼, 腎爲水腫, 肺爲逆不得臥, 分爲相輸, 俱受者, 水氣之所留也. 伏菟上各二行, 行五者, 此腎之街也. 三陰之所交結於脚也. 踝上各一行, 行六者, 此腎脈之下行也, 名曰太衝. 凡五十七穴者, 皆藏之陰絡, 水之所客也.

帝曰: 春取絡脈分肉, 何也?

岐伯曰: 春者木始治, 肝氣始生; 肝氣急, 其風疾, 經脈常深, 其氣少, 不能深入, 故取絡脈分肉間.

帝曰: 夏取盛經分腠, 何也?

岐伯曰: 夏者火始治, 心氣始長, 脈瘦氣弱, 陽氣留溢, 熱熏分腠, 內至於經, 故取盛經分腠. 絶膚而病去者, 邪居淺也. 所謂盛經者, 陽脈也.

帝曰: 秋取經俞何也?

岐伯曰: 秋者金始治, 肺將收殺, 金將勝火, 陽氣在合, 陰氣初勝, 濕氣及體, 陰氣未盛, 未能深入, 故取俞以瀉陰邪, 取合以虛陽邪. 陽氣始衰, 故取於合.

帝曰: 冬取井滎, 何也?

岐伯曰: 冬者水始治, 腎方閉, 陽氣衰少, 陰氣堅盛, 巨陽伏沉, 陽脈乃去, 故取井以下陰逆, 取滎以實陽氣. 故曰: 冬取井滎, 春不鼽衄.

帝曰: 夫子言治熱病五十九俞, 余論其意, 未能領別其處, 願聞其處, 因聞其意.

岐伯曰: 頭上五行, 行五者, 以越諸陽之熱逆也. 大杼 · 膺俞 · 缺盆 · 背俞, 此八者, 以瀉胸中之熱也. 氣街 · 三里 · 巨虛上下廉, 此八者, 以瀉胃中之熱也. 雲門 · 髃骨 · 委中 · 髓空, 此八者, 以瀉四肢之熱也. 五藏俞傍五, 此十者, 以瀉五藏之熱也. 凡此五十九穴者, 皆熱之左右也.

帝曰: 人傷於寒而傳爲熱, 何也?

岐伯曰: 夫寒盛則生熱也.

調經論篇第六十二

黃帝問曰: 余聞刺法言, 有餘瀉之, 不足補之. 何謂有餘, 何謂不足?

岐伯對曰: 有餘有五, 不足亦有五, 常欲何問?

帝曰: 願盡聞之.

岐伯曰: 神有餘有不足, 氣有餘有不足, 血有餘有不足, 形有餘有不足, 志有餘有不足. 凡此十者, 其氣不等也.

帝曰: 人有精 · 氣 · 津 · 液 · 四肢 · 九竅 · 五藏 · 十六部 · 三百六十五節, 乃生百病, 百病之生, 皆有虛實. 今夫子乃言有餘有五, 不足亦有五, 何以生之乎?

岐伯曰: 皆生於五藏也. 夫心藏神, 肺藏氣, 肝藏血, 脾藏肉, 腎藏志. 而此成形, 志意通, 內連骨髓, 而成身形五藏. 五藏之道, 皆出於經隧, 以行血氣, 血氣不和, 百病乃變化而生, 是故守經隧焉.

帝曰: 神有餘不足何如?

岐伯曰: 神有餘則笑不休, 神不足則悲. 血氣未并, 五藏安定, 邪客於形, 洒淅起於毫毛,未入於經絡也, 故命曰神之微.

帝曰: 補瀉奈何?

岐伯曰: 神有餘則瀉其小絡之血, 出血, 勿之深斥, 無中其大經, 神氣乃平; 神不足者, 視其虛絡, 按而致之, 刺而利之, 無出其血, 無泄其氣, 以通其經, 神氣乃平.

帝曰: 刺微奈何?

岐伯曰: 按摩勿釋, 著針勿斥, 移氣於不足, 神氣乃得復.

帝曰: 善. 氣有餘不足奈何?

岐伯曰: 氣有餘則喘咳上氣, 不足則息利少氣. 血氣未並, 五藏安定, 皮膚微病, 命曰白氣微泄.

帝曰: 補瀉奈何?

岐伯曰: 氣有餘則瀉其經隧, 無傷其經, 無出其血, 無泄其氣; 不足則補其經隧, 無出其氣.

帝曰: 刺微奈何?

岐伯曰: 按摩勿釋, 出針視之曰, 我將深之, 適人必革, 精氣自伏, 邪氣散亂, 無所休息, 氣泄腠理, 眞氣乃相得.

帝曰: 善. 血有餘不足奈何?

岐伯曰: 血有餘則怒, 不足則恐. 血氣未並, 五藏安定, 孫絡外溢, 則經有留血.

帝曰: 補瀉奈何?

岐伯曰: 血有餘, 則瀉其盛經出其血; 不足, 則視其虛經, 內針其脈中, 久留而視, 脈大, 疾出其針, 無令血泄.

帝曰: 刺留血奈何?

岐伯曰: 視其血絡, 刺出其血, 無令惡血得入於經, 以成其疾.

帝曰: 善. 形有餘不足奈何?

岐伯曰: 形有餘則腹脹, 涇溲不利, 不足則四支不用. 血氣未並, 五藏安定, 肌肉蠕動, 命曰微風.

帝曰: 補瀉奈何?

岐伯曰: 形有餘則瀉其陽經, 不足則補其陽絡.

帝曰: 刺微奈何?

岐伯曰: 取分肉間, 無中其經, 無傷其絡, 衛氣得復, 邪氣乃索.

帝曰: 善. 志有餘不足奈何?

岐伯曰: 志有餘則腹脹飧泄, 不足則厥. 血氣未並, 五藏安定, 骨節有動.

帝曰: 補瀉奈何?

岐伯曰: 志有餘則瀉然筋血者, 不足則補其復溜.

帝曰: 刺未並奈何?

岐伯曰: 即取之, 無中其經, 邪所乃能立虛.

帝曰: 善. 余已聞虛實之形, 不知其何以生?

岐伯曰: 氣血以並, 陰陽相傾, 氣亂於衛, 血逆於經, 血氣離居, 一實一虛. 血於於陰, 氣並於陽, 故爲驚狂; 血並於陽, 氣並於陰, 乃爲炅中; 血並於上, 氣並於下, 心煩惋善怒; 血並於下, 氣並於上, 亂而喜忘.

帝曰: 血並於陰, 氣並於陽, 如是血氣離居, 何者爲實, 何者爲虛?

岐伯曰: 血氣者, 喜溫而惡寒, 寒則泣不能流, 溫則消而去之. 是故氣之所並爲血虛, 血之所並爲氣虛.

帝曰: 人之所有者, 血與氣耳. 今夫子乃言血並爲虛, 氣並爲虛, 是無實乎?

岐伯曰: 有者爲實, 無者爲虛; 故氣並則無血, 血並則無氣, 今血與氣相失, 故爲虛焉. 絡之與孫脈, 俱輸於經, 血與氣並, 則爲實焉. 血之與氣, 並走於上, 則爲大厥, 厥則暴死; 氣復反則生, 不反則死.

帝曰: 實者何道從來, 虛者何道從去? 虛實之要, 願聞其故.

岐伯曰: 夫陰與陽, 皆有俞會. 陽注於陰, 陰滿之外, 陰陽勻平, 以充其形, 九候若一, 命曰平人. 夫邪之生也, 或生於陰, 或生於陽. 其生於陽者, 得之風雨寒暑; 其生於陰者, 得之飲食居處, 陰陽喜怒.

帝曰: 風雨之傷人奈何?

岐伯曰: 風雨之傷人也, 先客於皮膚, 傳入於孫脈, 孫脈滿則傳入於絡脈, 絡脈滿則輸於大經脈. 血氣與邪並客於分腠之間, 其脈堅大, 故曰實. 實者外堅充滿, 不可按之, 按之則痛.

帝曰: 寒濕之傷人奈何?

岐伯曰: 寒濕之中人也, 皮膚不收, 肌肉堅緊, 榮血泣, 衛氣去, 故曰虛. 虛者, 聶辟氣不足, 按之則氣足以溫之, 故快然而不痛.

帝曰: 善. 陰之生實奈何?

岐伯曰: 喜怒不節, 則陰氣上逆, 上逆則下虛, 下虛則陽氣走之, 故曰實矣.

帝曰: 陰之生虛奈何?

岐伯曰: 喜則氣下, 悲則氣消, 消則脈虛空; 因寒飲食, 寒氣熏滿, 則血泣氣去, 故曰虛矣.

帝曰: 經言陽虛則外寒, 陰虛則內熱, 陽盛則外熱, 陰盛則內寒, 余已聞之矣, 不知其所由然也.

岐伯曰: 陽受氣於上焦, 以溫皮膚分肉之間. 令寒氣在外, 則上焦不通, 上焦不通, 則寒氣獨留於外, 故寒慄.

帝曰: 陰虛生內熱奈何?

岐伯曰: 有所勞倦, 形氣衰少, 穀氣不盛, 上焦不行, 下脘不通, 胃氣熱, 熱氣熏胸中, 故內熱.

帝曰: 陽盛生外熱奈何?

岐伯曰: 上焦不通利, 則皮膚致密, 腠理閉塞, 玄府不通, 衛氣不得泄越, 故外熱.

帝曰: 陰盛生內寒奈何?

岐伯曰: 厥氣上逆, 寒氣積於胸中而不瀉, 不瀉則溫氣去, 寒獨留, 則血凝泣, 凝則脈不通, 其脈盛大以澀, 故中寒.

帝曰: 陰與陽並, 血氣以並, 病形以成, 刺之奈何?

岐伯曰: 刺此者, 取之經隧, 取血於營, 取氣於衛, 用形哉, 因四時多少高下.

帝曰: 血氣以並, 病形以成, 陰陽相傾, 補瀉奈何?

岐伯曰: 瀉實者氣盛乃內針, 針與氣俱內, 以開其門, 如利其戶; 針與氣俱出, 精氣不傷, 邪氣乃下, 外門不閉, 以出其疾, 搖大其道, 如利其路, 是謂大瀉, 必切而出, 大氣乃屈.

帝曰: 補虛奈何?

岐伯曰: 持針勿置, 以定其意, 候呼內針, 氣出針入, 針空四塞, 精無從去, 方實而疾針, 氣入針出, 熱不能還, 閉塞其門, 邪氣布散, 精氣乃得存. 動氣候時, 近氣不失, 遠氣乃來, 是謂追之.

帝曰: 夫子言虛實者有十, 生於五藏, 五藏五脈耳, 夫十二經脈皆生其病, 今夫子獨言五藏；夫十二經脈者，皆絡三百六十五節，節有病，必被經脈，經脈之病，皆有虛實，何以合之？

岐伯曰：五藏者，故得六府與爲表裏，經絡支節，各生虛實，其病所居，隨而謂之．病在脈，調之血；病在血，調之絡；病在氣，調之衛；病在肉，調之分肉；病在筋，調之筋；病在骨，調之骨．燔針劫刺其下及與急者；病在骨，焠針藥熨；病不知所痛，兩蹺爲上；身形有痛，九候莫病，則繆刺之；痛在於左而右脈病者；巨刺之．必謹察其九候，針道備矣．

繆刺論篇第六十三

黃帝問曰：余聞繆刺，未得其意，何謂繆刺？

岐伯對曰：夫邪之客於形也，必先舍於皮毛；留而不去，入舍於孫脈；留而不去，入舍於絡脈；留而不去，入舍於經脈；內連五藏，散於腸胃；陰陽俱感，五藏乃傷．此邪之從皮毛而入，極於五藏之次也．如此，則治其經焉．今邪客於皮毛，入舍於孫絡，留而不去，閉塞不通，不得入於經，流溢於大絡而生奇病也．夫邪客大絡者，左注右，右注左，上下左右，與經相干，而布於四末，其氣無常處，不入於經俞，命曰繆刺．

帝曰：願聞繆刺，以左取右，以右取左，奈何？其與巨刺，何以別之？

岐伯曰：邪客於經，左盛則右病，右盛則左病，亦有移易者，左痛未已而右脈先病，如此者，必巨刺之，必中其經，非絡脈也．故絡病者，其痛與經脈繆處，故命曰繆刺．

帝曰：願聞繆刺奈何？取之何如？

岐伯曰：邪客於足少陰之絡，令人卒心痛，暴脹，胸脅支滿無積者，刺然骨之前出血，如食頃而已；不已，左取右，右取左，病新發者，取五日已．

邪客於手少陽之絡，令人喉痺舌卷，口乾心煩，臂外廉痛，手不及頭，刺手中指次指爪甲上，去端如韭葉，各一痏．壯者立已，老者有頃已，左取右，右取左，此新病·數日已．

邪客於足厥陰之絡，令人卒疝暴痛．刺足大指爪甲上，與肉交者，各一痏，男子立已，女子有頃已，左取右，右取左．

邪客於足太陽之絡，令人頭項肩痛．刺足小指爪甲上，與肉交者，各一痏，立已．不已，刺外踝下三痏，左取右，右取左，如食頃已．

邪客於手陽明之絡，令人氣滿胸中，喘息而支胠，胸中熱，刺手大指次指爪甲上，去端如韭葉，各一痏，左取右，右取左，如食頃已。

邪客於臂掌之間，不可得屈，刺其踝後，先以指按之痛，乃刺之，以月死生爲數，月生一日一痏，二日二痏，十五日十五痏，十六日十四痏。

邪客於足陽蹻之脈，令人目痛從內眥始，刺外踝之下半寸所各二痏，左刺右，右刺左，如行十里頃而已。

人有所墮墜，惡血留內，腹中滿脹，不得前後，先飲利藥，此上傷厥陰之脈，下傷少陰之絡，刺足內踝之下，然骨之前血脈出血，刺足跗上動脈，不已，刺三毛上各一痏，見血立已，左刺右，右刺左，善悲驚不樂，刺如右方。

邪客於手陽明之絡，令人耳聾，時不聞音，刺手大指次指爪甲上，去端如韭葉，各一痏，立聞，不已，刺中指爪甲上與肉交者，立聞，其不時聞者，不可刺也，耳中生風者，亦刺之如此數，左刺右，右刺左。

凡痺往來行無常處者，在分肉間痛而刺之，以月死生爲數，用針者隨氣盛衰，以爲痏數，針過其日數則脫氣，不及日數則氣不寫，左刺右，右刺左，病已，止；不已，復刺之如法，月生一日一痏，二日二痏，漸多之，十五日十五痏，十六日十四痏，漸少之。

邪客於足陽明之絡，令人鼽衄，上齒寒，刺足中指次指爪甲上與肉交者，各一痏，左刺右，右刺左。

邪客於足少陽之絡，令人脅痛不得息，咳而汗出，刺足小指次指爪甲上與肉交者，各一痏，不得息立已，汗出立止；咳者溫衣飲食，一日已，左刺右，右刺左，病立已，不已，覆刺如法。

邪客於足少陰之絡，令人嗌痛，不可內食，無故善怒，氣上走賁上，刺足下中央之脈，各三痏，凡六刺，立已，左刺右，右刺左，嗌中腫，不能內，唾時不能出唾者，刺然骨之前，出血立已，左刺右，右刺左。

邪客於足太陰之絡，令人腰痛，引少腹控䏚，不可以仰息，刺腰尻之解，兩胂之上是腰俞，以月死生爲痏數，發針立已，左刺右，右刺左。

邪客於足太陽之絡，令人拘攣背急，引脅而痛，刺之從項始數脊椎俠脊，按疾之應手如痛，刺之傍三痏，立已。

邪客於足少陽之絡，令人留於樞中痛，髀不可舉，刺樞中以毫針，寒則久留針，以月死生爲數, 立已.

治諸經刺之, 所過者不病, 則繆刺之. 耳聾, 刺手陽明; 不已, 刺其通脈出耳前者. 齒齲, 刺手陽明; 不已, 刺其脈入齒中, 立已.

邪客於五藏之間, 其病也, 脈引而痛, 時來時止, 視其病, 繆刺之於手足爪甲上, 視其脈, 出其血, 間日一刺, 一刺不已, 五刺已. 繆傳引上齒, 齒脣寒痛, 視其手背脈血者去之, 足陽明中指爪甲上一痏, 手大指次指爪甲上各一痏, 立已. 左取右, 右取左.

邪客於手足少陰太陰足陽明之絡, 此五絡皆會於耳中, 上絡左角, 五絡俱竭, 令人身脈皆動, 而形無知也, 其狀若尸, 或曰尸厥. 刺其足大指內側爪甲上, 去端如韭葉, 後刺足心, 後刺足中指爪甲上各一痏, 後刺手大指內側, 去端如韭葉, 後刺手少陰銳骨之端, 各一痏, 立已; 不已, 以竹管吹其兩耳, 鬄其左角之髮, 方一寸, 燔治, 飲以美酒一杯, 不能飲者灌之, 立已.

凡刺之數, 無視其經脈, 切而從之, 審其虛實而調之; 不調者, 經刺之, 有痛而經不病者, 繆刺之, 因視其皮部有血絡者盡取之, 此繆刺之數也.

四時刺逆從論篇第六十四

厥陰有餘, 病陰痺; 不足, 病生熱痺; 滑則病狐疝風; 濇則病少腹積氣. 少陰有餘, 病皮痺隱軫; 不足, 病肺痺; 滑則病肺風疝; 濇則病積, 溲血. 太陰有餘, 病肉痺寒中; 不足, 病脾痺; 滑則病脾風疝; 濇則病積, 心腹時滿. 陽明有餘, 病脈痺, 身時熱; 不足, 病心痺; 滑則病心風疝; 濇則病積, 時善驚. 太陽有餘, 病骨痺身重; 不足, 病腎痺; 滑則病腎風疝; 濇則病積, 善時巔疾. 少陽有餘, 病筋痺脅滿; 不足, 病肝痺; 滑則病肝風疝; 濇則病積, 時筋急目痛. 是故春氣在經脈, 夏氣在孫絡, 長夏氣在肌肉, 秋氣在皮膚, 冬氣在骨髓中.

帝曰: 余願聞其故.

岐伯曰: 春者, 天氣始開, 地氣始泄, 凍解冰釋, 水行經通, 故人氣在脈. 夏者, 經滿氣溢, 入孫絡受血, 皮膚充實. 長夏者, 經絡皆盛, 內溢肌中. 秋者, 天氣始收, 腠理閉塞, 皮膚引急. 冬者蓋藏, 血氣在中, 內著骨髓, 通於五藏. 是故邪氣者, 常隨四時之氣血而入客也. 至其變化, 不可爲度, 然必從其經氣, 辟除其邪, 除其邪則亂氣不生.

帝曰：逆四時而生亂氣奈何？

岐伯曰：春刺絡脈，血氣外溢，令人少氣；春刺肌肉，血氣環逆，令人上氣；春刺筋骨，血氣內著，令人腹脹。夏刺經脈，血氣乃竭，令人解㑊；夏刺肌肉，血氣內却，令人善恐；夏刺筋骨，血氣上逆，令人善怒。秋刺經脈，血氣上逆，令人善忘，秋刺絡脈，氣不外行，令人臥不欲動；秋刺筋骨，血氣內散，令人寒慄。冬刺經脈，氣血皆脫，令人目不明；冬刺絡脈，內氣外泄，留爲大痺；冬刺肌肉，陽氣竭絕，令人善忘。凡此四時刺者，大逆之病，不可不從也；反之，則生亂氣，相淫病焉。故刺不知四時之經，病之所生，以從爲逆，正氣內亂，與精相薄，必審九候，正氣不亂，精氣不轉。

帝曰：善。刺五藏，中心一日死，其動爲噫；中肝五日死，其動爲語；中肺三日死，其動爲咳；中腎六日死，其動爲嚏欠；中脾十日死，其動爲吞。刺傷人五藏必死，其動則依其藏之所變，候知其死也。

標本病傳論篇第六十五

黃帝問曰：病有標本，刺有逆從，奈何？

岐伯對曰：凡刺之方，必別陰陽，前後相應，逆從得施，標本相移。故曰：有其在標而求之於標，有其在本而求之於本，有其在本而求之於標，有其在標而求之於本。故治有取標而得者，有取本而得者，有逆取而得者，有從取而得者。故知逆與從，正行無問；知標本者，萬舉萬當；不知標本，是謂妄行。

夫陰陽‧逆從‧標本之爲道也，小而大，言一而知百病之害；少而多，淺而博，可以言一而知百也。以淺而知深，察近而知遠，言標與本，易而勿及。治反爲逆，治得爲從。

先病而後逆者治其本；先逆而後病者治其本。先寒而後生病者治其本；先病而後生寒者治其本。先熱而後生病者治其本；先熱而後生中滿者治其標。先病而後泄者治其本；先泄而後生他病者治其本，必且調之，乃治其他病。先病而後先中滿者治其標；先中滿而後煩心者治其本。人有客氣，有同氣。小大不利治其標；小大利治其本。病發而有餘，本而標之，先治其本，後治其標；病發而不足，標而本之，先治其標，後治其本。謹察間甚，以意調之，間者並行，甚者獨行。先小大不利而後生病者治其本。

夫病傳者, 心病先心痛, 一日而咳; 三日脅肢痛; 五日閉塞不通, 身痛體重; 三日不已, 死; 冬夜半, 夏日中. 肺病喘咳, 三日而脅支滿痛, 一日身重體痛; 五日而脹; 十日不已, 死; 冬日入, 夏日出. 肝病頭目眩, 脅支滿, 三日體重身痛; 五日而脹; 三日腰脊少腹痛; 脛酸; 三日不已, 死; 冬日入, 夏早食. 脾病身痛體重, 一日而脹; 二日少腹腰脊痛, 脛酸; 三日背䏚筋痛, 小便閉, 十日不已, 死; 冬入定, 夏晏食. 腎病少腹腰脊痛, 骱酸, 三日背䏚筋痛, 小便閉; 三日腹脹; 三日兩脅支痛; 三日不已, 死; 冬大晨, 夏晏晡. 胃病脹滿, 五日少腹腰脊痛, 骱酸, 三日背䏚筋痛, 小便閉, 五日身體重; 六日不已, 死; 冬夜半後, 夏日昳. 膀胱病小便閉, 五日少腹脹, 腰脊痛, 骬酸; 一日腹脹; 一日身體痛; 二日不已, 死; 冬雞鳴, 夏下晡.

諸病以次是相傳, 如是者, 皆有死期, 不可刺. 間一藏止, 及至三四藏者, 乃可刺也.

天元紀大論篇第六十六

黃帝問曰: 天有五行御五位, 以生寒暑燥濕風; 人有五藏化五氣, 以生喜怒思憂恐. 論言五運相襲而皆治之, 終期之日, 周而復始, 余已知之矣. 願聞其與三陰三陽之候奈何合之.

鬼臾區稽首再拜對曰: 昭乎哉問也. 夫五運陰陽者, 天地之道也, 萬物之綱紀, 變化之父母, 生殺之本始, 神明之府也, 可不通乎. 故物生謂之化, 物極謂之變, 陰陽不測謂之神, 神用無方謂之聖.

夫變化之爲用也, 在天爲玄, 在人爲道, 在地爲化; 化生五味, 道生智, 玄生神. 神在天爲風, 在地爲木; 在天爲熱, 在地爲火; 在天爲濕, 在地爲土; 在天爲燥, 在地爲金; 在天爲寒, 在地爲水. 故在天爲氣, 在地成形, 形氣相感而化生萬物矣.

然天地者, 萬物之上下也; 左右者, 陰陽之道路也; 水火者, 陰陽之徵兆也; 金木者, 生長之終始也. 氣有多少, 形有盛衰, 上下相召, 而損益彰矣.

帝曰: 願聞五運之主時也如何.

鬼臾區曰: 五氣運行, 各終期日, 非獨主時也.

帝曰: 請聞其所謂也.

鬼臾區曰: 臣積考太始天元冊文曰太虛廖廓, 肇基化元, 萬物資始, 五運終天, 布氣眞靈, 總統坤元. 九星懸朗, 七曜周旋. 曰陰曰陽, 曰柔曰剛, 幽顯旣位, 寒暑弛張, 生生化化, 品物咸章. 臣斯十世, 此之謂也.

帝曰: 善. 何謂氣有多少, 形有盛衰?

鬼臾區曰: 陰陽之氣, 各有多少, 故曰三陰三陽也. 形有盛衰, 謂五行之治, 各有太過不及也. 故其始也, 有餘而往, 不足隨之; 不足而往, 有餘從之. 知迎知隨, 氣可與期, 應天爲天符, 承歲爲歲直, 三合爲治.

帝曰: 上下相召奈何?

鬼臾區曰: 寒暑燥濕風火, 天之陰陽也, 三陰三陽上奉之; 木火土金水火, 地之陰陽也, 生長化收藏下應之. 天以陽生陰長, 地以陽殺陰藏. 天有陰陽, 地亦有陰陽. 木火土金水火, 地之陰陽也, 生長化收藏. 故陽中有陰, 陰中有陽. 所以欲知天地之陰陽者, 應天之氣, 動而不息, 故五歲而右遷; 應地之氣, 靜而守位, 故六朞而環會. 動靜相召, 上下相臨, 陰陽相錯, 而變由生也.

帝曰: 上下周紀, 其有數乎?

鬼臾區曰: 天以六爲節, 地以五爲制. 周天氣者, 六朞爲一備; 終地紀者, 五歲爲一周. 君火以明, 相火以位. 五六相合, 而七百二十氣爲一紀, 凡三十歲; 千四百四十氣, 凡六十歲而爲一周. 不及太過, 斯皆見矣.

帝曰: 夫子之言, 上終天氣, 下畢地紀, 可謂悉矣. 余願聞而藏之, 上以治民, 下以治身, 使百姓昭著, 上下和親, 德澤下流, 子孫無憂, 傳之後世, 無有終時, 可得聞乎?

鬼臾區曰: 至數之機, 迫迮以微, 其來可見, 其往可追. 敬之者昌, 慢之者亡, 無道行私, 必得夭殃, 謹奉天道, 請言眞要.

帝曰: 善言始者, 必會於終, 善言近者, 必知其遠, 是則至數極而道不惑, 所謂明矣! 願夫子推而次之, 令有條理, 簡而不匱, 久而不絶, 易用難忘, 爲之綱紀, 至數之要, 願盡聞之.

鬼臾區曰: 昭乎哉問! 明乎哉道! 如鼓之應桴, 響之應聲也. 臣聞之, 甲己之歲, 土運統之; 乙庚之歲, 金運統之; 丙辛之歲, 水運統之; 丁壬之歲, 木運統之; 戊癸之歲, 火運統之.

帝曰: 其於三陰三陽, 合之奈何?

鬼臾區曰: 子午之歲, 上見少陰; 丑未之歲, 上見太陰; 寅申之歲, 上見少陽; 卯酉之歲,上見陽明; 辰戌之歲, 上見太陽; 巳亥之歲, 上見厥陰. 少陰所謂標也, 厥陰所謂終也. 厥陰之上, 風氣主之; 少陰之上, 熱氣主之; 太陰之上, 濕氣主之; 少陽之上, 相火主之; 陽明之上, 燥氣主之; 太陽之上, 寒氣主之. 所謂本也, 是謂六元.

帝曰: 光乎哉道, 明乎哉論! 請著之玉版, 藏之金匱, 署曰天元紀.

五運行大論篇第六十七

黃帝坐明堂, 始正天綱, 臨觀八極, 考建五常, 請天師而問之曰: 論言天地之動靜, 神明爲之紀, 陰陽之升降, 寒暑彰其兆. 余聞五運之數於夫子, 夫子之所言, 正五氣之各主歲爾, 首甲定運, 余因論之.

鬼臾區曰: 土主甲己, 金主乙庚, 水主丙辛, 木主丁壬, 火主戊癸. 子午之上, 少陰主之; 丑未之上, 太陰主之, 寅申之上, 少陽主之; 卯酉之上, 陽明主之; 辰戌之上, 太陽主之; 巳亥之上, 厥陰主之. 不合陰陽, 其故何也?

岐伯曰: 是明道也, 此天地之陰陽也. 夫數之可數者, 人中之陰陽也, 然所合, 數之可得者也. 夫陰陽者, 數之可十, 推之可白, 數之可千, 推之可萬, 天地陰陽者, 不以數推, 以象之謂也.

帝曰: 願聞其所始也.

岐伯曰: 昭乎哉問也! 臣覽太始天元冊文, 丹天之氣, 經於牛・女戊分; 黅天之氣, 經於心・尾己分; 蒼天之氣, 經於危・室・柳・鬼; 素天之氣, 經於亢・氐・昴・畢; 玄天之氣, 經於張・翼・婁・胃. 所謂戊己分者, 奎・壁・角・軫, 則天地之門戶也. 夫候之所始, 道之所生, 不可不通也.

帝曰: 善. 論言天地者, 萬物之上下; 左右者, 陰陽之道路. 未知其所謂也.

岐伯曰: 所謂上下者, 歲上下見陰陽之所在也. 左右者, 諸上見厥陰, 左少陰, 右太陽; 見少陰, 左太陰, 右厥陰; 見太陰, 左少陽, 右少陰; 見少陽, 左陽明, 右太陰; 見陽明, 左太陽, 右少陽; 見太陽, 左厥陰, 右陽明. 所謂面北而命其位, 言其見也.

帝曰: 何謂下?

岐伯曰: 厥陰在上, 則少陽在下, 左陽明, 右太陰; 少陰在上, 則陽明在下, 左太陽, 右少陽; 太陰在上, 則太陽在下, 左厥陰, 右陽明; 少陽在上, 則厥陰在下, 左少陰, 右太陽; 陽明在上, 則少陰在下, 左太陰, 右厥陰; 太陽在上, 則太陰在下, 左少陽, 右少陰. 所謂面南而命其位, 言其見也. 上下相遘, 寒暑相臨, 氣相得則和, 不相得則病.

帝曰: 氣相得而病者何也?

岐伯曰: 以下臨上, 不當位也.

帝曰: 動靜何如?

岐伯曰: 上者右行, 下者左行, 左右周天, 餘而復會也.

帝曰: 余聞鬼臾區曰: 應地者靜. 今夫子乃言下者左行, 不知其所謂也, 願聞何以生之乎.

岐伯曰: 天地動靜, 五行遷復, 雖鬼臾區其上候而已, 猶不能偏明. 夫變化之用, 天垂象, 地成形, 七曜緯虛, 五行麗地. 地者, 所以載生成之形類也; 虛者, 所以列應天之精氣也. 形精之動, 猶根本之與枝葉也, 仰觀其象, 雖遠可知也.

帝曰: 地之爲下否乎?

岐伯曰: 地爲人之下, 太虛之中者也.

帝曰: 憑乎?

岐伯曰: 大氣舉之也. 燥以乾之, 暑以蒸之, 風以動之, 濕以潤之, 寒以堅之, 火以溫之. 故風寒在下, 燥熱在上, 濕氣在中, 火游行其間, 寒暑六入, 故令虛而生化也. 故燥勝則地乾, 暑勝則地熱, 風勝則地動, 濕勝則地泥, 寒勝則地裂, 火勝則地固矣.

帝曰: 天地之氣, 何以候之?

岐伯曰: 天地之氣, 勝復之作, 不形於診也. 脈法曰: 天地之變, 無以脈診, 此之謂也.

帝曰: 間氣何如?

岐伯曰: 隨氣所在, 期於左右.

帝曰: 期之奈何?

岐伯曰: 從其氣則和, 違其氣則病. 不當其位者病, 迭移其位者病, 失守其位者危, 尺寸反者死, 陰陽交者死. 先立其年, 以知其氣, 左右應見, 然後乃可以言死生之逆順.

帝曰: 寒暑燥濕風火, 在人合之奈何? 其於萬物何以生化?

岐伯曰: 東方生風, 風生木, 木生酸, 酸生肝, 肝生筋, 筋生心. 其在天爲玄, 在人爲道, 在地爲化; 化生五味, 道生智, 玄生神, 化生氣. 神在天爲風, 在地爲木, 在體爲筋, 在氣爲柔, 在藏爲肝. 其性爲暄, 其德爲和, 其用爲動, 其色爲蒼, 其化爲榮, 其蟲毛, 其政爲散, 其令宣發, 其變摧拉, 其眚爲隕, 其味爲酸, 其志爲怒. 怒傷肝, 悲勝怒; 風傷肝, 燥勝風; 酸傷筋, 辛勝酸. 南方生熱, 熱生火, 火生苦, 苦生心, 心生血, 血生脾. 其在天爲熱, 在地爲火, 在體爲脈, 在氣爲息, 在藏爲心. 其性爲暑, 其德爲濕, 其用爲躁, 其色爲赤, 其化爲茂, 其蟲羽, 其政爲明, 其令鬱蒸, 其變炎爍, 其眚燔焫, 其味爲苦, 其志爲喜. 喜傷心, 恐勝喜; 熱傷氣, 寒勝熱; 苦傷氣, 鹹勝苦. 中央生濕, 濕生土, 土生甘, 甘生脾, 脾生肉, 肉生肺. 其在天爲濕, 在地爲土, 在體爲肉, 在氣爲充, 在藏爲脾. 其性靜兼, 其德爲濡, 其用爲化, 其色爲黃, 其化爲盈, 其蟲倮, 其政爲謐, 其令雲雨, 其變動注, 其眚淫潰, 其味爲甘, 其志爲思. 思傷脾, 怒勝思; 濕傷肉, 風勝濕; 甘傷脾, 酸勝甘. 西方生燥, 燥生金, 金生辛, 辛生肺, 肺生皮毛, 皮毛生腎. 其在天爲燥, 在地爲金, 在體爲皮毛, 在氣爲成, 在藏爲肺. 其性爲凉, 其德爲淸, 其用爲固, 其色爲白, 其化爲斂, 其蟲介, 其政爲勁, 其令霧露, 其變肅殺, 其眚蒼落, 其味爲辛, 其志爲憂. 憂傷肺, 喜勝憂; 熱傷皮毛, 寒勝熱; 辛傷皮毛, 苦勝辛. 北方生寒, 寒生水, 水生鹹, 鹹生腎, 腎生骨髓, 髓生肝. 其在天爲寒, 在地爲水, 在體爲骨, 在氣爲堅, 在藏爲腎. 其性爲凜, 其德爲寒, 其用爲, 其色爲黑, 其化爲肅, 其蟲鱗, 其政爲靜, 其令, 其變凝冽, 其眚冰雹, 其味爲鹹, 其志爲恐. 恐傷腎, 思勝恐; 寒傷血, 燥勝寒; 鹹傷血, 甘勝鹹. 五氣更立, 各有所先, 非其位則邪, 當其位則正.

帝曰: 病生之變何如?

岐伯曰: 氣相得則微, 不相得則甚.

帝曰: 主歲何如?

岐伯曰: 氣有餘, 則制己所勝而侮所不勝; 其不及, 則己所不勝, 侮而乘之, 己所勝, 輕而侮之. 侮反受邪, 侮而受邪, 寡於畏也.

帝曰: 善.

六微旨大論篇第六十八

黃帝問曰: 嗚呼, 遠哉! 天之道也, 如迎浮雲, 若視深淵視深淵尙可測, 迎浮雲莫知其極. 夫了數言謹奉大道, 余聞而藏之, 心私異之, 不知其所謂也. 願夫子溢志盡言其事, 令終不滅, 久而不絕, 天之道, 可得聞乎?

岐伯稽首再拜對曰: 明乎哉問! 天之道也, 此因天之序, 盛衰之時也.

帝曰: 願聞天道六六之節, 盛衰何也?

岐伯曰: 上下有位, 左右有紀. 故少陽之右, 陽明治之; 陽明之右, 太陽治之; 太陽之右, 厥陰治之; 厥陰之右, 少陰治之; 少陰之右, 太陰治之; 太陰之右, 少陽治之; 此所謂氣之標, 蓋南面而待也. 故曰因天之序, 盛衰之時, 移光定位, 正立而待之, 此之謂也. 少陽之上, 火氣治之, 中見厥陰. 陽明之上, 燥氣治之, 中見太陰. 太陽之上, 寒氣治之, 中見少陰. 厥陰之上, 風氣治之, 中見少陽. 少陰之上, 熱氣治之, 中見太陽. 太陰之上, 濕氣治之, 中見陽明. 所謂本也, 本之下, 中之見也, 見之下, 氣之標也. 本標不同, 氣應異象.

帝曰: 其有至而至, 有至而不至, 有至而太過, 何也?

岐伯曰: 至而至者和; 至而不至, 來氣不及也; 未至而至, 來氣有餘也.

帝曰: 至而不至, 未至而至, 如何?

岐伯曰: 應則順, 否則逆, 逆則變生, 變則病.

帝曰: 善. 請言其應.

岐伯曰: 物生其應也, 氣脈其應也.

帝曰: 善. 願聞地理之應六節, 氣位, 何如?

岐伯曰: 顯明之右, 君火之位也. 君火之右, 退行一步, 相火治之, 復行一步, 土氣治之. 復行一步, 金氣治之. 復行一步, 水氣治之. 復行一步, 木氣治之. 復行一步, 君火治之. 相火之下, 水氣承之; 水位之下, 土氣承之; 土位之下, 風氣承之; 風位之下, 金氣承之; 金位之下, 火氣承之; 君火之下, 陰情承之.

帝曰: 何也?

岐伯曰: 亢則害, 承乃制. 制則生化, 外列盛衰; 害則敗亂, 生化大病.

帝曰: 盛衰何如?

岐伯曰: 非其位則邪, 當其位則正, 邪則變甚, 正則微.

帝曰: 何謂當位?

岐伯曰: 木運臨卯, 火運臨午, 土運臨四季, 金運臨酉, 水運臨子, 所謂歲會, 氣之平也.

帝曰: 非位何如?

岐伯曰: 歲不與會也.

帝曰: 土運之歲, 上見太陰; 火運之歲, 上見少陽少陰; 金運之歲, 上見陽明; 木運之歲, 上見厥陰; 水運之歲, 上見太陽; 奈何?

岐伯曰: 天之與會也, 故天元冊曰天符.

天符歲會何如?

岐伯曰: 太一天符之會也.

帝曰: 其貴賤何如?

岐伯曰: 天符爲執法, 歲位爲行令, 太一天符爲貴人.

帝曰: 邪之中也奈何?

岐伯曰: 中執法者, 其病速而危; 中行令者, 其病徐而持; 中貴人者, 其病暴而死.

帝曰: 位之易也, 何如?

岐伯曰: 君位臣則順, 臣位君則逆. 逆則其病近, 其害速; 順則其病遠, 其害微; 所謂二火也.

帝曰: 善. 願聞其步何如.

岐伯曰: 所謂步者, 六十度而有奇. 故二十四步積盈百刻而成日也.

帝曰: 六氣應五行之變何如?

岐伯曰: 位有終始, 氣有初中, 上下不同, 求之亦異也.

帝曰: 求之奈何?

岐伯曰: 天氣始於甲, 地氣始於子, 子甲相合, 命曰歲立, 謹候其時, 氣可與期.

帝曰: 願聞其歲六氣, 始終早晏何如?

岐伯曰: 明乎哉問也. 甲子之歲, 初之氣, 天數始於水下一刻, 終於八十七刻半. 二之氣, 始於八十七刻六分, 終於七十五刻. 三之氣, 始於七十六刻, 終於六十二刻半. 四之氣, 始於六十二刻六分, 終於五十刻. 五之氣, 始於五十一刻, 終於三十七刻半. 六之氣, 始於三十七刻六分, 終於二十五刻. 所謂初六天之數也. 乙丑歲, 初之氣, 天數始於二十六刻, 終於一十二刻半. 二之氣, 始於一十二刻六分, 終於水下百刻. 三之氣, 始於一刻, 終於八十七刻半. 四之氣, 始於八十七刻六分, 終於七十五刻. 五之氣, 始於七十六刻, 終於六十二刻半. 六之氣, 始於六十二刻六分, 終於五十刻. 所謂六二天之數也. 丙寅歲, 初之氣, 天數始於五十一刻, 終於三十七刻半. 二之氣, 始於三十七刻六分, 終於二十五刻. 三之氣, 始於二十六刻, 終於一十二刻半. 四之氣, 始於一十二刻六分, 終於水下百刻. 五之氣, 始於一刻, 終於八十七刻半. 六之氣, 始於八十七刻六分, 終於七十五刻. 所謂六三天之數也. 丁卯歲, 初之氣, 天數始於七十六刻, 終於六十二刻半. 二之氣, 始於六十二刻六分, 終於五十刻. 三之氣, 始於五十一刻, 終於三十七刻半. 四之氣, 始於三十七刻六分, 終於二十五刻. 五之氣, 始於二十六刻, 終於一十二刻半. 六之氣, 始於一十二刻六分, 刻於下水百刻. 所謂六四天之數也. 次戊辰歲初之氣復, 始於一刻, 常如是無已, 周而復始.

帝曰: 願聞其歲候何如.

岐伯曰: 悉乎哉問也. 日行一周, 天氣始於一刻. 日行再周, 天氣始於二十六刻. 日行三周, 天氣始於五十一刻. 日行四周, 天氣始於七十六刻. 日行五周, 天氣復始於一刻, 所謂一紀也. 是故寅午戌歲氣會同, 卯未亥歲氣會同, 辰申子歲氣會同, 巳酉丑歲氣會同, 終而復始.

帝曰: 願聞其用也.

岐伯曰: 言天者求之本, 言地者求之位, 言人者求之氣交.

帝曰: 何謂氣交?

岐伯曰: 上下之位, 氣交之中, 人之居也. 故曰天樞之上, 天氣主之; 天樞之下, 地氣主之; 氣交之分, 人氣從之, 萬物由之, 此之謂也.

帝曰: 何謂初中?

岐伯曰: 初凡三十度而有奇, 中氣同法.

帝曰: 初中何也?

岐伯曰: 所以分天地也.

帝曰: 願卒聞之.

岐伯曰: 初者地氣也, 中者天氣也.

帝曰: 其升降何如?

岐伯曰: 氣之升降, 天地之更用也.

帝曰: 願聞其用何如.

岐伯曰: 升已而降, 降者謂天; 降已而升, 升者謂地. 天氣下降, 氣流於地, 地氣上升, 氣騰於天, 故高下相召, 升降相因, 而變作矣.

帝曰: 善. 寒濕相遘, 燥熱相臨, 風火相值, 其有聞乎?

岐伯曰: 氣有勝復, 勝復之作, 有德有化, 有用有變, 變則邪氣居之.

帝曰: 何謂邪乎?

岐伯曰: 夫物之生, 從於化, 物之極, 由乎變, 變化之相薄, 成敗之所由也. 故氣有往復, 用有遲速, 四者之有, 而化而變, 風之來也.

帝曰: 遲速往復, 風所由生, 而化而變, 故因盛衰之變耳. 成敗倚伏游乎中, 何也?

岐伯曰: 成敗倚伏, 生乎動, 動而不已, 則變作矣.

帝曰: 有期乎?

岐伯曰: 不生不化, 靜之期也.

帝曰: 不生化乎?

岐伯曰: 出入廢, 則神機化滅; 升降息, 則氣立孤危. 故非出入, 則無以生‧長‧壯‧老‧已; 非升降, 則無以生‧長‧化‧收‧藏. 是以升降出入, 無器不有. 故器者, 生化之宇, 器散則分之, 生化息矣. 故無不出入, 無不升降. 化有小大, 期有近遠. 四者之有而貴常守, 反常則災害至矣. 故曰無形無患, 此之謂也.

帝曰: 善. 有不生不化乎?

岐伯曰: 悉乎哉問也. 與道合同, 惟眞人也.

帝曰: 善.

氣交變大論篇第六十九

黃帝問曰: 五運更治, 上應天朞, 陰陽往復, 寒暑迎隨, 眞邪相薄, 內外分離, 六經波蕩, 五氣傾移, 太過不及, 專勝兼並, 願言其始, 而有常名, 可得聞乎?

岐伯稽首再拜對曰: 昭乎哉問也! 是明道也. 此上帝所貴, 先師傳之, 臣雖不敏, 往聞其旨.

帝曰: 余聞得其人不教, 是謂失道, 傳非其人, 慢泄天寶. 余誠菲德, 未足以受至道; 然而衆子哀其不終, 願夫子保於無窮, 流於無極, 余司其事, 則而行之, 奈何?

岐伯曰: 請遂言之也. 上經曰夫道者, 上知天文, 下知地理, 中知人事, 可以長久, 此之謂也.

帝曰: 何謂也?

岐伯曰: 本氣位也. 位天者, 天文也. 地位者, 地理也. 通於人氣之變化者, 人事也. 故太過者先天, 不及者後天, 所謂治化而人應之也.

帝曰: 五運之化, 太過何如?

岐伯曰: 歲木太過, 風氣流行, 脾土受邪. 民病飧泄, 食減體重, 煩冤·腸鳴·腹支滿, 上應歲星. 甚則忽忽善怒, 眩冒巔疾, 化氣不政, 生氣獨治, 雲物飛動, 草木不寧, 甚而搖落, 反脅痛而吐甚, 衝陽絕者, 死不治, 上應太白星. 歲火太過, 炎暑流行, 金肺受邪. 民病瘧, 少氣·咳喘·血溢·血泄·注下·溢燥·耳聾·中熱·肩背熱, 上應熒惑星. 甚則胸中痛, 脅支滿, 脅痛·膺背肩胛間痛, 兩臂內痛, 身熱骨痛而爲浸淫. 收氣不行, 長氣獨明, 雨水霜寒, 上應辰星. 上臨少陰少陽, 火燔焫, 水泉涸, 物焦槁, 病反譫妄狂越, 咳喘息鳴, 下甚, 血溢泄不已, 太淵絕者, 死不治, 上應熒惑星. 歲土太過, 雨濕流行, 腎水受邪. 民病腹痛, 清厥·意不樂·體重煩冤·上應鎮星. 甚則肌肉痿, 足痿不收行, 善瘈, 腳下痛·飲發中滿·食減·四肢不舉. 變生得位, 藏氣伏化, 氣獨治之, 泉湧河衍, 涸澤生魚, 風雨大至, 土崩潰, 鱗見於陸, 病腹滿溏泄, 腸鳴, 反下甚, 而太谿絕者, 死不治. 上應歲星. 歲金太過, 燥氣流行, 肝木受邪. 民病兩脅下, 少腹痛, 目赤痛·眥瘍·耳無所聞. 肅殺而甚, 則體重煩冤, 胸痛引背, 兩脅滿且痛引少腹, 上應太白星. 甚則喘咳逆氣, 肩背痛; 尻陰股膝髀腨胻足皆病, 上應熒惑星. 收氣峻, 生氣下, 草木斂, 蒼乾凋隕, 病反暴痛, 胠脇不可反側, 咳逆甚而血溢, 太衝絕者, 死不治. 上應太白星. 歲水太過, 寒氣流行, 邪害心火. 民病身熱煩心, 躁悸·陰厥·上下中寒·譫妄心痛·寒氣早至, 上應辰星. 甚則腹大脛腫, 喘咳寢汗出, 憎風, 大雨至, 埃霧朦鬱, 上應鎮星. 上臨太陽, 雨冰雪霜不時降, 濕氣變物, 病反腹滿腸鳴溏泄, 食不化, 渴而妄冒, 神門絕者, 死不治, 上應熒惑辰星.

帝曰: 善. 其不及何如?

岐伯曰: 悉乎哉問也! 歲木不及, 燥乃大行, 生氣失應, 草木晚榮, 肅殺而甚, 則剛木辟者, 悉萎蒼乾, 上應太白星. 民病中清, 胠脇痛, 少腹痛, 腸鳴·溏泄. 涼雨時至, 上應太白星, 其穀蒼. 上臨陽明, 生氣失政, 草木再榮, 化氣乃急, 上應太白鎮星, 其主蒼早. 復則炎暑流火, 濕性燥, 柔脆草木焦槁, 下體再生, 華實齊化, 病寒熱瘡瘍痱胗癰痤, 上應熒惑太白, 其穀白堅. 白露早降, 收殺氣行, 寒雨害物, 蟲食甘黃, 脾土受邪, 赤氣後化, 心氣晚治, 上勝肺金, 白氣乃屈, 其穀不成, 咳而衄, 上應熒惑太白星. 歲火不及, 寒乃大行, 長政不用, 物榮而下, 凝慘而甚, 則陽氣不化, 乃折榮美, 上應辰星. 民病胸中痛·脇支滿, 兩脇痛, 膺背肩胛間及兩臂內痛, 鬱冒蒙昧, 心痛暴瘖, 胸復大, 脇下與腰背相引而痛, 甚則屈不能伸, 髖髀如別, 上應熒惑辰星, 其穀丹. 復則埃鬱, 大雨且至, 黑氣乃辱, 病騖溏腹滿食飲不下寒中, 腸鳴泄注, 腹痛暴攣痿痺, 足不任身, 上應鎮星辰星, 玄穀不成. 歲土不及, 風乃大行, 化氣不令, 草木茂榮. 飄揚而甚, 秀而不實, 上應歲星. 民病飧泄霍亂, 體重腹痛, 筋骨繇復, 肌肉瞤酸, 善怒, 藏氣舉事, 蟄蟲早附, 咸病寒中, 上應歲星鎮星, 其穀齡. 復則收政嚴峻, 名木蒼凋, 胸脅暴痛, 下引少腹, 善太息, 蟲食甘黃, 氣客於脾, 齡穀乃減, 民食少失味, 蒼穀乃損, 上應太白歲星. 上臨厥陰, 流水不冰, 蟄蟲來見, 藏氣不用, 白乃不復, 上應歲星, 民乃康. 歲金不及, 炎火乃行, 生氣乃用, 長氣專勝, 庶物以茂, 燥爍以行, 上應熒惑星. 民病肩背瞀重, 鼽嚏·血便注下, 收氣乃後, 上應太白星, 其穀堅芒. 復則寒雨暴至乃零, 冰雹霜雪殺物, 陰厥且格, 陽反上行, 頭腦戶痛, 延及囟頂, 發熱, 上應辰星, 丹穀不成, 民病口瘡, 甚則心痛. 歲水不及, 濕乃大行, 長氣反用, 其化乃速, 暑雨數至, 上應鎮星. 民病腹滿, 身重濡泄, 寒瘍流水, 腰股痛發, 膕腨股膝不便, 煩寃·足痿清厥, 腳下痛, 甚則胕腫, 藏氣不政, 腎氣不衡, 上應辰星, 其穀秬. 上臨太陰, 則大寒數舉, 蟄蟲早藏, 地積堅冰, 陽光不治, 民病寒疾於下, 甚則腹滿浮腫, 上應鎮星, 其主齡穀. 復則大風暴發, 草偃木零, 生長不鮮, 面色時變, 筋骨並辟, 肉瞤瘛, 目視䀮䀮, 物疏璺, 肌肉胗發, 氣並鬲中, 痛於心腹, 黃氣乃損, 其穀不登, 上應歲星.

帝曰: 善. 願聞其時也.

岐伯曰: 悉哉問也. 木不及, 春有鳴條律暢之化, 則秋有霧露清凉之政. 春有慘淒殘賊之勝, 則夏有炎暑燔爍之復. 其眚東, 其藏肝, 其病內舍胠脇, 外在關節. 火不及, 夏有炳明光顯之化, 則冬有嚴肅霜寒之政. 夏有慘淒凝冽之勝, 則不時有埃昏大雨之復. 其眚南, 其藏心, 其病內舍膺脇, 外在經絡. 土不及, 四維有埃雲潤澤之化, 則春有鳴條鼓拆之政. 四維發振拉飄騰之變, 則秋有蕭殺霖霆之復. 其眚四維, 其藏脾, 其病內舍心腹, 外在肌肉四肢. 金不及, 夏有光顯鬱蒸之令, 則冬有嚴凝整肅之應, 夏有炎爍燔燎之變, 則秋有冰雹霜雪之復. 其眚西, 其藏肺, 其病內舍膺脇肩背, 外在皮毛. 水不及, 四維有湍潤埃雲之化, 則不時有和風生發之應. 四維發埃昏驟注之變, 則不時有飄蕩振拉之復. 其眚北, 其藏腎, 其病內舍腰脊骨髓, 外在溪谷踹膝. 夫五運之政, 猶權衡也, 高者抑之, 下者舉之, 化者應之, 變者復之, 此生長化成收藏之理, 氣之常也, 失常則天地四塞矣. 故曰天地之動靜, 神明爲之紀, 陰陽之往復, 寒暑彰其兆, 此之謂也.

帝曰: 夫子之言五氣之變, 四時之應, 可謂悉矣, 夫氣之動亂, 觸遇而作, 發無常會, 卒然災合, 何以期之?

岐伯曰: 天氣之動變, 固不常在, 而德化政令災變, 不同其候也.

帝曰: 何謂也?

岐伯曰: 東方生風, 風生木, 其德敷和, 其化生榮, 其政舒啟, 其令風, 其變振發, 其災散落. 南方生熱, 熱生火, 其德彰顯, 其化蕃茂, 其政明曜, 其令熱, 其變銷爍, 其災燔焫. 中央生濕, 濕生土, 其德溽蒸, 其化豐備, 其政安靜, 其令濕, 其變驟注, 其災霖潰. 西方生燥, 燥生金, 其德清潔, 其化緊斂, 其政勁切, 其令燥, 其變肅殺, 其災蒼隕. 北方生寒, 寒生水, 其德淒滄, 其化清謐, 其政凝肅, 其令寒, 其變凓冽, 其災冰雪霜雹. 是以察其動色, 有德, 有化・有政・有令・有變・有災, 而物由之, 而人應之也.

帝曰: 夫子之言歲候不及, 其太過而上應五星, 今夫德化政令災眚變易非常而有也, 卒然而動, 其亦爲之變乎?

岐伯曰: 承天而行之, 故無妄動, 無不應也. 卒然而動者, 氣之交變也, 其不應焉. 故曰應常不應卒, 此之謂也.

黃帝曰: 其應奈何?

岐伯曰: 各從其氣化也.

黃帝曰: 其行之徐疾逆順何如?

岐伯曰: 以道留久, 逆守而小, 是謂省下. 以道而去, 去而速來, 曲而過之, 是謂省遺過也. 久留而環, 或離或附, 是謂議災, 與其德也. 應近則小, 應遠則大. 芒而大, 倍常之一, 其化甚, 大常之二, 其眚即也; 小常之一, 其化減; 小常之二, 是謂臨視, 省下之過與其德也. 德者福之, 過者伐之. 是以象之見也, 高而遠則小, 下而近則大, 故大則喜怒邇, 小則禍福遠. 歲運太過, 則運星北越. 運氣相得, 則各行以道. 故歲運太過, 畏星失色, 而兼其母; 不及則色兼其所不勝. 肖者瞿瞿, 莫知其妙, 閔閔之當, 孰者爲良, 妄行無徵, 示畏侯王.

帝曰: 其災應何如?

岐伯曰: 亦各從其化也, 故時至有盛衰, 凌犯有逆順, 留守有多少, 形見有善惡, 宿屬有勝負, 徵應有吉凶矣.

帝曰: 其善惡何謂也?

岐伯曰: 有喜有怒, 有憂有喪, 有澤有燥, 此象之常也, 必謹察之.

帝曰: 六者高下異乎?

岐伯曰: 象見高下, 其應一也, 故人亦應之.

帝曰: 善. 其德化政令之動靜損益皆何如?

岐伯曰: 夫德化政令災變, 不能相加也; 勝復盛衰, 不能相多也; 往來小大, 不能相過也; 用之升降, 不能相無也; 各從其動而復之耳.

帝曰: 其病生何如?

岐伯曰: 德化者, 氣之祥; 政令者, 氣之章; 變易者, 復之紀; 災眚者, 傷之始; 氣相勝者和, 不相勝者病; 重感於邪則甚也.

帝曰: 善. 所謂精光之論, 大聖之業, 宣明大道, 通於無窮, 究於無極也. 余聞之善言天者, 必應於人, 善言古者, 必驗於今, 善言氣者, 必彰於物, 善言應者, 同天地之化, 善言化言變者, 通神明之理, 非夫子孰能言至道歟. 乃擇良兆而藏之靈室, 每旦讀之, 命曰氣交變, 非齋戒不敢發, 慎傳也.

五常政大論篇第七十

黃帝問曰: 太虛寥廓, 五運廻薄, 盛衰不同, 損益相從, 願聞平氣, 何如而名, 何如而紀也.

岐伯對曰: 昭乎哉問也. 木曰敷和, 火曰升明, 土曰備化, 金曰審平, 水曰靜順.

帝曰: 其不及奈何?

岐伯曰: 木曰委和, 火曰伏明, 土曰卑監, 金曰從革, 水曰涸流.

帝曰: 太過何謂?

岐伯曰: 木曰發生, 火曰赫曦, 土曰敦阜, 金曰堅成, 水曰流衍.

帝曰: 三氣之紀, 願聞其候.

岐伯曰: 悉乎哉問也! 敷和之紀, 木德周行, 陽舒陰布, 五化宣平. 其氣端, 其性隨, 其用曲直, 其化生榮, 其類草木, 其政發散, 其候溫和, 其令風, 其藏肝, 肝其畏清; 其主目, 其穀麻, 其果李, 其實核, 其應春, 其蟲毛, 其畜犬, 其色蒼; 其養筋, 其病裏急支滿, 其味酸,其音角, 其物中堅, 其數八. 升明之紀, 正陽而治, 德施周普, 五化均衡. 其氣高, 其性速, 其用燔灼, 其化蕃茂, 其類火, 其政明曜, 其候炎暑, 其令熱, 其藏心, 心其畏寒, 其主舌, 其穀麥, 其果杏, 其實絡, 其應夏, 其蟲羽, 其畜馬, 其色赤; 其養血, 其病瞤瘛, 其味苦, 其音徵, 其物脈, 其數七. 備化之紀, 氣協天休, 德流四政, 五化齊修. 其氣平, 其性順, 其用高下, 其化豐滿, 其類土, 其政安靜, 其候溽蒸, 其令濕, 其藏脾, 脾其畏風; 其主口, 其穀稷, 其果棗, 其實肉, 其應長夏, 其蟲倮, 其畜牛, 其色黃, 其養肉, 其病否, 其味甘, 其音宮, 其物膚, 其數五. 審平之紀, 收而不爭, 殺而無犯, 五化宣明. 其氣潔, 其性剛, 其用散落, 其化堅斂, 其類金, 其政勁肅, 其候清切, 其令燥, 其藏肺, 肺其畏熱; 其主鼻, 其穀稻, 其果桃, 其實殼, 其應秋, 其蟲介, 其畜雞, 其色白; 其養皮毛, 其病咳, 其味辛, 其音商, 其物外堅, 其數九. 靜順之紀, 藏而勿害, 治而善下, 五化咸整. 其氣明, 其性下, 其用沃衍, 其化凝堅, 其類水, 其政流演, 其候凝肅, 其令寒, 其藏腎, 腎其畏濕; 其主二陰, 其穀豆, 其果栗, 其實濡, 其應冬, 其蟲鱗, 其畜彘, 其色黑, 其養骨髓, 其病厥, 其味鹹, 其音羽, 其物濡, 其數六. 故生而勿殺, 長而勿罰, 化而勿制, 收而勿害, 藏而勿抑, 是謂平氣. 委和之紀, 是謂勝生, 生氣不政, 化氣乃揚, 長氣自平, 收令乃早, 涼雨時降, 風雲並興, 草木晚榮, 蒼乾凋落, 物秀而實, 膚肉內充. 其氣斂, 其用聚, 其動緛戾拘緩, 其發驚駭, 其藏肝, 其果棗李, 其實核殼, 其穀稷稻, 其味酸辛, 其色白蒼, 其畜犬雞, 其蟲毛介, 其主霧露淒滄, 其聲角商, 其病搖動注恐, 從金化也. 少角與判商同, 上角與正角同, 上商與正商同. 其病支廢癰腫瘡瘍, 其甘蟲, 邪傷肝也. 上宮與正宮同. 蕭飋肅殺, 則炎赫沸騰, 眚於三, 所謂復也, 其主飛蠹蛆雉. 乃爲雷廷. 伏明之紀, 是爲勝長, 長氣不宣, 藏氣反布, 收氣自政, 化令乃衡, 寒清數舉, 暑令乃薄, 承化物生, 生而不長, 成實而稚, 遇化已老, 陽氣屈伏, 蟄蟲早藏. 其氣鬱, 其用暴, 其動彰伏變易, 其發痛, 其藏心, 其果栗桃, 其實絡濡, 其穀豆稻, 其味苦鹹, 其色玄丹, 其畜馬彘, 其蟲羽鱗, 其主冰雪霜寒, 其聲徵羽, 其病昏惑悲忘. 從水化也. 少徵與少羽同, 上商與正商同. 邪傷心也. 凝慘凓冽, 則暴雨霖霆, 眚於九, 其主驟注, 雷霆震驚, 沈霒淫雨. 卑監之紀, 是謂減化. 化氣不令, 生政獨彰, 長氣整, 雨乃愆, 收氣平, 風寒並興, 草木榮美, 秀而不實成而粃也. 其氣散, 其用靜定, 其動瘍涌, 分潰癰腫, 其發濡滯, 其藏脾, 其果李栗, 其實濡核, 其穀豆麻, 其味酸甘, 其色蒼黃, 其畜牛犬, 其蟲倮毛, 其主飄怒振發, 其聲宮角, 其病留滿否塞, 從木化也. 少宮與少角同, 上宮與正宮同, 上角與正角同, 其病飧泄, 邪傷脾也. 振拉飄揚, 則蒼乾散落, 其眚四維, 其主敗折虎狼, 清氣乃用, 生政乃辱. 從革之紀, 是爲折收. 收氣乃後, 生氣乃揚, 長化合德, 火政乃宣, 庶類以蕃. 其氣揚, 其用躁切, 其動鏗禁瞀厥, 其發咳喘, 其藏肺, 其果李杏, 其實殼絡, 其穀麻麥, 其味苦辛, 其色白丹, 其畜雞羊, 其蟲介羽, 其主明曜炎爍, 其聲商徵, 其病嚏咳鼽衄, 從火化也. 少商與少徵同, 上商與正商同, 上角與正角同, 邪傷肺也. 炎光赫烈, 則冰雪霜雹, 眚於七, 其主鱗伏彘鼠, 歲氣早至, 乃生大寒. 涸流之紀, 是爲反陽, 藏令不舉, 化氣乃昌, 長氣宣布, 蟄蟲不藏, 土潤水泉減, 草木條茂, 榮秀滿盛. 其氣滯, 其用滲泄, 其動堅止其發燥槁, 其藏腎, 其果棗杏, 其實濡肉, 其穀黍稷, 其味甘鹹, 其色黅玄, 其畜彘牛, 其蟲鱗倮, 其主埃鬱昏翳, 其聲羽宮, 其病痿厥堅下, 從土化也. 少羽與少宮同, 上宮與正宮同, 其病癃閟, 邪傷腎也. 埃昏驟雨, 則振拉摧拔, 眚於一, 其主毛顯狐狢, 變化不藏. 故乘危而行, 不速而至, 暴瘧無德, 災反及之, 微者復微, 甚者復甚, 氣之常也. 發生之紀, 是爲啟陳. 土疏泄, 蒼氣達, 陽和布化, 陰氣乃隨, 生氣淳化, 萬物以榮. 其化生, 其氣美, 其政散, 其令條舒, 其動掉眩巔疾, 其德鳴靡啟坼, 其變振拉摧拔, 其穀麻稻, 其畜雞犬, 其果李桃, 其色青黃白, 其味酸甘辛, 其象春, 其經足厥陰少陽, 其藏肝脾, 其蟲毛介, 其物中堅外堅, 其病怒. 太角與上商同. 上徵則其氣逆, 其病吐利. 不務其德, 則收氣復, 秋氣勁切, 甚則肅殺, 清氣大至, 草木凋零, 邪乃傷肝. 赫曦之紀, 是爲蕃茂. 陰氣內化, 陽氣外榮, 炎暑施化, 物得以昌. 其化長, 其氣高, 其政動, 其令明顯, 其動炎灼妄擾, 其德暄暑鬱蒸, 其變炎烈沸騰, 其穀麥豆, 其畜羊彘, 其果杏栗, 其色赤白玄, 其味苦辛鹹, 其象夏, 其經手少陰太陽, 手厥陰少陽, 其藏心肺, 其蟲羽鱗, 其物脈濡, 其病笑瘧瘡瘍血流狂妄目赤. 上羽與正徵同. 其收齊, 其病痓, 上徵而收氣後也. 暴烈其政, 藏氣乃復, 時見凝慘, 甚則雨水, 霜雹·切寒·邪傷心也. 敦阜之紀, 是爲廣化. 厚德清靜, 順長以盈, 至陰內實, 物化充成. 煙埃朦鬱, 見於厚土, 大雨時行, 濕氣乃用, 燥政乃辟. 其化圓, 其氣豐, 其政靜, 其令周備, 其動濡積並稸, 其德柔潤重淖, 其變震驚, 飄驟崩潰, 其穀稷麻, 其畜牛犬, 其果棗李, 其色黅玄蒼, 其味甘鹹酸, 其象長夏, 其經足太陰陽明, 其藏脾腎, 其蟲倮毛, 其物肌核, 其病腹滿, 四支不舉, 大風迅至, 邪傷脾也. 堅成之紀, 是爲收引. 天氣潔, 地氣明, 陽氣隨陰治化, 燥行其政, 物以司成, 收氣繁布, 化洽不終. 其化成, 其氣削, 其政肅, 其令銳切, 其動暴折瘍疰, 其德霧露蕭飀, 其變肅殺凋零, 其穀稻黍, 其畜雞馬, 其果桃杏, 其色白青丹, 其味辛酸苦, 其象秋, 其經手太陰陽明, 其藏肺肝, 其蟲介羽, 其物殼絡, 其病喘喝, 胸憑仰息. 上徵與正商同. 其生齊, 其病咳. 政暴變, 則名木不榮, 柔脆焦首, 長氣斯救, 大火流炎, 爍且至, 蔓將槁, 邪傷肺也. 流衍之紀, 是爲封藏. 寒司物化, 天地嚴凝, 藏政以布, 長令不揚. 其化凜, 其氣堅, 其政謐, 其令流注, 其動漂泄沃涌, 其德凝慘寒雰, 其變冰雪霜雹, 其穀豆稷, 其畜彘牛, 其果栗棗, 其色黑丹黅, 其味鹹苦甘, 其象冬其經足少陰太陽, 其藏腎心, 其蟲鱗倮, 其物濡滿, 其病脹. 上羽而長氣不化也. 政過則化氣大擧, 而埃昏氣交, 大雨時降, 邪傷腎也. 故曰不恒其德, 則所勝來復; 政恒其理, 則所勝同化, 此之謂也.

帝曰: 天不足西北, 左寒而右涼; 地不滿東南, 右熱而左溫, 其故何也?

岐伯曰: 陰陽之氣, 高下之理, 太少之異也. 東南方, 陽也, 陽者, 其精降於下, 故右熱而左溫. 西北方, 陰也, 陰者, 其精奉於上, 故左寒而右涼. 是以地有高下, 氣有溫涼, 高者氣寒, 下者氣熱, 故適寒涼者脹之, 溫熱者瘡, 下之則脹已, 汗之則瘡已, 此湊理開閉之常, 太少之異耳.

帝曰: 其於壽夭何如?

岐伯曰: 陰精所奉其人壽; 陽精所降其人夭.

帝曰: 善. 其病也, 治之奈何?

岐伯曰: 西北之氣, 散而寒之, 東南之氣, 收而溫之, 所謂同病異治也. 故曰氣寒氣涼, 治以寒涼, 行水漬之; 氣溫氣熱, 治以溫熱, 强其內守, 必同其氣, 可使平也, 假者反之.

帝曰: 善. 一州之氣, 生化壽夭不同, 其故何也?

岐伯曰: 高下之理, 地勢使然也. 崇高則陰氣治之, 汙下則陽氣治之, 陽勝者先天, 陰勝者後天, 此地理之常, 生化之道也.

帝曰: 其有壽夭乎?

岐伯曰: 高者其氣壽, 下者其氣夭, 地之小大異也. 小者小異, 大者大異, 故治病者, 必明天道地理, 陰陽更勝, 氣之先後, 人之壽夭, 生化之期, 乃可以知人之形氣矣.

帝曰: 善. 其歲有不病, 而藏氣不應不用者, 何也?

岐伯曰: 天氣制之, 氣有所從也.

帝曰: 願卒聞之.

岐伯曰: 少陽司天, 火氣下臨, 肺氣上從, 白, 起金用, 草木眚, 火見燔炳, 革金且耗, 大暑以行, 咳嚏·鼽衄, 鼻窒曰瘍, 寒熱胕腫. 風行於地, 塵沙飛揚, 心痛胃脘痛, 厥逆鬲不通, 其主暴速. 陽明司天, 燥氣下臨, 肝氣上從, 蒼起木用而立, 土乃眚, 淒滄數至, 木伐草萎, 脇痛目赤, 掉振鼓慄, 筋痿不能久立. 暴熱至土乃暑, 陽氣鬱發, 小便變, 寒熱如瘧, 甚則心痛; 火行於槁, 流水不冰, 蟄蟲乃見. 太陽司天, 寒氣下臨, 心氣上從, 而火且明. 丹起, 金乃眚, 寒清時舉, 勝則水冰, 火氣高明, 心熱煩, 嗌乾·善渴·鼽嚏·喜悲數欠, 熱氣妄行, 寒乃復, 霜不時降, 善忘, 甚則心痛. 土乃潤, 水豐衍, 寒客至, 沈陰化, 濕氣變物, 水飲內稸, 中滿不食, 皮㾦肉苛, 筋脈不利, 甚則胕腫, 身後廱. 厥陰司天, 風氣下臨, 脾氣上從, 而土且隆, 黃起, 水乃眚, 土用革, 體重, 肌肉萎, 食減口爽, 風行太虛, 雲物搖動, 目轉耳鳴. 火縱其暴, 地乃暑, 大熱消爍, 赤沃下, 蟄蟲數見, 流水不冰, 其發機速. 少陰司天, 熱氣下臨, 肺氣上從, 白起, 金用, 草木眚. 喘嘔·寒熱·嚏鼽·衄·鼻窒·大暑流行, 甚則瘡瘍燔灼, 金爍石流. 地乃燥清, 淒滄數至, 脅痛·善太息, 肅殺行, 草木變. 太陰司天, 濕氣下臨, 腎氣上從, 黑起水變, 埃冒雲雨, 胸中不利, 陰痿氣大衰, 而不起不用, 當其時, 反腰脽痛, 動轉不便也. 厥逆. 地乃藏陰, 大寒且至, 蟄蟲早附, 心下否痛, 地烈冰堅, 少腹痛, 時害於食, 乘金則止水增, 味乃鹹, 行水減也.

帝曰: 歲有胎孕不育, 治之不全, 何氣使然?

岐伯曰: 六氣五類, 有相勝制也, 同者盛之, 異者衰之, 此天地之道, 生化之常也. 故厥陰司天, 毛蟲靜, 羽蟲育, 介蟲不成; 左泉, 毛蟲育, 倮蟲耗, 羽蟲不育. 少陰司天, 羽蟲靜, 介蟲育, 毛蟲不成; 在泉, 羽蟲育, 介蟲耗不育. 太陰司天, 倮蟲靜, 鱗蟲育, 羽蟲不成; 在泉, 裸蟲育, 鱗蟲不成. 少陽司天, 羽蟲靜, 毛蟲育, 倮蟲不成; 在泉, 羽蟲育, 介蟲耗, 毛蟲不育. 陽明司天, 介蟲靜, 羽蟲育, 介蟲不成; 在泉, 介蟲育, 毛蟲耗, 羽蟲不成. 太陽司天, 鱗蟲靜, 倮蟲育; 在泉, 鱗蟲耗, 倮蟲不育. 諸乘所不成之運, 則甚也. 故氣主有所制, 歲立有所生, 地氣制己勝, 天氣制勝己, 天制色, 地制形, 五類衰盛, 各隨其氣之所宜也. 故有胎孕不育, 治之不全, 此氣之常也. 所謂中根也, 根於外者亦五, 故生化之別, 有五氣, 五味, 五色, 五類, 五宜也.

帝曰: 何謂也?

岐伯曰: 根於中者, 命曰神機, 神去則機息; 根於外者, 命曰氣立, 氣止則化絕. 故各有制, 各有勝, 各有生, 各有成, 故曰不知年之所加, 氣之同異, 不足以言生化, 此之謂也.

帝曰: 氣始而生化, 氣散而有形, 氣布而繁育, 氣終而象變, 其致一也. 然而五味所資, 生化有薄厚, 成熟有多少, 終始不同, 其故何也?

岐伯曰: 地氣制之也, 非天不生, 地不長也.

帝曰: 願聞其道.

岐伯曰: 寒熱燥濕不同其化也. 故少陽在泉, 寒毒不生, 其味辛, 其治苦酸, 其穀蒼丹.
陽明在泉, 濕毒不生, 其味酸, 其氣濕, 其治辛苦甘, 其穀丹素. 太陽在泉, 熱毒不生, 其味
苦, 其治淡鹹, 其穀黅秬. 厥陰在泉, 清毒不生, 其味甘, 其治酸苦, 其穀蒼赤, 其氣專, 其
味正. 少陰在泉, 寒毒不生, 其味辛, 其治辛苦甘, 其穀白丹. 太陰在泉, 燥毒不生, 其味
鹹, 其氣熱, 其治甘鹹, 其穀黅秬. 化淳則鹹守, 氣專則辛化而俱治. 故曰補上下者從之,
治上下者逆之, 以所在寒熱盛衰而調之. 故曰上取下取, 內取外取, 以求其過; 能毒者以厚
藥, 不勝毒者以薄藥, 此之謂也. 氣反者, 病在上, 取之下; 病在下, 取之上; 病在中, 傍取
之. 治熱以寒, 溫而行之; 治寒以熱, 涼而行之; 治溫以清, 冷而行之; 治清以溫, 熱而行
之. 故消之削之, 吐之下之, 補之瀉之, 久新同法.

帝曰: 病在中而不實不堅, 且聚且散, 奈何?

岐伯曰: 悉乎哉問也! 無積者求其藏, 虛則補之, 藥以祛之, 食以隨之, 行水漬之, 和其
中外, 可使畢已.

帝曰: 有毒無毒, 服有約乎?

岐伯曰: 病有久新, 方有大小, 有毒無毒, 固宜常制矣. 大毒治病, 十去其六, 常毒治病,
十去其七, 小毒治病, 十去其八, 無毒治病, 十去其九. 穀肉果菜, 食養盡之, 無使過之, 傷
其正也. 不盡, 行復如法, 必先歲氣, 無伐天和, 無盛盛, 無虛虛, 而遺人夭殃, 無致邪, 無
失正, 絕人長命.

帝曰: 其久病者, 有氣從不康, 病去而瘠奈何?

岐伯曰: 昭乎哉! 聖人之問也, 化不可代, 時不可違. 夫經絡以通, 血氣以從, 復其不足,
與衆齊同, 養之和之, 靜以待時, 謹守其氣, 無使傾移, 其形乃彰, 生氣以長, 命曰聖王. 故
大要曰無代化, 無違時, 必養必和, 待其來復, 此之謂也.

帝曰: 善.

六元正紀大論篇第七十一

黃帝問曰: 六化六變, 勝復淫治, 甘苦辛鹹酸淡先後, 余知之矣. 夫五運之化, 或從五氣,

或逆天氣, 或從天氣而逆地氣, 或從地氣而逆天氣, 或相得, 或不相得, 余未能明其事, 欲通天之紀, 從地之理, 和其運, 調其化, 使上下合德, 無相奪倫, 天地升降, 不失其宜, 五運宣行, 勿乖其政, 調之正味, 從逆奈何?

岐伯稽首再拜對曰: 昭乎哉問也! 此天地之綱紀, 變化之淵源, 非聖帝熟能窮其至理歟! 臣雖不敏, 請陳其道, 令終不滅, 久而不易.

帝曰: 願夫子推而次之, 從其類序, 分其部主, 別其宗司, 昭其氣數, 明其正化, 可得聞乎?

岐伯曰: 先立其年, 以明其氣, 金木水火土, 運行之數; 寒暑燥濕風火, 臨御之化, 則天道可見, 民氣可調, 陰陽卷舒, 近而無惑, 數之可數者, 請遂言之.

帝曰: 太陽之政奈何?

岐伯曰: 辰戌之紀也. 太陽‧太角‧太陰‧壬辰‧壬戌‧其運風, 其化鳴紊啟拆; 其變振拉摧拔; 其病眩掉目瞑. 太角(初正)‧少徵‧太宮‧少商‧太羽(終). 太陽‧太徵‧太陰‧戊辰‧戊戌同正徵, 其運熱, 其化暄暑鬱燠; 其變炎烈沸騰; 其病熱鬱. 太徵‧少宮‧太商‧少羽(終)‧少角(初). 太陽‧太宮‧太陰‧甲辰歲會(同天符)‧甲戌歲會(同天符), 其運陰埃, 其化柔潤重澤; 其變震驚飄驟; 其病濕下重. 太宮‧少商‧太羽(終)‧太角(初), 少徵. 太陽‧太商‧太陰‧庚辰‧庚戌, 其運涼, 其化霧露蕭飂; 其變肅殺凋零; 其病燥, 背瞀胸滿. 太商‧少羽(終)‧少角(初)‧太徵‧少宮. 太陽‧太羽‧太陰‧丙辰天符‧丙戌天符, 其運寒, 其化凝慘凓冽; 其變冰雪霜雹; 其病大寒留於溪谷. 太羽(終)‧太角(初)‧少徵‧太宮‧少商. 凡此太陽司天之政, 氣化運行先天, 天氣肅‧地氣靜. 寒臨太虛, 陽氣不令, 水土合德, 上應辰星鎮星. 其穀玄黅, 其政肅, 其令徐. 寒政大舉, 澤無陽燄, 則火發待時. 少陽中治, 時雨乃涯. 止極雨散, 還於太陰, 雲朝北極, 濕化乃布, 澤流萬物. 寒敷於上, 雷動於下, 寒濕之氣, 持於氣交, 民病寒濕發, 肌肉萎, 足萎不收, 濡瀉血溢. 初之氣, 地氣遷, 氣乃大溫, 草乃早榮, 民乃厲, 溫病乃作, 身熱‧頭痛‧嘔吐‧肌腠瘡瘍. 二之氣, 大涼反至, 民乃慘, 草乃遇寒, 火氣遂抑, 民病氣鬱中滿, 寒乃始. 三之氣, 天政布, 寒氣行, 雨乃降, 民病寒, 反熱中, 癰疽注下, 心熱瞀悶, 不治者死. 四之氣, 風濕交爭, 風化為雨, 乃長‧乃化‧乃成‧民病大熱少氣, 肌肉萎‧足萎‧注下赤白. 五之氣, 陽復化, 草乃長, 乃化‧乃成‧民乃舒. 終之氣, 地氣正, 濕令行, 陰凝太虛, 埃昏郊野, 民乃慘悽, 寒風以至, 反者孕乃死. 故歲宜苦以燥之溫之, 必折其鬱氣, 先資其化源, 抑其運氣, 扶其不勝, 無使暴過而生其疾. 食歲穀以全其眞, 避虛邪以安其正, 適氣同異, 多少制之. 同寒濕者燥熱化, 異寒濕者燥濕化, 故同者多之, 異者少之, 用寒遠寒, 用涼遠涼, 用溫遠溫, 用熱遠熱, 食宜同法, 有假者反常, 反是者病, 所謂時也.

帝曰: 善. 陽明之政奈何?

岐伯曰: 卯酉之紀也. 陽明·少角·少陰, 清熱勝復同, 同正商, 丁卯(歲會)·丁酉, 其運風清熱. 少角(初正)·太徵·少宮·太商·少羽(終). 陽明·少徵·少陰·寒雨勝復同, 同正商, 癸卯(同歲會)·癸酉(同歲會), 其運熱寒雨. 少徵·太宮·少商·太羽(終)·太角(初). 陽明·少宮·少陰, 風涼勝復同, 己卯·己酉, 其運雨風涼. 少宮·太商·少羽(終)·少角(初)·太徵. 陽明·少商·少陰, 熱寒勝復同, 同正商, 乙卯天符·乙酉歲會, 太一天符, 其運涼熱寒. 少商·太羽(終)·太角(初)·少徵·太宮. 陽明·少羽·少陰·雨風勝復同, 辛卯少宮同辛酉·辛卯·其運寒雨風. 少羽(終)·少角(初)·太徵·太宮·太商. 凡此陽明司天之政, 氣化運行後天. 天氣急, 地氣明, 陽專其令, 炎暑大行, 物燥以堅, 淳風乃治. 風燥橫運, 流於氣交, 多陽少陰, 雲趨雨府, 濕化乃敷, 燥極而澤. 其穀白丹, 間穀命太者. 其耗白甲品羽. 金火合德, 上應太白熒惑. 其政切, 其令暴, 蟄蟲乃見, 流水不冰, 民病咳·嗌塞, 寒熱發暴, 振凓癃閟, 清先而勁, 毛蟲乃死, 熱後而暴, 介蟲乃殃, 其發躁, 勝復之作, 擾而大亂, 清熱之氣, 持於氣交. 初之氣, 地氣遷, 陰始凝, 氣始肅, 水乃冰, 寒雨化. 其病中熱脹·面目浮腫·善眠·鼽衄·嚏欠·嘔·小便黃赤·甚則淋. 二之氣, 陽乃布·民乃舒, 物乃生榮. 厲大至, 民善暴死. 三之氣, 天政布, 涼乃行, 燥熱交合, 燥極而澤, 民病寒熱. 四之氣, 寒雨降, 病暴仆·振慄譫妄, 少氣嗌乾, 引飲及爲心痛, 癰腫瘡瘍, 瘧寒之疾, 骨痿血便. 五之氣, 春令反行, 草乃生榮, 民氣和. 終之氣, 陽氣布, 候反溫, 蟄蟲來見, 流水不冰, 民乃康平, 其病溫. 故食歲穀以安其氣, 食間穀以去其邪, 歲宜以鹹, 以苦, 以辛, 汗之, 清之, 散之. 安其運氣, 無使受邪, 折其鬱氣, 資其化源. 以寒熱輕重少多其制, 同熱者多天化, 同清者多地化, 用涼遠涼, 用熱遠熱, 用寒遠寒, 用溫遠溫, 食宜同法. 有假者反之, 此其道也, 反是者亂天地之經, 擾陰陽之紀也.

帝曰: 善. 少陽之政奈何?

岐伯曰: 寅申之紀也. 少陽·太角·厥陰·壬寅(同天符)·壬申(同天符)·其運風鼓, 其化鳴紊啟坼, 其變振拉摧拔, 其病掉眩·支脅·驚駭. 太角(初正)·少徵·太宮·少商·太羽(終). 少陽·太徵·厥陰·戊寅天符·戊申天符, 其運暑, 其化暄囂鬱懊, 其變炎烈沸

騰. 其病上・熱鬱・血溢・血泄・心痛. 太徵・少宮・太商・少羽(終)・少角(初). 少陽・

太宮・厥陰・甲寅・甲申, 其運陰雨, 其化柔潤重澤, 其變震驚飄驟. 其病體重, 胕腫・痞

飲. 太宮・少商・太羽(終)・太角(初)・少徵. 少陽・太商・厥陰・庚寅・庚申同正商, 其

運涼, 其化霧露清切・其變肅殺凋零. 其病肩背胸中. 太商・少羽(終)・少角(初)・太徵・

少宮. 少陽・太羽・厥陰・丙寅・丙申, 其運寒肅, 其化凝慘凓冽, 其變冰雪霜雹, 其病寒

浮腫. 太羽(終)・太角(初)・少徵・太宮・少商. 凡此少陽司天之政, 氣化運行先天. 天氣

正, 地氣擾, 風乃暴擧, 木偃沙飛, 炎火乃流, 陰行陽化, 雨乃時應, 火木同德, 上應熒惑歲

星. 其穀丹蒼, 其政嚴, 其令擾. 故風熱參布, 雲物沸騰. 太陰橫流, 寒乃時至, 涼雨並起.

民病寒中, 外發瘡瘍, 內爲泄滿, 故經人遇之, 和而不爭. 往復之作, 民病寒熱, 瘧泄・聾

瞑・嘔吐・上怫・腫色變. 初之氣, 地氣遷, 風勝乃搖, 寒乃去, 候乃大溫, 草木早榮. 寒

來不殺, 溫病乃起, 其病氣怫於上, 血溢目赤, 咳逆頭痛・血崩・脇滿・膚腠中瘡. 二之

氣, 火反鬱, 白埃四起, 雲趨雨府, 風不勝濕, 雨乃零, 民乃康. 其病熱鬱於上, 咳逆嘔吐,

瘡發於中, 胸嗌不利, 頭痛身熱, 昏憒膿瘡. 三之氣, 天政布, 炎暑至, 少陽臨上, 雨乃涯.

民病熱中, 聾瞑・血溢・膿瘡・咳・嘔・衄・衊・渴・嚔欠・喉痺・目赤・善暴死. 四之

氣, 涼乃至, 炎暑間化, 白露降. 民氣和平, 其病滿, 身重. 五之氣, 陽乃去, 寒乃來, 雨乃

降, 氣門乃閉, 剛木早凋. 民避寒邪, 君子周密. 終之氣, 地氣正, 風乃至, 萬物反生, 霿霧

以行, 其病關閉不禁, 心痛, 陽氣不藏而咳. 抑其運氣, 贊所不勝. 必折其鬱氣, 先取化源,

暴過不生, 苛疾不起, 故歲宜鹹辛宜酸, 滲之泄之, 漬之發之, 觀氣寒溫以調其過. 同風熱

者多寒化, 異風熱者少寒化, 用熱遠熱, 用溫遠溫, 用寒遠寒, 用涼遠涼, 食宜同法, 此其

道也. 有假者反之, 反是者病之階也.

帝曰: 善. 太陰之政奈何?

岐伯曰: 丑未之紀也. 太陰・少角・太陽, 清熱勝復同, 同正宮, 丁丑・丁未・其運風清

熱. 少角(初正)・太徵・少宮・太商・少羽(終). 太陰・少徵・太陽, 寒雨勝復同, 癸丑・

癸未, 其運熱・寒雨. 少徵・太宮・少商・太羽(終)・太角. 太陰・少宮・太陽, 風清勝復

同, 同正宮, 己丑太一天符・己未太一天符, 其運雨風清. 少宮・太商・少羽(終)・少

角・(初)・太徵. 太陰・少商・太陽, 熱寒勝復同, 乙丑・乙未・其運涼熱寒. 少商・太羽

(終)・太角(初)・少徵・太宮. 太陰・少羽・太陽, 雨風勝復同, 同正宮, 辛丑(同歲會)・

辛未(同歲會)・其運寒雨風. 少羽(終)・少角(初)・太徵・少宮・太商. 凡此太陰司天之

政. 氣化運化運行後天. 陰專其政, 陽氣退避, 大風時起, 天氣下降, 地氣上騰, 原野昏霧, 白埃四起, 雲奔南極, 寒雨數至, 物成於差夏. 民病寒濕腹滿, 身䐜憤・胕腫痞逆, 寒厥拘急. 濕寒合德, 黃黑埃昏, 流行氣交, 上應鎮星辰星. 其政肅, 其令寂, 其穀黔玄. 故陰凝於上, 寒積於下, 寒水勝火則爲冰雹; 陽光不治, 殺氣乃行. 故有餘宜高, 不及宜下, 有餘宜晚, 不及宜早. 土之利氣之化也. 民氣亦從之, 間穀命其太也. 初之氣, 地氣遷, 寒乃去, 春氣正, 風乃來, 生布萬物以榮, 民氣條舒, 風濕相薄, 雨乃後. 民病血溢, 筋絡拘强, 關節不利, 身重筋萎. 二之氣, 大火正, 物承化, 民乃和. 其病溫厲大行, 遠近咸若, 濕蒸相薄, 雨乃時降. 三之氣, 天政布, 濕氣降, 地氣騰, 雨乃時降, 寒乃隨之, 感於寒濕, 則民病身重・胕腫・胸腹滿. 四之氣, 畏火臨・溽蒸化, 地氣騰, 天氣否隔, 寒風曉暮, 蒸熱相薄, 草木凝煙, 濕化不流, 則白露陰布, 以成秋令. 民病腠理熱, 血暴溢・瘧・心腹滿熱・臚脹・甚則胕腫. 五之氣, 慘令已行, 寒露下, 霜乃早降, 草木黃落, 寒氣及體, 君子周密, 民病皮腠. 終之氣, 寒大擧, 濕大化, 霜乃積, 陰乃凝, 水堅冰, 陽光不治. 感於寒, 則病人關節禁固, 腰脽痛, 寒濕推於氣交而爲疾也. 必折其鬱氣, 而取化源, 益其歲氣, 無使邪勝. 食歲穀以全其眞, 食間穀以保其精. 故歲宜以苦燥之溫之. 甚者發之泄之, 不發不泄, 則濕氣外溢, 肉潰皮折, 而水血交流. 必贊其陽火, 令禦甚寒, 從氣異同, 少多其判也. 同寒者以熱化, 同濕者以燥化; 異者少之, 同者多之. 用涼遠涼, 用寒遠寒, 用溫遠溫, 用熱遠熱, 食宜同法. 假者反之, 此其道也. 反是者病也.

帝曰: 善. 少陰之政奈何?

岐伯曰: 子午之紀也. 少陰・大角・陽明・壬子・壬午. 其運風鼓, 其化鳴紊啟拆; 其變振拉摧拔; 其病支滿. 太角(初正), 少徵・太宮・少商・太羽(終). 少陰・太徵・陽明・戊子天符, 戊午太一天符. 其運炎暑, 其化暄曜鬱燠, 其變炎烈沸騰, 其病上熱, 血溢. 太徵・少宮・太商・少羽(終)・少角(初). 少陰・太宮・陽明・甲子・甲午. 其運陰雨, 其化柔潤時雨. 其變震驚飄驟, 其病中滿身重. 太宮・少商・太羽(終)・太角(初)・少徵. 少陰・太商・陽明・庚子(同天符)・庚午(同天符)・同正商, 其運涼勁, 其化霧露蕭颯; 其變肅凋零. 其病下清. 太商・少羽(終)・少角(初)・太徵・少宮. 少陰・太羽・陽明・丙子歲會・丙午・其運寒・其化凝慘凓冽; 其變冰雪霜雹, 其病寒下. 太羽(終)・太角(初)・少徵・太宮・少商. 凡此少陰司天之政, 氣化運行先天, 地氣肅, 天氣明, 寒交暑, 熱加燥, 雲馳雨府, 濕化乃行, 時雨乃降. 金火合德, 上應熒惑太白. 其政明, 其令切, 其穀丹白. 水火寒熱持於氣交, 而爲病始也. 熱病生於上, 清病生於下, 寒熱凌犯而爭於中, 民病咳喘, 血溢血泄, 鼽嚏目赤, 眥瘍, 寒厥入胃, 心痛, 腰痛, 腹大, 嗌乾, 腫上. 初之氣, 地氣遷, 燥將去, 寒乃始, 蟄復藏水乃冰, 霜復降, 風乃至, 陽氣鬱. 民反周密, 關節禁固, 腰脽痛, 炎暑將起, 中外瘡瘍. 二之氣, 陽氣布, 風乃行, 春氣以正, 萬物應榮, 寒氣時至, 民乃和. 其病淋, 目瞑目赤, 氣鬱於上而熱. 三之氣, 天政布, 大火行, 庶類蕃鮮, 寒氣時至. 民病氣厥心痛, 寒熱更作, 咳喘目赤. 四之氣, 溽暑至, 大雨時行, 寒熱互至. 民病寒熱, 嗌乾・黃癉・鼽衄・飲發. 五之氣, 畏火臨, 暑反至, 陽乃化, 萬物乃生, 乃長榮, 民乃康. 其病溫. 終之氣, 燥令行, 餘火內格, 腫於上, 咳喘, 甚則血溢. 寒氣數擧, 則霧霧翳. 病生皮腠, 內舍於脅, 下連少腹而作寒中, 地將易也. 必抑其運氣, 資其歲勝, 折其鬱發, 先取化源, 無使暴過而生其病也. 食歲穀以全眞氣, 食間穀以避虛邪, 歲宜鹹以耎之, 而調其上, 甚則以苦發之; 以酸收之, 而安其下, 甚則以苦泄之. 適氣同異而多少之, 同天氣者以寒淸化; 同地氣者以溫熱化. 用熱遠熱, 用涼遠涼, 用溫遠溫, 用寒遠寒, 食宜同法. 有假則反, 此其道也. 反是者病作矣.

帝曰: 善. 厥陰之政奈何?

岐伯曰: 己亥之紀也. 厥陰・少角・少陽, 淸熱勝復同, 同正角, 丁巳天符・丁亥天符, 其運風淸熱. 少角(初正)・太徵・少宮・太商・少羽(終). 厥陰・少徵・少陽・寒雨勝復同, 癸巳(同歲會)・癸亥(同歲會), 其運熱寒雨. 少徵・太宮・少商・太羽(終)・太角(初). 厥陰・少宮・少陽・風淸勝復同, 同正角, 己巳, 己亥, 其運雨風淸. 少宮・太商・少羽(終)・少角(初)・太徵. 厥陰・少商・少陽・熱寒勝復同, 同正角, 乙巳・乙亥・其運涼熱寒. 少商・太羽(終)・太角(初)・少徵・太宮. 厥陰・少羽・少陽・風雨勝復同, 辛巳・辛亥・其運寒雨風. 少羽(終)・少角(初), 太徵・少宮・太商. 凡此厥陰司天之政, 氣化運行後天, 諸同正歲, 氣化運行同天, 天氣擾, 地氣正, 風生高遠, 炎熱從之, 雲趨雨府, 濕化乃行, 風火同德, 上應歲星, 熒惑. 其政撓, 其令速, 其穀蒼丹, 間穀言太者. 其耗文角品羽. 風燥火熱, 勝復更作, 蟄蟲來見, 流水不冰, 熱病行於下, 風病行於上, 風燥勝復, 形於中. 初之氣, 寒始肅殺氣方至, 民病寒於右之下. 二之氣, 寒不去, 華雪水冰, 殺氣施化, 霜乃降, 名草上焦, 寒雨數至. 陽復化, 民病熱於中. 三之氣, 天政布, 風乃時擧. 民病泣出, 耳鳴掉眩. 四之氣, 溽暑濕熱相薄, 爭於左之上. 民病黃癉而爲胕腫. 五之氣, 燥濕更勝, 沈陰乃布, 寒氣及體, 風雨乃行. 終之氣, 畏火司令, 陽乃大化, 蟄蟲出見, 流水不冰, 地氣大

發, 草乃生, 人乃舒. 其病溫厲. 必折其鬱氣, 資其化源, 贊其運氣, 無使邪勝. 歲宜以辛調
上, 以鹹調下, 畏火之氣, 無妄犯之. 用溫遠溫, 用熱遠熱, 用凉遠凉, 用寒遠寒, 食宜同
法. 有假反常, 此之道也. 反是者病.

帝曰: 善. 夫子言可謂悉矣, 然何以明其應乎?

岐伯曰: 昭乎哉問也. 夫六氣者, 行有次, 止有位, 故常以正月朔日平旦視之, 覩其位而
知其所在矣. 運有餘其至先, 運不及其至後, 此天之道, 氣之常也. 運非有餘, 非不足, 是
謂正歲, 其至當其時也.

帝曰: 勝復之氣, 其常在也, 災眚時至, 候也奈何?

岐伯曰: 非氣化者, 是謂災也.

帝曰: 天地之數, 終始奈何?

岐伯曰: 悉乎哉問也. 是明道也. 數之始起於上, 而終於下, 歲半之前, 天氣主之, 歲半
之後, 地氣主之, 上下交互, 氣交主之, 歲紀華矣. 故曰位明, 氣月可知乎, 所謂氣也.

帝曰: 餘司其事, 則而行之, 不合其數何也?

岐伯曰: 氣用有多少, 化洽有盛衰, 衰盛多少, 同其化也.

帝曰: 願聞同化何如.

岐伯曰: 風溫春化同, 熱曛昏火夏化同, 勝與復同, 燥清煙露秋化同, 雲雨昏暝埃長夏化
同, 寒氣霜雪冰冬化同, 此天地五運六氣之化, 更用盛衰之常也.

帝曰: 五運行同天化者命曰天符, 余知之矣. 願聞同地化者何謂也.

岐伯曰: 太過而同天化者三, 不及而同天化者亦三; 太過而同地化者三, 不及而同地化
者亦三. 此凡二十四歲也.

帝曰: 願聞其所謂也.

岐伯曰: 甲辰甲戌太宮下加太陰, 壬寅壬申太角下加厥陰, 庚子庚午太商下加陽明, 如
是者三. 癸巳癸亥少徵下加少陽, 辛丑辛未少羽下加太陽, 癸卯癸酉少徵下加少陰, 如是
者三. 戊子戊午太徵上臨少陰, 戊寅戊申太徵上臨少陽, 丙辰丙戌太羽上臨太陽, 如是者
三. 丁巳丁亥少角上臨厥陰, 乙卯乙酉少商上臨陽明, 己丑己未少宮上臨太陰. 如是者三,
除此二十四歲, 則不加不臨也.

帝曰: 加者何謂?

岐伯曰: 太過而加同天符, 不及而加同歲會也.

帝曰: 臨者何謂?

岐伯曰: 太過不及, 皆曰天符, 而變行有多少, 病形有微甚, 生死有早晏耳!

帝曰: 夫子言用寒遠寒, 用熱遠熱, 余未知其然也. 願聞何謂遠.

岐伯曰: 熱無犯熱, 寒無犯寒, 從者和, 逆者病, 不可不敬畏而遠之, 所謂時興六位也.

帝曰: 溫涼何如?

岐伯曰: 司氣以熱, 用熱無犯, 司氣以寒, 用寒無犯, 司氣以涼, 用涼無犯, 司氣以溫, 用溫無犯. 間氣同其主無犯, 異其主則小犯之, 是謂四畏, 必謹察之.

帝曰: 善. 其犯者何如?

岐伯曰: 天氣反時, 則可依則, 及勝其主則可犯, 以平爲期, 而不可過, 是謂邪氣反勝者. 故曰無失天信, 無逆氣宜, 無翼其勝, 無贊其復, 是謂至治.

帝曰: 善. 五運氣行主歲之紀, 其有常數乎?

岐伯曰: 臣請次之. 甲子·甲午歲, 上少陰火, 中太宮土運, 下陽明金. 熱化二, 雨化五, 燥化四, 所謂正化日也. 其化上鹹寒, 中苦熱, 下酸熱, 所謂藥食宜也. 乙丑·乙未歲, 上太陰土, 中少商金運, 下太陽水. 熱化寒化勝復同, 所謂邪氣化日也, 災七宮. 濕化五, 清化四, 寒化六, 所謂正化日也. 其化上苦熱, 中酸和, 下甘熱, 所謂藥食宜也. 丙寅·丙申歲, 上少陽相火, 中太羽水運, 下厥陰木. 火化二, 寒化六, 風化三, 所謂正化日也, 其化上鹹寒, 中鹹溫, 下辛溫, 所謂藥食宜也. 丁卯·丁酉歲, 上陽明金, 中少角木運, 下少陰火. 清化熱化勝復同, 所謂邪氣化日也, 災三宮, 燥化九, 風化三, 熱化七, 所謂正化日也. 其化上苦小溫, 中辛和, 下鹹寒, 所謂藥食宜也. 戊辰·戊戌歲, 上太陽水, 中太徵火運, 下太陰土, 寒化六, 熱化七, 濕化五, 所謂正化日也. 其化上苦溫, 中甘和, 下甘溫, 所謂藥食宜也. 己巳·己亥歲, 上厥陰木, 中少宮土運, 下少陽相火, 風化清化勝復同, 所謂邪氣化日也, 災五宮, 風化三, 濕化五, 火化七, 所謂正化日也. 其化上辛涼, 中甘和, 下鹹寒, 所謂藥食宜也. 庚午·庚子歲, 上少陰火, 中太商金運, 下陽明金, 熱化七, 清化九, 燥化九, 所謂正化日也. 其化上鹹寒, 中辛溫, 下酸溫, 所謂藥食宜也. 辛未·辛丑歲, 上太陰土, 中少羽水運, 下太陽水, 雨化風化勝復同, 所謂邪氣化日也. 災一宮, 雨化五, 寒化一, 所謂正化日也. 其化上苦熱, 中苦和, 下苦熱, 所謂藥食宜也. 壬申·壬寅歲, 上少陽相火, 中太角木運, 下厥陰木. 火化二, 風化八, 所謂正化日也. 其化上鹹寒, 中酸和, 下辛涼, 所謂藥食宜也. 癸酉·癸卯歲, 上陽明金, 中少徵火運, 下少陰火. 寒化雨化勝復同, 所謂邪氣化日也. 災九宮, 燥化九, 熱化二, 所謂正化日也. 其化上苦小溫, 中鹹溫, 下鹹寒, 所謂藥食宜也. 甲戌·甲辰歲, 上太陽水, 中太宮土運, 下太陰土, 寒化六, 濕化五, 正化日也. 其化上苦熱, 中苦溫, 下苦溫, 藥食宜也. 乙亥·乙巳歲, 上厥陰木, 中少商金運, 下少陽相火, 熱化寒化勝復同, 邪氣化日也. 災七宮, 風化八, 清化四, 火化二, 正化度也. 其化上辛涼, 中酸和, 下鹹寒, 藥食宜也. 丙子·丙午歲, 上少陰火, 中太羽水運, 下陽明金, 熱化二, 寒化六, 清化四, 正化度也. 其化上鹹寒, 中鹹熱, 下酸溫, 藥食宜也. 丁丑·丁未歲, 上太陰土, 中少角木運, 下太陽水, 清化熱化勝復同, 邪氣化度也. 災三宮, 雨化五, 風化三, 寒化一, 正化度也. 其化上苦溫, 中辛溫, 下甘熱, 藥食宜也. 戊寅·戊申歲, 上少陽相火, 中太徵火運, 下厥陰木, 火化七, 風化三, 正化度也. 其化上鹹寒, 中甘和, 下辛涼, 藥食宜也. 己卯·己酉歲, 上陽明金, 中少宮土運, 下少陰火, 風化清化勝復同, 邪氣化度也. 災五宮, 清化九, 雨化五, 熱化七, 正化度也. 其化上苦小溫, 中甘和, 下鹹寒, 藥食宜也. 庚辰·庚戌歲, 上太陽水, 中太商金運, 下太陰土, 寒化一, 清化九, 雨化五, 正化度也. 其化上苦熱, 中辛溫, 下甘熱, 藥食宜也. 辛巳·辛亥歲, 上厥陰木, 中少羽水運, 下少陽相火, 雨化風化勝復同, 邪氣化度也. 災一宮, 風化三, 寒化一, 火化七, 正化度也. 其化上辛涼, 中苦和, 下鹹寒, 藥食宜也. 壬午·壬子歲, 上少陰火, 中太角木運, 下陽明金, 熱化二, 風化八, 清化四, 正化度也. 其化上鹹寒, 中酸涼, 下酸溫, 藥食宜也. 癸未·癸丑歲, 上太陰土, 中少徵火運, 下太陽水, 寒化雨化勝復同, 邪氣化度也. 災九宮, 雨化五, 火化二, 寒化一, 正化度也. 其化上苦溫, 中鹹溫, 下甘熱, 藥食宜也. 甲申·甲寅歲, 上少陽相火, 中太宮土運, 下厥陰木, 火化二, 雨化五, 風化八, 正化度也. 其化上鹹寒, 中鹹和, 下辛涼, 藥食宜也. 乙酉·乙卯歲, 上陽明金, 中少商金運, 下少陰火, 熱化寒化勝復同, 邪氣化度也. 災七宮, 燥化四, 清化四, 熱化二, 正化度也. 其化上苦小溫, 中苦和, 下鹹寒, 藥食宜也. 丙戌·丙辰歲, 上太陽水, 中太羽水運, 下太陰土, 寒化六, 雨化五, 正化度也. 其化上苦熱, 中鹹溫, 下甘熱, 藥食宜也. 丁亥·丁巳歲, 上厥陰木, 中少角木運, 下少陽相火, 清化熱化勝復同, 邪氣化度也. 災三宮, 風化三, 火化七, 正化度也. 其化上辛涼, 中辛和, 下鹹寒, 藥食宜也. 戊子·戊午歲, 上少陰火, 中太徵火運, 下陽明金, 熱化七, 清化九, 正化度也. 其化上鹹寒, 中甘寒, 下酸溫, 藥食宜也. 己丑·己未歲, 上太陰土, 中少宮土運, 下太陽水, 風化清化勝復同, 邪氣化度也. 災五宮, 雨化五, 寒化一, 正化度也. 其化上苦熱, 中甘和, 下甘熱, 藥食宜也. 庚寅·庚申歲, 上少陽相火, 中太商金運, 下厥陰木,火化七, 淸化九, 風化三, 正化度也. 其化上鹹寒, 中辛溫, 下辛凉, 藥食宜也. 辛卯・辛酉歲, 上陽明金, 中少羽水運, 下少陰火, 雨化風化勝復同, 邪氣化度也. 災一宮, 淸化九, 寒化一, 熱化七, 正化度也. 其化上苦小溫, 中苦和, 下鹹寒, 藥食宜也. 壬辰・壬戌歲, 上太陽水, 中太角木運, 下太陰土, 寒化六, 風化八, 雨化五, 正化度也. 其化上苦溫, 中酸和, 下甘溫, 藥食宜也. 癸巳・癸亥, 上厥陰木, 中少徵火運, 下少陽相火, 寒化雨化勝復同, 邪氣化度也. 災九宮, 風化八, 火化二, 正化度也. 其化上辛凉, 中鹹和, 下鹹寒, 藥食宜也. 凡此定期之紀, 勝復正化, 皆有常數, 不可不察, 故知其要者, 一言而終, 不知其要, 流散無窮, 此之謂也.

帝曰: 善. 五運之氣, 亦復歲乎?

岐伯曰: 鬱極乃發, 待時而作也.

帝曰: 請問其所謂也.

岐伯曰: 五常之氣, 太過不及, 其發異也.

帝曰: 願卒聞之.

岐伯曰: 太過者暴, 不及者徐, 暴者爲病甚, 徐者爲病持.

帝曰: 太過不及其數何如?

岐伯曰: 太過者其數成, 不及者其數生, 土常以生也.

帝曰: 其發也何如?

岐伯曰: 土鬱之發, 巖谷震驚, 雷殷氣交, 埃昏黃黑, 化爲白氣, 飄驟高深, 擊石飛空, 洪水乃從, 川流漫衍, 田牧土駒. 化氣乃敷, 善爲時雨, 始生始長, 始化始成. 故民病心腹脹, 腸鳴而爲數後, 甚則心痛脇膜, 嘔吐霍亂, 飲發注下, 胕腫身重. 雲奔雨府, 霞擁朝陽, 山澤埃昏, 其乃發也. 以其四氣, 雲橫天山, 浮游生滅, 怫之先兆. 金鬱之發, 天潔地明, 風淸氣切, 大凉乃擧, 草樹浮煙, 燥氣以行, 霜霧數起, 殺氣來至, 草木蒼乾, 金乃有聲. 故民病咳逆, 心脇滿引少腹, 善暴痛, 不可反側, 嗌乾面塵, 色惡. 山澤焦枯, 土凝霜鹵, 怫乃發也, 其氣五. 夜零白露, 林莽聲淒, 怫之兆也. 水鬱之發, 陽氣乃辟, 陰氣暴擧, 大寒乃至, 川澤嚴凝, 寒氛結爲霜雪, 甚則黃黑昏翳, 流行氣交, 乃爲霜殺, 水乃見祥. 故民病寒客心痛, 腰䏚痛, 大關節不利, 屈伸不便, 善厥逆, 痞堅, 腹滿. 陽光不治, 空積沈陰, 白埃昏暝, 而乃發也. 其氣二火前後. 太虛深玄, 氣猶麻散, 微見而隱, 色黑微黃, 怫之先兆也. 木鬱之發, 太虛埃昏, 雲物以擾, 大風乃至, 屋發折木, 木有變. 故民病胃脘當心而痛, 上支兩脇, 嗝咽不通, 食飲不下, 甚則耳鳴眩轉, 目不識人, 善暴僵仆. 太虛蒼埃, 天山一色, 或氣濁色黃黑鬱若, 橫雲不起雨, 而乃發也. 其氣無常. 長川草偃, 柔葉呈陰, 松吟高山, 虎嘯巖岫, 怫之先兆也. 火鬱之發, 太虛腫翳, 大明不彰, 炎火行, 大暑至, 山澤燔燎, 材木流津, 廣廈騰煙, 土浮霜鹵, 止水乃減, 蔓草焦黃, 風行惑言, 濕化乃後. 故民病少氣, 瘡瘍癰腫, 脇腹胸背面首, 四支膹憤, 臚脹瘍痱, 嘔逆瘛瘲, 骨痛, 節乃有動, 注下溫瘧, 腹中暴痛, 血溢流注, 精液乃少, 目赤心熱, 甚則瞀悶懊憹, 善暴死. 咳終大溫, 汗濡玄府, 其乃發也. 其氣四. 動復則靜, 陽極反陰, 濕令乃化乃成, 華發水凝, 山川冰雪, 焰陽午澤, 怫之先兆也. 有怫之應而後報也, 皆觀其極而乃發也. 木發無時, 水隨火也. 謹候其時, 病可與期, 失時反歲, 五氣不行, 生化收藏, 政無恆也.

帝曰: 水發而雹雪, 土發而飄驟, 木發而毀折, 金發而清明, 火發而曛昧何氣使然?

岐伯曰: 氣有多少, 發有微甚. 微者當其氣, 甚者兼其下, 徵其下氣, 而見可知也.

帝曰: 善. 五氣之發不當位者何也?

岐伯曰: 命其差.

帝曰: 差有數乎?

岐伯曰: 後皆三十度而有奇也.

帝曰: 氣至而先後者何?

岐伯曰: 運太過則其至先, 運不及則其至後, 此候之常也.

帝曰: 當時而至者何也?

岐伯曰: 非太過非不及, 則至當時, 非是者眚也.

帝曰: 善. 氣有非時而化者何也?

岐伯曰: 太過者當其時, 不及者歸其己勝也.

帝曰: 四時之氣, 至有早晏高下左右, 其候何如?

岐伯曰: 行有逆順, 至有遲速, 故太過者化先天, 不及者化後天.

帝曰: 願聞其行何謂也.

岐伯曰: 春氣西行, 夏氣北行, 秋氣東行, 冬氣南行. 故春氣始於下, 秋氣始於上, 夏氣始於中. 冬氣始於標, 春氣始於左, 秋氣始於右, 冬氣始於後, 夏氣始於前, 此四時正化之常. 故至高之地, 冬氣常在, 至下之地, 春氣常在. 必謹察之.

帝曰: 善.

黃帝問曰: 五運六氣之應見, 六化之正, 六變之紀何如?

岐伯對曰: 夫六氣正紀, 有化有變, 有勝有復, 有用有病, 不同其候, 帝欲何乎?

帝曰: 願盡聞之.

岐伯曰: 請遂言之. 夫氣之所至也, 厥陰所至爲和平, 少陰所至爲暄, 太陰所至爲埃溽, 少陽所至爲炎暑, 陽明所至爲淸勁, 太陽所至爲寒雰, 時化之常也. 厥陰所至爲風府, 爲璺啓; 少陰所至爲火府, 爲舒榮; 太陰所至爲雨府, 爲員盈; 少陽所至爲熱府, 爲行出; 陽明所至爲司殺府, 爲庚蒼; 太陽所至爲寒府, 爲歸藏; 司化之常也. 厥陰所至, 爲生爲風搖; 少陰所至, 爲榮爲形見; 太陰所至, 爲化爲雲雨; 少陽所至, 爲長爲蕃鮮; 陽明所至, 爲收爲霧露; 太陽所至, 爲藏爲周密; 氣化之常也. 厥陰所至, 爲風生, 終爲肅; 少陰所至, 爲熱生, 中爲寒; 太陰所至, 爲濕生, 終爲注雨, 少陽所至, 爲火生, 終爲蒸溽; 陽明所至, 爲燥生, 終爲涼; 太陽所至, 爲寒生, 中爲溫, 德化之常也. 厥陰所至爲毛化, 少陰所至爲羽化, 太陰所至爲倮化, 少陽所至爲羽化, 陽明所至爲介化, 太陽所至爲鱗化, 德化之常也. 厥陰所至爲生化, 少陰所至爲榮化, 太陰所至爲濡化, 少陽所至爲茂化, 陽明所至爲堅化, 太陽所至爲藏化, 布政之常也. 厥陰所至爲飄怒太涼, 少陰所至爲太暄寒, 太陰所至爲雷霆驟注烈風, 少陽所至爲飄風燔燎霜凝, 陽明所至爲散落溫, 太陽所至爲寒雪冰雹白埃, 氣變之常也. 厥陰所至爲撓動, 爲迎隨; 少陰所至爲高明焰, 爲曛; 太陰所至爲沈陰, 爲白埃, 爲晦暝; 少陽所至爲光顯, 爲彤雲, 爲曛; 陽明所至爲煙埃, 爲霜, 爲勁切, 爲淒鳴; 太陽所至爲剛固, 爲堅芒, 爲立, 令行之常也. 厥陰所至爲裏急, 少陰所至爲瘍胗身熱, 太陰所至爲積飮否隔, 少陽所至爲嚏嘔爲瘡瘍, 陽明所至爲浮虛, 太陽所至爲屈伸不利, 病之常也. 厥陰所至爲支痛, 少陰所至爲驚惑, 惡寒戰慄, 譫妄, 太陰所至爲積滿, 少陽所至驚躁, 瞀昧暴病, 陽明所至爲鼽尻陰股膝髀腨胻足病, 太陽所至爲腰痛, 病之常也. 厥陰所至爲緛戾, 少陰所至爲悲妄衄衊, 太陰所至爲中滿霍亂吐下, 少陽所至爲喉痺耳鳴嘔涌, 陽明所至皴揭, 太陽所至爲寢汗痙, 病之常也. 厥陰所至爲脅痛·嘔泄, 少陰所至爲語笑, 太陰所至爲重胕腫, 少陽所至爲暴注, 瞤瘛, 暴死, 陽明所至爲鼽嚏, 太陽所至爲流泄, 禁止, 病之常也. 凡此十二變者, 報德以德, 報化以化, 報政以政, 報令以令, 氣高則高, 氣下則下, 氣後則後, 氣前則前, 氣中則中, 氣外則外, 位之常也. 故風勝則動, 熱勝則腫, 燥熱則乾, 寒勝則浮, 濕勝則濡泄, 甚則水閉胕腫, 隨氣所在, 以言其變耳.

帝曰: 願聞其用也.

岐伯曰: 夫六氣之用, 各歸不勝而爲化, 故太陰雨化, 施於太陽; 太陽寒化, 施於少陰, 少陰熱化, 施於陽明; 陽明燥化, 施於厥陰; 厥陰風化, 施於太陰, 各命其所在以徵之也.

帝曰: 自得其位何如?

岐伯曰: 自得其位常化也.

帝曰: 願聞所在也.

岐伯曰: 命其位而方月可知也.

帝曰: 六位之氣盈虛何如?

岐伯曰: 太少異也. 太者之至徐而常, 少者暴而亡.

帝曰: 天地之氣盈虛何如?

岐伯曰: 天氣不足, 地氣隨之; 地氣不足, 天氣從之, 運居其中而常先也. 惡所不勝, 歸所同和, 隨運歸從, 而生其病也. 故上勝則天氣降而下, 下勝則地氣遷而上, 多少而差其分, 微者小差, 甚者大差, 甚則位易氣交, 易則大變生而病作矣. 大要曰甚紀五分, 微紀七分, 其差可見, 此之謂也.

帝曰: 善. 論言熱無犯熱, 寒無犯寒, 余欲不遠寒不遠熱奈何?

岐伯曰: 悉乎哉問也. 發表而不遠熱, 攻裏不遠寒.

帝曰: 不發不攻, 而犯寒犯熱何如?

岐伯曰: 寒熱內賊, 其病益甚.

帝曰: 願聞無病者何如.

岐伯曰: 無者生之, 有者甚之.

帝曰: 生者何如?

岐伯曰: 不遠熱則熱至, 不遠寒則寒至, 寒至則堅否, 腹滿痛急下利之病生矣. 熱至則身熱, 吐下霍亂, 癰疽瘡瘍 · 瞀鬱 · 注下 · 瞤瘈 · 腫脹 · 嘔 · 鼽衄 · 頭痛 · 骨節變 · 肉痛 · 血溢 · 血泄 · 淋閟之病作矣.

帝曰: 治之奈何?

岐伯曰: 時必順之, 犯者治以勝也.

黃帝問曰: 婦人重身, 毒之何如?

岐伯曰: 有故無損, 亦無殞也.

帝曰: 願聞其故何謂也.

岐伯曰: 大積大聚, 其可犯也, 衰其太半而止, 過者死.

帝曰: 善. 鬱之甚者, 治之奈何?

岐伯曰: 木鬱達之, 火鬱發之, 土鬱奪之, 金鬱泄之, 水鬱折之, 然調其氣. 過者折之, 以其畏也, 所謂瀉之.

帝曰: 假者何如?

岐伯曰: 有假其氣, 則無禁也. 所謂主氣不足, 客氣勝也.

帝曰: 至哉. 聖人之道, 天地大化, 運行之節, 臨御之紀, 陰陽之政, 寒暑之令, 非夫子孰能通之, 請藏之靈蘭之室, 署曰六元正紀, 非齋戒不敢示, 慎傳也.

刺法論篇第七十二

黃帝問曰: 升降不前, 氣交有變, 卽成暴鬱, 余已知之. 如何預救生靈, 可得卻乎?

岐伯稽首再拜對曰: 昭乎哉問! 臣聞夫子言, 旣明天元, 須窮法刺, 可以折鬱扶運, 補弱全眞, 寫盛蠲餘, 令除斯苦.

帝曰: 願卒聞之.

岐伯曰: 升之不前, 卽有甚凶也. 木欲升而天柱窒抑之, 木欲發鬱, 亦須待時, 當刺足厥陰之井. 火欲升而天蓬窒抑之, 火欲發鬱, 亦須待時, 君火相火同刺包絡之滎. 土欲升而天衝窒抑之, 土欲發鬱, 亦須待時, 當刺足太陰之兪. 金欲升而天英窒抑之, 金欲發鬱, 亦須待時, 當刺手太陰之經. 水欲升而天芮窒抑之, 水欲發鬱, 亦須待時, 當刺足少陰之合.

帝曰: 升之不前, 可以預備, 願聞其降, 可以先防.

岐伯曰: 旣明其升, 必達其降也. 升降之道, 皆可先治也. 木欲降而地晶窒抑之, 降而不入, 抑之鬱發, 散而可得位, 降而鬱發, 暴如天間之待時也. 降而不下, 鬱可速矣, 降可折其所勝也. 當刺手太陰之所出, 刺手陽明之所入. 火欲降而地玄窒抑之, 降而不入, 抑之鬱發, 散而可矣, 當折其所勝, 可散其鬱, 當刺足少陰之所出, 刺足太陽之所入. 土欲降而地蒼窒抑之, 降而不下, 抑之鬱發, 散而可入, 當折其勝, 可散其鬱, 當刺足厥陰之所出, 刺足少陽之所入. 金欲降而地彤窒抑之, 降而不下, 抑之鬱發, 散而可入, 當折其勝, 可散其鬱, 當刺心包絡所出, 刺手少陽所入也. 水欲降而地阜窒抑之, 降而不下, 抑之鬱發, 散而可入, 當折其土, 可散其鬱, 當刺足太陰之所出, 刺足陽明之所入.

帝曰: 五運之至有前後, 與升降往來, 有所承抑之, 可得聞乎刺法?

岐伯曰: 當取其化源也. 是故太過取之, 不及資之. 太過取之, 次抑其鬱, 取其運之化源, 令折鬱氣; 不及扶資, 以扶運氣, 以避虛邪也. 資取之法, 令出密語.

黃帝問曰: 升降之刺, 以知其要. 願聞司天未得遷正, 使司化之失其常政, 卽萬化之或其皆妄. 然與民爲病, 可得先除, 欲濟群生, 願聞其說.

岐伯稽首再拜曰: 悉乎哉問! 言其至理, 聖念慈憫, 欲濟群生, 臣乃盡陳斯道, 可申洞微. 太陽復布, 卽厥陰不遷正, 不遷正, 氣塞於上, 當寫足厥陰之所流. 厥陰復布, 少陰不遷正, 不遷正卽氣塞於上, 當刺心包絡脈之所流. 少陰復布, 太陰不遷正, 不遷正卽氣留於上, 當刺足太陰之所流. 太陰復布, 少陽不遷正, 不遷正則氣塞未通, 當刺手少陽之所流. 少陽復布, 則陽明不遷正, 不遷正則氣未通上, 當刺手太陰之所流. 陽明復布, 太陽不遷正, 不遷正則復塞其氣, 當刺足少陰之所流.

帝曰: 遷正不前, 以通其要. 願聞不退, 欲折其餘, 無令過失, 可得明乎?

岐伯曰: 氣過有餘, 復作布正, 是名不退位也.

使地氣不得後化, 新司天未可遷正, 故復布化令如故也. 巳亥之歲, 天數有餘, 故厥陰不退位也. 風行於上, 木化布天, 當刺足厥陰之所入. 子午之歲, 天數有餘, 故少陰不退位也. 熱行於上, 火餘化布天, 當刺手厥陰之所入. 丑未之歲, 天數有餘, 故太陰不退位也. 濕行於上, 雨化布天, 當刺足太陰之所入. 寅申之歲, 天數有餘, 故少陽不退位也. 熱行於上, 火化布天, 當刺手少陽之所入. 卯酉之歲, 天數有餘, 故陽明不退位也. 金行於上, 燥化布天, 當刺手太陰之所入. 辰戌之歲, 天數有餘, 故太陽不退位也. 寒行於上, 凜水化布天, 當刺足少陰之所入. 故天地氣逆, 化成民病, 以法刺之, 預可平痾.

黃帝問曰: 剛柔二干, 失守其位, 使天運之氣皆虛乎? 與民爲病, 可得平乎?

岐伯曰: 深乎哉問! 明其奧旨. 天地迭移, 三年化疫, 是謂根之可見, 必有逃門. 假令甲子, 剛柔失守, 剛未正, 柔孤而有虧, 時序不令, 卽音律非從, 如此三年, 變大疫也. 詳其微甚, 察其淺深, 欲至而可刺, 刺之當先補腎兪, 次三日, 可刺足太陰之所注. 又有下位己卯不至, 而甲子孤立者, 次三年作土癘, 其法補寫, 一如甲子同法也. 其刺以畢, 又不須夜行及遠行, 令七日, 潔清淨齋戒, 所有自來. 腎有久病者, 可以寅時面向南, 淨神不亂思, 閉氣不息七遍, 以引頸嚥氣順之, 如嚥甚硬物, 如此七遍, 後餌舌下津, 令無數. 假令丙寅,剛柔失守, 上剛干失守, 下柔不可獨主之, 中水運非太過, 不可執法而定之, 布天有餘, 而失守上正, 天地不合, 即律呂音異, 如此即天運失序, 後三年變疫. 詳其微甚, 差有大小, 徐至即後三年至, 甚即首三年, 當先補心俞, 次五日可刺腎之所入. 又有下位地甲子辛巳柔不附剛, 亦名失守, 即地運皆虛, 後三年變水癘, 即刺法皆如此矣. 其刺如畢, 慎其大喜, 欲情於中, 如不忌, 即其氣復散也. 令靜七日, 心欲實, 令少思. 假令庚辰, 剛柔失守, 上位失守, 下位無合. 乙康金運, 故非相招, 布天未退, 中運勝來, 上下相錯, 謂之失守, 姑洗林鐘, 商音不應也. 如此則天運化易, 三年變大疫. 詳其天數, 差有微甚, 微即微, 三年至, 甚即甚, 三年至, 當先補肝俞, 次三日, 可刺肺之所行. 刺畢, 可靜神七日, 慎勿大怒, 怒必真氣卻散之. 又或在下地甲子乙未失守者, 即乙柔干, 即上庚獨治之, 亦名失守者, 即天運孤主之. 三年變癘, 名曰金癘, 其至待時也, 詳其地數之等差, 亦推其微甚, 可知遲速爾. 諸位乙庚失守, 刺法同, 肝欲平, 即勿怒. 假令壬午, 剛柔失守, 上壬未遷正, 下丁獨然, 即雖陽年, 虧及不同, 上下失守, 相招其有期, 差之微甚, 各有其數也, 律呂二角, 失而不和, 同音有日, 微甚如見, 三年大疫. 當刺脾之俞, 次三日, 可刺肝之所出也. 刺畢, 靜神七日, 勿大醉歌樂, 其氣復散, 又勿飽食, 勿食生物, 欲令脾實, 氣無滯飽, 無久坐, 食無太酸, 無食一切生物, 宜甘宜淡. 又或地下甲子丁酉失守其位, 未得中司, 即氣不當位, 下不與壬奉合者, 亦名失守, 非名合德. 故柔不附剛, 即地運不合, 三年變癘, 其刺法, 一如木疫之法. 假令戊申, 剛柔失守, 戊癸雖火運, 陽年不太過也. 上失其剛, 柔地獨主, 其氣不正, 故有邪干, 迭移其位, 差有淺深, 欲至將合, 音律先同. 如此天運失時, 三年之中, 火疫至矣. 當刺肺之俞. 刺畢, 靜神七日, 勿大悲傷也, 悲傷即肺動, 而真氣復散也. 人欲實肺者, 要在息氣也. 又或地下甲子癸亥失守者, 即柔失守位也, 即上失其剛也, 即亦名戊癸不相合德者也. 即運與地虛, 後三年變癘, 即名火癘. 是故立地五年, 以明失守, 以窮法刺, 於是疫之與癘, 即是上下剛柔之名也, 窮歸一體也, 即刺疫法, 只有五法, 是總其諸位失守, 故只歸五行而統之也.

黃帝曰: 余聞五疫之至, 皆相染易, 無問大小, 病狀相似, 不施救療, 如何可得不相移易者?

岐伯曰: 不相染者, 正氣存內, 邪不可干, 避其毒氣, 天牝從來, 復得其往, 氣出於腦, 即不邪干. 氣出於腦, 即室先想心如日, 欲將入於疫室, 先想青氣自肝而出, 左行於東, 化作林木; 次想白氣自肺而出, 右行於西, 化作戈甲; 次想赤氣自心而出, 南行於上, 化作焰明;

次想黑氣自腎而出, 北行於下, 化作水; 次想黃氣自脾而出, 存於中央, 化作土. 五氣護身之畢, 以想頭上如北斗之煌煌, 然後可入於疫室. 又一法, 於春分之日, 日未出而吐之. 又一法, 於雨水日後, 三浴以藥泄汗. 又一法, 小金丹方. 辰砂二兩, 水磨雄黃一兩, 葉子雌黃一兩, 紫金半兩, 同入合中, 外固了, 地一尺築地實, 不用爐, 不須藥制, 用火二十斤煅之也, 七日終, 候冷七日取, 次日出合子, 埋藥地中七日, 取出順日研之三日, 煉白沙蜜爲丸, 如梧桐子大, 每日望東吸日華氣一口, 冰水下一丸, 和氣嚥之, 服十粒, 無疫干也.

黃帝問曰: 人虛卽神遊失守位, 使鬼神外干, 是致夭亡, 何以全眞, 願聞刺法.

岐伯稽首再拜曰: 昭乎哉問! 謂神移失守, 雖在其體, 然不致死, 或有邪干, 故令夭壽. 只如厥陰失守, 天以虛, 人氣肝虛, 感天重虛, 卽魂遊於上, 邪干厥大氣, 身溫猶可刺之, 刺其足少陽之所過, 次刺肝之兪. 人病心虛, 又遇君相二火司天失守, 感而三虛, 遇火不及, 黑尸鬼犯之, 令人暴亡, 可刺手少陽之所過, 復刺心兪. 人脾病, 又遇太陰司天失守, 感而三虛, 又遇土不及, 青尸鬼邪犯之於人, 令人暴亡, 可刺足陽明之所過, 復刺脾之兪. 人肺病, 遇陽明司天失守, 感而三虛, 又遇金不及, 有赤尸鬼干人, 令人暴亡, 可刺手陽明之所過, 復刺肺兪. 人腎病, 又遇太陽司天失守, 感而三虛, 又遇水運不及之年, 有黃尸鬼干犯人正氣, 吸人神魂, 致暴亡, 可刺足太陽之所過, 復刺腎兪.

黃帝問曰: 十二藏之相使, 神失位, 使神彩之不圓, 恐邪干犯, 治之可刺, 願聞其要.

岐伯稽首再拜曰: 悉乎哉問! 至理, 道眞宗, 此非聖帝, 焉究斯源. 是謂氣神合道, 契符上天. 心者, 君主之官, 神明出焉, 可刺手少陰之源. 肺者, 相傅之官, 治節出焉, 可刺手太陰之源. 肝者, 將軍之官, 謀慮出焉, 可刺足厥陰之源. 膽者, 中正之官, 決斷出焉, 可刺足少陽之源. 膻中者, 臣使之官, 喜樂出焉, 可刺心包絡所流. 脾爲諫議之官, 知周出焉, 可刺脾之源. 胃爲倉廩之官, 五味出焉, 可刺胃之源. 大腸者, 傳導之官, 變化出焉, 可刺大腸之源. 小腸者, 受盛之官, 化物出焉, 可刺小腸之源. 腎者, 作強之官, 伎巧出焉, 刺其腎之源. 三焦者, 決瀆之官, 水道出焉, 刺三焦之源. 膀胱者, 州都之官, 精液藏焉, 氣化則能出矣, 刺膀胱之源.

凡此十二官者, 不得相失也. 是故刺法有全神養眞之旨, 亦法有修眞之道, 非治疾也, 故要修養和神也. 道貴常存, 補神固根, 精氣不散, 神守不分, 然卽神守而雖不去, 亦能全眞; 人神不守, 非達至眞. 至眞之要, 在乎天玄, 神守天息, 復入本元, 命曰歸宗.

本病論篇七十三

黃帝問曰: 天元九室, 余已知之, 願聞氣交, 何名失守?

岐伯曰: 謂其上下升降, 遷正退位, 各有經論, 上下各有不前, 故名失守也. 是故氣交失易位, 氣交迺變, 變易非常, 卽四時失序, 萬化不安, 變民病也.

帝曰: 升降不前, 願聞其故, 氣交有變, 何以明知?

岐伯曰: 昭乎問哉, 明乎道矣! 氣交有變, 是爲天地機, 但欲降而不得降者, 地窒刑之. 又有五運太過, 而先天而至者, 卽交不前. 但欲升而不得其升, 中運抑之; 但欲降而不得其降, 中運抑之. 於是有升之不前 降之不下者, 有降之不下 升而至天者, 有升降俱不前, 作如此之分別, 卽氣交之變, 變之有異, 常各各不同, 災有微甚也.

帝曰: 願聞氣交遇會勝抑之由, 變成民病輕重何如?

岐伯曰: 勝相會, 抑伏使然. 是故辰戌之歲, 木氣升之, 主逢天柱, 勝而不前; 又遇庚戌, 金運先天, 中運勝之, 忽然不前.

木運升天, 金迺抑之, 升而不前, 卽清生風少, 肅殺於春, 露霜復降, 草木乃萎. 民病溫疫早發, 咽嗌迺乾, 四肢滿, 肢節皆痛. 久而化鬱, 卽大風摧拉, 折隕鳴紊, 民病卒中偏痺, 手足不仁. 是故巳亥之歲, 君火升天, 主窒天蓬, 勝之不前; 又厥陰木遷正, 則少陰未得升天, 水運以至其中者. 君火欲升, 而中水運抑之, 升之不前, 卽清寒復作, 冷生旦暮. 民病伏陽, 而內生煩熱, 心神驚悸, 寒熱間作. 日久成鬱, 卽暴熱迺至, 赤風腫翳, 化疫, 溫癘暖作; 赤氣彰而化火疫, 皆煩而躁渴, 渴甚治之以泄之可止. 是故子午之歲, 太陰升天, 主窒天沖, 勝之不前; 又或遇壬子, 木運先天而至者, 中木遇抑之也. 升天不前, 卽風埃四起, 時擧埃昏, 雨濕不化. 民病風厥涎潮, 偏痺不隨, 脹滿. 久而伏鬱, 卽黃埃化疫也, 民病夭亡, 臉肢府黃疸滿閉, 濕令弗布, 雨化迺微. 是故丑未之年, 少陽升天, 主窒天蓬, 勝之不前; 又或遇太陰未遷正者, 卽少陽未升天也. 水運以至者. 升天不前, 卽寒雰反布, 凜冽如冬, 水復涸, 冰再結, 暄暖乍作, 冷復布之, 寒暄不時. 民病伏陽在內, 煩熱生中, 心神驚駭, 寒熱間爭. 以成久鬱, 卽暴熱迺生, 赤風氣瞳翳, 化成鬱癘, 迺化作伏熱內煩, 痺而生厥, 甚則血溢. 是故寅申之年, 陽明升天, 主窒天英, 勝之不前; 又或遇戊申戊寅, 火運先天而至; 金欲升天, 火運抑之, 升之不前, 卽時雨不降, 西風數擧, 鹹鹵燥生. 民病上熱, 喘嗽血溢. 久而化鬱, 卽白埃翳霧, 清生殺氣, 民病脇滿悲傷, 寒鼽嚏嗌乾, 手折皮膚燥. 是故卯酉之年, 太陽升天, 主室天芮, 勝之不前; 又遇陽明未遷正者, 即太陽未升天也, 土運以至, 水欲升天, 土運抑之, 升之不前, 即濕而熱蒸, 寒生雨間. 民病注下, 食不及化, 久而成鬱, 冷來客熱, 冰雹卒至, 民病厥逆而噦, 熱生於內, 氣痺於外, 足脛痠疼, 反生心悸懊熱, 暴煩而復厥.

黄帝曰: 升之不前, 余已盡知其旨. 願聞降之不下, 可得明乎?

岐伯曰: 悉乎哉問! 是之謂天地微旨, 可以盡陳斯道. 所謂升已必降也, 至天三年, 次歲必降, 降而入地, 始爲左間也. 如此升降往來, 命之六紀者矣. 是故丑未之歲, 厥陰降地, 主室地晶, 勝而不前; 又或遇少陰未退位, 即厥陰未降下, 金運以至中, 金運承之, 降之未下, 抑之變鬱, 木欲降下, 金承之, 降而不下, 蒼埃遠見, 白氣承之, 風舉埃昏, 清燥行殺, 霜露復下, 肅殺布令. 久而不降, 抑之化鬱, 即作風躁相伏, 暄而反清, 草木萌動, 殺霜乃下; 蟄蟲未見, 懼清傷藏. 是故寅申之歲, 少陰降地, 主室地玄, 勝之不入; 又或遇丙申丙寅, 水運太過, 先天而至, 君火欲降, 水運承之, 降而不下, 即彤雲纔見, 黑氣反生, 暄暖如舒, 寒常布雪, 凜冽復作, 天雲慘悽. 久而不降, 伏之化鬱, 寒勝復熱, 赤風化疫, 民病面赤心煩, 頭痛目眩也. 赤氣彰而溫病欲作也. 是故卯酉之歲, 太陰降地, 主室地蒼, 勝之不入; 又或少陽未退位者, 即太陰未得降也; 或木運以至, 木運承之, 降而不下, 即黃雲見而青霞彰, 鬱蒸作而大風, 霧翳埃勝, 折損迺作. 久而不降也, 伏之化鬱, 天埃黃氣, 地布濕蒸, 民病四肢不舉, 昏眩肢節痛, 腹滿填臆. 是故辰戌之歲, 少陽降地, 主室地玄, 勝之不入; 又或遇水運太過, 先天而至也, 水運承之, 水降不下, 即彤雲纔見, 黑氣反生, 暄暖欲生, 冷氣卒至, 甚即冰雹也. 久而不降, 伏之化鬱, 冷氣復熱, 赤風化疫, 民病面赤心煩頭痛目眩也. 赤氣彰而熱病欲作也. 是故巳亥之歲, 陽明降地, 主室地彤, 勝而不入; 又或遇太陰未退位, 即少陽未得降; 即火運以至之, 火運承之, 不下, 即天清而肅, 赤氣迺彰, 暄熱反作, 民皆昏倦, 夜臥不安, 咽乾引飲, 懊熱內煩, 大清朝暮, 暄還復作; 久而不降, 伏之化鬱, 天清薄寒, 遠生白氣. 民病掉眩, 手足直而不仁, 兩脇作痛, 滿目晼晼. 是故子午之年, 太陽降地, 主室地阜勝之, 降而不入; 又或遇土運太過, 先天而至, 土運承之, 降而不入, 即天彰黑氣, 暝暗悽慘, 纔施黃埃而布濕, 寒化令氣, 蒸濕復令. 久而不降, 伏之化鬱, 民病大厥, 四肢重怠, 陰痿少力, 天布沈陰, 蒸濕間作.

帝曰: 升降不前, 晰知其宗, 願聞遷正, 可得明乎?

岐伯曰: 正司中位, 是謂遷正位, 司天不得其遷正者, 即前司天以遇交司之日. 即遇司天太過有餘日也, 即仍舊治天數, 新司天未得遷正也. 厥陰不遷正, 即風暄不時, 花卉萎瘁. 民病淋溲, 目系轉, 轉筋喜怒, 小便赤. 風欲令而寒由不去, 溫暄不正, 春正失時. 少陰不遷正, 即冷氣不退, 春冷後寒, 暄暖不時. 民病寒熱, 四肢煩痛, 腰脊強直. 木氣雖有餘, 位不過於君火也. 太陰不遷正, 即雲雨失令, 萬物枯焦, 當生不發. 民病手足肢節腫滿, 大腹水腫, 填臆不食, 飧泄脇滿, 四肢不舉. 雨化欲令, 熱猶治之, 溫煦於氣, 亢而不澤. 少陽不遷正, 即炎灼弗令, 苗莠不榮, 酷暑於秋, 肅殺晚至, 霜露不時. 民病瘧瘲骨熱, 心悸驚駭, 甚時血溢. 陽明不遷正, 則暑化於前, 肅於後, 草木反榮. 民病寒熱鼽嚏, 皮毛折, 爪甲枯焦, 甚則喘嗽息高, 悲傷不樂. 熱化乃布, 燥化未令, 即清勁未行, 肺金復病. 太陽不遷正, 即冬清反寒, 易令於春, 殺霜在前, 寒冰於後, 陽光復治, 凜冽不作, 雰雲待時. 民病溫癘至, 喉閉嗌乾, 煩燥而渴, 喘息而有音也. 寒化待燥, 猶治天氣, 過失序, 與民作災.

帝曰: 遷正早晚, 以命其旨, 願聞退位, 可得明哉?

岐伯曰: 所謂不退者, 即天數未終, 即天數有餘, 名曰復布政, 故名曰再治天也, 即天令如故而不退位也. 厥陰不退位, 即大風早舉, 時雨不降, 濕令不化. 民病溫疫疵癈風生, 民病皆肢節痛, 頭目痛, 伏熱內煩, 咽喉乾引飲. 少陰不退位, 即溫生春冬, 蟄蟲早至, 草木發生. 民病膈熱咽乾, 血溢驚駭, 小便赤澀, 丹瘤 瘡瘍留毒. 太陰不退位, 而取寒暑不時, 埃昏布作, 溫令不去. 民病四肢少力, 食飲不下, 泄注淋滿, 足脛寒, 陰痿閉塞, 失溺小便數. 少陽不退位, 即熱生於春, 暑迺後化, 冬溫不凍, 流水不冰, 蟄蟲出見. 民病少氣, 寒熱更作, 便血上熱, 小腹堅滿, 小便赤沃, 甚則血溢. 陽明不退位, 即春生清冷, 草木晚榮, 寒熱間作. 民病嘔吐暴注, 食飲不下, 大便乾燥, 四肢不舉, 目瞑掉眩. 太陽不退位, 即春寒復作, 冰雹乃降, 沈陰昏翳, 二之氣寒猶不去. 民病痺厥, 陰痿失溺, 腰膝皆痛, 溫癘晚發.

帝曰: 天歲早晚, 余以知之, 願聞地數, 可得聞乎?

岐伯曰: 地下遷正升及退位, 不前之法, 即地土產化, 萬物失時之化也.

帝曰: 余聞天地二甲子, 十干十二支, 上下經緯天地, 數有迭移, 失守其位, 可得昭乎?

岐伯曰: 失之迭位者, 謂雖得歲正, 未得正位之司, 即四時不節, 即生大疫.

注玄珠密語云, 陽年三十年, 除六年天刑, 計有太過二十四年,

除此六年, 皆作太過之用, 令不然之旨. 今言迭支迭位, 皆可作其不及也.

假令甲子陽年, 土運太室, 如癸亥天數有餘者, 年雖交得甲子, 厥陰猶尚治天, 地已遷正, 陽明在泉, 去歲少陽以作右間, 即厥陰之地陽明, 故不相和奉者也. 癸巳相會, 土運太

過, 虛反受木勝, 故非太過也. 何以言土運太過? 況黃鍾不應太室, 木旣勝而金還復, 金旣復而少陰如至, 卽木勝如火而金復微. 如此則甲己失守, 後三年, 化成土疫, 晚至丁卯, 早至丙寅, 土疫至也. 大小善惡, 推其天地, 詳乎太一. 又只如甲子年, 如甲至子而合, 應交司而治天, 卽下己卯未遷正, 而戊寅少陽未退位者, 亦甲己下有合也, 卽土運非太過, 而木乃乘虛而勝土也, 金次又行復勝之, 卽反邪化也. 陰陽天地殊異爾, 故其大小善惡, 一如天地之法旨也.

假令丙寅陽年太過, 如乙丑天數有餘者, 雖得丙寅, 太陰尙治天也, 地已遷正, 厥陰司地, 去歲太陽, 以作右間, 卽天太陰而地厥陰, 故地不奉天化也. 乙辛相會, 水運太虛, 反受土勝, 故非太過, 卽太簇之管, 太羽不應. 土勝而雨化, 水復卽風. 此者丙辛失守其會, 後三年化成水疫, 晚至己巳, 早至戊辰, 其卽速, 微卽徐, 水疫至也. 大小善惡, 推其天地數乃太乙游宮. 又只如丙寅年, 丙至寅且合, 應交司而治天, 卽辛巳未得遷正, 而庚辰太陽未退位者, 亦丙辛不合德也, 卽水運亦小虛而小勝, 或有復. 後三年化癘, 名曰水癘, 其狀如水疫. 治法如前.

假令庚辰陽年太過, 如己卯天數有餘者, 雖交得庚辰年也, 陽明猶尙治天, 地已遷正, 太陰司地, 去歲少陰以作右間, 卽天陽明而地太陰也, 故地不奉天也. 乙巳相會, 金運太虛, 反受火勝, 故非太過也, 卽姑洗之管, 太商不應. 火勝熱化, 水復寒刑, 此乙庚失守, 其後三年, 化成金疫也, 速至壬午, 徐至癸未, 金疫至也. 大小善惡, 推本年天數, 及太一也. 又只如庚辰, 如庚至辰, 且應交司而治天, 卽下乙未未得遷正者, 卽地甲午少陰未退位者, 且乙庚不合德也, 卽下乙未干失剛, 亦金運小虛也, 有小勝, 或無復. 後三年化癘, 名曰金癘, 其狀如金疫也. 治法如前.

假令壬午陽年太過, 如辛巳天數有餘者, 雖交後壬午年也, 厥陰猶尙治天, 地已遷正, 陽明在泉, 去歲丙申少陽以作右間, 卽天厥陰而地陽明, 故地不奉天者也. 丁辛相會, 木運太虛, 反受金勝, 故非太過也, 卽蕤賓之管, 太角不應. 金行燥勝, 火化熱復, 甚卽速, 微卽徐, 疫至. 大小善惡, 推疫至之年, 天數及太一. 又只如壬至午, 且應交司而治之, 卽下丁酉未得遷正者, 卽地下丙申少陽, 未得退位者, 見丁壬不合德也, 卽丁柔干失剛, 亦木運小虛也, 有小勝小復. 後三年化癘, 名曰木癘, 其狀如風疫. 治法如前.

假令戊申陽年太過, 如丁未天數太過者, 雖交得戊申年也, 太陰猶尙治天, 地已遷正, 厥陰在泉, 去歲壬戌太陽以退位作右間, 卽天丁未, 地癸亥, 故地不奉天化也. 丁癸相會, 化運太虛, 反受水勝, 故非太過也, 即夷則之管, 上太徵不應. 此戊癸失守其會, 後三年化疫也, 速至庚戌. 大小善惡, 推疫至之年, 天數及太一. 又只如戊申如戊至申, 且應交司而治天, 即下癸亥未得遷正者, 即地下壬戌太陽未退位者, 見戊癸未合德也, 即下癸柔干失剛, 見火運小虛也, 有小勝, 或無復也, 後三年化癘, 名曰火癘也. 治法如前, 治之法, 可寒之泄之.

黃帝曰: 人氣不足, 天氣如虛, 人神失守, 神光不聚, 邪鬼干人, 致有夭亡, 可得聞乎?

岐伯曰: 人之五藏, 一藏不足, 又會天虛, 感邪之至也. 人憂愁思慮, 即傷心. 又或遇少陰司天, 天數不及, 太陰作接間至, 即謂天虛也, 此即人氣天氣同虛也. 又遇驚而奪精, 汗出於心, 因而三虛, 神明失守. 心爲君主之官, 神明出焉. 神失守位, 即神游上丹田, 在帝太一帝君泥丸宮下. 神既失守, 神光不聚, 卻遇火不及之歲, 有黑尸鬼見之, 令人暴亡. 人飲食勞倦, 即傷脾. 又或遇太陰司天, 天數不及, 即少陽作接間至, 即謂之虛也, 此即人氣虛而天氣虛也. 又遇飲食飽甚, 汗出於胃, 醉飽行房, 汗出於脾, 因而三虛, 脾神失守. 脾爲諫議之官, 智周出焉. 神既失守, 神光失位而不聚也, 卻遇土不及之年, 或己年或甲年失守, 或太陰天虛, 青尸鬼見之, 令人卒亡. 人久坐濕地, 強力入水, 即傷腎. 腎爲作強之官, 伎巧出焉. 因而三虛, 腎神失守, 神志失位, 神光不聚, 卻遇水不及之年, 或辛不會符, 或丙年失守, 或太陽司天虛, 有黃尸鬼至, 見之令人暴亡. 人或恚怒, 氣逆上而不下, 即傷肝也. 又遇厥陰司天, 天數不及, 即少陰作接間至, 是謂天虛也, 此謂天虛人虛也. 又遇疾走恐懼, 汗出於肝. 肝爲將軍之官, 謀慮出焉. 神位失守, 神光不聚, 又遇木不及年, 或丁年不符, 或壬年失守, 或厥陰司天虛也, 有白尸鬼見之, 令人暴亡也. 已上五失守者, 天虛而人虛也, 神游失守其位, 即有五尸鬼干人, 令人暴亡也, 謂之曰尸厥. 人犯五神易位, 即神光不圓也. 非但尸鬼, 即一切邪犯者, 皆是神失守位故也. 此謂得守者生, 失守者死, 得神者昌, 失神者亡.

至眞要大論篇第七十四

黃帝問曰: 五氣交合, 盈虛更作, 余知之矣. 六氣分治, 司天地者, 其至何如?

岐伯再拜對曰: 明乎哉問也. 天地之大紀, 人神之通應也.

帝曰: 願聞上合昭昭, 下合冥冥奈何.

岐伯曰: 此道之所主, 工之所疑也.

帝曰: 願聞其道也.

岐伯曰: 厥陰司天, 其化以風; 少陰司天, 其化以熱; 太陰司天, 其化以濕; 少陽司天, 其化以火; 陽明司天, 其化以燥; 太陽司天, 其化以寒, 以所臨藏位, 命其病者也.

帝曰: 地化奈何?

岐伯曰: 司天同候, 間氣皆然.

帝曰: 間氣何謂?

岐伯曰: 司左右者是謂間氣也.

帝曰: 何以異之?

岐伯曰: 主歲者紀歲, 間氣者紀步也.

帝曰: 善. 歲主奈何?

岐伯曰: 厥陰司天爲風化, 在泉爲酸化, 司氣爲蒼化, 間氣爲動化. 少陰司天爲熱化, 在泉爲苦化, 不司氣化, 居氣爲灼化. 太陰司天爲濕化, 在泉爲甘化, 司氣爲黅化, 間氣爲柔化. 少陽司天爲火化, 在泉爲苦化, 司氣爲丹化, 間氣爲明化. 陽明司天爲燥化, 在泉爲辛化, 司氣爲素化, 間氣爲清化. 太陽司天爲寒化, 在泉爲鹹化, 司氣爲玄化, 間氣爲藏化. 故治病者, 必明六化分治, 五味五色所生, 五藏所宜, 乃可以言盈虛病生之緒也.

帝曰: 厥陰在泉, 而酸化先, 余知之矣. 風化之行也何如?

岐伯曰: 風行於地, 所謂本也, 余氣同法. 本乎天者, 天之氣也; 本乎地者, 地之氣也. 天地合氣, 六節分而萬物化生矣. 故曰謹候氣宜, 無失病機, 此之謂也.

帝曰: 其主病何如?

岐伯曰: 司歲備物, 則無遺主矣.

帝曰: 先歲物何也?

岐伯曰: 天地之專精也.

帝曰: 司氣者何如?

岐伯曰: 司氣者主歲同, 然有餘不足也.

帝曰: 非司歲物何謂也?

岐伯曰: 散也, 故質同而異等也. 氣味有薄厚, 性用有躁靜, 治保有多少, 力化有淺深,此之謂也.

帝曰: 歲主藏害何謂?

岐伯曰: 以所不勝命之, 則其要也.

帝曰: 治之奈何?

岐伯曰: 上淫於下, 所勝平之; 外淫於内, 所勝治之.

帝曰: 善. 平氣何如?

岐伯曰: 謹察陰陽所在而調之, 以平爲期. 正者正治, 反者反治.

帝曰: 夫子言察陰陽所在而調之, 論言人迎與寸口相應, 若引繩, 小大齊等, 命曰平. 陰之所在寸口, 何如?

岐伯曰: 視歲南北可知之矣.

帝曰: 願卒聞之.

岐伯曰: 北政之歲, 少陰在泉, 則寸口不應; 厥陰在泉, 則右不應; 太陰在泉, 則左不應; 南政之歲, 少陰司天, 則寸口不應; 厥陰司天, 則右不應; 太陰司天, 則左不應; 諸不應者反其診則見矣.

帝曰: 尺候何如?

岐伯曰: 北政之歲, 三陰在下, 則寸不應, 三陰在上, 則尺不應. 南政之歲, 三陰在天, 則寸不應, 三陰在泉, 則尺不應, 左右同. 故曰知其要者, 一言而終, 不知其要, 流散無窮, 此之謂也.

帝曰: 善. 天地之氣, 内淫而病何如?

岐伯曰: 歲厥陰在泉, 風淫所勝, 則地氣不明, 平野昧, 草乃早秀. 民病洒洒振寒, 善伸數欠, 心痛支滿, 兩脇裏急, 飲食不下, 鬲咽不通, 食則嘔, 腹脹善噫, 得後與氣, 則快然如衰, 身體皆重. 歲少陰在泉, 熱淫所勝, 則焰浮川澤, 陰處反明. 民病腹中常鳴, 氣上衝胸·喘·不能久立, 寒熱皮膚痛·目暝齒痛·頷腫·惡寒發熱如瘧, 少腹中痛·腹大·蟄蟲不藏. 歲太陰在泉, 草乃早榮, 濕淫所勝, 則埃昏巖谷, 黄反見黑, 至陰之交. 民病飲積心痛, 耳聾, 渾渾焞焞, 溢腫喉痺, 陰病血見, 少腹痛腫, 不得小便, 病衝頭痛, 目似脱, 項似拔, 腰似折, 髀不可以回, 膕如結, 腨如別. 歲少陽在泉, 火淫所勝, 則焰明郊野, 寒熱更至. 民病注泄赤白, 少腹痛, 溺赤, 甚則血便, 少陰同候. 歲陽明在泉, 燥淫所勝, 則霿霧清暝. 民病喜嘔, 嘔有苦, 善太息, 心脇痛, 不能反側, 甚則嗌乾, 面塵, 身無膏澤, 足外反熱. 歲太陽在泉, 寒淫所勝, 則凝肅慘慄. 民病少腹控睪引腰脊, 上衝心痛, 血見嗌痛, 頷腫.

帝曰: 善. 治之奈何?

岐伯曰: 諸氣在泉, 風淫於內, 治以辛涼, 佐以苦; 以甘緩之, 以辛散之; 熱淫於內, 治以鹹寒, 佐以甘苦, 以酸收之, 以苦發之; 濕淫於內, 治以苦熱, 佐以酸淡, 以苦燥之, 以淡泄之; 火淫於內, 治以鹹冷, 佐以苦辛, 以酸收之, 以苦發之; 燥淫於內, 治以苦溫, 佐以甘辛, 以苦下之; 寒淫於內, 治以甘熱, 佐以苦辛, 以鹹瀉之, 以辛潤之, 以苦堅之.

帝曰: 善. 天氣之變何如?

岐伯曰: 厥陰司天, 風淫所勝, 則太虛埃昏, 雲物以擾, 寒生春氣, 流水不冰. 民病胃脘當心而痛, 上肢兩脇, 鬲咽不通, 飲食不下, 舌本強, 食則嘔, 冷泄腹脹, 溏泄瘕水閉, 蟄蟲不去病本於脾. 衝陽絕, 死不治. 少陰司天, 熱淫所勝, 怫熱至, 火行其政. 民病胸中煩熱, 嗌乾 · 右胠滿 · 皮膚痛, 寒熱咳喘, 大雨且至 · 唾血血泄 · 鼽衄 · 嚏嘔 · 溺色變, 甚則瘡瘍胕腫 · 肩背臂臑及缺盆中痛, 心痛肺膜, 腹大滿, 膨膨而喘咳, 病本於肺, 尺澤絕, 死不治. 太陰司天, 濕淫所勝, 則沈陰且布, 雨變枯槁, 胕腫骨痛, 陰痺. 陰痺者, 按之不得, 腰脊頭項痛 · 時眩 · 大便難, 陰氣不用, 飢不欲食, 咳唾則有血, 心如懸. 病於腎, 太溪絕, 死不治. 少陽司天, 火淫所勝, 則溫氣流行, 金政不平. 民病頭痛, 發熱惡寒而瘧, 熱上皮膚痛, 色變黃赤, 傳而爲水, 身面胕腫 · 腹滿仰息 · 泄注赤白 · 瘡瘍 · 咳唾血 · 煩心, 胸中熱, 甚則鼽衄, 病本於肺. 天府絕, 死不治. 陽明司天, 燥淫所勝, 則木乃晚榮, 草乃晚生, 筋骨內變. 民病左胠脇痛, 寒清於中, 感而瘧, 大涼革候, 咳 · 腹中鳴, 注泄鶩溏, 名木斂生, 菀於下, 草焦上首, 心脇暴痛, 不可反側, 嗌乾面塵腰痛, 丈夫㿗疝, 婦人少腹痛, 目昧眥, 瘍瘡痤癰, 蟄蟲來見, 病本於肝. 太衝絕, 死不治. 太陽司天, 寒淫所勝, 則寒氣反至, 水且冰, 血變於中, 發爲癰瘍. 民病厥心痛, 嘔血 · 血泄 · 鼽衄, 善悲, 時眩仆. 運火炎烈, 雨暴乃雹. 胸腹滿 · 手熱肘攣, 掖腫 · 心澹澹大動, 胸脇胃脘不安 · 面赤目黃 · 善噫嗌乾, 甚則色炲, 渴而欲飲, 病本於心. 神門絕, 死不治. 所謂動氣, 知其藏也.

帝曰: 善. 治之奈何?

岐伯曰: 司天之氣, 風淫所勝, 平以辛涼, 佐以苦甘, 以甘緩之, 以酸瀉之. 熱淫所勝, 平以鹹寒, 佐以苦甘, 以酸收之. 濕淫所勝, 平以苦熱, 佐以酸辛, 以苦燥之, 以淡泄之. 濕上甚而熱, 治以苦溫, 佐以甘辛, 以汗爲故而止. 火淫所勝, 平以酸冷, 佐以苦甘, 以酸收之, 以苦發之, 以酸復之. 熱淫同. 燥淫所勝, 平以苦濕, 佐以酸辛, 以苦下之. 寒淫所勝, 平以辛熱, 佐以甘苦, 以鹹瀉之.

帝曰: 善. 邪氣反勝, 治之奈何?

岐伯曰: 風司於地, 清反勝之, 治以酸溫, 佐以苦甘, 以辛平之. 熱司於地, 寒反勝之, 治以甘熱, 佐以苦辛, 以鹹平之. 濕司於地, 熱反勝之, 治以苦冷, 佐以鹹甘以苦平之. 火司於地, 寒反勝之, 治以甘熱, 佐以苦辛, 以鹹平之. 燥司於地, 熱反勝之, 治以平寒, 佐以苦甘, 以酸平之, 以和爲利. 寒司於地, 熱反勝之, 治以鹹冷, 佐以甘辛, 以苦平之.

帝曰: 其司天邪勝何如?

岐伯曰: 風化於天, 清反勝之, 治以酸溫, 佐以甘苦. 熱化於天, 寒反勝之, 治以甘溫, 佐以苦酸辛. 濕化於天, 熱反勝之, 治以苦寒, 佐以苦酸. 火化於天, 寒反勝之, 治以甘熱, 佐以苦辛. 燥化於天, 熱反勝之, 治以辛寒, 佐以苦甘. 寒化於天, 熱反勝之, 治以鹹冷, 佐以苦辛.

帝曰: 六氣相勝奈何?

岐伯曰: 厥陰之勝, 耳鳴頭眩, 憒憒欲吐, 胃鬲如寒. 大風數舉, 倮蟲不滋. 胠脇氣並, 化而爲熱, 小便黃赤, 胃脘當心而痛, 上肢兩脇, 腸鳴飱泄, 少腹痛, 注下赤白, 甚則嘔吐, 鬲咽不通. 少陰之勝, 心下熱, 善飢, 齊下反動, 氣游三焦. 炎暑至, 木乃津, 草乃萎. 嘔逆躁煩·腹滿痛·溏泄, 傳爲赤沃. 太陰之勝, 火氣內鬱, 瘡瘍於中, 流散於外, 病在胠脇, 甚則心痛, 熱格, 頭痛·喉痹·項強. 獨勝則濕氣內鬱, 寒迫下焦, 痛留頂, 互引眉間, 胃滿. 雨數至, 燥化乃見. 少腹滿, 腰脽重強, 內不便, 善注泄, 足下溫, 頭重, 足脛胕腫, 飲發於中, 胕腫於上. 少陽之勝, 熱客於胃, 煩心·心痛·目赤, 欲嘔·嘔酸·善飢·耳痛·溺赤·善驚·譫妄. 暴熱消爍, 草萎水涸, 介蟲乃屈. 少腹痛, 下沃赤白. 陽明之勝, 清發於中, 左胠脇痛·溏泄·內爲嗌塞·外發㿉疝. 大凉肅殺, 華英改容, 毛蟲乃殃. 胸中不便, 嗌塞而咳. 太陽之勝, 凝溧且至, 非時水冰, 羽乃後化. 痔瘧發, 寒厥入胃則內生心痛, 陰中乃瘍, 隱曲不利, 互引陰股, 筋肉拘苛, 血脈凝泣, 絡滿色變, 或爲血泄, 皮膚否腫, 腹滿食減, 熱反上行, 頭項顖頂腦戶中痛, 目如脫; 寒入下焦, 傳爲濡瀉.

帝曰: 治之奈何?

岐伯曰: 厥陰之勝, 治以甘清, 佐以苦辛, 以酸瀉之. 少陰之勝, 治以辛寒, 佐以苦鹹, 以甘瀉之. 太陰之勝, 治以鹹熱, 佐以辛甘, 以苦瀉之. 少陽之勝, 治以辛寒, 佐以甘鹹, 以甘瀉之. 陽明之勝, 治以酸溫, 佐以辛甘, 以苦泄之. 太陽之勝, 治以甘熱, 佐以辛酸, 以鹹瀉之.

帝曰: 六氣之復何如?

岐伯曰: 悉乎哉問也. 厥陰之復, 少腹堅滿, 裏急暴痛. 偃木飛沙, 倮蟲不榮. 厥心痛, 汗發嘔吐, 飲食不入, 入而復出, 筋骨掉眩清厥, 甚則入脾, 食痺而吐. 衝陽絕, 死不治. 少陰之復, 燠熱內作, 煩燥鼽嚏, 少腹絞痛, 火見燔焫, 嗌燥分注時止, 氣動於左, 上行於右, 咳‧皮膚痛‧暴瘖‧心痛‧鬱冒不知人, 乃洒淅惡寒振慄, 譫妄, 寒已而熱, 渴而欲飲, 少氣骨痿, 隔腸不便, 外爲浮腫, 噦噫. 赤氣後化, 流水不冰, 熱氣大行, 介蟲不復. 病痱胗瘡瘍‧癰疽痤痔, 甚則入肺, 咳而鼻淵. 天府絕, 死不治. 太陰之復, 濕變乃擧, 體重中滿, 食飲不化, 陰氣上厥, 胸中不便, 飲發於中, 咳喘有聲. 大雨時行, 鱗見於陸, 頭頂痛重, 而掉瘛尤甚, 嘔而密默, 唾吐清液, 甚則入腎, 竅瀉無度. 太溪絕, 死不治. 少陽之復, 大熱將至, 枯燥燔爇, 介蟲乃耗. 驚瘛咳衄, 心熱煩燥, 便數憎風, 厥氣上行, 面如浮埃, 目乃瞤瘛; 火氣內發, 上爲口糜‧嘔逆‧血溢‧血泄, 發而爲瘧, 惡寒鼓慄, 寒極反熱, 嗌絡焦槁, 渴引水漿, 色變黃赤, 少氣脈萎, 化而爲水, 傳爲胕腫, 甚則入肺, 咳而血泄. 尺澤絕, 死不治. 陽明之復, 清氣大擧, 森木蒼乾, 毛蟲乃厲. 病生胠脇, 氣歸於左, 善太息, 甚則心痛, 否滿腹脹而泄, 嘔苦咳噦煩心, 病在鬲中, 頭痛, 甚則入肝, 驚駭筋攣. 太衝絕, 死不治. 太陽之復, 厥氣上行, 水凝雨冰, 羽蟲乃死. 心胃生寒, 胸膈不利, 心痛否滿, 頭痛善悲, 時眩仆食減, 腰脽反痛, 屈伸不便, 地裂冰堅, 陽光不治, 少腹控睾, 引腰脊, 上衝心, 唾出清水, 及爲噦噫, 甚則入心, 善忘善悲. 神門絕, 死不治.

帝曰: 善. 治之奈何?

岐伯曰: 厥陰之復, 治以酸寒, 佐以甘辛, 以酸瀉之, 以甘緩之. 少陰之復, 治以鹹寒, 佐以苦辛, 以甘瀉之, 以酸收之, 辛苦發之, 以鹹耎之. 太陰之復, 治以苦熱, 佐以酸辛, 以苦瀉之, 燥之泄之. 少陽之復, 治以鹹冷, 佐以苦辛, 以鹹耎之, 以酸收之, 辛苦發之; 發不遠熱, 無犯溫凉. 少陰同法. 陽明之復, 治以辛溫, 佐以苦甘, 以苦泄之, 以苦下之, 以酸補之. 太陽之復, 治以鹹熱, 佐以甘辛, 以苦堅之. 治諸勝復, 寒者熱之, 熱者寒之, 溫者清之, 清者溫之, 散者收之, 抑者散之, 燥者潤之, 急者緩之, 堅者耎之, 脆者堅之, 衰者補之, 强者瀉之, 各安其氣, 必清必靜, 則病氣衰去, 歸其所宗, 此治之大體也.

帝曰: 善. 氣之上下何謂也?

岐伯曰: 身半以上其氣三矣, 天之分也, 天氣主之; 身半以下, 其氣三矣, 地之分也, 地氣主之. 以名命氣, 以氣命處, 而言其病半, 所謂天樞也. 故上勝而下俱病者, 以地名之; 下勝而上俱病者, 以天名之. 所謂勝至, 報氣屈伏而未發也. 復至則不以天地異名, 皆如復氣爲法也.

帝曰: 勝復之動, 時有常乎? 氣有必乎?

岐伯曰: 時有常位, 而氣無必也.

帝曰: 願聞其道也.

岐伯曰: 初氣終三氣, 天氣主之, 勝之常也; 四氣盡終氣, 地氣主之, 復之常也. 有勝則復, 無勝則否.

帝曰: 善. 復已而勝何如?

岐伯曰: 勝至而復, 無常數也, 衰乃止耳. 復已而勝, 不復則害, 此傷生也.

帝曰: 復而反病何也?

岐伯曰: 居非其位, 不相得也. 大復其勝, 則主勝之, 故反病也, 所謂火燥熱也.

帝曰: 治之何如?

岐伯曰: 夫氣之勝也, 微者隨之, 甚者制之; 氣之復也, 和者平之, 暴者奪之. 皆隨勝氣, 安其屈伏, 無問其數, 以平爲期, 此其道也.

帝曰: 善. 客主之勝復奈何?

岐伯曰: 客主之氣, 勝而無復也.

帝曰: 其逆從何如?

岐伯曰: 主勝逆, 客勝從, 天之道也.

帝曰: 其生病何如?

岐伯曰: 厥陰司天, 客勝則耳鳴掉眩, 甚則咳, 主勝則胸脇痛, 舌難以言. 少陰司天, 客勝則鼽·嚏·頸項强·肩背瞀熱·頭痛·少氣, 發熱·耳聾·目暝, 甚則胕腫·血溢·瘡瘍·咳喘. 主勝則心熱煩躁, 甚則脇痛支滿. 太陰司天, 客勝則首面胕腫, 呼吸氣喘. 主勝則胸腹滿, 食已而瞀. 少陽司天, 客勝則丹胗外發, 及爲丹熛·瘡瘍·嘔逆·喉痺·頭痛·嗌腫·耳聾·血溢·內爲瘛瘲. 主勝則胸滿·咳·仰息, 甚而有血, 手熱. 陽明司天, 清復內餘, 則咳·衄·嗌塞·心鬲中熱, 咳不止, 而白血出者死. 太陽司天, 客勝則胸中不利, 出清涕, 感寒則咳, 主勝則喉嗌中鳴. 厥陰在泉, 客勝則大關節不利, 內爲痙强拘瘛, 外爲不便; 主勝則筋骨繇並, 腰腹時痛. 少陰在泉, 客勝則腰痛·尻·股·膝·髀·

腨·骱·足病, 瞀熱以酸, 胕腫不能久立, 溲便變. 主勝則厥氣上行, 心痛發熱, 鬲中, 衆痹皆作, 發於胠脇, 魄汗不藏, 四逆而起. 太陰在泉, 客勝則足痿下重, 便溲不時; 濕客下焦, 發而濡瀉及爲腫隱曲之疾. 主勝則寒氣逆滿, 食飮不下, 甚則爲疝. 少陽在泉, 客勝則腰腹痛而反惡寒, 甚則下白溺白; 主勝則熱反上行, 而客於心, 心痛發熱, 格中而嘔, 少陰同候. 陽明在泉, 客勝則清氣動下, 少腹堅滿, 而數便瀉. 主勝則腰重腹痛, 少腹生寒, 下爲鶩溏, 則寒厥於腸, 上衝胸中, 甚則喘, 不能久立. 太陽在泉, 寒復內餘, 則腰尻痛, 屈伸不利, 股脛足膝中痛.

帝曰: 善. 治之奈何?

岐伯曰: 高者抑之, 下者擧之, 有餘折之, 不足補之, 佐以所利, 和以所宜, 必安其主客, 適其寒溫, 同者逆之, 異者從之.

帝曰: 治寒以熱, 治熱以寒, 氣相得者逆之, 不相得者從之, 余以知之矣. 其於正味何如?

岐伯曰: 木位之主, 其瀉以酸, 其補以辛; 火位之主, 其瀉以甘, 其補以鹹; 土位之主, 其瀉以苦, 其補以甘; 金位之主, 其瀉以辛, 其補以酸; 水位之主, 其瀉以鹹, 其補以苦. 厥陰之客, 以辛補之, 以酸瀉之, 以甘緩之. 少陰之客, 以鹹補之, 以甘瀉之, 以鹹收之; 太陰之客, 以甘補之, 以苦瀉之, 以甘緩之. 少陽之客, 以鹹補之, 以甘瀉之, 以鹹輭之. 陽明之客, 以酸補之, 以辛瀉之, 以苦泄之; 太陽之客, 以苦補之, 以鹹瀉之, 以苦堅之, 以辛潤之, 開發腠理, 致津液通氣也.

帝曰: 善. 願聞陰陽之三也何謂.

岐伯曰: 氣有多少異用也.

帝曰: 陽明何謂也?

岐伯曰: 兩陽合明也.

帝曰: 厥陰何也?

岐伯曰: 兩陰交盡也.

帝曰: 氣有多少, 病有盛衰, 治有緩急, 方有大小, 願聞其約奈何.

岐伯曰: 氣有高下, 病有遠近, 證有中外, 治有輕重, 適其至所爲故也. 大要曰君一臣二, 奇之制也; 君二臣四, 偶之制也; 君二臣三, 奇之制也; 君二臣六, 偶之制也. 故曰近者奇之, 遠者偶之; 汗者不以奇, 下者不以偶; 補上治上制以緩, 補下治下制以急; 急則氣味厚, 緩則氣味薄, 適其至所, 此之謂也. 病所遠而中道氣味之者, 貪而過之, 無越其制度也. 是

655

故平氣之道, 近而奇偶, 制小其服也; 遠而奇偶, 制大其服也; 大則數少, 小則數多, 多則九之, 少則二之. 奇之不去則偶之, 是謂重方; 偶之不去則反佐以取之, 所謂寒熱溫凉反從其病也.

帝曰: 善. 病生於本, 余知之矣. 生於標者, 治之奈何?

岐伯曰: 病反其本, 得標之病, 治反其本, 得標之方.

帝曰: 善. 六氣之勝, 何以候之?

岐伯曰: 乘其至也; 清氣大來, 燥之勝也, 風木受邪, 肝病生焉; 熱氣大來, 火之勝也, 金燥受邪, 肺病生焉; 寒氣大來, 水之勝也, 火熱受邪, 心病生焉; 濕氣大來, 土之勝也, 寒水受邪, 腎病生焉; 風氣大來, 木之勝也, 土濕受邪, 脾病生焉. 所謂感邪而生病也. 乘年之虛, 則邪甚也. 失時之和亦邪甚也. 遇月之空, 亦邪甚也. 重感於邪, 則病危矣. 有勝之氣, 其必來復也.

帝曰: 其脈至何如?

岐伯曰: 厥陰之至其脈弦, 少陰之至其脈鉤, 太陰之至其脈沉, 少陽之至大而浮, 陽明之至短而濇, 太陽之至大而長. 至而和則平, 至而甚則病, 至而反者病, 至而不至者病, 未至而至者病. 陰陽易者危.

帝曰: 六氣標本所從不同奈何?

岐伯曰: 氣有從本者, 有從標本者, 有不從標本者也.

帝曰: 願卒聞之.

岐伯曰: 少陽太陰從本, 少陰太陽從本從標, 陽明厥陰不從標本, 從乎中也. 故從本者化生於本, 從標本者有標本之化, 從中者以中氣爲化也.

帝曰: 脈從而病反者, 其診何如?

岐伯曰: 脈至而從, 按之不鼓, 諸陽皆然.

帝曰: 諸陰之反, 其脈何如?

岐伯曰: 脈至而從, 按之鼓甚而盛也. 是故百病之起有生於本者, 有生於標者, 有生於中氣者, 有取本而得者, 有取標而得者, 有取中氣而得者, 有取標本而得者, 有逆取而得者, 有從取而得者. 逆正順也, 若順逆也. 故曰知標與本, 用之不殆, 明知逆順, 正行無問, 此之謂也. 不知是者, 不足以言診, 足以亂經. 故大要曰粗工嘻嘻, 以爲可知, 言熱未已, 寒病復始, 同氣異形, 迷診亂經, 此之謂也. 夫標本之道要而博, 小而大, 可以言一而知百病之害, 言標與本, 易而無損, 察本與標, 氣可令調, 明知勝復, 爲萬民式, 天之道畢矣.

帝曰: 勝復之變, 早晏何如?

岐伯曰: 夫所勝者勝至已病, 病已慍慍而復已萌也. 夫所復者, 勝盡而起, 得位而甚, 勝有微甚, 復有少多, 勝和而和, 勝虛而虛, 天之常也.

帝曰: 勝復之作, 動不當位, 或後時而至, 其故何也?

岐伯曰: 夫氣之生與其化衰盛異也. 寒暑溫涼盛衰之用, 其在四維, 故陽之動始於溫, 盛於暑; 陰之動始於清, 盛於寒; 春夏秋冬各差其分. 故大要曰彼春之暖; 爲夏之暑; 彼秋之忿, 爲冬之怒. 謹按四維, 斥候皆歸, 其終可見, 其始可知, 此之謂也.

帝曰: 差有數乎?

岐伯曰: 又凡三十度也.

帝曰: 其脈應皆何如?

岐伯曰: 差同正法, 待時而去也. 脈要曰春不沉, 夏不弦, 冬不濇, 秋不數, 是謂四塞. 沉甚曰病, 弦甚曰病, 濇甚曰病, 數甚曰病, 參見曰病, 復見曰病, 未去而去曰病, 去而不去曰病, 反者死. 故曰氣之相守司也, 如權衡之不得相失也. 夫陰陽之氣清靜, 則生化治, 動則苛疾起, 此之謂也.

帝曰: 幽明何如?

岐伯曰: 兩陰交盡故曰幽, 兩陽合明故曰明. 幽明之配, 寒暑之異也.

帝曰: 分至何如?

岐伯曰: 氣至之謂至, 氣分之謂分. 至則氣同, 分則氣異, 所謂天地之正紀也.

帝曰: 夫子言春秋氣始於前, 冬夏氣始於後, 余已知之矣. 然六氣往復, 主歲不常也, 其補瀉奈何?

岐伯曰: 上下所主, 隨其攸利, 正其味, 則其要也. 左右同法. 大要曰少陽之主, 先甘後鹹; 陽明之主, 先辛後酸; 太陽之主, 先鹹後苦; 厥陰之主, 先酸後辛; 少陰之主, 先甘後鹹; 太陰之主, 先苦後甘. 佐以所利, 資以所生, 是謂得氣.

帝曰: 善. 夫百病之生也, 皆生於風寒暑濕燥火, 以之化之變也. 經言盛者瀉之, 虛則補之, 余錫以方士, 而方士用之尚未能十全, 余欲令要道必行, 桴鼓相應, 猶拔刺雪汗, 工巧神聖, 可得聞乎?

岐伯曰: 審察病機, 無失氣宜, 此之謂也.

帝曰：願聞病機何如.

岐伯曰：諸風掉眩，皆屬於肝；諸寒收引，皆屬於腎；諸氣膹鬱，皆屬於肺；諸濕腫滿，皆屬於脾；諸熱瞀瘛，皆屬於火；諸痛癢瘡，皆屬於心；諸厥固泄，皆屬於下；諸痿喘嘔，皆屬於上，諸禁鼓慄，如喪神守，皆屬於火；諸痙項強，皆屬於濕；諸逆衝上，皆屬於火；諸脹腹大，皆屬於熱；諸燥狂越，皆屬於火；諸暴強直，皆屬於風；諸病有聲，鼓之如鼓，皆屬於熱；諸病胕腫，疼酸驚駭，皆屬於火；諸轉反戾，水液渾濁，皆屬於熱；諸病水液，澄澈清冷，皆屬於寒，諸嘔吐酸，暴注下迫，皆屬於熱. 故大要曰謹守病機，各司其屬，有者求之，無者求之，盛者責之，虛者責之，必先五勝，疏其血氣，令其調達，而致和平，此之謂也.

帝曰：善. 五味陰陽之用何如？

岐伯曰：辛甘發散爲陽，酸苦涌泄爲陰，鹹味涌泄爲陰，淡味滲泄爲陽. 六者或收或散，或緩或急，或燥或潤或耎或堅，以所利而行之，調其氣使其平也.

帝曰：非調氣而得者，治之奈何？有毒無毒，何先何後，願聞其道.

岐伯曰：有毒無毒，所治爲主，適大小爲制也.

帝曰：請言其制.

岐伯曰：君一臣二，制之小也；君一臣三佐五，制之中也，君一臣三佐九，制之大也. 寒者熱之，熱者寒之，微者逆之，甚者從之，堅者削之，客者除之，勞者溫之，結者散之，留者攻之，燥者濡之，急者緩之，散者收之，損者溫之，逸者行之，驚者平之，上之下之，摩之浴之，薄之劫之，開之發之，適事爲故.

帝曰：何謂逆從？

岐伯曰：逆者正治，從者反治，從少從多，觀其事也.

帝曰：反治何謂？

岐伯曰：熱因寒用，寒因熱用，塞因塞用，通因通用，必伏其所主，而先其所因，其始則同，其終則異，可使破積，可使潰堅，可使氣和，可使必已.

帝曰：善. 氣調而得者何如？

岐伯曰：逆之從之，逆而從之，從而逆之，疎氣令調，則其道也.

帝曰：善. 病之中外何如？

岐伯曰：從內之外者，調其內，從外之內者，治其外；從內之外而盛於外者，先調其內而後治其外，從外之內而盛於內者，先治其外而後調其內；中外不相及，則治主病.

帝曰: 善. 火熱復, 惡寒發熱, 有如瘧狀, 或一日發, 或間數日發, 其故何也?

岐伯曰: 勝復之氣, 會遇之時, 有多少也. 陰氣多而陽氣少, 則其發日遠; 陽氣多而陰氣少, 則其發日近. 此勝復相薄, 盛衰之節, 瘧亦同法.

帝曰: 論言治寒以熱, 治熱以寒, 而方士不能廢繩墨而更其道也. 有病熱者寒之而熱, 有病寒者熱之而寒, 二者皆在, 新病復起, 奈何治?

岐伯曰: 諸寒之而熱者, 取之陰; 熱之而寒者, 取之陽; 所謂求其屬也.

帝曰: 善. 服寒而反熱, 服熱而反寒, 其故何也?

岐伯曰: 治其王氣是以反也.

帝曰: 不治王而然者何也?

岐伯曰: 悉乎哉問也. 不治五味屬也. 夫五味入胃, 各歸所喜, 攻酸先入肝, 苦先入心, 甘先入脾, 辛先入肺, 鹹先入腎, 久而增氣, 物化之常也. 氣增而久, 夭之由也.

帝曰: 善. 方制君臣, 何謂也?

岐伯曰: 主病之謂君, 佐君之謂臣, 應臣之謂使, 非上下三品之謂也.

帝曰: 三品何謂?

岐伯曰: 所以明善惡之殊貫也.

帝曰: 善. 病之中外何如?

岐伯曰: 調氣之方, 必別陰陽, 定其中外, 各守其鄉. 內者內治, 外者外治, 微者調之, 其次平之, 盛者奪之, 汗者下之, 寒熱溫涼, 衰之以屬, 隨其攸利, 謹道如法, 萬舉萬全, 氣血正平, 長有天命.

帝曰: 善.

著至敎論篇第七十五

黃帝坐明堂, 召雷公而問之曰: 子知醫之道乎?

雷公對曰: 誦而頗能解, 解而未能別, 別而未能明, 明而未能彰, 足以治群僚, 不足至侯王. 願得受樹天之度, 四時陰陽合之, 別星辰與日月光, 以彰經術, 後世益明, 上通神農, 著至敎, 疑於二皇.

帝曰: 善. 無失之, 此皆陰陽·表裏·上下·雌雄, 相輸應也. 而道上知天文, 下知地理, 中知人事, 可以長久, 以教衆庶, 亦不疑殆. 醫道論篇, 可傳後世, 可以爲寶.

雷公曰: 請受道, 諷誦用解.

帝曰: 子不聞《陰陽傳》乎?

雷公曰: 不知.

帝曰: 夫三陽天爲業. 上下無常, 合而病至, 偏害陰陽.

雷公曰: 三陽莫當, 請聞其解.

帝曰: 三陽獨至者, 是三陽並至, 並至如風雨, 上爲巓疾, 下爲漏病, 外無期, 內無正, 不中經紀, 診無上下, 以書別.

雷公曰: 臣治疏愈, 說意而已.

帝曰: 三陽者, 至陽也. 積並則爲驚, 病起疾風, 至如礔礰, 九竅皆塞, 陽氣滂溢, 乾嗌喉塞. 並於陰, 則上下無常, 薄爲腸澼. 此謂三陽直心, 坐不得起, 臥者便身全. 三陽之病. 且以知天下, 何以別陰陽, 應四時, 合之五行.

雷公曰: 陽言不別, 陰言不理, 請起受解, 以爲至道.

帝曰: 子若受傳, 不知合至道, 以惑師教, 語子至道之要, 病傷五藏, 筋骨以消. 子言不明不別, 是世主學盡矣. 腎且絶, 惋惋日暮, 從容不出, 人事不殷.

示從容論第七十六

黃帝燕坐, 召雷公而問之曰: 汝受術誦書者, 若能覽觀雜學, 及於比類, 通合道理, 爲余言子所長, 五藏六府, 膽·胃·大小腸·脾·胞·膀胱·腦·髓·涕·唾, 哭泣·悲哀, 水所從行, 此皆人之所生, 治之過失, 子務明之, 可以十全, 即不能知, 爲世所怨.

雷公曰: 臣請誦《脈經》上下篇甚衆多矣, 別異比類, 猶未能以十全, 又安足以明之?

帝曰: 子別試通五藏之過, 六府之所不和, 針石之敗, 毒藥所宜, 湯液滋味, 具言其狀, 悉言以對, 請問不知.

雷公曰: 肝虛·腎虛·脾虛, 皆令人體重煩冤, 當投毒藥·刺灸·砭石·湯液, 或已或不已, 願聞其解.

帝曰: 公何年之長而問之少, 余眞問以自謬也. 吾問子窈冥, 子言上下篇以對, 何也? 夫脾虛浮似肺, 腎小浮似脾, 肝急沉散似腎, 此皆工之所時亂也, 然從容得之. 若夫三藏, 土木水參居, 此童子之所知, 問之何也?

雷公曰: 於此有人, 頭痛筋攣骨重, 怯然少氣, 噦噫腹滿, 時驚, 不嗜臥, 此何藏之發也? 脈浮而弦, 切之石堅, 不知其解, 復問所以三藏者, 以知其比類也.

帝曰: 夫從容之謂也. 夫年長則求之於府, 年少則求之於經, 年壯則求之於藏. 今子所言, 皆失. 八風菀熱, 五藏消爍, 傳邪相受. 夫浮而弦者, 是腎不足也; 沉而石者, 是腎氣內著也; 怯然少氣者, 是水道不行, 形氣消索也; 咳嗽煩冤者, 是腎氣之逆也. 一人之氣, 病在一藏也, 若言三藏俱行, 不在法也.

雷公曰: 於此有人, 四支解墮, 喘咳血泄, 而愚診之, 以爲傷肺, 切脈浮大而緊, 愚不敢治, 粗工下砭石, 病愈多出血, 血止身輕, 此何物也?

帝曰: 子所能治, 知亦衆多, 與此病失矣. 譬以鴻飛, 亦衝於天. 夫經人之治病, 循法守度, 援物比類, 化之冥冥, 循上及下, 何必守經. 今夫脈浮大虛者, 是脾氣之外絕, 去胃外歸陽明也. 夫二火不勝三水, 是以脈亂而無常也. 四支解墮, 此脾精之不行也. 喘咳者, 是水氣並陽明也. 血泄者, 脈急血無所行也. 若夫以爲傷肺者, 由失以狂也. 不引比類, 是知不明也. 夫傷肺者, 脾氣不守, 胃氣不清, 經氣不爲使, 眞藏壞決, 經脈傍絕, 五藏漏泄, 不衄則嘔, 此二者不相類也. 譬如天之無形, 地之無理, 白與黑相去遠矣. 是失我過矣, 以子知之, 故不告子, 明引比類從容, 是以名曰診輕, 是謂至道也.

疏五過論篇第七十七

黃帝曰: 嗚呼! 遠哉! 閔閔乎若視深淵, 若迎浮雲. 視深淵尙可測, 迎浮雲莫知其際. 聖人之術, 爲萬民式, 論裁志意, 必有法則, 循經守數, 按循醫事, 爲萬民副. 故事有五過四德, 汝知之乎?

雷公避席再拜曰: 臣年幼小, 蒙愚以惑, 不聞五過與四德, 比類形名, 虛引其經, 心無所對.

帝曰: 凡未診病者, 必問嘗貴後賤, 雖不中邪, 病從內生, 名曰脫營; 嘗富後貧, 名曰失精. 五氣留連, 病有所並. 醫工診之, 不在藏府, 不變軀形, 診之而疑, 不知病名; 身體日減, 氣虛無精, 病深無氣, 洒洒然時驚. 病深者, 以其外耗於衛, 內奪於榮. 良工所失, 不知病情, 此亦治之一過也.

凡欲診病者, 必問飲食居處, 暴樂暴苦, 始樂後苦, 皆傷精氣, 精氣竭絶, 形體毀沮. 暴怒傷陰, 暴喜傷陽, 厥氣上行, 滿脈去形. 愚醫治之, 不知補瀉, 不知病情, 精華日脫, 邪氣乃並. 此治之二過也.

善爲脈者, 必以比類奇恒, 從容知之, 爲工而不知道, 此診之不足貴, 此治之三過也.

診有三常, 必問貴賤, 封君敗傷, 及欲侯王. 故貴脫勢, 雖不中邪, 精神內傷, 身必敗亡. 始富後貧, 雖不傷邪, 皮焦筋屈, 痿躄爲攣, 醫不能嚴, 不能動神, 外爲柔弱, 亂至失常, 病不能移, 則醫事不行, 此治之四過也.

凡診者, 必知終始, 有知餘緒, 切脈問名, 當合男女. 離絶菀結, 憂恐喜怒, 五藏空虛, 血氣離守, 工不能知, 何術之語! 嘗富大傷, 斬筋絶脈, 身體復行, 令澤不息, 故傷敗結, 留薄歸陽, 膿積寒炅. 粗工治之, 亟刺陰陽, 身體解散, 四支轉筋, 死日有期, 醫不能明, 不問所發, 唯言死日, 亦爲粗工, 此治之五過也.

凡此五者, 皆受術不通, 人事不明也. 故曰: 聖人之治病也, 必知天地陰陽, 四時經紀, 五藏六府, 雌雄表裏, 刺灸砭石, 毒藥所主; 從容人事, 以明經道, 貴賤貧富, 各異品理, 問年少長, 勇怯之理. 審於分部, 知病本始, 八正九候, 診必副矣. 治病之道, 氣內爲寶, 循求其理, 求之不得, 過在表裏. 守數據治, 無失兪理. 能行此術, 終身不殆. 不知兪理, 五藏菀熱, 癰發六府. 診病不審, 是謂失常, 謹守此治, 與經相明. 《上經》·《下經》, 揆度陰陽, 奇恆五中, 決以明堂, 審於終始, 可以橫行.

徵四失論篇第七十八

黃帝在明堂, 雷公侍坐. 黃帝曰: 夫子所通書受事衆多矣, 試言得失之意, 所以得之? 所以失之?

雷公對曰: 循經受業, 皆言十全, 其時有過失者, 請聞其事解也.

帝曰: 子年少智未及邪? 將言以雜合耶? 夫經脈十二, 絡脈三百六十五, 此皆人之所明知, 工之所循用也. 所以不十全者, 精神不專, 志意不理, 外內相失, 故時疑殆.

　　診不知陰陽逆從之理, 此治之一失矣. 受師不卒, 妄作雜術, 謬言爲道, 更名自功, 妄用砭石, 後遺身咎, 此治之二失也. 不適貧富貴賤之居, 坐之薄厚, 形之寒溫, 不適飲食之宜, 不別人之勇怯, 不知比類, 足以自亂, 不足以自明, 此治之三失也. 診病不問其始, 憂患飲食之失節, 起居之過度, 或傷於毒, 不先言此, 卒持寸口, 何病能中, 妄言作名, 爲粗所窮, 此治之四失也.

　　是以世人之語者, 馳千里之外, 不明尺寸之論, 診無人事. 治數之道, 從容之葆, 坐持寸口, 診不中五脈, 百病所起, 始以自怨, 遺師其咎. 是故治不能循理, 棄術於市, 妄治時愈, 愚心自得. 嗚呼! 窈窈冥冥, 孰知其道. 道之大者, 擬於天地, 配於四海, 汝不知道之諭, 受以明爲晦.

陰陽類論篇第七十九

　　孟春始至, 黃帝燕坐, 臨觀八極, 正八風之氣, 而問雷公曰: 陰陽之類, 經脈之道, 五中所主, 何藏最貴? 雷公對曰: 春, 甲乙, 青, 中主肝, 治七十二日, 是脈之主時, 臣以其藏最貴.

　　帝曰: 卻念《上下經》, 陰陽從容, 子所言貴, 最其下也.

　　雷公至齋七日, 旦復侍坐. 帝曰: 三陽爲經, 二陽爲維, 一陽爲游部, 此知五藏終始. 三陽爲表, 二陰爲裏, 一陰至絶作朔晦, 卻具合以正其理.

　　雷公曰: 受業未能明.

　　帝曰: 所謂三陽者, 太陽爲經, 三陽脈至手太陰, 弦浮而不沈, 決以度, 察以心, 合之陰陽之論. 所謂二陽者, 陽明也, 至手太陰, 弦而沈急不鼓, 炅至以病, 皆死. 一陽者, 少陽也, 至手太陰, 上連人迎, 弦急懸不絶, 此少陽之病也, 專陰則死. 三陰者, 六經之所主也, 交於太陰, 伏鼓不浮, 上空志心. 二陰至肺, 其氣歸膀胱, 外連脾胃. 一陰獨至, 經絶, 氣浮不鼓, 鉤而滑. 此六脈者, 乍陰乍陽, 交屬相並, 繆通五藏, 合於陰陽. 先至爲主, 後至爲客.

　　雷公曰: 臣悉盡意, 受傳經脈, 頌得從容之道, 以合從容, 不知陰陽, 不知雌雄. 帝曰: 三陽爲父, 二陽爲衞, 一陽爲紀; 三陰爲母, 二陰爲雌, 一陰爲獨使. 二陽一陰, 陽明主病, 不勝一陰, 脈軟而動, 九竅皆沈. 三陽一陰, 太陽脈勝, 一陰不爲止, 內亂五藏, 外爲驚駭. 二陰二陽, 病在肺, 少陰脈沈, 勝肺傷脾, 外傷四支. 二陰二陽皆交至, 病在腎, 罵詈妄行, 巓疾爲狂. 二陰一陽, 病出於腎, 陰氣客游於心, 脘下空竅, 堤閉 塞不通, 四支別離. 一陰一陽代絕, 此陰氣至心, 上下無常, 出入不知, 喉咽乾燥, 病在土脾. 二陽三陰, 至陰皆在, 陰不過陽, 陽氣不能止陰, 陰陽並絕, 浮爲血瘕, 沈爲膿胕; 陰陽皆壯, 下至陰陽. 上合昭昭, 下合冥冥, 診決死生之期, 遂含歲首.

雷公曰: 請問短期. 黃帝不應. 雷公復問, 黃帝曰: 在經論中.

雷公曰: 請聞短期.

黃帝曰: 冬三月之病, 病合於陽者, 至春正月脈有死徵, 皆歸出春. 冬三月之病, 在理已盡, 草與柳葉皆殺, 春陰陽皆絕, 期在孟春. 春三月之病, 曰陽殺. 陰陽皆絕, 期在草乾. 夏三月之病, 至陰不過十日; 陰陽交, 期在溓水. 秋三月之病, 三陽俱起, 不治自己. 陰陽交合者, 立不能坐, 坐不能起. 三陽獨至, 期在石水. 二陰獨至, 期在盛水.

方盛衰論篇第八十

雷公請問: 氣之多少, 何者爲逆? 何者爲從?

黃帝答曰: 陽從左, 陰從右, 老從上, 少從下. 是以春夏歸陽爲生, 歸秋冬爲死, 反之, 則歸秋冬爲生. 是以氣多少, 逆皆爲厥.

問曰: 有餘者厥耶?

答曰: 一上不下, 寒厥到膝, 少者秋冬死, 老者秋冬生. 氣上不下, 頭痛巓疾, 求陽不得, 求陰不審, 五部隔無徵, 若居曠野, 若伏空室, 綿綿乎屬不滿日.

是以少氣之厥, 令人妄夢, 其極至迷. 三陽絕, 三陰微, 是爲少氣. 是以肺氣虛則使人夢見白物, 見人斬血藉藉. 得其時則夢見兵戰. 腎氣虛, 則使人夢見舟船溺人, 得其時則夢伏水中, 若有畏恐. 肝氣虛則夢菌香生草, 得其時則夢伏樹下不敢起. 心氣虛則夢救火陽物, 得其時則夢燔灼. 脾氣虛則夢飲食不足, 得其時則夢築垣蓋屋. 此皆五藏氣虛, 陽氣有餘, 陰氣不足. 合之五診, 調之陰陽, 以在《經脈》.

診有十度, 度人脈度・藏度・肉度・筋度・俞度. 陰陽氣盡, 人病自具. 脈動無常, 散陰頗陽, 脈脫不具, 診無常行. 診必上下, 度民君卿. 受師不卒, 使術不明, 不察逆從, 是爲妄行, 持雌失雄, 棄陰附陽, 不知並合, 診故不明, 傳之後世, 反論自章.

至陰虛, 天氣絕, 至陽盛, 地氣不足, 陰陽並交, 至人之所行. 陰陽並交者, 陽氣先至, 陰氣後至. 是以聖人持診之道, 先後陰陽而持之, 奇恒之勢乃六十首, 診合微之事, 追陰陽之變, 章五中之情, 其中之論, 取虛實之要, 定五度之事, 知此乃足以診. 是以切陰不得陽, 診消亡; 得陽不得陰, 守學不湛. 知左不知右, 知右不知左, 知上不知下, 知先不知後, 故治不久. 知醜知善, 知病知不病, 知高知下, 知坐知起, 知行知止. 用之有紀, 診道乃具, 萬世不殆.

起所有餘, 知所不足, 度事上下, 脈事因格. 是以形弱氣虛, 死; 形氣有餘, 脈氣不足, 死; 脈氣有餘, 形氣不足, 生. 是以診有大方, 坐起有常, 出入有行, 以轉神明, 必清必淨, 上觀下觀, 司八正邪, 別五中部, 按脈動靜, 循尺滑澀寒溫之意, 視其大小, 合之病能, 逆從以得, 復知病名, 診可十全, 不失人情. 故診之, 或視息視意, 故不失條理, 道甚明察, 故能長久. 不知此道, 失經絕理, 亡言妄期, 此謂失道.

解精微論篇第八十一

黃帝在明堂, 雷公請曰: 臣授業傳之, 行教以經論, 從容形法, 陰陽刺灸, 湯液所滋, 行治有賢不肖, 未必能十全. 若先言悲哀喜怒, 燥濕寒暑, 陰陽婦女, 請問其所以然者, 卑賤富貴, 人之形體所從, 群下通使, 臨事以適道術, 謹聞命矣. 請問有毚愚仆漏之問, 不在經者, 欲聞其狀.

帝曰: 大矣.

公請問: 哭泣而淚不出者, 若出而少涕, 其故何也?

帝曰: 在經有也.

復問: 不知水所從生, 涕所從出也.

帝曰: 若問此者, 無益於治也, 工之所知, 道之所生也. 夫心者, 五藏之專精也, 目者其竅也, 華色者其榮也. 是以人有德也, 則氣和於目, 有亡, 憂知於色. 是以悲哀則泣下, 泣下水所由生. 水宗者, 積水也; 積水者, 至陰也; 至陰者, 腎之精也. 宗精之水, 所以不出者, 是精持之也, 輔之, 裹之, 故水不行也. 夫水之精爲志, 火之精爲神, 水火相感, 神志俱悲, 是以目之水生也. 故諺言曰: 心悲名曰志悲, 志與心精共湊於目也. 是以俱悲則神氣傳於心精, 上不傳於志而志獨悲, 故泣出也. 泣涕者, 腦也, 腦者陰也, 髓者 骨之充也, 故腦滲爲涕, 志者骨之主也, 是以水流而涕從之者, 其行類也. 夫涕之與泣者, 譬如人之兄弟, 急則俱死, 生則俱生, 其志以早悲, 是以涕泣俱出而橫行也. 夫人涕泣俱出而相從者, 所屬之類也.

雷公曰: 大矣. 請問人哭泣而淚不出者, 若出而少, 涕不從之, 何也?

帝曰: 夫泣不出者, 哭不悲也. 不泣者, 神不慈也; 神不慈則志不悲, 陰陽相持, 泣安能獨來? 夫志悲者惋, 惋則衝陰, 衝陰則志去目, 志去則神不守精, 精神去目, 涕泣出也. 且子獨不誦不念夫經言乎? 厥則目無所見. 夫人厥則陽氣並於上, 陰氣並於下, 陽並於上則火獨光也; 陰並於下則足寒, 足寒則脹也. 夫一水不勝五火, 故目眥盲. 是以衝風泣下而不止, 夫風之中目也, 陽氣內守於精, 是火氣燔目, 故見風則泣下也. 有以比之, 夫火疾風生乃能雨, 此之類也.

황제내경黃帝內經 소문편素問篇

주춘차이 | 정창현 백유상 김경아

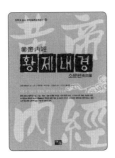

황제내경은 동양의학의 이론서 중 가장 오래된 책이며, 가히 동양의학의 원류라고 불러도 부족함이 없는 고전이다. 〈소문〉은 천인합일설, 음양오행설을 바탕으로 하여 오장육부와 경락을 통한 기혈의 순행으로 생명 활동을 유지해 나간다. 《내경》이라고도 하며, 의학오경의 하나이다.

값 22,000원 사륙배판변형(240*170) 312쪽
ISBN978-89-90116-18-5 2004/01 발행

황제내경黃帝內經 영추편靈樞篇

주춘차이 | 정창현 백유상

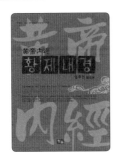

황제내경은 중국의 전설상의 제왕인 황제와 황제의 신하였던 기백, 뇌공 등 6명의 명의와 대화를 빌어 인간의 생명과 건강의 비밀을 논하고 있다. 〈영추〉는 81편으로 구성되어 있으며, 자법(刺法: 침놓는 법) 및 기(氣), 혈(血), 영(榮), 위(衛) 등을 계통적으로 자세히 설명하고 있다.

값 22,000원 사륙배판변형(240*170) 320쪽
ISBN978-89-90116-19-8 2004/11 발행

의역동원醫易同源 역경易經

주춘차이 | 김남일 강태의

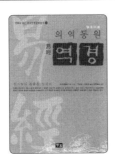

공자가 죽책(竹册)의 끈이 수십 번 닳아서 끊어지도록 읽었다는 이 책은 풍부한 지식이 뒷받침되어 있는 역작으로 독자들의 욕구를 충족시켜 주고 있으며, 주역하면 어려운 책이라고 선입견을 가진 독자들이라도 흥미롭게 접근할 수 있도록 기초부터 쉽고 명료하게 서술되어 있다.

값 22,000원 사륙배판변형(240*170) 304쪽
ISBN978-89-90116-17-1 2003/10 발행

한의학 입문

주춘차이 | 정창현 백유상 장우창

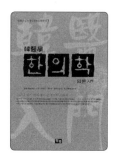

한의학만큼 오랜 역사 속에서 자신의 전통을 유지하면서 지금까지 현실에 실용적으로 쓰이고 있는 학문 분야는 많지 않다. 지난 수천 년의 시간 속에서도 원형의 모습을 고스란히 간직하면서 동시에 치열한 임상 치료의 과정 중에서 새로운 기술을 창발 또는 외부로부터 받아들였다.

값 22,000원 사륙배판변형(240*170) 352쪽
ISBN978-89-90116-26-0 2007/2 발행

경락경혈經絡經穴 14경＋四經

주춘차이 | 정창현 백유상

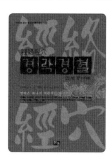

경락은 우리 몸을 거미줄처럼 엮어 기혈의 흐름을 조절해 주고 있는데, 우주 변화의 신비가 그 속에 축약되어 있고 실제적이면서 철학적인 체계를 갖고 있음은 최근 여러 보도를 통해 확인된 바 있으며 실제로 일반인이 일상생활 속에서 쉽게 행할 수 있는 질병치료의 수단이 되어 왔다.

값 22,000원 사륙배판변형(240*170) 332쪽
ISBN978-89-90116-26-0 2005/10 발행

한의약식韓醫藥食

주춘차이 | 정창현 백유상 김혜일

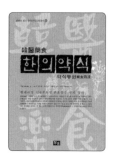

우리 조상들이 수천 년 동안 질병과 싸우면서 부단히 창조하고 발전시켜온 한의약학은 체계적인 이론과 함께 풍부한 경험이 담겨 있는 인류문화의 지혜라고 할 수 있다. 한약은 흔히 본초(本草)라고 하는데 먼 옛날 전설 속의 염제·신농이 백성들이 질병을 앓는 것을 안타깝게 여겨 …

값 22,000원 사륙배판변형(240*170) 332쪽
ISBN978-89-90116-24-4 2006/06 발행

새로 보는 **방약합편**方藥合編〈전4권〉

황도연 원저 | 이종대 편저

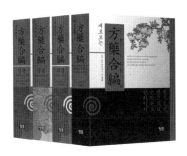

조선 말기 1885년 간행된 황도연 선생의 《방약합편》은 지금까지 임상가들이 가장 많이 활용하는 한의학 편람서이다. 《새로보는 방약합편》은 기존의 《방약합편》에서 간명하게 기록한 부분을 현재의 시각으로 자세하게 설명하고 실제로 처방을 활용한 사례를 수록하였다.

값 320,000원 국배판(210*297) 3400쪽
ISBN978-89-90116-47-5(세트) 2012/3 발행

새로 보는 **방약합편**方藥合編**상통**上統

황도연 원저 | 이종대 편저

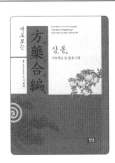

《새로보는 방약합편》의 제1권 상통은 주(主)로 보익(補益)하는 처방이다. 상통은 123종의 처방으로 구성되어 있으며, 총 2천44개의 사례 중 1천351개가 치험례의 구체적인 설명이 있다. 처방설명은 임상활용에 초점을 맞추었다. 흔히 사용할 수 있는 병증을 나열했다.

값 80,000원 국배판(210*297) 912쪽
ISBN978-89-90116-48-2 2012/3 발행

새로 보는 **방약합편**方藥合編**중통**中統

황도연 원저 | 이종대 편저

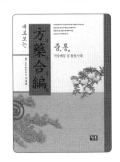

제2권 중통은 주(主)로 화해(和解)하는 처방이다. 중통은 181종의 처방으로 구성되어 있으며, 총 1천571개의 사례 중 1천94개가 치험례의 구체적인 설명이 있다. 예전에 활용하지 않은 병증이라도 약성에 의거하여 현재 활용도가 높아졌다면 충분하게 설명했다.

값 80,000원 국배판(210*297) 912쪽
ISBN978-89-90116-49-9 2012/3 발행

새로 보는 방약합편方藥合編하통下統

황도연 원저 | 이종대 편저

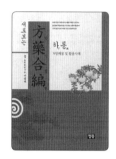

제3권 하통은 주(主)로 공벌(攻伐)하는 처방이다. 하통은 163종의 처방으로 구성되어 있으며, 총 1천202개의 사례 중 875개가 치험례의 구체적인 설명이 있다. 이러한 병증이 발생하는 기전과 해당 처방의 치료기전과 부작용이 발생한 예도 설명하고 있다.

값 80,000원 국배판(210*297) 840쪽
ISBN978-89-90116-50-5 2012/3 발행

새로 보는 방약합편方藥合編활투침선活套鍼線 외

황도연 원저 | 이종대 편저

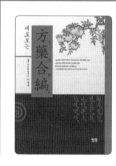

조선 말기인 1885년 황도연 선생의 뜻에 따라 출간된 《방약합편》은 세월이 지날수록 수많은 임상가에게 애용되는 처방집이다. 실용성, 간결성, 임상활용의 편리성에서 볼 때 그 유(類)를 찾아볼 수 없는 특출하며, 《새로보는 방약합편》은 설명하는 것에 중점을 두고 있다.

값 80,000원 국배판(210*297) 736쪽
ISBN978-89-90116-51-2 2012/3 발행

약징藥徵

요시마스 토도(吉益東洞) | 이정환 정창현

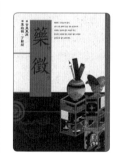

1700년대에 활약한 일본의 대표적인 한의학자 요시마스 토도는 일본 의학을 중국 의학으로부터 탈피시켜 일본류의 의학으로 완성시키고, 맥진을 버리고 일본의 독창적인 진단법인 복진을 확립시켰으며, 복잡한 중국 의학을 간략한 일본식 한의학으로 변화시켰다.

값 35,000원 사륙배판(188*254) 252쪽
ISBN978-89-90116-25-2 2006/10 발행

임상침구학臨床鍼灸學

天津中醫藥大學, 學校法人後藤學園 | 손인철, 이문호

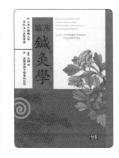

각종 질환을 치료하는 데 탁월한 침구가 치료할 수 있는 병의 가짓수도 상상 이상으로 많아서 거의 모든 병에 적용이 가능할 정도다. 《임상침구학》은 《황제내경》부터 현대의 저작에 이르는 역대의 수많은 의학서와 의가의 학설을 수용하여 새롭게 편집된 책이다.

값 70,000원 사륙배판(188*254) 744쪽
ISBN978-89-90116-46-8 2012/3 발행

한의학 교실

네모토 유키오 | 장은정 이주관

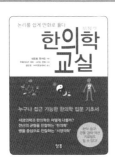

한의학의 기본 개념에는 기와 음양론 오행설이 있다. 기라는 말은 기운 기력 끈기 등과 같이 인간의 마음 상태나 건강 상태를 나타내는 여러 가지 말에 사용되고 있다. 행동에도 기가 관련되어 있다. 무언가를 하려면 일단 하고 싶은 기분이 들어야한다.

값 16,500원 신국판(153*224) 256쪽
ISBN978-89-90116-95-6 2019/9 발행

무릎 통증은 뜸을 뜨면 사라진다!

가스야 다이치 | 이주관 이진원

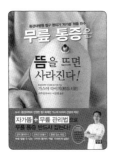

뜸을 뜨면 그 열기가 아픈 무릎을 따뜻하게 하고, 점점 통증을 가라앉게 해준다. 무릎 주변의 혈자리에 뜸을 뜬 사람들은 대부분 이와 비슷한 느낌을 털어놓는다. 밤에 뜸을 뜨면 잠들 때까지 온기가 지속되어 숙면할 수 있을 뿐 아니라, 다음날 아침에도 몸이 가볍게 느껴진다.

값 13,300원 신국변형판(153*210) 128쪽
ISBN978-89-90116-04-8 2020/4 발행

알기 쉽게 풀어쓴 **황제내경**

저자   마오싱 니(Maoshing Ni)
번역   조성만
발행   최봉규

초판 발행   2002년 3월 29일
중판 1쇄   2012년 7월 30일
중판 4쇄   2021년 1월 15일

발행처   청홍(지상사)
등록번호   제2017-000074호
등록일자   1999. 1. 27.

주소   서울 용산구 효창원로64길 6(효창동) 일진빌딩 2층
우편번호   04317
전화번호   02)3453-6111   팩시밀리   02)3452-1440
홈페이지   www.cheonghong.com
이메일   jhj-9020@hanmail.net

한국어판 출판권 ⓒ 청홍(지상사), 2012

ISBN   978-89-90116-52-9   03510

*잘못 만들어진 책은 구입처에서 교환해 드리며, 책값은 뒤표지에 있습니다.